临床磁共振成像系列丛书

主　审　戴建平　祁　吉　郭启勇　冯晓源　徐　克
总主编　程敬亮　金征宇　刘士远

头颈部分册

主　编　鲜军舫　张　辉　刘兆会

副主编　夏　爽　陈青华　王永哲　韩志江　王斐斐

人民卫生出版社
·北京·

图书在版编目（CIP）数据

临床磁共振成像系列丛书．头颈部分册 / 鲜军舫，
张辉，刘兆会主编．-- 北京 ：人民卫生出版社，2024.
10. -- ISBN 978-7-117-37042-4

I. R445.2

中国国家版本馆 CIP 数据核字第 202400WG04 号

人卫智网	www.ipmph.com	医学教育、学术、考试、健康，
		购书智慧智能综合服务平台
人卫官网	www.pmph.com	人卫官方资讯发布平台

临床磁共振成像系列丛书

头颈部分册

Linchuang Cigongzhen Chengxiang Xilie Congshu

Toujingbu Fence

主　　编：鲜军舫　张　辉　刘兆会

出版发行：人民卫生出版社（中继线 010-59780011）

地　　址：北京市朝阳区潘家园南里 19 号

邮　　编：100021

E - mail：pmph @ pmph.com

购书热线：010-59787592　010-59787584　010-65264830

印　　刷：北京华联印刷有限公司

经　　销：新华书店

开　　本：889×1194　1/16　　印张：35.25

字　　数：1015 千字

版　　次：2024 年 10 月第 1 版

印　　次：2024 年 11 月第 1 次印刷

标准书号：ISBN 978-7-117-37042-4

定　　价：298.00 元

打击盗版举报电话：010-59787491　E-mail：WQ @ pmph.com

质量问题联系电话：010-59787234　E-mail：zhiliang @ pmph.com

数字融合服务电话：4001118166　E-mail：zengzhi @ pmph.com

编 者 （以姓氏笔画为序）

丁忠祥　西湖大学医学院附属杭州市第一人民医院
王　俭　新疆医科大学第一附属医院
王　鹰　中国人民解放军中部战区总医院
王永哲　首都医科大学附属北京同仁医院
王晓东　宁夏医科大学总医院
王琳琳　郑州大学第一附属医院
王斐斐　郑州大学第一附属医院
文宝红　郑州大学第一附属医院
叶信健　温州医科大学附属第二医院
白光辉　温州医科大学附属第二医院
邝平定　浙江大学医学院附属第二医院
冯平勇　河北医科大学第二医院
刘　颖　北京大学第三医院
刘　衡　遵义医科大学附属医院
刘兆会　首都医科大学附属北京同仁医院
李　莹　郑州大学第一附属医院
李贝贝　郑州大学第一附属医院
李淑健　郑州大学第一附属医院
肖　慧　中国人民解放军联勤保障部队第九〇〇医院
肖云飞　郑州大学第一附属医院
肖友平　福建省肿瘤医院
邱丽华　宜宾市第二人民医院
张　辉　山西医科大学第一医院
张小玲　陕西省人民医院
张会霞　郑州大学第一附属医院
张赞霞　郑州大学第一附属医院
陈　谦　首都医科大学附属北京天坛医院
陈青华　首都医科大学附属北京同仁医院
郑德春　福建省肿瘤医院
赵　博　天津医科大学第二医院
胡春淼　福建省肿瘤医院
贺业新　山西省人民医院
夏　爽　天津市第一中心医院
韩志江　浙江大学医学院附属邵逸夫医院
鲜军舫　首都医科大学附属北京同仁医院

主编简介

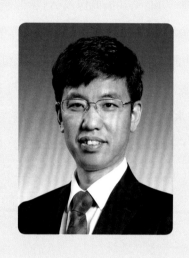

鲜军舫，主任医师，教授，博士研究生导师，首都医科大学附属北京同仁医院医学影像中心主任、放射科主任，首都医科大学眼部肿瘤临床诊疗和研究中心主任，中华医学会放射学分会常务委员，中华医学会放射学分会第十五届委员会头颈学组组长，中国医疗保健国际交流促进会影像医学分会主任委员，白求恩公益基金会影像诊断专业委员会副主任委员，国务院政府特殊津贴专家，国家人力资源和社会保障部"有突出贡献中青年专家"，国家卫生计生突出贡献中青年专家，入选国家百千万人才工程，北京市卫生系统高层次人才培养计划学科带头人。

发表 SCI 论文 85 篇，中文核心期刊 246 篇，主编专著 9 部，主译专著 6 部，获国家科技进步奖二等奖 2 项，省部级科技进步成果奖一等奖 2 项。作为负责人获国家科技支撑计划和国家自然科学基金等课题资助 20 余项。担任《中华医学杂志(英文版)》(SCI 收录期刊)编委，《中华放射学杂志》编委，《中华解剖与临床杂志》副总编辑，《磁共振成像》副主编，《中国医学影像技术》《临床放射学杂志》等期刊常务编委。

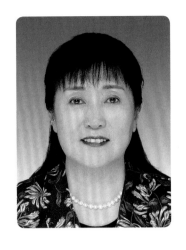

张　辉，医学博士，二级教授，博士研究生导师，博士后指导教师，现任山西医科大学医学影像学院院长。国务院政府特殊津贴专家，全国优秀科技工作者，山西省医学学科带头人，山西省名医，山西省教学名师，山西省"三晋英才"高端领军人才。担任中华医学会放射学分会常务委员，中华医学会放射学分会神经影像专业委员会副主任委员，山西省医学会放射专业委员会主任委员。

主要研究方向为神经影像学、功能磁共振成像及 AI 影像基因组学，从 20 世纪 90 年代起一直致力于脑肿瘤、脑血管病、老年痴呆等中枢神经系统疾病的影像学诊断、磁共振功能及分子成像和多模态影像组学研究，在超早期脑梗死及老年性痴呆症的早期诊断、脑退行性变的功能磁共振研究、脑肿瘤分子亚型与多模态影像基因组学研究取得了一系列临床和科研成果，在国内处于先进水平。先后承担 3 项国家自然科学基金面上项目，国家重点研发计划子课题、科技部"十二五"攻关项目子课题等省部级课题 20 余项。荣获国际华人磁共振学会杰出贡献奖，荣获山西省科技奉献一等奖，第一完成人获山西省科技进步奖二等奖 3 项、三等奖 2 项，山西省教学成果奖二等奖 1 项；主编主审国家级出版社著作 3 部、副主编著作 5 部；发表专业论文 168 篇，其中 SCI 收录 51 篇。

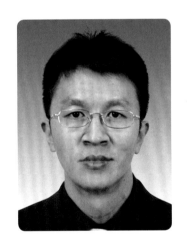

刘兆会，医学博士、博士后。首都医科大学附属北京同仁医院放射科主任医师、副教授、硕士研究生导师。现任北京医学会鉴定专家，中华医学会放射学分会青年委员会委员，中国医疗保健国际交流促进会放射学分会委员，中国医学装备协会 CT 应用委员会委员，中国医学影像整合联盟头颈专委会委员，中国中西医耳鼻咽喉影像专家委员会委员，北京医学会放射学分会消化学组委员。任《中华放射学杂志》通讯编委、《临床放射学杂志》编委、《放射学实践》青年编委。

从事头颈部临床与基础研究，以第一作者和 / 或通讯作者在医学专业核心期刊发表论文 42 篇，其中 SCI 论文 15 篇，《中华医学杂志》论文 5 篇。主持国家自然科学基金面上项目等科研项目 10 项。入选北京市科技新星计划、北京市卫生系统高层次卫生技术人才和北京同仁医院青年杰出人才。

总　序

自 20 世纪 80 年代第一台磁共振成像（MRI）设备诞生和临床应用以来，历经 40 年的不断发展，MRI 已成为当今最重要的影像学检查手段之一。其超高的软组织分辨力以及无辐射、无创检查的优点，使 MRI 在医学领域的应用得到了广泛认可。随着 MRI 软件与硬件系统的不断进步，MRI 图像质量、成像速度取得了快速发展，新序列、新技术的问世，更使 MRI 从传统的结构成像，发展成为融结构成像、功能成像和分子成像诊断为一体的现代影像学成像技术，在全身各系统疾病的诊治中发挥着越来越重要的作用。如何更好地利用先进的 MRI 技术，为临床提供更多、更有价值的信息和服务，是影像科医务工作者应尽的责任和义务。为了对 MRI 在临床应用的成果进行全面系统总结，以程敬亮、金征宇和刘士远三位教授为总主编，联合国内 300 多位知名磁共振和影像学者编写了《临床磁共振成像系列丛书》。

本系列丛书共有 15 个分册，其结构设计合理、内容全面，兼具实用性、先进性和科学性，将传统的形态学与最新的 MRI 技术相结合，突出病理表现与影像表现对照，重点考虑疾病的磁共振诊断与鉴别诊断的同时，密切与临床信息相结合，还包含了疾病的治疗与预后，使影像科医师能够全面了解疾病的流行病学、临床、影像、病理及其之间的相关性，从而建立完整的知识体系。另外，该丛书也包含有 MRI 设备与技术、磁共振检查安全性以及 MRI 对比剂的相关分册，该系列丛书是目前国内外最全面、最系统介绍磁共振成像技术、临床应用的磁共振专业书籍。该系列丛书既可作为磁共振和影像工作者上好的参考工具书，也可作为临床医务工作者精读的专业书籍。

我相信本系列丛书的出版发行，将有力提升磁共振和影像专业工作者以及临床医务人员对 MRI 在全身各系统疾病中应用价值的认识，将为推动我国 MRI 技术的普及和临床应用做出重要贡献。在本系列丛书出版之际，我向丛书的总主编、各分册主编、副主编以及各位编委表示衷心的祝贺，同时，借此机会，也向为我国磁共振事业进步和发展做出贡献的同志们表示诚挚的感谢。

中华医学会放射学分会第十三届主任委员

复旦大学原副校长

冯晓源

2024 年 6 月于上海

总前言

　　磁共振成像（MRI）是继 X 线、DSA、CT、超声、核素显像等医学影像检查手段后又一新的断层成像方法，MRI 的临床应用具有划时代的意义，对全身各系统疾病的诊断和鉴别诊断发挥着愈益重要的作用。MRI 将基础医学与临床医学密切结合、相互促进，并且向诊断和治疗兼备的方向发展。如何适应 MRI 设备与技术进步带来的机遇，丰富和拓展 MRI 的临床应用，是磁共振和影像工作者面临的重要课题。目前，急需一套全面介绍各系统、各器官 MRI 技术和临床应用的专业书籍，以便普及磁共振成像知识，快速推进磁共振成像的临床应用，提升整体医疗水平，造福于广大患者。有鉴于此，我们联合 300 多位国内知名磁共振和影像学专家共同编写了这套《临床磁共振成像系列丛书》。

　　本系列丛书包括 15 个分册，内容涵盖脑、脊髓、骨关节、软组织、心血管、乳腺、头颈、肝胆胰脾、消化道、腹膜后腔、盆腔、精神疾病、胎儿等诸多系统及专业领域，同时涉及 MRI 设备与技术、MRI 对比剂、MRI 安全检查等内容，保证了本丛书的全面性、系统性、实用性以及先进性。本系列丛书突出了疾病病理学改变与 MRI 表现的相关性、磁共振新技术应用以及诊断和鉴别诊断问题，同时也涉猎了疾病的流行病学、临床表现、疾病的治疗与预后，使广大读者对某一疾病有一个全面了解，同时兼顾了通俗性和先进性。该系列丛书既适用于广大磁共振和影像工作者精读，也适合临床医师参考学习。

　　本丛书付印出版得益于各分册主编、副主编的精心组织、周密安排和各位编委的辛苦努力，多位专家为本系列丛书作序，人民卫生出版社各位责任编辑也付出了艰辛劳动，在此一并致谢。

　　由于本套丛书涉及面广，工作量巨大，错误或不当之处在所难免，恳请各位读者批评指正。

程敬亮　金征宇　刘士远

2024 年 6 月

序

近些年来，磁共振成像在头颈部疾病的诊断、鉴别诊断、评估和治疗后复查随访方面的应用越来越多，在临床诊治工作中发挥着越来越重要的作用。与此同时，磁共振成像设备的硬件和软件也在快速发展，为磁共振成像在头颈部方面的应用提供了更大的发展空间，在临床中的价值和作用更加受到重视。为适应形势的发展并满足临床的需求，鲜军舫教授、张辉教授和刘兆会教授组织编写了《临床磁共振成像系列丛书——头颈部分册》。

本书的主编、副主编和编者都是全国在头颈部磁共振应用领域具有丰富理论基础和实际工作经验的专家。本书具有以下几个特点：①病种全，包括了头颈部常见疾病和部分罕少见疾病。②内容翔实，包括疾病的概述、临床表现、磁共振表现、病理学表现、诊断与鉴别诊断等。③病例丰富，既有常见病变的典型病例，又有不典型病例。④影像与病理资料同时展示，既有疾病的磁共振图像，又有病理图像，有助于深入理解和掌握疾病的磁共振表现和特征。⑤体现了时代性和先进性，本书包含了磁共振新技术在头颈部的应用与价值。总之，本书内容翔实、文笔通畅、图像清晰，学术性、实用性和可读性很强，是一本适合影像科和临床相关科室医师学习和工作的参考书。

中华医学会放射学分会候任主任委员

陈　敏

2024 年 6 月

前　言

　　《临床磁共振成像系列丛书——头颈部分册》由全国具有丰富理论知识和临床工作经验的头颈部影像学专家撰写，既包括了头颈部常见病变，也包括了部分罕少见病变。本书有以下几个特点：

　　1. 病变种类齐全　本书共 7 章，即眼部、耳部、鼻部、咽部、喉部、口腔颌面部和颈部，不仅按疾病种类全面阐述了常见病，而且对罕见病、少见病进行了介绍，方便读者查找临床工作中遇到的各种病变。

　　2. 详述磁共振表现及临床价值　详细阐述了头颈部疾病的典型磁共振表现与特征、不常见的磁共振表现，同时还介绍了新技术在头颈部疾病的诊断和评估价值，符合发展要求。

　　3. 磁共振表现与病理表现结合分析　对于绝大部分病变都介绍了病理学表现，并配了大量病理图片，帮助读者更好地理解头颈部疾病磁共振表现，为读者进一步学习和研究打下了很好的基础。

　　本书适合影像科、耳鼻咽喉头颈外科、神经外科、眼科和相关科室医师参考使用。

　　本书在策划、编写和修改过程中，得到了很多前辈、专家和同行的大力指导和鼎力支持，提出了不少宝贵的意见，在此一并表示感谢。书中难免存在错误或不足之处，希望读者和同道指正。

鲜军舫

2024 年 6 月

目 录

第一章
眼　部

第一节　眼及眼眶疾病概述

一、眼及眼眶疾病的分类

眼是视觉的感觉器官,包括眼球、眼眶及其附属器。眼球是一个球形器官,包括眼球壁和眼内容物两部分:眼球壁有三层,外层为纤维膜即角膜和巩膜,中层为葡萄膜即虹膜、睫状体和脉络膜,内层为视网膜;眼内容物包括晶状体、房水和玻璃体。眼眶是四棱锥形骨性腔隙,眶壁分为上壁、内壁、下壁和外壁,眶内结构包括视神经、眼外肌、眶脂体、动脉、静脉和眼运动神经。眼的附属器包括眼睑、结膜和泪器等,泪器包括泪腺和泪道系统。眼球较表浅,通过临床和相关检查可明确诊断,球后眶内、眶尖至颅内结构位置较深,需通过影像学检查得以观察。眼及眼眶疾病包括先天性或发育性病变、血管性或淋巴管性病变、淋巴增生性和代谢性病变、感染性病变和肿瘤等。

二、眼及眼眶疾病的影像学诊断价值比较

(一)普通平片

1. 眼眶正侧位　主要显示眼球及眶内不透 X 线的异物等,目前已不再用于显示骨折和肿瘤等病变。

2. 泪囊泪道造影(dacryocystography,DCG)　使用碘对比剂使泪囊和鼻泪管显影,摄眼眶正侧位显示泪囊的大小、泪道是否阻塞及阻塞程度和部位。

(二)超声检查

超声主要用于眼球病变的检查、眼眶疾病的筛查及显示眼部病变的血供情况,超声对眼球病变显示较好,但对深部软组织肿块仍需进行 CT 和 / 或 MRI 检查,超声常作为辅助检查方法。

(三)CT

1. CT 空间分辨率高,在眼眶外伤、肿瘤导致邻近眶壁骨质改变及钙化的显示具有明显优势,但软组织密度分辨力较低,对软组织肿块的鉴别诊断有一定限度。

2. 眼眶 CTA 主要用于对颈内动脉海绵窦瘘及眶内动脉瘤的诊断。

3. CT 泪囊造影,与 X 线泪囊造影相比,可以显示邻近鼻旁窦情况并获得更多的泪道阻塞信息。

(四)MRI

1. MRI 软组织分辨率高,呈多参数成像,对病变成分提供更多诊断信息,有助于疾病的诊断与鉴别诊断,但对骨质及钙化显示不如 CT。

2. MRA 可在不使用对比剂的情况下显示血管,在颈内动脉海绵窦瘘的诊断方面具有一定价值。

（五）数字减影血管造影术（digital substraction angiography，DSA）

主要用于颈内动脉海绵窦瘘、眼眶内动脉瘤、硬脑膜海绵窦瘘等的诊断和血管内治疗。

第二节　眼及眼眶先天发育性疾病

一、永存原始玻璃体增生症

（一）概述

永存原始玻璃体增生症（persistent hyperplastic primary vitreous，PHPV）系胚胎期 7~8 个月时原始玻璃体未退化或未完全退化吸收并异常增生所致的一种先天发育异常。永存原始玻璃体增生症多见于婴幼儿或儿童，90% 为单眼发病，男性较多见。主要临床表现为白瞳症和小眼畸形，可伴发白内障、斜视、眼球震颤、小角膜、浅前房、小晶状体等，视力预后差，严重者会导致青光眼和眼球萎缩。

（二）病理学表现

永存原始玻璃体增生症肉眼观为晶状体后不规则灰白色纤维血管膜，呈半透明薄膜状，无色素；镜下观为晶状体后块状血管纤维增殖物，内含致密的纤维结缔组织，并含有大量淋巴细胞、肥大细胞、黏多糖、增殖细胞等。

根据眼部受累范围分为 3 类：①前部永存原始玻璃体增生症包括晶状体浑浊、前部原始玻璃体动脉残留、晶状体后纤维血管膜、拉长的睫状突等；②后部永存原始玻璃体增生症包括小眼球、玻璃体内增生膜沿玻璃体动脉呈线状与视盘相连、视神经发育不良、视网膜脱离等；③混合型为前部和后部综合表现。

（三）MRI 表现

多为单眼发病，患眼体积减小，晶状体小、变形，前房变浅。T_1WI 示玻璃体信号较对侧增高，晶状体后及玻璃体前部见块状血管性纤维增生物，呈漏斗状、蘑菇状、高脚杯或锥形，增生物前端与睫状体及晶状体相连，后端连接视盘，无钙化。增殖物在 T_1WI 及 T_2WI 上呈中等信号，增强扫描可见中度或明显强化。球后眶内组织正常，视神经正常或较对侧稍细（图 1-2-1）。

（四）诊断要点与鉴别诊断

1. 诊断要点

（1）足月婴儿及儿童，90% 为单眼发病，男性较多见。

（2）患侧小眼球，晶状体变形及前房变浅，睫状体增长。

（3）T_1WI 玻璃体信号较对侧增高，玻璃体可见大块纤维增生物，前端与晶状体、睫状体相连，后端与视盘相连。

（4）增生物 T_1WI 及 T_2WI 呈中等信号，增强后呈中重度强化。

（5）无钙化。

（6）球后视神经正常或稍细，眶内组织正常。

2. 鉴别诊断

（1）视网膜母细胞瘤：多见于 3 岁以下儿童，15%~25% 双眼发病；无小眼球；玻璃体内肿块与眼环关系紧密，呈中度强化；无增长的睫状突；90%~95% 玻璃体可见钙化，晚期肿块可破坏眼环，累及视神经，向颅内蔓延或血行转移。

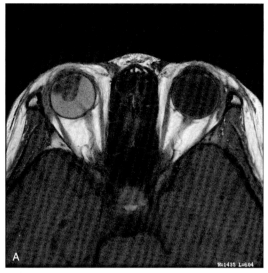
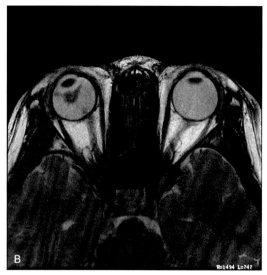
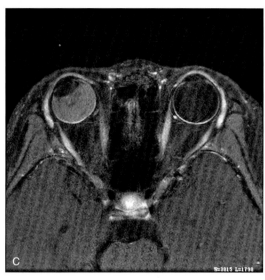

图1-2-1　永存原始玻璃体增生症
A. T_1WI序列,显示右侧眼球形态小,晶状体后方增殖物呈片状等信号,球内后方见"V"形高信号;
B. T_2WI序列,显示增殖物呈等信号,视网膜下积液呈高信号;C.脂肪抑制增强 T_1WI 序列,显示晶状体后方增殖物中度强化

（2）先天性白内障：多有遗传因素,母孕期可有风疹史。临床检查仅晶状体浑浊,行晶状体吸除后后囊清亮,眼底大致正常。

（3）早产儿晶状体后纤维增生症：多发生于早产婴儿,有长期暖箱抚养史,接受过高浓度氧气治疗。本病亦有白瞳、眼球小、前房浅的特征,但常双眼发病,纤维增殖膜为视网膜颞侧周边增生延伸至晶状体后。

（五）治疗和预后

永存原始玻璃体增生症的治疗主要以手术为主,目前,手术治疗以目的不同分为两类：①为获得有用视力而进行早期晶状体及玻璃体增殖膜切割手术；②针对并发症的治疗,目的仅为保存眼球形状。

极少数轻微的永存原始玻璃体增生症可长期稳定存在,无并发症出现,视力极差。大部分永存原始玻璃体增生症因晶状体后囊膜破裂导致白内障形成。由于晶状体膨胀,浅前房形成及自发性出血而形成牛眼、角膜病变,如不及时治疗,将以继发性青光眼,眼球萎缩为自然转归。

二、脑膜脑膨出

（一）概述

眼眶脑膜膨出（meningocele）和脑膜脑膨出（meningoencephalocele）是一种先天发育异常,多见于儿童、青年。病因不明,多认为胚胎时期神经外胚叶分离不全和骨化不良所致,眼眶壁缺如,导致脑膜或脑膜脑组织疝入眼眶。眼眶脑膜脑膨出可伴发其他眼畸形,如无眼球、小眼球、先天性视神经及视盘 - 缺损等。

临床表现为眼球突出,大小可固定,或时大时小,低头或用力时增大。分为两型:①眼眶前部脑膜脑膨出:多发生于眶内上方或鼻根部,呈半球型隆起,有搏动感,与脉搏一致,压迫可使隆起缩小;②眼眶后部脑膜脑膨出:此型更少见,由视神经孔或眶上裂膨出,初期症状不明显,随着年龄的增长逐渐增大,最先出现的症状是眼球突出,一般突向正前方或前下方,触之有搏动,可有眼球运动障碍,眼底检查可发现视盘淤血或视神经萎缩。

(二)病理学表现

眼眶常有骨质缺损,膨出囊内含有脑组织、软脑膜和蛛网膜,疝入脑组织受压变形。眼眶前部脑膜脑膨出,多发生于眶内上方或鼻根部,为半球形隆起,可伴发视神经纤维瘤或颅骨缺损;眼眶后部脑膜脑膨出,此型多见于经视神经孔或眶上裂膨出。

(三)MRI 表现

眼眶壁骨质缺损,有脑脊液样信号的囊性物向外膨出,其内伴脑组织信号,膨出的包块呈圆形或椭圆形,基底部可宽可窄,增强扫描多无强化。脑室可受牵拉、变形(图 1-2-2)。

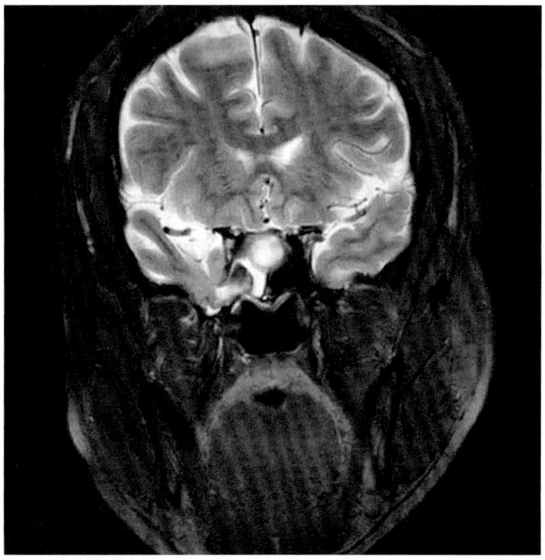

(四)诊断要点与鉴别诊断

1. 诊断要点

(1)多见于儿童、青年。

(2)眼球突出,眼眶前部脑膜脑膨出,突入眼球的搏动性包块。

(3)眼眶扩大,眼眶壁缺损。

(4)膨出囊内含有脑组织、软膜和蛛网膜,无强化。

2. 鉴别诊断　眼眶脑膜脑膨出诊断要点是颅骨缺损和通过缺损疝出于颅腔之外的肿物,膨出囊内含有脑组织、软膜和蛛网膜,诊断并不困难。对眼眶脑膜脑膨出,应考虑与表皮样囊肿或血管瘤相鉴别。

图 1-2-2　脑膜脑膨出

(五)治疗和预后

眼眶脑膜脑膨出 MRI 诊断准确率较高,诊断明确。手术治疗是眼眶脑膜脑膨出首选治疗方案。眼眶脑膜脑膨出一般与周围组织无明显粘连,眼眶壁修补术效果好,其预后较好。

三、神经纤维瘤病

(一)概述

神经纤维瘤病(neurofibromatosis,NF)是一种遗传性皮肤、神经、骨骼系统发育障碍全身性疾病,为常染色体显性遗传,较常见。分为两型,即神经纤维瘤病 Ⅰ 型(neurofibromatosis type Ⅰ,NF- Ⅰ)和神经纤维瘤病 Ⅱ 型(neurofibromatosis type Ⅱ,NF- Ⅱ),NF- Ⅰ 又称为 von Recklinghausen 病或周围性神经纤维疾病,相对多见,常累及眼眶。主要特点为周围神经和脑神经多发性 NF、脑错构瘤、多发脑膜瘤、皮肤咖啡色素斑及骨骼畸形等。眼睑和面部可见大小不一的蔓状咖啡色和赤褐色 NF,可出现眼睑象皮肿或眼球突出、眼外肌麻痹等,严重者可出现搏动性眼球突出和眶面部变形,其他眼部表现可见 Lisch 结节(虹膜错构瘤)和眼球痨等。

（二）病理学表现

大体：肿瘤呈粉红色或灰白色，基底广平不易活动或带蒂，质地较硬，肿瘤多半缺乏包膜，可单发，也可多发。镜下：①瘤细胞排列为漩涡状或彼此平行排列，细胞呈栅栏状，为 Antoni A 型；②组织结构疏松，很像黏液瘤，细胞无一定排列形式，大小形态亦不均匀，瘤细胞间常有水肿液，形成微小囊肿或小泡，为 Antoni B 型。

（三）MRI 表现

眼睑、眼眶和眶周出现形状不规则软组织肿块，颞肌和眼睑肌肉以及眼外肌不规则增粗变形，呈等长 T_1 等长 T_2 信号，增强后，明显强化（图 1-2-3）。

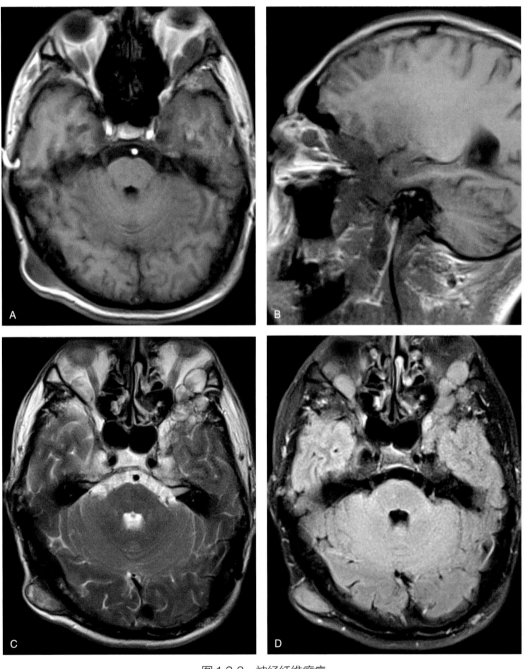

图 1-2-3　神经纤维瘤病

A、B. T_1WI 序列，显示双侧眼眶、左侧眶周、右侧颞枕部皮下多发结节样低信号，部分融合；

C. T_2WI 序列，示病灶呈高信号；D. T_2FLAIR 序列，示病灶呈高信号

(四)诊断要点与鉴别诊断

1. 诊断要点

(1)眼睑、眼眶和眶周出现形状不规则软组织肿块,颞肌和眼睑肌肉以及眼外肌不规则增粗变形,呈等长 T_1WI 等长 T_2WI 信号,增强明显强化。

(2)眶骨发育不全,蝶骨大翼骨质缺损,眼眶扩大,形成"空眶征",可继发脑膜(脑)膨出。

(3)部分伴有前视路胶质瘤。

(4)皮肤牛奶咖啡斑。

2. 鉴别诊断　根据神经纤维瘤病 I 型特征性临床及影像学表现,并结合家族遗传史可确诊此病。

(五)治疗和预后

采用沙利度胺治疗 I 型 NF 的丛状神经纤维瘤,每天最大剂量 200mg,连服 1 年。不良反应为暂时性嗜睡,皮疹和轻度复发,未见严重不良反应,患者耐受性良好。部分患者采用手术切除治疗,但多在 1~2 年内复发。

第三节　眼及眼眶炎性疾病

一、视神经炎

(一)概述

视神经炎(optic neuritis,ON)泛指累及视神经的各种炎性病变,是中青年人最易罹患的致盲性视神经疾病。亚洲人群的视神经炎与西方典型的脱髓鞘视神经炎从发病年龄、临床表现及预后均存在差异。全球单侧视神经炎的年发病率为 0.94/10 万 ~2.18/10 万。在双眼同时发病的患者中,发展为多发性硬化(multiple sclerosis,MS)的概率较低,不同病因导致的视神经炎患者预后差异较大。

目前国际上较为通用的分型方法是根据病因分为 4 型:

(1)特发性视神经炎(idiopathic optic neuritis,IDON):①特发性脱髓鞘性视神经炎,亦称多发性硬化相关性视神经炎(multiple sclerosis related optic neuritis,MS-ON);②视神经脊髓炎相关性视神经炎(neuromyelitis optica related optic neuritis,NMO-ON);③其他中枢神经系统脱髓鞘疾病相关性视神经炎。

(2)感染性和感染相关性视神经炎。

(3)自身免疫性视神经炎。

(4)其他无法归类的视神经炎。

典型的视神经炎为中青年发病,女性多见,表现为突发或反复发作的视力下降、中央视野缺损伴色觉障碍,疾病初期有轻度转眼痛、头痛、肢体麻木等。临床上将 3~4d 内视力迅速下降定义为急视神经炎,1~2w 视力缓慢下降定义为慢性视神经炎,急性视神经炎以单眼发病常见,慢性视神经炎以双眼发病常见。

(二)病理学表现

肉眼观,急性期视神经轻度增粗,慢性期视神经萎缩。镜下,急性期,炎性细胞浸润、髓鞘脱失和轴突损伤。慢性期,胶质细胞增生、髓鞘脱失和轴突损伤,有的可形成空洞。

(三)MRI 表现

视神经炎在 STIR 序列、脂肪抑制 T_2WI 序列、脂肪抑制 FLAIR 序列均表现为视神经节段性或全程高信号,冠状位显示效果最佳。急性期病变视神经轻度增粗或粗细正常,边缘模糊,与视神经周围蛛网膜下腔分界不清,脂肪抑制 T_1WI 增强扫描显示受累节段视神经异常强化,部分病例视神经鞘强化(图 1-3-1、图 1-3-2)。慢性期病变视神经形态正常或萎缩,在脂肪抑制 T_2WI、FLAIR 或 STIR 序列上,异常信号仍存在,增强扫描无强化。并发 MS 的患者,FLAIR 序列显示脑白质或脊髓有斑片状异常高信号,增强扫描可以强化或不强化。

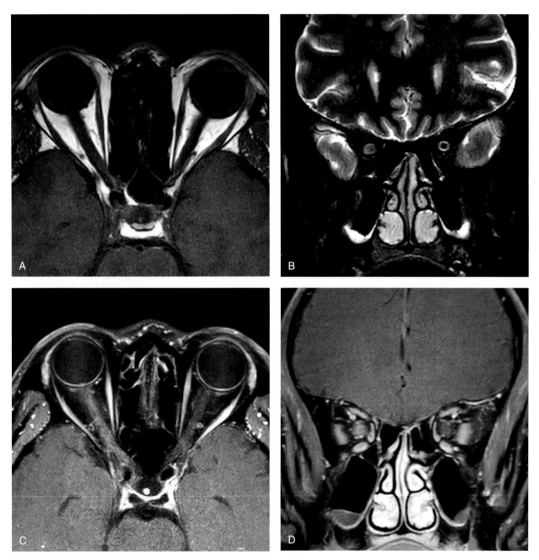

图 1-3-1　视神经炎

A. T_1WI 序列,示病变位于右侧视神经,与眼外肌相比呈等信号; B. 脂肪抑制 T_1WI 序列,示病变呈稍高信号,边界模糊,右侧视神经增粗; C、D. 脂肪抑制增强 T_1WI 序列,示右侧视神经轻微强化,信号欠均匀

(四) 诊断要点与鉴别诊断

1. 诊断要点

(1)中青年发病,女性多见,突发或反复发作的视力下降、中央视野缺损伴色觉障碍,疾病初期有轻度转眼痛,激素治疗后视力可部分或全部恢复。

(2)STIR 序列上,视神经节段性或全程高信号。

(3)脂肪抑制 T_1WI 增强扫描显示受累节段视神经异常强化。

(4)推荐脂肪抑制 T_1WI 增强和 STIR 序列。

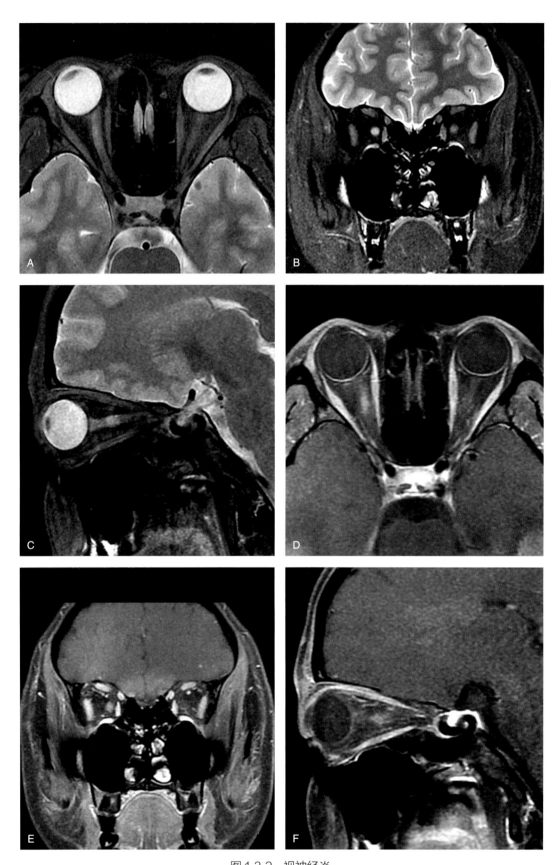

图 1-3-2   视神经炎

A~C.脂肪抑制 T$_2$WI 序列,示右侧视神经增粗,呈高信号;D~F.脂肪抑制增强 T$_1$WI 序列,病灶呈轻度强化

2. 鉴别诊断

(1)眼眶炎性假瘤:急性视力下降伴眶周疼痛,轻度突眼,很少仅累及视神经,除视神经及视神经鞘膜信号异常外,可以累及眼眶任何部分。

(2)视神经鞘脑膜瘤:在T_1WI增强扫描上,视神经鞘脑膜瘤呈"双轨征"或"靶征";在T_2WI上,视神经鞘钙化程度不一导致不均匀的低信号,视神经鞘远端脑脊液聚集形成视周囊肿。

(3)眼眶结节病:有泪腺、眼外肌受累症状,T_1WI增强扫描硬脑膜和软脑膜强化。若仅有视神经强化则难以鉴别,需结合胸片。

(4)视神经胶质瘤:视神经蚓状增粗,T_1WI增强扫描视神经管状中度强化。

(5)眼眶转移瘤:由乳腺、肺及胃肠道等恶性肿瘤转移导致的视神经鞘增厚强化,罕见。

(五)治疗和预后

主张对视神经炎采用针对病因的治疗,在最大程度挽救视功能的同时,防止或延缓进一步发生神经系统损害的可能。首先应明确视神经炎的诊断,然后明确病变的性质和病因,从而选择相应针对性治疗。典型视神经炎的治疗预后效果良好。急性发作期大剂量静脉激素冲击治疗可以加速视力恢复,但不能改变预后。血浆交换与静脉注射丙种球蛋白疗法主要针对重症视神经炎患者或大剂量激素使用无效或禁忌者。首次视神经炎发作伴MRI颅内脱髓鞘病变的患者,需要联合神经科专家共同给予预防性治疗。部分患者由于存在结缔组织疾病,需要与风湿免疫专家共同诊疗。

二、眼眶蜂窝织炎和眼眶脓肿

(一)概述

眼眶蜂窝织炎(orbital cellulitis)和眼眶脓肿(orbital abscess)是眼科常见的急性化脓性炎症。按照发生的部位分为眼眶周围蜂窝织炎(眶隔前)和眼眶蜂窝织炎(眶隔后),而实际病变常跨越眶隔结构,并无明确的界限。在病因学上,眼眶周围蜂窝织炎多数由颌面部邻近组织炎症蔓延所致,如局部创伤、感染、泪腺炎、泪囊炎等。眼眶蜂窝织炎病因较多,最常见的为鼻窦源性感染,另外,医源性、外伤、异物、免疫能力下降等也是化脓性炎症的病因。眼眶蜂窝织炎主要发生于春秋两季,多见于儿童。Chandler等依据眼眶蜂窝织炎临床进展顺序将其分为5种类型,即眶隔前蜂窝织炎、眼眶蜂窝织炎、骨膜下脓肿、眼眶脓肿和海绵窦血栓性静脉炎。该病临床进展快,迅速出现发热、眼睑红肿、球结膜及视盘水肿、充血,眼球疼痛,眼球突出,眼球运动受限和全身不适,严重者可播散至颅内引起中枢神经系统并发症。

(二)病理学表现

肉眼观,眼眶各结构广泛受累,局部组织水肿、充血,严重者发生坏死和组织结构的破坏。脓肿为纤维厚壁包裹的黄绿色液体。镜下,表现为弥漫性炎性细胞浸润、组织充血水肿和坏死细胞碎屑(图1-3-3)。

(三)MRI表现

受累皮下脂肪或眶后脂肪间隙模糊,平扫呈弥漫的T_1WI等或稍低信号、抑脂T_2WI高或稍高信号,脂肪抑制T_1WI增强扫描明显强化;受累眼外肌增粗,边缘毛糙,抑脂T_2WI边缘呈高信号;受累视神经增粗,视神经鞘明显强化;受累眼球壁增厚,眼球内及眼球壁抑脂T_2WI呈高信号;累及海绵窦导致海绵窦扩张,眶上静脉增宽(图1-3-4)。眼眶脓肿MRI表现具有特征性,脓腔平扫T_1WI呈低信号、抑脂

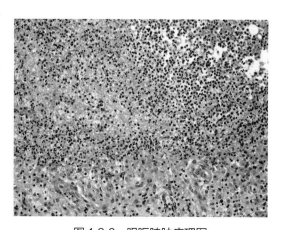

图1-3-3　眼眶脓肿病理图
光镜下,脓肿壁由纤维组织构成,中心为坏死的
细胞碎屑及大量中性粒细胞(HE×200)

T_2WI 呈高信号,周边为 T_1WI 等信号脓肿壁,壁厚光滑,增强扫描脓肿壁明显强化,中心脓腔不强化,DWI 高信号和 ADC 低信号是脓腔特异性表现。眼眶蜂窝织炎经眶上裂蔓延至海绵窦,可引起海绵窦血栓性静脉炎、脑膜炎、硬膜外脓肿等并发症,脂肪抑制 T_1WI 增强扫描脑膜及脓肿壁明显强化。

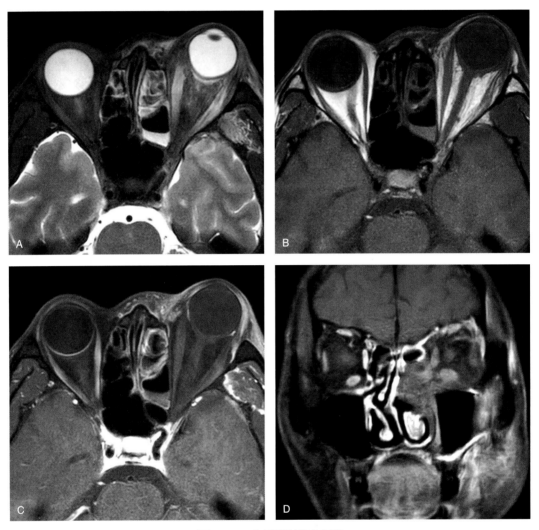

图 1-3-4　左侧眼眶蜂窝织炎
A. 脂肪抑制 T_2WI 序列,左侧眼球外凸,左侧眼环局部增粗,球后眶内脂肪间隙模糊;左侧眼外肌增粗,边缘毛糙,边缘呈高信号,左侧视神经增粗,左侧筛窦内见高信号;B. T_1WI 序列,示病变呈等及稍高信号,左侧筛窦内见等信号;C、D. 脂肪抑制 T_1WI 序列,左侧眼球后壁、眼外肌、球后眶内脂肪间隙及眼睑软组织可见条片状轻度强化,信号欠均匀

（四）诊断要点与鉴别诊断

1. 诊断要点

（1）儿童多见,急性起病,有发热、眼球疼痛、眼球突出和眼球运动受限等症状。

（2）眼眶内结构弥漫性受累,出现骨膜下脓肿及骨膜炎。

（3）有鼻窦源性、医源性、外伤性感染等病史。

（4）受累皮下脂肪或眶后脂肪间隙模糊。

（5）脂肪抑制 T_1WI 增强扫描蜂窝织炎及脓肿壁明显强化,脓腔不强化,脓腔 DWI 高信号、ADC 低信号。

（6）推荐脂肪抑制 T_1WI 增强和 DWI 序列。

2. 鉴别诊断

(1) 炎性假瘤：炎性假瘤多为边界较清楚的肿瘤样团块，眼外肌增粗多为单侧，边缘相对模糊，眼外肌肌腹与肌腱均受累，部分可引起眼环增厚，T$_2$WI 呈低信号；蜂窝织炎呈弥漫型病变，临床症状更重，边界模糊；DWI 序列上，炎性假瘤的信号强度高于蜂窝织炎，ADC 值低于蜂窝织炎。

(2) 转移瘤：多有原发肿瘤病史，多条眼肌可同时受累，眼肌局灶结节状增粗，T$_2$WI 呈高信号，DWI 低信号和 ADC 高信号有助于鉴别，邻近眶壁呈虫蚀样破坏。

(五) 治疗和预后

蜂窝织炎较轻时，可以口服抗生素或者非类固醇的消炎药治疗；如果病变已经累及全身，须静脉给药全身抗生素治疗。如果出现脓肿且对抗生素不敏感，则需要外科手术切开引流。

三、炎性假瘤

(一) 概述

炎性假瘤（inflammatory pseudotumor）又称特发性眼眶炎性假瘤（idiopathic orbital inflammatory pseudotumor），是一类常见的眼眶非特异性炎性病变，至今病因未明，可能与自身免疫系统相关。炎性假瘤发病率占眼眶疾病的 6%，仅次于甲状腺相关性免疫眼眶病和淋巴增生性疾病，单眼发病多见，无性别和种族差异，可见于任何年龄，中年人群高发。

依据侵犯的解剖部位，炎性假瘤分为六型：眶隔前型、泪腺炎型、巩膜周围炎型、神经束膜炎型、肌炎型及弥漫型。依据组织病理学特征，炎性假瘤分为 3 型：弥漫性淋巴细胞浸润型、纤维组织增生型及混合型。

炎性假瘤表现为急性、亚急性、慢性或复发性病程，其临床表现随炎症累及部位和病程不同而有所差异，主要症状为眼部疼痛、眼球突出、球结膜充血水肿、眼部肿物、眼睑肿胀、眼压增高、视力下降及眼动受限等，严重者可导致患者视力进行性丢失。

(二) 病理学表现

肉眼观，呈局灶状或弥漫性软组织肿块，无明显被膜，质地较柔软，偶见纤维成分多者质地较硬。依据累及位置不同，可见眼睑肿胀增厚、眼外肌增粗、泪腺增大、眼球壁增厚、视神经增粗及边缘模糊，弥漫型见眶内脂肪组织被软组织代替。

镜下，弥漫性淋巴细胞浸润型表现为大量淋巴组织增生，淋巴组织中血管丰富，淋巴滤泡大小不等，可见生发中心及淋巴窦扩张，窦内有淋巴细胞、浆细胞、组织细胞及毛细血管增生，内皮细胞肿胀，仅有少许纤维结缔组织增生；纤维组织增生型表现为大量纤维结缔组织增生，纤维组织中见少量炎性细胞浸润；混合型，炎性细胞浸润与纤维结缔组织增生混杂并存。急性期表现为轻度炎性细胞浸润和组织充血水肿；亚急性期和慢性期则为程度不同的纤维血管增生，并多伴有脂肪炎性浸润，病变发展逐渐纤维化。有学者认为病理学上的不同类型并非是病程发展的不同阶段，即不是从弥漫浸润型先发展为混合型，再发展为纤维增生型。

(三) MRI 表现

不同解剖部位的炎性假瘤，其 MRI 表现不同：①眶隔前型，隔前眼睑软组织肿胀增厚；②泪腺炎型，泪腺弥漫性不规则增大；③巩膜周围炎型，巩膜增厚；④神经束膜炎型，视神经鞘不规则的水肿性增粗、边缘模糊；⑤肌炎型，单侧受累常见，单条或多条眼外肌受累，眼外肌弥漫不规则的增粗，表现为肌腹和肌腱同时增粗；⑥弥漫型，浸润性或瘤样肿块可累及球后、肌锥内和肌锥外间隙，不侵犯眼球，骨质破坏罕见（图 1-3-5）。

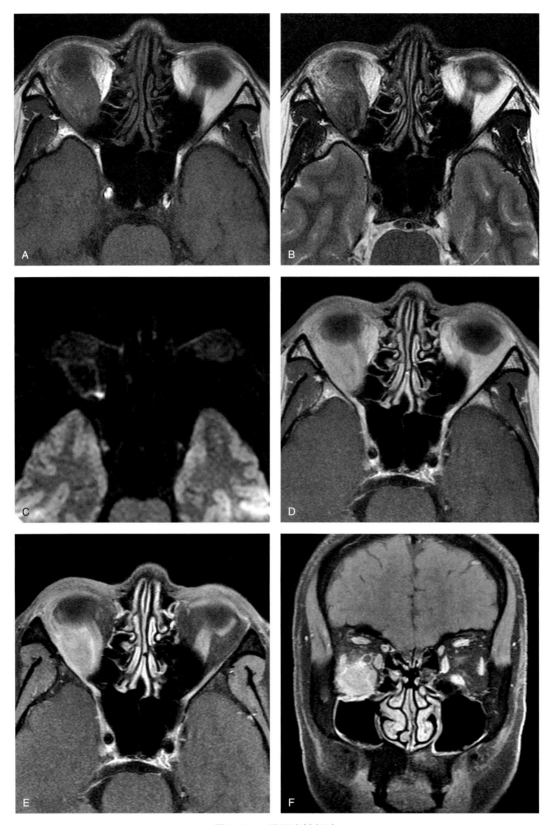

图 1-3-5　眼眶炎性假瘤

A. T₁WI 序列,示病变位于右侧肌锥内间隙,呈不规则形,与眼外肌相比呈等、低混杂信号,边界模糊,邻近视神经与外直肌受压推移;B. T₂WI 序列,示病变呈等、低混杂信号;C. DWI 序列,示病变呈低信号;D~F. 脂肪抑制增强 T₁WI 序列,示病变呈明显欠均匀强化的高信号,右侧外直肌、下直肌、视神经鞘不规则增粗、强化与眼外肌相比,炎性假瘤病理学亚型不同,其 MRI 信号及强化程度存在很大差异:①弥漫性淋巴细胞浸润型,T_1WI 呈等信号,T_2WI 呈等稍高信号,增强后明显强化;②纤维组织增生型,T_1WI 呈等或稍低信号,T_2WI 呈低信号,增强后中度至明显强化;③混合型则表现为信号不均匀,强化程度介于二者之间。在 DWI 上,炎性假瘤信号强度和 ADC 值高于正常肌肉和脂肪,介于眶内淋巴瘤和蜂窝织炎之间,处于中间水平。因脂肪抑制 T_1WI 增强扫描可清晰地显示视神经鞘病变及眶内炎症,建议作为眼眶病变的基本扫描序列。

(四)诊断要点与鉴别诊断

1. 诊断要点

(1)中年人,眼球疼痛伴突出和红眼。

(2)眼睑软组织肿胀增厚。

(3)泪腺弥漫性不规则增大。

(4)巩膜增厚。

(5)视神经鞘不规则水肿性增粗、边缘模糊。

(6)单条或多条眼外肌受累,表现为眼外肌的肌腹和肌腱同时增粗。

(7)推荐脂肪抑制 T_1WI 增强和 DWI 序列。

2. 鉴别诊断

(1)Graves 病:肌炎型炎性假瘤主要与 Graves 病引起的眼外肌增粗相鉴别。后者以肌腹增粗为著,边界清楚,不会引起眼环增厚,常为双侧多条眼外肌不同程度的增粗。炎性假瘤眼外肌增粗多为单侧,边缘相对模糊,部分可引起眼环增厚,肌腹与肌腱均受累。

(2)泪腺肿瘤:泪腺炎型需与良、恶性泪腺混合瘤及泪腺癌鉴别。良性泪腺混合瘤边界清楚,多呈椭圆形,信号均匀,可压迫眶骨引起骨质吸收,亦可压迫眼球使之移位或变形;恶性泪腺混合瘤或泪腺癌边界模糊,形态不规则,信号不均,可引起泪腺窝周围眶壁骨质破坏,一般不会引起眼环增厚及眼外肌增粗。

(3)肉芽肿性病变或霉菌感染:弥漫型需与韦格纳肉芽肿病、结节病和霉菌病鉴别。韦格纳肉芽肿病为血管炎伴有坏死性肉芽肿病变,多有呼吸道及肾脏侵犯,眼眶常为双侧受累;结节病以葡萄膜炎多见,一般都有纵隔、肺门淋巴结肿大;霉菌病多有病变纤维、钙化,信号较低且伴有骨质破坏,CT 有助于病变内钙化的检出。

(4)视神经鞘脑膜瘤:神经束膜炎型与视神经鞘脑膜瘤鉴别。在 T_1WI 增强扫描上,视神经鞘脑膜瘤呈"双轨征"或"靶征",在 T_2WI 上,视神经鞘钙化程度不一导致不均匀的低信号,视神经鞘远端脑脊液聚集形成视周囊肿,以上均为特征性改变。炎性假瘤的视神经鞘不规则增粗、边缘模糊,强化明显。

(5)淋巴瘤和蜂窝织炎:DWI 序列上,炎性假瘤的信号强化高于蜂窝织炎,低于淋巴瘤,而 ADC 值高于淋巴瘤,低于蜂窝织炎。淋巴瘤常为单条眼外肌受累,眼外肌增粗程度较炎性假瘤明显,边界清晰,蜂窝织炎常表现为伴有筛窦炎的内直肌增粗,边界模糊。

(6)转移瘤:转移瘤多有原发肿瘤病史,多条眼肌可同时受累,眼肌局灶结节状增粗,T_2WI 呈高信号,邻近眶壁呈虫蚀样破坏。炎性假瘤含纤维成分较多时,在 T_2WI 上呈低信号,邻近眶壁骨质受压变薄,但无虫蚀样破坏。

(五)治疗和预后

该病的临床治疗主要包括药物治疗、放射治疗和手术治疗三种。药物治疗最为常用,主要包括糖皮质激素和免疫抑制剂两类药物。近年来,烷化剂、抗代谢药物和单克隆抗体等药物应用的报道逐渐增多,但是,糖皮质激素类药物仍是现在公认的首选治疗方法。急性眼眶炎性假瘤多数激素治疗有效,慢性炎性假瘤则需要手术切除,但容易复发。

第四节 眼球肿瘤性疾病

一、视网膜母细胞瘤

(一) 概述

视网膜母细胞瘤(retinoblastoma,RB)是婴幼儿最常见的眼内胚胎性恶性肿瘤,约占儿童全部恶性肿瘤的4%,发病年龄多见于 3 岁以下的患儿。视网膜母细胞瘤患者中约 40% 属遗传型,其中,68% 遗传型者为双眼病变。根据肿瘤发展过程,视网膜母细胞瘤可分为 4 期:眼内生长期、眼压增高期、眼外扩展期及远处转移期。

视网膜母细胞瘤早期表现为视力减退和眼底改变,由于患者多为婴幼儿,不能用语言表达视力下降,往往肿瘤发展到眼底后极部,经瞳孔可见黄白色反光,即"白瞳孔",才被偶然发现,或是由于视功能障碍导致斜视和眼球震颤引起注意。部分患儿由于眼压升高导致眼红、眼痛、头痛、恶心。

(二) 病理学表现

视网膜母细胞瘤是从视网膜核层起源的胚胎性恶性肿瘤,分为分化型和未分化型。肉眼观,单个或多个视网膜内白色小瘤,肿瘤向眼球中心生长,向玻璃体扩散,或者在视网膜下向外生长,引起视网膜脱离。

显微镜下,肿瘤细胞核浆比高,常沿中央腔轮辐状排列成环,称为视网膜母细胞瘤菊花团(图 1-4-1),大量小蓝细胞偶尔被包裹血管的纤维丝隔开,组织学切片 HE 染色呈蓝色。视网膜母细胞瘤第二个特殊结构是小花装饰征,表现为一组向上的细胞核周围一束像花一样的结构及一群像茎一样的长胞突。少数视网膜母细胞瘤可以表现为假菊花团。巨大肿瘤常出现坏死、钙化。肿瘤细胞拥挤在血管周围,其间散在嗜伊红细胞碎片。

(三) MRI 表现

视网膜母细胞瘤多位于眼球后部,其次是赤道部,眼球前部最少,可能与视网膜在眼球分布有关,多为丘状、乳头状软组织肿块,边界清楚。病变 T_1WI 信号多较均匀,与脑皮质相比呈等低信号;T_2WI 信号多样,可能与瘤体内钙化、出血有关;增强扫描,肿瘤多呈轻中度强化,明显强化少见,这可能与肿瘤生长较快,血供相对不足有关(图 1-4-2、图 1-4-3)。虹膜前方线样强化是视网膜母细胞瘤增强扫描一个常见征象,与病理对照发现可能为新生血管形成所致。肿瘤 DWI 多呈高信号,提示肿瘤细胞密度较大,眶周转移及颅内病变 DWI 均显示为高信号,这对疾病分期、预后判断有较大帮助。

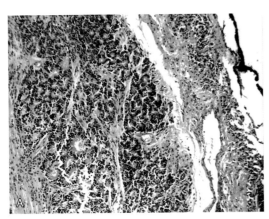
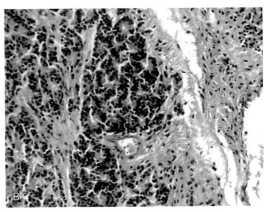

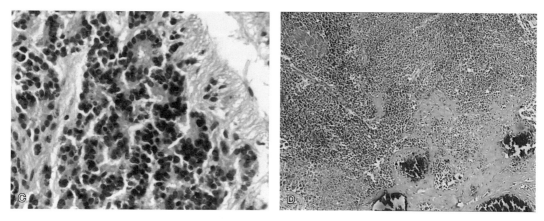

图 1-4-1　视网膜母细胞瘤病理图

A~C. 光镜下见肿瘤细胞呈菊形团结构或腺样结构,间质较少(HE×100、HE×200、HE×400); D. 视网膜母细胞瘤,
伴坏死及钙化,肿瘤侵及脉络膜、巩膜、视盘、筛板及球后视神经被膜,视神经断端未见明确侵犯(HE×40)

肿瘤内钙化为视网膜母细胞瘤最具特征性表现,这与肿瘤生长较快造成血供不足或免疫反应有关。钙化在 T_1WI 及 T_2WI 以低信号为主,增强扫描无强化。

相对于 CT 而言,MRI 显示钙化能力较差,较小钙化 MRI 不易显示。但 MRI 在评估肿瘤浸润程度时有优势,对显示肿瘤向球外、颅内侵犯及显示视神经、视交叉时效果较好。

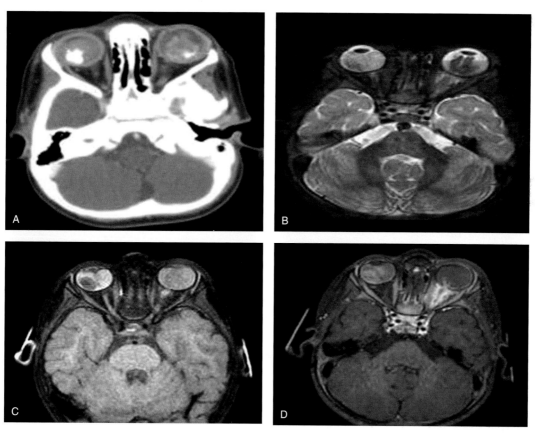

图 1-4-2　视网膜母细胞瘤(1)

A. 增强 CT 扫描,显示双侧眼球内钙化样肿块,肿物呈轻度至中度强化; B. 脂肪抑制 T_2WI 序列,示双侧眼球内环片状低信号,左侧视神经周围见斑片状稍高信号; C. 脂肪抑制 T_1WI 序列,示肿块呈等信号,病变周围见高信号视网膜脱离及网膜下积液; D. 增强 T_1WI 序列,肿块轻度强化,左侧眶内视神经周围条片状强化信号

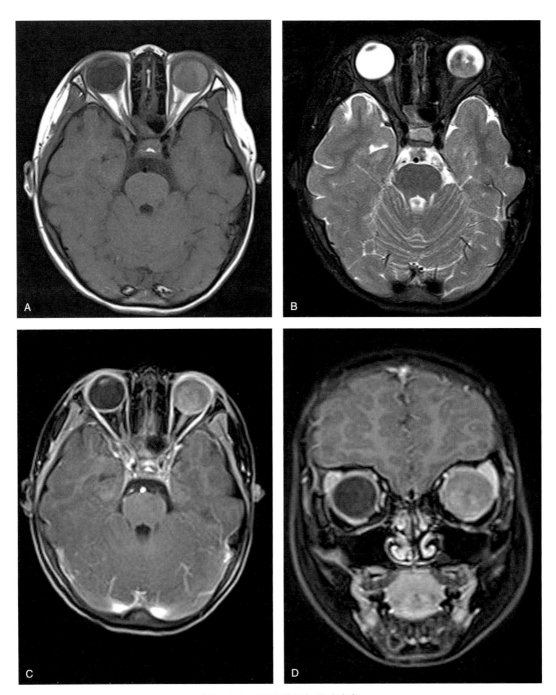

图 1-4-3　视网膜母细胞瘤（2）

　　A. T_1WI 序列，左侧眼球见一不均匀中等信号占位影，玻璃体信号增高；B. T_2WI 序列，左侧眼球内见一略低信号占位影；C. 脂肪抑制增强 T_1WI 序列，左侧眼球内占位呈不均匀明显强化，视神经未见明显强化；D. 脂肪抑制增强 T_1WI 序列，左侧眼球内占位呈不均匀明显强化

（四）诊断要点与鉴别诊断

1. 诊断要点

（1）多见于 3 岁以下儿童。

（2）"白瞳孔"。

（3）肿瘤内钙化为视网膜母细胞瘤最具特征性表现。

（4）肿瘤以 T_1WI 等低信号、T_2WI 等高信号为主；增强扫描轻中度强化，虹膜前方可见线样强化。

2. 鉴别诊断

（1）视网膜毛细血管扩张症：又称 Coats 病，是一种以毛细血管扩张为特征的原发性视网膜血管畸形，多见于男性儿童或青年，发病年龄高峰为 6~8 岁，晚于视网膜母细胞瘤。视网膜毛细血管扩张症影像学表现为视网膜渗出，钙化极少见，增强扫描病变无强化。而视网膜母细胞瘤可出现肿块，且有轻中度强化，DWI 高信号诊断更明确。

（2）永存玻璃体增生症：是胚胎期原始玻璃体未退化且继续增生所致的一种先天性异常，出生后不久即可见白瞳症、小眼球和小晶状体。影像学表现为晶状体后方锥形或带状肿块，T_1WI 及 T_2WI 上均呈低信号，与晶状体分界不清，增强后明显强化，钙化少见。

（3）视网膜星形细胞错构瘤：起源于视网膜或视盘，是一种低级别肿瘤，多见于结节性硬化病，也可见于神经纤维瘤病。50% 肿瘤可见钙化，增强后可见强化，易与视网膜母细胞瘤相混淆。身体其他部位有无神经纤维瘤或结节性硬化病的证据有助于两者鉴别。

（五）治疗和预后

目前，视网膜母细胞瘤治疗包括眼球摘除、局部治疗（如激光凝固法、冷冻疗法、经瞳孔的温热疗法及粒子放疗）、化疗结合局部治疗、外照射等，其中，眼球摘除仍是延长患儿生命的有效方法，早期发现、早期治疗可以提高眼球保有率。白瞳、斜视和视朦是肿瘤早期临床表现，预后较好，突眼是预后较差的标志。

二、脉络膜黑色素瘤

（一）概述

脉络膜黑色素瘤（choroidal melanomas，CM）成人最常见的眼内恶性肿瘤，由恶性黑色素瘤细胞组成的神经外胚叶性肿瘤，其组织发生于脉络膜基质内的黑色素细胞，几乎是单侧发病。脉络膜黑色素瘤恶性程度高、发生转移早、预后差。

发病年龄多为中老年，尤其是 50~60 岁。95% 以上患者为携带蓝/绿色虹膜的白色人种，男性略多于女性，肿瘤多数位于黄斑附近，表现为视力下降、视物变形，而少数发生在眼球周边部，早期症状不明显，主要表现为视野缺损。

（二）病理学表现

脉络膜黑色素瘤分为梭形细胞型、上皮样细胞型和混合细胞型，好发于眼球后极部脉络膜外层，少数发生在虹膜或睫状体。病变形态受肿瘤本身生长特性及所在部位、周围组织制约，早期因受巩膜及脉络膜基底板的限制，肿瘤仅能沿脉络膜平面扩张，表现为眼球内局部盘状或梭形隆起，随着肿瘤不断生长穿破脉络膜基底板后突向眼球内，生长于视网膜下形成头部膨大的蘑菇状肿物，若肿瘤破坏力强，可将其顶部的视网膜穿破，突入玻璃体腔内。因巩膜质地坚韧，肿瘤朝球外发展少。肿瘤含细胞间质稀少，黑色素含量不尽相同，且分布不均匀，极少数肿瘤由无色素性黑色素瘤细胞组成（图 1-4-4）。

（三）MRI 表现

肿瘤边界光整，多呈蘑菇状，与球壁相连，因含有顺磁性物质——黑色素，明显地缩短 T_1 和 T_2 弛豫时间，因此呈短 T_1 短 T_2 信号，具有一定特征性，增强后多数为轻至中度均匀强化（图 1-4-5）；脂肪抑制增强 T_1WI 显示球外侵犯最清晰。

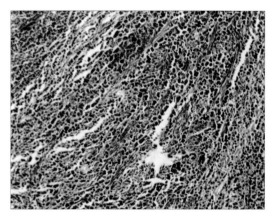

图 1-4-4　脉络膜黑色素瘤病理图
光镜下显示肿瘤由小圆形细胞组成，胞质内可见黑色素，周围伴有坏死及钙化（HE×40）

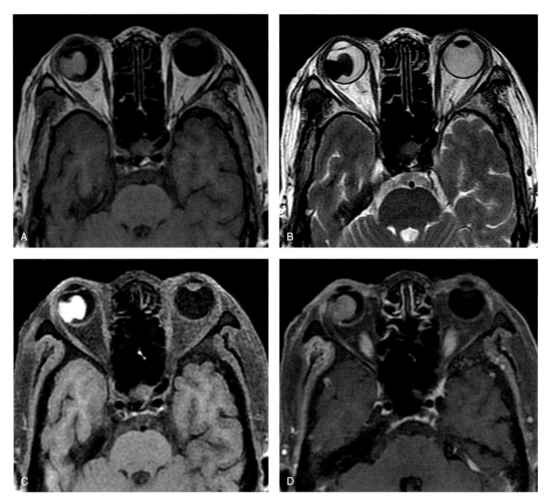

图 1-4-5　脉络膜黑色素瘤

A. T_1WI 序列,示右侧眼球内蘑菇状肿块,呈均匀高信号,边界清楚;B. T_2WI 序列,示肿块呈均匀低信号;
C. 脂肪抑制 T_1WI 序列,示肿块信号未见减低;D. 增强 T_1WI 序列,示肿块呈轻度均匀强化,右侧眼环增厚

(四) 诊断要点与鉴别诊断

1. 诊断要点

成年人球内典型的蘑菇形结节或肿块,短 T_1 短 T_2 信号,增强中度或明显强化即可做出明确诊断。

2. 鉴别诊断

(1) 脉络膜转移瘤:有原发肿瘤病史,乳腺癌常见,其次为肺癌和消化道肿瘤,形态多为扁平型,常见双眼受累或单眼多灶发病,呈等 T_1 稍长 T_2 信号(与眼外肌相比),增强后可见强化。

(2) 视网膜或脉络膜下出血:病程多较短,常表现为视力突然丧失,可伴有视网膜前或玻璃体出血,增强无强化。

(3) 脉络膜血管瘤:属于一种错构瘤,好发于眼球后部呈梭形,常合并有颜面血管瘤(Sturge-Weber 综合征),呈长 T_1 长 T_2 信号(与眼外肌相比),较 CM 强化明显。

(五) 治疗和预后

肿瘤细胞可在早期随血行播散至远处,主要转移至肝脏,甚至在发现原发肿瘤之前,远处转移已经发生。早期诊断,选择合适的治疗方式可有效提高局部肿瘤控制率、降低肿瘤远处转移率。近几十年涌现的各种保眼治疗,如放射治疗、经瞳孔温热疗法、激光光凝和局部切除等,可以在不降低患者生存率的前提下保留眼球、维持部分视力,渐渐取代眼球摘除术。目前针对不同部位和大小的肿瘤而采取不同的治疗方法或多种方法的联合治疗是发展趋势。

三、脉络膜血管瘤

(一)概述

脉络膜血管瘤(choroidal hemangioma,CH)属于良性血管性肿瘤,大多数为海绵状血管瘤,毛细血管型血管瘤极为罕见,常发生在眼底后极部,瘤体渗液侵及黄斑区导致视网膜脱离等并发症,造成视力损害,脉络膜血管瘤分为孤立型和弥漫型。

孤立型脉络膜血管瘤不伴有面部、眼部或全身其他病变,发生于青壮年,视力下降或视物变形,病程长者有中心暗点、扇形缺损甚至半侧视野缺损。

弥漫型脉络膜血管瘤常有颜面部血管瘤、患侧眼球结膜及巩膜表层血管扩张(Sturge-Weber 综合征),颜面部及皮肤血管瘤多沿一侧三叉神经分布,少数患者双侧分布,部分患者同时有软脑膜多发血管瘤。瞳孔区呈现明亮的橘黄色反光,眼底后极部广泛扁平无边界的番茄色增厚,病变后期引起白内障、虹膜红变和青光眼等。

(二)病理学表现

脉络膜血管瘤由多发大小不同的血管组成,血管内壁为内皮细胞被覆,管腔大小不一,血管壁之间有纤维组织形成的间隙。根据血管形态分为 3 型:毛细血管型、海绵状血管型、混合型。

肿瘤呈橘红色隆起,边界清楚,瘤体表面色素上皮增生或化生。肿瘤对应处视网膜轻度水肿,若位于黄斑区可误诊为中心性浆液性脉络膜视网膜病变或囊样变性,囊样变性相互融合成视网膜劈裂。早期渗出性视网膜脱离多局限于肿瘤附近,后期视网膜广泛脱离,自然病程中肿瘤增大缓慢,视网膜病变逐步加重(图 1-4-6)。

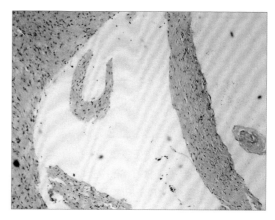

图 1-4-6 脉络膜血管瘤病理图
光镜下见厚薄不一血管壁结构(HE×40)

(三)MRI 表现

病变多位于视盘旁,呈梭形,边界清楚,与眼环广基相连,MRI 平扫呈长 T_1 长 T_2 信号,信号均匀,增强扫描明显均匀强化,早期迅速强化,速升缓降型,符合良性富血供肿瘤强化特点(图 1-4-7)。

(四)诊断要点与鉴别诊断

1. 诊断要点 好发于眼球后部呈梭形,呈长 T_1 长 T_2 信号,增强扫描明显均匀迅速强化,较大病变内可见填充征。

2. 鉴别诊断

(1)脉络膜黑色素瘤:几乎是单侧发病,呈短 T_1 短 T_2 信号,增强后轻至中度强化,其强化程度不及脉络膜血管瘤高。

(2)脉络膜转移瘤:有原发肿瘤病史,乳腺癌常见,其次为肺癌和消化道肿瘤,形态多为扁平型,常见双眼受累或单眼多灶发病,呈等 T_1 等或稍长 T_2 信号,较大瘤体信号不均匀,易发生出血和囊变。

(3)脉络膜骨瘤:好发于年轻女性,CT 平扫表现为眼球后极部新月形或椭圆形高密度影,边界清晰,密度均匀。

(五)治疗和预后

目前尚无十分有效的治疗方法能够完全消灭肿瘤、治愈本病,治疗主要是促进视网膜下积液和黄斑积液的吸收。治疗方法有光凝术、放射治疗、经瞳孔温热疗法、光动力学疗法等。

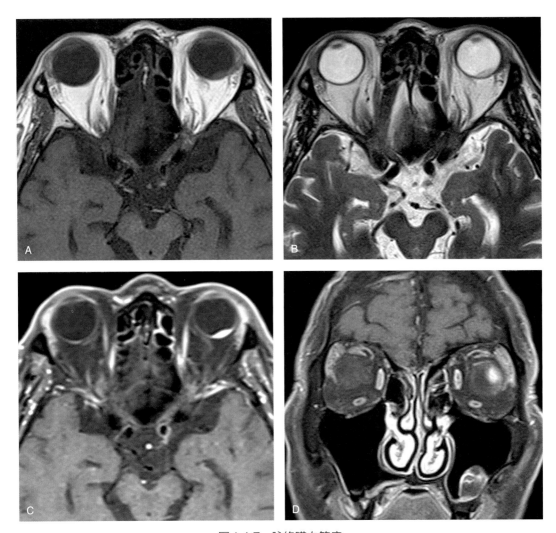

图 1-4-7　脉络膜血管瘤

A. T$_1$WI 序列,左侧眼球后壁偏颞侧可见一梭形等信号占位影,突入玻璃体内;

B. T$_2$WI,左侧眼球后壁偏颞侧占位呈高信号;C、D. 脂肪抑制增强 T$_1$WI 序列,病变呈明显强化

四、脉络膜骨瘤

(一) 概述

脉络膜骨瘤(choriod osteoma,CO)也称脉络膜骨性迷芽瘤,是一种脉络膜良性肿瘤,病因可能包括:①原发性软骨型错构瘤骨化;②先天性海绵状血管瘤发生骨化;③感染或外伤导致脉络膜原始间充质细胞分泌和铁质沉积或化生的色素上皮异位骨化;④与体内内分泌以及代谢因素有关;⑤与遗传有关。好发于青年女性,男、女比例约 1∶4,发病年龄 26~39 岁,单眼常见,双眼少见。一般无症状或有轻微的视野缺损或视物变形。

(二) 病理学表现

组织病理学显示脉络膜骨瘤由致密的骨小梁及衬以内皮细胞的大血窦和毛细血管所组成,镜下可见大量的成骨细胞、骨细胞和破骨细胞,骨小梁间的髓腔有疏松的纤维血管成分、肥大细胞和泡沫间质细胞。脉络膜毛细血管变薄或消失,Bruch 膜上可见聚集的含色素颗粒噬黑色素细胞(图 1-4-8)。

(三) MRI 表现

眼球壁视盘处弧形或双凸透镜形结节或肿块;呈长 / 稍长 T$_1$ 短 T$_2$ 信号,边缘清或不清;CT 表现为特征性极高密度(图 1-4-9)。

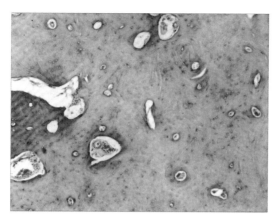

图 1-4-8 脉络膜骨瘤病理图

光镜下可见由成骨细胞和骨样基质构成（HE×40）

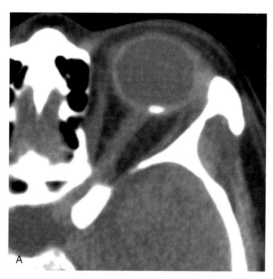

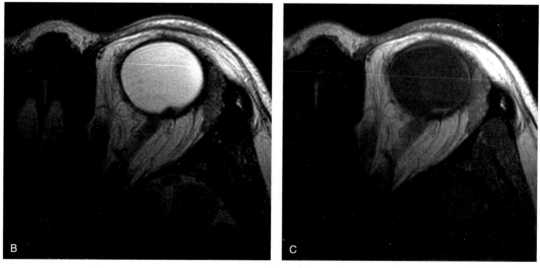

图 1-4-9 左侧眼球骨瘤

A~C. CT 平扫、T_2WI 及 T_1WI 序列，示左侧眼球视盘区凸透镜形结节，CT 呈高密度，T_1 及 T_2 均呈低信号，边缘清

（四）诊断要点与鉴别诊断

1. 诊断要点　好发于年轻女性，眼球后极部长 / 稍长 T_1 短 T_2 信号结节，CT 表现为眼球后极部新月

形或椭圆形高密度影,边界清,密度均匀,具有特征性骨性信号。

2. 鉴别诊断

(1)脉络膜黑色素瘤:几乎是单侧发病,呈短 T_1 短 T_2 信号,增强后轻至中度强化。

(2)脉络膜血管瘤:属于一种错构瘤,好发于眼球后部呈梭形,呈长 T_1 长 T_2 信号,增强后明显强化。

(3)脉络膜转移瘤:有原发肿瘤病史,乳腺癌常见,其次为肺癌和消化道肿瘤,形态多为扁平型,常见双眼受累或单眼多灶发病,呈等 T_1 等或稍长 T_2 信号。

（五）治疗和预后

脉络膜骨瘤尽管是良性骨化肿瘤,全身预后良好,但长期存在的骨瘤仍对视网膜产生影响,特别是当骨瘤侵入黄斑区时,视网膜色素上皮和神经上皮的进行性萎缩或视网膜下新生血管的渗出、出血等导致视力丧失。因视网膜下新生血管膜位于中心凹附近,激光光凝治疗多影响视力,可考虑光动力疗法。

五、脉络膜转移瘤

（一）概述

脉络膜转移瘤是一种比较少见的眼球内恶性肿瘤,占眼内肿瘤的 1% 左右。原发癌主要为上皮性恶性肿瘤,男性患者原发癌主要为肺,其次为肾、前列腺,女性则多继发于乳腺癌,其次为肺癌。

单眼或双眼,多见于 40~70 岁,女性常见。有明确的恶性肿瘤或手术治疗史,也有一些患者原发癌始终不明。眼内转移瘤可先于原发癌发现。

（二）病理学表现

肉眼呈扁平状生长,切面呈灰白色或灰黄色,边界欠清,基底广泛,可累及大部分脉络膜组织。光镜下观察眼部癌组织主要破坏脉络膜上腔及大、中、毛细血管层,扁平分布,与周围组织分界不清(图 1-4-10)。

（三）MRI 表现

病变多位于眼球后壁,表现为眼环局限性或弥漫性增厚、隆起或呈扁平状肿块,边界较清;大多数表现为等 T_1 等或稍长 T_2 信号,较大瘤体信号不均匀,易发生出血和囊变;增强后,呈轻至中度强化(图 1-4-11)。

（四）诊断要点与鉴别诊断

1. 诊断要点 有原发肿瘤病史,常见双眼受累或单眼多灶发病,转移瘤信号表现多种多样,但大多数表现为等 T_1 等 / 稍长 T_2 信号,增强后轻至中度强化。

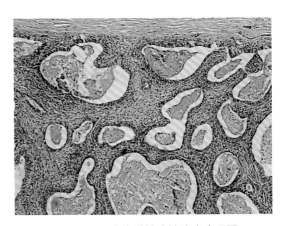

图 1-4-10 脉络膜转移性腺癌病理图
癌转移至脉络膜,肿瘤细胞呈腺管样排列,形成实性癌细胞巢,细胞形态圆形或椭圆形,胞质中等,核分裂象易见(HE×40)

2. 鉴别诊断

(1)脉络膜黑色素瘤:是一种恶性肿瘤,几乎是单侧发病,呈短 T_1 短 T_2 信号,增强后轻至中度强化。

(2)脉络膜血管瘤:好发于眼球后部呈梭形,可合并有颜面血管瘤(Sturge-Weber 综合征),呈等 T_1 长 T_2 信号,增强后呈明显强化。

（五）治疗和预后

治疗目的主要是改善患者生存期的生活质量或减轻痛苦,在积极治疗原发瘤基础上,可根据病情对脉络膜转移瘤给予放疗、激光、冷冻、眼球摘除联合眼台植入等局部治疗。放疗和化疗综合应用是一种安全有效的姑息性治疗措施,目前已很少单纯摘除眼球。对诊断不明、继发性青光眼、眼痛难忍又无视力的患者,可考虑行眼球摘除术,该措施旨在缓解临床症状,减轻痛苦,提高患者生活质量。

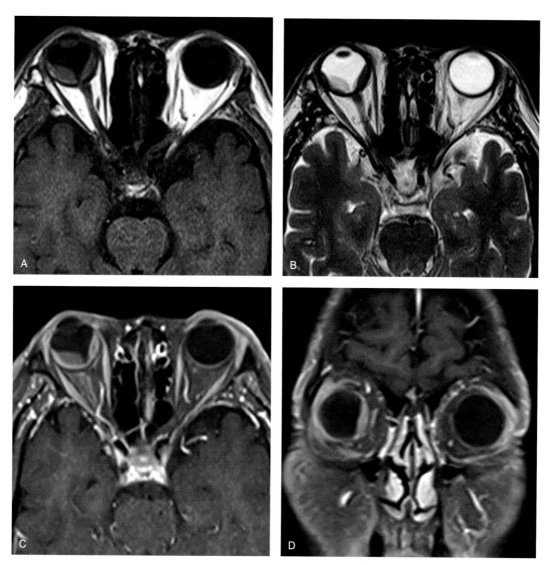

图 1-4-11　脉络膜转移性腺癌

A. T₁WI 序列,右侧眼球后部可见"V"形等信号影,自鼻侧、颞侧突入玻璃体,边界尚清; B. T₂WI 序列,病灶呈低信号及等信号; C、D. 脂肪抑制增强 T₁WI 序列,病灶靠近球壁部分呈中等程度强化,可见眼球中心部分未见明显强化

六、脉络膜神经瘤

(一) 概述

脉络膜神经瘤(choroidal neuroma,CN)包括脉络膜神经鞘瘤和脉络膜神经纤维瘤,这两种肿瘤在临床上和常规组织病理学方面都难于鉴别,发病均极少。

脉络膜神经鞘瘤为良性有包膜肿瘤,可发生于任何年龄,以成年人多见,临床表现为无色素性脉络膜隆起性肿物,难与脉络膜无色素瘤鉴别。常因青光眼或慢性炎症疼痛失明而摘除眼球。只有病理才能最后确诊。

脉络膜神经纤维瘤为良性无包膜肿瘤,生长缓慢,病变可为孤立性或并发于神经纤维瘤病,青年人常见。

(二) 病理学表现

脉络膜神经鞘瘤表现为脉络膜局限性增厚,由无色素具有梭形胞核、核仁不明显的梭形细胞组成。

脉络膜神经纤维瘤由神经鞘细胞、成纤维细胞和神经轴突纤维组成,瘤细胞呈波浪或漩涡状排列。

（三）MRI 表现

脉络膜神经鞘瘤多位于眼球后极,骑跨球壁内外生长,界限较清楚;平扫呈等 T_1 长或稍长 T_2 信号,信号不均匀;增强后肿瘤呈较明显不均匀厚壁环状强化。

脉络膜神经纤维瘤呈圆形结节,边界清楚;多表现为长或等 T_1 长 T_2 信号,信号均匀;增强后轻中度均匀强化。

（四）诊断要点与鉴别诊断

1. 诊断要点

（1）脉络膜神经鞘瘤:眼球后极孤立性骑跨于球壁内外生长的球形肿块,等 T_1 长或稍长 T_2 信号,增强后呈不均匀厚壁环状强化。

（2）脉络膜神经纤维瘤:生长缓慢,球壁孤立性或并发于神经纤维瘤病结节或肿块,表现为长或等 T_1 长 T_2 信号,边界清楚,增强后均匀强化。

2. 鉴别诊断

（1）脉络膜黑色素瘤:几乎是单侧发病,短 T_1 短 T_2 信号,增强后轻至中度强化。

（2）脉络膜转移瘤:有原发肿瘤病史,乳腺癌常见,其次为肺癌和消化道肿瘤。形态多为扁平型,常见双眼受累或单眼多发病变,等 T_1 等 T_2 信号。

（3）脉络膜骨瘤:良性肿瘤,好发于年轻女性,长或稍长 T_1 短 T_2 信号,增强扫描类似血管瘤样强化,CT 为骨性密度结节或肿块。

（五）治疗和预后

脉络膜神经瘤为良性肿瘤,生长缓慢,目前尚无恶性变的报道,对眼内组织和视力的影响主要取决于肿瘤的部位和体积,对于体积较小但尚不能明确诊断的结节可定期随访观察,位于虹膜睫状体部位的神经鞘瘤可行虹膜睫状体切除术或部分板层巩膜睫状体切除术,有学者建议对于持续生长的肿瘤可采用巩膜敷贴器放疗。

七、脉络膜黑色素细胞瘤

（一）概述

脉络膜黑色素细胞瘤(choroid melanoma)是一种罕见的良性肿瘤,又称为大细胞痣,进展缓慢。男女无差别,发生于任何年龄,中年人多见,好发于虹膜、睫状前部及视盘,起源于葡萄膜基质内黑色素细胞,临床上可见相应部位的黑色病变。

（二）病理学表现

肿瘤组织切面呈灰红、灰褐色,质地均匀、细腻。镜下见细胞间组织结构保存较好,肿瘤细胞呈圆形、卵圆形及梭形,弥漫成片分布、巢团状排列,胞质内见大量黑色素颗粒。高锰酸钾脱色素后,胞质丰富,界限不清,核圆形或卵圆形,染色质淡,少数瘤细胞有小核仁,无病理性核分裂。免疫组化:核增殖指数 Ki-67 小于 1%。

（三）MRI 表现

多见于视盘,圆顶形外观,少数为蘑菇形,MRI 平扫呈短 T_1 短 T_2 信号,信号与脉络膜黑色素瘤相似,增强后无强化或轻度强化。

（四）诊断要点与鉴别诊断

1. 诊断要点　中年人多见,一般为圆顶形或蘑菇形,短 T_1 短 T_2 信号,增强后无强化或轻度强化。

2. 鉴别诊断

（1）脉络膜黑色素瘤:成年人球内典型的蘑菇形结节或肿块,短 T_1 短 T_2 信号,增强多呈中度强化,早期鉴别困难,可随访观察协助诊断。

(2)脉络膜转移瘤:有原发肿瘤病史,乳腺癌常见,其次为肺癌和消化道肿瘤。形态多为扁平型,常见双眼受累或单眼多灶发病,呈短 T_1 短 T_2 信号。

（五）治疗和预后

脉络膜黑色素细胞瘤是良性肿瘤,预后较好,但有恶变成黑色素瘤的可能,需定期观察或采取针吸活检以明确诊断,由于肿瘤细胞生长缓慢,放疗一般无效,化疗效果亦不明显,治疗首选手术扩大切除。黑色素细胞瘤复发和转移率均较高,预后差,早期诊断和彻底的外科切除是治愈本病的关键。

八、睫状体无色素上皮瘤

（一）概述

睫状体无色素上皮瘤起源于成熟的睫状体无色素上皮层,为良性肿瘤,常发生在有眼内炎症病史或继发眼外伤后。

主要发生于30岁以上,随年龄增长,发病率上升;肿瘤位于睫状突的表面,呈白色实性肿物;可双侧发病且多发生长;瘤体一般较小,部位隐蔽,无自觉症状,不易被发现,常因眼外伤或其他眼病失明,无法保留眼球之后在病理检查时才被发现。

（二）病理学表现

肿瘤位于睫状体部,灰黄白色,实性,一般呈圆形,边界清楚,无色素。镜下,瘤体主要由大量增生的柱状或立方状无色素上皮细胞构成,细胞排列常呈卷曲绳索状或小管样,有假腺样结构,犹如腺瘤,但腺管并无基膜,中央所见均匀一致,瘤体表面有睫状体色素上皮包绕,瘤细胞集落间同质样物多少不一,由于无色素上皮可产生透明质酸,因而可采用 PAS 染色鉴别肿瘤起源部位。

（三）MRI 表现

多位于眼球内鼻侧虹膜前后,瘤体表面光滑,实质性结节;MRI 平扫表现为等 T_1 等 T_2 信号;增强扫描肿块中度强化。

（四）诊断要点与鉴别诊断

1. 诊断要点 成年人,常发生在有眼内炎症病史或继发眼外伤后,呈等 T_1 等 T_2 信号,增强后肿块中度强化。

2. 鉴别诊断

(1)睫状体无色素上皮腺癌:临床上易被误诊,且难以鉴别,必须经病理检查才能确诊。

(2)黑色素瘤:在睫状体肿瘤中最为常见,尤其是无色素性黑色素瘤,多数表现为睫状体区半球形、近似球形的棕色或棕黑色实性肿物。

（五）治疗和预后

治疗方案可选择局部切除(虹膜切除、板层巩膜脉络膜切除)或放疗(球内或球外放疗)。如患者不能保留视力并且继发不可控制的青光眼,可行眼球摘除。由于睫状体无色素上皮瘤为生长缓慢的良性肿瘤,且患者常有较好视力,因此常采取局部切除保守治疗,如部分巩膜虹膜环切术,切除病变组织还可用于病理诊断。当肿瘤位于睫状体,累及小部分或不累及虹膜时,可从肿瘤后极往前切除,直至分离到肿瘤前极,这样就更容易保留虹膜。如并发白内障,可联合小切口白内障手术。对于早期发现的睫状体无色素上皮瘤,局部切除是一种保留视力和眼球的有效、安全治疗方法。

九、眼球平滑肌瘤

（一）概述

平滑肌瘤(leiomyoma)是平滑肌细胞构成的良性肿瘤,多发生于含有平滑肌的组织器官,如子宫和胃肠道,原发于眶内者甚为罕见。眼内平滑肌瘤通常发生在睫状体部或睫状体脉络膜部,后部脉络膜和虹膜少见。瘤体呈圆顶状隆起,容易透光,肿瘤本身虽无色素,但生长时能将表面的睫状体或脉络膜顶起而在临床上表现为色素性肿物,有时与睫状体的黑色素瘤难鉴别。

多见于年轻女性,20~50岁,进展缓慢,病程较长,症状因肿瘤原发位置的不同而有区别。

（二）病理学表现

肉眼观大体呈圆形、椭圆形或分叶状,粉红色或灰红色,表面可见小的隆起,有完整包膜,切面呈编织状,边缘灰白,中央略呈淡红色。

镜下见肿瘤由分化较高的平滑肌细胞构成,瘤细胞呈长梭形束状、错综或漩涡状排列,边界尚清楚;胞质丰富,粉红染色,可见纵行的肌原纤维;胞核呈雪茄状或长椭圆形,两端圆钝,大小一致,有时呈栅栏状排列,核仁显著,无间变及核分裂现象。肿瘤血管丰富,多层瘤细胞绕血管呈洋葱样排列,间质有少量纤维组织。

免疫组织化学染色:肌肉特异性肌动蛋白(muscle specific actin)阳性,黑色素特异性抗原 S-100 及胶质纤维酸性蛋白阴性,辅助免疫学检查 CD68$^+$ 间质及 IgA 阴性。

（三）MRI 表现

睫状体及周边脉络膜圆形结节或肿块,边界清,MRI 平扫呈稍长 T_1 短 T_2 信号,增强后明显强化。

（四）诊断要点与鉴别诊断

1. 诊断要点　年轻女性,多位于睫状体及周边脉络膜,主要向实质层和葡萄膜上腔生长,稍长 T_1 短 T_2 信号球形结节或肿块,边界清,增强后明显强化。

2. 鉴别诊断

(1)脉络膜血管瘤:好发于眼球后部呈梭形,可合并有颜面血管瘤(Sturge-Weber 综合征),呈等 T_1 长 T_2 信号,增强后呈明显强化。

(2)脉络膜黑色素瘤:成年人球内典型的蘑菇形结节或肿块,短 T_1 短 T_2 信号,增强呈轻中度强化。

(3)脉络膜转移瘤:有原发肿瘤病史,乳腺癌常见,其次为肺癌和消化道肿瘤,形态多为扁平型,常见双眼受累或单眼多灶发病,呈等 T_1 等或稍长 T_2 信号。

（五）治疗和预后

眼球平滑肌瘤是良性肿瘤,如不及时治疗,肿瘤将在眼内逐渐长大,产生白内障、晶状体脱位、继发性青光眼、视网膜脱离等并发症,最终导致失明。眼眶平滑肌瘤对放射线和药物治疗均不敏感,手术切除是主要的治疗方法。完全切除者预后好,不再复发。

十、眼球表面皮样肿瘤与皮脂肪瘤

（一）概述

结膜皮样瘤(dermoid)及皮脂肪瘤(dermolipoma)是常见的眼球表面迷芽瘤,由皮肤样结缔组织构成,含有汗腺、毛发、皮脂腺或脂肪组织,常位于眼外眦部,靠近外直肌、上睑提肌及泪腺。女性明显多于男性。皮样瘤发生于约胚胎 4 月前眼睑尚未完全闭合时,角膜和羊膜接触并发生粘连所致,多见于青少年,好发于角膜缘(尤其是颞侧)。脂肪瘤亦好发于颞侧结膜缘外眦部,常在青春期前后发病并逐渐增大。

（二）病理学表现

结膜皮样瘤为淡黄色组织,切面灰白带红,与筋膜囊之间有一潜在腔隙,病变小,境界清楚,表面粗糙不平有细毛,向下常侵犯角巩膜中层。镜下由增厚的皮样组织构成,可见皮肤附件如毛囊、汗腺、皮脂腺,表面无角化,基底部无钉突,真皮为致密结缔组织构成。

皮脂肪瘤表面为结膜上皮或复层鳞状上皮,可有部分性角化,上皮下有带状的胶原结缔组织,其下有大量脂肪组织层,上皮层内偶见毛囊及毛发,无软骨及泪腺等组织。

(三) MRI 表现

病变小者呈帽状,大者呈半月形贴附于眼环表面,基底贴附于眼环颞侧,有壁结构。皮样瘤病变多较小,囊壁较厚,内部信号不甚均匀,为短 T_1 长 T_2 信号。皮脂肪瘤病变往往较大,囊壁薄,内部信号均匀,囊内多为纯脂肪信号即短 T_1 长 T_2 信号,其内无明显分隔,抑脂序列信号被抑制(图 1-4-12)。二者并非有真正的完整囊壁,其外缘为球表隆起的弧形囊壁,内缘为巩膜,增强后囊壁有中度强化。

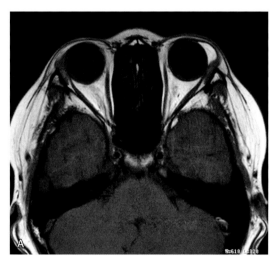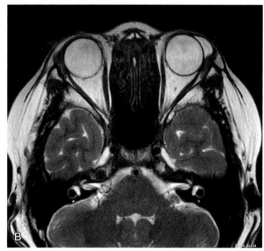

图 1-4-12　左侧眼球表面皮样脂肪瘤
A. T_1WI 序列,示左侧眼球前外侧表面见半月形高信号;B. T_2WI 序列,示病变亦呈高信号

(四) 诊断要点与鉴别诊断

1. 诊断要点　青少年,好发于角膜缘(尤其是颞侧)。女性明显多于男性。皮样瘤病变多较小,囊壁较厚,内部信号不甚均匀,为短 T_1 长 T_2 信号。皮脂肪瘤病变往往较大,囊壁薄,内部信号均匀,囊内短 T_1 长 T_2 信号,其内无明显分隔,抑脂序列信号被抑制。增强后囊壁有中度强化。

2. 鉴别诊断

(1)眶隔脂肪疝:多见于老年男性,常为双侧发病,疝出的脂肪表面光滑,呈泪滴状或乳头状自眶隔后向前突,常常眼环颞侧及鼻侧均有。

(2)皮样囊肿:多位于眶缘或骨缝处,有较完整的囊壁,基底贴于眶,相邻骨质可见弧形压迹,常见于青少年,好发于外上象限,也可见于内眦等部位,呈类圆形脂肪信号,周边囊壁呈环状低信号,增强扫描中央无强化而囊壁轻度强化。

(五) 治疗和预后

所有病例均行手术治疗,术前眼眶 CT、MRI 检查可了解眼球的发育状况、明确病变的大小、范围、性质,以及与眼环、外直肌、泪腺的关系等,有助于提高手术成功率,减少并发症。

十一、视网膜血管瘤病

(一) 概述

视网膜血管瘤病是一种眼底视网膜血管先天发育异常疾病,为常染色体显性遗传病,又称为 Von-Hippel 病,可以是孤立视网膜血管瘤,如果合并颅内或其他器官病变则称为 Von-Hippel-Lindau (VHL)病。

常见于 10~30 岁青少年,无性别差异,双眼发病率达 30%~50%。早期视网膜瘤体较小,渗液较少,不影响视力;瘤体较大时导致视网膜出血、继发性视网膜脱离、玻璃体出血及增生性玻璃体视网膜病变等,严重影响患者视觉功能,必须早期治疗。

（二）病理学表现

肉眼观瘤体呈深红色,椭圆形,境界清晰,表面光滑,无包膜。瘤体主要由泡沫状、空泡状的血管瘤“基质”细胞组成,是真正的肿瘤细胞,基质细胞中均表现有 VHL 基因杂合性丢失现象。VEGF、HIF 的高表达与视网膜血管瘤病的发病密切相关。

（三）MRI 表现

血管瘤为囊实性或实性小结节,边界清楚;实性部分为等信号,囊性部分为长 T_1 长 T_2 信号,信号均匀;增强扫描实性部分明显强化。

（四）诊断要点与鉴别诊断

1. 诊断要点　青年人,眼球内囊实性或实性小结节,增强扫描实性部分明显强化,常合并颅内及其他脏器的病变。

2. 鉴别诊断

（1）视网膜蔓状血管瘤:为先天性动静脉的直接吻合,动静脉均粗大迂曲且形成藤蔓状纠缠在一起的血管,但无血管瘤及黄白色脂质沉着物。

（2）脉络膜血管瘤:属于一种错构瘤,好发于眼球后部呈梭形,可合并有颜面血管瘤（Sturge-Weber 综合征）,呈等 T_1 长 T_2 信号。

（五）治疗和预后

视网膜渗出和继发性视网膜脱离是本病造成视觉功能损害的主要原因,早期如无渗出,肿瘤亦无生长迹象,可定期随访。根据不同临床分期,选择激光光凝、冷冻疗法、放射治疗、玻璃体视网膜手术等治疗手段。经瞳孔温热疗法、光动力疗法、血管内皮生长因子受体抑制剂及缺氧诱导因子抑制剂等治疗已处于临床研究阶段,基因治疗也在初步探索中。对于本病,强调对患者的长期追踪观察,早期发现,早期治疗,还应注意中枢神经系统和其他脏器出现同类病变的可能性。

第五节　视神经肿瘤性疾病

一、视神经胶质瘤

（一）概述

视神经胶质瘤（optic nerve glioma,ONG）起源于视神经内神经上皮组织,大部分属于良性或低度恶性肿瘤,临床较为少见,发病率为 1/10 万。视神经胶质瘤占视神经原发肿瘤的 66%,占眼眶肿瘤的 3%~6%,占颅内肿瘤的 2%~5%。

根据发病年龄分为 2 型:儿童型和成人型。90% 在 20 岁以下发病,75% 在 10 岁以下发病,10 岁以下儿童发病高峰为 2~8 岁。儿童型多为毛细胞型星形细胞瘤,与 NF-I 型关系密切,多侵犯视神经与视交叉,发病年龄较小,常表现为良性自限性肿瘤,症状以视觉损害为主,预后较好。33%~50% 的视神经胶质瘤合并 NF-I 型,双侧视神经胶质瘤是 NF-I 型的特征性表现,约 15% 的 NF-I 型患者并发视神经胶质瘤。成人型视神经胶质瘤一般不并发 NF-Ⅰ型,常侵犯视交叉及下丘脑,发病高峰年龄在 40~50 岁,以间变星形细胞瘤或胶质母细胞瘤多见,所以更具侵袭性,一般不引起血行和淋巴道转移,预后相对较差。

根据肿瘤发生部位,视神经胶质瘤分为 3 型:球内型、眶内型和颅内型(包括发生于视神经颅内段、视交叉、视束和周围结构的胶质瘤)。

视神经胶质瘤的典型临床表现是视力下降和眼球突出,视力下降多发生于眼球突出之前,这是区别于其他眼眶肌锥内间隙肿瘤的一个特点。80% 的患者在发病初期有视力下降,之后在一段时期内症状相对稳定。眼球突出,但眼球运动无异常。肿瘤累及颅内者,可有头痛、呕吐、眼球运动障碍及颅内压增高等症状,还可出现相应部位的视野缺损。眼底检查常见明显的视神经萎缩及视盘水肿。

(二)病理学表现

肉眼观,肿瘤质软、色灰红,外观呈圆形、梭形或纺锤形,中段横切面显示白色增粗的视神经,肿瘤像袖套一样累及蛛网膜下腔。镜下,毛细胞型星形细胞瘤具有低至中等细胞密度,包括含有 Rosenthal 纤维的双极细胞致密区及含有微囊和颗粒小体的多极细胞疏松区。文献报道 90% 以上的视神经胶质瘤为低级别的星形胶质细胞瘤,与视神经纤维有清楚界限或侵入其中。随着肿瘤细胞在神经轴索间的生长,压迫神经纤维而导致神经脱髓鞘或萎缩。高级别视神经胶质瘤生长迅速,常侵犯视交叉。肿瘤体积增大不仅与神经胶质增殖有关,还与星形细胞产生的亲水性黏液蛋白、反应性神经胶质增生、脑膜增生及血管充血有关(图 1-5-1)。

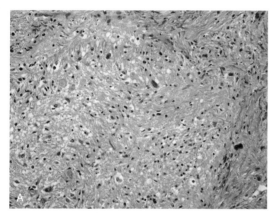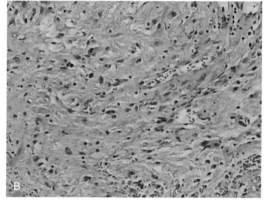

图 1-5-1 视神经胶质瘤病理图

A. 光镜下,肿瘤细胞密度较低,呈双相结构,由含有多量 Rosenthal 纤维的双极细胞致密区和含有微囊的疏松区构成(HE×200);B. 弥漫型星形细胞瘤,肿瘤细胞密度较低,以肥胖型细胞为主,细胞轻度异型,核分裂少见,可见微囊(HE×40)

(三)MRI 表现

视神经胶质瘤表现为视神经迂曲增粗,梭形或不规则肿块,可以侵及硬脑膜,但不会穿越硬脑膜向眼眶内发展,而是沿着视神经侵袭性增殖,通过视神经管进入颅内,故肿瘤与周围结构界限清楚,与交界的正常视神经界限不清。胶质瘤同时累及眶内段、管内段及颅内段则可表现为"哑铃形",累及管内段时可使视神经管扩大。MRI 上信号不均匀,在 T_2WI 上以高信号为主,在 T_1WI 上以低信号为主。肿瘤边缘在 T_2WI 上呈中等信号,为增生的脑膜细胞(图 1-5-2、图 1-5-3)。在增强 T_1WI 上呈轻中度至明显强化,这可能与血脑屏障破坏程度及肿瘤血管增生程度有关。伴有 NF-Ⅰ型者增强横轴位上可显示"雪地小路征",周围强化的"雪地"为伴有蛛网膜纤维血管的反应性增生,中央"小路"为轻度强化的视神经胶质瘤。

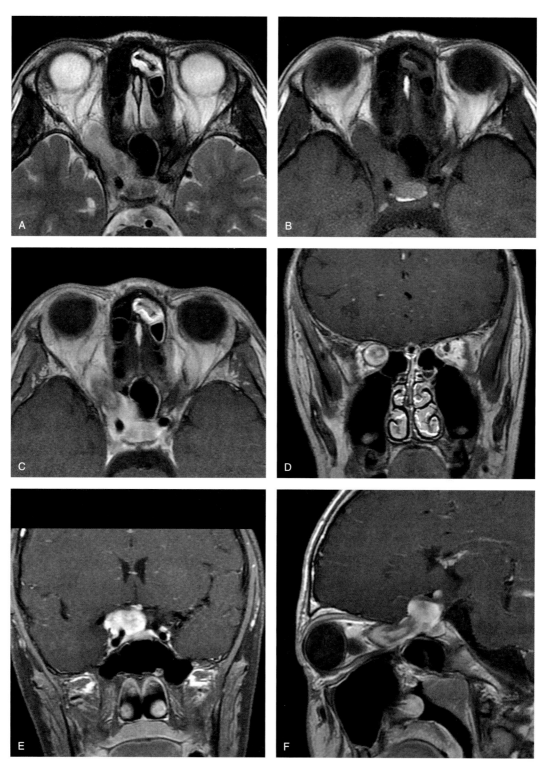

图 1-5-2   右侧视神经胶质瘤

A. T$_2$WI 序列,示病变位于右侧球后,经扩大的视神经管侵犯至视交叉,呈哑铃状,与眼外肌相比呈稍高信号;
B. T$_1$WI 序列,示病变呈稍低信号,C~F. 脂肪抑制增强 T$_1$WI 序列,示病变呈明显欠均匀强化的高信号,右侧视神经不规则增粗、强化

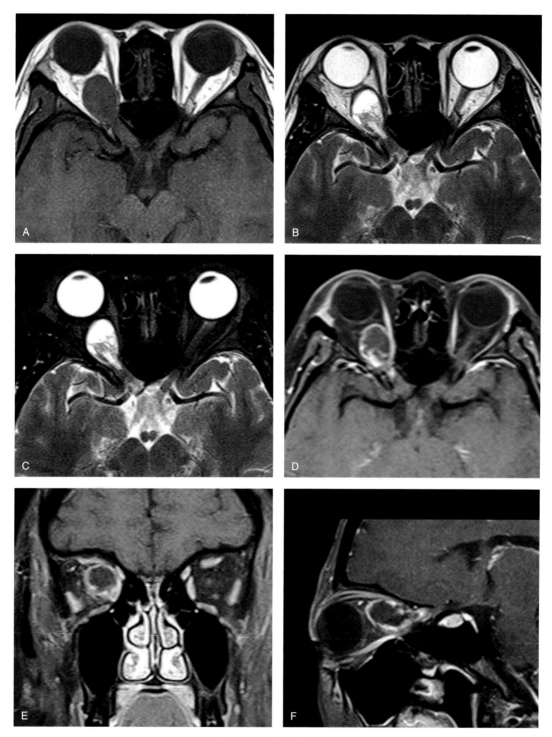

图1-5-3 视神经胶质瘤

A. T₁WI 序列,右侧球后眶内段视神经椭圆形占位,呈略低均匀信号,边界清晰,右侧视神经管明显增粗;
B、C. T₂WI 及脂肪抑制 T₂WI 序列,右侧球后眶内段视神经肿块呈以高信号为主的混杂信号,脂肪抑制后信
号未见减低;D~F. 脂肪抑制增强 T₁WI 序列,病变呈明显不均匀强化

(四)诊断要点与鉴别诊断

1. 诊断要点

(1)10 岁以内儿童多发,视力下降发生于眼球突出之前。

(2)视神经迂曲增粗,呈梭形、球形或管状,同时累及视神经眶内段、管内段及颅内段可表现为"哑铃形"。

(3) 长 T_1 长 T_2 信号,增强后呈轻中度至显著强化。

(4) 推荐横轴位 T_1WI、冠状位和斜矢状位 T_2WI,脂肪抑制 T_1WI 增强扫描。

2. 鉴别诊断

(1) 视神经鞘脑膜瘤:增强后肿瘤强化显著,正常视神经不强化,横轴位表现为"双轨征",冠状位表现为"靶征";肿块内出现片状或环状钙化、眶部骨质硬化增厚,视神经管扩大,肿块显著强化时应考虑视神经鞘脑膜瘤。视神经胶质瘤视力下降早于眼球突出,而脑膜瘤眼球突出早于视力下降。

(2) 视神经炎:常见于年轻女性,视力下降速度快,激素治疗后视力可部分或全部恢复。视神经粗细正常或稍增粗,脂肪抑制 T_1WI 增强序列显示视神经强化,冠状位抑脂 FLAIR 呈"靶征";慢性期视神经可有萎缩,增强扫描可无强化。

(3) 视神经转移瘤:多见于视网膜母细胞瘤、脉络膜黑色素瘤的侵犯,偶见于其他恶性肿瘤侵犯,成人见于乳腺癌、肺癌及胃肠道癌,儿童见于白血病,结合病史不难诊断。最常累及视神经球内段,即视盘。

(五) 治疗和预后

对于眶内孤立的视神经胶质瘤,向后进展未明显累及视交叉者,有必要采取治疗措施,包括手术、放疗、化疗或联合应用,但目前尚无公认的最佳方案。若单眼已失明,则应进行手术治疗以防止肿瘤继续进展至视交叉。目前尚无循证医学能够证明手术可达到防止肿瘤进展至视交叉的证据,放疗可暂时限制肿瘤的生长,化疗资料较少,疗效不能肯定。多数国外作者认为,进展性眶内视神经胶质瘤应首选手术切除,累及视交叉者,应首选放射治疗。

二、视神经鞘脑膜瘤

(一) 概述

视神经鞘脑膜瘤(optic nerve sheath meningiomas)指源于视神经鞘的蛛网膜上皮细胞、眶内异位的蛛网膜良性肿瘤或颅内脑膜瘤向眶内延伸,前者与后两者的表现有明显差异。视神经鞘脑膜瘤占所有脑膜瘤的 1%,占所有眼眶原发肿瘤的 3%~7%,大部分为单侧发病,少数为双侧发病,约 4.2%~16.0% 的视神经鞘脑膜瘤可伴有神经纤维瘤病,多数双侧视神经鞘脑膜瘤伴有 NF-Ⅰ型。单侧发病的青少年患者可伴有双侧听神经瘤,属于 NF-Ⅱ型。视神经鞘脑膜瘤可发生于任何年龄,文献报道为 3~76 岁,高峰年龄为 30~40 岁,平均年龄为 38 岁,女性多于男性。脑膜瘤可恶变,年龄越小,恶性程度越高,术后复发率越高。

典型临床表现为缓慢进行性、无痛性视力下降和眼球突出,视力下降常在眼球突出后出现,视盘水肿、苍白,晚期视盘萎缩。肿瘤发生恶变后发展迅速,术后复发率高,生存率低。与成年人脑膜瘤相比,青少年视神经鞘脑膜瘤伴有 NF-Ⅰ型比率高,侵袭性强,术后复发率高,生存率低。

(二) 病理学表现

肉眼观,肿瘤色淡红,有包膜,边界清楚,包绕视神经,与周围软脑膜微血管结构紧密相连,晚期可浸润性生长广泛侵犯眶内组织。脑膜瘤组织学分为 15 个亚型,视神经鞘脑膜瘤最常见的组织学类型是上皮细胞型(图 1-5-4)。

(三) MRI 表现

视神经鞘脑膜瘤最常发生于眶尖,沿眶内视神经生长,表现为视神经周围管形或梭形增粗肿块,也可表现为偏心性球形肿块。与脑皮层相比,肿瘤在 T_1WI 上呈等信号,在 T_2WI 上呈等或稍高信号,信号较均匀;部分砂粒体型脑膜瘤在 T_1WI 和 T_2WI 信号均呈低信号。少数肿瘤内可见粗大的供血血管,来源于眼动脉,表现为流空信号影,此征象有助于诊断视神经鞘脑膜瘤。增强后,肿块明显强化,中央视神经不强化,视神经与肿瘤之间可见线形相对低信号,即"双轨征",使用脂肪抑制技术增强后的 T_1WI 显示效果最佳(图 1-5-5)。

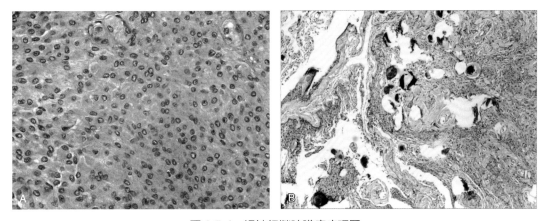

图 1-5-4 视神经鞘脑膜瘤病理图

A. 光镜下,示肿瘤内中等密度的脑膜皮细胞弥漫分布,细胞形态较一致,可见漩涡状结构(HE×400);
B. 光镜下显示伴有多发钙化的束状排列的纤维细胞(HE×40)

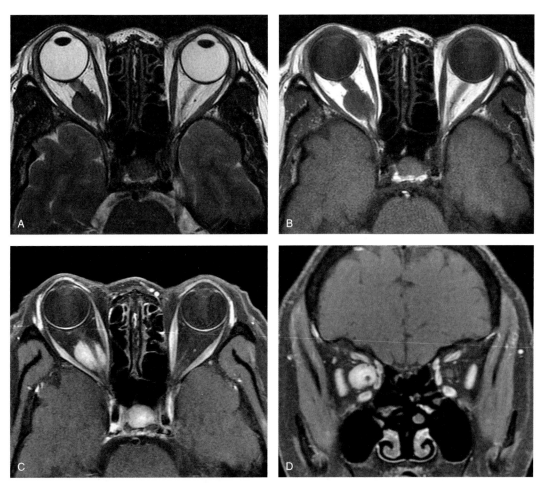

图 1-5-5 视神经鞘脑膜瘤

A. T_2WI 序列,示病变位于右侧眶内段视神经周围肿物,截面呈椭圆形,与眼外肌相比呈等信号;B. T_1WI 序列,示病变呈等
信号;C、D. 增强 T_1WI 序列,示病变呈明显均匀强化的高信号,右侧视神经受压变形移位、未见强化,可见"轨道征"

"双轨征"不是视神经鞘脑膜瘤特异性征象,也可见于炎性假瘤、视神经淋巴瘤和视神经炎。视神经管内脑膜瘤表现为管内段视神经增粗,视交叉和视束脑膜瘤表现为椭圆形肿瘤。脑膜瘤恶性变表现为肿瘤广泛侵犯眶内组织和眶骨破坏性改变。

（四）诊断要点与鉴别诊断

1. 诊断要点

（1）视神经鞘脑膜瘤以成人、女性多发。

（2）T_1WI 等信号，T_2WI 等或稍高信号。

（3）肿瘤明显强化，视神经不强化，呈"双轨征"。

（4）肿瘤内可见钙化，受累骨质呈增生性改变。

2. 鉴别诊断

（1）视神经胶质瘤：10 岁以内儿童多发，视力下降多发生于眼球突出之前，增强后轻中度至显著强化，无"双轨征"。脑膜瘤眼球突出早于视力下降。

（2）视神经周围炎性假瘤：常见于年轻女性，视力下降速度快，激素治疗后视力可部分或全部恢复。视神经粗细正常或稍增粗，脂肪抑制 T_1WI 增强序列显示视神经强化，冠状位抑脂 FLAIR 呈"靶征"；慢性期视神经可有萎缩，增强扫描可无强化。

（3）视神经转移瘤：多见于视网膜母细胞瘤、脉络膜黑色素瘤的侵犯，偶见于其他恶性肿瘤侵犯，成人见于乳腺癌、肺癌及胃肠道癌，儿童见于白血病，结合病史不难诊断。最常累及视神经球内段，即视盘。

（五）治疗和预后

视神经鞘脑膜瘤通常选择保守观察，不采取干预措施，如果肿瘤有向颅内蔓延倾向则首选手术切除。采取手术治疗的患者，术后视力丧失、眼睑功能障碍、眼球运动障碍、肿瘤复发比较常见。放射治疗最初只是用于手术后的辅助治疗，目前提倡在病程早期尚存有效视力时进行放射治疗，以达到早期保存视力的目的。多次分割适时调强放射治疗效果明显，可以限制肿瘤继续生长，比手术治疗更能有效保存视力，但目前对此结论尚缺乏有力的循证医学证据。目前尚未发现治疗视神经鞘脑膜瘤的有效药物。

三、视神经淋巴瘤

（一）概述

眼部淋巴瘤多数为非霍奇金淋巴瘤（non-Hodgkin lymphoma，NHL），占全身非霍奇金淋巴瘤的 5%，所有结外淋巴瘤的 8%，眼眶占位性病变的 10%，近些年发病率呈逐渐上升趋势。发生于视神经的淋巴瘤十分罕见，国内及国外文献罕有报道。

中老年患者多见，男性多于女性，病理上以 B 细胞淋巴瘤多见，T 细胞淋巴瘤少见。本病双侧眼眶发病率远高于其他肿瘤。有研究认为该病可能与慢性抗原长期持续性刺激、慢性炎症反应、免疫监督缺陷有关，多种因素协同作用引起淋巴细胞异常反应性增生或不典型增生、基因改变，最终导致淋巴瘤的形成。视力损伤严重伴视盘水肿。

（二）病理学表现

细胞体积较大，圆形，细胞质稀少，胞质丰富，淡染，核大，核仁明显，细胞核形状不规则，呈异型性增大，可带有一个或多个明显核仁的粗染色质等，核分裂多见，部分细胞由中心母细胞和免疫母细胞构成（图 1-5-6）。

（三）MRI 表现

视神经梭形增粗、肿胀；T_1 呈中等信号，T_2 呈中等或稍高信号，近似眼外肌；增强扫描视神经弥漫性均匀明显强化，时间 - 信号强度曲线呈流出型或平台型；DWI 呈高信号，ADC 呈低信号（图 1-5-7）。

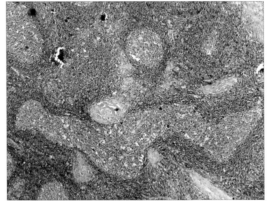

图 1-5-6　视神经淋巴瘤病理图

光镜下可见瘤细胞呈中心细胞样，核型略不规则，核仁不明显，也可见单核样 B 淋巴细胞样，胞质丰富、淡染（HE × 40）

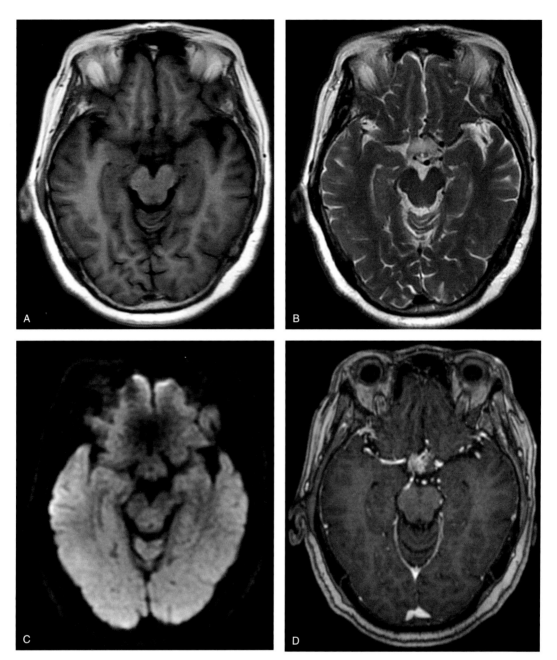

图 1-5-7　视神经淋巴瘤

A. T_1WI 序列,示视交叉不规则稍低信号,边界模糊;B. T_2WI 序列,示肿块呈稍高信号;
C. DWI 序列,肿块信号未见增高;D. 增强 T_1WI 序列,示肿块呈明显不均匀强化

（四）诊断要点与鉴别诊断

1. 诊断要点　好发生于中老年人,视神经梭形肿胀、增粗,增强扫描弥漫性均匀明显强化,时间 - 信号
强度曲线呈流出型或平台型;DWI 呈高信号,ADC 呈低信号。

2. 鉴别诊断

（1）炎性假瘤:位置通常较深,呈境界不清的眶内软组织肿块,多伴眼外肌增粗和眼环增厚,T_2 低信号,
且增强扫描病变具有延迟性持续性强化等特点。临床上发病急、疼痛明显,激素治疗有效。

（2）视神经胶质瘤:沿视神经走行区软组织肿块,稍长或等 T_1 较长 T_2 信号,增强后明显强化,视力下
降早于眼球突出。

（3）视神经鞘脑膜瘤:是原发视神经的常见肿瘤,成人女性多见,CT 上常有钙化,MRI 平扫表现为低或

等 T_1、T_2 信号,肿瘤强化明显而视神经无强化,形成较具特征的"双轨征"。

(4)视神经炎:常见于年轻女性,视力下降发生快,激素治疗后视力可部分或完全恢复,视神经不增粗或轻度增粗。

(五)治疗和预后

治疗方案包括大剂量静脉化疗,鞘内化疗,放射治疗。通常采用手术切除联合局部放射治疗。单纯手术治疗常造成局部外观和功能上的影响,且局部复发率较高。对于进展性的视神经肿瘤,多次分割调强放疗是治疗的首选。

第六节 眼眶肿瘤性疾病

一、神经鞘瘤

(一)概述

神经鞘瘤(neurilemmoma)是眼眶周围神经鞘细胞形成的一种良性肿瘤,神经鞘细胞也称为施万(雪旺)细胞,此细胞又名施万(雪旺)细胞瘤(Schwannoma)。发生于眶内者比较多见,本病发生于任何年龄,多见于 21~50 岁,平均 38 岁,无明显性别和侧别差异。

(二)病理学表现

神经鞘瘤镜检呈圆形、椭圆形或串状,灰白色,外被一层完整而纤薄的包膜,表面光滑,肿瘤一端或一侧有时可见增粗迂曲的神经干。包膜内为灰白色细嫩实质,较为脆软,间有黄色软化灶;肿瘤囊性变者仅见肿瘤包膜内薄层瘤组织,其内为浆液物;如肿瘤内含纤维较多者,瘤质较硬,包囊也较厚。

镜下观察,根据瘤细胞的排列可分为 Antoni A 和 Antoni B 两型。前者瘤细胞呈梭形,胞膜不清楚,胞质嗜伊红染色,胞核呈棒状,细胞排列紧密成束;同束细胞的胞核,整齐地排列成行,呈栅栏状或阅兵式样;有时瘤细胞呈漩涡状或触觉小体样排列;瘤细胞以外存在丰富的胶原纤维。Antoni B 型瘤细胞如同 A 型,疏松地散在于黏液基质内,细胞间有许多小囊存在(图 1-6-1)。

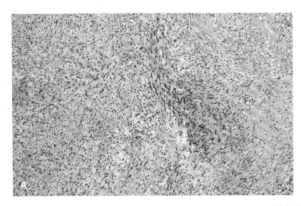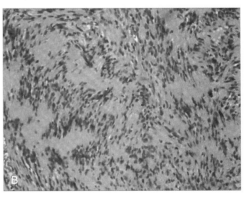

图 1-6-1 眼眶神经鞘瘤病理图

A. 光镜下可见肿瘤细胞,瘤细胞呈梭形,胞膜不清楚,胞质嗜伊红染色,胞核呈棒状,细胞排列紧密成束;同束细胞的胞核,整齐地排列成行,呈栅栏状或阅兵式样(HE×100);B. 光镜下见肿瘤细胞由致密的长梭形神经鞘细胞密集排列,呈双行栅栏状,在双核间见无核透明区(HE×100)

（三）MRI 表现

眶内神经鞘瘤多位于肌锥内间隙,也可发生于肌锥外间隙,与脑灰质相比,在 T_1WI 上呈等或略低信号,囊变区呈更低信号,边缘清晰锐利;在 T_2WI 上呈等或稍高信号,囊变区呈明显高信号,此征象为肿瘤 Antoni B 细胞区所形成,具有特征性,对多发囊变的神经鞘瘤,T_2WI 上呈多囊状,壁厚薄较均匀;少数肿瘤的整个瘤体为一个大囊,壁较厚;在增强 T_1WI 上,神经鞘瘤实质部分明显强化,包括囊壁,囊变区不强化（图 1-6-2）。

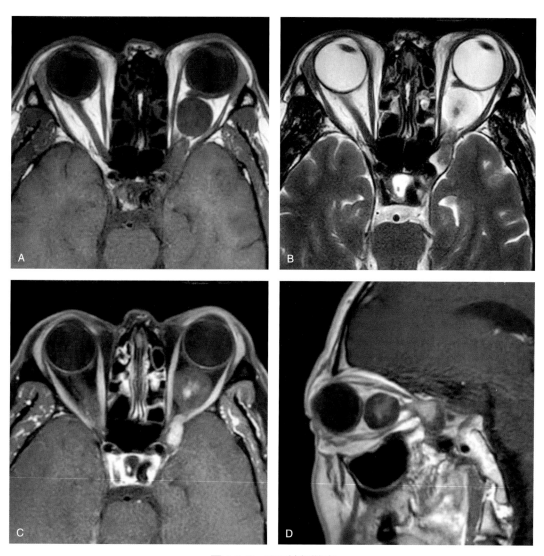

图 1-6-2　眼眶神经鞘瘤

A. T_1WI 序列,示左侧眼球后方及眶上裂处见哑铃型形低信号肿块,边界清楚,边缘规整,眼球受压向前突出;B. T_2WI 序列,示肿块呈稍混杂等高信号;C. 脂肪抑制 T_1WI 序列,示肿块不均匀性强化;D. 增强 T_1WI 序列,示肿块呈明显强化

（四）诊断要点与鉴别诊断

1. 诊断要点　多位于肌锥间隙,沿神经长轴方向生长,边缘清晰锐利,与脑灰质相比,T_1WI 上呈等、低信号,T_2WI 上呈等、高信号,信号多不均匀,增强扫描呈不均匀强化。

2. 鉴别诊断

（1）海绵状血管瘤:其 MRI 信号呈明显的长 T_1 长 T_2 信号,增强后呈渐进性强化,极少发生于肌锥外,很少发生囊变。

(2)淋巴管瘤:病变范围较广,不局限,呈多发或单一囊性灶,增强后不强化或边缘强化;多囊性神经鞘瘤实性部分增强后可见强化。

(3)脑膜瘤:脑膜瘤极少囊变,T_2WI 上呈等信号,包绕视神经生长;神经鞘瘤可导致视神经受压移位,极少累及视神经。

(4)泪腺混合瘤:需与位于泪腺窝的神经鞘瘤鉴别,神经鞘瘤推压泪腺,泪腺结构可见。

（五）治疗和预后

手术切除是神经鞘瘤最好的治疗方法,对放疗和化疗均不敏感。神经鞘瘤进展虽然缓慢,但不停地增大,最终将破坏视力,早期发现后,仍应早期治疗,肿瘤太大时,术中可能将肿瘤弄破,瘤细胞残留眶内,造成术后复发。

神经鞘瘤为良性肿瘤,完整手术切除后不再复发。但对于手术难以完全切除的患者,可采用放射治疗的方法进行处理。

二、横纹肌肉瘤

（一）概述

眼眶横纹肌肉瘤(rhabdomyosarcoma,RMS)是儿童时期最常见的一种间叶组织来源的恶性肿瘤,由分化程度不同的横纹肌母细胞构成,多见于 10 岁以下男童,平均发病年龄 7~8 岁,成年人少有发生。临床恶性程度较高,早期侵犯邻近组织,伴局部淋巴结和远处转移。肿块多发生于一侧眼眶上方,病情进展迅速,以膨胀性生长为主,主要表现为进行性眼球突出,伴不同程度的眼球移位、眼球运动障碍和疼痛,1/3 患儿出现上睑下垂,10% 患儿伴头疼。

（二）病理学表现

横纹肌肉瘤病理改变多样、复杂,组织学上大部分由疏松的黏液结构与致密的细胞构成,有 4 种组织学类型,即胚胎型、腺泡型、梭形细胞型和多形型。胚胎型好发于眼眶,瘤细胞呈细长梭形伴染色质丰富的核,胞质内有嗜酸性颗粒,在低倍光镜下细胞呈平行的栅栏状;腺泡型的恶性程度最高,特征是结缔组织间隔被成堆疏松黏着的退行性肿瘤细胞围绕,腺泡间隙中的肿瘤沿着间隔壁聚集在中心腔自由移动;梭形细胞型表现为交错成束的具有丰富嗜酸性胞质及细长染色质核的梭形细胞;多形型好发于成人的骨骼肌,极易侵犯眼眶(图 1-6-3)。

（三）MRI 表现

横纹肌肉瘤肿块与眼外肌比,T_1WI 呈等或稍低信号,T_2WI 呈高信号,T_2WI 信号低于脂肪信号,增强后多为均匀中等或明显强化,少数肿瘤强化不均匀,瘤内出血、囊变或坏死区不强化(图 1-6-4)。早期,肿瘤形态规则,边界清楚,与眼肌关系密切;进展期,肿瘤形态多不规则,边界不清楚;晚期,病变广泛侵犯肌锥内结构,破坏眶壁骨质,向邻近结构蔓延。在脂肪抑制技术和增强扫描的 T_1WI 上,眼外肌和视神经周围的化学位移伪影消除,肿瘤的边缘、累及范围显示更加清晰,有利于定位诊断。

（四）诊断要点与鉴别诊断

1. 诊断要点

(1)多发生于 10 岁以下儿童,发展较快的眼球突出,伴眼痛。

(2)肿块与眼外肌比,T_1WI 呈等或稍低信号,T_2WI 为高信号。

(3)增强后,多为均匀中等或明显强化,少数肿瘤强化不均匀或不强化。

2. 鉴别诊断

(1)眼眶脓肿:局部红肿等炎性反应表现明显,可有体温增加、白细胞总数及中性粒细胞升高,抗生素及激素治疗有效,增强后脓腔不强化。

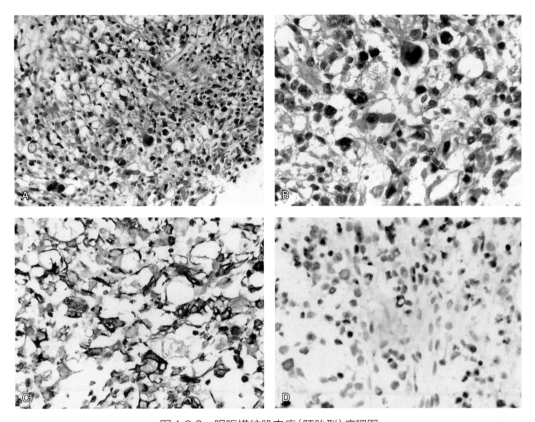

图 1-6-3　眼眶横纹肌肉瘤（胚胎型）病理图

A、B. 光镜下见不同发育阶段的横纹肌母细胞，胞质嗜酸性，核偏位，间质血管丰富（HE×200、HE×400）；
C. 免疫组化 Desmin，示肿瘤细胞表达阳性（HE×400）；D. 免疫组化 MyoD1，肿瘤细胞阳性表达（HE×400）

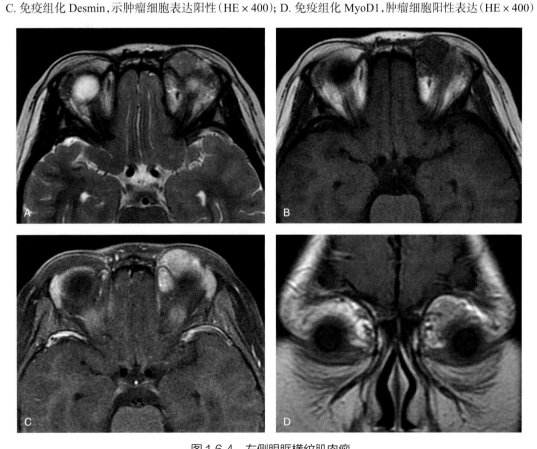

图 1-6-4　左侧眼眶横纹肌肉瘤

A~D. T_2WI、T_1WI 及增强 T_1WI 序列，示左侧眼球内上象限肿块，T_1WI 呈稍低信号，T_2WI 为高信号，边界清楚，增强后中等强化

(2)绿色瘤：有中性粒细胞性白血病病史，骨髓检查有急性粒细胞性白细胞的改变，病变多累及双侧。眼球突出、眶骨及扁平骨破坏、周围血中有幼稚白细胞及白细胞总数明显升高是三个主要特点，MRI可见病变多位于肌锥外，伴邻近眶壁骨质破坏。

(3)神经母细胞瘤：婴幼儿发展迅速的进行性眼球突出，伴有眼睑皮肤淤血；可一侧或两侧同时发病，多发于颞侧，同时广泛累及颅底骨质；MRI可见骨髓信号异常，CT可见骨皮质的破坏及放射状骨膜反应；原发病变多位于肾上腺及腹膜后，少数可位于纵隔或颈部。

(4)淋巴瘤：眼眶淋巴瘤常同时累及肌锥内、外间隙、眶隔前结构及泪腺区，边界不清，易包绕眶内结构生长，如眼球、眼外肌等，呈"铸型"状改变，骨质不受累，包绕眼球生长及信号均匀具有一定特征性。

（五）治疗和预后

根据患者情况采用综合治疗，即手术治疗、化学治疗及放射治疗相结合。

1. 手术治疗　以局部切除为主，国外已将显微手术运用于横纹肌肉瘤的治疗中。对于高度眼球突出，影像学检查提示全眶结构大部侵犯者可立即行放、化疗，待穿检病理证实后，行手术治疗；对于病变扩散的原发眼眶淋巴瘤患者，为减少复发危险，可考虑行全眶内容物摘除术；对于化、放疗失败后复发者，全眶内容物摘除术后再行近距放射治疗可取得良好疗效。

2. 化学治疗　目前认为，术后以多种药物组合大剂量、多疗程和长期的化疗有助于改善患者的预后；化疗方案多采用长春新碱＋环磷酰胺＋阿霉素方案。

3. 放射治疗　术后 Co 6 000cGy/6~8 周，眶正、侧位野各半。近年来，国外报道质子放射治疗可选择性地避开晶状体、眶内和眼内正常组织，同时降低对脑实质、特别是垂体的放射，降低第二恶性肿瘤的发生危险。

横纹肌肉瘤预后与诊断时间、病理类型、临床分期、治疗是否及时及治疗方案是否恰当等因素有关。从病理分型看，多形型预后较好，胚胎型次之，腺泡型最差。年龄、性别不影响预后，及早发现、及时综合治疗，才能有效提高患者生存率、改善患者生存质量。

三、孤立性纤维瘤

（一）概述

眼眶孤立性纤维瘤（solitary fibrous tumor，SFT）为眶内的少见肿瘤，较多见于中年患者，无明显性别倾向，可发生于眼眶的肌锥内、肌锥外间隙及泪腺、泪囊和眼睑。肿瘤生长较缓慢，临床主要表现为渐进性单侧无痛性突眼。

（二）病理学表现

孤立性纤维瘤镜下表现为肿瘤边界清楚，有包膜，肿瘤内随机分布的梭形细胞，呈无规律排列；肿瘤间质由大量胶原纤维构成；肿瘤内血管丰富，血管大小、形态不一，部分肿瘤的不规则分支血管呈血管外皮细胞瘤样分布，栅栏状的区域结构呈纤维组织细胞瘤样席纹状排列，呈滑膜肉瘤样和神经系统样排列。

（三）MRI 表现

孤立性纤维瘤肿块在 T_1WI 上呈等信号，T_2WI 上呈等、低或高信号，T_2WI 低信号是孤立性纤维瘤的特征性表现，当病变出现出血、囊变和／或新鲜的纤维化时，T_2WI 信号不均匀并见高信号区。增强后肿瘤呈迅速、明显均匀或不均匀强化，时间信号强度曲线呈速升速降型，此被认为是 MRI 征象中最显著的特征之一（图 1-6-5）。

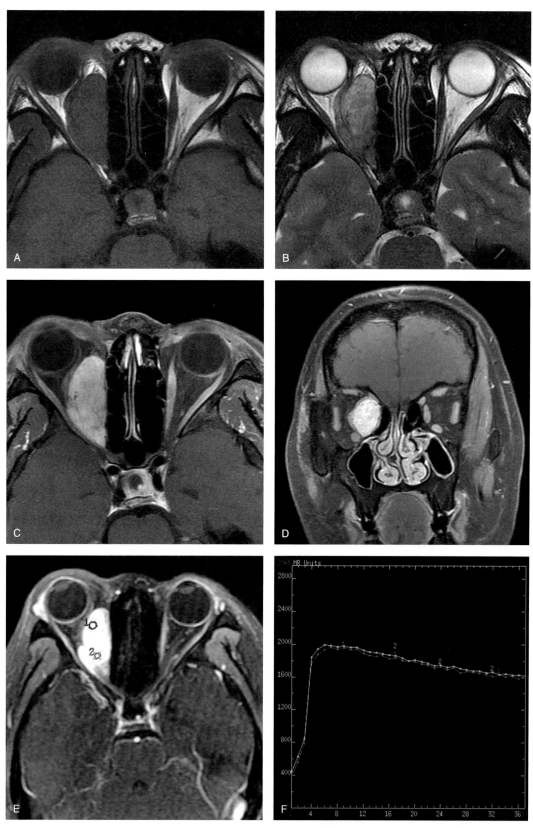

图 1-6-5 右侧眼眶孤立性纤维瘤

A. T₁WI 序列,示右侧眼眶鼻侧肌锥外间隙软组织肿块影,与脑实质相比,病变呈等信号; B. T₂WI 序列,示病变呈高信号,边界清晰,邻近内直肌受压推移; C、D. 增强 T₁WI 序列,示病变明显均匀强化; E、F. 动态增强 T₁WI 及 TIC,示动态增强曲线呈速升速降型

（四）诊断要点与鉴别诊断

1. 诊断要点

（1）单侧无痛性眼球突出。

（2）T_2WI 可呈低、等、高信号，典型者呈低信号。

（3）增强后，病变明显迅速强化。

（4）动态增强曲线呈速升速降型。

2. 鉴别诊断

（1）血管外皮瘤：T_1WI 呈等信号，T_2WI 多呈高信号，增强后显著强化，可累及骨或邻近的其他组织。

（2）海绵状血管瘤：好发于女性，边界清楚，呈卵圆形，通常位于眼眶肌锥内间隙，T_2WI 呈高信号，增强后呈渐进性填充式强化，具有特征性。

（3）炎性假瘤：边界多不清楚，常包绕邻近结构生长，T_2WI 呈低信号，通常伴眼外肌、泪腺及眼睑炎性改变，激素治疗有效。

（4）神经鞘瘤：多信号不均匀，多见囊变区，增强后，常为不均匀性强化，动态增强曲线多为持续上升型。

（五）治疗和预后

眼眶孤立性纤维瘤一般生长缓慢且预后良好，放、化疗无效，完整地将肿瘤组织切除是本病最好的治疗方法。肿瘤术后可复发，局部复发常与肿瘤的不完整切除或与其侵袭性的组织学类型有关，复发性肿瘤都倾向于扩散至周围组织和眼眶骨壁。

四、白血病和绿色瘤

（一）概述

白血病（leukemia）是一种造血系统常见的恶性肿瘤，发病率位居儿童恶性肿瘤的首位，约$(2\sim4)/10$万，是严重威胁小儿生命和健康的疾病之一。白血病可引起多种眼及眼眶病变，如眼睑、眼肌和视网膜出血，葡萄膜、视网膜和视神经白血病浸润，以及绿色瘤（粒细胞肉瘤），后者常见于 10 岁以下的急性粒细胞白血病患儿，男多于女，单侧受累为主。绿色瘤的病理学基础为血液中不成熟的白细胞聚集在骨髓腔、骨膜下并累及邻近软组织形成肿块，因肿块内含有骨髓过氧化酶，在肉眼检查时呈绿色，故称绿色瘤，又称为粒细胞肉瘤。

绿色瘤进展快，质硬，表面不光滑，不能推动，眼球受肿块挤压而突出，眼睑和结膜充血、水肿，眼睑闭合不全，累及视神经时出现复视症状。除了眼部的局部症状外，常有肝脏、脾脏和淋巴结肿大等白血病的其他征象。

（二）病理学表现

组织学上，粒细胞肉瘤以圆形细胞为特征，与巨细胞淋巴瘤十分相似，其细胞核比巨细胞淋巴瘤圆、核浆更透明；与横纹肌肉瘤较难鉴别，其胞质没有横纹肌肉瘤特征的嗜伊红性；骨髓起源原始细胞集团可通过胞质颗粒或奥尔小体确定；吉姆萨染色印迹和涂片相结合可有助于该病诊断。肿瘤内含有髓过氧化物酶，故肿瘤呈绿色。骨髓起源的细胞可通过应用甲醛固定、Leder 染色检测其脂酶活性来确定；石蜡切片免疫染色检测髓过氧化物酶、神经氨酸酶和 CD43 对鉴别有帮助。新的细胞基因及 PCR 技术可帮助对白血病进行更特异的分类；电子显微镜常可识别不同的胞浆酶和溶酶体。

（三）MRI 表现

单侧或双侧骨膜下和肌锥外间隙内软组织肿块，外形不规则，T_1WI 和 T_2WI 均呈较均匀的中等信号，边界清晰，邻近骨质不同程度破坏，眼眶轮廓基本存在，增强后中等至明显强化。眶壁骨质受白血病细胞浸润时,呈略长 T_1 略长 T_2 信号,增强后可见强化。双侧眼眶同时受累时,病变位置、形态及信号可有所差异。

(四)诊断要点与鉴别诊断

1. 诊断要点

(1)儿童患者。

(2)快速进展的眼球突出。

(3)单侧或双侧骨膜下和肌锥外间隙内软组织肿块,T_1WI 和 T_2WI 均呈较均匀的中等信号。

(4)眶壁骨髓信号异常,呈略长 T_1、略长 T_2 信号改变并强化。

2. 鉴别诊断

(1)横纹肌肉瘤:儿童患者,进展迅速的痛性突眼,T_1WI 呈等低信号,T_2WI 均呈较均匀的等高信号,增强后,病变中等至明显强化,周围骨质结构多无广泛的信号及异常强化。

(2)神经母细胞瘤转移至眼眶:好发于 2 岁以下幼儿,多具有原发肿瘤病史,发生眼眶转移时,常已转移到胸部、腹部及浅表淋巴结等。眼眶转移多引起局部骨质虫蚀状破坏,边缘无硬化,部分可见特征性的针状骨膜反应。

(五)治疗和预后

绿色瘤患者普遍预后不良,早期治疗可显著延长患者的生命,局部放射治疗和鞘内注射及全身化疗可显著延长患者的生命。近年来,全身化疗联合骨髓移植或脐带血干细胞移植,是一种非常有效的治疗方法。

第七节　眶壁肿瘤

一、骨瘤

(一)概述

骨瘤(osteoma)是一种比较常见的骨源性良性肿瘤,好发于颅面骨和下颌骨,多原发于鼻窦,可增长蔓延至眶内,偶见于眶壁骨骼;可发生于任何年龄,多见于中年人,单侧性,生长缓慢;发生率约占眼眶肿瘤的 0.5%~1.38%。许多骨瘤只是临床诊断而没有做活检,实际上此类肿瘤患病率可能更高,随着眼眶 CT 的应用,无症状的小骨瘤有时会被意外发现而诊断。

(二)病理学表现

骨瘤横切检查显示一种光滑的,有时呈多叶状外形。显微镜下骨瘤分为 3 种类型:象牙性骨瘤、成熟性骨瘤和纤维性骨瘤;象牙性骨瘤最常见,主要由具有少量纤维结缔组织和不规则致密的骨小梁组成;成熟性骨瘤有较薄的小梁和较多小梁内纤维状组织;纤维性骨瘤有较多的纤维组织,骨小梁成熟,成骨细胞活跃,它同骨化纤维瘤十分相似,但其并不具有后者之局部进行性发展的特征。

(三)MRI 表现

骨瘤病变多呈椭圆形、分叶状或不规则形肿块,边界清晰,多眼眶及鼻窦同时受累,T_1WI 和 T_2WI 多呈低信号,如骨瘤内松质骨成分较多,病变内可显示骨髓信号,增强扫描,病变内松质骨成分可有强化(图 1-7-1)。

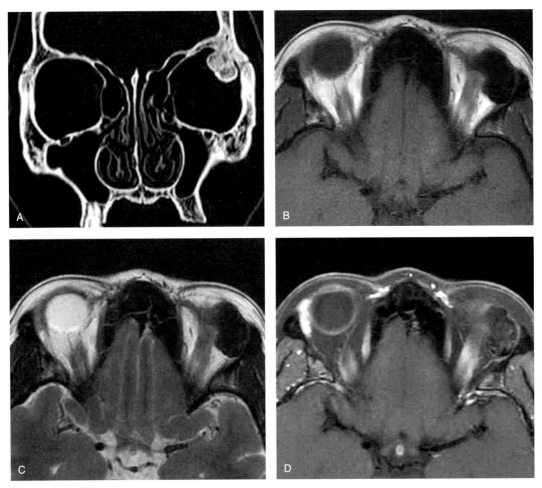

图 1-7-1   左侧眼眶眶壁骨瘤

A. CT 骨窗,示左侧眼眶外上壁见乳头状骨性隆起突向眶内;B. T₁WI 序列,示右侧眼眶外上壁低信号肿块影;
C. T₂WI 序列,示病变呈低信号;D. 增强 T₁WI 序列,示病变内轻度强化

(四) 诊断要点与鉴别诊断

1. 诊断要点

(1)呈椭圆形、分叶状或不规则形肿块。

(2)T₁WI 和 T₂WI 多呈低信号。

(3)边缘清晰。

2. 鉴别诊断

(1)骨纤维异常增殖症:常累及多骨,CT 上受累骨呈磨玻璃状改变。

(2)眶壁脑膜瘤:可引起眶壁骨质增厚,但眶壁两侧可见软组织肿块,增强后明显强化。

(五) 治疗和预后

细小无症状骨瘤一般不需要立即处理,可定期进行临床及 CT 检查;有进行性症状的较大骨瘤需早期手术处理。

二、尤因肉瘤

(一) 概述

尤因肉瘤(Ewing's sarcoma,EWS)又名为尤文氏肉瘤,1921 年 Ewing 最先报道,为骨、软组织常见之高度恶性肿瘤,起源于神经外胚层,属于原始神经外胚层肿瘤 / 尤因肉瘤 PNET/EWS 家族肿瘤,以青年、青少年、儿童多见，男多于女，占儿童恶性实性肿瘤的3%，仅次于骨肉瘤，好发于股骨、肱骨等长管状骨，眼眶罕见。本病5年生存率目前为60%~70%，但转移或复发者预后差。分子生物学、基因学研究证实本肿瘤患者存在染色体t(11,22)q(24,12)异位。

眼眶尤因肉瘤表现为头痛、眼眶肿块、突眼及眼球活动障碍等症状，疼痛早期为间歇局部夜间痛，逐渐加重，后呈现为持续性痛。肿瘤压迫视神经时可出现视力下降，局部红肿热痛、浅表静脉怒张症状与发生于长管状骨者一致。病程短，半月至几个月，肿瘤突破骨皮质后生长迅速。

（二）病理学表现

肉眼观，尤因肉瘤多为实性软组织肿块，质地较软、较脆，部分质地较韧，色泽灰红、灰白，呈鱼肉状外观，体积较大，常可见到大片坏死、出血，肿瘤边缘可见假包膜。

显微镜下，尤因肉瘤由小圆形细胞组成，细胞排列紧密，细胞核为圆形，浓染，核大而胞质比例小，并且胞质内含有较多量的糖原成分。肿瘤细胞常沿血管周围分布，细胞排列形状类似假菊形、玫瑰状或者外皮型，各团片状肿瘤组织之间常可见纤维结缔组织分隔，肿瘤组织边界欠清晰，肿瘤内常出现大片坏死。

（三）MRI表现

颅骨尤因肉瘤罕见，眶壁尤因肉瘤更为罕见，可见于眶壁颞骨部。肿瘤呈境界不清的团块样等T_1稍长T_2信号，信号不均匀，实性部分T_2WI信号较肌肉组织稍高，囊变部分呈长T_2信号，病变内可出现条样短T_2纤维间隔，对应骨皮质膨胀变薄、中断；多不累及邻近硬脑膜，若累及脑膜、脑实质可呈现大片稍长T_1稍长T_2水肿信号。部分病例累及硬脑膜可出现脑脊液播散灶，其信号特点同原发灶；MRI增强扫描显示肿瘤实体明显不均匀强化。

（四）诊断要点与鉴别诊断

1. 诊断要点

(1)青少年或青年，男性较女性多见。

(2)眼眶包块生长迅速，局部疼痛、红肿、发热，眼球可突出。

(3)多发生于眼眶颞部。

(4)眼眶骨壁内可见境界不清、不均匀稍长T_1稍长T_2信号团块影，内含长T_2囊变信号及条样短T_2纤维分隔，眼眶骨壁膨胀、变薄、中断。

(5)一般不累及脑膜，如累及脑膜、脑，对应脑组织可出现大片稍长T_1稍长T_2水肿信号。

(6)增强扫描肿瘤呈不均匀明显强化。

2. 鉴别诊断

(1)骨淋巴瘤：发病年龄可为20~30岁或40~70岁间，局部软组织包块较明显，但患者症状轻微，病变呈均匀等T_1等稍长T_2信号，边界清晰，病变内极少见囊变、坏死，增强扫描病变呈轻度均匀强化。

(2)骨肉瘤：二者发病年龄近似，临床症状也近似，MRI信号特点也较近似，骨肉瘤病变内一般无囊变，常出现肿瘤骨，可见放射状骨针，骨肉瘤患者血象可见碱性磷酸酶增高。

(3)嗜酸性肉芽肿：多见于青少年、儿童，依据疾病不同时期症状不一，可表现为局部包块、疼痛、肿胀及发热等症状，血嗜酸性粒细胞可增高，本病可自愈，发病部位可多发，MRI病变呈较均匀等或稍长T_1、稍长T_2信号团块影，病变形态不规则，可无明显轮廓，占位效应可不明显，病变周围软组织可呈稍长T_2水肿信号，局部骨结构破坏，修复期病变边缘骨质硬化，增强扫描病变呈不均匀轻中度强化。

(4)板障型脑膜瘤：多见于中老年人，症状轻，MRI见累及颅骨内外板、板障，呈边界较清晰均匀等T_1等或稍长T_2信号团块影，增强后强化显著，局部颅骨可增生硬化。

(5)眶壁骨转移瘤：中老年人多见，患者多有原发恶性肿瘤病史，如肺癌、乳腺癌、胃肠道恶性肿瘤等，表现为局部包块、疼痛，MRI平扫显示病变呈稍长T_1长T_2信号团块，轮廓不清，增强扫描不均匀明显强化。

（五）治疗和预后

对于尤因肉瘤，一般采用手术切除并放射治疗，肿瘤对放疗敏感，放疗后效果明显，小剂量放射治疗肿瘤局部就可迅速缩小，局部症状明显减轻。如果仅是采用手术切除及放疗，易远期复发，还须同时采用化疗，化疗药物有环磷酰胺、阿霉素、长春新碱等，可采取多种联合化疗方案，并辅以其他综合治疗。

三、扁平肥厚型脑膜瘤

（一）概述

眼眶扁平肥厚型脑膜瘤（en plaque meningioma，EPM）起源于眶骨骨膜的主要位于蝶骨大翼区的脑膜瘤，造成蝶骨大翼骨质增生、肥厚，并围绕其周围生长的扁平状软组织肿块，好发于中年女性。病史长，主要症状为眼球突出，伴有视力下降、复视、头疼、眼睑肿胀等。

（二）病理学表现

眼眶扁平肥厚型脑膜瘤肿瘤细胞呈圆形或卵圆形，细胞边界不清。细胞排列成漩涡状，有纤维组织分隔，多起源于眶骨膜，脑膜瘤血供丰富，呈紫红色，有时可见局部硬膜血管异常增多，80% 脑膜瘤属于 WHO 分类 I 级良性脑膜瘤，以内皮细胞型、纤维型、过渡型较为常见，内皮细胞型为最常见类型。

（三）MRI 表现

蝶骨大翼周围可见扁平状软组织影围绕，病变 T_1WI 多呈等信号，T_2WI 呈等或略低信号，蝶骨大翼及受累骨质内骨髓信号消失，骨质增生肥厚，增强后，病变明显强化，颅内病变可见"脑膜尾征"（图 1-7-2）。

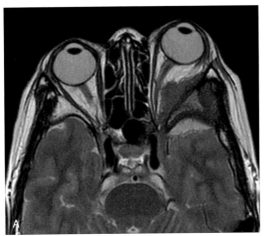
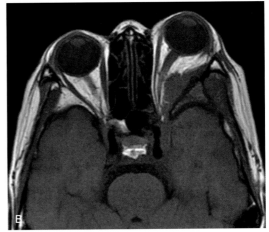
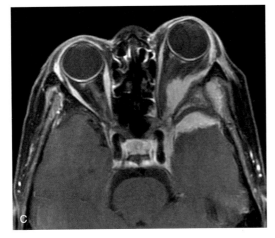

图 1-7-2 左侧眼眶脑膜瘤
A~C. T_2WI、T_1WI 及增强 T_1WI 序列，示左侧蝶骨大翼周围眼眶及中颅窝内可见软组织影，呈等 T_1 等 T_2 信号，蝶骨大翼骨质肥厚伴骨髓信号消失，增强扫描病变明显强化

（四）诊断要点与鉴别诊断

1. 诊断要点

(1)蝶骨大翼周围呈扁平状生长的肿块。

(2)T_1WI 及 T_2WI 均呈等信号。

(3)蝶骨大翼骨质肥厚,内骨髓信号消失。

(4)增强后,病变明显强化,受累颅内脑膜增厚、强化,可见"脑膜尾征"。

2. 鉴别诊断

(1)骨纤维异常增生症:累及多骨,呈磨玻璃样改变,不伴有软组织影。

(2)转移瘤:患者年龄偏大,多有原发肿瘤病史,病史进展迅速。

(3)骨髓炎:病史较短,骨质破坏和骨质增生同时存在,无软组织影。

（五）治疗和预后

眼眶扁平肥厚型脑膜瘤一般以手术切除为主,如能完全切除可以根治此肿瘤,由于瘤组织与周围结构有粘连,或骨质有广泛受累,一般只能做部分切除,难以完全切除,因此患者术后较易复发;为防止复发,提高长期生存率,术后可进行放射治疗。

四、转移瘤

（一）概述

眶壁转移瘤(metastasis)于成人多发生于年龄较大的患者,多为一侧发病,双侧少见。成人眶壁转移瘤的原发肿瘤可来自身体的任何部位,较常见的为乳腺、肺,其次为胃、前列腺等。临床表现主要为眼球突出、疼痛、复视、眼球运动障碍和视力减退等。儿童转移瘤常见原发肿瘤为神经母细胞瘤和尤因肉瘤,进展快,主要为迅速发生的进行性眼球突出。

（二）MRI 表现

转移瘤信号多样,多表现为软组织肿块并骨质破坏,多数 T_1WI 呈等、低信号,T_2WI 呈等、高信号,信号可不均匀伴坏死、囊变、出血,增强后,病变中等至明显强化(图 1-7-3)。

（三）诊断要点与鉴别诊断

1. 诊断要点

(1)患者有原发肿瘤病史。

(2)眼部症状进展迅速。

(3)信号不均匀的眶壁软组织肿块并骨质破坏。

2. 鉴别诊断

(1)炎性假瘤:边界多不清楚,常包绕邻近结构生长,T_2WI 呈低信号为特征表现,通常伴眼外肌、泪腺及眼睑炎性改变,激素治疗有效。

(2)淋巴瘤:病变发生于眶前部多见,包绕眼球,T_1WI 及 T_2WI 多呈等信号,一般无骨质破坏。

（四）治疗和预后

眼眶转移瘤诊断的依据主要是发现原发肿瘤,对于有眶骨骨质破坏和软组织肿块的患者要高度怀疑转移瘤,查找原发灶。

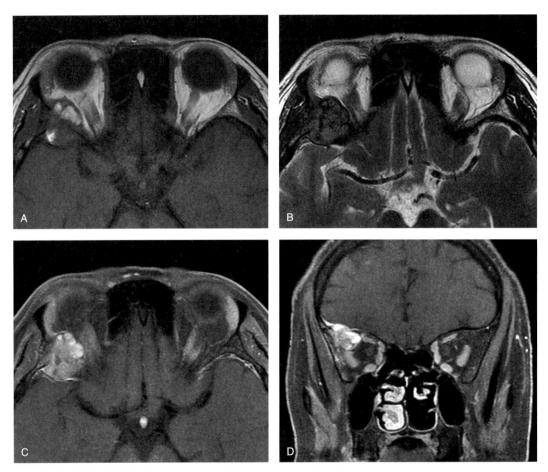

图 1-7-3   右侧眼眶转移瘤

A. T₁WI 序列,示右侧蝶骨大翼处软组织肿物并蝶骨大翼骨质破坏,与脑实质相比,病变呈等高信号,合并出血;B. T₂WI 序列,示病变呈不均匀性等低信号,边界清晰;C、D. 增强 T₁WI 序列,示病变呈不均匀性中等度强化,邻近中颅窝底脑膜增厚、强化

五、骨纤维结构不良

(一) 概述

骨纤维结构不良(osteofibrous dysplasia,OFD)属于良性骨肿瘤,是染色体 20 基因位点上编码 Gsa 蛋白等基因突变引起的非遗传性、骨发育障碍性疾病,发病机制为骨母细胞向成骨细胞转化的过程受阻所致。骨纤维结构不良约占全部骨肿瘤的 2.5% 和良性骨肿瘤的 7%,无明显性别差异,多见于 10~40 岁患者。颅面骨的骨纤维结构不良常多骨受累,好发于额骨和蝶骨,主要表现为外形改变与脑神经功能障碍两类症状,如无痛性包块或肿胀、颅面部不对称、突眼、斜视、溢泪、鼻塞、面部麻痹、顽固性头痛、视力下降、听力下降等。

(二) 病理学表现

组织病理学提示由编织骨构成的骨小梁散在分布于由梭形细胞构成并缺乏胶原成分的纤维组织基质中,不成熟的骨小梁可呈现多种不规则形态,典型的"磨玻璃样改变"是由于病变区域内纤维组织中出现针状骨小梁而出现的表现。

(三) MRI 表现

骨纤维结构不良好发于额骨和蝶骨;依病变范围可分单骨型和多骨型;病变区颅骨异常膨大,多以实性成分为主,范围较广且边界不清,实性部分呈"磨玻璃样"不均匀信号,T₁WI 呈等或稍低信号,T₂WI 呈等、低信号,且多数呈低信号;病变内部分可见小圆形囊变和小片状坏死,囊性部分呈长 T_1 长 T_2 信号;实性部分可呈中 - 重度不均匀强化;无软组织肿块及边缘水肿表现(图 1-7-4)。

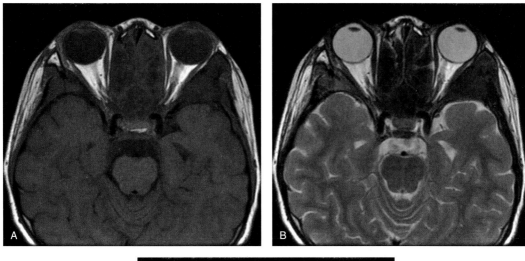

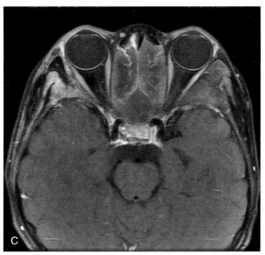

图 1-7-4　双侧眼眶骨纤维结构不良

A~C. T_1WI、T_2WI 及增强 T_1WI 序列,示双侧眼眶外壁骨质膨大,呈稍长 T_1 短 T_2(左侧)及稍长 T_1 等 T_2 信号(右侧),增强扫描呈不均匀强化

(四) 诊断要点与鉴别诊断

1. 诊断要点

(1) 10~40 岁患者多见,无性别差异。

(2) 颅骨多骨受累,好发于额骨、蝶骨。

(3) 病变多呈等稍长 T_1 等或稍短 T_2 信号,T_2 多数呈低信号,增强可见中重度强化。

(4) CT 呈均匀 "磨玻璃样" 高密度影。

2. 鉴别诊断

(1) 骨瘤:多发生于鼻窦腔内,依骨质密度不同分密质型、松质型、混合型;密质型骨密度增高,体积小,生长缓慢;松质型质地软,由骨化的纤维组织构成,体积大,生长缓慢,可囊变;混合型外缘见硬化缘,内部骨密度稍高;MRI 多表现为 T_1 和 T_2 低信号,松质骨成分呈骨髓信号。

(2) 血管瘤:起源于颅骨板障,多发生于额、顶骨,局部颅骨类圆形膨胀,MRI 呈长 T_1 长 T_2 信号,增强明显强化,CT 显示病变内筛状、栅栏状、针状高密度。

(3)骨化性纤维瘤：累及颅骨较少，其中又多累及颌骨，分为硬化型、囊型、混合型，硬化型 MRI 表现为长 T_1 短 T_2 信号，囊型囊性部分呈长 T_1 长 T_2 信号。

(4)板障型脑膜瘤：又称原发性骨内脑膜瘤，少见，占所有硬膜外脑膜瘤的 2/3，起源于胚胎期残留于颅骨内的蛛网膜细胞，以上皮型为主，包括骨性破坏及溶骨性破坏；成骨性破坏表现为局部颅骨膨胀性体积增大，骨皮质增厚，病变内骨密度增高，CT 呈较均匀高密度，MRI 呈长 T_1 短 T_2 信号，增强明显强化；溶骨性破坏则表现为软组织密度，MRI 呈等稍长 T_1 等稍长 T_2 信号，增强较均匀明显强化。

（五）治疗和预后

骨纤维结构不良治疗目的主要分为两大类，一类是为了改善外形或外貌；另一类是为了挽救受损害的视神经，手术主要通过视神经管减压。国内外也有采用 3D 打印技术根据病变切除范围做颅骨缺损修复，使成形趋于完美。此外，治疗药物也可采用二膦酸盐类、钙剂、维生素 D 和对症非甾体类抗炎药物。二膦酸盐这类药物可降低破骨细胞活性，促进成骨，缓解骨痛。

一般情况下经过药物或手术治疗骨纤维结构不良患者临床效果较好，但仍存在不少患者发生恶变，恶变率约 0.4%~3.1%。

第八节　泪腺肿瘤性疾病

一、泪腺囊肿

（一）概述

泪腺囊肿（cyst of lacrimal gland）是泪腺上皮性囊肿，约占泪腺病变的 6%~18%，病因可能与外伤或炎症有关，也可自发性起病，分泌导管阻塞、导管壁薄弱，导管扩张。常发生于泪腺睑叶，女性多于男性，常为单侧，也可发生于双侧。病变通常可移动，紧张、有波动感，部分患者有一定程度的刺激症状或触痛；流泪时有些囊肿显著肿胀；少数囊肿因炎症或出血而突发膨胀。

（二）病理学表现

大体上，泪腺囊肿表现为类圆形囊性病变，包膜光滑，有时囊肿可见少量钙化。部分囊肿可继发于泪腺小肿瘤引起的泪腺导管阻塞，部分囊肿壁的上皮细胞可恶变为鳞状细胞癌（图 1-8-1）。

（三）MRI 表现

泪腺囊肿在 MRI 上表现为眶颞上方泪腺区圆形或类圆形囊性病变，边界清楚、光滑，与残存的正常泪腺分界清楚。由于囊内蛋白、黏液含量不同，肿瘤在 T_1WI 上呈低或中等信号，T_2WI 呈等或高信号，信号均匀，多无分隔，增强扫描囊壁可见轻度强化，囊内容物无强化。

（四）诊断要点与鉴别诊断

1. 诊断要点

(1)泪腺实质内边界清楚的囊性病变。

(2)T_1WI 呈低或中等信号，T_2WI 呈等或高信号，信号均匀。

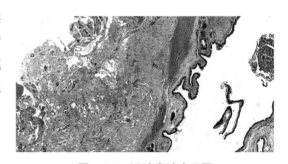

图 1-8-1　泪腺囊肿病理图
光镜下示囊肿呈扩张的囊腔，囊壁被覆复层柱状上皮，间质内可见炎细胞浸润，囊内有分泌物，部分病例可见脱落的上皮（HE×10）

（3）增强扫描内容物无强化。

2. 鉴别诊断

（1）泪腺恶性上皮性肿瘤：形态不规则，常伴有眶壁骨质破坏，可侵及邻近的眼球、肌锥结构、眶尖、海绵窦、脑膜及脑实质。

（2）泪腺窝其他囊性病变：较常见为皮样囊肿，多位于骨缝附近，呈半圆、椭圆或哑铃状，其内可见脂肪密度或信号。

（3）其他发生于泪腺区的肿瘤：如神经鞘瘤，通常压迫泪腺使泪腺变形，轮廓尚完整，临床上较为少见。

（五）治疗和预后

基于美容或面部对称的需求，泪腺囊肿可手术切除或采用造袋术治疗。在手术前，应行 Schirmer 试验，对于泪液分泌减少患者，不宜采用切除术。

二、泪腺多形性腺瘤

（一）概述

泪腺多形性腺瘤（pleomorphic adenoma，PA），又称泪腺混合瘤，是泪腺良性上皮性肿瘤最多见的一种，占眼眶上皮性肿瘤的 60%，占眼眶肿瘤的 10%~15%，常发生于泪腺眶部，极少数发生于泪腺睑部或异位泪腺。发病年龄多为 20~50 岁，无明显性别及种族差异，主要表现为慢性进展（超过 1 年）、无痛性眼球突出、眼球向下移位和上眼睑肿胀，不伴有炎症，较大的肿瘤可伴有视物模糊和复视，查体可触及颞上肿块。

（二）病理学表现

大体标本为圆形或类圆形灰白色实性肿物，包膜完整，厚薄不一。组织学上来源于导管的上皮成分，可有肌上皮成分，局部常有鳞状化生，也可化生成黏液样或假软骨蛋白样区。根据成分比例不同，可分为腺瘤型、间质型、肌上皮瘤样型（图 1-8-2）。

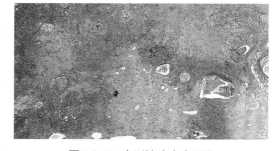

图 1-8-2　多形性腺瘤病理图

光镜下示肿瘤成于上皮、黏液样组织和软骨样组织，上皮成分包括腺上皮和肌上皮细胞，上皮未见明显异型，核分裂少见，局部可见鳞化；黏液样组织和软骨样组织，数量不等，多与肌上皮延续（HE×10）

（三）MRI 表现

MRI 表现为眶颞上方泪腺区圆形或类圆形肿块，边界清楚、光滑，后缘圆钝，部分病变边缘可见结节。残存的正常泪腺组织多位于病变前下方，局部与病变分界不清。眶壁骨质受压，泪腺窝扩大，眼球受压，常有明显移位。

由于肿瘤组成成分不同，肿瘤在 T_1WI 上呈低或中等信号，T_2WI 呈不均匀等或高信号，可有囊变坏死、钙化、出血少见，增强扫描呈不均匀中等强化。肿瘤内部如果囊腔较多，T_2WI 信号偏高；如果肿瘤腺体细胞成分较多，T_2WI 信号相对较低（图 1-8-3）。

（四）诊断要点与鉴别诊断

1. 诊断要点

（1）泪腺区无痛性肿块，生长缓慢，病程较长。

（2）位于眼眶外上象限，正常泪腺组织显示不清或与病变分界不清。

（3）呈类圆形或椭圆形，边界清楚。

（4）信号混杂，增强扫描呈中等强化。

（5）眶壁骨质为压迫性改变，无骨质破坏。

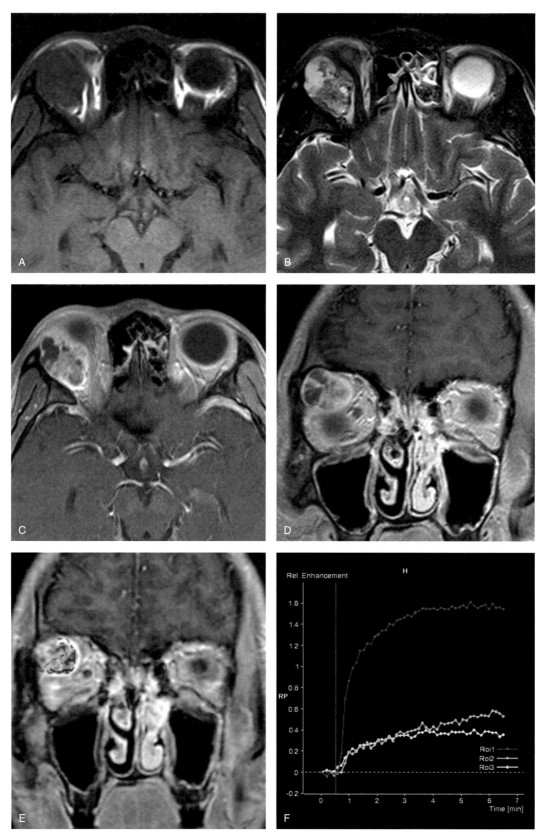

图 1-8-3　泪腺多形性腺瘤

A、B. 横断位 T_1WI、T_2WI，示右侧眶内泪腺区团块状长 T_1 长 T_2 信号影，内可见混杂信号影，右侧眼上肌群受压移位、变形；C、D. 增强 T_1WI，示右侧眶内泪腺区团块影于增强后明显不均匀强化；E、F. 动态增强后处理，示 Ktrans 值约为 0.167，动态增强曲线呈速升平台型

2. 鉴别诊断

(1)泪腺恶性上皮性肿瘤：病程短，伴有明显疼痛，多表现为边界不清不规则肿块，信号混杂，增强扫描呈明显强化，邻近眶壁骨质呈虫蚀样或锯齿状破坏。腺样囊性癌早期即有沿眼眶外侧肌锥外间隙向后蔓延的趋势。

(2)泪腺窝区神经鞘瘤：神经来源，正常泪腺组织呈受压表现，与病变分界清晰，信号不均匀，见多发囊变、坏死，增强扫描实性部分呈明显强化。

(五) 治疗和预后

多形性腺瘤术前诊断准确率较高，治疗主要采取术中彻底切除，手术治疗后较易复发、恶变。防止复发的两个重要因素是术前诊断避免切开活检、术中保持包膜完整。对于采用切开活检的患者，术中应当仔细切除肿瘤、骨膜、邻近组织和导管，可降低复发率。

三、泪腺多形性腺癌

(一) 概述

泪腺多形性腺癌(malignant pleomorphic adenoma)，又称恶性混合瘤，在泪腺恶性上皮性肿瘤中占第二位，占眼眶上皮性肿瘤的 13%，可由泪腺多形性腺瘤复发、恶变而来，发病年龄多为 20~50 岁，无明显性别及种族差异。临床表现根据其发病不同，主要分为三类：①多形性腺瘤术后局部出现肿块，临床症状发展迅速，复发恶变发生多形性腺癌；②已确诊多年的多形性腺瘤，近期肿块突然增大并伴有疼痛，为多形性腺瘤突发恶变；③无多形性腺瘤病史，突然出现眼球突出、眼眶包块。

(二) 病理学表现

多形性腺癌大体标本为圆形、类圆形或不规则形实性肿物，无明显包膜，边缘多呈浸润性。组织学上，自多形性腺瘤发展而来的多形性腺癌，多有两种成分混合存在(图1-8-4)。

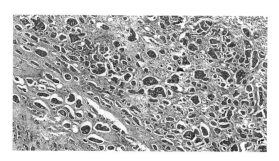

图 1-8-4　泪腺多形性囊腺癌病理图
光镜下示肿瘤组织由大量癌细胞组成，癌细胞立方状，胞质淡染，核卵圆形或多角形，染色相对较深，癌组织呈腺管样排列，浸润性生长(HE×10)

(三) MRI 表现

泪腺窝区圆形或卵圆形肿块，边界可清楚或不清楚，形态不规则，T$_1$WI 呈等信号，T$_2$WI 呈稍高信号，信号多不均匀，增强后呈明显强化(图1-8-5)；邻近眶壁骨质虫蚀样或锯齿状破坏，骨皮质边缘毛糙；较大肿块可侵犯眶外结构或向前蔓延至中颅窝、颞窝和/或鼻窦。少数肿瘤形态、边缘规则，周围骨质无明显骨质破坏，此时，诊断较困难，多被误诊为良性肿瘤(图1-8-5)。

(四) 诊断要点与鉴别诊断

1. 诊断要点

(1)泪腺区痛性肿块，近期突然增大。

(2)位于眼眶外上象限。

(3)信号混杂，增强扫描呈明显强化。

(4)眶壁侵蚀性骨质破坏。

2. 鉴别诊断

(1)泪腺多形性腺瘤：泪腺窝区无痛性肿块，生长缓慢，病程长，表现为边界清楚的圆形或类圆形肿块，邻近眶壁骨质呈受压改变，无侵蚀性骨质破坏。CT 更易显示眶壁骨质破坏情况，是鉴别诊断的有利依据。

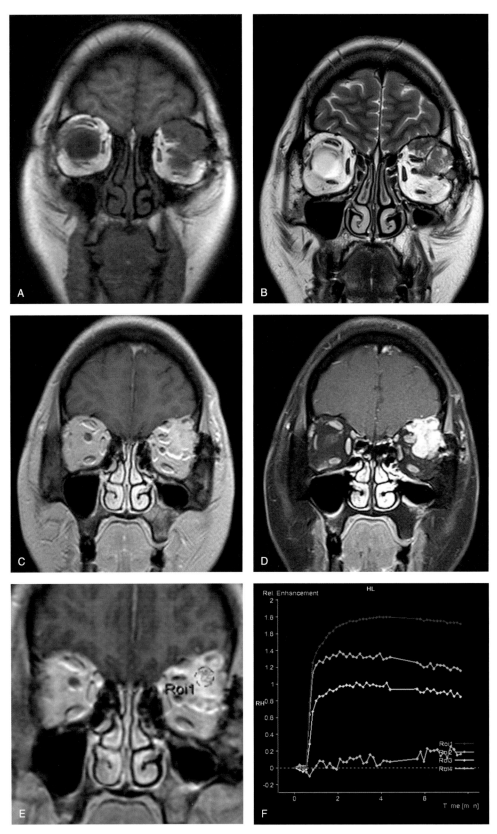

图 1-8-5　泪腺多形性腺癌

A、B. T₁WI、T₂WI 序列,示左侧泪腺区团块状等 T₁ 混杂 T₂ 信号影,呈不规则形,压迫左侧眼球向前
内侧移位,压迫左侧外直肌向下移位,与左侧眼眶外侧壁及上壁关系分界不清;C、D. 增强 T₁WI 序
列,示左侧泪腺区团块影于动态增强后明显不均匀强化,邻近硬脑膜及左侧额叶明显强化;E、F. 增
强 T₁WI、动态增强曲线,示左侧泪腺区团块状影 Ktrans 值约为 0.230,动态增强曲线呈速升平台型

（2）泪腺腺样囊性癌：病变生长迅速，症状较重，形状不规则，邻近眶壁骨质侵蚀性骨质破坏，早期即有沿眼眶外侧肌锥外间隙向后蔓延的趋势。

（五）治疗和预后

对于原发病例，一期手术加放疗是最有效的治疗方法。特异性治疗需根据肿瘤的大小、眼眶和邻近组织的浸润程度和全身状态制订方案，眼眶浸润累及眶骨时需要行眼眶切除术。预后较差，平均生存时间约 7.7 年。

四、泪腺腺样囊性癌

（一）概述

泪腺腺样囊性癌（adenoid cystic carcinoma，ACC），是泪腺恶性上皮性肿瘤中最为常见、恶性程度较高的肿瘤，占眼眶上皮性肿瘤的 29%，占原发眶内肿瘤的 4.8%，发病年龄较轻，发病高峰年龄约 40 岁，在 20 岁和 40 岁具有双峰发生率倾向，男女均可见，女性稍多。

（二）病理学表现

大体上，泪腺腺样囊性癌通常为灰白色、坚硬、可有假包膜，呈结节状。组织病理学上，肿瘤细胞小而深染、嗜酸，可同时有导管和肌上皮特征，常见的组织学类型为筛状（腺样）、实性（基底细胞样）、管状（导管性）；最常见的类型为筛状，基底细胞样型少见，但更具侵袭性（图 1-8-6）。

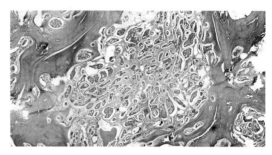

图 1-8-6 泪腺腺样囊性癌病理图

光镜下示肿瘤成于腺上皮细胞和肌上皮细胞，核较小，深染，无明显异型，核分裂象少见，胞质较少，部分腺上皮排列呈管状，肌上皮细胞常呈片状排列与腺上皮共同形成腺样，筛状及实性结构，该病常侵犯神经（HE×10）

（三）MRI 表现

泪腺腺样囊性癌发生于眼眶外上象限泪腺窝区，泪腺眶部正常结构消失，肿块形态、边缘大多不规则，呈扁平状，常与外直肌分界不清，眶壁骨质可有广泛性破坏。肿瘤早期即可沿眶外侧壁向眶尖生长；MRI 信号无特异性，T_1WI 呈等或稍低信号，T_2WI 呈稍高信号，信号不均匀，增强后呈不均匀明显强化（图 1-8-7）。MRI 对于泪腺腺样囊性癌诊断的优势在于可清晰显示肿瘤在眶内、眶外蔓延情况，对颅内、颞下窝、翼腭窝、鼻窦等重要结构的显示佳。

（四）诊断要点与鉴别诊断

1. 诊断要点

（1）泪腺区肿块，发展迅速，症状较重。

（2）位于眼眶外上象限，形态不规则，呈扁平状。

（3）眶壁广泛侵蚀性骨质破坏。

（4）病变早期即可沿眶外侧壁向眶尖生长。

2. 鉴别诊断

（1）泪腺多形性腺瘤：泪腺区无痛性肿块，生长缓慢，病程长。影像学显示为泪腺区边界清楚圆形或类圆形肿块，邻近眶壁骨质呈受压改变，无侵蚀性骨质破坏。动态增强 MR 成像定量参数 Ktrans 值明显低于泪腺腺样囊性癌。

（2）泪腺多形性腺癌：病变生长迅速，伴明显疼痛，形状不规则，邻近眶壁骨质侵蚀性骨质破坏，无沿孔道蔓延趋势。

（3）泪腺炎性病变及淋巴增生性病变：常同时累及泪腺眶部和睑部，表现为泪腺弥漫性肿大，泪腺形态尚存在。炎性病变大多呈 T_1WI 等信号、T_2WI 稍低信号，淋巴增生性病变呈 T_1WI 等信号、T_2WI 等信号，信号均匀，增强扫描呈均匀强化，不伴有眶壁骨质的改变。

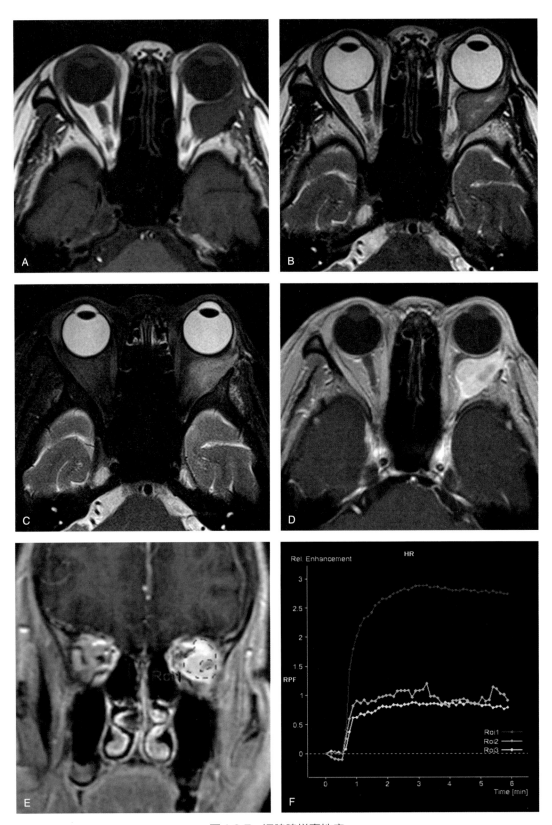

图 1-8-7　泪腺腺样囊性癌

A~C. T$_1$WI、T$_2$WI、脂肪抑制 T$_2$WI 序列,示左眼眶外上方软组织肿块影,呈等 T$_1$ 等 T$_2$ 信号,其内可见条状长
T$_1$ 长 T$_2$ 信号影,形态欠规则,包绕左侧外斜肌、部分包绕上斜肌,与左侧泪腺分界不清,视神经受推挤向内
侧移位;D. 增强 T$_1$WI 序列,示左眼眶外上方软组织肿块影于增强后明显强化;E、F. 增强 T$_1$WI、动态增强曲
线,示左眼眶外上方软组织肿块影 Ktrans 值约为 0.311,动态增强曲线呈速升平台型

（五）治疗和预后

对于边界清楚的肿瘤,局部切除病变组织及邻近骨,并进行局部放疗是最佳治疗手段,甚至可达到局部治愈的效果。已侵犯骨或眼眶软组织的肿瘤需要进行根治性全眼眶切除术,切除术后常短期内复发。总体来说,泪腺腺样囊性癌复发、转移率高,常见的远处转移器官是肺,患者常在复发后5年内死亡,预后不良。

五、泪腺其他上皮性肿瘤

（一）概述

泪腺其他上皮性肿瘤较少见,良性者包括嗜酸性细胞瘤等,恶性者包括嗜酸性细胞癌、黏液表皮样癌等。嗜酸性细胞瘤（癌）常见于泪囊、结膜、附属泪腺,很少见于泪腺本身。黏液表皮样癌常表现为泪腺窝区缓慢生长的肿块,其他表现包括疼痛、泪溢等,有时也可表现为快速生长的肿块。

（二）病理学表现

嗜酸性细胞瘤大体上呈球形、红色实性肿块,组织学上见伴有大量细小颗粒嗜酸性细胞质的大多角细胞,特征是具有丰富的嗜酸性颗粒状细胞质,当上述细胞出现恶性分化时,为嗜酸性细胞癌。黏液表皮样癌由不同比例的黏液细胞、中间细胞和表皮样细胞构成,根据分化程度,可分为高分化、中分化和低分化三种类型。

（三）MRI表现

嗜酸性细胞瘤少见报道,肿瘤主要呈类圆形,信号不均匀,泪腺窝骨质受压、变薄,与良性混合瘤表现相似。嗜酸性细胞癌可伴钙化,黏液表皮样癌表现为泪腺窝内慢性生长的肿块,可向后扩展,常有囊性成分,骨侵袭很少发生。

（四）诊断要点与鉴别诊断

1. 诊断要点

（1）是否伴有疼痛,病程进展速度。

（2）眶壁骨质情况是判断病变良恶性的重要依据。

2. 鉴别诊断

泪腺炎性病变及淋巴增生性病变:常同时累及泪腺眶部及睑部,表现为泪腺弥漫性肿大,泪腺形态尚存在。

（五）治疗和预后

根据肿瘤良恶性不同,良性肿瘤多采用手术切除,切除后预后较好。恶性肿瘤多根据范围采取局部肿瘤切除、全眼眶切除并辅助放、化疗等多手段治疗。

第九节　眼及眼眶血管性疾病

一、Coats病

（一）概述

Coats病又称原发性视网膜血管扩张症（primary retinal telangiectasis）,又名大量渗出性视网膜病（massive exudative retinopathy）,是一组以视网膜毛细血管和微血管异常扩张为特征、常伴视网膜内或视网膜下脂质渗出、甚至发生渗出性视网膜脱离的渗出性视网膜病变。本病为先天性,好发于儿童及青少年,高峰年龄 4~8 岁,男性约占 69%~85%,单侧眼发病占 80%~90%,主要临床表现为白瞳症。检眼镜可见眼底周围小血管尤其是小静脉,呈梭形或动脉瘤样迂曲扩张,视网膜内及视网膜下有黄白色或青灰色渗出块,视网膜增厚并可伴有视网膜脱离及玻璃体积血。

（二）病理学表现

视网膜毛细血管明显扩张,血管周围水肿,内皮细胞肿胀,基底膜增厚,有时有空泡和多发微动脉瘤形成,管壁增厚且有大量 PAS 阳性物质沉积。血管壁屏障破坏,产生大量渗出物,可在视网膜内,也可在视网膜下。渗出物中含有大量胆固醇、胆固醇结晶、巨噬细胞及少量红细胞等,渗出量较大时可造成视网膜劈裂或视网膜脱离。视网膜组织本身可继发变性,外层可出现坏死、瘢痕组织形成,黄斑下偶见钙化灶。

（三）MRI 表现

早期 MRI 可无异常发现,晚期表现为视网膜脱离,常为完全性视网膜脱离。MRI 表现为视网膜下积液,积液成分不同,MR 信号有所不同,多因积液内含有蛋白成分,T_1WI 和 T_2WI 多呈均匀高信号,少数在视网膜下由胆固醇、出血机化和纤维化形成块状,表现为高、低混杂信号,增强后仅增厚脱离的视网膜明显强化,这是由于视网膜内有毛细血管扩张和微动脉瘤,视网膜下积液无强化。

（四）诊断要点与鉴别诊断

1. 诊断要点

(1)临床症状常发生于 4~8 岁。

(2)眼球大小多为正常。

(3)晚期 MRI 表现为视网膜脱离和视网膜下积液,增强后脱离的视网膜强化而积液无强化。

2. 鉴别诊断

(1)视网膜母细胞瘤:常发生于 3 岁以下儿童;CT 显示含有钙化的肿块;增强后有肿瘤强化。

(2)永存原始玻璃体增生症:出生后不久即出现临床症状;先天性小眼球;晶状体后可见锥形软组织影并明显强化。

（五）治疗和预后

Coats 病如不做治疗,其自然病程常持续发展导致失明,治疗主要是凝固病变血管使其闭锁不再渗漏,血管渗漏终止后,视网膜下渗出将逐渐吸收而消失,该病即便治愈也有复发的可能,建议长期随访。

二、海绵状血管瘤

（一）概述

海绵状血管瘤(orbital cavernous hemangioma,OCH)又称眼眶海绵状畸形(orbital cavernous malformation)、有包膜的静脉畸形(encapsulated venous malformation),属于一种低流量动静脉畸形,由许多血管窦和纤维间隔构成,周围有完整的纤维包膜,但由于其临床表现与眼眶肿瘤相似,常作为眼眶肿瘤对待。海绵状血管瘤是成人最常见的眼眶良性肿瘤,约占眼眶肿瘤的 3.06%~21.3%,好发于中年女性,约占 60%~70%。

海绵状血管瘤生长缓慢,病变较小时可无任何症状,当病变长大后表现为单侧缓慢进行性、无痛性眼球突出,向正前方突出,视力一般不发生改变。常见的临床表现有眼球突出(90%)、视力受损(65%)、复视、眼球运动障碍、局部疼痛、头痛、眼睑肿胀等。少数病程较长、肿瘤较大的病例,视力可严重受损;如果肿瘤位于眶尖区,早期即可由于视神经受压出现视力下降,可仅有视力下降而没有眼球突出,此时检查眼底可能正常或有视神经萎缩;如果肿瘤位于眼球之后,可因压迫眼球后极部,使眼轴缩短,引起屈光改变,也出现脉络膜、视网膜皱褶和水肿、变性,可伴有视力减退。肿瘤较大明显压迫眼外肌时,可出现眼球运动障碍。

（二）病理学表现

肉眼观，海绵状血管瘤为圆形、椭圆形或有分叶的实性肿块，边界清楚，呈暗紫红色，外有薄的完整的纤维膜包裹；其实质是静脉畸形，非真正肿瘤，由大量的大小不等的血管腔组成，切面呈海绵状、多孔，血管腔之间为纤维结缔组织形成的分隔，纤维分隔有孔，相邻血管腔内血液经过这些孔道互相交通，这个病理特点是海绵状血管瘤特异性征象"渐进性强化"的病理基础；瘤体借细小动脉和静脉与体循环联系，血流缓慢，肿瘤内可出现出血、栓塞、囊变、含铁血黄素沉积及钙化。MRI是最佳影像学检查方法，动态增强扫描对 OCH 的诊断和鉴别诊断至关重要。

显微镜下，瘤内可见大量血窦和纤维结缔组织，构成包膜的纤维组织与血窦间的纤维组织相延续，其窦腔内层为内皮细胞，纤维间隔内可见分布不均匀的平滑肌纤维（图 1-9-1）。

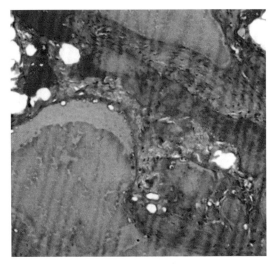

图 1-9-1　眼眶海绵状血管瘤

光镜下见瘤内可见血窦和纤维结缔组织，其窦腔内层为内皮细胞，纤维间隔内可见分布不均匀的平滑肌纤维（HE×200）

（三）MRI 表现

肿瘤大多位于肌锥内间隙，少数位于肌锥外间隙。形态呈圆形或椭圆形，边缘光滑，可有分叶。与脑灰质信号相比，T_1WI 呈均匀略低信号或等信号，T_2WI 呈高信号，信号较均匀，高分辨率 T_2WI 显示高信号肿瘤内可见细线状低信号分隔，此征象具有一定特征性；在重 T_2WI 上，肿瘤呈明显高信号，与脑脊液信号相似；"晕环征"（halo sign）指肿块边缘的环形低信号，由包膜和化学位移伪影形成。动态增强扫描显示特征性的"渐进性填充式强化"（progressive enhancement）：开始肿瘤边缘或中央 1~2 个点片状强化影，随着时间延长，强化范围逐渐扩大，最后肿瘤全部强化，肿块越大，肿瘤全部强化需要的时间就越长。如果不是采用动态增强扫描，根据注入对比剂后的扫描时间不同，显示病变强化的范围就不同，只能显示强化过程的某一部分，常误认为肿瘤强化不均匀，表现多种多样（图 1-9-2）。

（四）诊断要点与鉴别诊断

1. 诊断要点

（1）中年女性。

（2）无痛性、渐进性眼球突出。

（3）多发生于肌锥内间隙。

（4）T_1WI 上多呈等低信号；T_2WI 上可呈高信号，重 T_2WI 上呈更高信号；高分辨 T_2WI 上可见清晰线样低信号纤维分隔影。

（5）边界清晰，可见低信号包膜。

（6）动态增强扫描呈中心向周围填充的渐进性强化，延迟期可完全强化。

2. 鉴别诊断

（1）神经鞘瘤：肌锥外间隙多见；T_2WI 显示肿瘤信号不均匀，与脑灰质信号相比，实质部分呈等信号，黏液囊性部分呈高信号；动态增强扫描显示肿瘤不均匀强化，无"渐进性强化"表现，黏液囊性部分无强化；位于眶尖者常见肿瘤沿眶上裂向颅内蔓延的趋势。

（2）静脉曲张：临床表现为体位性眼球突出，颈部加压时眼球突出更明显；病变呈圆形或椭圆形，呈等 T_1 长 T_2 信号；颈部加压前后 MRI 扫描显示加压后病变体积明显增大是鉴别关键要点。

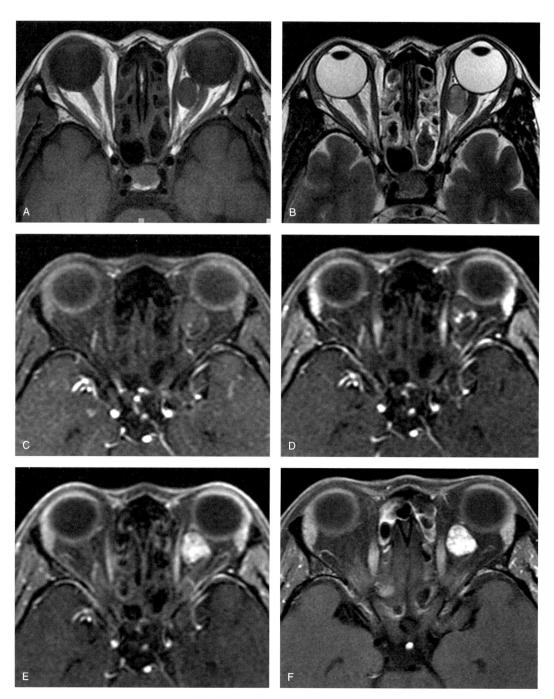

图 1-9-2　左侧眼眶海绵状血管瘤

A. T₁WI 序列,显示病变位于左侧眼眶肌锥内间隙,呈椭圆形,与脑实质相比,呈略低信号;B. T₂WI 序列,示病变呈高信号,边界清晰,其周围可见环形低信号包膜,其内部可见线状低信号纤维分隔,邻近视神经与内直肌受压推移;C~E. 脂肪抑制动态增强 T₁WI 序列,示病变开始表现为周边及中心点状强化高信号,强化范围逐渐扩大;F. 延迟期增强 T₁WI 序列,病变基本上全部强化

(3)血管外皮细胞瘤:增强扫描显示明显强化,无"渐进性强化"表现。

(4)淋巴管瘤:常发生于儿童;多位于肌锥外间隙,形态不规则,包绕眼球生长;肿瘤内可见自发性出血,常见短 T₁ 长 T₂ 亚急性期出血信号,典型者可见液 - 液平面;增强后不均匀强化,无"渐进性强化"表现。

(五)治疗和预后

海绵状血管瘤过去常采用手术切除,由于现在 MRI 诊断海绵状血管瘤准确率几乎达 100%,诊断明确，因此，手术切除不再是首选治疗方案，除肿瘤较大引起视力下降或出于美容的目的需要手术切除以外，常随访观察。海绵状血管瘤一般与周围组织无明显粘连，手术摘除比较容易，其预后较好。

三、淋巴管瘤

（一）概述

淋巴管瘤（lymphangioma），也称为"囊性水瘤"，属淋巴管源性少见的良性病变，病因尚不明确，多认为是由于淋巴管的先天发育异常，使正常淋巴不能经静脉引流，淋巴结构异构或淋巴管增生扩大所致。眶内淋巴管瘤是迷离瘤，这是由于眶内不存在内皮衬托的淋巴管，也无淋巴滤泡或淋巴结，多发生于儿童期，在生长期逐渐长大；病变可单发或多发，多位于肌锥外间隙，也可位于肌锥内间隙、眶尖及眼睑；主要临床表现为眼球突出且波动性大，眼球运动受限和视力下降等，若病变内出血可产生巧克力囊肿，引起明显的眼球突出；眼睑部病变则可触及不规则包块。

根据病变内所含淋巴管扩张程度不同，组织学上将其分为 3 型：囊性淋巴管瘤、海绵状淋巴管瘤和血管淋巴管瘤；囊性淋巴管瘤最多见，是一种与血流动力学无关的错构瘤，出生后即发生，占眼眶肿瘤的 1%，占眼眶血管性肿瘤的 12%；海绵状淋巴管瘤以成人发病较多见；血管淋巴管瘤是淋巴管瘤同时合并血管瘤的一种特殊类型，目前报道不多。

（二）病理学表现

囊性淋巴管瘤为少数明显扩张的淋巴管形成，常为圆形或类圆形的囊性病变，边界清，囊壁菲薄，囊内多为淋巴液，少数为乳糜液，镜下可见囊壁内衬扁平或立方内皮细胞，腔内或邻近间质内可见集合淋巴细胞。海绵状淋巴管瘤为许多迂曲扩张的较大淋巴管形成，聚集呈蜂窝状结构，病变囊腔较囊性淋巴管瘤小，内衬扁平内皮，腔内为透明的浆液及黏液样基质结构，可见陈旧或新鲜出血，囊腔周围为厚度不一致纤维间隔，纤维间隔内有淋巴细胞聚集和发育不良的小血管。血管淋巴管瘤表现为瘤组织由大小不等的淋巴管和血管相互交织而成，部分扩张的管腔内见均质粉染的淋巴液，部分扩张的管腔内见红细胞，个别腔内见混合血栓形成（图 1-9-3）。

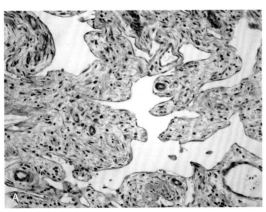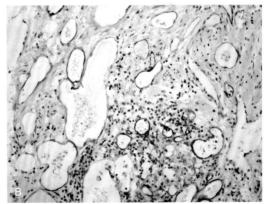

图 1-9-3　眼眶淋巴管瘤病理图
A、B. 光镜下，见大小不等的扩张的淋巴管（HE×200 和 D2-40 HE×200）

（三）MRI 表现

眼眶淋巴管瘤根据其形态特点可分为弥漫性和局限性淋巴管瘤，弥漫性多位于肌锥外间隙，常表现为弥漫浸润性形态不规则肿块，包绕眼球生长，可浸润眼睑及眼眶。病变在 T_1WI 上呈低信号，在 T_2WI 上呈高信号。病变内可自发性出血，急性期出血表现为 T_1WI 与脑实质呈等信号，T_2WI 呈低信号，亚急性期表现为 T_1WI、T_2WI 均呈高信号，典型者可见液 - 液平面。部分弥漫性淋巴管瘤内可有广泛较大血管，在

MRI 上表现为低信号流空影(图 1-9-4、图 1-9-5)。局限性淋巴管瘤以成人多见,表现为椭圆形或类圆形肿块,边缘光滑;在 T_1WI 上呈低信号,在 T_2WI 上呈较高信号,信号均匀,如继发出血则在 T_1WI、T_2WI 均呈高信号,增强扫描可呈均匀或不均匀强化,可表现为"渐进性强化"的特征,类似于海绵状血管瘤强化特点,但与海绵状血管瘤相比,动态增强扫描显示海绵状淋巴管瘤强化范围扩大较快。

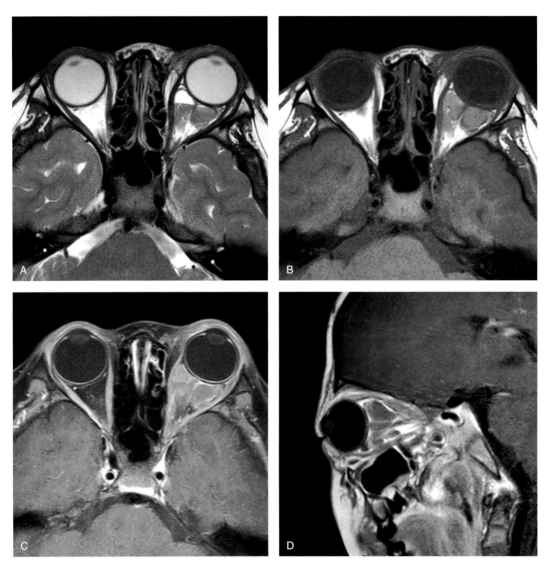

图 1-9-4　左侧眼眶淋巴管瘤

A. T_2WI 序列,示左侧眶内球后肌锥内间隙多囊状软组织肿块,与脑实质相比,病变呈等及高信号,边界清晰,囊与囊之间可见线状低信号纤维分隔,邻近视神经与内、外直肌受压推移;B. T_1WI 序列,示病变呈等及稍高信号;C、D. 增强 T_1WI 序列,示病变呈多发囊状轻度不均匀强化

(四) 诊断要点与鉴别诊断

1. 诊断要点

(1)弥漫性淋巴管瘤诊断要点:

1)多发生于儿童或年轻成人。

2)多位于肌锥外间隙的弥漫不规则肿块,累及眼眶和 / 或眼睑。

3)T_1WI 多呈等低信号,T_2WI 呈高信号(类似于液体信号),或整个肿块为含有高、等、低信号的混杂信号占位性病变,典型者可见液 - 液平面。

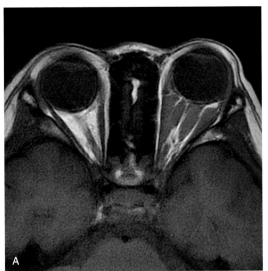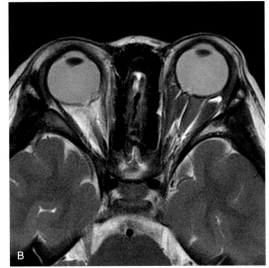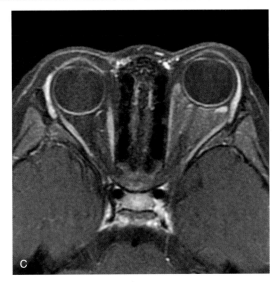

图 1-9-5 眼眶淋巴管瘤

A. T₁WI 序列,显示病变位于左侧眼眶肌锥内间隙,形态不规则,与脑实质相比,呈等及高信号;B. T₂WI 序列,示病变呈等及高信号,边界清晰,其内可见液 - 液平,提示瘤内合并急性期出血,左眼受压外突;C. 增强 T₁WI 序列,示病变无强化

4)肿瘤内可有粗大的信号流空影。

5)增强扫描呈不均匀强化或不强化。

(2)局限性淋巴管瘤诊断要点:

1)成人多见。

2)椭圆形或类圆形肿块,边缘光滑。

3)T₁WI 呈低信号,T₂WI 呈较高信号,信号均匀,如继发出血,T₁WI、T₂WI 上均高信号。

4)增强扫描呈均匀或不均匀强化,动态增强扫描,部分累及眼眶后部和眶尖肿块可表现为"渐进性强化"的特征。

2. 鉴别诊断

(1)海绵状血管瘤:多位于肌锥内间隙,动态增强扫描表现为"渐进性填充式强化"表现,即在注射对比剂后动态扫描早期见病变内小片状强化,随时间延长,强化范围逐渐扩大,最终整个肿瘤明显均匀强化,需与局限性淋巴管瘤鉴别。

(2)毛细血管瘤:一般出生后即有,多发生于眼睑或眶周软组织,较少累及眶内,增强扫描呈明显均匀强化；有报道毛细血管瘤在 1 岁后开始缩小,随着年龄增长可自行消退。

（3）静脉曲张：临床表现为体位性眼球突出,颈部加压时眼球突出更明显；病变呈圆形或椭圆形,呈等 T_1 长 T_2 信号；颈部加压前后 MRI 扫描显示加压后病变体积明显增大是诊断要点。

（4）神经鞘瘤：肌锥外间隙多见；T_2WI 显示肿瘤信号不均匀,与脑灰质信号相比,实质部分呈等信号,黏液囊性部分呈高信号；动态增强扫描显示肿瘤不均匀强化,黏液囊性部分无强化；眶尖肿瘤有沿眶上裂向颅内蔓延的趋势。

（五）治疗和预后

眼眶淋巴管瘤的治疗原则主要根据病变的位置、范围及其周围眶内结构的受累程度所决定；较小的病变可观察,较大病变可考虑手术治疗；淋巴管瘤多边界不清,甚至有分支,肿瘤与正常组织间杂,手术时要注意保护眼外肌、上睑提肌及视神经等眶内结构,避免并发症的发生；结膜下病变可采取冷冻治疗,病变范围较大时可考虑激光治疗；位于眶内的肿瘤如合并自发出血,可致眶压的急剧增高,危及视力,需紧急手术治疗,通过仔细分离、清除血囊和切断供养的异常血管,可成功治愈；部分位于后部的淋巴管瘤,如粘连明显,无法剥离,可遗留少部分瘤体组织。

四、毛细血管瘤

（一）概述

毛细血管瘤(capillary hemangioma,CH)是眶部毛细血管内皮细胞增殖而成的良性肿瘤,又称草莓痣,属于血管畸形。多发生于婴幼儿,一般出生后即有,或在出生后 6 个月以内发生,又称婴儿血管瘤,部分患儿长大后自行消退,女性多于男性。多发生于眼睑内侧、眼睑及周围皮肤,位于皮肤表面的病变呈猩红色,位于皮下者呈蓝紫色,眼睑病变可继发散光、弱视,眶内病变可致眼球移位、突出及运动受限,可继发斜视、暴露性角膜炎或视神经病变。

（二）病理学表现

毛细血管瘤由毛细血管和腔壁的内皮细胞增殖而成,肉眼观察缺乏囊膜,实质呈灰白色颗粒状,易碎。镜下所见因发展时期不同而有区别,增殖期见大量毛细血管及微静脉构成的血管丛,内皮细胞增生活跃,形成团块状,皮下有多层基膜形成；消退期,毛细血管和内皮细胞减少；消退完成期,血管及内皮细胞数量也逐渐恢复正常。电镜下,可见实体细胞带、混合带和开放的血管腔带；每一血管单位包括内皮细胞、网状纤维鞘和外皮细胞；间质内有吞噬细胞和变性细胞区,与临床肿瘤自发性消退相对应(图 1-9-6)。

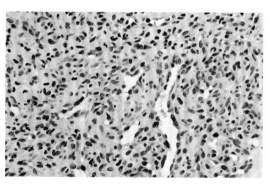

图 1-9-6　毛细血管瘤病理图
光镜下可见血管内皮细胞和毛细血管(HE×400)

（三）MRI 表现

多发生于眼睑内侧,常累及眶周结构,较少累及眶内；与眼外肌相比,肿瘤 T_1WI 呈低或等信号,T_2WI 呈等或高信号,中高信号区内偶有低信号条索影,有时表现为信号混杂或斑驳状；增强扫描呈轻度至明显强化,强化不均匀,少数肿瘤内可见血管流空影(图 1-9-7)。

（四）诊断要点与鉴别诊断

1. 诊断要点

（1）一般出生后即有。

（2）多发生于眼睑或眶周软组织,多累及眶周,较少累及眶内。

（3）T_1WI 多呈等或低信号；T_2WI 呈等或高信号。

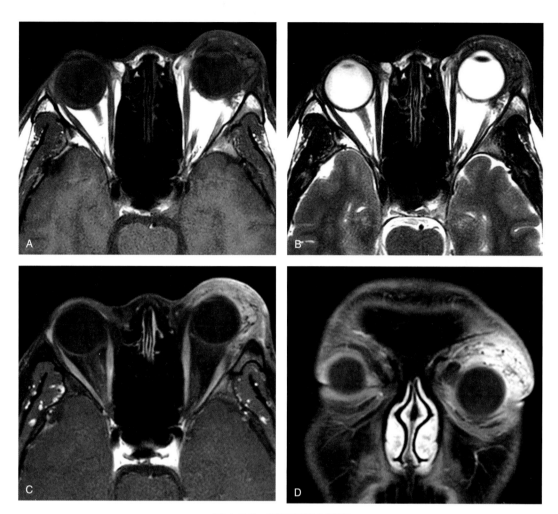

图 1-9-7　眶周毛细血管瘤

A. T_1WI 序列，显示左眶周等、稍高混杂信号占位，形态不规则，部分突向左侧外直肌前外侧生长，左眼球略外凸；B. T_2WI 序列，示病变呈等信号，信号不均匀；C、D. 脂肪抑制增强 T_1WI 序列，示病变呈明显不均匀强化，其内可见血管流空影

(4)增强后呈轻度至明显强化，信号不均匀，少数肿瘤内可见血管流空影。

2. 鉴别诊断

(1)眶前部脑膜膨出：是由颅前凹底部的筛板闭合不全引起，MRI 可见脑膜及其包绕的脑脊液，经筛板和筛骨纸板骨孔膨出至眶缘的内上方。

(2)淋巴管瘤：常发生于儿童；多位于肌锥外间隙，形态不规则，包绕眼球生长；呈长 T_1、长 T_2 信号，肿瘤内如合并自发性出血，可见短 T_1 长或短 T_2 亚急性期出血信号，典型者可见液 - 液平面；增强后不均匀强化，囊性成分不强化。

(3)横纹肌肉瘤：较毛细血管瘤发展快，且持续增长，是儿童最常见的原发性眼眶内恶性肿瘤，多发生于 10 岁以下儿童，好发于眶上部。MRI 表现为长 T_1、长 T_2 信号，尤其是 T_2 信号较高，信号均匀，增强后中度至明显强化，CT 扫描可有骨破坏。

(五)治疗和预后

毛细血管瘤患儿 6 个月内可出现症状，1 岁内病变生长较快，长大后可自行消退；部分消退前或侵犯面积较大的血管瘤消退后可有少量纤维结缔组织或脂肪组织、组织坠积、瘢痕组织、色素沉着等残留，可能会对患儿的生理和心理发育产生较为严重的影响，因此应在病变快速增生的早期阶段采取有效的治疗手段,促其尽快消退。直径大于 1cm 的病变,影响视轴的较广泛病变需局部或全身治疗,包括口服类固醇、β-受体阻断剂,病变内注射硬化剂或类固醇等药物、激光、冷冻及手术切除等方法。

五、血管内皮细胞瘤

(一) 概述

血管内皮细胞瘤(hemangioendothelioma)属脉管类肿瘤,指形态表现上介于良性血管瘤和恶性血管内皮肉瘤之间的一组血管源性肿瘤,为交界性、中间性或低度恶性肿瘤,呈浸润性生长,可单发或多发,可发生转移。血管内皮细胞瘤分型包括上皮样细胞型、网状型、Kaposi(Kaposiform)型、多态性型和血管/淋巴管内乳头状型,几型可混合存在;上皮样血管内皮瘤病情严重、死亡率高,视为完全恶性。发生于眼眶的血管内皮瘤罕见,发病年龄随不同类型而有所差异,如网状型好发于中青年,淋巴管内乳头状型好发于儿童,Kaposi 型好发于婴幼儿或儿童,各型无明显性别差异。

血管内皮细胞瘤较小时可无任何症状,随着病变的增长,逐渐出现眼球突出、视力受损、复视、眼球运动障碍、局部疼痛以及颅内压升高引起的头痛、呕吐等症状。

(二) 病理学表现

肉眼观,血管内皮细胞瘤为圆形、椭圆形或有分叶的实性肿块,呈浸润性生长,边界清楚或不清楚,外观可呈红色、紫色、灰红色、黄白色或灰白色,体积较大的肿瘤内有时可见钙化或骨化,常伴有出血性改变。

镜下,Kaposi 型由浸润性生长的结节组成,结节间为纤维结缔组织分隔,增生结节由纵横交错的短梭形细胞条索和裂隙样或新月形血管组成。网状型内皮细胞多呈单层柱状排列,核圆形、深染,位于细胞的顶部,胞质少或不清,位于细胞的基底部,其轴心为胶质组织,血管之间为胶原纤维,约半数病例在间质内可见大量的淋巴细胞浸润。血管/淋巴管内乳头状型由扩张的薄壁脉管组成,部分腔内含有透明液体,类似海绵状淋巴管瘤,其内衬的内皮细胞呈立方状或柱状,胞质少,胞核明显,内皮细胞有时在腔内成簇生长,并形成乳头状结构,柱状内皮细胞核位于血管腔面的一端,像鞋钉样细胞,增生的血管腔内和周围常见淋巴细胞浸润。上皮样型由排列成短索状或小巢状的瘤细胞组成,基质呈浅蓝色黏液透明样,可伴有灶性钙化或骨化,瘤细胞多由圆形、多角形或短梭形内皮细胞构成,瘤细胞的胞质量或多或少,呈玻璃样、嗜酸、粉染,细胞核呈空泡状,核仁不明显。

(三) MRI 表现

血管内皮细胞瘤常位于肌锥内间隙、肌锥外间隙、眼睑及眼眶,可侵及邻近结构;肿块呈圆形、椭圆形、分叶状或不规则形;其内细胞、黏液及透明软骨样基质丰富,与脑灰质信号相比,T_1WI 呈稍低或等信号,T_2WI 呈高信号,信号均匀或不均匀,周边可见血管流空影,病变内有出血时表现为 T_1WI 高信号,动态增强时间-信号强度曲线表现为快速流出型,强化程度高而不均(图 1-9-8)。

MRI 动态增强扫描 TIC D 型:Tpeak<90 秒、WR>20%、ER>1.0,呈明显迅速强化,强化程度高,对比剂流出快。

(四) 诊断要点与鉴别诊断

1. 诊断要点

(1)各个年龄段均可发生。

(2)眼球突出,短期内快速进展。

(3)发生于肌锥内、外间隙、眼睑及眼眶。

(4)T_1WI 呈稍低或等信号,T_2WI 呈高信号,周边部可有血管流空影。

(5)动态增强扫描时间-信号强度曲线呈快速流出型,强化程度很高。

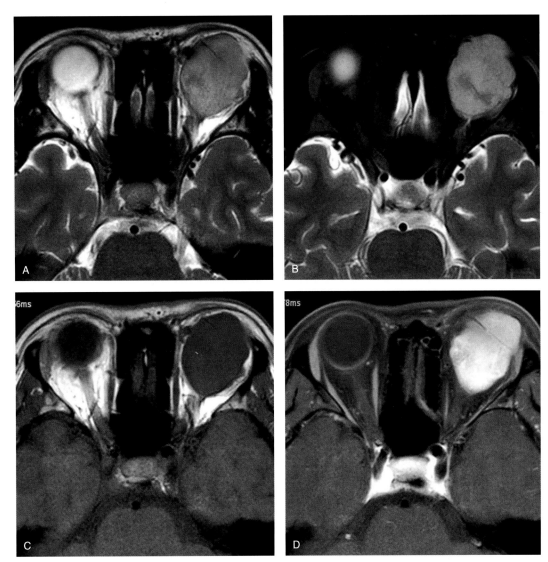

图 1-9-8　眼眶血管内皮瘤

A、B. T$_2$WI 序列,显示病变位于左侧眶内,形态不规则,边缘可见分叶,与脑实质相比,病变呈高信号,信号不均,其内部混杂斑片状稍低信号;C. T$_1$WI 序列,示病变呈等或稍低信号,边界较清,邻近视神经与眼外肌受压推移;D. 脂肪抑制增强 T$_1$WI 序列,示病变呈明显不均匀强化

2. 鉴别诊断

(1) 神经鞘瘤:肌锥外间隙多见,与脑灰质信号相比,肿块实质部分在 T$_2$WI 呈等信号,囊性部分呈高信号,增强扫描示肿块呈不均匀中度强化,囊性部分无强化,位于眶尖的神经鞘瘤常沿眶上裂向颅内蔓延。

(2) 异位脑膜瘤:按发生部位分为视神经鞘脑膜瘤、眶壁(内)脑膜瘤,蝶骨嵴脑膜瘤及眶颅沟脑膜瘤;起源于骨膜的脑膜瘤可引起局部骨质增厚,视神经鞘脑膜瘤则表现为"双轨征";肿块在 T$_1$WI 上呈等或稍低信号,在 T$_2$WI 上呈稍高或高信号,增强扫描呈均匀明显强化,动态增强扫描呈平台型,即早期信号强度逐渐增加,信号强度达峰值后,维持此水平形成中晚期的平台。

(3) 血管外皮细胞瘤:肿块边界不清,可侵犯邻近结构,破坏邻近骨质,增强扫描呈明显强化。

(4) 海绵状血管瘤:是成人眶内最常见的良性肿瘤,肿瘤多位于肌锥内间隙,动态增强扫描可表现为"渐进性填充式强化"。

(5) 化学感受器瘤:多位于眶周边部,为富血供肿瘤,可见血管流空影,典型表现为"胡椒盐样"改变。

(6) 横纹肌肉瘤:为儿童最常见的原发性眼眶内恶性肿瘤,多发生于 10 岁以下儿童,好发于眶上部,肿

瘤表现为长 T_1、长 T_2 信号,尤其是 T_2 信号较高,信号均匀,增强后中度至明显强化。

（五）治疗和预后

血管内皮细胞瘤标准的治疗方法为根治性切除,术后密切随访;手术需尽可能切除肿瘤组织,并局部淋巴结清扫,如肿瘤不能彻底切除,可辅助放、化疗,如复发,可再次手术,一般不发生转移;放化疗对该类肿瘤的疗效尚不明确,有学者认为术前的血管栓塞治疗可减少术中出血。

六、静脉曲张

（一）概述

眼眶静脉曲张(venous varix)是发生于眼眶内常见的静脉畸形性扩张,男、女发病率相近,分为原发性和继发性两种类型:原发性眼眶静脉曲张(primary orbital varix,POV)是一种先天性血管畸形,多见于青年,出生时这些异常的静脉管道即已存在,但无临床症状,生长过程中,这些潜在的静脉与体循环沟通,表现为体位性眼球突出,即在弯腰、咳嗽或屏气时,由于颈静脉回流受阻,导致眶内压力增高,造成患侧眼球突出;直立或仰卧时,眼球回复正常或内陷;常见于左侧眼眶,可能和左侧的颈内静脉孔狭窄有关。继发性眼眶静脉曲张多由眼眶外伤所致。

（二）病理学表现

病理上多为一些充满血液的血管组织,镜下见高度扩张的静脉管道,可伴有血栓形成,血管壁因成纤维细胞和平滑肌细胞增殖而增厚,输入与输出血管均为静脉。马松三色染色可显示血管壁的胶原蛋白和肌肉纤维。

（三）MRI 表现

MRI 可清晰显示病变的部位和范围,病变多位于眼眶内上、内下象限,形态多不规则,边界一般较清;大多病变呈长或等 T_1 长 T_2 信号影,扩张的静脉呈血管流空信号影,部分病变内血流缓慢时,T_1WI 呈低信号,T_2WI 呈高信号;部分病变内可见长 T_1 短 T_2 信号静脉石;增强后病变呈缓慢明显均匀强化;颈内静脉加压前后扫描可更直接、准确地显示病变增大的情况,是诊断静脉曲张必不可少的检查方法(图 1-9-9)。

颈部加压前须行颈部加压实验,确定无不良反应时再行加压扫描。加压前,眶内病变呈不规则形、条带形或结节状等 / 长 T_1、长 T_2 信号;增强后病变明显强化,可呈斑点状、环状、结节状强化;加压后,病变体积增大,累及范围加大,肌锥内、外间隙均可受累。由于曲张静脉的占位效应,邻近的眶内结构可出现相应移位,眶壁骨质可受压变薄,眶腔扩大。

（四）诊断要点与鉴别诊断

1. 诊断要点

(1)体位性眼球突出。

(2)T_1WI 呈等、低信号,T_2WI 呈高信号,增强扫描明显强化,加压后,病变体积明显增大,范围加大。

(3)肌锥内、外间隙均可受累。

(4)邻近的眶内结构可出现相应移位,眶壁骨质受压变薄,眶腔扩大。

2. 鉴别诊断

(1)眶内自发性出血:眶内血管性疾病可自发出血,引起眼球突出,待出血吸收后眼球回纳;如出血反复发生,即出现间歇性眼球突出的症状和体征,此种疾病与体位无关,无明显眼球内陷,MRI 检查可见囊性占位病变,眼球复位时为正常所见。

(2)淋巴管瘤:常发生于儿童;多位于肌锥外间隙,形态不规则,包绕眼球生长;肿瘤内可见自发性出血,常见短 T_1 长 / 短 T_2 出血信号,典型者可见液 - 液平面;增强后不均匀强化。

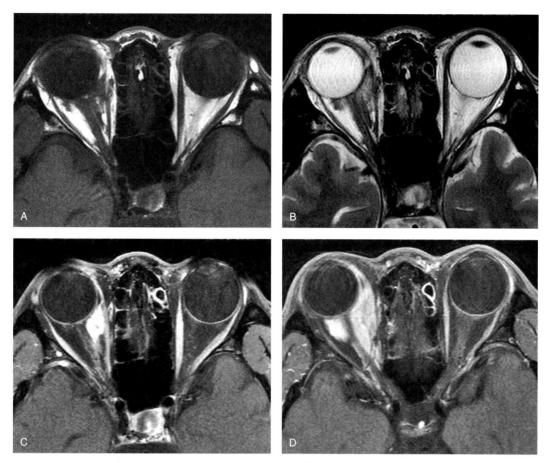

图1-9-9　眶内静脉曲张

A. T_1WI 序列,显示右眼眶肌锥内间隙、眼球后方等信号占位,形态不规则;B. T_2WI 序列,示病变呈等及稍高信号,
信号不均匀;C. 脂肪抑制增强 T_1WI 序列,示病变呈明显不均匀强化;D. 加压增强 T_1WI 序列,病灶明显增大

(3)海绵状血管瘤:是成人眶内最常见的良性肿瘤,多位于肌锥内间隙,动态增强扫描可表现为"渐进性填充式强化"。

(4)毛细血管瘤:是婴幼儿最常见的眼眶血管性肿瘤,多发生于眼睑,增强后轻度至明显强化,强化不均匀,少数肿瘤内可见血管流空影。

(五) 治疗和预后

眼眶静脉曲张的治疗非常复杂且棘手,目前国内外对此病的治疗均以手术治疗为主,因其多位于肌锥内,手术切除出血较多,难度较大,并发症多,术后易复发,特别是多条静脉迂曲成团、范围较大的静脉曲张因混杂正常组织结构,切除困难,故眶后病变一般不主张手术切除,可选用伽玛刀治疗,另外介入栓塞治疗对眼眶静脉曲张尤其是复杂而范围较大的静脉曲张可能是一种较好的治疗。

七、颈动脉海绵窦瘘

(一) 概述

颈动脉海绵窦瘘(carotid-cavernous fistula,CCF)是指由于外伤或其他因素导致海绵窦段的颈内动脉或其在海绵窦内的分支与海绵窦形成异常的动静脉短路,继而导致以眼部异常表现为主的临床综合征。少数颈动脉海绵窦瘘由颈外动脉供血,特称为颈外动脉海绵窦瘘。75% 以上的颈动脉海绵窦瘘由外伤引起,称为外伤性颈动脉海绵窦瘘,在颅脑外伤中的发生率为 1%~2.5%,无外伤史者,称为自发性颈动脉海绵窦瘘,常由颈内动脉海绵窦段或其分支的动脉瘤破裂、动脉粥样硬化、硬脑膜动静脉畸形及海绵窦炎症引起。

颈动脉海绵窦瘘的临床表现与海绵窦充血、压力增高以及血液引流异常有关,最常见的症状是搏动性突眼和球结膜充血、水肿,其次可出现眼球运动障碍、巩膜血管迂曲增粗、视力下降、患侧眶周及头部血管杂音、眼压升高、眼底异常、头痛及鼻出血等,极少数可引起对侧眼部症状。颈动脉海绵窦瘘的 Barrow 分型:A 型为颈内动脉主干供血的高流量瘘,主要由外伤和海绵窦内颈内动脉瘤破裂引起;B 型为仅有颈内动脉脑膜支供血的海绵窦瘘;C 型为仅有颈外动脉供血的海绵窦瘘;D 型为颈内、外动脉均供血的海绵窦瘘。

(二)病理学表现

颈动脉海绵窦瘘时,动脉血注入海绵窦,窦腔压力增大、扩张,海绵窦内的动脉血逆流至眼上下静脉,使眼上、下静脉扩张、管壁增厚、周围纤维组织增生。眶内肌肉循环不畅,纤维增生,慢性炎细胞浸润,眼外肌增粗。眶内静脉血回流阻力增加,造成末梢动脉缺血和末梢静脉淤血,由此引起一系列病理改变。

(三)MRI 表现

海绵窦增大,可见明显的流空信号,其内血栓形成时为混杂信号,增强扫描表现为充盈缺损;眼上静脉增粗,有时眼下、蝶顶窦及眼睑静脉也可同时增粗,T_1WI、T_2WI 表现为增粗、迂曲之流空血管,增强扫描为血管样强化;眼球突出,眼外肌增粗,眼睑肿胀、球结膜水肿、球后脂肪间隙模糊等(图 1-9-10);MRA 可显示颈内动脉和海绵窦之间的瘘口,3D-CE MRA 患侧海绵窦动脉期提前显影、窦腔扩大,呈扭曲团片状高信号,少数可见岩上窦、岩下窦或翼静脉丛的扩张。有研究发现,对动静脉瘘瘘口的显示,3D-CE MRA 较 3D-TOF-MRA 有优势。

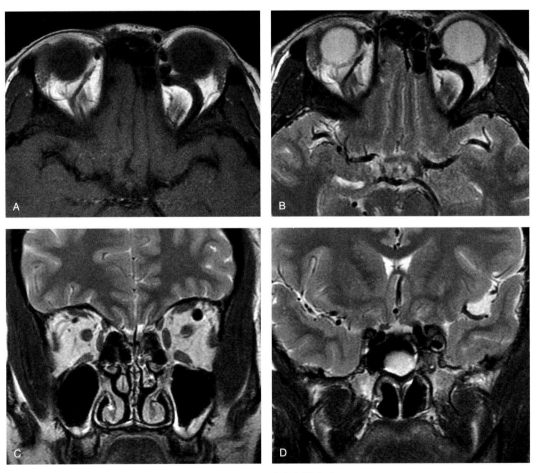

图 1-9-10   颈动脉海绵窦瘘
A、B. T_1WI、T_2WI 序列,显示左侧眼上静脉增粗、迂曲,呈流空信号;C、D. T_2WI 序列,示左侧海绵窦扩大和增粗的左侧眼上静脉

（四）诊断要点与鉴别诊断

1. 诊断要点

（1）眼上静脉增粗、迂曲，呈流空信号。

（2）海绵窦增大，3D-CE MRA 动脉期海绵窦提前显影。

（3）大部分有外伤病史及搏动性突眼。

（4）DSA 是诊断"金标准"。

2. 鉴别诊断

（1）硬脑膜动静脉瘘：多无外伤史，发病时间较长，症状相对较轻，海绵窦扩大不显著，海绵窦内的颈内动脉正常；确诊需 DSA 检查。

（2）海绵窦肿瘤继发眼上静脉增粗：海绵窦区肿瘤有时可压迫眼上静脉致其扩张，但海绵窦不扩大或扩大不显著；临床一般没有搏动性突眼和外伤史等。

（3）血管畸形所造成的眼上静脉扩张：海绵窦通常不扩张，有时可出现体位性改变，仰卧位阴性时，俯卧位扫描有时可出现曲张静脉团影。

（4）Graves 眼病：以双侧突眼眼外肌肥大为主，通常不伴有眼上静脉及海绵窦扩大，结合临床不难鉴别。

（五）治疗和预后

颈动脉海绵窦瘘治疗原则包括封闭瘘口、保存视力、改善脑供血；以介入治疗为首选，目前大多采用可脱性球囊栓塞治疗，大部分愈后较好。

八、眶内动脉瘤

（一）概述

眶内动脉瘤（intraorbital ophthalmic artery aneurysm）是眼动脉眶内支因局部病变（可因薄弱或结构破坏）而向外膨出，形成永久性的局限性扩张。此病非常罕见，发病率不到颅内动脉瘤的 1%，常伴有动静脉畸形、动静脉瘘，临床症状主要有头痛、呕吐、视力受损、眼外肌瘫痪、视神经麻痹等。眶尖区肿瘤早期即可由于视神经受压而视力下降，可无眼球突出，眼底检查可能正常或视神经萎缩；球后肿瘤，可因压迫眼球后极部，使眼轴缩短，引起屈光改变，可见脉络膜、视网膜皱褶和水肿、变性，可伴有视力减退。肿瘤较大明显压迫眼外肌时，可出现眼球运动障碍。眶内动脉瘤很少出血，若伴有出血，可导致急性突眼和失明。

（二）病理学表现

肉眼观，眶内动脉瘤为囊性、球形或梭形，外观紫红色，瘤壁极薄。巨大动脉瘤内常有血栓形成，甚至钙化，血栓分层呈"洋葱"状。

显微镜下，瘤壁仅存一层内膜，缺乏中层平滑肌组织，弹性纤维断裂或消失，可有炎性细胞浸润。

（三）MRI 表现

动脉瘤 MRI 表现与其血流、血栓、钙化和含铁血黄素沉积有关；无血栓动脉瘤，T_1WI 与 T_2WI 均为无信号或低信号；动脉瘤内血栓，MRI 可呈高、低、等或混杂信号。

较大的眶内动脉瘤，由于动脉瘤内血流速度不一，血流快的部分出现流空效应，血流慢的部分在 T_1WI 上呈低信号或等信号，T_2WI 呈高信号。

MRA 显示为与载瘤动脉相连的囊状物。

（四）诊断要点与鉴别诊断

1. 诊断要点

（1）此病非常罕见。

（2）多发生于肌锥内间隙。

(3)T_1WI 多呈等低信号；T_2WI 可呈高信号。

(4)边界清晰,可见囊蒂及低信号包膜。

2. 鉴别诊断

(1)眶内假性动脉瘤：非常罕见,多见于外伤、动脉硬化和感染；T_1WI 上瘤腔呈低信号,血栓呈等、低混杂信号；T_2WI 瘤腔呈低信号,血栓呈高信号；均可见眼动脉破裂口。

(2)海绵状血管瘤：多发生于肌锥内间隙；T_1WI 多呈等低信号；T_2WI 上可呈高信号,重 T_2WI 上呈更高信号；高分辨 T_2WI 上可见清晰线样低信号纤维分隔影；动态增强扫描呈中心向周围填充的渐进性强化,延迟期可完全强化为其特点。

(3)神经鞘瘤：肌锥外间隙多见；T_2WI 显示肿瘤信号不均匀,与脑灰质信号相比,实质部分呈等信号,黏液囊性部分呈高信号；动态增强扫描显示肿瘤不均匀强化,黏液囊性部分无强化；眶尖区肿瘤有沿眶上裂向颅内蔓延的趋势。

(4)静脉曲张：临床表现为体位性眼球突出,颈部加压时眼球突出更明显；病变呈圆形或椭圆形,呈等 T_1 长 T_2 信号；颈部加压前后 MRI 显示加压后病变体积明显增大是鉴别关键要点。

(五) 治疗和预后

眶内动脉瘤应个体化制订治疗方案,无症状的眶内动脉瘤多采用保守治疗,伴有高流量血管畸形(如 AVM、AVF)的应优先治疗。目前最好的治疗方法仍然不明确,手术夹闭动脉瘤颈可能是眶内动脉瘤的首选治疗方法。

九、眶内假性动脉瘤

(一) 概述

眶内假性动脉瘤(intraorbital pseudoaneurysms,IOPA)是眼动脉眶内支因某种因素的作用(如创伤、感染等)被撕裂或穿破,破裂口被血凝块堵塞,随后再通,血液自此破口流出而被周围的结缔组织包裹似瘤样扩张。瘤壁无正常动脉壁的内膜、中层及外膜三层结构,完全由纤维结缔组织构成,这一特征是与真性动脉瘤的根本区别所在。眶内假性动脉瘤逐渐增大,随时有破裂可能,预后往往很差。眶内假性动脉瘤非常少见,临床表现多样化,发展过程不定,易漏诊。

眶内假性动脉瘤常有进行性疼痛,主要表现为局部肿块,并有膨胀性搏动,由于受到空间的限制使周围压迫症状更为突出,如视力受损、复视、眼球突出、眼球运动障碍、头痛、眼睑肿胀等。在肿块部位可闻及收缩期吹风样血管杂音,压迫和阻断近段血流时杂音减弱或立即消失。

(二) 病理学表现

肉眼观,眶内假性动脉瘤呈圆形、类圆形的囊性搏动性肿块,边界清楚,瘤壁厚薄不一,可有附壁血栓。早期瘤腔较小,瘤体无法与周围肌肉组织分离,光学显微镜下见瘤壁由部分机化的血栓形成,薄且不均匀；瘤腔继续发展,瘤体与周围组织有一潜在间隙,可钝性分离,无明显瘤颈,瘤壁厚约 2~3mm,由致密的纤维结缔组织构成,瘤壁内层是一薄层不完全机化的血栓；最后,瘤腔继续增大,瘤壁厚薄不均,且由致密的纤维结缔组织构成。假性动脉瘤瘤壁是血肿腔外周逐渐机化形成的一层纤维结缔组织,无动脉壁结构。

(三) MRI 表现

MRI 表现为紧邻血管旁(多为眼动脉)的占位,瘤壁厚薄不均,信号不均匀,部分可见动脉破裂口,GRE 序列可清楚显示经狭颈破口向瘤腔内喷射的血流信号,内可见不均质的流空信号。

(四) 诊断要点与鉴别诊断

1. 诊断要点

(1)非常罕见,常为多种原因导致血管壁缓慢撕裂,多见于外伤、动脉硬化和感染。

(2) T_1WI 示瘤腔呈低信号,血栓呈等、低混杂信号,T_2WI 示瘤腔呈低信号,血栓呈高信号,部分可见动脉破裂口。

(3) 瘤内可见流空信号。

(4) 眶壁骨折或持续性、延迟性脑实质内出血应高度怀疑眶内假性动脉瘤。

2. 鉴别诊断

(1) 眶内动脉瘤:是眼动脉眶内段因病变或损伤形成管壁局限性或弥漫性扩张或膨出,以膨胀性、搏动性肿块为主要表现,多沿动脉纵向分布,呈梭形扩张,无破裂口,常伴有动静脉畸形、动静脉瘘;无血栓动脉瘤,T_1WI 与 T_2WI 均血管流空信号;动脉瘤内血栓,MRI 可为高、低、等或混杂信号;较大的动脉瘤,由于动脉瘤内血流速度不一,血流快的部分出现流空效应,血流慢的部分在 T_1WI 图像为低信号或等信号,T_2WI 为高信号;MRA 显示为与载瘤动脉相连的囊状物。

(2) 海绵状血管瘤:多发生于肌锥内间隙,T_1WI 多呈等低信号;T_2WI 呈高信号,重 T_2WI 上呈更高信号;高分辨 T_2WI 上可见清晰线样低信号纤维分隔影,动态增强扫描呈中心向周围填充的渐进性强化,延迟期可完全强化为其特点。

(3) 动静脉瘘:动静脉瘘是动脉与静脉间有异常的沟通,一般多由外伤引起。

(五) 治疗和预后

手术切除是治疗眶内假性动脉瘤有效彻底的方法,但应掌握手术时机,由于眼睛结构精细,手术切除风险大。随着介入技术的发展和普及,介入治疗是目前假性动脉瘤的首选治疗方法,分血管外治疗和血管内治疗两种。保证充足的侧支循环是治疗眼动脉假性动脉瘤的关键。如果侧支循环丰富,为避免逆行充盈,栓塞近端血管可以取得很好的效果。

十、动 - 静脉血管畸形

(一) 概述

眼眶动 - 静脉血管畸形(arteriovenous malformation,AVM)是指血流直接从动脉端通过畸形反流入静脉端,中间无毛细血管,是一种眼眶少见的血管畸形,常合并有颅内、颜面部血管畸形。眶内动 - 静脉血管畸形多是一种先天血管畸形,外伤亦可诱发,为动静脉直接沟通形成的畸形血管团;临床可表现为球结膜水肿,眼眶肿胀,突眼及视力下降;眼眶动 - 静脉血管畸形极少出血,可伴有血管杂音。眼眶动 - 静脉血管畸形供血动脉多为眼动脉,引流静脉多为眼上、下静脉。北美眼眶学会(The Orbital Society of North American)将眶内动 - 静脉血管畸形分为低流速动静脉畸形和高流速动静脉畸形。

(二) 病理学表现

显微镜下动静脉沟通内衬内皮细胞,同时具有动脉和静脉的特点,动脉管壁厚而不规则的可有基质出血。

(三) MRI 表现

动 - 静脉血管畸形异常增多、增粗、扭曲的畸形血管团由于流空效应,大多在 T_1WI、T_2WI 上供血动脉表现为低或无信号,回流静脉 T_1WI、T_2WI 为低信号,T_2WI 有时可为高信号;MRA 能清楚显示畸形血管团、供血动脉及引流静脉等改变;磁敏感加权成像(susceptibility weighted imaging,SWI)上可表现为低信号异常血管影,或高低混杂信号的异常血管团;不伴出血时,病变无占位效应及周围水肿。

(四) 诊断要点与鉴别诊断

1. 诊断要点

(1) 眼眶内或眶周不规则的团块状影,T_1WI、T_2WI 上可见流空信号。

(2) 增强扫描可见快速均匀明显强化。

（3）MRA 可发现血管团块以及粗大的输入和输出血管,示迅速充盈的近轴动脉系统、畸形和远端静脉流出。

2. 鉴别诊断

（1）颈内动脉海绵窦瘘:多为外伤引起,MRI 示眼上静脉扩张,患侧海绵窦扩大。

（2）硬脑膜动脉海绵窦瘘:MRI 显示瘘口紧邻硬膜窦,并有"流空"现象,DSA 可明确诊断。

（3）眶内静脉曲张:幼儿及青少年多见,临床以间歇性突眼为主要表现,大多病变呈长或等 T_1 长 T_2 信号影,增强后病变呈缓慢明显均匀强化,颈内静脉加压前后显示病变增大具有特征性表现。

（五）治疗和预后

眶内动 - 静脉血管畸形治疗方法包括药物、栓塞、YAG 光凝、脉冲激光、放射疗法、手术切除和综合治疗等。随着技术的改革和创新,治疗眶内动 - 静脉血管畸形最常见的方法包括术前血管造影 DSA 联合栓塞治疗,以手术为主,栓塞治疗为辅的治疗方案,患者愈后较好。

第十节 眼 部 外 伤

一、眼球异物

（一）概述

眼球异物是眼异物中最严重的一种,是眼穿孔伤的常见合并症,轻者视力受到影响,重者可导致眼球严重破坏,甚至被迫摘除眼球。眼球异物都是通过误伤眼皮,穿通角膜、角巩膜等部位进入眼内的,其中以穿通角膜最多见。

眼球异物可分为无机异物和有机异物。无机异物包括金属(磁性、非磁性)和玻璃,无机异物因化学性质不活泼,一般不会引起炎症;最常见的有机异物是木质异物,有机异物可能引起炎症反应,甚至严重感染。

（二）病理学表现

肉眼观,可见眼球异物及异物对眼球造成的损伤:①沿异物进入眼球的路径造成的直接机械损伤:可由于异物冲击作用,伤口处视网膜嵌顿,眼内过度修复,纤维组织增生,玻璃体机化牵引视网膜等原因造成视网膜脱离;可直接造成眼球破裂引起房水及玻璃体脱出,亦可造成眼球组织血管破裂,前房、玻璃体积血,造成眼球屈光介质混浊等。②异物对组织的化学性损伤:如金属异物的存留引起金属离子沉积症,被眼球各层组织吸收后会对各组织造成不同类型的毒性损害。③球内异物存留易导致外伤性眼内炎。

（三）MRI 表现

MRI 软组织分辨力极高,能多方位、多参数和多层面成像,可清楚显示眼球及其内部结构,为眼球内异物检出提供了新方法。

对于眼球内非磁性异物:因其为非磁性物质,不干扰外磁场的均匀性,MRI 不出现伪影,且在磁场中不发生移位,MRI 表现为信号缺失区。在 T_1WI 上,异物形成的信号缺失区与玻璃体、房水的长 T_1 信号接近,因此小的异物难以显示;在 T_2WI 和 PDWI 上,玻璃体和房水信号增高,与异物的信号缺失区形成鲜明对比,是检出眼内异物的优势序列。当 T_2WI 玻璃体和房水信号显著增高,可掩盖较小异物。

对于眼球内铁磁性异物:铁、镍、钴和钆,是仅有的几种铁磁性物质,其在外磁场中产生一个附加强磁场,破坏外磁场的均匀性。MRI 表现为局部出现伪影,并常导致周围组织结构变形。MRI 检查时,铁磁性异物的最大潜在危害是异物移位可能导致眼部的额外损伤,甚至可致盲。一旦强烈怀疑为铁磁性异物,禁止行 MRI 检查。

对于眼球内异物相关并发症:MRI 能很好地反映血红蛋白的演化过程,从而显示不同时期眼球内出血。亚急性期和慢性期出血,正铁血红蛋白形成,局部 T_1 值明显缩短,其信号强度与眶内脂肪接近,很易识别。眼内炎时渗出物进入玻璃体和房水,蛋白质和结合水增加,T_1 值缩短和 T_2 值延长,患者的 T_1WI、T_2WI 和 PDWI 信号均高于正常眼(图 1-10-1)。

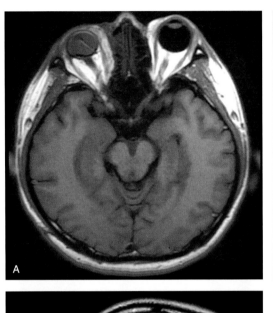
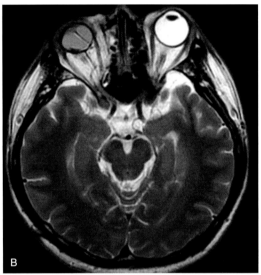
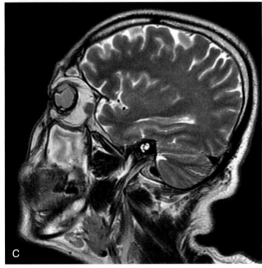

图 1-10-1　眼球内异物
A. T_1WI 序列,显示右侧眼球形态不规则,内部可见线状低信号;B. T_2WI 序列,示右侧眼球内线状低信号;C. T_2WI 序列,示眼球前后径明显减小,边缘不规则、厚薄不均

(四) 诊断要点与鉴别诊断

1. 诊断要点

(1)有外伤及可疑异物进入眼内的病史。

(2)对于非磁性异物,MRI 表现为信号缺失区;在 T_2WI 和 PDWI 上,异物信号缺失区清晰可见,形成鲜明对比,是检出眼内异物的优势序列。

(3)对于眼内异物相关并发症,根据不同时期出血呈不同信号变化。

2. 鉴别诊断　该病病史明确,发现眼球内异常信号,特别是信号缺失区,较易诊断。

(五) 治疗和预后

对于眼球异物应尽早取出,以重建和恢复视功能为目的。眼球内异物的治疗方法比较复杂;如晶状体浑浊,取出异物同时行白内障手术;如玻璃体和球壁异物,巩膜外磁铁法或玻璃体手术取出。

二、眼球外眶内异物

(一) 概述

眼外伤后异物存留在眼球外眶壁以内称为眼球外眶内异物,临床上并不少见,异物种类较多,常见的有铁质异物、气弹枪、竹木及玻璃碎片等。临床表现局部肿胀、疼痛、复视及视力下降。

(二) 病理学表现

由于异物的存在,机体对异物发生排斥反应,周围组织内毛细血管扩张,血管内吞噬细胞及白细胞向异物区移动,成纤维细胞增生,在炎症反应不明显或被控制后以成纤维细胞增生转化为纤维细胞的过程为主,这种纤维化围绕在异物周围,将异物包绕,形成异物性肉芽肿。当异物距离眼外肌或视神经较近时,由于纤维化的形成,粘连这些重要结构,出现眼球运动障碍及复视,或因视神经供血不全而视力减退,甚至出现视神经萎缩。

(三) MRI 表现

MRI 对眶内非磁性异物、特别是植物性异物的显示优于 CT。眶内脂肪为高信号而异物为低信号或无信号,在 T_1WI 易被发现,MRI 的检出率略高,在 MRI 检查中,植物性异物早期 T_1WI 和 T_2WI 均为低信号,可与周围组织鉴别(图 1-10-2)。

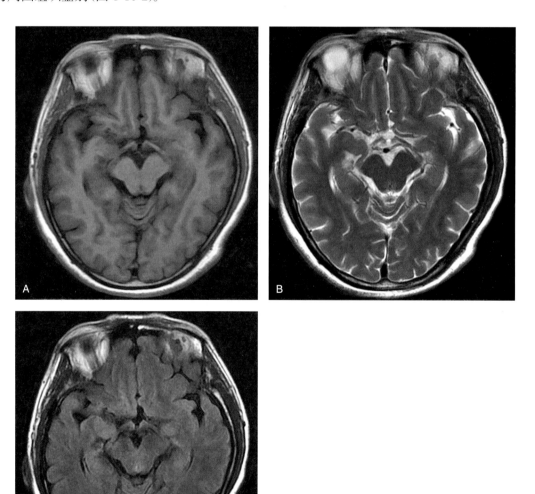

图 1-10-2 眼球外眶内异物
A、B. T_1WI、T_2WI 序列,显示左眼球上方可见点状低信号;C. T_2 FLAIR 序列,示左眼球上方仍呈低信号

（四）诊断要点与鉴别诊断

1. 诊断要点

（1）外伤史，详细询问受伤时间、外伤种类、致伤物的性质和大小等。

（2）各个年龄段均可发生，以青壮年为主。

（3）眶内脂肪为高信号而异物为低信号或无信号，在 T_1WI 易被发现，植物性异物早期 T_1WI 和 T_2WI 均为低信号。

2. 鉴别诊断

（1）球后眶内钙化：无外伤史，常见于肿瘤如脑膜瘤，血管性病变如海绵状血管瘤、静脉曲张等，一般可见明确的肿块影容易鉴别。

（2）眶内气肿：眶内木质异物与眼创伤的眶内气肿信号相近，异物具有固定形状有助于鉴别。

（五）治疗和预后

治疗原则是清创缝合、异物摘出和防治感染。眶内异物是否需要行手术摘出，要根据异物的大小、性质、存留部位及其对眼球的功能损害而定。眼球外眶内小的金属异物多被组织包裹，可以在眶内存留，不必勉强摘出；较大的异物、位于眼外肌附近或眶前段异物及植物性异物应行手术摘出；眶尖部、视神经处异物应小心摘出；表面光滑、对视力、眼球运动无影响，未引起感染的较小异物不必手术摘出。术后应对伤眼加压包扎，防治感染，并于 24h 内注射破伤风抗毒素。

三、眼球破裂

（一）概述

眼球破裂伤是眼球暴力作用所引起眼球壁组织破裂的一种严重眼外伤。眼球破裂后，透明的屈光介质、感光的视网膜都将受到影响，可能发生严重的视力减退，同时常发生眼内出血而影响视力。受伤后，可发生交感性眼炎，有导致双目失明的危险。

临床表现为视力严重下降，甚至无光感；眼压明显降低；球结膜出血及水肿，角膜可变形，严重者可见眼球塌陷；前房及玻璃体可充满积血；可有眼内组织嵌顿或脱出。眼球活动受限。

眼球直肌下或后部巩膜的破裂外部检查不易发现，称为"隐匿性巩膜破裂"。

（二）病理学表现

眼球破裂早期可见眼球破裂伤口，大小形状不一，以角膜破裂伤和角巩缘处破裂伤为数最多。新鲜伤口附近可见组织不同程度水肿、变性，血管充血，部分嵌顿组织呈现坏死、变性或萎缩。外伤稍久的伤口局部出现新生结缔组织，并伴以新生血管或萎缩变性的葡萄膜等组织。晚期形成瘢痕组织，其中多掺杂萎缩变性的葡萄膜组织，部分形成粘连性角膜白斑。眼球内可伴出血。眼球内感染，镜下见伤口附近组织全部被弥漫性多形核白细胞浸润、前房蛋白积液和积脓。虹膜、睫状体和后部葡萄膜以及视网膜几乎全遭化脓性炎症破坏和坏死。脉络膜充血，视网膜继发性脱离。中性多形核白细胞弥漫集聚于玻璃体，并蔓延扩散至视神经和球后组织。眼内组织残缺不全，以部分虹膜和晶状体残缺为最多。晚期眼球萎缩，葡萄膜、视网膜和视神经均萎缩。

（三）MRI 表现

眼球形态不规则，眼球壁破裂。发生眼内出血时，MRI 能很好反映地血红蛋白的演化过程，从而显示不同时期眼球内和球壁出血。出血早期为脱氧血红蛋白，T_1WI 为低信号，T_2WI 由于玻璃体液，仍表现为较高信号。随时间延长，积血凝成血块，脱氧血红蛋白变成正铁血红蛋白，是很强顺磁性物质，局部 T_1 值明显缩短，其信号强度与眶内脂肪接近，亚急性早期出血呈现 T_1WI 高信号，T_2WI 低信号，亚急性晚期出血 T_1WI、T_2WI 上均表现为高信号（图 1-10-3）。

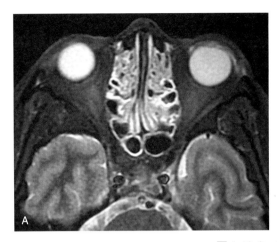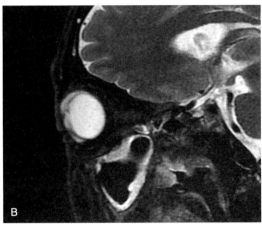

图 1-10-3 左眼球破裂

A. T$_2$WI 序列,显示左眼球略变形,眼环不完整;B. T$_2$WI 序列,示左眼球破裂口,左眼球略萎缩变形,眼环中断,且左眼晶状体显示不清

(四)诊断要点与鉴别诊断

1. 诊断要点

(1)眼外伤病史。

(2)眼球形态不规则,眼球壁不连续。

(3)MRI 可以特征性地显示出血演化过程,亚急性期时 T$_1$WI 呈高信号。

2. 鉴别诊断

眼内炎:眼内炎时渗出物进入玻璃体和房水,其内蛋白质和结合水增加,T$_1$ 值缩短和 T$_2$ 值延长,患者的 T$_1$WI、T$_2$WI 和 PDWI 信号均高于正常眼。眼内炎所致的 T1 值缩短不及出血明显,二者易于区分。

(五)治疗和预后

尽早手术修复,严重者需摘除眼球。

四、玻璃体出血

(一)概述

在眼外伤中,眼球钝挫伤、穿通伤、眼球破裂伤都可造成外伤性玻璃体出血。眼球挫裂伤造成眼球瞬间变形,可致视网膜、脉络膜血管破裂,血液流出并积聚于眼球内,导致眼球内出血。若血液聚集在玻璃体腔内,可形成玻璃体出血。

临床上症状及体征取决于出血量的多少。在少量积血时,患者可能不自觉,较多出血时自觉眼前有类似红玻璃片遮挡,视力明显下降。查体时,少量出血呈团块状,大量出血时眼底窥视不清,甚至完全不清,至后期纤维增生,牵拉视网膜导致牵拉性视网膜脱离。玻璃体出血可以导致视力严重下降,甚至无光感,严重者可见眼球塌陷。随时间延迟,玻璃体内的血液弥散,颜色变淡。

(二)病理学表现

肉眼观,急性期可见玻璃体内深色血凝块,1 周后血凝块发生溶血颜色变浅、玻璃体液化颜色加深,玻璃体后部脱离视网膜,脱离的玻璃体在血块周围形成假包膜。后期血凝块逐渐崩解,残留物附着于晶状体,后玻璃体腔清晰。

急性期镜下可见大量红细胞聚集,周围散在少许单核细胞、巨噬细胞;1 周后大量红细胞从凝块中释放进入玻璃体,而凝块表现为疏松纤维蛋白网。后期纤维蛋白网逐渐崩解,红细胞、红细胞碎片、裂解细胞产物和新鲜巨噬细胞数量减少。

(三) MRI 表现

高场 MRI 能很好地反映血红蛋白的演化过程,从而显示不同时期的出血。玻璃体出血可引起玻璃体信号的改变,理论上其信号改变遵循血肿的一般变化规律。由于玻璃体原本就充满大量玻璃体液,因此玻璃体内积血信号改变既受出血的影响,也受玻璃体液的影响。出血早期为脱氧血红蛋白,T_1WI 为低信号,T_2WI 上由于玻璃体液,仍表现为较高信号;随时间延长,积血凝成血块,脱氧血红蛋白变成正铁血红蛋白,是很强顺磁性物质,局部 T_1 值明显缩短,其信号强度与眶内脂肪接近,亚急性早期出血呈现 T_1WI 高信号,T_2WI 低信号,亚急性晚期出血 T_1WI、T_2WI 上均表现为高信号;晚期血块可有含铁血黄素出血,表现为环状低信号。玻璃体最终信号强度的改变取决于出血量的大小、出血时间及玻璃体状态(图 1-10-4、图 1-10-5)。

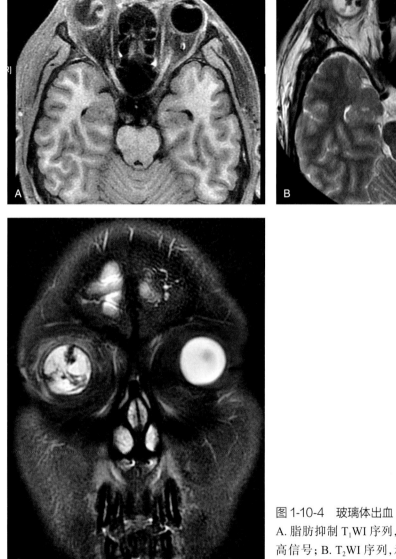

图 1-10-4　玻璃体出血
A. 脂肪抑制 T_1WI 序列,显示右侧玻璃体斑点状稍高信号;B. T_2WI 序列,示右侧玻璃体斑点状低信号;C. 脂肪抑制 T_2WI 序列,示玻璃体内异常低信号

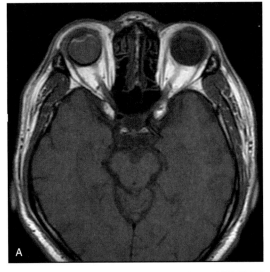

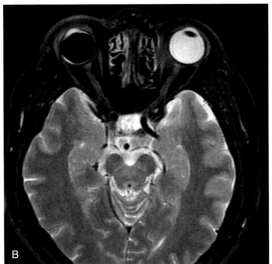

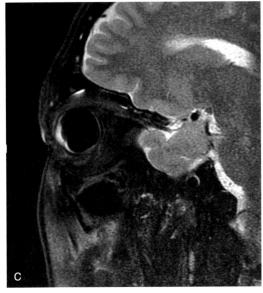

图 1-10-5　玻璃体出血
A. T₁WI 序列,显示右侧玻璃体信号增高,前缘可见线状高信号;B. 脂肪抑制 T₂WI 序列,示右侧玻璃体片状低信号充填;C. 脂肪抑制 T₂WI 序列,示玻璃体内异常低信号

(四) 诊断要点与鉴别诊断

1. 诊断要点

(1)外伤史,视力突然减退或丧失。

(2)根据出血不同时期,信号不同;MRI 检查 T_1WI、T_2WI 均呈高信号,或者 T_2WI 出现低信号。

2. 鉴别诊断

(1)眼内感染:眼内炎时渗出物进入玻璃体,其内蛋白质和结合水增加,T_1 值缩短和 T_2 值延长,患者的 T_1WI、T_2WI 信号均高于正常眼。但眼内炎所致的 T_1 值缩短不及出血明显,而玻璃体出血有外伤史,二者易于区分。

(五) 治疗和预后

药物疗效不肯定。玻璃体出血的自发吸收需要 4~6 个月时间,较多血液的吸收达一年以上。不吸收者行玻璃体切除术。伴有视网膜脱离者应尽早手术。

五、眶壁骨折

(一)概述

眶壁骨折根据受伤机制,分为眼眶爆裂骨折、直接骨折和复合骨折。爆裂骨折,外力作用于眼部,不直接作用于眼眶,眼眶内压力骤然增高,外力经眶内容物的传导作用于眶壁,导致眶壁发生骨折,眶缘无骨折,一般发生于眶内、下壁;直接骨折,外力作用于眶壁而发生的骨折,可见于眼眶各壁,其中发生于内、下壁者多有眼眶前缘的骨折;当两者同时存在时,为眼眶复合骨折,累及范围较广,多合并面颅骨的多发骨折。

眼眶呈四面锥体形深腔,容纳眼球及附属结构;其内侧壁,由上颌骨额突、泪骨、筛骨纸板和蝶骨小翼组成,筛骨纸板菲薄,且成年人眶内壁弹性减弱,当暴力作用于眼球时,由于眼球液压传递作用,暴力传导至眶壁,是其好发爆裂性骨折的解剖因素。

眼眶骨折主要表现为眼球运动障碍、复视、眼球突出或内陷等。其中,内壁骨折比较常见,特征性表现是水平性复视,眼球外展运动障碍,当内直肌嵌入骨折缝内或内直肌向内移位粘连时,限制眼球运动而出现复视。当骨折发生在筛骨偏上方,其水平板受损伤时,有脑脊液漏出现。

(二)病理学表现

骨折后,可见骨小梁断裂,骨内、外膜及附近软组织撕裂,骨膜下、断端之间、骨髓腔内及附近软组织间隙形成血肿。骨折断端约几毫米范围内骨细胞缺血、骨质死亡,形成死骨。进而破骨细胞和单核巨噬细胞系统使死骨溶解吸收。约在骨折 2~3d,新生毛细血管侵入血肿,血肿开始机化,形成桥接骨折断端的纤维骨痂。纤维骨痂主要分布在断端的髓腔内(腔内骨痂)和断端间(环状骨痂),纤维骨痂逐渐转变为软骨,软骨再分化为骨样组织(骨样骨痂),进而,以软骨内化骨方式成骨,即为骨性骨痂。骨内、外膜深层的成骨细胞在骨折后增生,约在 1 周后开始形成与骨干平行的骨样组织(骨内膜变化较晚),进而以膜内化骨方式成骨形成骨腔内骨痂性骨痂。

(三)MRI 表现

直接征象:眶壁骨质连续性中断、粉碎及移位。间接征象:骨折周围软组织改变,包括眼肌体积增粗、移位及嵌顿,眶内容物脱出或疝入邻近鼻窦内,眶内容疝经下壁骨折处疝入上颌窦,如眼泪被称为"泪滴征";邻近鼻窦内的异常信号影或气液平(图 1-10-6、图 1-10-7)。MRI 对软组织显示能力比 CT 更强,对骨改变的观察不如 CT。CT 薄层骨算法重建显示眼眶骨折最佳。

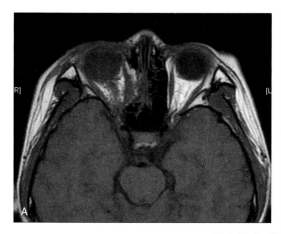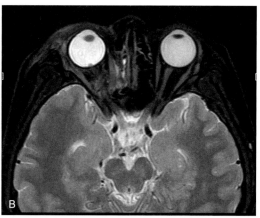

图 1-10-6　眼眶内壁骨折

A. T₁WI 序列,显示右眼眶内壁内陷,内直肌增粗,牵拉内移,向筛板内陷;

B. 脂肪抑制 T₂WI 序列,示右眼眶内壁骨质不连,内直肌信号增高

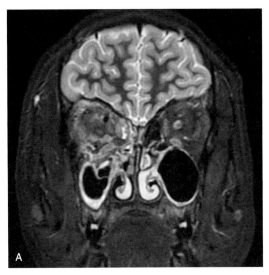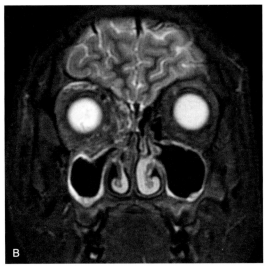

图 1-10-7　眼眶内壁、下壁骨折

A. 脂肪抑制 T₂WI 序列,显示右眼眶内壁内陷,内直肌增粗,牵拉内移,向筛板内陷;下壁骨质不连续,下直肌增粗,
向下陷达右侧上颌窦内;B. 脂肪抑制 T₂WI 序列,不同层面显示右眼眶内壁骨质不连,内直肌内陷

（四）诊断要点与鉴别诊断

1. 诊断要点

（1）眼眶外伤史。

（2）直接征象:眶壁骨质连续性中断、粉碎及移位。

（3）间接征象:眼肌增粗、移位及嵌顿,眶内容物脱出或疝入邻近鼻窦内。

2. 鉴别诊断　本病有外伤病史,诊断明确。

（五）治疗和预后

保守治疗:对于无眼外肌嵌顿,轻度眶内软组织疝入者,可采用非手术治疗,给予药物治疗。手术治疗:目的是消除复视及矫正眼球内陷。

六、眼外肌损伤

（一）概述

眼外肌损伤在眼部外伤中较为常见,主要由钝性外力或锐器作用于眼部或头部,引起眼外肌不同程度的损害,单纯眼外肌损伤少见。眼外肌损伤分为直接眼外肌损伤和支配眼外肌的神经损伤,使肌肉离断、撕裂或因神经损伤而致眼外肌功能障碍,出现眼球运动障碍、眼位偏斜或融合功能破坏等临床症状。

眼外肌损伤主要包括:①眼外肌断裂;②眼外肌陷入与嵌顿;③肌肉挫裂伤;④眼外肌瘢痕性收缩与粘连形成。

（二）病理学表现

肉眼观,急性期肌肉肿胀、断裂,周围可见出血、渗出,后期出血及渗出逐渐吸收,可见纤维成分形成。

急性期镜下表现为不同程度的肌纤维排列紊乱、溶解、坏死,大量炎性细胞浸润,成纤维细胞活化、增殖;约 1 周后炎性细胞减少,仅少量巨噬细胞存在,成纤维细胞迁移并大量增殖,新生毛细血管形成,肉芽组织开始增生;2 周后,成纤维细胞向纤维细胞转化,大量胶原纤维堆积、无序排列,并伴有肉芽组织大量形成。

（三）MRI 表现

MRI 扫描作为一种无创的检查手段,其软组织对比度好,空间分辨率高,可以多平面、多参数成像、能够确定损伤的部位、范围、程度及有无血肿形成,能清晰而准确地显示眼外肌损伤部位和程度。MRI 对眼外肌单纯性挫裂伤和上、下斜肌损伤的诊断更具敏感性和准确性,是眼外肌损伤最佳的影像学检查方法。

　　眼外肌损伤的 MRI 表现与损伤的严重程度关系密切。眼外肌损伤后,损伤处出现水肿和出血。肌肉水肿体积增大,损伤区组织含水量增加,T_1WI 呈低或稍低信号,T_2WI 呈高信号,以 T_2WI 更为敏感,在脂肪抑制序列上显示得更为清晰。出血时,由于正铁血红蛋白的存在,T_1WI 和 T_2WI 均呈高信号,这种高信号可以在损伤后持续很长时间,被认为与损伤处重复的微小肌肉内出血有关。晚期,眼外肌瘢痕性收缩与粘连,表现为边界较清、形态不规则的低信号区,部分眼球可发生不同程度偏移(图 1-10-8)。

　　眼外肌陷入与嵌顿的 MRI 表现为眼外肌扭曲变形,肌肉内可见有不同程度的水肿和出血。

　　眼外肌断裂的 MRI 表现为完全撕裂的肌腱边缘不规则且彼此分离,形成局部团块,与正常肌肉具有相同的信号,断端间被血液和水肿液填充。如多条眼外肌同时断裂,可出现眼球移位。

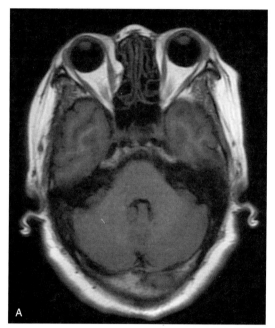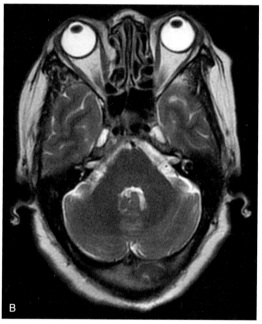

图 1-10-8　内直肌损伤
A. T_1WI 序列,显示右侧内直肌增粗,局部眶内壁内陷; B. T_2WI 序列,示右侧内直肌增粗肿胀

(四) 诊断要点与鉴别诊断

1. 诊断要点

(1)眼外肌水肿和出血,T_1WI 呈低或稍低信号,T_2WI 呈高信号,以 T_2WI 更为敏感。

(2)眼外肌陷入与嵌顿表现为眼外肌扭曲变形。

(3)眼外肌断裂为完全撕裂的肌腱边缘不规则且彼此分离。

2. 鉴别诊断　　一般有明确的外伤病史,诊断明确。

(五) 治疗和预后

早期药物治疗,如眼外肌断裂可缝合。晚期可手术治疗眼外肌的瘢痕和粘连。

七、眼眶血肿

(一) 概述

眼眶血肿(orbital hematoma,OH)是骨膜下或眶内出血集聚成团而成。眼眶血肿分为外伤性和自发性两类,外伤性眶内出血由严重的外伤导致眶内血管破裂而发生,病因明确,多容易诊断;自发性眶内出血少见,起病较急,表现为眼球突出、眼部疼痛、上睑下垂、眼球转动受限、眼底视盘水肿、复视、视力下降等,出血原因可能是眶内血管畸形(如静脉曲张、静脉性血管瘤、淋巴管瘤)或血液系统疾病(血友病、白血病)。

（二）病理学表现

眼眶血肿是由于眼眶内出血、血液或血性产物聚集成块,其外反应性成纤维细胞增生形成纤维性囊壁。

肉眼观,急性期常为新鲜血,呈红果酱样、扁平状,慢性期呈黑色,内有褐色液化,外有褐色肉芽组织包裹,后期可见血肿周围纤维性包裹。

显微镜下,壁内缺乏真正的内皮或上皮细胞衬附,囊内充满陈旧血液和血细胞裂解物,如胆固醇类物质、含铁血黄素、异物细胞、巨噬细胞及含脂肪泡沫细胞等。淋巴管瘤或静脉性血管瘤内出血形成的血囊肿,囊壁较薄,且衬有内皮细胞(图 1-10-9)。

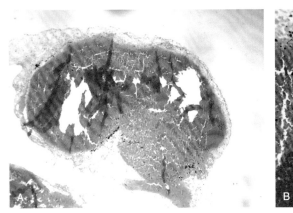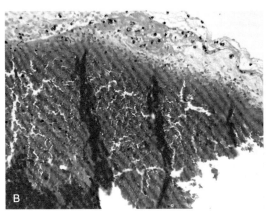

图 1-10-9 眼眶血肿病理图
A、B. 光镜下见局部组织内大量血细胞聚集,形成血肿(HE×40 和 HE×200)

（三）MRI 表现

MRI 在眼眶血肿的诊断中,可根据信号的不同,判断出血时间。MRI 信号符合颅内硬膜外血肿的演变过程。超急性期出血,T_1WI 呈略低信号,T_2WI 呈低信号;急性期出血,T_1WI 呈等或低信号,T_2WI 呈低信号;亚急性期出血,T_1WI 呈高信号,T_2WI 呈低或高信号;慢性期出血,T_1WI 呈低信号,T_2WI 呈高信号(图 1-10-10)。

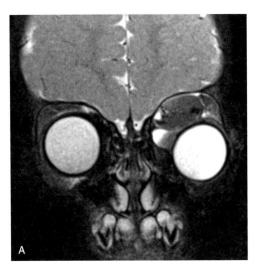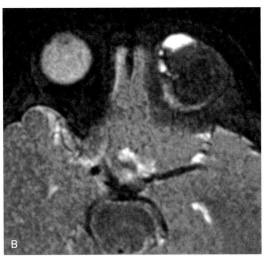

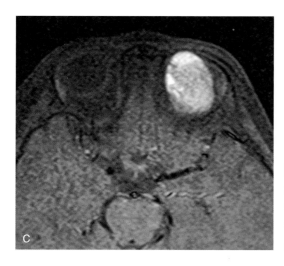

图 1-10-10　眼眶上壁骨膜下间隙血肿
A、B. 脂肪抑制 T_2WI 序列,显示左侧眼眶上壁下缘梭形肿块,广基附于眶上壁,边缘光整,呈混杂低信号,眼球受压下移;C. 脂肪抑制 T_1WI 序列,示病变呈高信号

（四）诊断要点与鉴别诊断

1. 诊断要点

（1）眼眶血肿最常见体征为眼球突出。

（2）MRI 信号符合颅内硬膜外血肿的演变过程。

2. 鉴别诊断

（1）海绵状血管瘤:常见于中年女性,无痛性、渐进性眼球突出;多发生于肌锥内间隙,边界清晰,可见低信号包膜;T_1WI 多呈等低信号,T_2WI 可呈高信号,重 T_2WI 呈更高信号;高分辨 T_2WI 可见清晰线样低信号纤维分隔影;动态增强扫描呈中心向周围填充的渐进性强化,延迟期可完全强化。

（2）淋巴管瘤:常发生于儿童;多位于肌锥外间隙,形态不规则,包绕眼球生长;肿瘤内可见自发性出血,常见短 T_1 短 T_2 亚急性期出血信号,典型者可见液 - 液平面;增强后不均匀强化。

（五）治疗和预后

治疗主要根据血肿的临床表现进行处理,对无复视、视力下降的较小血肿多采用保守治疗,可给予促进出血吸收的药物治疗,眶内出血一般在 4~6 周可吸收。对于保守治疗无效或视功能和眼底检查有视神经压迫表现的患者,应立即行单纯的血肿穿刺抽吸或开眶减压（包括外侧开眶）,也可通过眉弓上方开眶抽吸排出骨膜下血肿,穿刺抽吸或切开排出暗红色血液后应使用压迫绷带数天,以防再出血。有继发潜在感染的病例应给予合适的抗生素治疗。眶内血肿术后一般预后良好,一般无并发症。

八、视神经损伤

（一）概述

视神经损伤,是颅脑损伤中常见的严重并发症之一。由于解剖结构和生理学特点,90% 以上的视神经损伤是视神经管内段的间接性损伤。锐器刺伤视神经引起的直接损伤以及视神经其他部位的直接损伤在临床上比较少见。间接性视神经损伤是指眼眶外侧,一般指眉弓颞上部受到撞击,外力通过颅骨传递至视神经管,引起视神经管变形或骨折,造成视神经损伤而引起的视力、视野障碍。

临床表现包括:视力突降或无光感;瞳孔散大,直接对光反射迟钝或消失,间接对光反射存在;眼底检查早期无明显异常,视神经撕脱者眼底大量出血,视盘凹陷,晚期视盘苍白。

（二）病理学表现

视神经损伤包括外力直接牵拉视神经导致视神经挫伤及视神经管骨折或颅底骨折刺伤视神经,局部血肿压迫视神经,外力挤压造成的血管功能紊乱,血管痉挛,视神经反应性水肿,局部炎症因子释放增加。

视神经表面的滋养血管出现暂时性血管痉挛,微动脉毛细血管扩张,血管渗透性增加,血流减慢,加重局部水肿,造成视神经缺血缺氧,随后出现缺血后再灌注产生自由基,造成再灌注损伤。

肉眼观,急性期视神经肿胀、周围可见炎性渗出,后期视神经逐渐萎缩。

光镜下观察视神经损伤主要表现为视神经纤维束肿胀和神经纤维空泡变性,随着时间推移呈不同程度的交错变化。电镜下表现为轴突空泡样变性和髓鞘松解脱失,并随时间延长而加重。伤后 14d 可见轴浆消失现象。

(三) MRI 表现

视神经周围血肿压迫或视神经水肿,表现为周围结构呈长 T_1 长 T_2 信号影(图 1-10-11、图 1-10-12)。

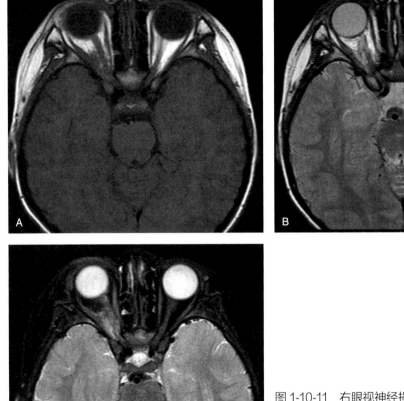

图 1-10-11 右眼视神经损伤
A. T_1WI 序列,显示右眼视神经增粗,周围结构紊乱,呈低信号,眶尖处视神经管壁形态不规则;B. T_2WI 序列,示右眼视神经增粗,边缘毛糙,周围结构紊乱、呈条片状高信号;C. 脂肪抑制 T_2WI 序列,示右眼视神经增粗,视神经及其周围软组织呈高信号

(四) 诊断要点与鉴别诊断

1. 诊断要点

(1)外伤史。

(2)MRI 示视神经迂曲、增粗,周围信号异常。

2. 鉴别诊断   视神经炎:MRI 脂肪抑制序列显示受累视神经增粗、增强,无外伤史。

(五) 治疗和预后

视神经损伤一旦确诊,首选药物治疗,减轻组织水肿及视神经压迫,预防和治疗血管收缩、痉挛,促进血液循环和视神经传导功能的恢复。

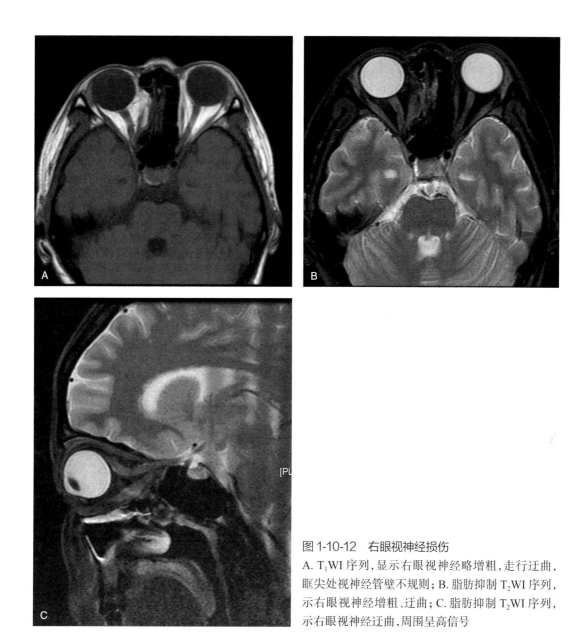

图 1-10-12　右眼视神经损伤
A. T₁WI 序列,显示右眼视神经略增粗,走行迂曲,
眶尖处视神经管壁不规则;B. 脂肪抑制 T₂WI 序列,
示右眼视神经增粗、迂曲;C. 脂肪抑制 T₂WI 序列,
示右眼视神经迂曲,周围呈高信号

如明确视神经管骨折压迫及管内血肿,则应尽早行视神经减压开放术。

预后取决于伤后视力障碍的程度:有光感的,积极治疗后预后较好;无光感的,预后差。

九、泪器损伤

(一) 概述

泪器在结构和功能上可分为泪液分泌部和泪液排出部,泪液分泌部包括泪腺、副泪腺、结膜杯状细胞等外分泌腺;泪液排出部(泪道)包括上下泪小点、上下泪小管、泪总管、泪囊和鼻泪管,主要功能是引流泪液入鼻腔。

泪器外伤是指由于外力造成的泪道及泪腺损伤,具体可根据受伤部位分为泪腺创伤、泪小管断裂、泪小点损伤、泪囊及鼻泪管创伤等,其发生率较低,约占眼部外伤的 1%,以泪小管断裂最常见。泪小管断裂创伤部位为眼睑内部创伤引起的并发症,断裂位置包括上或下泪小管,也可同时受损;主要症状为溢泪,有时出血可能进入鼻腔;泪小管断裂无明显体征,需要通过冲洗泪道判断伤口是否存在。泪腺创伤指上睑外侧或眼眶外上部受到外部锐器伤或撞击伤,分为泪腺脱出和泪腺破碎两种,溢泪为主要症状。单纯泪小点损伤临床极为少见,常伴随眼睑外伤。泪囊及鼻泪管损伤多是由面部暴力性骨折引起,分闭合性和开放性两种,泪囊及鼻泪管常继发感染,溢泪的同时伴随溢脓;泪囊及鼻泪管损伤常无明显体征特点,常在清创缝合伤口时检查发现。

（二）病理学表现

肉眼观,泪腺损伤主要表现为泪腺肿胀,泪腺中腺泡细胞数量减少,泪腺分泌相关的 a-SMA、腺体特异水通道蛋白（AQP-5）表达减少,Tenascin-C、CK8 表达增加。电镜下,凋亡小体增多,染色质边集,基质溶解呈空泡状,可见大量巨噬细胞吞噬现象,分泌颗粒减少,基底膜增厚,炎性细胞浸润。

（三）MRI 表现

常规 MRI 图像上,泪腺 T_1WI 呈中等信号,T_2WI 呈稍高信号;泪道系统还有泪小管、泪囊和鼻泪管通入下鼻道前端,正常人可见鼻泪管黏膜在横轴面上呈环形,在 T_2WI 上呈高信号。泪腺、泪道损伤呈长 T_1 长 T_2 信号同时伴有眼眶、眼球、上颌窦区积液、积血;脂肪抑制技术在眼眶的 MRI 扫描中应用较多,泪腺在 T_1WI 脂肪抑制序列呈明显高信号,可以进一步观察泪腺形态及信号异常。

（四）诊断要点与鉴别诊断

明确的外伤史,MRI 可见泪腺、泪道形态、信号异常是诊断的有力证据。

（五）治疗和预后

泪器外伤的治疗应以修复和重建泪道,恢复泄泪功能为主。若合并感染时,应做抗感染处理,同时应根据具体情况,进行特别处理。

第十一节　眼部其他疾病

一、视网膜脱离

（一）概述

视网膜脱离（retinal detachment）是指视网膜的神经上皮层和色素上皮细胞层相互分离的一种病理状态,并非视网膜与脉络膜的分离。按照发生原因可分为原发性视网膜脱离和继发性视网膜脱离,原发性视网膜脱离眼部无其他疾病,为临床常见病,在致盲性眼病中占第 5 位,是导致视力下降及失明的原因之一;继发性视网膜脱离常常由眼部炎症、外伤、肿瘤等引起,原发性者根据视网膜有无裂孔又分为孔源性和非孔源性两大类,其中孔源性视网膜脱离最常见,好发于中老年人和高度近视患者。

视网膜脱离每年的发病率约是 8/10 万,患者男性多于女性,多数为 40~70 岁的中年或老年人,20 岁以下少见。双眼发病率约为患者总数的 10%~15%,好发于近视眼,约 2/3 患者为高度近视眼或有轻微外伤史。视网膜脱离的患者常见主诉为:眼内有漂浮物,或突然加重的闪光感,视物变形、视力减退,当视网膜裂孔伴发小血管破裂时,患者主诉眼前会出现阵雨般的小黑点样漂浮物。

（二）病理学表现

视网膜组织学上分为 10 层,其中内 9 层为神经层,第 10 层是色素上皮层,胚胎发育时两层之间有一潜在间隙,正常情况下有黏多糖物质存在,并且感光细胞外节插入色素上皮细胞微绒毛之中,保证两层粘合在一起。视网膜脱离的神经上皮层和色素上皮层之间充有液体。本病理改变是早期由于视网膜外层细胞失去脉络膜血液供应,很快发生视杆视锥细胞变性和外丛状层囊样变性,早期视网膜内层细胞无明显改变;长期视网膜脱离可引起视网膜各层神经细胞萎缩变性,从视网膜外层逐渐向内层发展,即从视细胞到双极细胞再到神经节细胞层;长期视网膜脱离的病变,视网膜内的 Müller 细胞和星形胶质细胞常伴有增生,视网膜色素上皮细胞亦可增生或纤维状化生,并参与视网膜下膜形成。这些增生的胶质细胞或色素上皮化生的纤维状细胞内常常含有大量微丝,具有收缩能力,因此视网膜前膜和视网膜下膜的收缩常对视网膜组织产生较强的牵拉力,继而形成固定性视网膜皱褶或增殖性视网膜病变。眼外伤或眼内炎症性病变后期,由于睫状膜、玻璃体内纤维血管膜或视网膜前膜的收缩,而将视网膜牵引到晶状体后方,形成"漏斗状"视网膜脱离。

(三) MRI 表现

MRI 可以显示视网膜脱离,能推断视网膜下液体性质,尤其是视网膜下出血,出血时间不同信号可以表现不同,并可见分层显像,还可良好显示视网膜脱离的一些伴发征象。

MRI 表现:视网膜完全脱离,在横轴位图像表现为典型"V"字形、"Y"字形;部分性脱离的视网膜形态呈"V"字形、月牙形或不规则弧形(图 1-11-1)。T_1WI 上表现为等或稍高信号,部分表现为稍低信号;T_2WI 显示视网膜下积液呈高信号。当视网膜脱离伴出血时,T_2WI 显示视网膜下液体分层现象,大多数表现为上层为高信号,中间层为稍低信号,下层为低信号。当脉络膜黑色素瘤继发视网膜脱离时,肿瘤病变在 T_1WI 上表现为高信号,T_2WI 呈低信号,周边可见小点片状病变,T_1WI 呈高信号、T_2WI 呈低信号。当视网膜脱落伴晶状体脱离,表现为 T_1WI 等信号、T_2WI 低信号的梭形晶状体脱位进入玻璃体内。

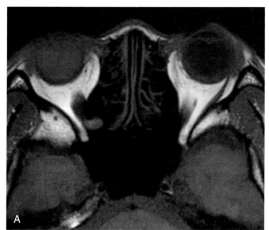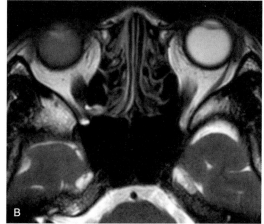

图 1-11-1　右眼视网膜脱离

A. T_1WI 序列,眼球后极部可见"V"字形高信号病灶;B. T_2WI 序列,病灶呈等信号

(四) 诊断要点与鉴别诊断

视网膜脱离的首选检查方法是超声,检查方便。MRI 可以显示视网膜脱离,可以推断视网膜下液体性质,还可以显示视网膜脱离的一些伴发征象,例如肿瘤等所致的继发性视网膜脱离。

1. 诊断要点

(1)中年老年男性,有高度近视或眼球外伤史。

(2)眼内有漂浮物,或突然加重的闪光感;视物变形、视野缺损并逐渐扩大。

(3)病变多位于眼球后极部附近,呈"新月形"或"不规则形",横轴位脱离的视网膜表现为典型"V"字形、"Y"字形。

(4)视网膜脱离 MRI 表现为 T_1WI 上多呈等低信号;T_2WI 上可呈高信号;有肿瘤等继发性改变时会有相应的伴随征象。

(5) 当视网膜脱离合并出血时,视网膜下液体会出现分层现象。

2. 鉴别诊断

(1) 睫状体脉络膜脱离:MRI 平扫眼环鼻侧、颞侧均可见脱离薄膜,前界不超越睫状体眼环附着部,后缘止于眼球赤道之后,甚至达视盘附近;睫状体和脉络膜前部的脱离,多呈局限性或环形隆起;如果波及脉络膜后部多呈 1 个或数个半球形隆起;脱离的脉络膜在 T_1WI 和 T_2WI 均呈中等信号,膜下为 T_1WI 低信号、T_2WI 为高信号。

(2) 脉络膜血肿:MRI 表现为眼环向玻璃体突出的半球形或梭形隆起,根据病变的范围不同,其表现也不同;可表现为眼环鼻、颞两侧及眼环上下范围不一的梭形或弧形膜状隆起,两侧基本对称。病变处于血肿的不同时期,其信号也不同,T_1WI 多表现为高信号或中等信号,T_2WI 也多表现为高信号;部分可见分层。

(五) 治疗和预后

目前,治疗方法主要包括视网膜激光光凝封闭裂孔,巩膜扣带术,玻璃体切割联合玻璃体腔硅油或惰性气体填充术,药物治疗等。孔源性视网膜脱离的治疗是一个复杂的过程,有多种方法可供选择,主要有激光疗法,巩膜手术,玻璃体手术,中西医结合疗法,但每种方法都有其优越性及局限性,患者也具有个体差异性,应根据患者特点选择适当的手术方式。因此,寻找一种适应性强,操作方便,安全有效的方法是可以显著提高治愈率的。

二、脉络膜脱离

(一) 概述

脉络膜脱离(choroidal detachment) 也称睫状体脉络膜脱离(cilio-choroidal detachment)。脉络膜与巩膜之间由少量纤维结缔组织疏松相连,两者之间存在一潜在的腔隙(脉络膜上腔),一般情况下,脉络膜上腔的压力等于或略小于眼压,当压力关系受到破坏,液体聚集在脉络膜上腔造成脉络膜与巩膜分离即称为脉络膜脱离。以血液为主的称为出血性脉络膜脱离,以渗出液或漏出液为主的可称为浆液性脉络膜脱离。睫状体和脉络膜在解剖上是延续的,故脉络膜脱离常伴有睫状体的脱离。

眼外伤、内眼手术、炎症等原因可引起眼内压降低或使脉络膜渗出增加,是临床上造成脉络膜脱离的主要原因。脉络膜脱离的临床表现常为低眼压,视力受影响较少,后部脉络膜受累或视网膜脱离时可引起视力下降。直接检眼镜可见眼底周边部一个或多个半球形隆起,不透明,呈灰褐色或棕黑色。裂隙灯显微镜可见睫状体充血、房水闪光、角膜后沉着物等。长期脉络膜脱离可能出现视盘、黄斑水肿、脉络膜皱褶等一系列改变。

(二) 病理学表现

正常情况下,脉络膜上腔压力等于或略小于眼内压,若眼内压突然下降,脉络膜血管扩张引起大量渗出或出血;脉络膜血管回流受阻或血管壁通透性增加出现血管内液体外渗;脉络膜血管直接损伤导致其内出血等,这些液体积聚在脉络膜上腔内即引起脉络膜脱离。脉络膜上腔前界为巩膜突,后界为视盘,由于涡静脉在赤道附近穿出眼球壁、眼球后极部有神经血管穿过,使此处粘连紧密,所以赤道部之前脉络膜脱离更常见。

(三) MRI 表现

一般表现为眼环的局限性增厚或突向玻璃体的半球形或梭形隆起。脱离的脉络膜不累及视盘,向玻璃体内隆起,呈曲线状,若隆起过高,两侧脉络膜相互接触,表现为"接吻征"。脱离的脉络膜在 T_1WI 及 T_2WI 上均呈等信号,脉络膜上腔的积液因其成分不同而信号各异。浆液性脉络膜脱离时,若积液内含蛋白成分较多,T_1WI 和 T_2WI 均为高信号;若含蛋白质成分少,则 T_1WI 呈低信号,T_2WI 呈高信号。出血性脉络膜脱离时,MR信号特点随出血发生的时间不同而有所不同。急性期出血T_1WI呈等或稍低信号,T_2WI呈低信号;亚急性期出血T_1WI及T_2WI均呈高信号;陈旧性出血T_1WI呈低信号,T_2WI呈高信号(图1-11-2)。

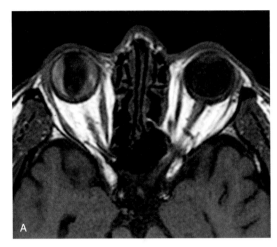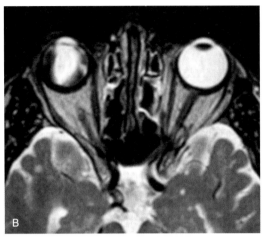

图1-11-2　右眼脉络膜脱离并血性积液

A. T_1WI序列,右眼2~11点钟方向沿侧壁分布的稍高信号;B. T_2WI序列,右眼2~11点钟方向沿侧壁分布的稍低信号

(四) 诊断要点与鉴别诊断

超声检查为首选检查,MR可以通过不同的信号区分不同成分的液体,MRI主要用于脉络膜脱离的鉴别诊断。

1. 诊断要点

(1)多有眼外伤、内眼手术或炎症等病史。

(2)眼压下降,视力多影响不大。

(3)一般表现为眼环的局限性增厚或突向玻璃体的半球形或梭形隆起,脉络膜向玻璃体隆起,或两侧脉络膜相互接触,表现为"接吻征",多发生在赤道部之前。

(4)脉络膜上腔积血或积液,典型的亚急性期积血T_1WI和T_2WI上均为高信号,积液表现为长T_1长T_2信号。

2. 鉴别诊断

(1)视网膜脱离:两者均向玻璃体内隆起,其信号与积液成分有关,但视网膜脱离多位于眼球后极部附近,而脉络膜脱离常发生在赤道部之前,且不累及视盘。视网膜脱离多呈"新月形""双叶形"或"不规则形"隆起,视网膜完全脱离时在视盘层面呈典型的"V"形,脉络膜脱离则表现为两侧脉络膜相互接触形成的"接吻征"。

(2)脉络膜血管瘤:两者均表现为脉络膜增厚并隆起,但脉络膜血管瘤表现为脉络膜弥漫性增厚或局部扁平状隆起,在T_1WI呈中等信号,T_2WI呈高信号,而脉络膜脱离则表现为脉络膜向玻璃体内隆起,两侧脉络膜可相互接触形成"接吻征"。此外,如脉络膜脱离脉络膜上腔内合并积血或积液时,则有相应的信号特点,与脉络膜血管瘤不同。

(3)脉络膜黑色素瘤:脉络膜黑色素瘤是眼球内常见的肿瘤性病变,表现为眼球壁突向玻璃体内的半球形或不规则结节,MR信号特点具有特征性,T_1WI呈高信号,T_2WI呈低信号,增强扫描呈明显强化。而脱离的脉络膜在T_1WI及T_2WI上均呈等信号,脉络膜上腔的积液因其成分不同而信号各异,增强扫描脉络膜脱离不强化。

（五）治疗和预后

1. 保守治疗　去除诱因,病情轻者,脉络膜脱离可逐步吸收而消失。多数无严重并发症的脉络膜脱离和脉络膜上腔血肿只需观察或药物治疗,如1%阿托品点眼,糖皮质激素局部点眼,Tenon囊下注射或全身应用。视网膜脱离环扎术脉络膜轻度环形脱离数天后可自愈。内眼术后,前房正常而脉络膜脱离者可自愈。

2. 手术治疗　伤口漏、前房消失、房角关闭、大量脉络膜上腔出血需行手术干预来中断或逆转产生脉络膜脱离的过程。

三、巩膜葡萄肿

（一）概述

巩膜葡萄肿(scleral staphyloma)是指在高眼压或正常眼压的作用下,由于巩膜的先天缺陷或病理损害使其抵抗力减弱,局部或全部巩膜连同相应部位的葡萄膜组织向外膨出。如果突出、扩张部分仅为巩膜,不包括葡萄膜时,叫做巩膜扩张(ectasia)。巩膜因变性、炎性瘢痕、外伤、高度近视等原因局部变薄,在眼内压的长期作用下向外隆起,呈紫黑色,如葡萄状,巩膜葡萄肿根据膨胀的范围,分为部分巩膜葡萄肿和全部巩膜葡萄肿。部分性巩膜葡萄肿可分为前葡萄肿(anterial staphyloma)、赤道部葡萄肿(equatorial staphyloma)和后葡萄肿(posterial staphyloma)。

前葡萄肿发生于赤道前部。有时单独隆起,也有时融合成一环,分为睫状体葡萄肿(ciliary staphyloma)和间插葡萄肿(interealary staphyloma)。二者的区别在于前睫状体动脉通过的位置。睫状体葡萄肿发生于睫状体区域,前睫状体动脉通过其前方;间插葡萄肿由于虹膜凸向前方,其周边粘连在角膜后面而形成葡萄肿的前缘,睫状体与原来虹膜的根部则形成葡萄肿的后界,前睫状体动脉通过其后。多见于深层巩膜炎、巩膜损害及慢性青光眼。

赤道部葡萄肿发生于涡静脉穿出巩膜处,常见于慢性闭角型青光眼晚期和绝对青光眼,为黑色单独隆起,不融合成环。后葡萄肿为视盘周围及后极部巩膜向外膨出扩张,多为高度近视所致。全部巩膜葡萄肿表现为眼球完全变大,为先天性青光眼或后天性婴儿青光眼所致。

（二）病理学表现

巩膜向外隆起呈囊状、与玻璃体相通。巩膜纤维组织高度减少,平行纤维间的中间纤维消失,巩膜变薄,后面衬以变薄的色素层,呈紫蓝色。后巩膜葡萄肿因后部巩膜胶原纤维进行性破坏而明显变薄,Bruch膜裂缝,视网膜外层、视网膜上皮层和脉络膜萎缩,视网膜内外层间隙存在。视网膜脱离常并发于有黄斑裂孔的后巩膜葡萄肿。视网膜脱离发生后巩膜弹力纤维松弛,可使巩膜葡萄肿消失。高度近视引起后部大的脉络膜静脉减少,残留静脉的直径有显著变化,睫状后动脉进入点位置改变,这些特征在合并后巩膜葡萄肿时更明显。在后巩膜葡萄肿占据的区域,脉络膜动脉网显著变少。在后巩膜葡萄肿边缘脉络膜静脉血流缓慢,受阻时血流会通过侧支循环改变流向。

睫状体葡萄肿通常在睫状体体部形成,睫状体萎缩,巩膜突出。间插葡萄肿位于虹膜根部和睫状体之间。赤道部葡萄肿多见于涡静脉或眼外肌附着处。后葡萄肿位于眼球后极的颞侧。

（三）MRI表现

巩膜葡萄肿根据其发病部位的不同,影像表现各不相同。前巩膜葡萄肿一般在外眼即可发现,表现为巩膜菲薄并向前局限性膨出隆起,有时为单独隆起,有时也可融合形成一环。赤道部葡萄肿发生于涡静脉穿出巩膜处,常为单独隆起,不融合成环。后巩膜葡萄肿一般表现为双眼对称性分布的病变,突出的巩膜可表现为锥形、矩形、楔形或弧形,其中以锥形最常见,发病位置多位于后极部,因此可导致眼球前后径延长(图1-11-3)。全部巩膜葡萄肿则表现为眼球体积增大。MRI表现为巩膜处局限性或广泛性向外隆起的囊腔,囊腔内的液体与玻璃体内的液体信号相同,MR T_1WI呈低信号,T_2WI呈高信号,增强扫描不强化。

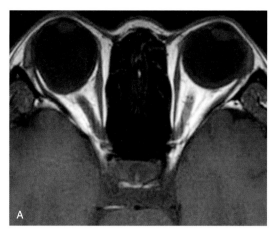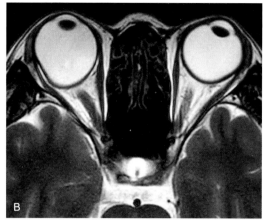

图 1-11-3　右侧巩膜葡萄肿

A、B. T₁WI 及 T₂WI 序列,右侧眼球后部局部向后膨出

（四）诊断要点与鉴别诊断

后巩膜葡萄肿超声为首选检查。MRI 检查虽不是首选的检查方法,但是可以观察超声检查受限的前巩膜葡萄肿,可反映各种巩膜葡萄肿的形态、位置及范围,并可更好地观察到葡萄肿囊腔边界与巩膜的连续性。

1. 诊断要点

（1）多见于巩膜炎、青光眼、手术或外伤后;后巩膜葡萄肿常伴有高度近视。

（2）眼球前后径增大或广泛性整体增大,而眼眶结构基本正常。

（3）巩膜及葡萄膜局限性隆起、膨出或全部扩张变大,囊壁光滑。

（4）磁共振表现为巩膜处局限性或广泛性向外隆起的囊腔,囊壁光整,囊腔内的液体与玻璃体内的液体信号相同。

（5）长期视网膜脱离时葡萄肿消失。

2. 鉴别诊断

（1）先天性脉络膜缺损:先天性脉络膜缺损是早期胚裂闭合发生紊乱,导致相关位置葡萄膜、部分视网膜感觉层、视网膜色素上皮缺损的一种常染色体遗传性疾病。其影像表现与巩膜葡萄肿类似,表现为脉络膜缺损区域的局限性扩张膨隆,一般缺损区位于下方且范围较小,边缘陡峭不整齐,而巩膜葡萄肿可表现为广泛性隆起且边缘光整。此外两者均可伴有视网膜脱离,长期视网膜脱离时先天性脉络膜缺损的球壁局限性扩张依然存在,而巩膜葡萄肿则会消失。

（2）先天性小眼球伴囊肿:先天性小眼球的眶腔容积多减小,多合并球后囊肿,影像表现与后巩膜葡萄肿类似。但后巩膜葡萄肿多继发于高度近视后,眼球局限性或广泛性增大,而先天性小眼球则表现为患侧眼球小于健侧,眼球前部结构未见明显异常,视盘区眼球壁局部不连续,可见囊肿信号突出于眼球之外,可与视神经相连,增强扫描后囊内未见明显强化,囊壁呈中度强化。

（3）先天性囊肿眼:由于视泡未发生凹陷而导致的先天异常,眼球发育成一个或多个囊肿,多无眼内结构。巩膜葡萄肿仅表现为巩膜及葡萄膜的局限性或广泛性隆起,眼球内正常结构存在。

（五）治疗和预后

治疗原则为病因治疗、降低眼压及手术治疗。眼压高时或即使眼压正常,因巩膜菲薄,为防穿孔可给予降眼压药物;有葡萄膜炎症时给予皮质类固醇及消炎镇痛;部分巩膜葡萄肿可行巩膜切除缩短或异体巩膜瓣移植术,术后予抗生素;全巩膜葡萄肿如视力丧失无复明希望,为了美容可行眼球摘除术,术后可置义眼。

四、眶隔脂肪疝

(一) 概述

眶隔脂肪疝(orbital septum fat herniation,OSFH)是指眶隔脂肪经由眶隔向前疝出而形成的疾病。常见于中、老年,由于退行性韧带固定结构作用的减弱及眶隔弹性的下降,使眶隔脂肪疝出。青少年罕见,常继发于先天性眶隔发育异常者或外伤所致的眶隔损伤者。

眶隔是眼睑纤维层的重要组成结构,为一富有弹性的结缔组织膜,位于眼轮匝肌后方,周围与眶缘骨膜相连,中央与睑板前面附着,形成眼睑与眼眶间的分隔,眶隔在一定程度上可以阻止炎性渗出或出血在两者间相互蔓延。眶隔后方富含脂肪组织称为眶隔内脂肪,分为内、中、外三叶,其中中叶是眶隔脂肪最易疝出的部位。这是由于眶隔脂肪的纤维固定结构——眶隔脂肪悬韧带可以阻止内、外叶脂肪疝出,而中叶脂肪组织含量较多且缺少悬韧带的束缚,加之眶隔中间部比较薄弱,由于眼球重力和运动作用使中叶脂肪更易疝出。眶隔脂肪疝常表现为无痛性下眼睑肿物,质地柔软,边界不清。

(二) 病理学表现

肉眼观,眶隔为一层纤维膜,连接眶壁骨膜和睑板,封闭眶口附于眶缘,分隔眼睑内与眼眶内间隙。眶隔脂肪疝出时可见眶隔松弛,弹性下降,眶隔脂肪向前下方移位。

显微镜下,眶隔以结缔组织和脂肪组织为主,并含有部分血管。眶隔脂肪疝为脂肪组织。

(三) MRI 表现

眶隔位于眼轮匝肌后方,后方为眶隔脂肪。眶隔脂肪疝表现为眶内脂肪信号疝出至下眼睑下,眶隔脂肪向前下方移位,在 T_1WI 上呈高信号,T_2WI 上亦呈高信号,脂肪抑制序列呈低信号(图 1-11-4)。

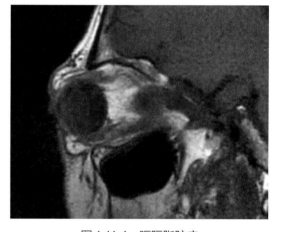

图 1-11-4　眶隔脂肪疝
T_1WI 序列,示眶内脂肪信号疝出至下眼睑下,
眶隔脂肪向前下方移位

(四) 诊断要点与鉴别诊断

MRI 检查为首选检查,MR 的优势是判定脂肪成分并进行鉴别诊断。

1. 诊断要点

(1)中、老年患者多见。

(2)临床表现为下眼睑皮肤松弛,呈"囊袋状"隆起,可触及无痛性下眼睑肿物。

(3)MRI 表现为 T_1WI 上呈高信号,T_2WI 上呈高信号,脂肪抑制序列呈低信号。

2. 鉴别诊断

(1)眼睑蜂窝织炎:多继发于外伤、眼部手术或邻近组织结构的化脓性感染后,临床表现主要为眼部的剧烈疼痛。MRI 表现为眼眶肿胀,T_1WI 呈稍低信号,T_2WI 呈稍高信号,脂肪抑制序列呈高信号,境界显示不清。眶隔脂肪疝则多见于中老年患者,无明确诱因,临床表现为无痛性下眼睑肿物,MRI 表现 T_1WI 呈高信号,脂肪抑制序列呈低信号。

(2)睑板腺囊肿:多见于青少年,一般发生于上睑,表现为眼睑皮下的圆形肿块,MRI 表现 T_1WI 多呈低信号,T_2WI 呈高信号,脂肪抑制序列呈高信号为主要的鉴别诊断要点。

(3)皮肤脂肪瘤:皮肤脂肪瘤与眶隔脂肪疝的病理成分一致,均为脂肪组织,因此两者 MR 信号特征相同。但二者的发病年龄及发病部位均有所不同,皮肤脂肪瘤可发生于任何年龄任何部位,而眶隔脂肪疝多见于中老年患者且发病部位局限于下眼睑。

（五）治疗和预后

眶隔脂肪疝的治疗方法以整形手术治疗为主,常采用眶隔释放眼袋整形术,预后较好。

五、泪腺脱垂

（一）概述

泪腺脱垂(lacrimal gland prolapse)是指由各种因素所致的泪腺支持组织松弛,眶中隔薄弱,导致泪腺脱离原来的位置,向前下方移位。泪腺脱垂可分为两类,原发性和继发性。原发性多为先天性泪腺脱垂,多见于 20 岁左右,女性好发,与遗传因素有关,呈常染色体显性遗传。继发性多由眶内压增高(如眶内肿瘤或 Graves 眼病)、外伤或泪腺支持结构减弱引起。泪腺脱垂可以发生于泪腺眶叶、睑叶或两叶均脱离正常位置,其中以睑叶脱垂多见。

临床表现为上睑外侧部肿胀,类似肿瘤,双侧对称,无疼痛或压痛,脱位的泪腺触之柔软光滑,可还纳入泪腺窝,但松手后立即脱垂。压迫眼球可使肿块增大。若仅仅睑叶泪腺脱垂,则只凸向上穹隆外侧部,嘱其向内下方注视,可见外侧穹隆部脱垂的泪腺突于结膜下。

（二）病理学表现

泪腺脱垂为正常泪腺组织,但是位置异常。

（三）MRI 表现

泪腺脱垂 MRI 表现主要为泪腺大小、形态及信号基本正常,仅表现为位置改变(图 1-11-5)。泪腺向前下方移位,横轴位可见泪腺上部(眶部)向前移位超出眶缘,冠状位可见泪腺大部分位于眶缘前方眼球外侧,上缘内侧与上直肌群分界清楚,泪腺窝空虚。部分可见脱垂的眶部向眶缘的前外侧呈结节样突出。泪腺眶部部分脱垂表现为泪腺眶部部分向前移位超出眶缘。横轴位表现为泪腺眶缘前部略增大;冠状位于眶缘前方,睑部皮下见椭圆形泪腺,其长轴由内上向外下方走行,与眶部泪腺走行一致。增强扫描后泪腺呈明显均匀强化。

（四）诊断要点与鉴别诊断

MRI 检查可以明确泪腺的信号与位置并为鉴别诊断提供依据,为首选检查。

1. 诊断要点

(1)青年女性多见,呈常染色体显性遗传。

(2)主要临床表现为泪腺窝空虚,伴无痛性上睑外侧部肿胀,泪腺向前下方移位,可还纳入泪腺窝。部分可见脱垂的眶部向眶缘的前外侧呈结节样突出。

(3)轴位可见泪腺上部(眶部)向前移位超出眶缘,冠状位可见泪腺大部分位于眶缘前方眼球外侧,上缘内侧与上直肌群分界清楚,泪腺窝空虚。

(4)MRI 上,泪腺大小、信号未见异常,仅表现为位置改变。

2. 鉴别诊断

(1)泪腺炎:泪腺脱垂因眶部向前突出于眶缘,有时易被误认为以睑部增大为主的泪腺炎。泪腺炎常表现为泪腺的弥漫性增大,MRI 检查可见泪腺信号异常,而泪腺脱垂时泪腺的大小及信号基本正常,仅位置异常,鉴别不难。

(2)泪腺上皮性肿瘤:泪腺区可见不规则肿块,CT 常可见邻近眶壁骨质改变。而泪腺脱垂泪腺形态及信号基本正常,仅为位置异常,不会引起邻近眶壁骨质改变。

(3)眼结膜下脂肪疝:较软,黄色,在结膜下可自由活动,常为双侧,MRI 表现为位于眼球表面颞上象限肿块,T_1WI 上呈高信号,T_2WI 上呈高信号,边界清楚,与眶内脂肪相连续,可与泪腺脱垂同时发生。

(4)眼睑脂肪过多及眼睑慢性炎症:眼睑脂肪过多、眼睑过敏性炎症及某些自身免疫疾病发作时,表现为眼睑肿胀,与泪腺脱垂表现相似,临床触诊不能触及肿块,MRI 平扫可见泪腺位置正常。

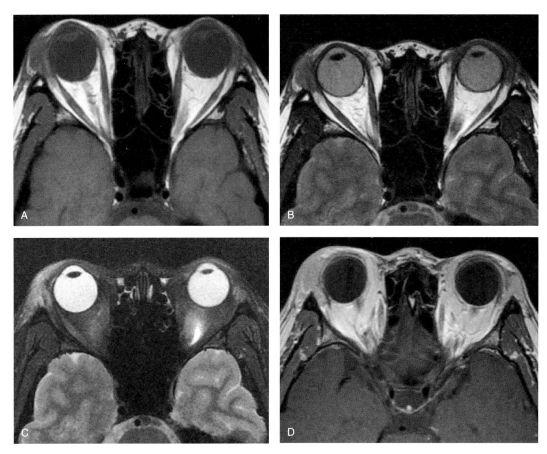

图 1-11-5　双侧眼眶泪腺脱垂

A. T₁WI 序列,显示泪腺异常,向前下方移位,超出眶缘,泪腺信号与脑白质信号相近;B. T₂WI 序列,示泪腺信号与脑白质
信号相近;C. 脂肪抑制 T₂WI 序列,示泪腺呈稍高信号,周围软组织水肿;D. 增强 T₁WI 序列,示泪腺明显均匀强化

（五）治疗和预后

治疗方法以手术复位为主。可通过手术将脱位的泪腺缝合固定于泪腺凹骨膜上,同时缝合加固眶隔。
睑皮肤松弛者,可切除过剩皮肤。外伤性泪腺脱垂,可施行手术复位后加压包扎 1~2 周。手术中如泪腺肿
大及损伤较重者可切除部分泪腺,不易还纳者可手术摘除泪腺,行眼睑整形。术后积极应用抗生素预防感
染。切开法重睑成形术能够同时恢复眼部外形和功能,满意率达 96.2%,术后尚有部分患者复发,考虑为
泪腺悬吊不稳固所致,可根据情况施行眶隔缩短,防止复发。

第十二节　全身疾病在眼部表现

一、耳鼻喉科疾病的眼部表现

【鼻及鼻窦急性细菌性炎症累及眼眶】

（一）概述

流感嗜血杆菌、葡萄球菌、肺炎球菌和链球菌是造成鼻及鼻窦急性炎症的常见致病菌,鼻与眼眶之间
仅以薄骨板相隔,最薄处仅有半毫米,两者之间有血管相沟通,因此,急性感染常易扩散引起眼眶蜂窝织

炎、眶周蜂窝织炎、眼眶脓肿、眼眶骨膜下脓肿,甚至可以引起败血症及海绵窦血栓。病变常见于儿童,其次多见于患有糖尿病或免疫功能缺陷的老人。儿童急性鼻窦炎是较常见的一种临床疾病,好发于 5 岁以下儿童,男性明显多于女性,本病有一定自限性,并发症中以眼眶蜂窝织炎最常见。

（二）病理学表现

继发性眼眶蜂窝织炎多由筛窦炎引起,其次为上颌窦炎,额窦炎较少见,这与儿童鼻窦特殊的解剖结构有关:

（1）儿童最先发育的是筛窦和上颌窦,额窦较晚发育。

（2）眶上壁、下壁、内壁分别与额窦、筛窦、上颌窦相邻,其中以筛骨板最薄,眶内壁从前到后存在泪上颌间隙、泪筛窦间隙、蝶筛间隙三个间隙,额筛交界处存在筛前后孔等自然孔道,部分个体还存在先天性骨缺损。

（3）鼻与眼之间的血管密切联系,颈内、外动脉于此处有多处部位互相吻合。

（4）由于眼部静脉系统无静脉瓣,导致引流鼻腔的前后筛静脉汇入眼上静脉,后筛静脉最终引流入海绵窦内。

（三）MRI 表现

Chandler 等将急性鼻窦炎眼眶并发症分为 5 型,各型的 MRI 表现各有不同。Ⅰ型:眶隔前蜂窝织炎,表现为眼睑水肿无脓肿形成;Ⅱ型:眶隔后眼眶蜂窝织炎,表现为眶隔后脂肪组织水肿无脓肿形成;Ⅲ型:眼眶骨膜下脓肿,表现为脓液聚积在眶壁间及眶骨膜;Ⅳ型:眼眶内脓肿,表现为脓液突破眶骨膜而后进入眼眶脂肪组织内;Ⅴ型:海绵窦血栓性静脉炎。

Ⅰ型眶隔前蜂窝织炎:表现为结膜和眼睑弥漫性增厚,边缘模糊;脓肿形成时表现为囊壁环形强化,其内囊液不强化,一般眼球不突出,偶可轻度后移。

Ⅱ型眼眶蜂窝织炎:肌锥内外间隙模糊,与眼外肌或视神经分界不清,最常累及内、下象限肌锥外间隙,表现为内直肌和 / 或外直肌增粗;泪腺受累增大亦常见,患侧眼睑肿胀,眼球突出,均有急性鼻窦炎,以筛窦炎做常见,均以眼眶蜂窝织炎侧为著。

Ⅲ型眼眶骨膜下脓肿:表现为邻近眼外肌增粗、移位,有时可轻度强化;骨膜移位并呈线样强化,脓肿形成时则表现为沿眶壁局限或弥漫且有包膜的梭形异常信号,T_1WI 呈低信号,T_2WI 呈高信号;邻近窦壁表现为骨质破坏、硬化,脑膜增厚。

Ⅳ型眼眶内脓肿:眼眶蜂窝织炎进一步进展则形成脓肿,增强后呈厚壁环形强化的囊性病变为其特征,邻近眶壁骨质模糊,边缘不清,也可引起邻近骨质破坏,内下壁侵犯最为常见,亦可表现为邻近眼外肌受累增粗、模糊,其中以下直肌和内直肌最为常见。MRI 上囊腔内容物表现为 T_1WI 低信号,T_2WI 高信号,增强扫描囊壁明显强化,而囊腔不强化,邻近受累的结构均明显强化,视神经鞘强化亦常见,亦可导致海绵窦血栓形成（图 1-12-1）。

（四）诊断要点与鉴别诊断

MRI 是诊断和治疗后随访复查的首选影像学检查。CT 对骨质破坏显示更加明确,可以显示骨质破坏程度。但是 MRI 可以显示脓腔是否形成,并且可以显示病变累及范围。根据临床症状和影像学表现综合考虑,本病一般可以确诊（图 1-12-1）。

1. 诊断要点

（1）儿童或青少年,常伴上呼吸道感染与鼻窦炎。

（2）眼部红肿进行性加重,进展比较快。

（3）眶隔前蜂窝织炎及眼眶骨膜下脓肿,脓肿形成时表现为囊壁环形强化,眼眶骨膜下脓肿伴有邻近窦壁骨质破坏。

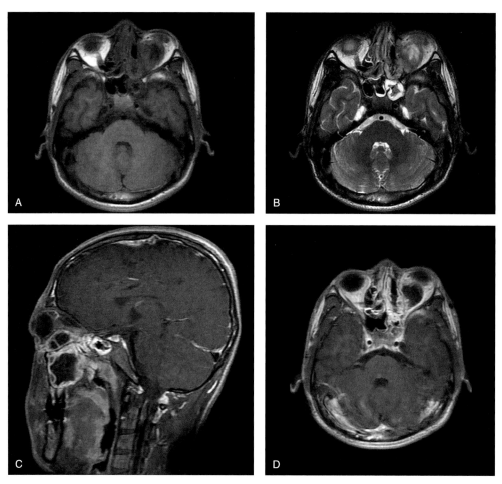

图 1-12-1　左侧筛窦化脓性感染累及眼眶和眶内脓肿

A. T$_1$WI 序列,左侧筛窦及蝶窦内可见沿窦壁分布的低信号,眼球后方肌锥间隙内可见一梭形低信号,
灶周可见环形等信号包膜;B. T$_2$WI 序列,筛窦及蝶窦内病灶呈高信号,肌锥间隙内病灶以高信号为主,
灶周可见环形稍低信号包膜;C. 增强 T$_1$WI 序列,左侧上颌窦及筛窦内病灶呈不均匀性强化,左眼眶肌
锥间隙内病灶呈环形强化,局部与鼻窦内病灶连通;D. 增强 T$_1$WI 序列,肌锥间隙内病灶呈环形强化

（4）眼眶蜂窝织炎进一步形成眼眶内脓肿,增强扫描可见视神经鞘强化,亦可导致海绵窦血栓形成。

（5）眼眶蜂窝织炎有邻近鼻窦积液等炎症表现,易累及内、卜象限肌锥外间隙。

2. 鉴别诊断

（1）非鼻源性眼眶蜂窝织炎:鼻窦骨质连续,邻近鼻窦没有积液等炎症表现。

（2）横纹肌肉瘤:眼部疼痛并伴眼球突出,进展较快,邻近骨质可见破坏、吸收,T$_1$WI 呈等、低信号,
T$_2$WI 呈高信号,增强后呈中度强化。

（3）绿色瘤:常单发或多发,好发于眼眶外上象限,邻近骨质破坏,T$_1$WI 及 T$_2$WI 常呈等信号,增强后呈
中度强化。

（4）转移瘤:头颈部转移多发生于蝶骨大翼,儿童患者常为神经母细胞瘤转移,周围受累骨质可见放射
状骨针并周围软组织肿块影。

（五）治疗和预后

眼眶蜂窝织炎的治疗方式是综合性的,首先明确病因,采取积极病因治疗,其次应用敏感抗生素治疗,
大剂量静脉给药。治疗及时,处理正确,炎症得以消退,不留后遗症。若炎症已化脓局限,形成眶内脓肿,
可在波动处切开排脓,并置入橡皮条引流。如抗生素效果不好,持续眼压增高,需减压保护视力。积极处
理和预防眼及眼外并发症。

【真菌性鼻窦炎累及眼眶】

（一）概述

真菌性鼻窦炎常有家族过敏史，大多数患者有鼻息肉病史或反复发作的鼻窦炎史，有哮喘病史者一般 IgE 水平增高、鼻塞及奶酪样黏涕。不同类型的真菌性鼻窦炎，具有不同临床表现：急性侵袭性真菌性鼻窦炎，常表现为急性症状，并发展较快，可出现急性发热、鼻出血、短期失明头痛及眶面部肿胀；慢性侵袭性真菌性鼻窦炎，病变侵犯到海绵窦会出现海绵窦综合征，若病变延伸到眶尖，则患者会出现眶尖综合征。真菌性鼻窦炎分为急性爆发型、慢性或无痛型、真菌球、变应性真菌性鼻窦炎 4 型。

（1）急性爆发型（acute/fulminant type）：常见于免疫功能缺陷的患者，常伴有严重营养不良等基础病变，特征性表现为血管侵袭和组织坏死，易侵颅内、眼眶等广泛颅面部结构。

（2）慢性或无痛型（chronic/indolent type）：好发于免疫力正常的患者，真菌常于鼻窦内增殖并侵入鼻窦黏膜，特征性改变为肉芽组织增生。

（3）真菌球（fungal ball，mycetoma）：常发生于有免疫力的非特应性患者，常于黏液性基质中发现真菌成分浓聚。通常只侵犯一个鼻窦，最常见的为上颌窦，可导致窦腔压迫、扩大，但常无侵袭性破坏。

（4）变应性真菌性鼻窦炎：发生于有免疫力的特应性患者，好发于温暖潮湿的环境，多由筛窦病变侵犯眶内壁所致，可能是由于眶内壁较薄，易于侵犯有关，因此最易延伸的鼻外部位为眼眶，亦可延伸到鼻咽、翼腭窝、颅内等部位。变应性真菌性鼻窦炎和侵袭性真菌性鼻窦炎（慢性多见）常累及眼眶，影像学上常被误诊为恶性肿瘤，临床表现为眼球移位或突眼，若视神经受压则也可表现为眼痛、复视、视力下降等。

（二）病理学表现

鼻内镜常发现侵袭性真菌炎患者鼻腔黏膜重度充血和息肉样变，或可见黄色或黑色块状软组织样肿物被覆于表面。致病真菌以曲霉菌属常见，其次为毛霉菌属，特征性组织病理学特点为鼻窦血管、黏膜内有真菌菌丝侵犯，早期可见坏死组织伴有数量不一的炎性细胞浸润，部分病变可形成肉芽肿，病变晚期可出现明显纤维化；变应性真菌性鼻窦炎患者的鼻腔内均可见坚硬而稠厚的真菌分泌物，呈奶酪样，吸引器难以吸出，常为绿色或棕色，伴有臭味。病变内常可见真菌菌丝大量嗜酸性粒细胞、变应性黏蛋白，还可见夏科 - 莱登结晶（图 1-12-2）。

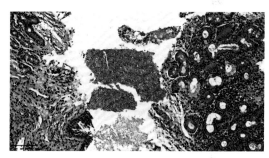

图 1-12-2　真菌性鼻窦炎病理图
鼻黏膜层内见较多的炎细胞浸润，局部表面上皮糜烂，可见一团游离的真菌菌丝（HE×200）

（三）MRI 表现

慢性侵袭性真菌性鼻窦炎：多发生于上颌窦，常仅仅累及一个鼻窦，亦可见于筛窦和蝶窦，影像学表现早期无特异性，仅表现为黏膜肥厚，典型表现为受累窦壁膨胀性骨质破坏，破坏严重可形成缺损，但同时伴有邻近骨质及断端不同程度的增生硬化，窦腔内可见软组织影，形态多不规则，信号较均匀，钙化少见，受累窦腔外周可见外周阻塞性炎症。病变可向周围组织蔓延累及海绵窦和 / 或眶尖，亦可累及翼腭窝、颞下窝、脑膜等。在 MRI 上 T_1WI 呈等信号，T_2WI 信号多变，与病程有关，早期以高信号为主，晚期低信号为主，但通常不均匀。外周阻塞性炎症表现为 T_1WI 呈等或低信号，T_2WI 呈明显高信号，增强扫描后边缘呈明显高信号（图 1-12-3）。

变应性真菌性鼻窦炎：常表现为双侧多个窦壁受累，表现为鼻窦黏膜增厚，窦腔内充满软组织影，T_1WI 上窦腔内信号混杂，增厚的黏膜呈等或稍高信号，T_2WI 上病变呈低信号，增厚的黏膜呈高信号，增强扫描后黏膜呈明显强化而窦腔病变无强化，眼部表现为眶壁连续性中断，其中以眶内壁最常见，其次为眶上壁，病变常压迫或包绕上睑提肌、上斜肌、上直肌或内直肌，眶尖容积变小，有时可表现为眼球突出，视神经受压。

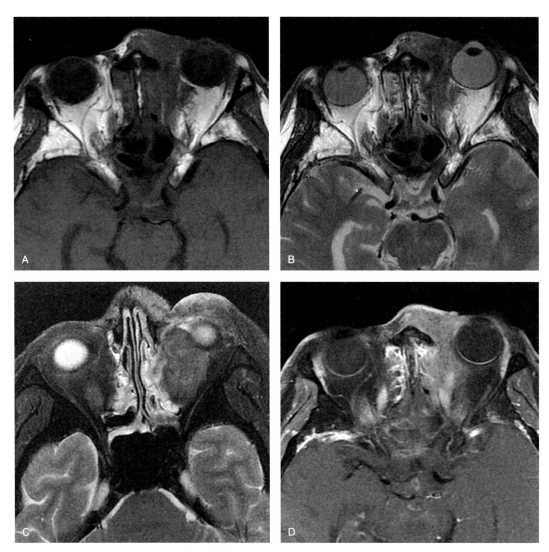

图 1-12-3　左侧筛窦毛霉菌性鼻窦炎累及眼眶并眶内真菌球

A. T₁WI 序列,左侧筛窦内可见充满窦腔的低信号,鼻翼软组织肿胀,病灶突破左眼眶内侧壁累及左侧眼眶;B. T₂WI 序列,筛窦内病灶以高信号为主,内夹杂斑片状低信号,眼眶内病灶以低信号为主;C. 脂肪抑制 T₂WI 序列,眼眶内病灶呈卵圆形,边缘光整,以低信号为主;D. 脂肪抑制增强 T₁WI 序列,筛窦、眼眶及鼻翼软组织内病灶呈较均匀性中度强化

(四)诊断要点与鉴别诊断

　　鼻窦慢性炎性病变的特征性表现为窦壁骨质破坏并伴有硬化,CT 对骨质破坏显示更有优势。MRI 可以显示真菌性鼻窦炎的特点,尤其是 MRI 增强抑脂序列可以更加清晰显示病变侵犯范围。结合长期病史和较轻的临床症状可以做出诊断。

　　1. 诊断要点

　　(1)家族过敏史,多有长期反复发作的全组鼻旁窦炎或鼻息肉的病史,临床症状较轻。

　　(2)急性爆发型常见于免疫功能缺陷的患者,慢性或无痛型好发于免疫力正常的患者,真菌球常发生于有免疫力的非特应性患者;变应性真菌性鼻窦炎好发于有免疫力的特应性患者。

　　(3)慢性侵袭性真菌性鼻窦炎仅累及一个鼻窦,多发生于上颌窦,病变可向周围组织蔓延累及海绵窦和／或眶尖,MRI 表现与病程有关,典型表现为受累窦壁膨胀性骨质破坏。

　　(4)变应性真菌性鼻窦炎表现为双侧多个窦壁受累,眼部表现以眶内壁最常见,MRI 表现为 T₁WI 上窦腔内信号混杂,增厚的黏膜呈等或稍高信号,T₂WI 上病变呈低信号,增厚的黏膜呈高信号,增强扫描后黏膜呈明显强化而窦腔病变无强化。

(5)暴发型真菌性鼻窦炎颅内可出现脓肿或梗死,视神经和脑膜弥漫强化,很少造成窦壁变形或窦腔扩大。

(6)有哮喘史患者常表现为血清 IgE 水平增高,鼻塞、奶酪样鼻涕。

2. 鉴别诊断

(1)位于眶尖的炎性假瘤:因其与侵袭性真菌性鼻窦炎侵及眼眶的密度与信号相似,有时鉴别较困难,位于眶尖的炎性假瘤病变主体主要位于眶尖,邻近鼻窦可受侵犯但范围较小,此外,炎性假瘤易侵犯翼腭窝、颞下窝及同侧海绵窦,较少侵犯骨质,部分可伴轻度骨质增生硬化,激素治疗有效。

(2)鼻窦癌:多见于上颌窦,进展快,病程短,窦壁可见广泛骨质破坏,常不伴骨质增生硬化,软组织肿块形态不规则,信号不均,T₁WI、T₂WI 多呈中等信号。

(3)骨肉瘤或软骨肉瘤:病变内易产生骨样基质或软骨,类似于变应性真菌性鼻窦炎其内可见高密度钙化影,但其钙化密度更高,还可见结节样、斑点状、环形钙化,常伴有广泛骨质破坏,其进展较快,易造成急剧视力下降。

(五)治疗和预后

侵袭性真菌性鼻窦炎早期应尽早手术,清除鼻腔和鼻窦内真菌病原和坏死及不可逆的病变组织,恢复鼻腔的通畅引流,病变累及颅内时可采用颅面联合术式,并于术前应用抗真菌药物,术后应用抗真菌药物冲洗鼻窦和鼻腔。急性侵袭性真菌性鼻窦炎术后必须使用抗真菌药物伊曲康唑和两性霉素 B,变态反应性真菌性鼻窦炎术后应用糖皮质激素,同时对症支持治疗也是非常有必要的,如增强抵抗力,恢复免疫功能,停用抗生素及免疫抑制剂,治疗原发病,必要时输全血或血浆。

【外伤】

(一)概述

眼眶居面中部上份,眼眶结构复杂,损伤后可累及相邻组织,眼眶是保护眼球的。现在眼眶外伤发病率逐渐增多。鼻眶筛区是指面中部两眶间的矩形区域,由鼻骨、筛骨、泪骨、上颌骨额突、额骨上颌突组成。当鼻窦骨折时易并发鼻眶筛区余部骨折及邻近软组织损伤,多数眼眶骨折主要特征为影响眼球运动功能及眼部外观,如复视、眼球突出、眼球内陷;而因眶下管入口在上颌窦上壁,开口在前壁总部并走行前壁,所以当上颌窦骨折累及眶下管时,容易造成眶下管内的眶下神经及血管损伤,从而出现邻近皮肤感觉消失、皮下淤血或皮下血肿;鼻泪管上部在骨性鼻泪管中并与骨膜紧密相结合,鼻泪管下部在鼻腔外侧壁黏膜深面,开口位于下鼻道外侧壁的前部,受累后会造成泪液引流不畅。

(二)临床表现

骨折急性期表现有鼻出血、鼻背及眶周瘀斑,眶周及结膜下出血。肿胀消退后,可以出现内眦角圆钝、眦距增宽、鼻梁塌陷等畸形。当伴发颅底骨折时,可发生颅腔积气、脑脊液漏等。部分患者会出现不同程度的嗅觉丧失、眼球内陷、眼运动障碍及复视。累及鼻泪管时可能出现反复泪囊炎、溢泪、泪道感染等泪道阻塞的临床症状。眶内损伤后出现眼压增高,一般暗示眼球有损伤。筛窦小房之间是由较薄的骨片隔成蜂窝样结构,筛窦的血供由筛前动脉和筛后动脉供应,外伤可导致血管撕裂,发生眶内出血。额窦位于额骨内外两层骨板之间及筛窦的前上方,通过鼻额管开口于中鼻道,鼻眶筛区骨折可累及鼻额管,致使额窦引流不畅而出现炎症。蝶窦壁骨折损伤颈内动脉海绵窦时,后期可形成局部创伤性假性动脉瘤,视神经受压缺血导致视力下降甚至失明。

(三)MRI 表现

鼻眶部复合骨折以眶下壁多见,其次为内侧壁,鼻眶部骨折直接征象,如骨质连续性中断、粉碎、移位、眶壁曲度变化,骨缝分离等;其间接征象,如眼外肌增粗、肿胀、移位及嵌顿,眶内组织疝入邻近鼻旁窦内,其中眶内容物疝入上颌窦内如眼泪被称为"泪滴征";邻近鼻窦内积液或积血,眼球后出血,眶内及眼睑积气等影像表现(图 1-12-4)。当蝶骨平台和蝶骨大翼骨折时,可以使视神经管腔变形。

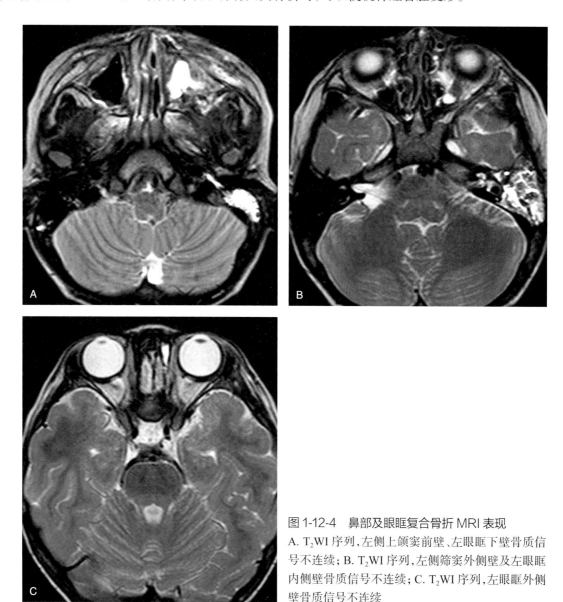

图 1-12-4 鼻部及眼眶复合骨折 MRI 表现
A. T₂WI 序列,左侧上颌窦前壁、左眼眶下壁骨质信号不连续;B. T₂WI 序列,左侧筛窦外侧壁及左眼眶内侧壁骨质信号不连续;C. T₂WI 序列,左眼眶外侧壁骨质信号不连续

(四)诊断要点与鉴别诊断

CT 可以准确判断骨折的范围及程度,是鼻眶部外伤的首选影像学检查。MRI 对骨折的显示不如CT,但是其对于骨折与邻近软组织的关系,显示损伤范围是有优势的。

1. 诊断要点

(1)多有眼鼻部外伤史及其相应症状和体征。

(2)鼻眶部骨折直接征象,如骨质连续性中断、粉碎、移位,眶壁曲度变化,骨缝分离等。

(3)鼻眶部骨折间接征象,如眼外肌增粗、肿胀、移位及嵌顿,眶内组织疝入邻近鼻旁窦内等。

(4)眼眶骨折伴发颅底骨折时,可发生颅腔积气、脑脊液漏等。

(5)眼压升高一般提示眼球有损伤。

2. 鉴别诊断

(1)眶内壁的先天变异与眶壁轻微骨折的鉴别,尤其在没有其他间接征象存在时,一般建议伤者复查轴位 CT 薄扫加冠位等多断面重建,以确诊眶壁的轻微骨折。

(2)骨折的新旧的鉴别,由于骨折的修复,骨折断端在经过一段时间后会产生影像改变,如果前后没有明显的变化,应考虑陈旧性骨折。有窦腔积液、积血征象的,为新鲜骨折,且近期复查影像中可以显示积液积血有明显吸收。

（五）治疗和预后

无手术指征的患者采取保守治疗,给予营养神经改善循环及激素对症治疗,并进行眼肌训练。对严重影响外观和功能的眼眶骨折病例须手术治疗。对于眼眶爆裂性骨折的患者,要根据骨折部位,是否有肌肉嵌顿及复视等情况综合考虑,对有明确的眼肌症状的要早期手术。成人手术是等到局部水肿及出血消退后,一般时间为伤后 2~3 周;儿童眶壁骨折手术应在伤后数天内,防止骨质出现缺血性坏死,若儿童眶壁骨折嵌塞不明显者,可行牵拉手术。术后应进行眼球运动训练,改善局部血液循环。

【鼻窦黏液囊肿累及眼眶】

（一）概述

鼻窦黏液囊肿(sinus mucocele)是各种原因导致的窦口阻塞。鼻窦黏液腺或鼻窦开口堵塞,黏液积聚形成黏液囊肿。多见于额窦及前组筛窦,其次是后组筛窦及上颌窦,蝶窦囊肿最少见。囊肿较小时一般没有症状,囊肿较大时压迫黏膜及骨壁,引起眶区疼痛、头痛;额窦黏液囊肿可出现搏动性眼球突出,由于其与颅、额窦和眼眶相通;前组筛窦侵入眼眶可是眼球向前外方突出;上颌窦黏液囊肿侵入眼眶使眼球向上移位;后组筛窦及蝶窦黏液囊肿压迫视神经及视交叉使视力减退、双眼颞侧视野缺损或中心暗点等。

（二）病理学表现

窦腔内积液充满窦腔,窦内压力增高,使囊肿向周围扩张产生隆起畸形;囊肿内容物为淡黄、棕褐或暗绿等色的黏稠液体,内含胆固醇。随着窦内压的增高和囊肿的增大,鼻窦骨壁变薄或破坏,囊肿可侵入眶内和颅内。若有感染为脓性囊肿,可引起较为严重的眶内或颅内并发症。

（三）影像学表现

黏液囊肿具有张力,在 MRI 上显示膨胀性病变,由于囊肿液体中蛋白量含量及黏稠度不同而在 T_1WI 及 T_2WI 加权成像上表现为等、低或高信号。增强扫描囊肿内未见明显强化,囊肿周边强化(图 1-12-5)。CT 可以更好显示囊肿与周围骨质的关系及骨性结构的改变。

（四）诊断要点与鉴别诊断

CT 可以更好显示囊肿与周围骨质的关系以及骨性结构的改变。MRI 可以更好显示囊肿性质,以及囊肿与邻近视神经、眼内肌等组织的关系。

1. 诊断要点

(1)鼻窦黏液囊肿多见于额窦及前组筛窦。

(2)囊肿较小时一般没有症状,囊肿较大时压迫黏膜及骨壁,引起眶区疼痛、头痛。

(3)鼻窦黏液囊肿常有鼻窦腔扩大,鼻窦骨质变薄。

(4)鼻窦黏液囊肿 MRI 表现,根据蛋白含量的不同表现为不同的信号,T_1WI 及 T_2WI 表现为等、低或高信号,增强扫描后囊壁强化,囊肿内未见明显异常强化。

2. 鉴别诊断

(1)蜂窝织炎,发病急,病变范围广其边界模糊,临床表现典型。

(2)鼻窦实性肿瘤,有骨质破坏,增强扫描有不同程度强化。

(3)眼眶肿瘤原发于眶内,质硬,眼球移位较早。

(4)皮样囊肿虽也可发生于眼眶鼻上方,但少发生疼痛,鼻窦正常和眶壁完整。

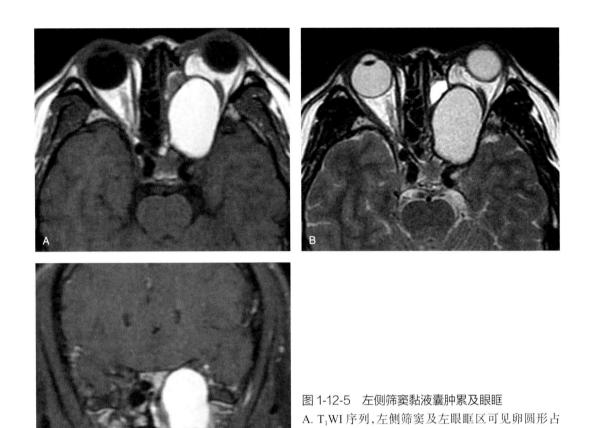

图 1-12-5 左侧筛窦黏液囊肿累及眼眶
A. T$_1$WI 序列,左侧筛窦及左眼眶区可见卵圆形占位,呈高信号,边缘光整,左眼内直肌及左侧视神经明显受压移位;B. T$_2$WI 序列,上述病灶呈高信号,边缘可见环形低信号包膜;C. 脂肪抑制增强 T$_1$WI 序列,病灶未见强化

【良性肿瘤累及眼眶】

骨瘤、鼻咽纤维血管瘤、骨化纤维瘤等良性肿瘤易累及眼眶。原发于鼻窦的骨瘤少见,男性多发,可发生于任何年龄,20~50 岁为高发阶段,骨瘤生长缓慢,早期无症状,原发于额窦占 80%,筛窦占 25%,上颌窦及蝶窦少见;肿瘤较大时多可侵入眼眶,可致眼球突出移位;骨瘤在 MRI 上表现为 T$_1$WI 及 T$_2$WI 上均低信号、界限清楚的肿块。鼻咽血管瘤好发于男性青年,常呈侵袭性生长,病变累及周围结构并且有沿自然孔道与裂隙生长的趋势,病变最常侵入鼻腔、蝶窦、翼腭窝、颞下窝,翼板 - 上颌窦间隙扩大,病变还可进入颞窝、眼眶、颅内海绵窦及相邻的颅中窝,以沿眶上下裂扩展到颅内为多,从而出现相应症状,鼻咽血管瘤在 MRI 上显示信号不均并可见血管流空影,增强扫描呈明显不均匀强化。骨化纤维瘤引起眶壁异常表现同骨瘤相似。

【恶性肿瘤累及眼眶】

(一)概述

恶性肿瘤常见的有鼻腔 - 鼻窦癌、鼻咽癌、横纹肌肉瘤、嗅神经母细胞瘤等恶性肿瘤。

鼻腔 - 鼻窦恶性肿瘤好发于上颌窦及筛窦,临床常出现鼻塞、头痛、血涕,多见于中老年人,侵入眶下壁或眶内壁而累及眶内,出现眼球前突,复视、局部皮肤麻木等。

鼻咽癌好发于中老年人,多为鳞癌。病变易向颅底及颅内扩散,经颅底破裂孔等处入颅中窝而引起第Ⅲ~Ⅶ对脑神经受损,常首先侵犯展神经而出现外直肌麻痹,有一定的诊断意义,因肿瘤进入眼眶引起眼球突出;因三叉神经受损引起麻痹性角膜炎或溃疡,可有眼外肌麻痹、斜视及 Horner 综合征等。凡遇眼眶内肿瘤或眼外直肌麻痹,特别原因不明的展神经麻痹者,应考虑鼻咽癌的可能。鼻咽癌在病变较小时,即可发生颅底及淋巴结转移。

横纹肌肉瘤好发于青少年,病变进展快。嗅神经母细胞瘤,好发年龄高峰为 10~20 岁及 50~60 岁,发病率男女基本相等,是起源于嗅上皮的少见恶性肿瘤。常发生于鼻腔顶部,呈浸润性生长,易向鼻旁窦、眼眶和颅内侵犯。

（二）病理学表现

鼻窦恶性肿瘤眼部表现以鳞状上皮癌最多见,其次为腺癌、未分化癌等,肉瘤少见。多发生于上颌窦,其次为筛窦和额窦,蝶窦少见。癌细胞大,胞质多,嗜酸性,部分角化形成,细胞核异型性大,可见核分裂象。中度分化的癌细胞质较丰富,癌灶中线可见角化涡形成;但分化差的鳞状上皮癌细胞的胞质少,角化少,细胞核染色深。

鼻咽癌在鼻腔内可见红色肿物,触之易出血。鼻咽癌以鳞状细胞癌最多见,癌细胞大,细胞间桥可见,胞质多,嗜酸性,部分角化形成角化珠,核染色深,异型性大,可见核分裂现象。

（三）MRI 表现

鼻窦肿瘤侵犯眼眶时,可见上颌窦或筛窦内肿块与眼眶内肿块相连,在 T_1WI 及 T_2WI 上为中等信号,内部可有囊变坏死,增强扫描后呈明显不均匀强化(图 1-12-6、图 1-12-7)。其中嗅神经母细胞瘤是起源于鼻腔上部的嗅神经上皮,为筛区最常见的肿瘤,侵犯前颅窝底可呈典型的"哑铃状"表现,可见出血、囊变及钙化。

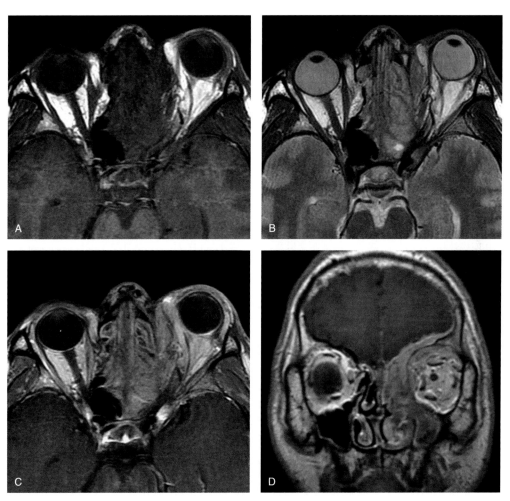

图 1-12-6　左侧鼻腔及筛窦髓系肉瘤累及眼眶

A. T_1WI 序列,左侧筛窦可见团块状占位,呈低信号,边界显示尚清晰,病灶突破左眼眶内侧壁突入左眼眶内,左侧内直肌受压内移,左眼球受压前突;B. T_2WI 序列,上述病灶呈高信号;C. 增强 T_1WI 序列,上述病灶呈中度较均匀性强化;D. 增强 T_1WI 序列,病灶亦累及左侧鼻腔、左侧上颌窦及邻近中颅窝底

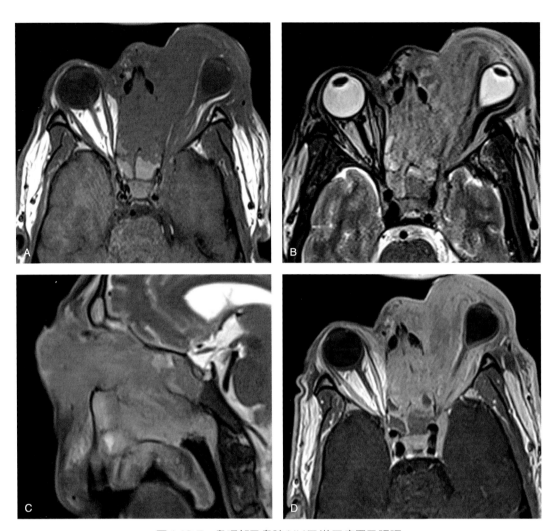

图 1-12-7　鼻咽部及鼻腔 NK/T 淋巴瘤累及眼眶

A. T₁WI 序列,双侧鼻腔筛窦及左眼眶内可见团块状病灶,呈较均匀性等信号,左眼球受压变形并前突,眼眶前方软组织亦受侵;B. T₂WI 序列,上述病灶呈较均匀性等信号;C. 脂肪抑制 T₂WI 序列,鼻咽后壁明显增厚并与病灶相连,上颌窦、蝶窦及额窦亦受累及;D. 增强 T₁WI 序列,上述病灶呈中度较均匀性强化

鼻咽癌可见鼻咽部黏膜肥厚或软组织肿块影,并蔓延至眼眶,常伴有明显骨质破坏。在 T₁WI 上为稍低、等信号,T₂WI 序列上呈中、高信号,信号较均匀,增强扫描后呈轻度或中度强化(图 1-12-8)。

(四)诊断要点与鉴别诊断

CT 可以显示骨质破坏程度以及与邻近骨质的关系;MRI 可以显示病变累及眼眶的途径及范围,MRI 增强扫描(T₁WI 抑脂序列)可以更加清楚显示眶内肿瘤与邻近软组织之间的关系。

1. 诊断要点

(1)肿瘤侵犯眼眶时,常有相应原发病变及相应体征。

(2)鼻腔-鼻窦癌、鼻咽癌多见于老年人,横纹肌肉瘤好发于青少年,嗅神经母细胞瘤,好发年龄高峰为 10~20 岁及 50~60 岁。

(3)鼻窦肿瘤侵犯眼眶时,可见上颌窦或筛窦内肿块与眼眶内肿块相连,在 T₁WI 及 T₂WI 上为中等信号,内部可有囊变坏死,增强扫描后呈明显不均匀强化。

(4)嗅神经母细胞瘤常发生于鼻腔顶部,呈浸润性生长,为筛区最常见的肿瘤,侵犯前颅窝底可呈典型的"哑铃状"表现。

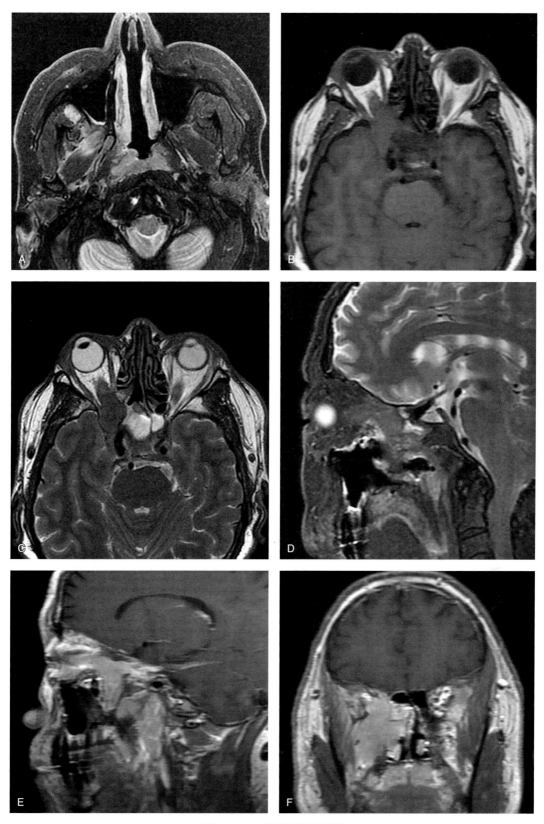

图 1-12-8　鼻咽癌累及眼眶

A. 脂肪抑制 T_2WI 序列,鼻咽各壁软组织增厚,呈稍高信号,双侧咽隐窝消失;B. T_1WI 序列,左侧视神经管内可见团块状稍低信号病灶;C. T_2WI 序列,视神经管内病灶呈稍低信号;D. 脂肪抑制 T_2WI 序列,鼻咽部软组织增厚,鼻咽部病灶向上沿鼻腔、视神经管侵入左侧眶内;E. 增强 T_1WI 序列,上述病灶呈中度较均匀性强化;F. 增强 T_1WI 序列,鼻咽部病灶向上沿鼻腔、视神经管侵入左侧眶内并呈中度均匀性强化

（5）眼眶内肿瘤或眼外直肌麻痹，尤其是原因不明的展神经麻痹者，应考虑鼻咽癌的可能，鼻咽癌常伴有明显骨质破坏。

2. 鉴别诊断

（1）内翻乳头状瘤：多见于 40 岁以上患者，好发于中鼻道附近的鼻腔外侧壁，对周围骨质可有压迫、侵蚀，但程度较轻，T_2WI 呈中等信号，T_2WI 或增强 T_1WI 上，肿瘤多呈卷曲脑回状。

（2）血管瘤：好发于鼻中隔，CT 可见静脉石，病变周围骨质受压变形，MRI 显示病变边界清楚，T_2WI 呈高信号，增强扫描明显强化。

（3）淋巴瘤：患者病史较长，病变多位于鼻腔前部，常累及鼻前庭周围软组织，无明显骨质破坏或者骨质破坏较轻。

（五）治疗和预后

根治性放疗是目前早期治疗鼻咽癌首选的治疗方法。鼻窦肿瘤治疗以手术联合放疗效果较好，单纯手术效果不佳。若病变不太严重，鼻窦和眶内肿块可完全切除，手术满意者可不需要放疗，严重眶壁或眶内容物受侵，术前放疗后仍有眼球运动障碍者，在切除肿瘤及受侵眶壁的同时，可行部分眶内容物摘除。有远处转移者，应结合化疗。

二、Graves 病

（一）概述

Graves 病（Graves'disease）是一种自身免疫性疾病，临床表现并不限于甲状腺，而是一种多系统的综合征，包括高代谢综合征、弥漫性甲状腺肿、眼征、皮损和甲状腺肢端病，亦称为毒性弥漫性甲状腺肿。由于多数患者同时伴有浸润性突眼，故称为突眼性甲状腺肿。该病是甲状腺功能亢进症（简称：甲亢）常见病因之一。该病常导致内分泌性突眼、眼肌麻痹性突眼症或恶性突眼。

Graves 眼病（thyroid associated ophthalmopathy，TAO）为区别单纯有眼征与同时伴有甲状腺功能亢进者，习惯上将具有眼部症状同时伴甲状腺功能亢进者称为甲状腺相关眼病，而无甲状腺功能亢进及其病史者称眼型 Graves 病，临床上大约 10% 的患者甲状腺功能正常或轻度异常。

（二）病理学表现

Graves 眼病的眼部病理改变包括：

1. 眼外肌改变　眼外肌梭形肥大，病理所见肌纤维肥大、炎细胞浸润、变性、萎缩及纤维化。在急性期和亚急性期的病例中可见大量淋巴细胞浸润；而在慢性期的肌纤维断裂、破坏，肌肉结构完全丧失，肌纤维出现严重的纤维化。肌细胞间可有脂肪细胞存在。

2. 泪腺及眼睑改变　泪腺腺泡以及小叶间的结缔组织间隔中淋巴细胞和浆细胞增多伴水肿，泪腺组织弥漫性的纤维化和腺管阻塞泪腺组织被水肿的纤维组织代替。上睑提肌结缔组织中度增生，肌束和肌纤维间黏多糖轻度增加。

3. 眼外肌结缔组织　在疾病的早期以淋巴细胞浸润为主，并伴随少量的黏多糖的增多和结缔组织增生。浸润的细胞包括淋巴细胞、浆细胞、肥大细胞和巨噬细胞，疾病晚期则以纤维化为主。

（三）MRI 表现

1. 眼外肌肥厚　Graves 眼病眼外肌病变以肌腹增厚为主，肌腱及肌附着点正常，以下直肌及内直肌最易受侵犯，其次为上直肌和外直肌，轻者呈均匀一致性肿大，重者呈梭形肿大，肿大程度可从轻度到非常显著，眼外肌可因水肿、脂肪变性、纤维化程度不同 T_2WI 表现为高、低、等信号。STIR 序列显示眼外肌水肿存在优势，有利于 Graves 眼病早期诊断（图 1-12-9）。

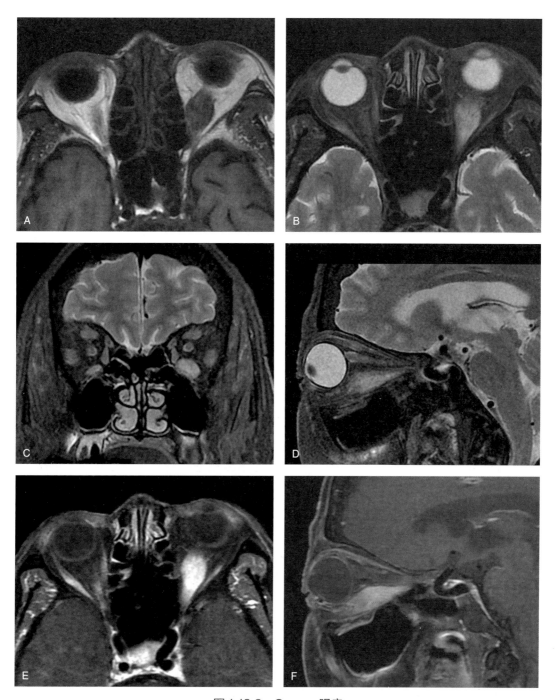

图 1-12-9 Graves 眼病

A. T₁WI,显示左侧下直肌肌腹增粗,呈低信号改变;B~D. 脂肪抑制 T₂WI 序列,示左侧下直肌肌腹增粗,
呈高信号改变;E、F. 脂肪抑制增强 T₁WI 序列,示肌腹呈明显强化

2. 眼球突出 在 T₁WI 横轴位上,选择眼球及视神经显示的最大层面,于两侧颧弓最前缘划一连线,然后测量角膜前缘于双侧颧弓连线的垂直距离,即为眼球突出值。据文献报道,眼突度超过 14mm 即为异常,分为轻、中、重三度,轻度 14~18mm,中度 18~22mm,重度为超过 22mm。

3. 上睑提肌肥厚 斜冠状及斜矢状位可以客观反映上睑提肌的形态学改变,可测量上睑提肌和上直肌复合体的长径及短径,Graves 眼病患者较正常人明显增大。

4. 泪腺肿大 泪腺 Graves 眼病活动期增大,T₂WI 呈稍高信号。

5. 眼上静脉迂曲扩张 与眶内炎症产生继发性淤血或机械性压迫回流受阻有关,部分患者于冠状位扫描可见增粗的眼上静脉位于视神经及上直肌间,T_1WI 及 T_2WI 序列均呈圆点状无信号区(血管流空效应)。

6. 视神经增粗   部分患者视神经病变继发于扩大的眼外肌在眶尖部对视神经的压迫,表现为在视神经鞘膜或视神经周围结缔组织增生。

(四) 诊断要点与鉴别诊断

1. 诊断要点

(1)女性多见,患者眼睑肿胀,上睑退缩和下落迟缓,瞬目反射减少,突眼,眼球活动受限,严重者视力下降或消失。

(2)甲状腺功能异常:患者血清中 TT_3、TT_4、FT_3、FT_4、水平升高,TSH 水平下降。

(3)TSAb、抗甲状腺球蛋白抗体(TGA)和抗甲状腺微粒体抗体(MCA)升高。

(4)^{131}I 摄碘率增高:3h 大于 25%,或 24h 大于 45%,峰值前移。T_3 抑制试验呈阳性(摄碘率不被抑制或小于 50%)。

(5)影像学检查:眼外肌肥大,以肌腹增粗为主,MRI 可见眼外肌水肿、纤维化及脂肪变性。部分患者还可见泪腺肿大、眼上静脉迂曲扩张及视神经增粗等继发改变。

2. 鉴别诊断   Graves 眼病主要与引起眼外肌肥大的其他疾病相鉴别。

(1)炎性假瘤肌炎型(肥大性肌炎):常累及单条眼外肌,受累眼肌肌腹及肌腱均增粗,形状不规则,肌附着点呈球形肿胀,应用泼尼松类激素治疗有效。

(2)颈动脉海绵窦瘘:该病分流量增大时,导致静脉回流受阻,可引起所有眼外肌弥漫性均匀性增厚,MRI 可显示受累的眼上静脉高度扩张迂曲和海绵窦扩大,临床表现为搏动性突眼。Graves 眼病通常无此表现,海绵窦通常为正常。

(3)非霍奇金巴瘤:该病也可引起眼球突出,并可造成泪腺弥漫性肿大,肿瘤可侵犯眼外肌导致单条或多条眼外肌增粗,增强扫描呈中度或明显强化。

(4)眼眶恶性肿瘤(如转移瘤、横纹肌肉瘤)、淋巴血管瘤、血肿、眶尖肿块、蜂窝织炎也可以引起眼外肌增厚,但眼肌增粗仅是其中一项影像学表现,结合临床资料容易加以鉴别。

(五) 治疗和预后

Graves 眼病轻症患者,即病程较短,眼球运动不受限,视功能正常者,在甲状腺功能恢复正常后,部分患者眼部症状和体征可能自行缓解或消失。对于就诊时眼睑、结膜充血水肿,眼球突出、活动受限的浸润性眼病患者可采用糖皮质激素或免疫抑制剂治疗,眼眶局部放射治疗亦有较好效果。对于有暴露性角膜炎、角膜溃疡、前房积脓以及压迫性视神经病变引起视力急剧下降的 Graves 眼病急症患者,多采用眼眶减压术及糖皮质激素治疗早期减轻视神经水肿,恢复视力。

三、朗格汉斯细胞组织细胞增生症

(一) 概述

朗格汉斯细胞组织细胞增生症(Langerhans cell histiocytosis,LCH)是一组较少见、病因未明的以分化较好的组织细胞异常增生为共同病理学特征的疾病,又称网状内皮细胞增生症。可发生于任何年龄,常见于 10 岁以内的男孩。包括嗜酸性肉芽肿(eosinophilic granuloma,EG)、韩 - 薛 - 柯病(Hand-Schüller-Christian disease,黄脂瘤病)及莱特勒 - 西韦病(Letterer-Siwe disease)三种类型。1953 年利希滕斯泰因首次将三者统称为朗格汉斯细胞组织细胞增生症。近年有人将本病分为嗜酸性肉芽肿及莱特勒 - 西韦病两种,认为韩 - 薛 - 柯病和嗜酸细胞肉芽肿是同一疾病的不同类型。

眼眶的朗格汉斯细胞组织细胞增生症因其类型不同,临床表现各不相同。嗜酸性肉芽肿多单发于眶内,主要累及眶周骨质,多以眼球突出和眶内肿物为首发症状;韩 - 薛 - 柯病为较重的全身型,典型表现为尿崩症、眼球突出和骨关节受累三联征;莱特勒 - 西韦病则为更严重的全身性暴发型,通常急性起病,可播散到多个器官,病死率高。

（二）病理学表现

莱特勒 - 西韦病、韩 - 薛 - 柯病及嗜酸性肉芽肿三种疾病的临床表现和病理变化不同,莱特勒 - 西韦病为急性弥漫性,发展快,常表现为恶性过程;韩 - 薛 - 柯病为慢性进行性疾病;嗜酸性肉芽肿为良性局限性组织细胞增生。这三种疾病的病变范围和预后不同。它们的共同特点是都有一种特殊的组织细胞即朗格汉斯细胞增生。

朗格汉斯细胞属于单核吞噬细胞系统,来源于骨髓,由单核细胞转化而来。朗格汉斯细胞正常时分布于皮肤、口腔、食管和阴道黏膜,是一种树突状细胞,散在于上皮细胞之间,也存在于淋巴结、胸腺和脾等处。其直径约 12μm,胞质丰富,染伊红色,核形状不规则,有切迹或分叶状。朗格汉斯细胞具有 CD1、HLA-DR 和 S-100 蛋白等免疫标记。电镜下可见胞质内有一特殊的细胞器称为朗格汉斯细胞小体或 Birbeck 颗粒。

眼眶朗格汉斯组织细胞增生症大体病理上为单灶性或多灶性片状骨质破坏区和黄色或棕色软性肉芽样组织肿块,镜下以朗格汉斯细胞大量增生和嗜酸性粒细胞浸润为特征。

（三）MRI 表现

眼眶朗格汉斯细胞组织细胞增生症多累及眼眶外壁及眼眶上壁,表现为眼眶外、上壁交界区溶骨性骨质破坏,局部形成不规则软组织肿块,当病情进展时可累及邻近骨质。嗜酸性肉芽肿多呈类圆形或团块状,边界较清楚;其他类型病变边界多不清楚。大部分病变在 T_1WI 呈均匀略低信号或中等信号,T_2WI 呈混杂中等或高信号,信号多数不均匀,但其信号特征性差,信号特点不明显,可能与病变所处的不同病理期及脂质含量有关(图 1-12-10)。增强扫描显示多数为明显不均匀强化。增强扫描联合脂肪抑制序列可更加清楚、准确地显示病变范围,尤其对眼外肌、视神经、视交叉、海绵窦、脑实质、脑膜等结构是否受累对指导手术治疗和评估预后显得尤为重要。

（四）诊断要点与鉴别诊断

特征性颅骨骨质破坏主要依据 CT 诊断,MRI 不占优势。MRI 的作用是更清楚地显示软组织病变及其累及的范围。

1. 诊断要点

(1)多见于婴幼儿及儿童;病变可以单发或多发。

(2)通常骨质改变与临床表现不相符,即骨质破坏较重,甚至形成较大的骨质缺损,但临床症状较轻,仅有突眼和轻微炎症改变。

(3)多位于(颞骨)眶外上壁交界区,明显的骨质破坏,边界清楚,无硬化,相应区域软组织肿块,也可累及其他颅面骨或颅内。

(4)嗜酸性肉芽肿呈类圆形,病变边界较光整;其他类型病变边界不清。

(5)软组织肿块 MRI 多表现为 T_1WI 上呈等或低信号;T_2WI 上可呈中等或高信号为主的混杂信号,信号多不均匀,病变周围可因炎症反应呈长 T_1 长 T_2 信号。

(6)增强扫描多数病变呈明显异常强化,强化欠均匀,部分病变可见到额部硬脑膜受累异常强化。

2. 鉴别诊断

(1)发生于青少年患者的转移瘤:患者多有眼外恶性肿瘤病史,常来源于神经母细胞瘤(原发病变多位于腹膜后、肾上腺区),少数为肾母细胞瘤,一般情况差,病变进展快,骨质破坏明显,呈浸润性破坏,多伴有放射性骨膜反应。影像学检查发现原发病变可帮助鉴别诊断。

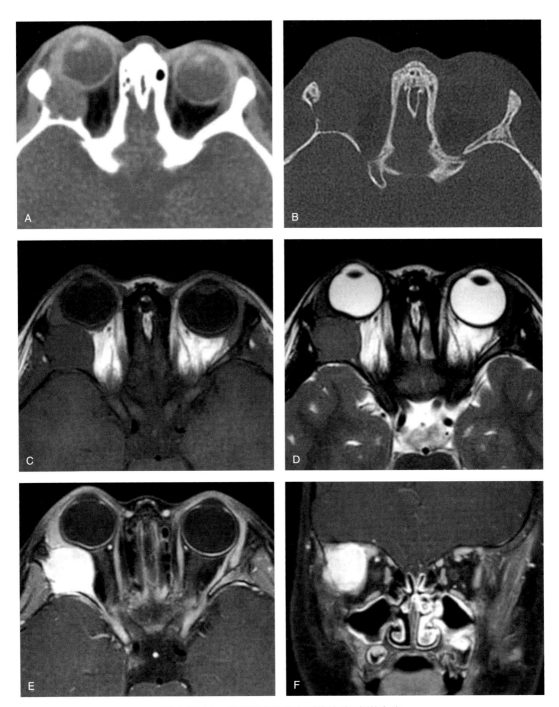

图 1-12-10   眼眶朗格汉斯细胞组织细胞增生症

A、B. CT,蝶骨大翼骨质溶骨性破坏并见团块状软组织肿物,骨质破坏边缘清晰; C. T₁WI,示病变呈等信号,
压迫眼球前突; D、T₂WI 序列,示病变呈等高信号改变; E、F. 脂肪抑制增强 T₁WI 序列,示病变明显强化

(2)横纹肌肉瘤:是青少年常见的眼眶恶性肿瘤,病情进展迅速,好发于肌锥外间隙,眼眶外象限好发,多形成明显的软组织肿块,骨质破坏少见。

(3)表皮样囊肿或皮样囊肿:好发于中年人,病情进展较慢,无骨质破坏,MRI 信号多变,增强扫描后可见囊壁强化,病变内部不强化。

(4)绿色瘤:是指白血病累及眶骨及软组织形成的软组织肿块;患者一般情况差,病情进展迅速,好发眼眶外、上象限的肌锥外间隙,骨质破坏呈虫蚀样,边界不清,常伴有广泛颅面部骨可通过白血病相关检查鉴别诊断。

（5）骨髓瘤：中老年人多见,易累及眼眶外上壁,单发的病变又称浆细胞瘤,多发更常见,常为浸润性骨质破坏,很少形成大的骨质缺损。约 50%~70% 的患者尿本周蛋白阳性,可帮助鉴别诊断。

（五）治疗和预后

早期治疗,可缓解症状或治愈。对孤立型嗜酸性肉芽肿及多发型的局限病变,可行手术刮除或放疗。对于多发型嗜酸性肉芽肿及莱特勒 - 西韦病,若病变广泛,应采用皮质激素、抗代谢药、细胞毒药物治疗,可使 20%~50% 的病例获完全缓解,50% 以上的病例获部分缓解。用抗生素、胸腺肽可使病情减轻。

四、Wegener 肉芽肿

（一）概述

Wegener 肉芽肿（Wegener's granulomatosis, WG）是一种原因不明、多系统受累的坏死性肉芽肿性血管炎,可表现为全身病变或局部病变,具有多种多样的临床表现。1931 年由 Klinger 首次报道,5 年后 Wegener 对其进行全面阐述,因此称为 Wegener 肉芽肿。其发病机制并不清楚,近年发现,抗中性粒细胞胞质抗体（ANCA）的水平与 WG 发病及疾病的严重程度相关,推测坏死性血管炎和内皮损伤是对中性粒细胞颗粒蛋白炎症和免疫反应相互作用的结果,从而引起肉芽肿性血管炎。

主要侵犯上下呼吸道和肾脏。Wegener 肉芽肿发病率及临床表现变异很大,它与疾病所累及的器官、复发次数和严重程度等有关。最常累及组织依次顺序为上呼吸道、肺、肾脏、皮肤、眼和眼眶、耳、关节和淋巴结。

Wegener 肉芽肿眼部病变最常见的原因是继发于鼻部疾病,但 8%~16% 的患者是以眼部表现为首发症状,28%~87% 的患者最终均累及眼部。鼻部的早期表现为鼻窦炎的征象,随着病情的发展,鼻中隔、鼻腔的外侧壁甚至筛窦骨壁等中线结构完全吸收破坏,形成一大空腔。眼部受累临床表现为突眼、疼痛、流泪和充血,眼前段及眼后段组织可受累,泪腺、眼周及眼眶组织也可受累。眼部表现包括严重的眼眶假瘤、眼眶脓肿、蜂窝织炎,其中眼眶炎症伴眼球突出是 Wegener 肉芽肿最常见的眼部表现。结膜炎、巩膜炎和角膜炎比较常见,也可见缺血性视神经改变。坏死性巩膜炎和周边溃疡性角膜炎是 Wegener 肉芽肿的恶性程度最高的临床表现。大约 8%Wegener 肉芽肿患者视力丧失。

（二）病理学表现

对受累组织进行活检并不一定能观察到典型的 Wegener 肉芽肿三联征（实质性组织损伤、血管炎和肉芽肿性炎）,根据活检诊断 Wegener 肉芽肿的符合率与所取组织的大小成正比。

Wegener 肉芽肿典型的病理改变有 3 种：组织损伤、肉芽肿、血管炎。早期血管炎是累及中小血管的纤维素样坏死,继而演变成坏死和多核巨细胞包绕的肉芽肿。血管损伤不同于非特异性慢性炎症,后者仅有血管壁增生,缺乏真正的血管壁损伤。是否通过组织学检查来诊断 Wegener 肉芽肿目前仍有争议。多数临床医生对具有典型特征和抗中性粒细胞胞质抗体水平升高的患者并不一定追求要有组织学检查。活检并不是总能观察到 Wegener 肉芽肿的典型组织学表现。活检结果并不具有特异性,最常表现为非特异性炎症和坏死。

（三）MRI 表现

原发性眼眶受累的病变表现为眼眶脂肪间隙的浸润性改变,如果眼眶病变是由鼻窦病变蔓延所致,同时还可观察到鼻腔及鼻窦的异常,病变主要在鼻窦。MRI 对显示血管的炎性病变无明显优势,但是可以较好地显示眼眶肉芽肿以及鼻窦、鼻腔黏膜炎症及溃疡。

眼眶原发受累病变表现为眼眶脂肪间隙的浸润性改变,MRI 表现 T_1WI 呈等信号,T_2WI 呈等或略低信号,增强扫描呈明显强化。病变可向后累及眶尖、海绵窦区及翼腭窝。

鼻窦病变累及眼眶,病变的主体在鼻部中线区,鼻腔、鼻窦及眶内软组织影,同时合并鼻甲及鼻中隔的骨质破坏,早期病变在 T_1WI 呈等或略低信号,T_2WI 呈略高信号,增强后明显强化;进展期及晚期病变纤维化显著,T_1WI 呈等或略低信号,T_2WI 呈略低信号,增强后轻中度不均匀性强化(图 1-12-11)。

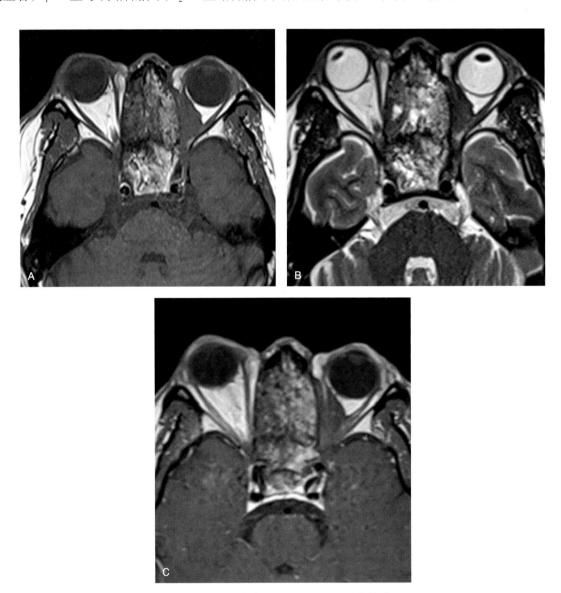

图 1-12-11　鼻窦及眼眶 Wegener 肉芽肿

A. T_1WI 序列,双侧筛窦及蝶窦窦腔黏膜增厚并可见充满窦腔的以高信号为主的混杂信号,病灶累及左侧眼眶,左眼眶内侧壁可见梭形病灶,呈低信号;B. T_2WI 序列,窦腔内病灶以高信号为主,眼眶内病灶呈稍低信号;C. 增强 T_1WI 序列,眼眶内病灶呈轻度不均匀性强化

(四) 诊断要点与鉴别诊断

　　尽管 Wegener 肉芽肿眼部受累期较少见,但是眼部 Wegener 肉芽肿可以是全身疾病最早的表现。颅骨骨质破坏主要依据 CT 诊断,MRI 不占优势。MRI 的作用是更清楚地显示病变及其累及的范围。Wegener 肉芽肿影像学表现多样,没有明显的特异性,需要结合全身其他系统表现。

　　1. 诊断要点

　　(1)任何年龄均可发病,19 岁以上多见,男性略多。

　　(2)眼部 Wegener 肉芽肿可以是全身疾病最早的表现,临床大量抗生素治疗无效。

　　(3)眼眶原发性受累表现为眼眶脂肪间隙的浸润性改变,在 T_1WI 呈等信号,T_2WI 呈等或略低信号,增强扫描显示明显异常强化。

(4)鼻或口腔炎：鼻中隔及鼻窦的广泛骨质破坏，早期 T_1WI 呈等或稍低信号，T_2WI 可呈稍高信号，增强后呈轻度不均匀性强化；进展期及晚期 T_1WI 呈等或稍低信号，T_2WI 可呈稍低信号，信号混杂。

(5)鼻黏膜活检和实验室抗中性粒细胞胞质抗体检查确诊。

2.鉴别诊断　Wegener 肉芽肿是一种严重的致死性疾病，眼部受累极其少见，关于其影像学表现的报道甚少，对有眼科首诊或仅有眼部表现的可疑病例，要注意与以下疾病进行鉴别诊断。

(1)眼部其他感染性病变：首先应与细菌所致的眼部化脓性感染相鉴别，其临床表现为眼部的胀痛，起病较急，进展迅速，实验室检查可有白细胞升高等阳性表现。其次应与结核所致的眼部干酪性肉芽肿性病变相鉴别，表现为双眼眼眶、内眼球外上方小结节状异常信号，T_1WI 呈稍低信号，T_2WI 呈高信号，抑脂序列及 T_2WI 呈稍高信号，T_1WI 增强明显不均匀性强化，边界欠清晰，周围软组织稍肿胀、渗出；该病进展缓慢，常伴有结核中毒症状。

(2)炎性假瘤：眼眶炎性假瘤临床可分眼肌型、肿块型、弥漫型及眶尖型；Wegener 肉芽肿应与弥漫型炎性假瘤进行鉴别诊断。弥漫性炎性假瘤整个眼眶可见肿块充填，呈“眼眶铸型”外观，眼球被推向前方，视神经被包埋其中，病变在 T_1WI 呈稍低信号，T_2WI 呈高信号，增强扫描见肿块呈弥漫性明显强化。而 Wegener 肉芽肿一般无肿块形成，并且信号不均匀，边界不清晰。

(3)IgG4 相关性眼病：实验室检查多有 IgG4 水平异常增高，巩膜一般不会受累，泪腺容易受累，病变边界清晰，三叉神经分支、眼外肌受累，增强后可强化。

(五) 治疗和预后

Wegener 肉芽肿是一种少见的系统性血管疾病，特点为坏死性肉芽肿、动静脉血管炎，临床表现复杂多样，病程的长短取决于疾病的严重程度和治疗情况。由于 Wegener 肉芽肿易引起肾衰竭及继发感染而死亡，早期人们认为是一种发展较快的致死性疾病。近年来，随着免疫学的进展，可以帮助对疾病的进一步认识，尤其是糖皮质激素与细胞毒性药物的应用，使其死亡率明显减低，但是其副作用较大。Wegener 肉芽肿的治疗可分为全身治疗、眼部治疗、相关并发症治疗。

五、结节病

(一) 概述

结节病（sarcoidosis）又称类肉瘤，由 PM Boeck 于 1899 年首先提出。病因和发病机制不明，目前的假说认为其是在异常的人体免疫功能基础上，遭受某种病原体感染所致，是累及多系统的无干酪样坏死的上皮样细胞的肉芽肿性病变。可发生于任何年龄，以女性多见。眼是仅次于肺及肺门淋巴结的易受损器官。当累及眼部时，90% 以上的患者都伴有其他器官受累的表现，比如皮肤受累表现为红斑狼疮，肺部受累表现为肺门淋巴结肿大。但也有些病例，眼部病变十分典型而全身其他部位的检查却无阳性发现，此类型病变称为眼类肉瘤病。葡萄膜炎和泪腺受累是结节病常见的眼部损害表现，此外也可表现为眶部炎性假瘤，病理活检有助于确诊。

(二) 病理学表现

肉眼观察病变呈分叶状，切面呈灰白色，血管不丰富。显微镜下表现为以上皮样细胞浸润为主的肉芽肿性结节，内含体积较大的 Langhans 巨细胞，其中可见 Schaumann 小体、双折射晶体包涵体和星状包涵体，周边可有少量淋巴细胞浸润，没有或少有坏死。类肉瘤病肉芽肿结节不发生干酪样变和可见 Schaumann 小体，是其病理学主要特征。

(三) MRI 表现

结节病累及眼眶主要表现为葡萄膜炎和泪腺炎，影像学征象无特异性，需结合临床病史。葡萄膜炎多表现为弥漫性葡萄膜增厚并强化,一般无软组织肿块形成,MRI 动态增强扫描时间 - 信号强度曲线表现为持续上升型。泪腺炎表现为双侧泪腺的弥漫性肿大,边界清晰。其他部位受累者可分为孤立性和弥漫性病变两种,前者多表现为位于眼眶前部的软组织肿块,T₁WI 及 T₂WI 上多呈均匀等信号,增强扫描呈轻度至中度的均匀或不均匀性强化,病变内多无囊变、坏死,与周围组织分界清楚。弥漫性病变多发生于活动性的结节病患者,可累及眼眶的多个部位。

（四）诊断要点与鉴别诊断

结节病是累及多系统的无干酪样坏死的上皮样细胞的肉芽肿性病变;眼部是仅次于肺及肺门淋巴结的受害器官。葡萄膜炎和泪腺受累都是结节病常见的眼部损害,也可表现为眶部炎性假瘤,但 90% 以上的患者都伴有其他器官受累的表现。结节病累及眼眶主要为葡萄膜炎、脉络膜视网膜炎和双侧泪腺炎,影像学无明显特异性,MRI 可以更清楚地显示病变累及的范围,定性诊断需要依据各系统受累情况和病理学检查。

1. 诊断要点

(1)好发于中老年女性,90% 以上的患者都伴有其他器官受累的表现,例如皮肤受累表现为红斑狼疮,肺部受累表现为肺门淋巴结肿大等。

(2)葡萄膜炎和泪腺受累都是结节病常见的眼部损害,也可表现为眶部炎性假瘤。

(3)葡萄膜炎 MRI 多表现为弥漫性色素膜增厚强化,一般无软组织肿块形成,MRI 动态增强曲线多表现为持续上升型。

(4)泪腺炎多表现为双侧泪腺的弥漫性肿大,边界清晰;脉络膜视网膜炎可导致视网膜脱离和视网膜下积液。

(5)累及眼眶前部的孤立性病变在 T₁WI 和 T₂WI 呈等信号,增强后呈轻度至中度均匀或不均匀性强化,病变内多无囊变、坏死,与周围组织分界清楚。

(6)病理学检查表现为肉芽肿性结节,且不发生干酪样变并可见 Schaumann 小体。

2. 鉴别诊断

(1)炎性假瘤:眼眶炎性假瘤可分眼肌型、肿块型、弥漫型及眶尖型四种。结节病应与肿块型进行鉴别诊断。肿块型炎性假瘤位于肌锥间隙内,MRI 表现为信号均匀的椭圆形肿块,T₁WI 和 T₂WI 呈等信号,常包绕视神经,视神经穿行于肿块内部且清晰可见,增强扫描后呈明显强化。结节病的病理性病变多位于眼眶前部,发病部位与炎性假瘤不同,且常伴发其他器官受累的表现。

(2)眼部淋巴瘤:眼部淋巴瘤常表现为弥漫性病变,可累及眼部的多个区域或结构。累及范围包括眶隔前、肌锥间隙内、肌锥间隙外、眼球壁、泪腺和视神经鞘等。MRI 表现 T₁WI 呈稍低信号,T₂WI 呈稍高信号,DWI 上呈明显高信号,增强呈较明显的均匀性强化,周围骨质无明显变化。

(3)泪腺混合瘤:结节病累及泪腺所致的泪腺炎需要与泪腺混合瘤相鉴别。良性混合瘤的 MRI 表现为泪腺实质内形态规则的软组织肿块,T₁WI 呈稍低信号或等信号,T₂WI 呈稍高信号或等信号,境界显示清晰,增强扫描呈中度至明显强化。恶性混合瘤形态不规则,边界不清晰,可侵犯眼眶外结构或向前、中颅窝、颞窝或鼻窦蔓延,导致邻近眶壁骨质呈"虫蚀"样或广泛破坏,增强扫描强化一般较为明显。结节病所致的泪腺炎多为双侧受累,表现为双侧泪腺的弥漫性增大。

（五）治疗和预后

目前,眼结节病的治疗主要以激素治疗为主,根据眼结节病的严重程度及受累范围,还可联合免疫抑制剂和生物制剂,后两者在治疗顽固性结节病方面具有一定的优势,但不良反应也较前者显著。眼结节病患者如果能在早期发现并接受合理治疗,大多预后较好。如病症未受控制或出现并发症,高达 24% 的患者会出现严重视力损害,其中 10% 可视力致残甚至失明。预后不良的相关因素包括年老、非裔美洲人、女性、囊样黄斑水肿、青光眼、脉络膜新生血管等。其中囊样黄斑水肿与预后视力欠佳紧密相关。

六、淀粉样变性

(一) 概述

淀粉样变性(amyloid degeneration)又称淀粉样物质沉积症,是淀粉样物质沉积在人体结缔组织中引起的良性病变,致使受累脏器功能逐渐衰竭的一种临床综合征。它可侵犯全身,眼部侵犯较常见。本病分为全身性和局限性两种类型,眼部淀粉样变性多为局限性,最常发生于眼睑及结膜,较少发生于眼眶。本病亦可继发于某些炎症或伴发于某些免疫性疾病和肿瘤。以前认为本病为代谢功能紊乱性疾病,现在认为是一种免疫调节功能紊乱性疾病,主要与巨细胞活化,抑制性 T 细胞功能减退有关。

本病好发于中老年人,单眼多发,部分患者有家族遗传史,且常表现为常染色体显性遗传。临床表现:①眼睑型:此型最常见,尤其在沙眼和慢性结膜炎等慢性炎症患者,20% 左右患者于下睑,80% 于上睑出现无痛性包块或结节,质地坚硬如石,边界不清,增长缓慢,伴有眼睑肿胀,睑板肥厚变性及上睑下垂。②结膜型:此型亦常见,常于穹隆部或内眦部出现无痛性肿块,周围结膜表现为弥漫性增厚,表面粗糙常伴充血,病变可向四周及眼睑结膜侵犯。部分患者结膜下出血可能与血管受累有关,睑结膜受累可形成睑球粘连。③眼眶型:较少见,由于眼眶内淀粉样物质沉积,常引起眼球突出及眼球麻痹,有时可于眶缘触及肿物。亦有报道称溢泪以及高压眼与淀粉样变性相关。淀粉样变性也可能表现出类似淋巴瘤、浆细胞瘤等症状或多发性骨髓瘤特征性"橙红色肿物"样改变。

(二) 病理学表现

根据淀粉样物质中纤维蛋白前体的化学结构种类不同,淀粉样变性分为 6 种类型,即原发性淀粉样变性、继发性淀粉样变性、透析相关淀粉样变性、家族性淀粉样变性、老年性淀粉样变性、局限性淀粉样变性。淀粉样变性来自免疫球蛋白,如浆母细胞、浆细胞、成熟淋巴细胞、单核细胞等产生淀粉样蛋白前体进入血液循环,当毛细血管通透性增加时,进入组织间隙后被单核巨噬细胞吞噬,经过聚合分解作用最终形成淀粉样蛋白而沉积到细胞外。

肉眼观察,病变切面常为灰白色或灰红色,外观为不规则团块或条索状,呈灰黄色或灰白色,无包膜,比较脆,边界不清。

HE 染色中淀粉样蛋白为嗜伊红呈同质性或云朵样结构,有时难与透明性变鉴别,需要特殊染色法做鉴别。甲基紫染色对淀粉样蛋白有明显异染性。淀粉样蛋白呈现出不同程度的紫红色,其他组织显紫色,甲基紫染色的缺点为脱水程序不易保存其特异性。且切片不能长期保存。刚果红是双偶氮染料,以染料分子上的氨基与淀粉样蛋白组织内多糖分子上的羟基结合。附着于淀粉样蛋白纤维而显色。由于刚果红对淀粉样蛋白具有较强的亲和力而显现砖红色。刚果红染色的缺点在于染色不深,微量淀粉样蛋白或早期淀粉样蛋白沉积可能出现染色结果假阴性。

病理改变主要为病变组织中有大小不等的淀粉样结节,有淀粉样物质沉着。病变内有浆细胞、异物巨细胞及淋巴细胞浸润。甲基紫染色和甲醇刚果红染色呈特征性表现,因此是确诊眼睑结膜淀粉样变性的重要手段。病变用 HE 染色在光学显微镜下,病变区为均匀粉红色,无定形淀粉样物质,刚果红染色阳性。在电子显微镜下,发现淀粉样原纤维结构,即可确诊。

(三) MRI 表现

淀粉样变性最常见于眼睑,其次为结膜,眼眶淀粉样变性较少见,特征性 MRI 表现是眼睑明显肿胀增厚,呈新月形,T_1WI 呈等信号、低信号或高低混杂信号,T_2WI 呈低信号,增强扫描呈轻 - 中度强化。最特征性的表现是在 T_2WI 上呈低信号,由于淀粉样蛋白是由胶原、钙化和大量的纤维蛋白组成的特殊结构,因此在 T_2WI 上表现为低信号。

（四）诊断要点与鉴别诊断

MRI 可以明确病变发生的部位、范围以及病变的信号特点，是眼眶淀粉样变性的首选检查。如发现眼眶上壁眼睑、泪腺、结膜和 / 或眼外肌软组织肿块，病变内部有钙化时，应考虑此病，但钙化的显示 MRI 不如 CT。

1. 诊断要点

（1）好发于中老年人，男女比例为 1∶3，单眼多发；部分患者表现为常染色体显性遗传。

（2）多发生于眼睑和眶上部，累及范围较广，常表现为上眼睑，泪腺、结膜和 / 或眼外肌等无痛性包块或结节，边界不清，生长缓慢，病变内部可伴有钙化。

（3）MRI 平扫：T_1WI 呈等信号、低信号或高低混杂信号，T_2WI 呈低信号（特征性表现），增强扫描呈轻 - 中度强化或周围明显强化。

（4）病理检查发现脉络膜及视网膜血管壁淀粉样物质沉着，即可确诊。

2. 鉴别诊断

（1）睑板腺癌：睑板腺癌与淀粉样变性均多见于中老年患者，但淀粉样变性发病缓慢，睑板腺癌则进展较快。睑板腺癌 MRI 表现为典型的"菜花状"或环条状软组织肿块，T_1WI 呈低信号，T_2WI 呈高信号，此外还可见睑结膜局限性或弥漫性增厚，所有患者肿瘤免疫表型 cK8/18、cK7 均为阳性。淀粉样变性累及范围较广，T_2WI 表现为特征性低信号。

（2）眼睑炎性假瘤：本病是一种较为常见的免疫反应性眼眶疾患。病变常表现为多部位受累，也可局部发生，特别是眶隔前型眼睑炎性假瘤表现为眼睑肿胀时需与眼睑淀粉样变性鉴别。眼睑炎性假瘤一般对激素治疗反应较敏感，可以累及眼眶内任何软组织，而眼睑淀粉样变性常累及眼睑。眼睑炎性假瘤的特征性表现为 T_1WI 呈等或稍低信号，T_2WI 呈稍高信号，伴泪腺增大及眼外肌增粗，而眼睑淀粉样性 T_1WI 呈等信号、低信号或高低混杂信号，T_2WI 呈低信号，且常有家族遗传史。

（3）眼部淋巴瘤：常见于中老年患者，B 细胞来源多见，恶性程度偏低，病程较长，形态多不规则并有包绕眼球生长的倾向，T_1WI 及 T_2WI 多呈等信号，增强扫描后呈明显的均匀性强化，其信号特点与强化方式均与眼部淀粉样变性不同，鉴别不难。

（五）治疗和预后

本病无需特殊治疗，如影响功能可行手术治疗，但难以切除干净。肿块较大影响眼球功能应手术切除全部病变。对于眼睑或结膜下病变，切除一般不难，但由于多数病变无明显包膜，仅凭肉眼观察，切除常不彻底，故在不影响眼部重要功能性组织的前提下，可稍切除部分正常组织，以保证一次切除干净。病变侵犯上睑提肌腱膜时，需连同病变腱膜切除后再做成形术，上睑松弛皮肤如过多应切除。病变如侵犯玻璃体，需经睫状体扁平部行玻璃体切割术。有报道结膜淀粉样变性采用冷冻疗法和放射疗法有效。

七、结核病的眼部表现

（一）概述

结核病是结核分枝杆菌感染引起的一种全身性慢性传染病，绝大多数患者首先起始于肺部，可经血液播散至眼部或眼周围结构直接侵犯而引起眼部的结核性病变。眼部结核（ophthalmic tuberculosis）是一种罕见的眶内组织干酪性坏死性肉芽肿，在结核感染中约占 1.03%~2.00%，多见于有活动性结核的青年人。按照感染途径的不同，眼部结核感染可分为原发性与继发性两种类型。原发感染是指眼部组织作为结核分枝杆菌首先侵犯的部位，极其罕见；继发性感染是指由眼部邻近部位直接蔓延而来或经急性粟粒性结核血行播散而来。眼部结核的诊断较为困难，多因眶内占位性病变手术后病理确诊，其诊断必须结合病史、临床特征、实验室检查和抗结核治疗效果等综合评价。对病理检查结果不典型的患者，石蜡切片进行聚合酶链反应(polymerase chain reaction,PCR)是明确诊断的有效方法。

眼部结核感染可累及眶内的任何组织,眼眶骨质、眼睑、泪器、结膜、角膜、巩膜、葡萄膜、视网膜以及视神经均可受累。其临床表现缺乏特异性,因其感染部位的不同,表现也多种多样。眼眶骨质结核常表现为结核性眶骨膜炎;眶脂肪或眼睑结核急性期表现类似于眶蜂窝织炎,久治不愈者可有皮肤窦道形成,也可表现为眶内占位性病变,眼压力增高;泪腺受累表现为眼睑水肿,泪腺肿大,似泪腺炎表现;眼外肌受累则表现为复视,眼球运动障碍;视神经结核,主要表现为球后视神经炎,视力减退,有时视盘可见结核结节或结核瘤,严重者可致玻璃体浑浊,最终导致视神经萎缩。

(二)病理学表现

肉眼观,眼结核病主要为眶内组织的干酪样坏死性肉芽肿。巩膜等组织的结核性肉芽肿,使眼球壁粗糙并与眼球外组织粘连,也可使局部巩膜干酪样坏死和破损,形成良性结节,病变的切面处巩膜增厚与脉络膜融合,可引起视网膜脱离和黄色胶冻样渗出。

显微镜下,可见类上皮细胞、淋巴细胞和朗汉斯巨细胞构成的肉芽肿,并出现特征性的干酪样坏死,在虹膜、睫状体和脉络膜等组织中有弥漫的淋巴细胞、浆细胞、多核巨细胞和类上皮细胞浸润,形成小的细胞巢或结核瘤。典型的眼结核病变可见结核结节,但有的病理表现不典型,仅见弥漫性淋巴细胞单纯淋巴细胞结节,无巨细胞。

(三)MRI表现

眼部结核病的影像学特点与全身其他部位的结核病表现类似,几乎所有的眼眶内组织结构均可受累,且病变形态及时期多种多样,可表现为渗出、增殖、脓肿或钙化,同一病变内即可见急性炎症期的渗出性病变,也可见增殖期的假瘤性病变,具有多部位、多器官受累、病变形态多样、病变时期新旧不一的特点。眼部不同结构受累,其影像表现也各有不同。

眶脂肪或眼睑受累急性期的表现类似于眶蜂窝织炎,表现为眼睑软组织肿胀,眼球壁增厚,眼内、外肌肿胀增粗,在T_1WI上眶内脂肪信号减低,在T_2WI上脂肪信号升高。当眼眶脓肿形成时,在T_1WI呈稍低信号,在T_2WI上呈稍高信号,在DWI序列上呈明显高信号,增强扫描后呈环形强化。久治不愈,可有皮肤瘘道形成,表现为眶内异常信号与邻近眶周皮下软组织病变相通,在抑脂序列呈稍高混杂信号。

眶内形成结核瘤时,表现为眶内的不规则占位性病变,在T_1WI上呈稍低信号,在T_2WI呈等或稍低信号,在抑脂序列呈稍高信号,在DWI序列呈稍高信号,增强扫描后呈环形或结节样强化,边界不清。可伴有眼睑肥厚,眼环增厚,视神经增粗,病变与眼外肌、眼球壁分界不清。病变可侵及眶骨及眶壁,可见骨质破坏并向颅内或颞窝蔓延。

泪腺受累时表现为眼睑水肿,泪腺肿大,在脂肪抑制序列上表现为眼睑软组织局部肿胀并信号增高。

结核性葡萄膜炎主要表现为玻璃体内信号异常,可见不规则条索,虹膜睫状体、视网膜、脉络膜、巩膜可不同程度增厚,增强后呈明显强化,病变相邻球后脂肪模糊。

(四)诊断要点与鉴别诊断

眼部结核的临床表现不典型,由于病变多部位受累、病变形态多样、病变时期新旧不一,影像学表现特异性不明显,诊断较为困难。MRI可以明确病变发生的部位、范围、病变的信号特点,动态增强扫描呈"持续上升型"提示为感染性病变,有助于病变的初步定性。对于成年患者发生痛性眼球前突伴眶内不规则肿物,青少年患者的脉络膜炎,病程较长,一般抗感染治疗无效,症状改善不明显者,要考虑本病。

1. 诊断要点

(1)儿童、青年多见,常有其他部位结核病史,活动性结核易发。

(2)可有低热,盗汗等全身中毒症状,结核菌素试验阳性,出现眶部感染症状,且一般抗感染治疗无效。

(3)结核性葡萄膜炎MRI平扫表现为虹膜睫状体、视网膜、脉络膜、巩膜可不同程度增厚,增强后呈明显强化,动态增强扫描呈"持续上升型"。

(4)眼眶内单发或多发结节样占位性病变,眼外肌受累,T_1WI 呈稍低信号,T_2WI 呈等或稍低信号,增强扫描后呈结节样或环形强化。

(5)除抗酸染色和病理检查之外,还可进行结核分枝杆菌 PCR 检查。

2. 鉴别诊断

(1)眼球其他炎性病变:结核性脉络膜炎要与化脓性葡萄膜炎和自身免疫性葡萄膜炎相鉴别,两者均好发于青壮年,但化脓性脉络膜炎发病急、变化快、易反复发作,临床感染症状显著。眼部结核病史一般较长,症状不显著。自身免疫性脉络膜炎患者需进一步行相关实验室检查以资鉴别。

(2)Wegener 肉芽肿:Wegener 肉芽肿与眼部结核同为肉芽肿性病变,但病理基础各不相同,Wegener 肉芽肿是肉芽肿性血管炎,而眼部结核是干酪性肉芽肿性病变。Wegener 多继发于鼻窦炎症性病变,而眼部结核多继发于肺等眼外结核病变。Wegener 一般全身多结构受累,病情严重,而眼部结核则进展缓慢并伴有结核中毒症状。

(3)脉络膜转移瘤:眶内形成结核瘤时,需与脉络膜转移瘤相鉴别。脉络膜转移瘤多为弧形或梭形结节,隆起高度较小,MRI 表现 T_1WI 呈等或稍低信号,T_2WI 呈等或稍高信号,动态增强扫描时间 - 信号强度曲线为表现为速升速降的"流出型"曲线,且患者年龄较大,多有原发恶性肿瘤的病史。而眼部结核多见于青少年,多有眼外结核的病史,眼眶内的结节并在 T_2WI 常为低信号,动态增强扫描时间 - 信号强度曲线表现为持续升高的"流入型"曲线。

(4)IgG4 相关性眼病:实验室检查多有 IgG4 水平异常增高,巩膜一般不会受累,泪腺容易受累,病变边界清晰,三叉神经分支、眼外肌受累,增强后可强化。

(五) 治疗和预后

眼眶结核的治疗除全身及局部应用抗结核药物外,早期可切开引流,取出死骨,窦道搔刮;局部清洁外,可用紫外线照射治疗及外科清除瘘管及周围坏死组织;泪器结核则以手术治疗为主;结膜结核以病变切除、烧灼或紫外线照射,结合全身抗结核治疗。

(鲜军舫 王永哲 张 辉 王斐斐 陈 谦 刘 衡 赵 博

冯平勇 王 鹰 夏 爽 邱丽华 刘 颖 王 俭)

第二章
耳　部

第一节　耳部疾病概述

一、耳部疾病的分类

耳是听觉和平衡感受器的末梢器官,分为外耳、中耳、内耳。外耳包括耳廓和外耳道;中耳包括鼓室、乳突和咽鼓管;内耳包括膜迷路和骨迷路。外耳在临床上可直观观察到,而深藏在骨骼包围中的中耳、内耳,结构细微、复杂,耳镜检查不易达到,影像学检查具有重要的意义。一般可将耳部疾病分为:①先天发育性疾病;②炎性疾病;③肿瘤性疾病;④外伤性疾病和其他疾病。

二、耳部疾病的影像学诊断价值比较

不同的影像学检查技术对耳部不同性质疾病的诊断价值不同。耳部X线平片检查主要显示骨结构和含气结构的改变,如评估乳突气化程度是气化型、板障型或硬化型,外耳的透光区是否扩大,乳突窦是否有破坏,并可观察鼓室、乙状窦的位置有无变异,但由于结构重叠、分辨率差,目前已较少应用。

颞骨HRCT是首选的检查方法,横轴位、冠状位结合能提供丰富的信息。采用曲面重建等后处理技术,可更加直观准确地显示解剖结构及其与疾病的关系,可确切地显示骨性细微结构,观察外中内耳结构有无异常,乳突气房、乳突窦及鼓室内是否含气体,有无异常密度、骨质增生或破坏。另外,颞骨HRCT还可以观察颞骨的各种发育异常或变异情况,这些结构变异对临床选择治疗方法具有重要影响。

MRI是观察内耳解剖结构的重要检查方法,颞骨疾病累及颅内或血管时,应进一步进行MRI检查,MRI不仅可以显示内耳膜迷路的发育情况,也能够准确诊断和评价内耳道微小听神经瘤、耳部疾病向颅内侵犯蔓延的情况。

第二节　耳部先天发育性疾病

一、外中耳畸形

(一) 概述

外耳道畸形主要包括外耳道狭窄或闭锁、耳前瘘管或耳下第一鳃裂瘘管和囊肿。外耳畸形常合并中

耳畸形,而很少伴发内耳畸形。

外耳道闭锁又称为先天性外耳道闭锁、小耳畸形,常伴耳廓、中耳的畸形,约占耳畸形所致传导性聋患者的一半以上。单侧闭锁的发生率高,为双侧闭锁的 3~5 倍,常见于右侧,伴有颅面部综合征等的外耳道闭锁常为双侧,不伴综合征的常多为单侧发病。外耳道闭锁可分为骨性、膜性闭锁,其中骨性闭锁多见。

中耳畸形存在多种形式,听小骨、鼓室和面神经发育畸形最为常见。常见的听小骨畸形是一个或两个听小骨完全或部分缺如或发育畸形,常伴有外耳或其他部位的畸形。临床上主要表现为传导性耳聋,先天性中耳畸形病变部位和类型不同,引起听力损失的程度各异。

(二)病理学表现

外耳胚胎发育和畸形:外耳道源于第一鳃沟,其发育异常可导致先天性外耳道狭窄或闭锁,可发生在外耳道全长、骨部或软骨部,常伴有鼓膜缺如及其他先天性异常;环绕第一鳃沟形成 6 个耳壳结节,融合成前后两条皱襞,且两端互相融合;如融合不全,可演化成耳前瘘管或耳下第一鳃裂瘘管和囊肿。

中耳发育畸形:听小骨畸形常同时伴有外耳或其他部位的畸形,常见的畸形是一个或两个听小骨完全/部分缺如或发育畸形;包括听小骨融合固定、听小骨部分未发育、听小骨与鼓室壁发生粘连固定。

(三)MRI 表现

外耳道闭锁:骨性闭锁表现为外耳道的位置为骨性闭锁板;膜性闭锁表现为软组织影充填外耳道,骨性外耳道狭窄或正常。外耳道闭锁常伴有鼓室腔小、锤砧关节融合或旋转、锤砧骨形态异常等,也可伴有前庭窗狭窄或闭锁。部分外耳道骨性闭锁患者可伴垂直外耳道畸形,表现为鼓室外下壁局部骨质缺损,形成一个骨性管道,呈喇叭状,上宽下窄,管道内充满软组织影(图 2-2-1)。

中耳畸形:中耳畸形存在多种形式,不同类型影像表现各异。

(四)诊断要点与鉴别诊断

1. 诊断要点

(1)外耳道畸形:外耳道的狭窄或闭锁。

(2)中耳畸形:听小骨畸形表现为听小骨完全缺如、位置异常、关节融合等。

(3)HRCT 是诊断外、中耳畸形的首选影像学检查方法,MRI 在显示蜗神经缺如或发育不良方面具有重要价值,并可显示部分膜迷路畸形。

2. 鉴别诊断

(1)外耳道畸形

1)外耳道外生骨疣:常为双侧,常有冷水游泳史,症状通常出现较晚,耳廓正常。

2)外耳道骨瘤:常为单侧;外耳道壁骨质隆起造成外耳道狭窄或闭塞。

3)外耳道胆脂瘤:耳廓正常;软组织肿块突入外耳道内;外耳道壁骨质受压。

(2)中耳畸形　外伤性听骨链中断:一般都有外伤史,导致听骨链中断,听小骨本身存在,无发育异常。

(五)治疗和预后

1. 外耳道畸形　手术治疗。

2. 中耳畸形　手术治疗,主要依据中耳畸形的类型;不宜手术的可配助听器。

二、内耳畸形

(一)概述

内耳畸形包括先天性单纯性内耳畸形(膜迷路畸形、骨迷路畸形)、先天性畸形综合征,其中 Mondini 畸形、Michel 畸形、大前庭导水管综合征等较常见。

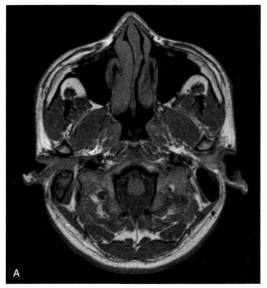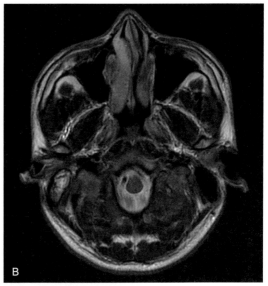

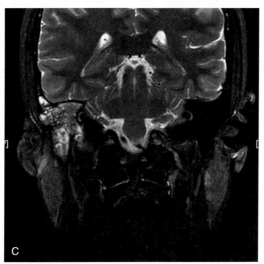

图 2-2-1　右侧耳廓畸形、外耳道闭锁

A、B. 横轴位 T_1WI、T_2WI 序列,示右侧耳廓发育不良,外耳道闭锁;C. 冠状位脂肪抑制 T_2WI 序列,
示右侧耳廓发育不良,右侧乳突可见斑片状长 T_2 信号影

Mondini 畸形:又称 IP-2 畸形,耳蜗基底周发育正常,中间周、顶周相互融合呈囊状,可伴有前庭及前庭导水管扩大;临床上表现为患耳重度听力障碍或全聋,前庭功能障碍则出现眩晕、半规管麻痹等症状。

Michel 畸形:又称为迷路未发育、迷路完全未发育、Michel 未发育;表现为耳蜗、前庭、半规管均未发育;非常罕见,常为双侧,在所有先天性内耳畸形中占的比例不到 1%;临床表现为先天感音神经性耳聋。

大前庭导水管综合征:又称为大内淋巴囊畸形;大多数病例(90%)在儿童期表现为双侧进行性或波动性感音神经性聋,在出生的头几年内常有听力,几年后可因轻微头外伤导致突发性或隐匿性耳聋,也有一些患者到青年时才出现耳聋;少数为单侧表现。

(二)病理学表现

Mondini 畸形:大体病理显示耳蜗中间圈及顶圈融合为一个囊腔,可伴内耳其他结构异常。

Michel 畸形:表现为全内耳均未发育。

大前庭导水管综合征:于胚胎第7周,内耳发育停止,形成大内淋巴囊,可伴有耳蜗发育不良(主要是Mondini 畸形)。

(三) MRI 表现

Mondini 畸形:耳蜗扁平,耳蜗周数减少,仅约1.5周,顶周和中间周融合成囊状,蜗轴低信号未显示或较小。伴/不伴有前庭水管扩大。

Michel 畸形:包括耳蜗、前庭和半规管的整个内耳缺如被骨质取代,岩骨变小甚至完全缺如(图 2-2-2)。

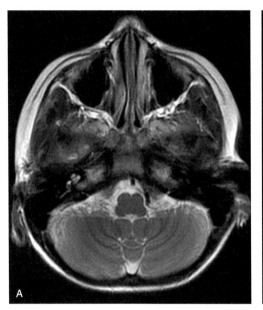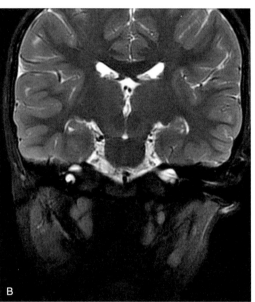
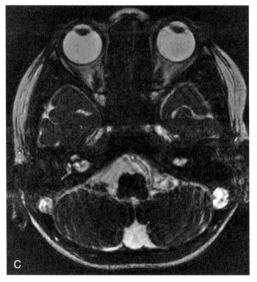

图 2-2-2   左侧内耳畸形(Michel 畸形)
A、B. 横轴位、冠状位 T₂WI 序列,示左侧耳蜗、半规管未发育;
C. 横轴位内耳水成像序列,更清晰地显示左侧耳蜗、半规管未发育

大前庭导水管综合征:T₂WI 或内耳水成像显示内淋巴囊、内淋巴管扩大,内淋巴管中段最大宽度>1.5mm 或内淋巴管与总脚相通(图 2-2-3)。

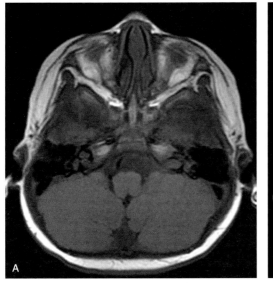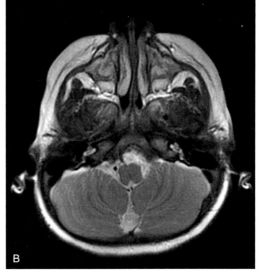
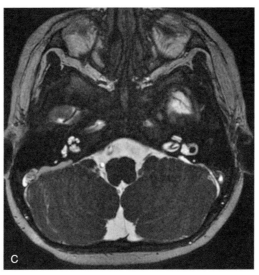

图 2-2-3　双侧大前庭导水管综合征

A、B. 横轴位 T_1WI、T_2WI 序列,示双侧前庭导水管开口扩大;C. 横轴位内耳水成像序列,
更清晰地显示双侧前庭导水管开口扩大,并可见淋巴囊扩大,右侧明显

（四）诊断要点与鉴别诊断

1. 诊断要点

（1）Mondini 畸形:耳蜗扁平、中间周与顶周融合。

（2）Michel 畸形:包括耳蜗、前庭和半规管的整个内耳缺如,被骨质取代。

（3）大前庭导水管综合征:内淋巴管、内淋巴囊扩大。

2. 鉴别诊断

（1）共腔畸形:耳蜗和前庭共腔呈囊状。

（2）囊状耳蜗 - 前庭畸形:又称 IP-1 畸形,耳蜗缺少蜗轴及骨螺旋板而呈囊状,伴有囊状前庭。

（五）治疗和预后

手术治疗以增进听力为目标。手术方法和范围应根据畸形特点和鼓室成形术的原则选择术式。

第三节   耳部炎性疾病

一、中耳乳突炎

(一) 概述

中耳乳突炎(otomastoiditis),是中耳炎的进一步发展,病变由中耳腔发展到乳突腔,多继发于上呼吸道感染或其他急性传染病。根据病因可分为非化脓性和化脓性两种;常见有分泌性中耳炎、急性化脓性中耳炎、慢性化脓性中耳炎及结核性中耳炎。常见临床症状为耳道流脓、听力减退、头痛、眩晕等,严重者可发生颅内外并发症,如颈深部脓肿、迷路炎、硬脑膜外脓肿及脑脓肿等。急性化脓性中耳乳突炎通过临床检查诊断容易,结核性中耳炎罕见。慢性化脓性中耳乳突炎患者行影像学检查最为常见,在本节进行详细介绍。

(二) 病理学表现

根据病理表现,慢性化脓性中耳乳突炎分为三型:单纯型、肉芽肿型(又称骨疡型)、胆脂瘤型。

1. 单纯型   最常见,多于上呼吸道感染后出现,耳流脓多为间歇性,呈黏液性或黏液脓性,病变局限于黏膜,一般无乳突气房及听小骨的骨质破坏。

2. 肉芽肿型   多由急性坏死型中耳炎迁延而来,组织破坏较广泛(图 2-3-1)。

3. 胆脂瘤型   耳内流脓量少,可有白色鳞片、豆渣样物,为坏死的上皮组织与胆固醇结晶混合物。

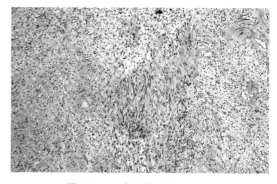

图 2-3-1   中耳乳突炎病理图
镜下可见较多炎性细胞和坏死组织,周围可见肉芽组织生成(HE×100)

慢性中耳炎的转归包括鼓室硬化和粘连性中耳炎,表现为组织的机化粘连、透明样变性、钙化及骨化。

(三) MRI 表现

MRI 可清楚显示单纯型、肉芽肿型、胆脂瘤型中耳乳突炎,并可对咽鼓管堵塞引起的中耳乳突炎进行病因分析。

单纯型中耳乳突炎:受累乳突气房及中耳内可见黏膜增厚及积液信号影,常呈长 T_1 长 T_2 信号,经临床对症治疗后可缓解。

肉芽肿型中耳乳突炎:受累乳突气房及中耳内除了可表现为单纯型中耳乳突炎信号特点外,还可以显示因乳突气房骨质破坏形成多个或单个较大的囊腔。因磁共振目前无法清楚显示骨质破坏情况,故需行颞骨 HRCT 检查,骨质破坏表现为虫噬样表现。

胆脂瘤型中耳乳突炎:位于鼓室和/或乳突内的胆脂瘤呈长 T_1 长 T_2 信号,增强 T_1WI 无强化,扩散加权序列(DWI)呈明显高信号;胆脂瘤周围常环绕长 T_1 长 T_2 信号,增强 T_1WI 可见强化的肉芽组织(图 2-3-2、图 2-3-3)。颞骨 HRCT 显示病变周围骨质破坏,破坏的骨质边缘光整、硬化。

肉芽肿型和胆脂瘤型中耳乳突炎如不及时治疗,可引起颅内、外并发症,如脑膜炎、脑脓肿、硬脑膜窦血栓性静脉炎、颈深部脓肿,在 MRI 上均有相应的特征性表现。

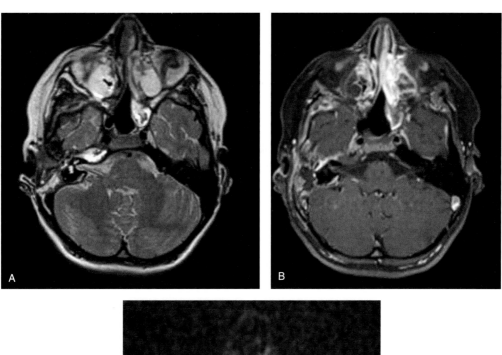

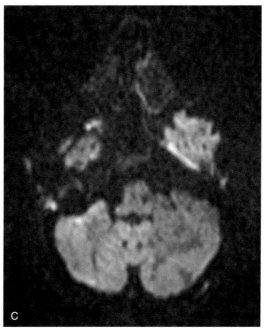

图 2-3-2 中耳乳突炎

A. 横轴位 T_2WI 序列,示右侧乳突液体积聚,信号增高；B. 横轴位增强 T_1WI 序列,
示右侧乳突区信号混杂,呈不规则边缘强化；C. DWI 序列,示右侧乳突斑片状高信号

（四）诊断要点与鉴别诊断

1. 诊断要点

（1）任何年龄段均可发病,男女无差异。

（2）临床病史对该病诊断很重要。

（3）对于无明显诱因发现单侧中耳乳突炎患者应重点观察咽喉壁及咽鼓管咽口区域是否有腺样体肥大、鼻咽癌、淋巴瘤等。

（4）MRI 检查可评价中耳乳突炎程度,由轻到重表现为:黏膜增厚、乳突小房积液、乳突小房骨质破坏、乳突小房内混杂信号影。

2. 鉴别诊断 本病主要与中耳癌鉴别:中耳癌表现为不规则的软组织肿块伴明显的骨质破坏,病变多造成中耳、内耳的破坏性空洞,骨质破坏多呈溶骨性,边缘不规整,呈虫噬状,边界不清。

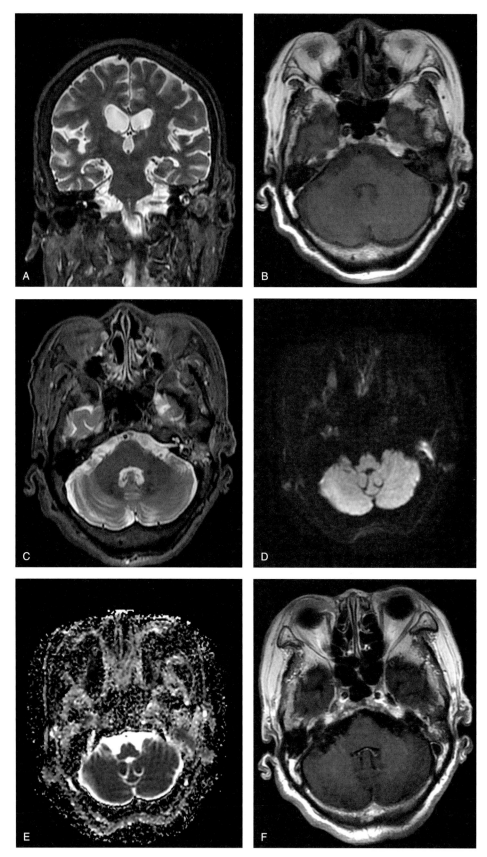

图 2-3-3   中耳乳突炎

A. 冠状位 T_2WI 序列, 示左侧中耳乳突内可见片状高信号; B. 横轴位 T_1WI 序列, 示左侧中耳乳突内可见片状等低信号; C. 横轴位脂肪抑制 T_2WI 序列, 示病变呈高信号; D. 横轴位 DWI 序列, 示病变呈高信号; E. 横轴位 ADC 图, 示病变呈低信号; F. 横轴位增强 T_1WI 序列, 示病变中度强化

（五）治疗和预后

单纯型中耳乳突炎主要针对病因治疗,如积极治疗上呼吸道感染。肉芽肿型中耳乳突炎及胆脂瘤型中耳乳突炎常需手术治疗。

二、恶性外耳道炎

（一）概述

恶性外耳道炎(malignant necrotizing external otitis)由 Toulmouche 于 1938 年首次报道,Chandler 于 1968 年将其命名为恶性外耳道炎,也称坏死性外耳道炎。致病菌主要是铜绿假单胞菌,少数病例由葡萄球菌、克雷伯杆菌、曲霉菌或多种细菌混合感染所致。常引起外耳道骨髓炎和进行性广泛坏死,并可引起严重颅内并发症而致死;多见于免疫力功能低下者及老年性糖尿病患者,亦可发生于小儿。病变起自外耳道骨部与软骨部结合部下壁,经外耳道软骨部下壁 Santorini 裂隙侵犯下方软组织;向上可累及颅底骨质和软组织;向前可穿破外耳道软骨板进入腮腺区;向后可引起耳廓及其周围软组织肿胀、中耳乳突炎,面神经及其下部脑神经亦可受累;病变可越过颅骨中线累及颅内及对侧。Kraus 根据病变进展程度不同,在临床上将恶性外耳道炎分为 3 期:Ⅰ期是炎症局限于外耳道及乳突气房;Ⅱ期是Ⅰ期表现合并颅底骨髓炎及脑神经麻痹;Ⅲ期是Ⅱ期合并炎症扩展至颅内。

临床表现为外耳道持续性疼痛、分泌物及传导性耳聋;晚期可导致Ⅶ、Ⅸ~Ⅻ脑神经麻痹;病变向颅内侵犯可引起乙状窦血栓性静脉炎、脑膜炎以及颅内脓肿等,并出现相应的临床症状和体征。

（二）病理学表现

外耳道皮下组织内严重的炎性反应伴坏死。

（三）MRI 表现

恶性外耳道炎常发生于外耳道骨部与软骨部结合处。早期仅表现为软组织感染,常经过 Santorini 裂隙向各个方向蔓延。病变含水分少,纤维成分多,T_1WI 呈等信号,T_2WI 呈等或略高信号,增强 T_1WI 病变中度强化。恶性外耳道炎可侵犯颅内,引起脑膜炎、脑脓肿、乙状窦血栓性静脉炎等(图 2-3-4)。MRI 能够清晰地显示颅内病变的性质及范围,在显示骨质破坏及死骨方面不及 CT。

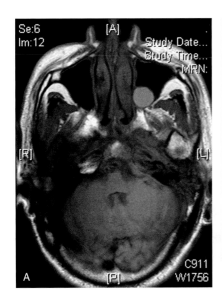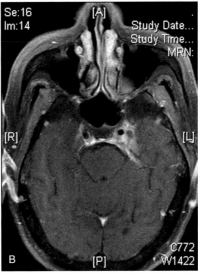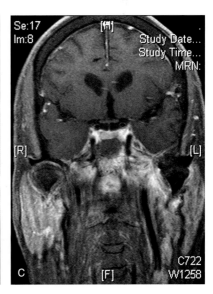

图 2-3-4　恶性外耳道炎

A. 横轴位 T_1WI 序列,示左侧恶性外耳道炎累及骨质,斜坡偏左侧及左侧岩骨尖正常脂肪高信号消失,被异常软组织取代;
B、C. 横轴位增强 T_1WI 序列,示左侧恶性外耳道炎累及颅底结构,左侧海绵窦增宽,其内可见小脓肿

（四）诊断要点与鉴别诊断

1. 诊断要点

（1）免疫力功能低下者及老年性糖尿病患者。

（2）早期表现为外耳道和耳廓黏膜增厚,晚期表现为外耳道及周围软组织肿胀。

（3）T_1WI 呈等信号,T_2WI 呈等或略高信号,增强 T_1WI 病变中度强化。

（4）骨质破坏从外耳道下壁开始,逐渐累及其他骨壁,边缘不规则。

2. 鉴别诊断

（1）外耳道胆脂瘤:外耳道内软组织病变较局限,呈膨胀性生长,外耳道扩大,骨质破坏边缘光整、硬化。

（2）外耳道癌:多见于老年患者,可发生于外耳道任何部位,肿块占位效应显著;部分恶性外耳道炎与外耳道癌鉴别困难,需组织病理学检查确诊。

（五）治疗和预后

恶性外耳道炎如果在疾病早期能控制其发展,将有效避免严重并发症的发生,因而早期诊断和治疗极为重要。治疗措施包括针对有糖尿病者控制血糖于正常范围,免疫力缺陷或低下者需进行全身支持性治疗、抗感染治疗、手术治疗和高压氧治疗。手术是治疗恶性外耳道炎的重要方法,可以很好地清除病灶,引流脓肿,防止感染蔓延,从而有效地控制感染,也能缩短抗生素的用药时间。高压氧治疗可解决组织缺氧,增强对病原菌的杀伤力,刺激新生血管形成,增强抗生素的作用。成人患者死亡率高达 50%。

三、迷路炎

（一）概述

迷路炎是细菌、病毒或其他病原体引起的内耳迷路感染性病变,严重者可导致前庭、听觉功能不可复性损害。在细菌性脑膜炎患儿中,约 10%~13.9% 会继发永久性聋,这是获得性感音神经性聋最常见的原因。临床上根据发展过程,将迷路炎分为局限性迷路炎、浆液性迷路炎、化脓性迷路炎等。引起迷路炎的病因包括鼓室源性、脑膜源性、血源性、创伤后性及自身免疫性等,鼓室源性迷路炎最为多见,常为单侧,为急慢性中耳乳突炎经前庭窗、蜗窗、鼓岬、半规管直接侵犯迷路;脑膜源性或血源性常为双侧,其中脑膜源性迷路炎由化脓性脑膜炎经蛛网膜下腔感染外淋巴液所致。

局限性迷路炎临床表现为发作性或继发性眩晕,可有自发性眼震,听力损失一般为传导性聋,前庭功能一般正常。浆液性迷路炎临床主要表现为持续性眩晕、视物旋转伴恶心、呕吐及平衡失调,可有水平旋转性的自发性震颤,明显的感音性聋或混合性聋。化脓性迷路炎急性期临床表现为重度眩晕,自觉外物或自身旋转,恶心、呕吐,有较强的自发性眼震,患耳耳鸣,听力急剧下降,前庭功能完全丧失,体温一般不高;慢性期眩晕或自发性眼震消失,患者逐渐恢复平衡,患耳全聋且对冷热水刺激无反应。

（二）病理学表现

局限性迷路炎仅限于局部的骨迷路及其骨内膜,膜迷路常无炎症;浆液性迷路炎可视为局限性迷路炎的进一步发展,炎症经骨内膜进入外淋巴腔,造成浆细胞及淋巴细胞浸润。前两型迷路炎加重恶化,可转化为化脓性迷路炎,整个膜迷路内外淋巴腔充满脓液,致使内耳前庭和听觉终器发生不可逆性破坏。化脓性迷路炎的组织病理学分为三期:①急性期:脓性分泌物积聚在外淋巴间隙,随后浆液纤维蛋白沉积;②纤维化期:外淋巴间隙内纤维肉芽组织增生;③骨化期:从耳蜗基底圈开始逐渐形成新骨,发展为骨化性迷路炎。

（三）MRI 表现

1. 局限性迷路炎及浆液性迷路炎   MRI 可观察到迷路内出血或渗出物沉积导致的液性信号消失,在 T_1WI、T_2WI 上均表现为局灶或弥漫性的等或低信号区,增强扫描可见迷路内轻微强化(图 2-3-5)。

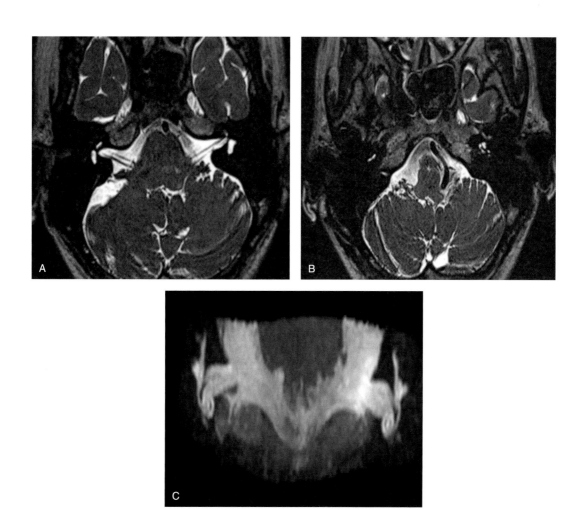

图 2-3-5 迷路炎

A、B. 横轴位薄层内耳水成像,示双侧内耳迷路区信号减低;

C. 内耳水成像 MIP 重建图像,示双侧前、外、后半规管信号局限性减低

2. 脓性迷路炎 ①急性或亚急性期:MRI 可表现为增强后正常无强化的迷路液性区域出现强化,可能为毛细血管内皮细胞坏死导致血 - 迷路屏障破坏。②慢性期:MRI 可表现为迷路腔内外淋巴间隙的液性信号消失,在蜗尖处最易观察到,在 T_1WI、T_2WI 均表现为等低信号区。如迷路完全骨化,T_2WI 上岩尖区则表现为均匀一致的无信号区,无法辨别迷路形态,增强扫描无强化;如迷路内仍有脓液积聚或肉芽肿形成,增强扫描可见局灶性强化。内耳水成像序列(图 2-3-3C)可使层厚更薄,能提供更为清晰的图像,其三维重建的迷路形态可任意旋转,多方位观察,能提供更加立体、直观的信息。

(四)诊断要点与鉴别诊断

1. 诊断要点

(1)通常存在中耳炎或脑膜炎等迷路附近感染灶。

(2)有与各时期迷路炎相对应的典型听觉及前庭功能受损症状。

(3)MRI 可观察到迷路腔液性信号消失,纤维物质沉积在 T_1WI、T_2WI 上呈等低信号,骨质沉积均为无信号区。

(4)增强扫描纤维化、肉芽组织呈局灶或弥漫性轻中度强化,骨化区域无强化。

2. 鉴别诊断

(1)耳蜗型耳硬化症:听力图有特征性表现,前庭功能完好,早期表现为耳蜗周围骨质密度减低,典型者为"双环征"。

（2）迷路内神经鞘瘤：好发于耳蜗底周、中间周，边界清楚，T_2WI呈稍高信号，T_1WI呈低信号，增强扫描呈明显均匀强化。

（五）治疗和预后

迷路炎以药物抗感染治疗为主，伴颅内并发症时，应行乳突手术并切开迷路，以利引流。

四、岩尖炎

（一）概述

岩尖炎，又称岩部炎，好发生于气化良好的颞骨岩部。岩尖炎多继发于中耳炎，气化的岩尖蜂房和乳突气房相通，中耳内炎症极易通过该途径侵及岩尖；少部分岩尖炎可原发于血栓性静脉炎，通过静脉丛逆行感染或内淋巴囊炎蔓延所致。

岩尖炎临床上常表现为头痛、发热及耳漏，严重者可有脑膜炎和脑神经症状，最易受累的是三叉神经和展神经。三叉神经痛、展神经麻痹及耳漏同时存在称之为岩尖综合征。

（二）病理学表现

颞骨岩部骨质、气房内化脓性炎症。

（三）MRI 表现

MRI 表现为岩尖部软组织病变，T_1WI呈低或略低信号，T_2WI呈高信号，T_2FLAIR呈高信号，增强扫描病变不强化、不均匀强化或周边强化（图 2-3-6）。岩尖炎常累及邻近脑膜，表现为脑膜增厚强化。合并脓肿时在 DWI 上表现为弥散受限高信号。

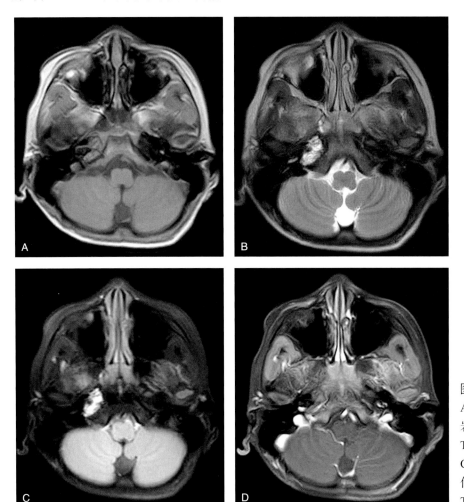

图 2-3-6 岩尖炎

A. 横轴位 T_1WI 序列，示右侧岩骨尖片状等信号；B. 横轴位 T_2WI 序列，示病变呈高信号；C. 横轴位 T_2FLAIR，示病变呈高信号；D. 横轴位脂肪抑制增强 T_1WI 序列，示病变呈轻度强化

（四）诊断要点与鉴别诊断

1. 诊断要点

（1）岩尖软组织病变，T_1WI 呈低信号，T_2WI 呈高信号。

（2）增强扫描岩尖部病变不强化、不均匀强化或边缘强化。

2. 鉴别诊断

（1）岩尖胆固醇肉芽肿：病变在 T_1WI、T_2WI 均呈高信号。

（2）岩尖黏液囊肿：病变呈膨胀性生长，周围骨质光整。

（3）颈静脉球瘤：肿瘤部位在颈静脉窝，累及岩尖，增强扫描肿块明显强化，可见"盐和胡椒"征。

（五）治疗和预后

岩尖炎的治疗原则是给予足量有效的抗生素，同时应行乳突凿开术开放引流。经上述处理无效者还应进行乳突根治术。

五、胆固醇肉芽肿

（一）概述

胆固醇肉芽肿（cholesteral granuloma）是一种含有胆固醇结晶和多核巨细胞的肉芽肿，是组织对胆固醇结晶产生的异物反应。如因各种原因引起中耳出血、血浆渗出、组织水肿及组织坏死等，以致红细胞破裂、分解，脂肪发生退行性变，均可释放出胆固醇。随着胆固醇的不断增加而逐渐饱和，形成胆固醇结晶，沉积于组织内，由于胆固醇结晶的长期刺激，其周围组织产生肉芽组织，并逐渐增大，形成胆固醇肉芽肿。

胆固醇肉芽肿无特征性临床表现，术前临床很难做出明确诊断。如有流脓血，迁延不愈的分泌性中耳炎、中耳乳突炎、非搏动性"蓝色鼓膜"和缓慢渐进性的传导性耳聋可能提示该病。当岩尖胆固醇肉芽肿较小时可以无症状，较大时可压迫 Ⅴ～Ⅷ脑神经而引起面部疼痛、复视、感音神经性耳聋等。

（二）病理学表现

慢性中耳炎、胆脂瘤或术后阻塞了乳突、岩尖气房或鼓室，产生负压，引起黏膜充血肿胀，导致血管破裂出血，出现炎性改变及小血管增生；红细胞降解为胆固醇结晶，导致多核巨细胞产生；反复出血刺激肉芽组织形成，呈现膨胀性生长。

手术见具有纤维包膜的、陈旧出血及胆固醇结晶的棕色液体囊性肿块，又称"巧克力囊肿"。

镜下见不同降解时期的红细胞、结缔组织内的胆固醇结晶及周围的多核巨细胞，内含有含铁血黄素的巨噬细胞、慢性炎性细胞及血管（图 2-3-7）。

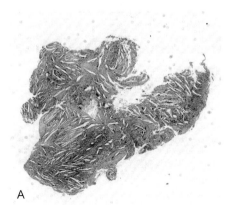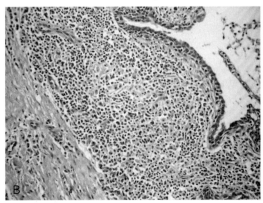

图 2-3-7　胆固醇肉芽肿病理图

A. 光镜下见送检组织内多量胆固醇裂隙，局灶周围可见上皮样小细胞增生（HE×4）；B. 光镜下见胆固醇结晶溶解后形成的裂隙，该裂隙为长菱形，呈同心性排列，还看见许多多核巨细胞或巨噬细胞浸润（HE×100）

（三）MRI 表现

胆固醇肉芽肿在 MRI 上呈特征性的短 T_1 长 T_2 信号影,增强扫描无进一步诊断作用。根据发生部位不同,分为中耳胆固醇肉芽肿和岩尖胆固醇肉芽肿,中耳胆固醇肉芽肿常见。

中耳胆固醇肉芽肿表现为中耳和 / 或乳突内边缘光滑的膨胀性生长肿块,病变较小时呈现位于中耳鼓室腔内的软组织信号,无骨质重塑变形或听小骨破坏;病变较大时呈现中耳和 / 或乳突腔内膨胀性生长的病变,周围骨质凹陷、听小骨消失,T_1WI 和 T_2WI 均呈高信号(图 2-3-8)。

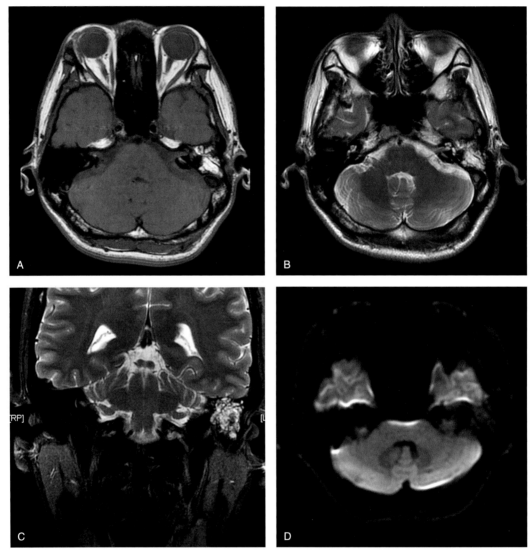

图 2-3-8　左侧中耳乳突胆固醇肉芽肿

A. 横轴位 T_1WI 序列,示左侧中耳乳突可见斑片状高信号;B. 横轴位 T_2WI 序列,示左侧中耳乳突斑片状高信号;
C. 冠状位脂肪抑制 T_2WI 序列,示病变边界不清;D. 横轴位 DWI 序列,示病变呈稍高信号

岩尖胆固醇肉芽肿表现为病变中心位于岩尖区、光滑及边界清晰、膨胀性的软组织肿块,伴骨小梁破坏、皮质变薄及缺损;T_1WI 和 T_2WI 均呈高信号;如果病灶较大,可蔓延至邻近区域(图 2-3-9)。

（四）诊断要点与鉴别诊断

1. 诊断要点

(1)中耳胆固醇肉芽肿:中耳和 / 或乳突腔边缘光滑的膨胀性生长肿块,T_1WI 呈高信号可诊断病变。

(2)岩尖胆固醇肉芽肿:中心位于岩尖区,边界清晰光滑的膨胀性肿块,T_1WI 和 T_2WI 均呈高信号。

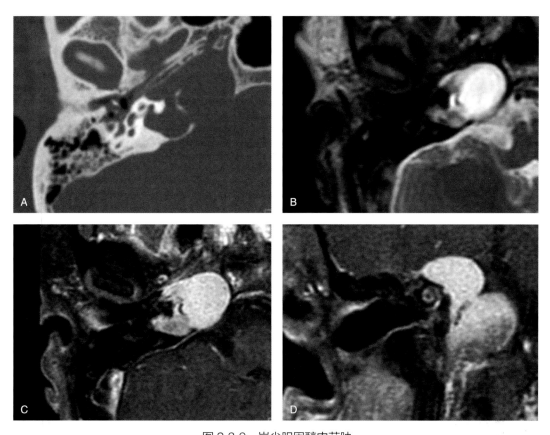

图 2-3-9　岩尖胆固醇肉芽肿

A. 横轴位 CT,示骨小梁侵蚀及岩尖变平滑;B. 横轴位 T_2WI 序列,示膨胀性岩尖病变呈高信号强度;
C、D. 横轴位增强 T_1W 序列,示岩尖处病变无强化

2. 鉴别诊断

(1)中耳胆固醇肉芽肿

1)慢性中耳炎伴出血:中耳乳突腔充满软组织信号影,T_1WI 和 T_2WI 均呈高信号,不伴膨胀性骨质改变。

2)外伤后鼓室积血:有明确外伤史,伴骨折,T_1WI 和 T_2WI 均呈高信号,无膨胀性改变。

(2)岩尖胆固醇肉芽肿

1)原发性胆脂瘤:T_1WI 呈等或偏低信号。

2)岩尖炎:可见骨皮质及骨小梁破坏,在 T_1WI 上呈低信号。

(五)治疗和预后

根据病变的范围和程度选择不同的术式。治疗应以手术为主,以彻底清除病变,防止复发为首要。

六、外耳道胆脂瘤

(一)概述

外耳道胆脂瘤(external auditory caflal cholesteatoma,EACC)是各种原因引发的外耳道上皮脱屑、胆固醇结晶堆积、上皮包裹成块所致的慢性炎性疾病。

外耳道胆脂瘤发病率明显低于胆脂瘤型中耳炎,年发病率在 0.30/10 万。本病多发生于成年人,男女发病率相等,单耳多见,可侵犯双耳。外耳道胆脂瘤形成诱因至今不明。该病可被误诊为耵聍栓塞、外耳道阻塞性角化病等疾病。若治疗不及时,病变可侵犯中耳、乳突、颈静脉球或面神经,产生严重并发症。

外耳道胆脂瘤具有侵蚀性,常侵犯外耳道皮肤、骨质、鼓膜和鼓室盾板,鼓膜受压向内移位,甚至鼓膜穿孔。后期可通过鼓膜松弛部或破坏的鼓室盾板侵入上鼓室,或压迫、穿破鼓膜紧张部侵入中耳腔,破坏外耳后壁侵入乳突腔,甚至可破坏外半规管、面神经管和硬脑膜引起各种颅内外并发症。

（二）病理学表现

外耳道胆脂瘤是外耳道鳞状上皮形成囊肿,角化物质聚积,形成炎性病变包绕的团块样角化物质(图 2-3-10)。外耳道胆脂瘤引起的骨质破坏,有肿瘤增大压迫周围骨质的作用,有基质及基质下方炎性组织产生的多种酶(溶酶体酶、胶原酶)、前列腺素和某些细胞因子等对骨的侵蚀作用。

（三）MRI 表现

外耳道胆脂瘤在 T_1WI 上呈低信号,在 T_2WI 上呈高信号,在 T_2FLAIR 和 DWI 序列上呈明亮的高信号,在 ADC 图上呈低信号,在增强 T_1WI 上无强化(图 2-3-11);病变周围

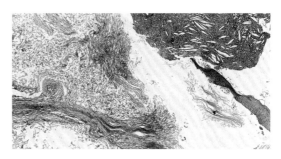

图 2-3-10　外耳道胆脂瘤病理图
光镜下见肿瘤多为囊性,囊壁内衬角化的鳞状上皮,囊壁内可见角质,胆固醇引发的肉芽肿(HE×10)

如伴发炎症,可出现周围区域的强化。当病灶较小或术后有残留或复发时,增强 T_1WI 较难将其与周围炎性组织及中耳黏膜炎性肿胀进行鉴别,需结合 DWI 协诊。

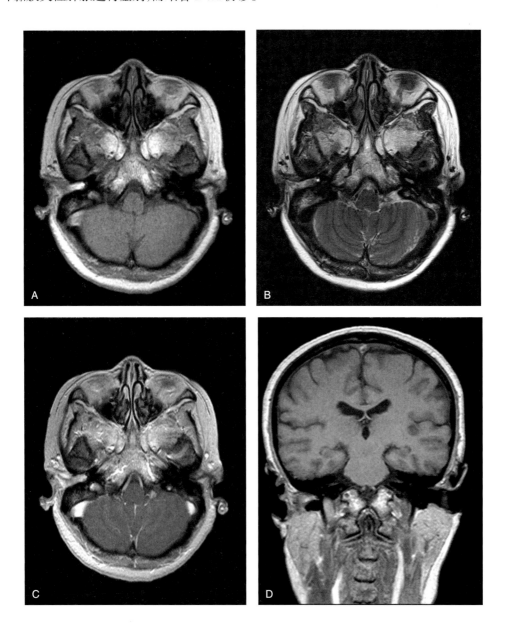

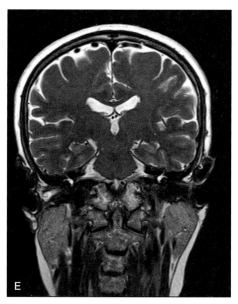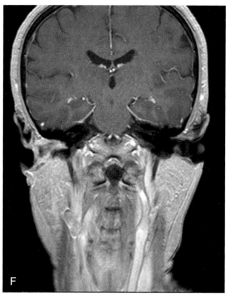

图 2-3-11 外耳道胆脂瘤

A. 横轴位 T_1WI 序列,示右侧外耳道前下壁条状高信号,与脑实质相比,病变呈略高信号;B. 横轴位 T_2WI 序列,示病变呈高信号,凸向外耳道;C. 横轴位增强 T_1WI 序列,示病变无明显强化;D~F. 冠状位 T_1WI、T_2WI、增强 T_1WI 序列,示右侧外耳道前下壁短 T_1 长 T_2 信号影,凸向外耳道,增强后无明显强化

如病变侵犯面神经并伴发炎症时,相应节段会出现强化。当病变破坏至岩尖、桥小脑角、累及面神经、脑组织时需借助 MRI,更准确地反映胆脂瘤与脑组织的关系。

(四)诊断要点与鉴别诊断

1. 诊断要点 外耳道胆脂瘤发病率较低,耳痛、耳流脓、耳内闭塞、听力下降等临床症状缺乏特征性,较易误诊,因此对于慢性外耳道炎、外耳道阻塞性角化病及耵聍栓塞等患者应详细询问病史,仔细进行耳内镜检查,联合颞骨 CT 和/或 MRI 检查。

HRCT 检查可明确有无骨质破坏及骨质破坏特点,并可明确破坏的程度及范围;MRI 表现为长 T_1 长 T_2 信号,增强后无强化,DWI 呈弥散受限高信号,ADC 呈低信号,有助于鉴别诊断。

2. 鉴别诊断

(1)外耳道耵聍栓塞:耵聍临床常见,色棕黑,或软或硬,堵塞耳道,耳闷,表现为外耳道深部软组织影,遮挡致鼓膜窥视不清,外耳道无扩大,鼓室无破坏。

(2)外耳道阻塞性角化病:为外耳道内较大脱屑角蛋白栓的聚集,在清除外耳道上皮栓后可见外耳道变得异常宽大,呈"气球样"改变,外耳道骨部广泛吸收,致鼓膜明显凸出,且鼓环裸露如"悬挂于空中的绳套"。患者常有慢性鼻窦炎及支气管扩张病史,双耳发病多见,表现为急剧耳痛及双侧听力下降,外耳道可扩大,无局部骨质侵蚀。从疾病的进程看,外耳道阻塞性角化病起初多从鼓膜破坏侵入鼓室,外耳道胆脂瘤则以破坏外耳道后壁侵犯乳突腔为特点。

(3)胆脂瘤型中耳炎:多起源于上鼓室,主要破坏鼓室、鼓窦和乳突,由内向外扩展破坏乳突骨质,一般无外耳道扩大的征象,多为鼓膜松弛部穿孔,听力损失多较重。外耳道胆脂瘤无明确的中耳炎病史,常伴耵聍、外耳道口及软骨部狭窄,鼓膜多完整。

(4)外耳道癌:多见于老年人,影像表现为伴有软组织肿块的溶骨性、虫蚀性骨质破坏,范围广泛,边界不规则,边缘不清,可浸润至耳廓、颞下颌关节、中耳、颅内等部位;增强扫描后肿块可见强化,外耳道胆脂瘤不强化,可鉴别;部分外耳道癌在病理上与外耳道胆脂瘤不易鉴别,尤其是对于剧烈耳痛的老年患者应行增强 MRI 进一步检查。

（5）外耳道腺样囊性癌：临床较少见，可原发于涎腺、泪腺、上消化道及呼吸道黏膜等部位的腺体，病变组织直接来源于耵聍腺，也可由腮腺演变而来；最突出的临床症状为耳痛，早期表现为间歇性，少数为剧痛，病情加重时可呈持续性剧痛，可向患侧颈肩枕部放射，晚期可侵犯脑神经引起头痛，肿物增大阻塞外耳道可产生耳鸣、耳聋等症状；合并感染引起耳漏、眩晕、面瘫症状的不多；本病生长缓慢，生长方式主要为皮下浸润，易侵犯神经，并沿神经扩展，转移方式以血行转移为主，主要转移到肺。

（6）朗格汉斯细胞组织细胞增生症：是一组原因未明的组织细胞增殖性疾患，多与体内免疫调节紊乱有关，最常见的发病部位为骨骼。发生于颞骨的朗格汉斯细胞组织细胞增生症患者的外耳炎症常为耳道软组织或骨组织朗格汉斯细胞增殖和浸润的结果，主要症状有外耳道溢脓、耳后肿胀和传导性聋，CT 检查可显示骨与软组织二者病变，乳突病变包括乳突炎、慢性耳炎、胆脂瘤形成和听力丧失。

（五）治疗和预后

外耳道胆脂瘤的治疗需根据病变部位、范围、分类，确定治疗方案。早期简单的外耳道胆脂瘤病变局限于外耳道、无耳道狭窄或感染且能配合的患者可在门诊进行治疗，充分利用药物松软病变，良好照明条件下采用冲洗、钩取或钳除或负压吸出胆脂瘤及上皮。不能配合或者复杂的外耳道胆脂瘤需手术处理，无论病变属何种类型都应保留正常的外耳道皮肤、去除胆脂瘤组织及死骨，防止疾病进展和骨质破坏，根据胆脂瘤的部位、受累的范围做相应的处理。术后给予抗感染治疗，加强随访，及时进行局部换药，促进创面愈合，防止外耳道狭窄。

外耳道胆脂瘤本质上有侵蚀性，大部分病例经过系统诊治是可以治愈的。外耳道胆脂瘤的复发与病灶是否清除彻底以及外耳道外段狭窄是否正确处理等有关。术后定期、及时复诊及正确处理也是防止再次狭窄的关键。对外耳道狭窄的治疗以手术为主，仅限于术后早期及继发于慢性炎症、肉芽组织增生所致的狭窄。

七、中耳胆脂瘤

（一）概述

中耳胆脂瘤（cholesteatoma of middle ear）为局限于中耳的胆脂瘤，鼓膜紧张部完整、常伴有较好的听力，无典型耳部症状的一类胆脂瘤。未经及时治疗，可侵袭至乳突窦、乳突，继续发展，可导致严重的颅内外并发症。一般发病较为隐匿，无明显耳漏症状，听力损失程度具有较大的差别，部分患者甚至没有听力下降的主诉。

病因上支持上鼓室负压学说，患耳鼓膜和外耳道皮肤由于受到胆脂瘤的刺激，常会有污秽的耵聍样物附着，且鼓膜紧张部结构完整，患耳有较好的听力水平，因此易漏诊。临床上以耳流脓、听力轻度下降、鼓膜松弛部穿孔为其特点。

（二）病理学表现

同外耳道胆脂瘤（图 2-3-12）。

（三）MRI 表现

CT 表现为上鼓室扩大，听小骨破坏，MRI 表现为长 T_1 长 T_2 信号，DWI 呈弥散受限高信号，ADC 图呈低信号，增强后无强化（图 2-3-13）。

（四）诊断要点与鉴别诊断

1. 诊断要点　上鼓室扩大，内见长 T_1 长 T_2 信号，DWI 呈弥散受限高信号，ADC 图呈低信号，增强后无强化，DWI 序列有助于诊断及鉴别诊断。

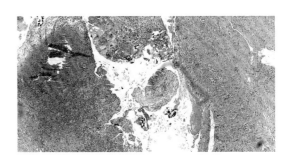

图 2-3-12　中耳胆脂瘤病理图

光镜下见示肿瘤多为囊性，囊壁内衬角化的鳞状上皮，囊壁内可见角质，胆固醇引发的肉芽肿（HE×10）

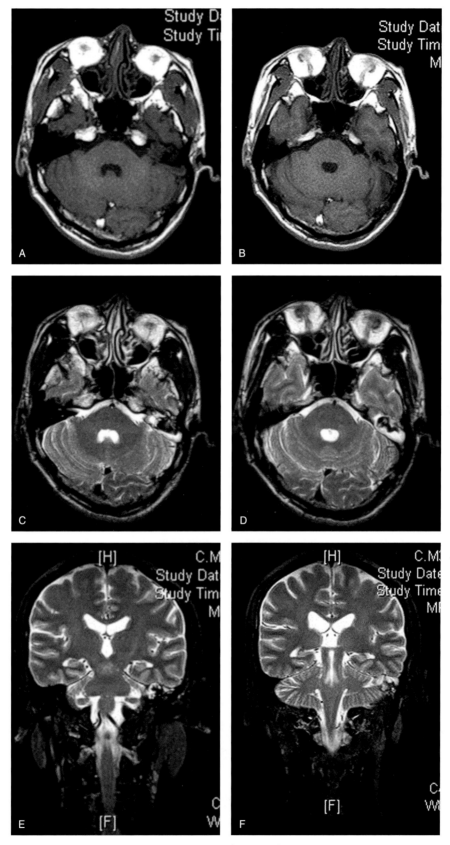

图 2-3-13　中耳胆脂瘤

A、B. 横轴位 T_1WI 序列,示左侧上鼓室软组织信号影,与脑实质相比,病变呈略低信号;
C、D. 横轴位 T_2WI 序列,示病变呈高信号,边界不清; E、F. 冠状位脂肪抑制 T_2WI,示病变
呈高信号,并与上鼓室盖骨质分界不清

2. 鉴别诊断 同外耳道胆脂瘤。

（五）治疗和预后

上鼓室胆脂瘤型中耳炎治疗以正规的手术治疗为主,应尽早彻底清除胆脂瘤上皮及基质,保留或提高原有听力,重建一个封闭、干燥、安全的中耳腔;患耳鼓膜紧张部结构完整,听力一般相对较好,因此患者有较高的听力期望值。人工部分听小骨植入能获得良好的术后听力结果。

八、岩部胆脂瘤

（一）概述

岩部胆脂瘤(petrous apex cholesteatoma)临床比较少见,因位置较深,毗邻许多重要血管及神经结构,早期症状常不明显,多数患者因面神经、蜗神经受压而出现周围性面神经麻痹等症状,或因耳蜗骨质破坏出现听力下降后而就诊。岩部胆脂瘤分为先天性和继发性,先天性岩部胆脂瘤是胚源性的外胚层组织滞留于颞骨所致,早期常缺乏典型症状,无中耳炎病史,鼓膜正常,当胆脂瘤破坏岩骨内结构出现临床症状时才引起重视;继发性岩部胆脂瘤多继发于中耳胆脂瘤、手术及外伤,几乎均有中耳炎病史。

岩部胆脂瘤的临床表现主要是由病变破坏骨质而侵犯脑神经和其他重要结构,如耳蜗、半规管和脑干等引起。继发性岩部胆脂瘤由胆脂瘤型中耳炎发展而来,耳部症状较明显,患者通常有耳漏、严重耳聋、面瘫和眩晕。也可有脑膜炎、静脉窦血栓形成、脑脓肿等颅内症状。先天性胆脂瘤早期常缺乏典型症状而延误诊断和治疗,常见的表现为听力下降、耳鸣、面瘫、眩晕、头痛、脑膜炎等,其中听力下降最常见,为83%~94%。

（二）病理学表现

同外耳道胆脂瘤。

（三）MRI 表现

由于岩部胆脂瘤的症状都是耳部疾病中常见的,没有特异性,所以单纯依靠症状难以在术前明确诊断。岩部胆脂瘤表现为 T_1WI 低信号和 T_2WI 高信号,信号可能不均,DWI 呈高信号,ADC 呈低信号,增强后病变无强化(图 2-3-14)。岩部主要由骨质构成,CT 是首选检查,MRI 软组织分辨率高,在病变诊断和鉴别方面更有优势,也是一种反映疾病残留或复发的良好检测方法。

（四）诊断要点与鉴别诊断

1. 诊断要点 颞骨岩尖气化腔内见长 T_1 长 T_2 信号,DWI 呈高信号,ADC 呈低信号,增强后无强化,是胆脂瘤的表现特点。

2. 鉴别诊断 胆脂瘤与胆固醇肉芽肿难以鉴别,CT 上两者均为低密度、边缘光滑的扩张性缺损,注入对比剂后密度不增高。MRI 对两者的鉴别有重要价值,胆脂瘤表现为 T_1WI 呈中等或偏低信号,T_2WI 呈高信号;胆固醇肉芽肿在 T_1WI 和 T_2WI 上均表现为明显高信号。

（五）治疗和预后

岩部胆脂瘤需进行根治性手术,使病变得以完全切除。岩部病变部位深在,周围血管神经结构复杂,如手术操作不慎,易伤及硬脑膜、脑组织及重要的血管神经。选择手术方式和进路应根据病变范围、听力情况、乳突气化情况、咽鼓管功能及术者的经验决定。彻底清除病变和术后长期严格随访、定期清理术腔是预防复发的关键。

九、面神经炎

（一）概述

面神经炎,又称特发性面瘫或 Bell 麻痹,指茎乳孔内面神经的非特异性炎症,表现为周围性面瘫。目前病因尚未完全明确,一般认为其发病机制为风寒、病毒感染以及自主神经功能障碍等,引起神经营养血

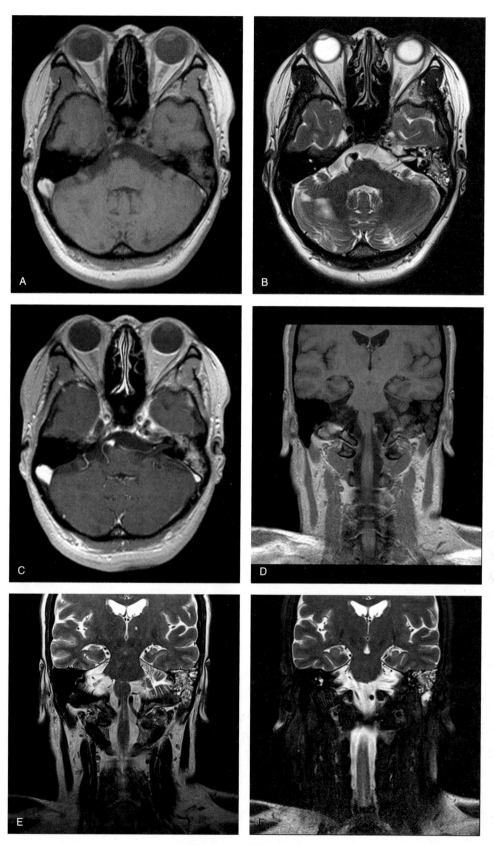

图 2-3-14　岩尖胆脂瘤

A. 横轴位 T$_1$WI 序列,示左侧中耳鼓室、鼓窦、乳突气房及岩尖片状低信号;B. 横轴位 T$_2$WI 序列,示病变呈高信号;C. 横轴位增强 T$_1$WI 序列,示左侧岩尖病变无强化(胆脂瘤),而中耳鼓室、鼓窦及乳突气房内病变明显强化(非胆脂瘤性炎症);D~F. 冠状位 T$_1$WI、T$_2$WI、脂肪抑制 T$_2$WI,示左侧中耳鼓室、鼓窦、乳突气房及岩尖 T$_1$WI 低信号、T$_2$WI 高信号管痉挛,面神经缺血、水肿、受压、损伤后,导致面瘫、面神经麻痹。面神经损伤后的功能修复主要取决于运动神经元存活率,损伤时间越长,存活率越低,一定程度影响神经功能修复,早期诊断和治疗很关键。

任何年龄均可发病,以 20~40 岁最多见,男性多于女性,多为单侧、偶见双侧。症状于数小时或数天内达高峰,伴耳后乳突区、耳内或下颌角疼痛;出现一侧面部表情肌瘫痪,如额纹消失、眼裂变大、闭目不紧或不合、鼻唇沟变浅、口角下垂、露齿、口角偏向对侧、鼓腮漏气、咀嚼时食物残渣常滞留于患侧的齿颊之间、流涎、溢泪、瞬目动作明显减弱或消失;乳突孔以上受损,鼓索神经损伤从而出现患侧舌前味觉障碍;镫骨肌以上受损,可出现味觉障碍和听觉过敏;膝状神经节受损,可见外耳道或鼓膜出现疱疹综合征。

(二)病理学表现

病理改变主要是神经水肿和脱髓鞘,严重者可有轴突变性。

(三)MRI 表现

MR 水成像根据人体内液体具有长 T_2 弛豫值的特点,采用快速弛豫增强序列获得重 T_2WI 序列,从而使含水器官显影;在面神经 MR 水成像图像上,耳内、外淋巴液和脑脊液呈明显高信号,面神经与血管呈中等信号,对比良好。通过后处理图像可直观显示神经与血管的三维立体空间关系,可清晰显示面神经的解剖结构,了解面神经麻痹的原因、受压程度及部位。面神经炎在 MRI 图像上表现为受累阶段增粗,T_1WI 呈等或稍低信号,T_2WI 呈稍高信号,增强后活动期炎症可见强化(图 2-3-15、图 2-3-16)。

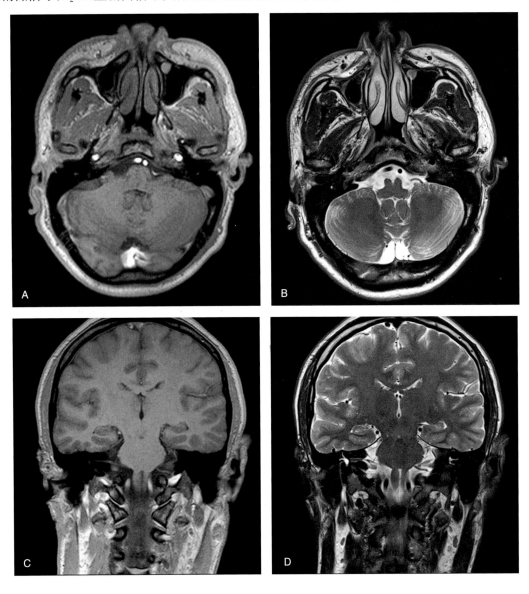

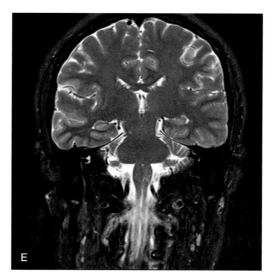

图 2-3-15　面神经炎

A. 横轴位 T_1WI 序列,示双侧面神经水平段增粗,病变呈略低信号;B. 横轴位 T_2WI 序列,示双侧面神经水平段呈高信号;C~E. 冠状位 T_1WI、T_2WI、脂肪抑制 T_2WI,示双侧面神经水平段增宽

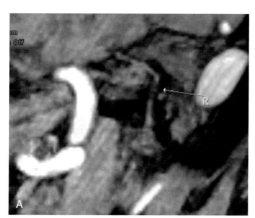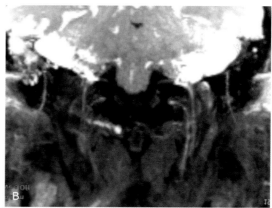

图 2-3-16　面神经炎

A. 斜矢状位增强 T_1WI 序列,示右侧面神经水平段及垂直段增粗,轻度强化;B. 冠状位水成像序列,示右侧面神经颞骨内走行段较左侧粗,右侧中耳及右侧乳突可见团状高信号,提示炎症

（四）诊断要点与鉴别诊断

1. 诊断要点

（1）急性起病,症状可于数小时或 1~3d 内达到高峰。

（2）多为单侧性,偶见双侧。

（3）病初可伴有耳后乳突区、耳内或下颌角的疼痛,后出现周围性面瘫。

（4）MRI 示单侧或双侧受累节段面神经增粗,T_1WI 呈等或稍低信号,T_2WI 呈稍高信号,增强后可见强化。

2. 鉴别诊断

（1）急性感染多发性神经根神经炎:可有周围性面神经麻痹,常为双侧性,典型的临床表现有前驱感染病史,对称性的肢体运动和感觉障碍,四肢下运动神经元性瘫痪及脑脊液中有蛋白质增加而细胞数不增加的蛋白质细胞分离现象。

（2）腮腺炎、腮腺肿瘤、颌后的化脓性淋巴结炎:这类疾病均可累及面神经而引起患侧周围性面瘫,有腮腺及局部体征,不难鉴别。

(3)中耳炎的并发症:中耳感染累及面神经管,可产生面神经麻痹,除面肌瘫痪外,往往伴有患侧舌前2/3 的味觉丧失(鼓索纤维受累所致),有中耳炎史及耳部的阳性体征,可借以鉴别。

(4)颅后窝病变:桥小脑角肿瘤、颅底脑膜炎及鼻咽癌颅内转移等原因所致的面神经麻痹,多伴有听觉障碍、三叉神经功能障碍及各种原发病的特殊表现。脑桥病变,如肿瘤、炎症、出血等所致面神经麻痹常伴有面神经核邻近的脑神经核或长束受损,如伴有患侧三叉神经、展神经麻痹和对侧肢体的偏瘫等体征。

(5)大脑半球病变:肿瘤、脑血管意外等引起的中枢性面瘫,仅限于病变对侧下面部表情肌的运动障碍,上面部表情肌运动如闭眼、皱额仍正常,常伴有躯体偏瘫,不难鉴别。

(五)治疗和预后

治疗面神经炎的方法包括药物、物理治疗、针灸和按摩等,多数病例经常规治疗后可完全恢复,不留后遗症,约 30% 以上病例可能遗留后遗症,疗效不够理想。

十、耳部与上颈部相关脓肿

(一)概述

耳源性颈深部脓肿较为罕见,为发生于颈深筋膜的化脓性炎症所形成的脓肿,由慢性化脓性中耳乳突炎或中耳胆脂瘤引起。慢性化脓性中耳炎侵及中耳黏膜、骨膜或深达骨质,造成不可逆损伤;中耳胆脂瘤对周围骨质的直接压迫和骨壁破坏;气化较好的乳突尖内侧骨壁薄,易受炎症或胆脂瘤破坏,脓液可流入胸锁乳突肌深面和颈深筋膜中层之间,形成颈深部脓肿,称 Bezold 脓肿,脓液可沿斜方肌及背阔肌下行,在颈背部或腰背部等深筋膜间隙积聚形成巨大脓肿;若乳突尖骨质溃破区位于二腹肌沟处,脓液可沿二腹肌深面向咽旁间隙扩散,形成颈深部脓肿,称 Mouret 脓肿。

耳源性颈深部脓肿临床特点为同侧颈部疼痛的位置较高,相当于乳突尖至下颌角水平处肿胀、饱满及压痛;有全身炎症表现,包括寒战、高热等;可累及颈中下部,局部皮肤可不红,波动感不甚明显,穿刺抽出脓液,即可确诊;病情发展迅速,可出现脓毒血症、中毒性休克、颈部大血管感染性破裂大出血等,危及生命。

(二)病理学表现

耳部周围骨膜下或胸锁乳突肌与颈深筋膜中层之间见脓腔形成,内部充满脓液,周围纤维肉芽组织形成脓肿壁。镜下见脓腔内大量坏死的中性粒细胞,脓肿壁为纤维肉芽组织,壁内浸润中性粒细胞、淋巴细胞等(图 2-3-17)。

(三)MRI 表现

中耳乳突炎的磁共振表现详见“第二章/第三节/一、中耳乳突炎”。脓肿在 MRI 上表现具有特征性,与脑实质相比,脓腔内液体在 T_1WI 上多呈等低信号,在 T_2WI 上呈高信号,周围脓肿壁呈等信号,与周围结构分界欠清晰,在 DWI 上弥散受限呈高信号,ADC 呈低信号,在增强 T_1WI 上见脓肿壁明显强化,脓液不增强(图 2-3-18)。

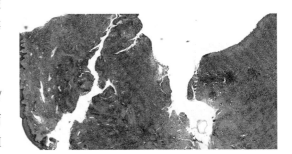

图 2-3-17　耳部与上颈部脓肿病理图
光镜下示黏膜下多量中性粒细胞为主的炎细胞浸润,部分区域伴坏死及脓肿形成(HE×5)

(四)诊断要点与鉴别诊断

1. 诊断要点

(1)多继发于中耳乳突炎或胆脂瘤。

(2)寒战、高热等全身炎症表现,同侧乳突或上颈部肿块并局部疼痛。

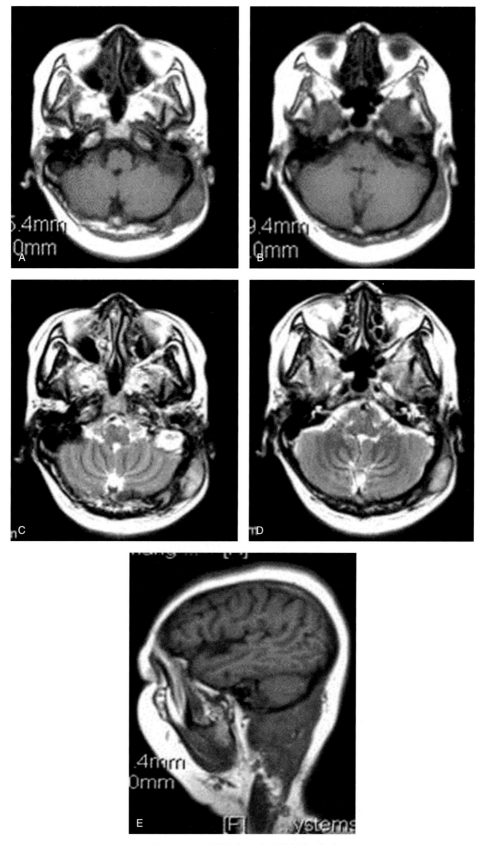

图 2-3-18 左侧中耳炎引起枕部脓肿

A、B. 横轴位 T_1WI 序列,示左侧中耳鼓室、乳突气房内片状等信号影,左侧枕部皮下团块状混杂信号影;C、D. 横轴位 T_2WI 序列,示病变呈略高信号,边界不清,枕部皮下团块压迫邻近肌肉;E. 矢状位 T_1WI 序列,示左侧中耳病变与左侧枕部皮下病变相连,证实二者同源

(3)病变呈长 T_1 长 T_2 信号,DWI 高信号,ADC 低信号,增强后环形强化。

2. 鉴别诊断

第一鳃裂瘘管伴脓肿形成:位于耳垂后方的第一鳃沟处,位置较浅,可触及明显的波动感,皮肤表面可见瘘口;瘘口位于外耳道时,病变与外耳道相通;影像表现为乳突周围或上颈部皮下软组织肿胀,或有脓肿形成,中耳乳突一般正常,无骨质破坏。

(五)治疗和预后

颈深部脓肿治疗首选广谱抗生素和抗厌氧菌药物联合应用,及时行脓肿切开引流,或超声引导下穿刺抽脓,避免损伤颈部大血管,使感染得到有效控制,以免引起严重并发症,待病情稳定后尽早行乳突手术。在完成乳突根治术的同时,彻底清除隐匿性病灶,通畅引流,是治疗的根本。

耳源性颈深部脓肿治愈后,应高度注意脓肿复发的可能,保持乳突尖的通畅引流对预防复发至关重要。耳源性颈深部脓肿可独立发生,也可与血栓性静脉炎、脑脓肿等颅内并发症同时存在,需注意排除其他颅内并发症的可能。

第四节　耳部肿瘤性疾病

一、面神经鞘瘤

(一)概述

面神经鞘瘤(facial nerve schwannoma,FNS)是一种神经源性的良性肿瘤,来源于神经鞘膜,由施万细胞发展而来。神经鞘瘤在头颈部多发生于混合神经和感觉神经的神经纤维,面神经感觉神经纤维很少,面神经鞘瘤较少见。面神经是人体穿过骨管段落最长的神经,由腮腺、颞内、内听道和脑池四段组成,其中最长的是颞内段,包括迷路、鼓室及乳突三段;面神经鞘瘤可发生于任何一段,也可两段及以上同时发病,临床以进行性周围性面瘫、面部抽搐、面部麻木等较为常见,前庭受累症状包括听力下降、耳鸣、耳痛等。

(二)病理学表现

面神经鞘瘤的病理特征符合良性周围神经鞘瘤的病理学特点,肿瘤肉眼外观呈灰白色,球状,大小不一,瘤体有包膜,内部呈实性且多发囊变。镜下,主要包括 Antoni A 区和 Antoni B 区,Antoni A 区指大量呈平行排列的束状、长杆状或栅栏状细胞,另见内皮血管和扩大的管腔,血管壁增厚并呈玻璃样变,大量胶原纤维、网状纤维聚集于血管周围及其被膜下;Antoni B 区是指疏松排列的细胞呈空泡状、囊状及网状排列,脂肪变性、含铁血黄素及脂褐素多见。免疫组化,S-100 强阳性是面神经鞘瘤特征性的表现。

(三)MRI 表现

面神经鞘瘤肿瘤信号不均匀,其内常伴发囊变及坏死,在 T_1WI 上,肿瘤实质呈等或稍低信号,囊性部分呈低信号;在 T_2WI 上,肿瘤实质呈等或稍高信号,囊性部分呈高信号;在 DWI 上,肿瘤实质呈等或稍高信号,囊性部分呈低信号;在 ADC 上,肿瘤实质呈等或稍高信号,囊性部分呈高信号;在增强 T_1WI 上,呈不均匀明显强化,肿瘤实质成分明显强化即 Antoni A 区,囊变或坏死成分不强化即 Antoni B 区(图 2-4-1)。MRI 对于肿瘤囊变部位及程度的显示优于 CT。

面神经鞘瘤可发生于面神经传导通路上的任意神经段,常累及多段神经,以乳突段和鼓室段最多见,各神经段上肿瘤分别具有特征性表现：

脑池段的面神经鞘瘤表现为桥小脑角池内软组织肿块，常呈圆形或类圆形，伴或不伴内听道扩张。

内听道段面神经鞘瘤主要表现为内听道明显扩大，骨壁受压。

迷路段面神经鞘瘤以面神经管扩大为主（>1mm），MRI 增强见明显强化的一段增粗的神经附于迷路骨壁，呈现"迷路尾征"。

鼓室段面神经鞘瘤多沿面神经横向生长，突入鼓室中耳腔内形成肿块，鼓室内的听小骨常受累，表现为锤砧关节受压、脱位和/或骨质破坏（图 2-4-1）。

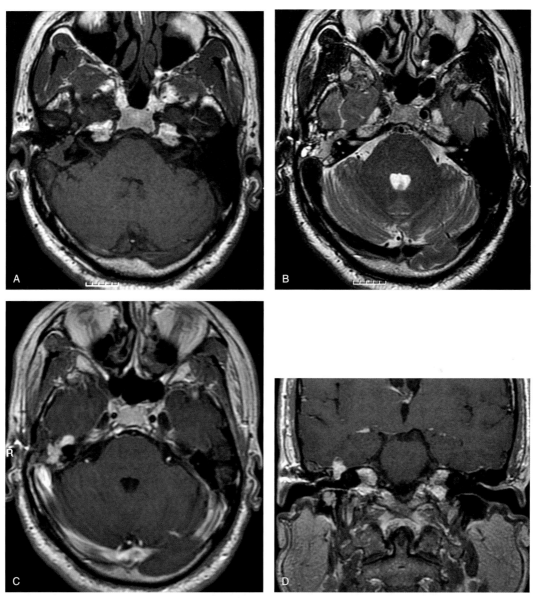

图 2-4-1 面神经鞘瘤

A. 横轴位 T_1WI 序列，示右侧面神经水平段形态不规则肿块影，病变呈稍低信号；B. 横轴位 T_2WI 序列，示右侧面神经水平段肿块呈稍高信号；C、D. 横轴位和冠状位增强 T_1WI，示右侧面神经水平段肿块明显强化

乳突段面神经鞘瘤以乳突段面神经管骨质变薄、骨质缺损、膨胀性骨质破坏等改变为主。

腮腺段面神经鞘瘤多表现为腮腺内软组织肿块，其内面神经多有增粗、强化，病变内部也常见到囊变坏死区。

（四）诊断要点与鉴别诊断

1. 诊断要点

（1）发生于面神经走行区域良性肿物，邻近骨质为受压吸收改变，非浸润性破坏。

（2）膨胀性生长的肿瘤，囊变坏死多见，呈不均匀等 / 长 T_1 等 / 长 T_2 信号，DWI 弥散不受限，增强后呈不均匀强化。

2. 鉴别诊断

（1）胆脂瘤：外耳道型胆脂瘤多局限于外耳道内，不侵犯神经；中耳胆脂瘤常发生于鼓室乳突部，CT 示骨质呈吸收破坏表现，无明显膨胀性骨质破坏或缺损，病变周围多围绕一层受压变薄的骨质，边缘整齐，可见骨质硬化，呈现出"蛋壳征"；胆脂瘤常有慢性中耳炎病史，MRI 呈长 T_1 长 T_2 信号，DWI 弥散受限高信号，增强后无明显强化，有助于鉴别。

（2）听神经瘤：位于桥小脑角区和内听道的听神经瘤较面神经鞘瘤更常见。面神经在内听道内占据前上 1/4 象限，较小面神经鞘瘤常侵犯内听道的前上缘，较大的面神经鞘瘤沿面神经走行生长，合并面神经管迷路段扩大和膝状神经窝区病变。听神经瘤较早出现的症状是渐进性听力下降，可伴有头晕、耳鸣，面瘫常出现较晚，且全瘫者少见。

（3）中耳癌：不规则的软组织肿块伴明显的骨质破坏，病变多造成中耳、内耳的破坏性空洞，骨质破坏多呈溶骨性，边缘不规整，呈虫噬状，边界不清；面神经鞘瘤骨质破坏边缘多较光整，边界较为清楚。

（4）腮腺混合瘤：位于腮腺区的良性软组织肿瘤，囊变坏死较为少见。

（五）治疗和预后

手术治疗被公认为 FNS 的唯一治疗手段，手术时应行包膜内肿瘤剥除，尽量保留面神经而将肿瘤整体剥除，对神经穿过肿瘤者应将神经干分离再切除肿瘤，尽量避免损伤面神经。

二、面神经纤维瘤

（一）概述

面神经纤维瘤（neurogenic tumor of facial nerve，NTFN）临床较少见，来源于中胚层神经内膜内的结缔组织，可发生于面神经走行各段，沿神经干生长，与神经纤维分界不清，无包膜，可单发或多发，多发者即为神经纤维瘤病。

进行性面神经麻痹是本病特征性临床表现。临床起病缓慢，早期表现为面部感觉迟钝、面肌抽搐、面肌无力等面神经刺激症状，一般 3 年左右发展成面瘫，有时表现为突发性或反复性面瘫。面神经纤维瘤可限制听骨链活动和压迫内耳或听神经，分别导致传导性和感神经性听力下降、耳聋。局限于鼓室内的面神经纤维瘤主要症状为传导性耳聋和面神经麻痹，肿瘤由鼓室向乳突、内耳、岩尖扩展时可出现感音神经性耳聋、眩晕或耳漏等症状。局限于乳突腔内的面神经纤维瘤仅表现面神经麻痹，当肿瘤经茎乳孔扩展，临床以腮腺肿块为始发症状。

（二）病理学表现

肉眼观，面神经纤维瘤为棒状、梭形的实性肿块，肿瘤无包膜，边界清楚，呈暗紫红色。显微镜下，瘤内由大量施万细胞、神经束膜细胞、成纤维细胞组成，其黏液变较明显，梭形细胞呈波浪状排列，神经纤维瘤S-100 部分细胞阳性。

（三）MRI 表现

面神经纤维瘤一般在面神经管内沿面神经长轴生长，面神经节段性棒柄状或梭形增粗，MRI 信号较均匀，T_1WI 呈等信号，T_2WI 呈高信号，增强扫描呈中度至明显均匀强化（图 2-4-2）。

发生于颅内脑池段和内听道段的面神经纤维瘤，表现为内耳道增宽和桥小脑三角区肿块，肿瘤可沿面神经扩展到膝状神经窝及鼓室段面神经管等处,以此与听神经瘤相鉴别;发生于迷路段的面神经纤维瘤可见面神经管扩大;发生于膝状神经节的面神经纤维瘤可见岩骨前缘骨质破坏,局部骨质变薄,不连续,肿瘤可向中颅窝生长,侵及中颅窝硬脑膜,压迫邻近组织;发生于鼓室段的面神经纤维瘤可见面神经管扩大,肿瘤常侵犯邻近中耳鼓室及内耳等结构;发生于乳突段的面神经纤维瘤可见乳突小房内的软组织肿块,病灶边缘清晰,常向鼓室及腮腺区蔓延;发生于颅外腮腺段的面神经纤维瘤常局限于腮腺段,有时可蔓延至邻近面神经乳突段。

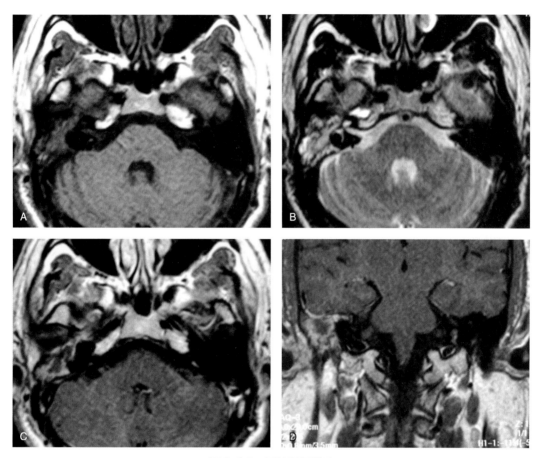

图 2-4-2　面神经纤维瘤

A. 横轴位 T_1WI 序列,示右侧面神经水平段形态不规则肿块影,病变呈等信号;B. 横轴位 T_2WI 序列,示右侧面神经水平段病变呈高信号;C、D. 横轴位和冠状位增强 T_1WI,示右侧面神经水平段病变明显不均匀强化

（四）诊断要点与鉴别诊断

1. 诊断要点

（1）临床上以面瘫为首发症状。

（2）发生于面神经走行区,与神经分界不清。

（3）信号均匀,T_1WI 呈等信号,T_2WI 呈高信号。

（4）增强扫描呈中度至明显强化。

2. 鉴别诊断

（1）面神经鞘瘤:面神经鞘瘤来源于神经外胚层的施万细胞,有完整的包膜,肿瘤组织与周边组织分界清楚,面神经一般呈受压、推挤改变,肿瘤包膜完整,多成梭形,信号欠均匀,易囊变。

（2）听神经瘤:位于桥小脑三角区和内听道的听神经瘤相对常见,临床上较早出现的症状是渐进性听力下降,并可伴有头晕、耳鸣,面瘫常出现较晚,且全瘫者少见,听神经瘤信号不均匀,易囊变。

(3)胆脂瘤：胆脂瘤常有慢性中耳炎病史，MRI 呈长 T_1 长 T_2 信号，DWI 弥散受限高信号，增强后无明显强化，有助于鉴别。

（五）治疗和预后

面神经纤维瘤常采用手术切除为主，根据肿瘤大小、位置、侵犯范围、与周围结构的关系以及术前患者的听力、面瘫等情况选择不同的入路。病灶小者一次切除，病灶较大者多次分阶段切除，由于肿瘤与神经束的粘连，实际手术中易损伤神经，也有可能将受累的神经与肿瘤一起切除，并根据术中情况进行面神经减压、吻合、移植等面神经的功能重建，以期达到面神经功能的最大恢复。预后较好，如从属于神经纤维瘤病的面神经纤维瘤预后较差。

三、面神经血管瘤

（一）概述

面神经血管瘤（facial nerve hemangioma，FNH）起源于面神经滋养血管的良性肿瘤，生长缓慢，约占面神经肿瘤的 21.4%。根据病理学表现分为海绵状血管瘤、毛细血管瘤及混合型血管瘤，当瘤体内见针状骨结构时通常被归类为骨化性血管瘤。高峰年龄为 30~60 岁人群，女性多于男性。

面神经血管瘤生长缓慢，不同部位肿瘤产生不同症状，以面神经症状为主，可伴感音或传导性耳聋；面神经痉挛常由肿瘤压迫面神经引起，面神经麻痹与肿瘤浸润面神经有关；病变较小时可无任何症状，病变长大后表现为单侧缓慢进行性面瘫。

（二）病理学表现

肉眼观，面神经血管瘤呈暗紫红色，无明显纤维膜包裹；瘤内见蜂窝样骨结构、粗大血窦样结构及纤维组织增生。镜下，瘤内见大量血窦和纤维结缔组织，构成包膜的纤维组织与血窦间的纤维组织相延续，窦腔内衬血管内皮细胞。免疫组化 S-100 染色阴性。

（三）MRI 表现

面神经血管瘤缺乏特征性表现，多发生于膝状神经节，其次为内耳道和乳突段，可能与面神经节段周围血管密集分布有关，膝状神经节周围毛细血管丛尤为丰富。

病变多表现为面神经膝状窝区不规则结节；肿块周围骨质受侵变薄，吸收破坏；肿块较大时蜂房样结构更明显，与周围正常骨质分界欠清楚，无骨质硬化边表现。

虽可见面神经管扩大，但病变主体位于面神经管轮廓之外。HRCT 显示点状及针尖样钙化是典型的具有诊断意义的征象。MRI 多表现为不规则软组织肿块，边界欠清，T_1WI 呈略低信号或等信号，T_2WI 呈高信号，钙化灶较多时信号明显不均匀，增强 T_1WI 呈明显不均匀强化（图 2-4-3）。

（四）诊断要点与鉴别诊断

1. 诊断要点

(1)进行性加重的面神经麻痹。

(2)肿瘤内点状及针尖样钙化。

(3)T_1WI 呈等低信号，T_2WI 呈高信号。

(4)增强扫描呈不均匀强化。

2. 鉴别诊断

(1)面神经鞘瘤：面神经鞘瘤来源于神经外胚层的施万细胞，有完整的包膜，肿瘤组织与周边组织分界清楚，面神经一般呈受压、推挤改变，肿瘤包膜完整，多成梭形，信号欠均匀，易囊变。

(2)面神经纤维瘤：临床上面神经损伤症状出现较早，肿瘤常沿神经干生长，与神经纤维分界不清，无包膜，可单发或多发，多发者即为神经纤维瘤病；MRI 显示节段性面神经棒状、梭形增粗，信号较均匀，

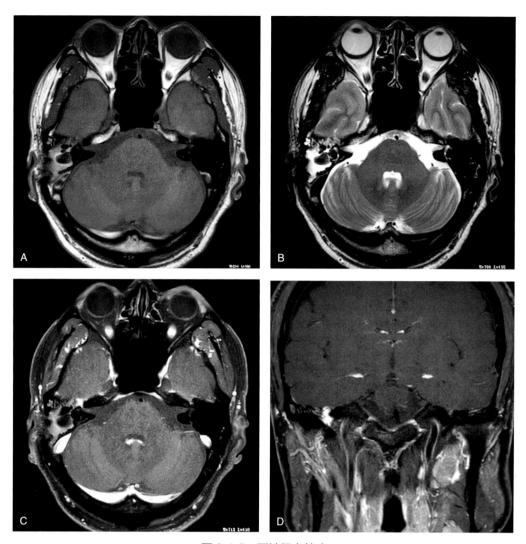

图 2-4-3 面神经血管瘤

A. 横轴位 T_1WI 序列,示右侧面神经膝部结节样肿块影,病变呈稍低信号; B. 横轴位 T_2WI 序列,示右侧面神经膝部病变呈高信号,信号欠均匀; C、D. 横轴位和冠状位增强 T_1WI,示右侧面神经膝部病变明显强化

T_1WI 呈均匀等信号,T_2WI 呈高信号,增强扫描呈中度至明显强化。

（3）面神经脑膜瘤:发生于桥小脑角区脑膜瘤应与面神经血管瘤相鉴别,脑膜瘤邻近骨质增生硬化,MRI 上呈典型脑膜瘤信号,增强扫描肿瘤明显强化并有时可见"脑膜尾征"。

（五）治疗和预后

较大的面神经血管瘤以手术摘除为主,往往可以在不破坏神经的情况下切除肿瘤。手术原则为完整切除肿瘤尽可能保留面神经完整性。若肿瘤范围较大,无法保留面神经完整性,切除后还需进行神经移植。手术径路则完全根据肿瘤部位以及患侧听力情况等选择:膝状神经节处的肿瘤可取经中颅窝联合乳突径路手术;若肿瘤位于乳突段,则可选择经乳突径路手术;内耳道的肿瘤则视听力情况决定,尚有听力可经中颅窝径路,若听力已受影响则可经迷路入路切除面神经血管瘤,视情况处理患者听骨链等相邻结构。

四、听神经瘤

（一）概述

听神经瘤(acoustic neuroma)系良性肿瘤,原发于第Ⅷ对脑神经鞘膜上,神经施万细胞(Schwann cell)

多起源于前庭神经,约占脑桥小脑角区肿瘤的 80%~90%,占颅内肿瘤的 8%~10%。男女发病比为 2∶3。多为单侧发病,约占 95%,发病高峰为 40~60 岁,双侧发病占 5%,双侧发病者多见于神经纤维瘤病Ⅱ型,多见于儿童。WHO 分级为 1 级,肿瘤生长缓慢,从出现首发症状到被确诊平均为 4 年,首发症状常为渐进性听力下降,表现为患侧高频性感音神经性耳聋,其他症状有耳鸣、眩晕及平衡失调等。随着肿瘤逐渐增大,会继发出现脑干受压、梗阻性脑积水及其他神经系统受累的表现。

（二）病理学表现

肉眼观,肿瘤为圆形或卵圆形有包膜的肿块,切面浅棕色、胶冻状,内部见淡黄色碎片,伴有或不伴有囊变和出血。

镜下,肿瘤内交替出现两种细胞区,一是由排列紧密、长梭形细胞构成的 Antoni A 型细胞区,二是由结构疏松、细胞成分较少、不明显的胞突和多少不等的脂质成分构成的 Antoni B 型细胞区。肿瘤因此分为两型,即致密型（Antoni A 型）和网状型（Antoni B 型）。致密型以 Antoni A 型细胞区为主,表现为大量的梭形瘤细胞呈漩涡状或束状密集排列,局部可见细胞核呈栅栏状排列。网状型以 Antoni B 型细胞区为主,肿瘤组织结构疏松,瘤细胞稀少,形态各异,血管增多并扩张,管壁增厚呈透明变性,病变血管周围的瘤细胞可发生变性与囊变,无坏死,囊变多发生于肿瘤中心及供血动脉的远端终末区,囊内为黄色液体。大的肿瘤富含 Antoni B 疏松结构,更具出血倾向,可见含铁血黄素沉淀和黄色瘤样细胞增多（图 2-4-4）。

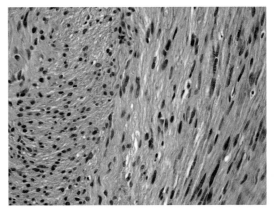

图 2-4-4　听神经瘤病理图

镜下,肿瘤呈束状和栅栏状排列的长梭形细胞交错分布（HE × 400）

（三）MRI 表现

肿瘤形态与其截面最大径有关,内听道内小于 15mm 的肿瘤多沿内听道长轴生长,呈梭形或管状肿块影,15~30mm 的肿瘤表现为典型的"冰激凌蛋卷"征,肿瘤体积大于 30mm 时,则桥小脑角池内肿瘤占主要部分,可压迫周围脑干等结构向对侧移位,第四脑室受压变窄。听神经瘤亦可经内听道底进入迷路,甚至经过圆窗或前庭窗进入中耳鼓室,但此种情况少见。

肿瘤 T_1WI 呈等信号或稍低信号,T_2WI 呈等信号。肿瘤发生囊变时,肿块内 T_1WI 呈更低信号,T_2WI 呈更高信号。肿瘤合并出血时,肿块内出现 T_1WI 高信号,T_2WI 等信号或高信号以及低信号的含铁血黄素环。患侧的第Ⅶ、Ⅷ对脑神经束较对侧明显增粗,呈"鼠尾状"与肿瘤相连,增强扫描和肿瘤同时强化（图 2-4-5）。

（四）诊断要点与鉴别诊断

1. 诊断要点

（1）40~60 岁中年人,一侧高频性感音神经性耳聋。

（2）形态呈"冰激凌蛋卷"状,沿听神经长轴左右生长。

（3）实性为主的肿块,T_1WI 和 T_2WI 呈等信号,肿块明显均匀强化。

（4）囊实性肿块,T_1WI 呈等低混杂信号、T_2WI 呈等高混杂信号,增强扫描呈明显不均匀强化。

2. 鉴别诊断

（1）脑膜瘤:脑膜瘤在 T_1WI 和 T_2WI 均呈等信号,肿块以广基底与脑膜相贴,其中心不位于内听道外口,增强扫描肿瘤常均匀强化,边缘可见"脑膜尾征"。局限于内听道内的脑膜瘤形态与信号均与听神经瘤相似,鉴别困难,脑膜瘤为"蘑菇"形,肿瘤长轴以前后走行较多,脑膜瘤前外侧壁与颞骨后内侧壁以宽基底呈钝角相连;听神经瘤为"冰激凌蛋卷"形,长轴左右走行较多,听神经瘤前外侧壁与颞骨后内侧壁以窄基底呈锐角相连,"脑膜尾征"罕见。

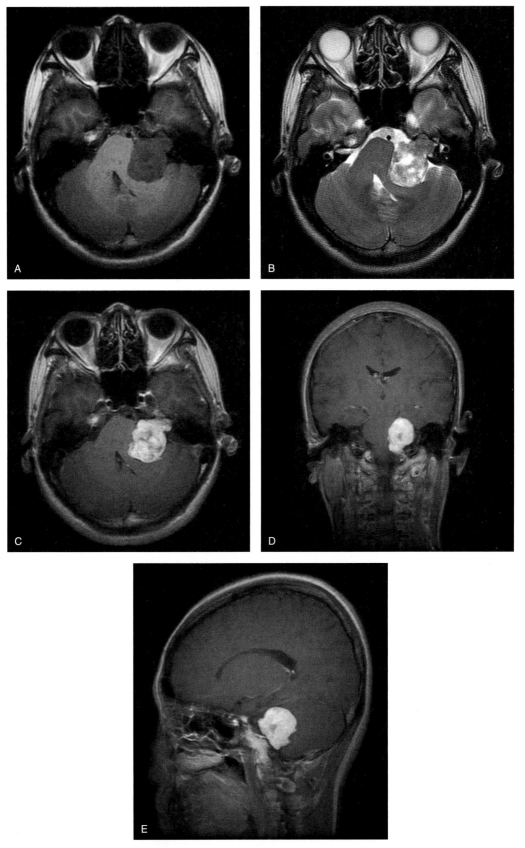

图 2-4-5　左侧脑桥小脑角区听神经瘤

A. 横轴位 T_1WI 序列,示病变位于左侧内听道及脑桥小脑角区,呈"冰激凌蛋卷"形,与脑灰质相比呈等、低混杂信号,边界清晰,邻近脑干与四脑室受压变形推移; B. 横轴位 T_2WI 序列,示病变呈等、高混杂信号; C~E. 横轴位、冠状位和矢状位增强 T_1WI 序列,示病变呈明显欠均匀强化的高信号,左侧内听道内见肿瘤呈管状增粗、强化

（2）三叉神经鞘瘤：肿瘤位于岩骨尖，跨中后颅窝生长，一般呈"哑铃"状，囊变多见，岩骨尖骨质有破坏，增强扫描第Ⅶ、Ⅷ对脑神经束无增粗。

（3）面神经瘤：面神经瘤较小时即可偏离内听道中心轴，约80%的肿瘤累及颞骨内的面神经其他节段。听神经瘤较小时则多位于内听道中心轴，较大时可向桥小脑角区生长。

（4）表皮样囊肿：又称胆脂瘤，肿瘤形态不规则，具有匍匐性生长、"见缝就钻"的特点，T$_1$WI呈低信号，T$_2$WI呈高信号，DWI呈高信号，ADC呈低信号，增强扫描无强化或边缘线样强化。

（5）蛛网膜囊肿：T$_1$WI低信号，T$_2$WI高信号，DWI呈低信号，ADC呈高信号，增强扫描无强化。

（五）治疗和预后

目前对于听神经瘤的治疗措施主要有以下三种：随访观察、显微外科手术切除、立体定向放射治疗。治疗原则应在保全患者神经功能的前提下尽可能完全切除肿瘤，残存肿瘤可行伽玛刀治疗或动态观察。在听神经瘤手术中，面神经、听神经监测十分必要。听神经瘤越小在术后即刻和术后1年神经功能恢复越好。肿瘤直径大于10mm，听力保留率会大幅下降。

五、副神经节瘤

（一）概述

副神经节瘤（paraganglioma），又称化学感受器瘤（chemodectoma）或血管球瘤（glomus tumor），是起源于中耳的迷走神经耳支（Arnold神经）或舌咽神经鼓室支（Jacobson神经）的神经内分泌肿瘤，可以发生于自颈静脉球窝至中耳乳突的神经走行区域。当肿瘤以颈静脉球窝为中心生长时，起源于颈静脉球血管外膜和迷走神经耳支的球体，即称为颈静脉球瘤；当肿瘤以舌咽神经鼓室支的球体为中心生长时称为鼓室球瘤，常发生于鼓岬部的黏膜；当无法分清肿瘤来源，既累及颈静脉球窝，又累及鼓室时，则称之为颈静脉-鼓室球瘤。

副神经节瘤以40~60岁成人常见，女性约是男性的3倍，患者病程较长，进展缓慢，一般在3年以上。临床症状由肿瘤的部位和侵犯范围决定，大多数病例都有搏动性耳鸣和听力下降，舌咽、迷走、面神经受累也比较常见，肿瘤如累及舌下神经孔则可出现舌肌麻痹或瘫痪，大的肿瘤甚至可出现小脑及脑干症状。耳镜检查，颈静脉球瘤患者鼓膜显示正常，鼓室球瘤患者显示为鼓膜后暗红色血管性肿块。家族性副神经节瘤占7%~9%，为常染色体显性遗传病。多发性副神经节瘤患者往往有家族史。

（二）病理学表现

肉眼观，肿瘤呈卵圆形，略有分叶，包膜完整或不完整，质地均匀细腻、坚韧而有弹性。切面棕黄或灰红色，血管或血窦丰富者呈暗红色。光镜下，组织结构呈典型的细胞球结构，亦称Zellballen结构。副神经节瘤表现为由Ⅰ型主细胞和Ⅱ型支持细胞构成的瘤细胞巢或腺泡样特征性结构，周围包绕有血管纤维间质，血管纤维间质富含大量血管，多为扩张的薄壁血窦，甚至呈血管瘤样改变，这些血管形成很多毛细血管前动静脉瘘。主细胞呈卵圆形或多边形，胞质丰富，嗜伊红细颗粒状，细胞分界往往不清，似"合体"状，细胞核圆形或卵圆形，部分呈多形性，核分裂象少见。支持细胞散在分布于瘤细胞巢周围，呈纺锤状，轻微嗜碱性，光镜下与血管内皮细胞难于区别（图2-4-6）。免疫组化显示瘤细胞PAS染色呈阴性，嗜铬粒蛋白（chromogranin）、突触素（synaptophysin）、神经元特异

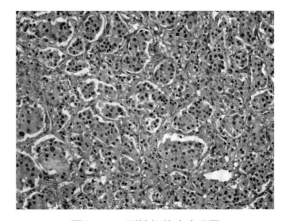

图2-4-6   副神经节瘤病理图

光镜下，由主细胞和支持细胞构成的瘤细胞巢呈腺泡状结构，周围包绕着纤维血管间质（HE×200）

性烯醇酶(NSE)呈阳性。主细胞敏感的标记物有 NSE,Chromogranin。

(三) MRI 表现

颈静脉球瘤早期表现为颈静脉孔扩大,边缘不规则,进一步生长后,颈静脉孔缘出现典型的虫蚀样改变。肿瘤首先向上进入鼓室及鼓窦,听骨链常被破坏;向下浸润颈内静脉和颞下窝;向内破坏面神经骨管,并可侵入后颅窝。颈静脉球瘤在 T_1WI 多呈等或稍低信号,在 T_2WI 多呈明显高信号,T_1WI 增强扫描呈明显均匀强化。在 T_1WI、T_2WI 和 T_1WI 增强序列中,可见点、条状的血管流空信号,与瘤实质形成鲜明对比,称之为 "盐和胡椒" 征,该征象在 T_2WI 和 T_1WI 增强扫描较明显。有学者报道该征出现率与肿瘤大小有关,肿瘤直径大于 2cm 者均出现此征(图 2-4-7)。

鼓室球瘤为基底在鼓岬部的球形或不规则形肿块,按照 Glasscock-Jackson 分为 4 型:肿瘤局限在耳蜗岬部的小肿块为 Ⅰ 型,肿瘤完全充满中耳鼓室者为 Ⅱ 型,肿瘤充满中耳并长入乳突气房者为 Ⅲ 型,肿瘤充满中耳,穿破鼓膜进入外耳道或累及周围其他结构时为 Ⅳ 型。鼓室球瘤病灶较小,因此多不出现 "盐和胡椒" 征。鼓室球瘤在 T_1WI 及 T_2WI 多呈等信号,T_1WI 增强扫描呈明显均匀强化(图 2-4-8)。

(四) 诊断要点与鉴别诊断

1. 诊断要点

(1)中年人,女性多见,搏动性耳鸣和听力下降。

(2)鼓膜后暗红色血管性肿块。

(3)颈静脉球瘤显示颈静脉孔扩大,MRI 显示 "盐和胡椒" 征,增强扫描呈明显均匀强化。

(4)鼓室球瘤为基底在耳蜗岬的球形或不规则形肿块,在 T_1WI 及 T_2WI 呈等信号,增强扫描呈明显均匀强化。

(5)推荐 T_2WI 和 T_1WI 增强序列。

2. 鉴别诊断　颈静脉球瘤需要与颈静脉孔区脑膜瘤、神经鞘瘤、高位颈静脉球、颈静脉球分裂鉴别。

(1)颈静脉孔区脑膜瘤:脑膜瘤呈等 T_1 等 T_2 信号,增强扫描明显均匀强化,无 "盐和胡椒" 征,可见 "脑膜尾征",邻近颅骨不同程度骨质增生,一般无颈静脉孔扩大和破坏。

(2)颈静脉孔区神经鞘瘤:与颈静脉球瘤相似,神经鞘瘤也可导致颈静脉孔扩大,但多位于颈静脉孔的内前方(神经部),而颈静脉球瘤表现为颈静脉孔后外侧部扩大明显。神经鞘瘤由于囊变与坏死多见,肿瘤呈 T_1WI 等低信号、T_2WI 等高信号,增强扫描明显不均匀强化,强化程度不及颈静脉球瘤,无 "盐和胡椒" 征,无 "脑膜尾征"。

(3)高位颈静脉球:颈静脉孔边缘完好,无软组织肿块,增强扫描无明显强化。

(4)颈静脉球分裂:乙状板局部分裂,静脉自颈静脉球向外延伸至中耳腔内,呈息肉状突起。

鼓室球瘤需要与中耳腔内其他病变进行鉴别,常见者有中耳乳突炎、胆脂瘤、炎性肉芽组织。

(1)中耳乳突炎:T_1WI 低信号、T_2WI 高信号,增强扫描仅见黏膜强化。

(2)胆脂瘤:T_1WI 低信号、T_2WI 高信号,DWI 高信号,ADC 低信号,T_1WI 增强扫描无强化。

(3)炎性肉芽组织:一般临床无搏动性耳鸣,T_1WI 增强扫描病灶明显强化,但无 "盐和胡椒" 征。

(五) 治疗和预后

对于颈静脉球瘤,为了控制术中出血,术中可先对颈外动脉供血的分支血管进行结扎,采用肿瘤大部切除术加术后放射治疗可以减少因追求完全切除而可能出现的巨大风险和脑神经损伤,从而达到满意的疗效。对于鼓室球瘤,肿瘤完全切除率高,手术并发症少,故应首选手术治疗,必要时可补充放射治疗。

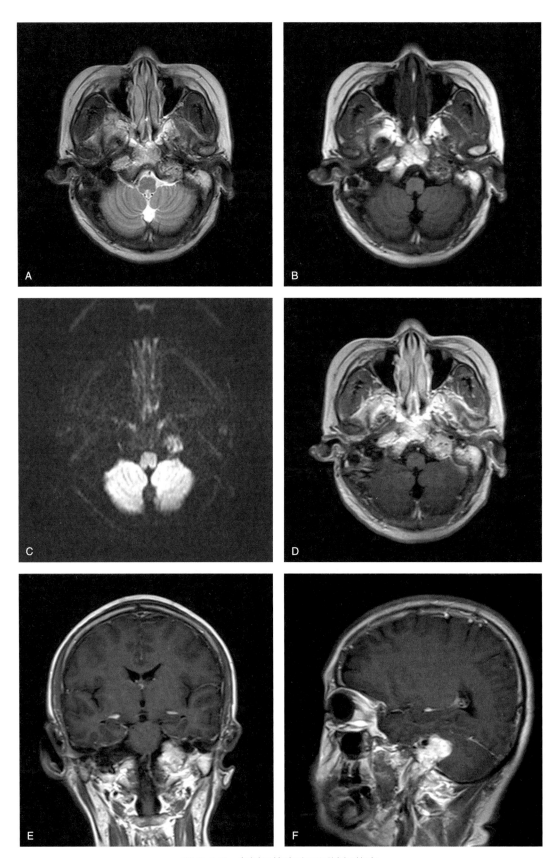

图 2-4-7 左侧颈静脉孔区副神经节瘤

A. 横轴位 T$_2$WI 序列,示病变位于左侧颈静脉孔,横轴位呈类圆形高、等、低混杂信号,边界清晰,颈静脉孔扩大破坏;B. 横轴位 T$_1$WI 序列,示病变呈类圆形高、等、低混杂信号;C. 横轴位 DWI 序列,示病变呈高低混杂信号;D~F. 横轴位、冠状位和矢状位增强 T$_1$WI 序列,示病变呈明显欠均匀强化的高信号

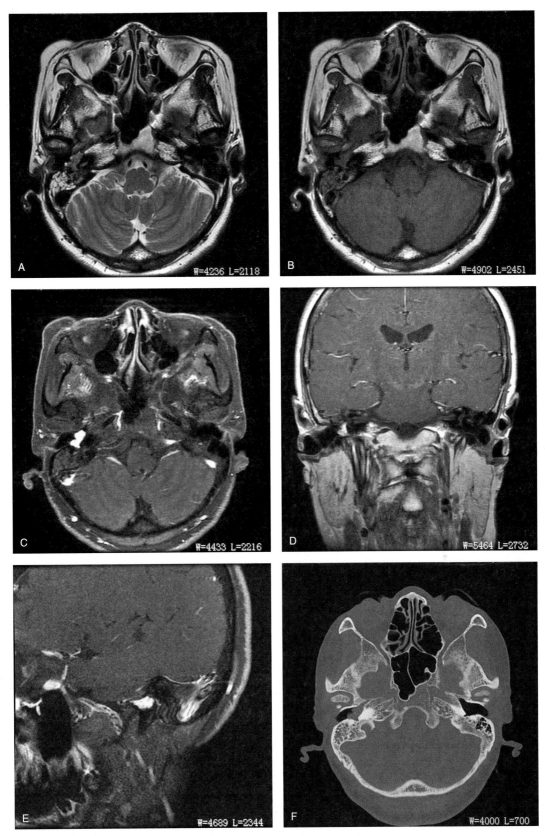

图 2-4-8 右侧鼓室球副神经节瘤

A. 横轴位 T_2WI 序列,示病变位于右侧中耳腔的耳蜗岬,横轴位呈不规则形,病变呈等信号,边界清晰;B. 横轴位 T_1WI 序列,病变呈等信号;C~E. 横轴位、冠状位和矢状位增强 T_1WI 序列,示病变呈明显均匀强化的高信号;F. 横轴位 CT 骨窗像,示右侧耳蜗岬部小结节状均匀的软组织密度影(由首都医科大学附属北京同仁医院许庆刚博士提供)

六、外耳道癌

(一) 概述

外耳道癌是发生于外耳道上皮系统的恶性肿瘤,主要包括鳞状细胞癌(squamous cell carcinoma,SCC)、腺样囊性癌(adenoid cystic carcinoma,ACC)、耵聍腺癌、黏液上皮癌等。外耳道癌的发病率不高,约为1/10万,占头颈部肿瘤的0.2%,定性诊断主要依靠局部组织活检。

外耳道癌目前病因不明,外耳道损伤、慢性炎症、放射线、紫外线及真菌感染等,可能是外耳道癌的诱发因素。肿瘤发生初期极不易被察觉,患者仅表现为外耳道轻度瘙痒、疼痛、麻木等刺激性感觉,分泌物极少,多数初期被误诊为外耳道炎。症状长时间反复、进行性加重后,主要症状为耳闷、耳痛、听力下降(传导性耳聋或混合性耳聋)、流脓血性分泌物等症状,才引起重视,检查可见外耳道皮肤肿胀,易致外耳道狭窄,有炎性和血性分泌物,外耳道新生物,可为结节型或肉芽型,肉芽型触之易出血。晚期侵犯中耳可出现面瘫,侵犯颞颌关节引起张口困难。

(二) 病理学表现

根据鳞状细胞癌和腺样囊性癌的组织生理学特点,两类外耳道恶性肿瘤的生长行为及对周围组织的侵犯有所差异。鳞状细胞癌常呈浸润性生长,可很快侵及周围的骨组织,并可累及面神经(图2-4-9)。腺样囊性癌多发生于外耳道,表现为肿瘤沿神经生长,易复发、远处转移、可长期带瘤生存,远期生存率较低。腺样囊性癌病理类型分为:①筛状型:占大多数,中等分化,无包膜,向周围组织浸润性生长,易包绕神经、侵入脂肪和血管周围间隙,很少发生骨质破坏,肿瘤细胞呈筛状或带状的腺体结构或类似基底细胞;②管状型:由中心透明样物质外被一层均质细胞组成,无间变细胞,肿瘤边缘不具有树枝样向周围浸润生长的特点;③实质型:为实质样的基底样细胞或间变细胞构成,出血坏死灶常见。文献报道腺样囊性癌预后与其病理类型有关,管状型预后最好,实质型预后最差。

病理诊断是确诊外耳道癌的"金标准",由于早期活检取样困难,取样部位不准确,标本小而碎,阳性率不高。对于高度怀疑病例需反复活检,同时参考颞骨高分辨率CT、MRI显示的肿瘤部位和范围,确定活检部位,提高活检阳性率。

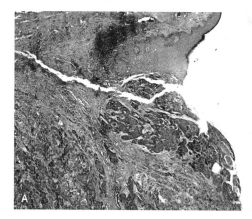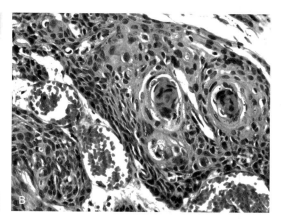

图 2-4-9　外耳鳞癌的病理图
A、B. 见间质内浸润性生长的异型鳞状细胞巢,局灶可见角化珠形成(HE×40、HE×400)
(由郑州大学第一附属医院病理科任华艳医生提供)

(三) MRI 表现

影像学检查的目的在于显示病变范围,以帮助制订手术方案、减少复发和转移、提高患者生存率。在判断肿瘤范围方面,颞骨高分辨 CT 和 MRI 有互补的优势,CT 对骨组织的破坏显示清晰,MRI 能显示软组织受侵蚀的范围。当怀疑肿瘤累及腮腺、咽旁间隙和颞颌关节时,MRI 检查必不可少,肿瘤 T_1WI 呈等或稍低信号,T_2WI 呈等或稍高信号,DWI 呈等或高信号,增强后呈病变明显强化;当病变体积较大时,中央常有液化坏死,T_2WI 呈不均匀高信号(图 2-4-10)。

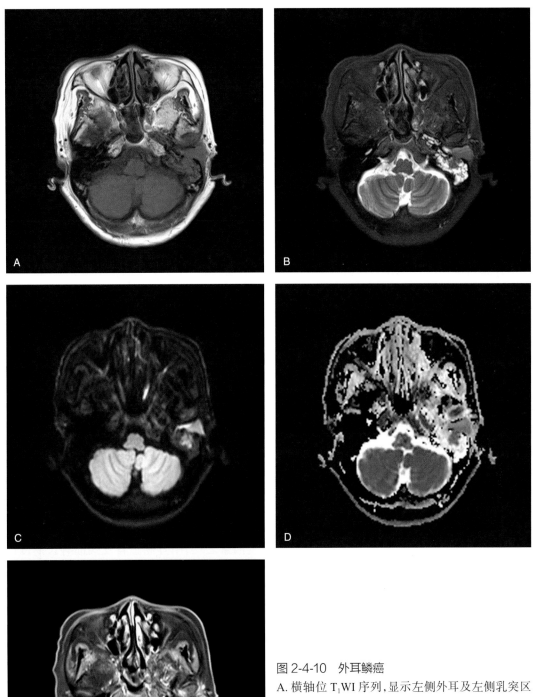

图 2-4-10 外耳鳞癌
A. 横轴位 T_1WI 序列,显示左侧外耳及左侧乳突区域不规则团块,呈均匀低信号;B. 横轴位脂肪抑制 T_2WI 序列,示外耳病变呈均匀稍低信号,病变边界清晰;左侧乳突区明显高信号区内见片状低信号,考虑左侧乳突受侵;C、D. 横轴位 DWI 序列及 ADC 图,示病变及左侧乳突受累区域 DWI 呈高信号,ADC 图呈低信号;E. 横轴位脂肪抑制增强 T_1WI 序列,示病变及左侧乳突受累区域呈明显强化

（四）诊断要点与鉴别诊断

1. 诊断要点

（1）长期耳流脓史，尤其分泌物带血或外耳道不明原因出血。

（2）外耳道或中耳迅速生长的肉芽状物，易出血。

（3）侵犯颞下颌关节、腮腺，区域淋巴结肿大。

（4）影像学提示外耳道、鼓室、乳突等有溶骨性、虫蚀性骨质破坏。

（5）动态增强呈明显强化。

2. 鉴别诊断

（1）坏死性外耳道炎：常见于老年糖尿病患者；表现为弥漫肉芽组织伴有骨质破坏；增强后肉芽组织有强化。外耳道恶性肿瘤在 CT 上表现为侵袭性的较大软组织肿块，与邻近组织间的脂肪间隙消失，可浸润颞下颌关节、腮腺、面神经、脑组织及硬脑膜窦。

（2）外耳道胆脂瘤：外耳道胆脂瘤在 T_1WI 呈低信号，在 T_2WI 呈高信号，在 DWI 序列上表现为明亮的高信号，ADC 呈低信号，增强后不强化，病变周围如伴发炎症，可出现周围区域的强化。CT 显示外耳道胆脂瘤破坏骨质边缘光整、硬化。与外耳道癌明显不同。

（五）治疗和预后

手术治疗是目前最有效治疗外耳道癌的方法，强调早期诊断，首次手术的根治性切除，特别强调切缘阴性。早期局限于外耳道的恶性肿瘤，需进行外耳道骨部和软骨部的彻底切除，保证切缘的阴性。当肿瘤向周围组织侵犯时，应根据具体情况行乳突根治术或扩大的乳突根治术，向腮腺浸润应切除腮腺、下颌骨和髁状突。肿瘤侵犯中耳时，应对颞骨进行颞骨次全切除术或颞骨全切术。实际上由于颞骨深部与周围重要结构毗邻，颞骨全切除术基本上是不可能的，残留病变只能依靠放疗控制。单纯手术治疗易发生复发和转移，病史的长短与肿瘤的分期没有直接关系，病史较长的患者易复发，分期较晚的患者易发生复发和转移，面神经受侵犯患者，复发率较高，预后较差。

七、中耳癌

（一）概述

中耳癌（cancer of middle ear）约占耳肿瘤的 1.5%，占全身癌的 0.06%，可原发于中耳，或由原发于外耳道、鼻咽、颅底或腮腺等处的癌肿侵犯中耳，亦可因乳腺、胃肠道等远处转移所致。关于中耳癌的发病原因，目前仍不十分清楚，慢性中耳炎可能是中耳癌的诱发因素之一，中耳癌患者发病前有长期慢性中耳炎病史者约占 80%，可能由于长期炎性刺激引起中耳组织变性，或因致病菌及其代谢产物的作用引起组织增殖，或脓液造成组织损害等因素导致中耳组织的癌变。中耳癌以鳞状细胞癌最多见，其次是腺样囊性癌。

鳞癌多见于中年人，男性稍多于女性。临床症状取决于病程的阶段及病变累及的范围，最常见、最早期的症状是患侧耳出血或流出带血、脓性分泌物，其他的症状有耳鸣、耳痛、听力下降甚至消失。腺样囊性癌临床上起病隐匿，病程长，主要表现为患侧耳痛，伴或不伴有同侧听力下降，虽然有的患者长期带瘤生存，但其远期预后不佳。

（二）病理学表现

鳞状细胞癌是由复层鳞状上皮所构成的恶性肿瘤，起源于中耳立方上皮和 / 或假复层上皮，肿瘤为角化性鳞状上皮细胞癌，伴有不同程度的分化，邻近肿瘤的部分中耳上皮可见不典型改变甚至原位癌（图 2-4-11）。

腺样囊性癌多见于大涎腺、小涎腺及泪腺，可能来源于中耳黏膜上皮或异位的涎腺组织。肿瘤生长缓慢但浸润性很强，肿瘤无包膜或包膜不完整，具有嗜神经生长的特点。

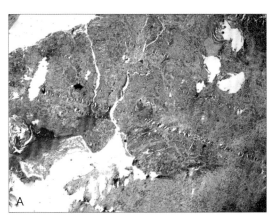
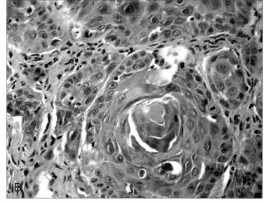

图 2-4-11　中耳鳞癌的病理学表现

A、B. 上皮下间质内见异型鳞状细胞巢，呈浸润性生长，可见角化珠形成（HE×40、HE×400）

（由郑州大学第一附属医院病理科任华艳医生提供）

（三）MRI 表现

　　MRI 显示骨质破坏不如 CT 敏感和直观，但对显示肿瘤范围及其对颅内外侵犯优于 CT，多作为 CT 检查后的补充或辅助检查。瘤灶在 MRI 上表现缺乏特征性。鳞状细胞癌在 MRI 上，中耳病灶呈等 T_1 等 T_2 软组织肿块影，T_2 信号不均匀，中央液化坏死灶信号更高，DWI 呈不同程度高信号；MRI 增强扫描病灶呈均匀或不均匀明显强化（图 2-4-12）。腺样囊性癌在 T_1WI 上其信号多与肌肉信号相似，呈等信号，瘤灶内偶可见高信号，应用抑脂序列后仍呈高信号，提示瘤灶内可能有出血等改变，在 T_2WI 上多呈稍高信号，分隔较常见，DWI 呈不同程度高信号；增强后肿瘤实质部分强化明显。

（四）诊断要点与鉴别诊断

1. 诊断要点

（1）慢性反复中耳炎病史。

（2）迅速生长或切除后迅速复发的外耳道深段或中耳肿物。

（3）伴血性分泌物或耳深部疼痛或面瘫者。

（4）影像学发现虫蚀样骨质破坏。

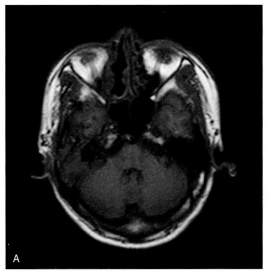
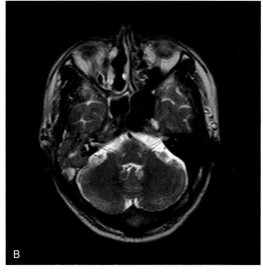

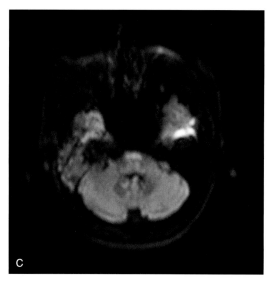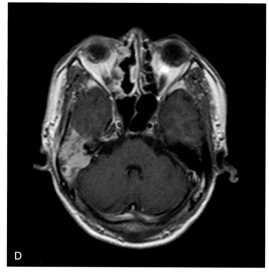

图 2-4-12　中耳鳞癌

A. 横轴位 T_1WI 序列,显示右侧中耳区域不规则团块,呈均匀低信号;B. 横轴位 T_2WI 序列,示病变呈不均匀等或稍低信号,内见片状高信号,病变边界不清晰;C. 横轴位 DWI 序列,示病变呈高信号;D. 横轴位增强 T_1WI 序列,示病变呈明显强化

2. 鉴别诊断

(1)慢性化脓性中耳炎:慢性化脓性中耳炎是中耳黏膜、骨膜或深达骨质的慢性化脓性炎症,常与慢性乳突炎合并存在;多因急性化脓性中耳炎延误治疗或治疗不当、迁延为慢性,或为急性坏死型中耳炎的直接延续;临床上以耳内反复流脓、鼓膜穿孔及听力减退为特点,可引起严重的颅内、外并发症而危及生命;CT 示上鼓室、鼓窦或乳突骨质破坏,边缘整齐。

(2)局限于中耳内的鼓室球瘤:鼓室球瘤临床上多有搏动性耳鸣症状,表现为基底在耳蜗岬的球形或不规则形肿块,骨质破坏少见,增强 CT 及 MRI 呈明显强化有助于鉴别。

(3)原发于颈静脉孔的颈静脉球瘤:CT 扫描显示颈静脉孔扩大,边缘骨质呈不规则穿凿样破坏,其内可见边界清楚的略高密度软组织肿块,增强扫描软组织肿块信号明显迅速增强,可高达 40HU。MRI 扫描瘤体 T_1WI 呈等低混杂信号,T_2WI 呈高低混杂信号,由于血管有特有的"血管流空"征象,肿瘤内的流空血管断面呈现低信号与肿瘤实质部的高信号相间,如同白盐中的黑胡椒,具有特征性。

(4)中耳胆脂瘤:中耳胆脂瘤骨质破坏边缘光整、硬化,增强后胆脂瘤中央无强化而边缘呈环形强化,可与中耳癌进行鉴别。

(五) 治疗和预后

以外科手术为主的综合治疗是中耳癌的主要治疗措施,完整切除肿瘤是关键,术后辅以放疗或化疗。根据肿瘤分期采取不同的手术方式,有乳突根治术、扩大乳突根治术、颞骨部分切除术、颞骨次全切除术、颞骨全切除术。因中耳周围有诸多重要结构,受解剖限制,颞骨全切除较难实行,故对较晚期患者不一定强求根治性手术,可采取放化疗或仅行乳突根治术后辅以放疗。本病早期症状隐匿,多数不能早期诊断、早期治疗,确诊时病程多属中晚期,累及范围大,治疗较困难,预后较差。

八、内淋巴囊肿瘤

(一) 概述

内淋巴囊肿瘤(endolymphatic sac tumor,ELST),又称为内淋巴囊侵袭性乳头状瘤、内淋巴囊源性低级别腺癌(low grade adenocarcinoma of endolymphatic sac origin,LGAES)、侵袭性乳头状中耳腺瘤(aggressive papillary middle ear tumour，APMENT）等，是一种来源于内淋巴囊或内淋巴管的罕见的低度恶性肿瘤，发病率低，成人多见，好发于左侧；双侧发病较少，大多与 Von Hipple-Lin-dau（VHL）病相关。

内淋巴囊肿瘤早期位于内淋巴囊内，后期破坏大部分岩骨（包括中耳），并延伸到颅后窝进入桥小脑角。单侧耳聋是最常见的症状，60% 出现面神经瘫痪，50% 出现耳鸣。早期内淋巴囊堵塞可导致内耳迷路淋巴系统积水，后期随着肿瘤的生长扩大可出现小脑失调和 / 或面神经麻痹。影像学提示病变似乎起源于内耳道及乙状窦（即紧邻内淋巴囊）之间的区域，表现为颞骨溶骨性病变。

（二）病理学表现

内淋巴囊肿瘤特征性的病理表现为乳头状腺体结构，包括两种，以胶质结构为主和以乳头状结构为主。腺样结构中可见大量乳头和小囊，由单层立方或扁平上皮被覆乳头，其内富含血管，似脉络丛乳头状瘤；腔内有红染胶样物，似转移性甲状腺乳头状癌；可见透明细胞，似肾透明细胞癌。

免疫组化和电子显微镜研究已证实内淋巴囊肿瘤为神经外胚层来源，免疫组化检测 NSE、EMA、CK 等具有诊断意义。此外，肿瘤细胞可表达多种上皮性标记物，如 EMA、CAM5.2、34βE12、CK7、CK8、CK19 等，CK10/13 和 CK20 为阴性；S-100 大多为阴性，CD34 偶有弱阳性，E-cadherin 灶状阳性，CEA 阴性，CA19-9 阴性。内淋巴囊肿瘤的肿瘤细胞血管内皮生长因子（vascular endothelial growth factor，VEGF）为强阳性表达，提示 VEGF 在内淋巴囊肿瘤血管发生中起重要作用，此特点与 VHL 病中其他肿瘤有相似性。VHL 基因调控 VEGF，有证据表明抑制 VHL 基因可促进肾细胞癌及血管母细胞瘤的 VEGF 过度表达及血管生成。

（三）MRI 表现

MRI 具有良好的软组织分辨率，不仅能清晰显示肿瘤的边界，而且有助于判别内淋巴囊肿瘤对邻近组织器官、血管及神经的侵犯。在 T_1WI 和 T_2WI 上肿瘤多呈不均匀混杂信号，肿瘤内部和边缘常可见斑点状、弧形不规则高信号；较大的肿瘤（直径>3cm），其内部和边缘可出现流空血管征象；肿瘤血供丰富，易发生出血、坏死，增强扫描后，肿瘤实质呈明显不均匀强化（图 2-4-13）。

目前，多数学者认为在 T_1WI 上肿瘤内部和边缘的高信号代表肿瘤内出血、胆固醇结晶和胶原蛋白，是内淋巴囊肿瘤的重要诊断依据，流空血管征象并非特征性表现，较小的内淋巴囊肿瘤（直径<2cm）可不出现此征象。

（四）诊断要点与鉴别诊断

1. 诊断要点

（1）成年女性多见。

（2）感音神经性聋。

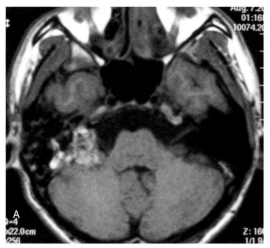
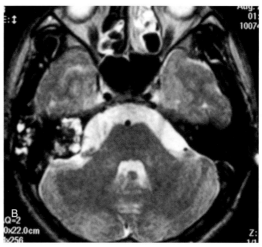

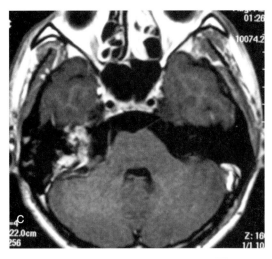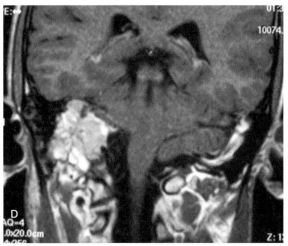

图 2-4-13　内淋巴囊肿瘤

A. 横轴位 T_1WI 序列,示右侧内淋巴囊区形态不规则的肿瘤影,病变呈混杂信号,内部空间迂曲走行的流空
信号;B. 横轴位 T_2WI 序列,示右侧内淋巴囊区病变呈混杂信号;C、D. 横轴位和冠状位增强 T_1WI,示右侧内
淋巴囊区病变明显不均匀强化

(3)肿瘤主体位于颞骨岩部后、中部,质地较软,多可从受累脑膜分离切除。

(4)T_1WI 上多呈高信号。

(5)肿瘤血供丰富,且容易发生出血、坏死,增强扫描肿瘤实质呈明显不均匀强化。

(6)病理检查有乳头状和囊状结构。

2. 鉴别诊断

(1)颈静脉球瘤:耳镜检查颈静脉球瘤多显示鼓膜后暗红色血管性肿块,影像学显示颈静脉孔扩大,
T_1WI 多呈等或稍低信号、"盐和胡椒"征以及增强扫描呈明显均匀强化的特点,与内淋巴囊肿瘤表现
不同。

(2)脉络丛乳头状瘤:多发生于脑室系统,侧脑室三角区多见,桥小脑角近第四脑室开口处少见,内淋
巴囊肿瘤不发生于脑室,后期可侵入桥小脑角。

(3)中耳腺瘤:一般只局限于中耳,不侵犯或很少侵犯骨质,很少向骨迷路后方侵犯。

(4)转移性肿瘤:转移性肿瘤多有原发肿瘤病史,T_1WI 多呈等或稍低信号,增强扫描强化程度较内淋
巴囊肿瘤低。

(五)治疗和预后

大多数内淋巴囊肿瘤呈侵袭性生长,生长缓慢,可迁延多年,可浸润破坏周围组织,多数不发生转移。
治疗主要是手术切除,术前应行血管栓塞,以减少术中出血、缩短手术时间和减少并发症。内淋巴囊肿瘤
生长缓慢,组织学呈低度恶性,一般不行术后放疗,应注意术后 MRI 复查随访。约 15% 的内淋巴囊肿瘤
合并 VHL 病,因此临床应对所有内淋巴囊肿瘤患者筛查 VHL 基因。

九、颞骨血管瘤

(一)概述

血管瘤(hemangioma),又称血管畸形(vascular malformation)、血管肿瘤(vascular tumor),是一种良性
病变,可发生于全身各部位,以头颈部多见。颞骨血管瘤少见,占所有颞骨肿瘤不足 0.21%,包括多见于内
听道、膝状神经节的面神经血管瘤(详见本节"三、面神经血管瘤")和发生于鼓室内等其他部位的血管
瘤,后者十分罕见,仅见于病例报道。

颞骨血管瘤的临床症状取决于肿瘤位置和大小,病变生长缓慢,早期较小时可无任何症状,病变逐渐增大后表现为搏动性耳鸣、听力下降、复发性中耳炎、耳痛和眩晕等,面神经血管瘤则以面神经麻痹症状为主。临床检查时可于外耳道内偶见息肉样肿物,发生于鼓室内的血管瘤多见于儿童和婴幼儿,耳镜检查时于鼓膜后见蓝青色肿块。

（二）病理学表现

肉眼观,血管瘤为分叶状软组织肿块,边界清楚,呈灰红色或暗红色,易出血。显微镜下,瘤体由不规则的毛细微血管及血管间隙组成,血管壁内衬单层内皮细胞,可分为毛细血管瘤、海绵状血管瘤和混合血管瘤三种亚型。毛细血管瘤起源于毛细真皮,由毛细血管组成,位置较表浅,又称为"草莓状"血管瘤;海绵状血管瘤主要由较大的海绵状血管组成,多位于较深部位(图 2-4-14);混合血管瘤起源于毛细真皮和乳头状、网状真皮,包括毛细血管和海绵状血管两种组成成分。

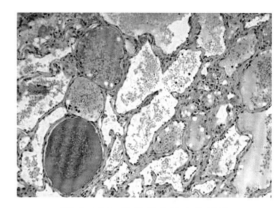

图 2-4-14 海绵状血管瘤病理图
镜下见海绵状血管瘤由充满红细胞的薄壁血管及血管间隙组成,血管壁内衬单层扁平内皮细胞

（三）MRI 表现

颞骨血管瘤可发生于颞骨鳞部、外耳道、内耳、颞骨岩部及桥小脑角区等区域。与脑实质信号相比,T_1WI 呈略低信号或等信号,T_2WI 呈高信号,增强呈渐进性均匀明显强化(图 2-4-15)。位于颞骨岩部的血管瘤有时向内突入颅腔,发生于内耳和桥小脑角区的血管瘤可形似听神经瘤。

（四）诊断要点与鉴别诊断

1. 诊断要点

(1)常见于儿童和婴幼儿。

(2)外耳道内息肉样肿物或鼓膜后蓝青色肿块。

(3)搏动性耳鸣、听力下降、复发性中耳炎、耳痛、眩晕。

(4)T_1WI 多呈等低信号,T_2WI 呈高信号,增强呈均匀明显强化。

2. 鉴别诊断

(1)鼓室球瘤:下鼓室鼓岬多见,肿瘤较大时可出现"胡和椒盐"征;动态增强扫描显示肿瘤呈"快进快出"表现。

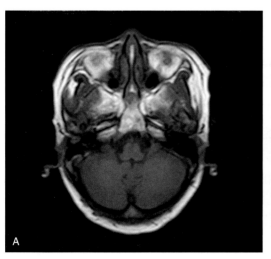
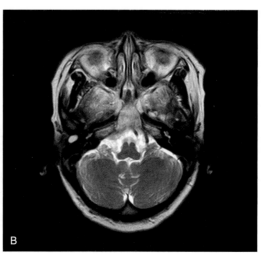

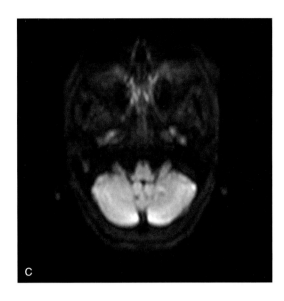

图 2-4-15 颞骨血管瘤
A. 横轴位 T_1WI 序列,显示右侧外耳道内椭圆形软组织肿块影,与脑实质相比,病变呈等信号;B. 横轴位 T_2WI 序列,显示病变呈高信号,边界清晰,信号均匀;C. 横轴位 DWI,示病变弥散不受限

(2)高位颈静脉球:增强显示高位颈静脉球与颈静脉相连,强化类型及强化程度与对侧颈静脉一致,为血管性强化,颞骨血管瘤呈渐进性强化。

(3)颈内动脉鼓室内异位:增强或 MRA 可直接显示异位的颈内动脉,无"渐进性强化"表现。

(4)中耳胆固醇肉芽肿:多见于中青年人,T_1WI 呈高信号,周围伴低信号环;增强后无强化或仅轻微强化。

(五) 治疗和预后

血管瘤具有自行消退的特性,对于较小、没有症状的病变可随访观察。当瘤体较大或有症状时常采用手术切除,血管瘤具有较高的复发率,手术时应尽量予以完全切除,术中可结合激光技术减少出血。

十、颞骨横纹肌肉瘤

(一)概述

横纹肌肉瘤(rhabdomyosarcoma)来源于能分化为横纹肌的原始间充质细胞,是儿童及青少年最常见的软组织肉瘤,在儿童颅外肿瘤中居第 3 位,好发于 6~10 岁的儿童,占 15 岁以下儿童恶性肿瘤的 4%~8%,占所有软组织肉瘤的 1/2。在美国 15 岁以下儿童发病率为(4~7)/100 万,其中 6 岁以下约占 2/3,男女比例为(1.3~1.4):1,与家族、种族有关。发生于头颈部的横纹肌肉瘤占 47%,其中颞骨较少见,约占 7%,多属于胚胎型。

颞骨横纹肌肉瘤好发于幼儿或儿童,既往无中耳乳突炎病史,耳道内出现血性或脓血性分泌物伴有腥臭味;耳镜检查可见外耳道或中耳腔内息肉样肿物或半透明灰红色肉芽状新生物,触之易出血,生长迅速并有局部骨质破坏。临床上患儿多有头痛、耳部疼痛、听力下降、面瘫等症状,也可有发热以及脑膜侵犯症状。

(二)病理学表现

横纹肌肉瘤来源于横纹肌母细胞或向横纹肌细胞分化的间叶源性细胞,恶性程度较高,其组织形态多样,且具有不同程度的异型性,可分为四种类型。

(1)胚胎型:此型最多见,又分为葡萄状和梭状细胞型,主要由未分化的梭形、小圆形细胞构成,多见于 10 岁以下儿童,占 50%~60%,男孩多见。

(2)腺泡型:由腺泡样排列的小圆形细胞构成,多见于 10~20 岁青少年,恶性程度高,预后差。

(3)多形型:由不同分化程度的横纹肌母细胞杂乱排列而成,多见于 40 岁以上成人,肿瘤内常见坏死、出血、囊变,预后差异较大。

(4)混合型:组织学上包含以上三种成分。

（三）MRI 表现

肿瘤在 T_1WI 上呈等或稍低信号,在 T_2WI 上呈等或稍高信号,T_2FLAIR 呈高信号,DWI 呈高信号,增强扫描呈轻度至中度强化,其内坏死、囊变区不强化(图 2-4-16)。影像学特征与其病理分型之间无明显相关性。MRI 可很好地显示肿瘤的范围、形态、信号特征及强化方式,也可很好地显示对周围结构的累及情况。

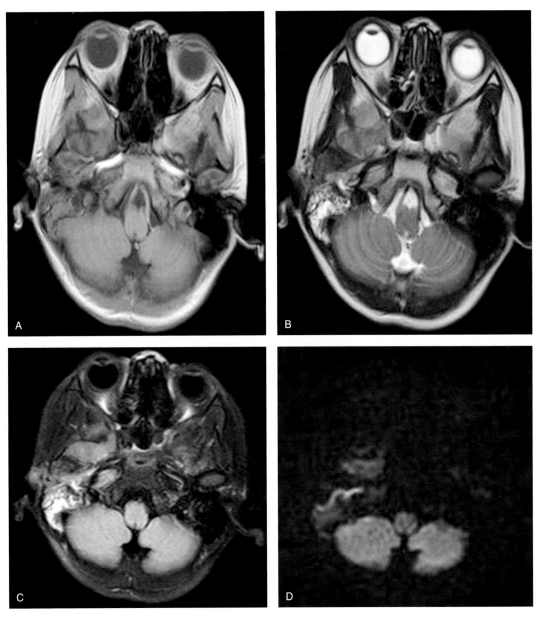

图 2-4-16 颞骨横纹肌肉瘤

A. 横轴位 T_1WI 序列,示右侧外耳道乳突区不规则形软组织肿块影,病变呈略低信号;B. 横轴位 T_2WI 序列,示病变呈稍高信号,边界欠清,右侧乳突内见片状高信号渗出;C. 横轴位 T_2FLAIR,示病变呈稍高信号,乳突内渗出呈高信号;D. 横轴位 DWI 序列,示病变呈稍高信号

（四）诊断要点与鉴别诊断

1. 诊断要点

(1)婴幼儿患者。

（2）既往无中耳乳突炎病史，耳道内血性或脓血性分泌物伴有腥臭味，伴外耳道或中耳腔内息肉样肿物。

（3）MRI 示颞骨软组织肿块 T_1WI 呈等或略低信号，T_2WI 呈等或略高信号。

（4）增强扫描肿瘤呈轻度至中度强化。

2. 鉴别诊断

（1）Langerhans 细胞组织细胞增生症：MRI 表现与横纹肌肉瘤相似，T_1WI 呈等信号，T_2WI 呈稍高信号，增强后呈轻中度强化。两者临床表现差异较大，CT 上 Langerhans 细胞组织细胞增生症表现为边界清晰的软组织肿块和不规则形溶骨性骨质破坏，典型者呈"地图状"外观，无包膜，未见出血或坏死液化，可与横纹肌肉瘤鉴别。

（2）转移瘤：患者有原发肿瘤病史，表现为单侧或双侧软组织肿块，可有骨质破坏；MRI 上肿瘤边界较模糊，呈浸润性生长，增强后呈明显强化。

（五）治疗和预后

横纹肌肉瘤以手术切除为主，对胚胎型横纹肌肉瘤还应联合化疗及放疗以缓解症状，可作为手术治疗的辅助治疗方法；多形型横纹肌肉瘤对化疗及放疗治疗无效。横纹肌肉瘤约 14% 有脑膜或远处转移，头颈部区域性淋巴结转移占 5%~20%，其恶性程度高，预后差。儿童横纹肌肉瘤的预后好于青少年及成人，其 5 年生存率分别约为 61%、27%。

十一、颞骨骨纤维异常增殖症

（一）概述

骨纤维异常增殖症（fibrous dysplasia of bone，FDB）于 1938 年由 Liechtenstein 等提出，系正常髓腔内骨髓逐渐被大量增生的纤维组织和紊乱的骨小梁所替代的一种自限性良性骨病，与正常骨组织无明显界限，属于非真性肿瘤，又称骨纤维结构不良。病因尚不十分明确，目前多数学者认为可能与胚胎原始间充质发育异常有关，也有学者提出本病可能与外伤或神经内分泌功能异常有关。

按病变累及范围及有无内分泌障碍，可分为单骨型（约占 70%）、多骨型（约占 30%）及 Mc Cune-Albright 综合征。单骨型有 10% 侵犯颅面骨，常累及额骨和蝶骨，其次依次为筛骨、顶骨、颞骨和枕骨。发生于颞骨者少见，约占 18%，一般为单侧性，多骨型两侧均可受侵犯。

骨纤维异常增殖症一般在儿童期发病，青年或成年时就诊，病程进展缓慢，成年后有自愈或静止倾向，男性稍多于女性。临床表现为颌面部缓慢无痛性的骨性膨隆，可表现为骨性狮面、突眼等外形异常。临床症状取决于病变受累的部位及范围，最常见的症状是进行性听力减退，可由膨大骨质阻塞咽鼓管或外耳道引起，或是直接影响听骨链活动导致传导性耳聋；也可表现为进行性外耳道骨性狭窄，颞骨体积增大及形状改变，在耳后出现扁平或球形肿块；若累及颞骨岩部引起内耳道狭窄，可致感音神经性聋；若岩部膨大性损害，可引起颅中窝或颅后窝受累症状；也可因继发性胆脂瘤的形成，导致相应的并发症。

（二）病理学表现

肉眼观，病变骨组织膨隆、粗糙、色黄白，表面骨质较薄，较正常骨质松软，切割时有沙砾感，可有出血及囊性变。镜下，病变区由纤维组织与骨组织构成，纤维组织由呈梭形且分化较好的成纤维细胞构成，排列致密或呈漩涡状，其间可见少量骨组织和未成熟的骨小梁。幼稚的骨小梁形态不一、粗细不等、排列紊乱，无方向性，骨小梁周围可见散在成骨细胞，一般无成排成骨细胞，不同病变的纤维组织、骨样组织、新生骨小梁比例可以不同（图 2-4-17）。

（三）MRI 表现

骨纤维异常增殖症呈膨胀性生长，边界不清晰，在 T_1WI 上多表现为均匀低信号，以纤维组织为主时表现为等或稍低信号,但在脂肪抑制 T_2WI 上信号表现取决于病变中纤维组织、骨样组织和新生骨小梁三者之间的比例。如果病灶以纤维组织为主,则 T_2WI 上多表现为等或稍低信号;如果病灶内有大量骨小梁或病灶内有钙化、骨化、硬化性反应骨存在,则 T_2WI 上呈低信号;如果病灶内有囊变、坏死区,则 T_2WI 呈高信号;增强扫描呈中度到重度强化。当病变主要为纤维组织时,增强扫描病灶强化明显,此型较为多见(图 2-4-18A~D)。文献报道骨纤维异常增殖症不累及颅缝,但这需要结合 CT 诊断(图 2-4-18E~G)。

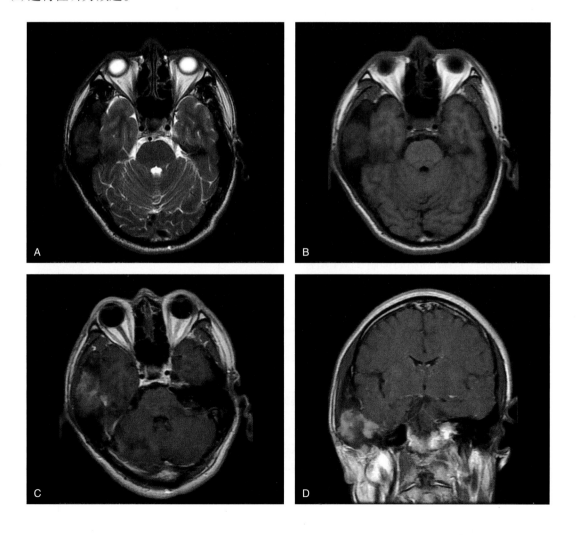

图 2-4-17　颞骨骨纤维异常增殖症病理图
光镜下,病变由纤维组织和骨组织构成,幼稚的骨小梁形态不一,排列紊乱(HE × 100)

另外,MRI 还可以帮助显示内耳淋巴液、面神经等是否受侵及侵犯的范围,评价颞骨骨纤维异常增殖症的炎症或胆脂瘤等并发症,尤其增强扫描可发现病变与邻近的脑膜或脑实质等结构的关系,评估病变对颅底颈内静脉和脑干等邻近软组织的占位效应及显示侵犯的范围。

(四) 诊断要点与鉴别诊断

1. 诊断要点

(1)儿童或年轻的成人,颞骨缓慢无痛性的骨性膨隆。

(2)进行性听力减退。

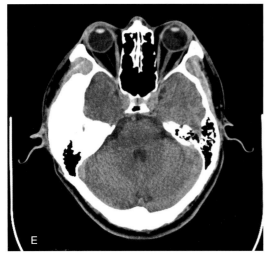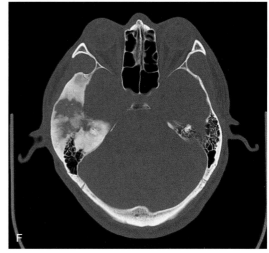

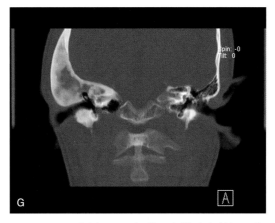

图 2-4-18   右侧颞骨骨纤维异常增殖症（单骨型）

A. 横轴位 T_2WI 序列,示病变位于右侧颞骨,呈不规则形,与肌肉相比,呈等、低混杂信号;B. 横轴位 T_1WI 序列,示病变呈等、低混杂信号,边界模糊,邻近颞叶受压移位;C、D. 横轴位和冠状位增强 T_1WI 序列,示病变呈明显欠均匀强化的高信号,右侧中耳乳突受累;E. 横轴位 CT 软组织窗像,示病变呈骨性膨隆;F、G. 横轴位和冠状位 CT 骨窗像,示病变主体呈磨玻璃密度,其内见不规则形稍低密度区

(3) T_1WI 多表现为均匀低信号,以纤维组织为主时表现为等或稍低信号。

(4) 在脂肪抑制 T_2WI 上信号表现多样,取决于病变中纤维组织、骨样组织和新生骨小梁三者之间的比例。

(5) 增强扫描呈中度到重度强化。当病变主要为纤维组织时,增强扫描病灶强化明显。

(6) 推荐脂肪抑制 T_2WI 和脂肪抑制 T_1WI 增强序列。

2. 鉴别诊断

(1) 骨瘤:多位于外耳道峡部的外侧,少数位于乳突,病变多呈圆形或类圆形,边界清楚。T_1WI 和 T_2WI 均呈低信号。

(2) 骨化性纤维瘤:为真正的肿瘤,病变范围较局限,以特定的中心向外膨胀性生长,压迫邻近结构,轮廓清楚,有完整的骨壳。

(3) 畸形性骨炎:多发生于中老年人,碱性磷酸酶增高,累及范围广,往往同时累及多块颅面骨,轮廓不光整,骨小梁粗大、紊乱,外板呈绒毛状增厚,内有散在虫蚀状破坏。

(4) 骨化性血管瘤:起源于面神经,多发生于膝状神经节,表现为邻近颞骨膨胀性骨质破坏,边界不清,形态不规则,通常伴有粗大、日光放射状骨小梁。

(5) 脑膜瘤:多发生于中老年人,可造成局部颞骨增厚和硬化,但轮廓不光整,边缘多呈锯齿状,邻近均伴有软组织肿块,T$_1$WI 和 T$_2$WI 多呈中等信号,增强扫描明显均匀强化。

(6)成骨型骨转移瘤:多见于中老年人,原发肿瘤大多数为前列腺癌,少数为肺癌、鼻咽癌,临床症状明显,往往同时累及多块颅骨,有骨质的侵蚀破坏,常有骨膜反应和软组织肿块。

(7)骨巨细胞瘤:病变较局限,呈偏心性膨胀生长,内有纤维间隔,周围无骨质增生硬化。

(8)黏液囊肿:多起源于岩尖,表现为囊性膨胀性病变,边界清楚,MRI 见典型黏液的信号,囊内容物多无强化,囊壁可有或无线状强化。

此外,与动脉瘤样骨囊肿、朗格汉斯细胞组织细胞增生症、骨肉瘤、软骨肉瘤等少见颞骨病变鉴别困难,须进一步病理证实。

(五) 治疗和预后

骨纤维异常增殖症的基本处置策略包括:①随访观察,对无临床症状及体征,仅是通过影像学检查无意中发现的小病灶或静止期病灶,可以定期影像学复查;②保守手术,行部分切除病变骨及局部形态矫正,以达到最大限度保留生理功能和美学效果;③根治性手术切除术及重建术,尽量彻底清除病灶,防止其复发,但同时有导致功能障碍与美容缺陷的弊端。

颞骨骨纤维异常增殖症以手术治疗为主要方法,手术的目的是恢复听力和预防潜在胆脂瘤的并发症。由于有复发的可能,应避免反复手术。因手术难以完全切除,故应谨慎,无症状者可以定期复查。放疗有可能诱发恶变,属禁忌证。

十二、朗格汉斯细胞组织细胞增生症

(一) 概述

朗格汉斯细胞组织细胞增生症(Langerhans cell histiocytosis,LCH)以往称组织细胞增生症 X(histiocytosis X),是由朗格汉斯细胞浸润造成局限性或广泛性脏器损害的疾病。最早由 Lichtanstein 于 1953 年提出,是嗜酸性肉芽肿(eosinophilic granuloma,EG)、韩 - 薛 - 柯病(Hand-Schüller-Christian disease,HSC)和莱特勒 - 西韦病(Letterer-Siwe disease,LS)3 种疾病的总称。病因未明,可能与病毒感染、免疫功能低下、酶代谢障碍和创伤有关。朗格汉斯细胞组织细胞增生症较罕见,可见于任何年龄,以儿童多见,男性多发,骨骼受损是最常见的表现,约 15%~61% 的朗格汉斯细胞组织细胞增生症病例会累及颞骨。

朗格汉斯细胞组织细胞增生症具有侵袭性,可累及全身多个器官,临床表现较复杂,骨骼受损是其最常见表现,5%~25% 患者以颞部首发症状就诊。颞骨朗格汉斯细胞组织细胞增生症主要表现为耳漏、耳后肿胀、耳颞部疼痛、外耳道肉芽及传导性耳聋,此外还可出现眩晕、耳鸣、发热、头痛等症状,部分出现淋巴结肿大、多饮多尿和皮肤损害,面瘫少见。传导性耳聋与病变组织阻塞外耳道和中耳有关,少数由听骨链破坏所致。骨迷路破坏时可引起感音神经性耳聋和眩晕,但该情况少见。此外,病变还可侵犯颅底和中枢神经系统,出现相应脑神经受损症状。脑膜或乙状窦也可受侵,但较少出现临床症状。

(二) 病理学表现

肉眼观,病变质软,多呈红色,为大片状骨质坏死区和软组织肿块。光镜下病变肉芽肿主要由朗格汉斯细胞构成,其次还有成熟的嗜酸性粒细胞和淋巴细胞,中性粒细胞和浆细胞少见(图 2-4-19)。病理学确诊朗格汉斯细胞组织细胞增生症的关键是找到朗格汉斯细胞,其特征为沟状、折叠杆状或分叶状细胞核,染色质细,核仁不明显,核膜薄,嗜

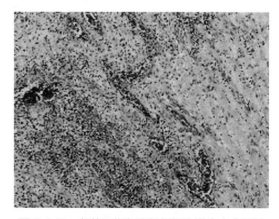

图 2-4-19 朗格汉斯细胞组织细胞增生症病理图
光镜下见较多嗜酸性粒细胞及组织细胞样细胞、多核巨细胞浸润(HE × 200)

酸性,宽胞质。细胞有轻中度非典型性,核分裂少。根据细胞特征可大致分为:典型型、单核细胞样、多核巨细胞样和大细胞型 4 种类型,其中有核沟的咖啡豆样细胞(典型型)最具有诊断价值。早期病变常表现为大量的朗格汉斯细胞、嗜酸性粒细胞和中性粒细胞聚集;晚期病变纤维化明显,并伴有泡沫状巨噬细胞。

电镜下可见朗格汉斯细胞胞质内有形如网球拍状或棒状的伯贝克(Birbeck)颗粒。免疫组化表达 CD1a 和 S-100 蛋白,也不同程度表达组织细胞标记物 CD68。

(三) MRI 表现

朗格汉斯细胞组织细胞增生症最易累及岩部和乳突部,鳞部和中耳相对较少发病。与脑灰质信号相比,T_1WI 呈低信号或等信号,T_2WI 呈高信号,信号均匀或混杂,增强后明显强化。病变可侵犯颈静脉孔区,包绕血管和神经,也可突入桥小脑角区引起受侵脑膜线状强化。如果肿块破坏颅底骨质侵入颅内,可引起颞叶受压,邻近脑膜增厚、强化(图 2-4-20)。MRI 能够明确软组织肿块的范围,清楚地分辨出病灶与颅内组织的关系以及早期发现颅内侵犯。朗格汉斯细胞组织细胞增生症所引起的中枢神经系统病变常局限于下丘脑 - 垂体,因此当患者出现多饮、多尿等尿崩症症状时应首选 MRI 检查以明确脑内病变。

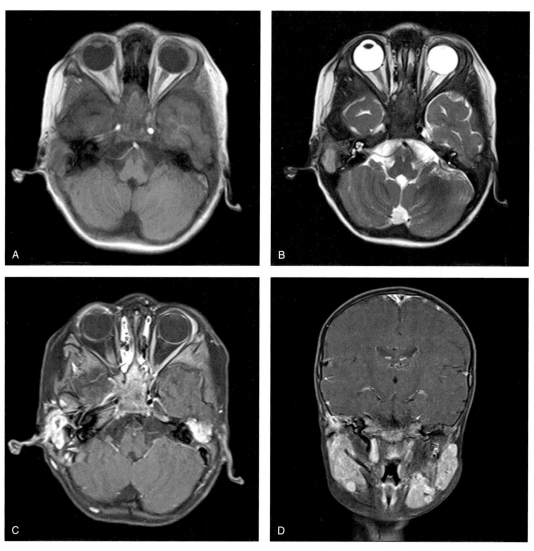

图 2-4-20　双侧颞骨朗格汉斯细胞组织细胞增生症

A. 横轴位 T_1WI 序列,显示双侧颞骨内均可见不规则状软组织肿块影,与脑实质相比,病变呈不均匀略低信号;B. 横轴位 T_2WI 序列,示病变呈混杂稍高信号,边界欠清;C. 横轴位增强 T_1WI,示病变呈明显不均匀强化,内可见片状坏死区;D. 冠状位增强 T_1WI,示右侧颞叶底部脑膜呈线状强化

（四）诊断要点与鉴别诊断

1. 诊断要点

（1）儿童多见，男性多于女性，单侧或双侧。

（2）呈侵袭性生长，可累及全身多器官、多系统，以骨骼系统最多见。

（3）耳漏、耳后肿胀、耳颞部疼痛、外耳道肉芽及传导性耳聋为主要临床表现，面瘫少见。

（4）T_1WI 呈低信号或等信号，T_2WI 呈高信号，信号均匀或混杂，增强后明显强化。

（5）病变可广泛破坏颞骨及颅底周围骨质，侵入颅内。

2. 鉴别诊断

（1）慢性中耳乳突炎：发病时间较长，可有骨质侵蚀，但骨质缺损不如 LCH 广泛；除非形成脓肿，一般不出现软组织肿块。增强扫描强化不明显或呈斑片状、边缘强化。

（2）胆脂瘤和胆固醇肉芽肿：胆脂瘤呈等 T_1 长 T_2 信号，病变范围多局限，胆固醇肉芽肿呈特征性短 T_1 信号，二者增强扫描均无明显强化。

（3）横纹肌肉瘤：中耳乳突部侵袭性软组织肿块伴周围骨质破坏，常累及颅底及脑神经孔，内部囊变、坏死、出血多见，肿瘤实质呈等、长 T_1 长 T_2 信号，增强扫描明显强化，确诊需做活检。

（4）颈静脉球瘤：多见于成人，肿瘤内可见点状、迂曲条形血管流空影，呈现"盐-胡椒"征。

（5）恶性外耳道炎：多为糖尿病或免疫缺陷病患者，MRI 上可见外耳道、鼓室及周围软组织侵犯，呈稍长 T_1 稍短 T_2 信号，增强扫描强化不均匀。

（五）治疗和预后

颞骨朗格汉斯细胞组织细胞增生症的治疗方法有：外科手术、类固醇激素治疗、化学药物疗法和外照射放疗。单灶型可单纯手术切除或单纯放疗；对于颞骨岩部内小病变、颞骨复发性或残留病变可行手术加放疗，多灶型可在手术、放疗基础上加化疗。朗格汉斯细胞组织细胞增生症的预后与发病年龄、器官受累范围、功能损害程度密切相关。局限性的病灶预后较好，发病年龄早及多系统损害者预后较差，局灶性颞骨朗格汉斯细胞组织细胞增生症的治愈率在 85% 以上。

（刘兆会　张　辉　肖云飞　刘　颖　赵　博　丁忠祥　张会霞
夏　爽　陈　谦　李　莹　李淑健）

第三章
鼻　部

第一节　鼻和鼻窦疾病概述

一、鼻和鼻窦疾病的分类

(一) 概述

鼻是嗅觉器官,也是呼吸的起始部。包括外鼻、鼻腔和鼻窦三部分。鼻经常受到外界不良因素的影响,容易发生各种疾病,根据病因可分为感染、出血、变态反应、肿瘤、外伤、异物、先天性畸形和结构异常等。

外鼻位于面部正中,易受外伤,也是维持容貌端正的重要标志,因此,对先天和后天性鼻畸形的手术要求较高;鼻腔是变应原进入机体的门户,是变态反应疾病的好发部位,一些口腔疾病如牙根感染可引起牙源性上颌窦炎;鼻腔和鼻窦是恶性肿瘤的好发部位,上颌窦癌最多见,其次是鼻腔癌和筛窦癌;鼻在解剖上与颅腔、眼眶和口腔毗邻,鼻部疾病可导致严重并发症,如脑膜炎、眼眶蜂窝织炎等,通过血行可致海绵窦感染,严重者可失明,甚至危及生命。

鼻腔和鼻窦内含有空气,周围是骨壁,CT 检查可清晰显示鼻腔、鼻窦及其周围的眼眶和颅底结构,在鼻及鼻窦疾病诊断中有重要价值,MRI 软组织分辨率高,是诊断鼻及鼻窦疾病的重要影像学检查手段。

二、鼻和鼻窦疾病的影像学诊断价值比较

(一) 普通平片

鼻和鼻窦内含空气,与邻近骨结构有良好的自然对比,适于 X 线检查。平片可确定常见鼻窦病变的存在和位置,显示鼻窦病变范围的灵敏度和特异性不及 CT,定性、定量诊断更加困难,平片临床应用逐渐减少。

(二) CT

CT 空间分辨力高,鼻腔和鼻窦内含气体,CT 呈极低密度,窦壁、鼻甲和鼻中隔骨质呈高密度区,对比鲜明,可清晰显示鼻腔鼻窦的解剖结构;慢性鼻窦炎,尤其是伴有鼻腔鼻窦息肉者,应首选 CT 检查。在诊断霉菌性鼻腔鼻窦疾病或鼻窦内结石时,CT 诊断的准确率高,但对软组织分辨率不如 MRI。

(三) MRI

MRI 软组织分辨力高,可对多数鼻腔鼻窦疾病做出定位定性诊断,可确定肿瘤的范围及其与邻近结构的关系,可清晰显示颅内、眼眶及周围神经的受累情况,是 CT 检查的重要补充。

第二节 鼻和鼻窦先天性疾病

一、鼻部脑膜膨出或脑膜脑膨出

(一) 概述

鼻部脑膜膨出或脑膜脑膨出 (nasal meningoencephalocele) 是胚胎发育期因神经管闭合不全发生颅裂,或分娩过程中胎儿颅内压增高,脑膜和 / 或部分脑组织经过发育不完善或钙化不全的颅底骨质疝入鼻腔所致的先天性畸形,是儿童中枢神经系统在鼻部较常见的先天性畸形。幼儿多见,少数可见于成人,男性多于女性。

按膨出部位分为额筛型和颅底型,约占全部脑膜脑膨出的 25%,其中,前者占 15%,后者占 10%。额筛型指脑膜和部分脑组织经前颅底前部额筛骨之间膨出于鼻根部或眶内,分为鼻额、鼻筛、鼻眶 3 种亚型;颅底型指脑膜和部分脑组织经前颅底后部、蝶骨膨出于鼻咽部或鼻腔,分为筛骨、蝶骨、蝶眶、蝶筛 4 种亚型。额筛型及颅底型按膨出内容物分为 3 类,①脑膜膨出:病情较轻,内容物只有脑膜和脑脊液;②脑膜脑膨出:病情较重,内容物包括脑组织、脑膜和脑脊液;③脑室脑膜脑膨出:病情严重,除了脑组织、脑膜和脑脊液外,可见脑室膨出。

临床上,额筛型脑膜膨出或脑膜脑膨出主要表现为自幼鼻根部或内眦肿物,基底较宽,质软,固定,触之可有搏动感,肿块随年龄而增长;颅底型脑膜膨出或脑膜脑膨出主要表现为膨出物位于鼻腔顶和鼻咽部,位置隐蔽,出生时较少被发现,临床多因膨出物过大而影响通气、自发性脑脊液鼻漏或反复中枢神经感染而就诊。

(二) 病理学表现

位于鼻腔内的膨出物呈灰白色,表面光滑、质软,往往被误诊为鼻息肉;位于鼻咽或口咽部的膨出物多表现为淡红色稍黄肿块,基底部大,边界不清,触之不易出血,易被误诊为腺样体或扁桃体。

脑膜膨出肉眼观为局限性软组织增厚、隆起,可呈带蒂息肉状突起,切面皮下组织呈灰红或灰白的半透明状,实性,质韧,压之局部有清亮液体流出,基底为脂肪或纤维膜样组织。光镜下,病变表面被覆皮肤中央部分的附件数量减少或缺如,而周边的数量和分布正常,病变边界不清,无明确的包膜,内部见纤维组织增生、黏液样变性和丛状血窦样裂隙,后者内衬以扁平或有异型的椭圆形细胞,病变真皮层内可见多量血管增生,似血管畸形或血管瘤样改变。免疫组化:丛状血窦样裂隙内衬的细胞表达 EMA、vimentin、D2-40 和 SMA,而不表达 CD31。

脑膨出组织学肉眼为灰白、灰红色软组织,切面呈灰白色,实性、质韧。镜下除了脑膜成分外主要以成熟胶质细胞为主,部分病例有神经元,间质为较致密的纤维结缔组织。免疫组化:神经胶质 GFAP、S-100 和 vimentin (+),脑膜组织 EMA 弱 (+)。

(三) MRI 表现

额筛型脑膜膨出或脑膜脑膨出主要表现为近中线鼻根部或内眦肿块,基底较宽,随年龄增长而增大;颅底型脑膜膨出或脑膜脑膨出多为鼻腔顶和鼻咽膨出物,基底部较大,基底部大,边界不清,触之不易出血。肿块通过颅底骨质缺损区与颅内容物相连。

MRI 示病变为囊性或囊实性,其中囊性部分与脑脊液信号一致,呈 T_1WI 低信号、T_2WI 高信号,实性部分与脑组织信号类似,有包膜,边缘清晰光滑,上方通过颅底骨质缺损部与颅内蛛网膜下腔相通。病变较大时,邻近的鼻中隔、眼外肌和视神经常受压移位。增强后,囊性部分无强化,实性部分与脑实质强化模式一致。矢状位可以更好地显示病变与蛛网膜下腔、脑实质和脑室的关系。MRI 软组织分辨率很高,能通过任意切面显示疝囊与颅内的关系。

CT 三维重建可以更好地显示骨质缺损的大小和程度,为临床医生采取何种治疗方案提供重要的依据,对于颅底型脑膜脑膨出,以冠状位 CT 扫描显示更清晰。

(四) 诊断要点与鉴别诊断

1. 诊断要点

(1)幼儿患者多见,男性多于女性。

(2)额筛型表现为鼻根部或眶内部近中线颜面部肿块,颅底型表现为鼻腔反复流清水样涕,鼻腔内及咽部囊样膨出肿块,部分患儿合并鼻腔反复流清水样涕有助于诊断。

(3)MRI 表现为边界清晰囊实性结构,可见低信号包膜;囊性部分与脑脊液信号一致,实性部分与脑实质相仿,病变通过颅骨缺损部与颅内蛛网膜下腔和 / 或脑实质连续,动态增强扫描无强化。

(4)如疑有经蝶骨脑膜脑膨出,则需行增强扫描,这样能较容易发现垂体位置,以免手术损伤。

(5)对于表现为鼻腔鼻咽部肿块的患儿,尤其是伴有反复高热病史的,切忌穿刺抽液,亦不宜轻易对肿块进行活检,影像学检查是明确诊断和病变范围的不可或缺的方法。

(6)CT 检查也很重要,能确认颅骨缺损的部位及大小。

(7)影像学诊断的要点是观察病变与蛛网膜下腔、脑实质、脑室的关系;要注意观察疝囊与颅内的关系,这对外科手术至关重要。

2. 鉴别诊断

(1)鼻内神经胶质瘤:即鼻神经胶质异位,系胚胎期前鼻间隙通路闭合失败,部分脑组织脱离成孤立肿块的先天性疾病,内由胶质细胞等组成,无真正包膜。少数可伴有颅底骨质缺损和纤维组织或胶质组织构成的蒂经颅骨缺损处与脑相连。影像学检查能显示完整的颅骨,肿瘤与蛛网膜下腔不通,呈软组织密度或软组织信号,增强扫描无强化。

(2)筛窦黏液囊肿:窦腔可呈膨胀性扩大,窦腔骨壁均匀变薄,不伴颅骨缺损,显示无增强的均匀性肿块,T_1WI 呈高信号具有诊断价值。

(3)鼻息肉:婴幼儿鼻息肉少见,呈软组织信号,根部多位于鼻腔外侧壁且无颅骨缺损,增强后明显强化。

(4)鼻咽部纤维血管瘤:多见于男性青少年,表现为膨胀性生长的软组织肿块,境界清晰,可压迫周围骨质使之变形或骨质吸收。MRI 表现为 T_1WI 等、T_2WI 高信号,信号多不均匀,增强扫描可见明显强化。

(五) 治疗和预后

在临床中,对鼻内肿物尤其是间断或持续流清水或反复发作高热者不可贸然手术切除,应详细询问病史和体检以及鼻内镜检查,必要时 CT、MRI、造影等影像学检查以明确诊断。

术前所有患者均应行颅底高分辨率 CT 扫描,仔细观察冠状位、矢状位和横轴位的颅底骨窗像,判定颅底骨质缺损部位。MRI 对膨出物的性质及与脑膜脑组织的关系具有较高的分辨力,对手术有指导意义。手术前仔细检查鼻腔内膨出物有助于手术方式的选择。

随着鼻内镜颅底手术的广泛开展,鼻内镜手术已经在很大程度上代替了传统手术。在切除鼻部脑膜脑膨出的同时,还需治愈脑脊液鼻漏和预防脑膜炎等并发症。经前额入路修补是治疗鼻内型脑膜脑膨出安全有效的手段,眶上锁孔入路手术创伤小,疗效可靠。

鼻部脑膜脑膨出手术的关键是严密的硬脑膜缝合,避免术后脑脊液漏;确凿的颅骨缺损修补,避免术后复发；妥善处理疝囊，改善鼻腔通气功能。但需注意，由于鼻内镜视野的局限性，对于颅底缺损较大的脑膜脑膨出的患者，术后脑脊液鼻漏的复发率较高，因此传统的开颅手术也不能完全摒弃。

二、先天性鼻背中线皮样囊肿和瘘管

(一) 概述

先天性鼻背中线皮样囊肿和瘘管(nasal dermoid sinus cysts，NDSC)属于临床上鼻额区少见的先天畸形性疾病。由胚胎发育过程中外胚层组织被包埋残留所致，多数单发，少数可以多发，一般在出生后或幼年时就易被发现。该疾病第一次由 Bramann 于 1890 年报道，而先天性鼻背中线皮样囊肿和瘘管这个术语则在 1982 首次提出。

主要临床表现：①瘘管开口位于鼻正中线上(瘘口位置可在眉间至鼻小柱之间的面部正中线上，有时在内眦处可有第二瘘口)，呈针尖样小孔，挤压后有白色干酪样物或细小毛发排出；②囊肿表现为鼻正中线的类圆形肿块，压之有弹性；③两者均可有局部反复感染史，严重者甚至可以并发脑膜炎、蜂窝织炎、骨髓炎、脑脊液漏、额叶脓肿及死骨形成；④病变向内发展可到达鼻骨或鼻中隔软骨间，20% 的病例甚至可出现颅内侵犯，极少数病例可出现眶间距增宽。

其发病原因有很多学说，其中以 Grunwald 于 1910 年提出并由 Pratt 于 1965 年完善的"前鼻骨"理论最被认可：在孕 7~8 周时，硬脑膜憩室穿过位于鼻额部的囟门向下经过两侧成对的鼻骨及额骨而到达位于鼻骨及鼻软骨囊之间的前鼻骨空隙处。鼻软骨囊是一个位于发育中前颅底的软骨屏障，最终将发育成鼻中隔、筛骨垂直板及鸡冠。面部前方的鼻部骨质发育时，他们包围憩室而形成盲孔，因此分离了硬脑膜和皮肤。当憩室逐渐消失后，盲孔被纤维组织所填满。憩室闭合不全即导致中线处的不完全关闭而致先天性鼻背中线皮样囊肿和瘘管的发生。

有窦口与外界相通者为鼻背中线瘘管，无窦口与外界相通者为囊肿。其中间瘘管可终止于脑膜突出路径上的任何部位，向上延伸可通过盲孔至颅前窝。病变由于内壁上皮脱屑而增大。随着体积的不断增大，向后可延伸至筛板下方，向前则可至囟门。

(二) 病理学表现

鼻背中线瘘管及囊肿和正常皮肤的特性完全一致，其内含有角蛋白，被覆单层扁平上皮，含毛囊、汗腺(罕见)、皮脂腺并有毛发生长。这也能解释了为何瘘管内有毛发生长出瘘管口。

(三) MRI 表现

MRI 是诊断该疾病的首选检查手段，主要表现为鼻正中线上任意位置的软组织肿块影，MRI 能更好地判断病变与颅内的关系(骨缺损或分离、盲孔的扩大及鸡冠的偏向)，因为接近盲孔，很容易将 MRI 冠状位高信号误认为是皮样囊肿向颅内的延伸。为了确定高信号部分是皮样囊肿而不是骨髓腔，在横轴位和矢状位确定鸡冠和盲孔是非常关键的。若有必要还应进行高分辨薄层 CT 扫描来排除是否伴有颅内病变。

(四) 诊断要点与鉴别诊断

1. 诊断要点

(1) 表现为不可压缩的无搏动性的病变。

(2) 瘘管表现为出生后即发现的鼻正中线上针尖样小孔或鼻背正中处类圆形肿块，针尖样小孔挤压后有白色干酪样物或细小毛发排出。

(3) 皮样囊肿表现为鼻根部或眶内部近中线颜面部肿块，鼻骨变宽，鼻中隔变宽，鼻中隔、垂直板、鸡冠分裂开，眶内变宽，筛板缺损，颅内肿块等改变。

(4) MRI 检查示鼻正中线上任意位置的软组织肿块影，判断病灶与颅内的关系(骨缺损或分离、盲孔的扩大及鸡冠的偏向）。

(5) 单纯影像学诊断困难时必须结合患者的临床表现,才能明确诊断。

2. 鉴别诊断

(1) 脑膜脑膨出: Furstenberg 征阳性(患儿用力、啼哭以及轻压囟门或颈内静脉时肿块有增大或张力增加),透光试验也可呈阳性。鼻额型脑膜脑膨出可清楚显示颅内脑组织经额囟门进入额部软组织,鼻筛型脑膜脑膨出经盲孔进入鼻腔。这两种脑膜脑膨出,颅内组织均经过间隙进入病变部位,而鼻眶型脑膜脑膨出,脑组织最初穿越盲孔,后偏向进入眶内。上述鼻部脑膜脑膨出多伴有颅脑发育异常。

(2) 鼻部神经胶质瘤: 即鼻神经胶质异位,系胚胎期前鼻间隙通路闭合失败,部分脑组织脱离成孤立肿块的先天性疾病,内由胶质细胞等组成,无真正包膜。少数可伴有颅底骨质缺损和纤维组织或胶质组织构成的蒂经颅骨缺损处与脑相连。影像学检查能显示完整的颅骨,肿瘤与蛛网膜下腔不通,呈软组织密度或软组织信号,增强扫描无强化。

(五) 治疗和预后

先天性鼻背中线皮样囊肿和瘘管的治疗原则为发现后尽早手术切除,因占位性病变的存在可能随年龄增加而影响局部结构的发育,其体积逐渐增大造成压迫性骨质吸收和 / 或发生感染从而增加手术操作和术后修复的难度。某些学者建议 2 岁为最佳年龄,若已出现感染,则建议先控制感染后尽早进行手术。在未确定是否侵犯颅内前不建议活检,因为可能引起脑脊液漏、出血及脑膜炎等并发症。

鼻背中线皮样囊肿及瘘管向上延伸至盲孔,而不伴有颅内病变,手术可沿瘘管及囊肿至盲孔切断即可；如果伴有颅内病变,耳鼻咽喉科医师应同神经外科医师协同,采用颅面联合径路手术切除病变组织。因此,术前影像学评价鼻背中线皮样囊肿是否伴有颅内病变非常重要。

手术时应注意局部注入美蓝溶液以方便追踪瘘管走向予以完整摘除并搔刮创面。若病变位于鼻中隔软骨或鼻骨内,应予以切除部分骨质以免复发,但鼻背处鼻中隔软硬骨交界处的结构应避免破坏,不然可能影响患儿鼻骨的外形成长发育。病变邻近内眦者应注意术中保护泪囊及鼻泪管。为避免明显的瘢痕和面部美观的需要和患者多为儿童的情况,在能完整摘除囊肿或瘘管的前提下尽可能采用较为隐蔽的切口如眉部切口等并同时使用内镜辅助手术。此外,术后缺损的皮肤和软骨可考虑自体移植或转邻近皮瓣,随发育出现的局部畸形则可考虑成年后二期修复。

第三节　鼻和鼻窦炎性疾病

一、慢性鼻窦炎

(一) 概述

慢性鼻窦炎(chronic sinusitis,CS)是指鼻窦黏膜的炎症持续超过 12 周,症状未完全缓解甚至加重,病变基本上合并鼻炎,故也称为慢性鼻 - 鼻窦炎(chronic rhinosinusitis,CRS),患者并常伴发鼻息肉。

临床的病因学和发病机制尚不十分明确,基本的病理生理与窦口通畅程度、纤毛功能和鼻分泌物性质相关。目前认为因为细菌感染与变态反应所致,多种致病因素共同参与的炎症性疾病,同时与鼻腔窦口鼻道复合体(ostiomeatal complex,OMC)的解剖变异有密切关系。

临床上主要表现为鼻塞,黏性或黏脓性鼻涕。部分患者伴有头面部胀痛、嗅觉减退或丧失、张口呼吸、记忆力减退、注意力不集中等症状。

（二）病理学表现

基本病理改变为黏膜充血水肿、上皮损伤、黏膜及黏膜下层炎性增生、息肉形成、黏液性、脓性分泌物积聚，可伴有慢性炎症细胞浸润、腺体囊肿、杯状细胞化生（图3-3-1）。

（三）MRI表现

病变以上颌窦炎、筛窦炎最常见，常为多个鼻窦同时受累。MRI表现为鼻窦黏膜增厚，绝大多数表面光滑，少数可呈波浪状，T_1WI呈等或稍低信号，T_2WI呈高信号，信号较均匀，边界清晰，增强扫描增厚的黏膜有明显强化，窦腔内分泌物潴留可见到气液平面，往往伴有鼻甲肥大（图3-3-2）。窦壁骨质一般无破坏，部分可有轻度增厚。

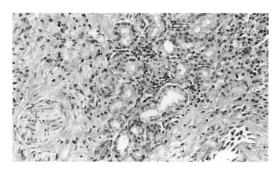

图3-3-1 慢性鼻窦炎病理图

光镜下见黏膜内纤维组织增生，淋巴细胞、浆细胞浸润，符合慢性鼻窦炎（HE×200）

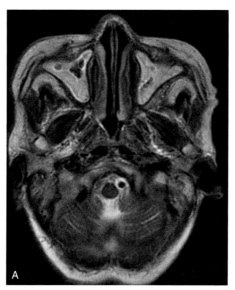

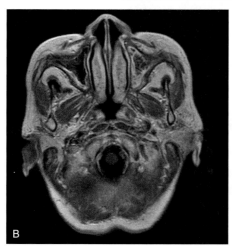

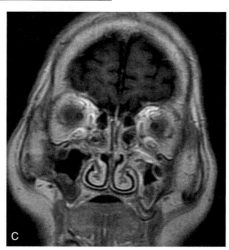

图3-3-2 慢性鼻窦炎

A. T_2WI序列，示双侧上颌窦黏膜均匀增厚，呈高信号，信号较均匀，边界清晰；

B、C. 增强T_1WI序列，示增厚的黏膜明显强化，双侧下鼻甲肥大

MRI 的高分辨率及多方位扫描的优点克服 X 线平片的局限性,其对软组织、炎性组织及窦腔内潴留物有良好的分辨率,对鼻窦炎颅内、眶内并发症的诊断也具有明显的优越性,对鼻窦炎病变的定位、分型提供可靠的参考。但 MRI 不利于显示鼻旁窦窦壁骨质的改变,因而术前的评价价值不如 CT。

（四）诊断要点与鉴别诊断

1. 诊断要点

（1）多个鼻窦黏膜均匀增厚,以上颌窦炎、筛窦炎最常见。

（2）MRI 检查在 T_1WI 呈等或稍低信号,T_2WI 呈高信号,信号较均匀,边界清晰,增强扫描增厚的黏膜有明显强化。

2. 鉴别诊断

（1）黏液囊肿:好发于额窦与筛窦,一般为单侧发病。为骨性窦道阻塞后,分泌物在窦腔内大量潴留,或因黏膜分泌物中的蛋白含量过多而引起一系列生化和免疫反应。MRI 显示为边界清楚的膨胀性病变,其信号强度差异较大。囊肿内液体蛋白含量、水含量、水化状态和黏稠度不同,在 T_1WI 上可呈等、低或高信号,黏蛋白含量高时,T_1WI 相对信号高,水含量高时,T_1WI 相对信号低。T_2WI 上多为高信号,但囊肿内容物十分黏稠时,T_2WI 信号可降低。若囊内反复出血,则 T_1WI 和 T_2WI 均为高信号,黏液囊肿膨胀性生长可伴窦腔扩大,窦壁骨质吸收破坏。

（2）潴留性囊肿:上颌窦底部最常见,由于鼻窦黏膜下的小的黏液腺受到炎症刺激或过敏引起黏膜下息肉囊性变,使得黏液腺体导管开口受阻而形成,不引起临床症状,邻近黏膜往往正常。在 MRI 上呈边缘光滑、圆顶状肿物,边缘光滑、锐利,为均匀一致的 T_1WI 低、T_2WI 高信号,增强扫描无强化。

（五）治疗和预后

慢性鼻窦炎的患者常常同时存在功能和解剖异常,所以药物治疗和手术治疗的协调统一是治疗慢性鼻窦炎的两个主要手段。

药物治疗主要包括抗感染,抗菌药物的规范全程足量用药。单纯的药物治疗,病情可以暂时好转,但病情容易出现反复。目前认为有以下情况之一者需要手术治疗:①影响窦口鼻道复合体或各鼻窦引流的明显解剖学异常;②影响窦口鼻道复合体或各鼻窦引流的鼻息肉;③经药物治疗,症状改善不满意;④出现颅、眶等并发症。

随着功能性鼻窦内镜手术（functional endoscopic sinus surgery,FESS）治疗慢性鼻窦炎手术的广泛开展,临床对鼻窦炎影像检查技术的要求逐步提高。术前明确鼻窦的解剖结构和病变范围是治疗炎症和恢复功能的基础。因此,影像学检查为慢性鼻窦炎的诊断和治疗提供了重要依据。

二、化脓性鼻窦炎

（一）概述

化脓性鼻窦炎（acute suppurative sinusitis）,即鼻窦黏膜的一种化脓性感染,根据发病时间可分为急性化脓性鼻窦炎和慢性化脓性鼻窦炎,临床上以慢性化脓性鼻窦炎多见。

急性化脓性鼻窦炎感染主要来自于以下几个方面:窦源性感染、鼻腔源性感染、邻近组织源性感染、血源性感染、创伤源性感染等。

慢性化脓性鼻窦炎的病因或诱因在许多方面与急性鼻窦炎的基本相似,且后者本身就是本病的原因。

（二）病理学表现

急性鼻窦炎的黏膜病理变化类似急性鼻炎。主要分为两期:

（1）卡他期:窦内黏膜早期短暂贫血,继之血管扩张,渗透性增强,浆液性或黏液性分泌亢进,分泌物为蜜黄色或无色。可见上皮层下有粗细不等的纤维组织形成的网状结构其间充满均匀细粒状凝固血清,并有多形核白血病及淋巴细胞浸润,多见于扩张的血管附件周围。

(2)化脓期:黏膜水肿和血管扩张加重,多形核白细胞浸润等变化更显著,分泌物变为黏液脓性。时间愈久充血愈重,毛细血管可破裂出血。因水肿加重压迫黏膜下层,使血液供应不足,使上皮细胞与纤毛发生坏死与脱落。窦腔内存留黄色脓液,内含脱落上皮细胞、白细胞(图3-3-3)。

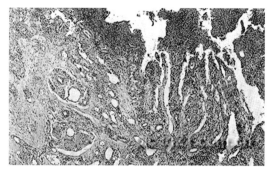
图3-3-3　化脓性鼻窦炎病理图
镜下可见炎性细胞聚集(HE×100)

慢性化脓性鼻窦炎,上皮层可能出现区域性缺损及肉芽形成;固有层中有较多浆细胞和肥大细胞浸润;血管变化及血管周围浸润较卡他性者病变明显,甚至有肉芽肿形成;鼻窦的骨质可能受到侵蚀,发生成骨及破骨变化;增生性病变和萎缩性病变有时可并存。按其上皮层及固有层变化的特点,又可分为如下类型:乳头状增生型、水肿型、纤维型、腺体型和滤泡型。

(三) MRI 表现

急性化脓性鼻窦炎主要表现为窦壁黏膜增厚,窦腔内显示较均匀的软组织信号,窦腔内分泌物常可见气液平面形成,可随体位移动,积液较多致窦口阻塞时,可致窦腔扩大。增强后窦腔内液体不强化,黏膜下层呈线状强化。窦腔黏膜可见不同程度的增厚,增强扫描示增厚的黏膜可强化。

慢性化脓性鼻窦炎表现为窦腔黏膜明显增厚,可伴有黏液囊肿或息肉,合并息肉时可见窦壁内有结节状突起,呈软组织信号。增强扫描息肉可呈轻度到中度强化。

(四) 诊断要点与鉴别诊断

根据临床病史和典型的 MRI 表现鉴别并不困难。

(五) 治疗和预后

治疗原则:以非手术治疗为主。尽快消除病因,促进鼻窦的通气引流,控制感染以防发生并发症。急性和慢性化脓性鼻窦炎都需进行全身治疗和局部治疗。治疗方法得当的情况下一般预后较好。

三、真菌性鼻窦炎

(一) 概述

真菌是一种条件致病菌,广泛存在于自然界的空气、尘埃和霉变物中,随呼吸进入呼吸道。各种原因致鼻道不通畅,窦口阻塞,使窦腔形成一个厌氧环境,为真菌生长提供了有利条件。长期使用抗生素、激素机体免疫功能下降以及全身消耗性疾病造成菌群失调等情况均可诱发真菌性鼻窦炎(fungal sinusitis)。

(二) 病理学表现

真菌分类需经培养才能确定,在病变中查见菌丝、孢子可作为诊断依据。早期,多数学者将真菌性鼻窦炎分为侵袭性和非侵袭性 2 种类型。目前,真菌性鼻窦炎根据临床表现、治疗方案不同分为急性爆发型、慢性侵袭型、真菌球及变应性真菌性鼻窦炎 4 种类型。其中,真菌球在临床上最常见,其他 3 种少见。按照以前的分类,前两者属于侵袭性真菌性鼻窦炎,后两者属于非侵袭性真菌性鼻窦炎。病理表现为黏膜炎症,有异物巨细胞反应和肉芽组织形成。有的可因动脉内膜炎和血管周围炎导致组织坏死和骨质破坏,并可见明显霉菌菌落(图 3-3-4)。

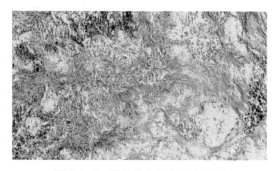
图3-3-4　霉菌性上颌窦炎病理图
光镜下可见明显霉菌菌落(HE×200)

（三）MRI 表现

临床上根据有无骨质破坏及是否向周围结构侵犯将真菌性鼻窦炎分为侵袭性和非侵袭性两种，以后者多见。MRI 对鼻窦外侵犯显示较 CT 敏感，但对骨质破坏和钙化显示不如 CT。钙化呈长 T_1、短 T_2 信号。窦腔内 T_1WI 呈低及等信号，T_2WI 呈高低混杂信号。MRI 可以清楚显示真菌球，呈短 T_1、短 T_2 信号，病变中含有铁成分（图 3-3-5~ 图 3-3-8）。

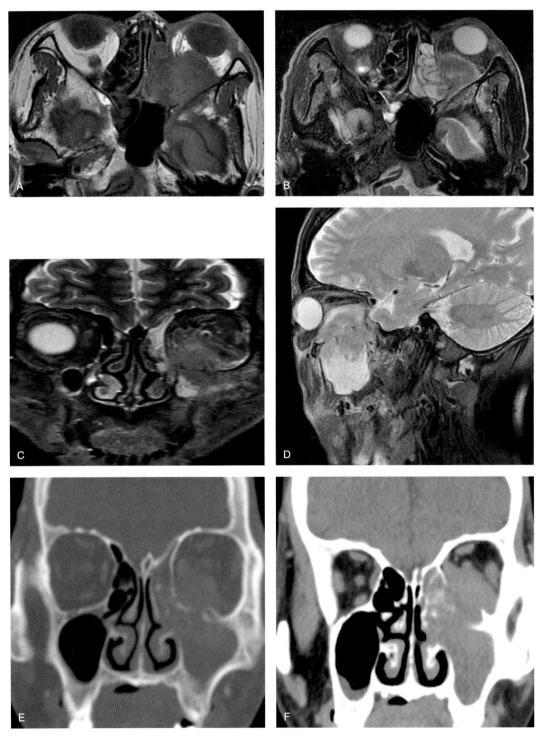

图 3-3-5　左侧上颌窦侵袭性真菌病（毛霉菌）

A~D. T_1WI、脂肪抑制 T_2WI 序列，显示左侧上颌窦混杂信号软组织肿块，边缘见明显不规则低信号环，病变并突入眼眶并包绕眼外肌；E、F. CT 骨窗、软组织窗，显示左侧上颌窦不规则软组织肿块，上颌窦壁可见骨质破坏，边缘可见轻度增生硬化

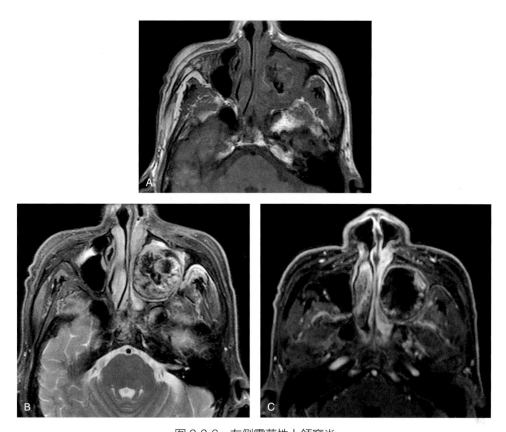

图 3-3-6　左侧霉菌性上颌窦炎

A、B. T₁WI、脂肪抑制 T₂WI 序列,显示左侧上颌窦类圆形混杂信号软组织影,内夹杂团片状低信号区,在 T₁WI 呈等低信号,T₂WI 呈高低混杂信号,上颌窦壁轻度压迫性改变;C. 脂肪抑制增强 T₁WI 序列,示病变边缘强化

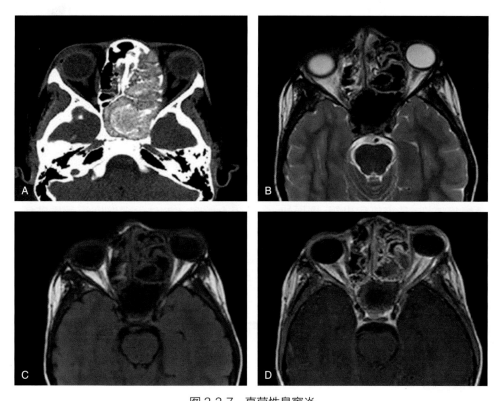

图 3-3-7　真菌性鼻窦炎

A. CT 平扫,显示左侧筛窦、蝶窦内混杂高密度,窦腔扩大,参与窦重塑表现;

B、C. T₂WI、T₁WI 序列,病变区域呈明显低信号;D. T₁WI 增强序列,病变未见强化,窦壁黏膜可见强化

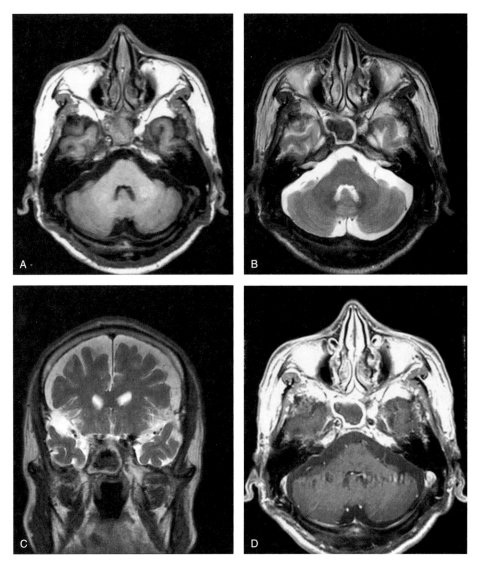

图 3-3-8 真菌性鼻窦炎

A. T$_1$WI 序列,显示右侧蝶窦中等偏低信号;B、C. T$_2$WI,示边缘呈高信号,中央呈极低信号;
D. 增强 T$_1$WI,示病变内部无强化,窦壁黏膜强化

(四)诊断要点与鉴别诊断

MRI 检查作为真菌性鼻窦炎重要的辅助检查手段,显示腔外受累及真菌球具有明显的优势。

主要与鼻窦癌鉴别:鼻窦癌病史短,进展快,多见于上颌窦,CT 显示窦壁广泛骨质破坏,多不伴骨质增生硬化,软组织肿块密度不均匀,形态不规则,在 T$_1$WI、T$_2$WI 多为中等信号。

当伴有眶尖及海绵垫综合征就诊时需与眶尖炎性假瘤鉴别,有时二者鉴别困难。鉴别要点为眶尖炎性假瘤易侵犯同侧海绵窦、翼腭窝、颞下窝等,但很少侵犯鼻窦,邻近骨质破坏少见。

(五)治疗和预后

治疗方法包括手术、抗真菌药物或者两者联合疗法,但复发率和死亡率较高,应定期随访,随访时行鼻内镜和 CT 或 MRI 检查。

四、儿童鼻窦炎

(一)概述

儿童鼻窦炎(children's sinusitis)是小儿耳鼻喉科的常见病和多发病。上呼吸道感染中约有 0.5%~5% 可并发鼻窦炎,在儿童尤为如此。儿童平均每年感冒约6~8次,因而发生急性或慢性复发性鼻窦炎的可能性更大。此外,儿童鼻窦炎亦不是一个孤立的疾病,常伴有腺样体病变、变应性疾病、慢性中耳炎和哮喘等。鼻窦炎的病理生理学基础是阻塞,最常发生的部位是窦口鼻道复合体(ostiomeatal complex)。近年来,认为窦口鼻道复合体通气和引流障碍是鼻窦炎迁延不愈或反复发作的关键,其中病毒感染和变应性因素引起黏膜炎症是窦口鼻道复合体阻塞最常见的原因。儿童在出生时钩突、漏斗、半月裂和筛泡虽已经发育完成,但窦口鼻道复合体结构相对狭窄,一旦出现上述各种诱发因素,更易引起阻塞,导致鼻窦正常功能紊乱并加重黏膜的病变、纤毛功能受损、分泌物淤滞等,这些病理生理学改变又反过来加重感染,因此发生鼻窦炎的概率更高。临床上急性鼻窦炎常作为上呼吸道感染的一个常见合并症出现,患儿急性期可能出现发热、脓血涕、咳嗽、咽痛、呼吸臭味及眶周肿胀等。慢性鼻窦炎的患儿多数有咳嗽、鼻阻塞、鼻出血、呼吸恶臭、头痛和记忆力下降等症状。

(二) 病理学表现

小儿鼻窦炎以化脓性炎症多见,变态反应次之。肺炎双球菌感染仅引起窦腔黏膜的卡他性炎症,易使黏膜增厚,很少化脓;溶血性链球菌易使窦腔黏膜坏死,成为化脓性鼻窦炎。变态性鼻窦炎病理首为黏膜水肿,继而血管受压,水肿难消,久之形成息肉。

(三) MRI 表现

儿童鼻窦炎以筛窦和上颌窦多见,而额窦和蝶窦炎相对少见。MRI 的高分辨率,同样能显示鼻窦的部位及形态,区分软组织、炎性组织或窦腔内潴留物。MRI 常可见一个或多个鼻窦形态和信号改变,主要表现环绕窦壁线状或带状影,内缘平行于窦壁,呈 T_1WI 等或稍低、T_2WI 高信号,部分病变较厚的病例边缘呈波浪状或结节状突向腔内,病变严重者显示窦腔内充满 T_1WI 略低、T_2WI 高信号,窦腔含气基本消失;部分病例有气液平面(图 3-3-9、图 3-3-10);少数病例表现为上颌窦内单发半圆形病灶,边缘锐利,一般无窦

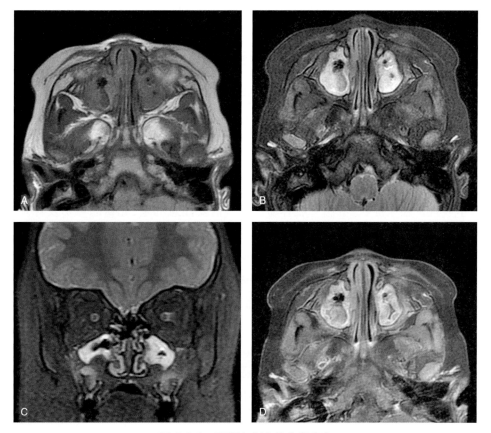

图 3-3-9　双侧上颌窦儿童鼻窦炎
A. T_1WI 序列,显示双侧上颌窦黏膜环形增厚,呈等或稍低信号;B、C. 脂肪抑制 T_2WI 序列,增厚的黏膜呈高信号;D. 脂肪抑制增强 T_1WI 序列,示病变呈环形明显强化

壁骨质破坏。多数鼻窦炎患者伴有腺样体肥大及不同程度的鼻黏膜增厚。

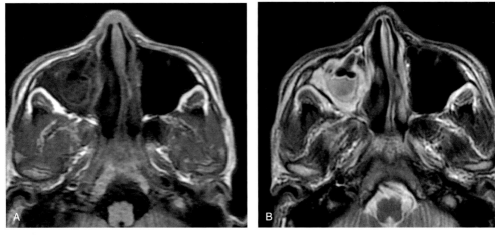

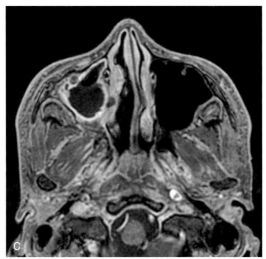

图 3-3-10   右侧上颌窦儿童鼻窦炎

A、B. T₁WI、T₂WI 序列,显示右侧上颌窦黏膜环形增厚,内缘平行于窦壁,T₁WI 呈等或稍低信号,
T₂WI 呈高信号,可见气液平面;C. 增强 T₁WI 序列,示窦壁环形强化,腔内液体不强化

（四）诊断要点与鉴别诊断

根据影像学表现及临床症状,本病一般容易诊断。需要注意的是,儿童的鼻窦发育差异较大,需要正确认识未气化的鼻窦结构,避免将其诊断为鼻窦炎;额窦在 5 岁之前少见气化,故 5 岁前不能诊断额窦炎,5 岁以后窦腔未气化者也不能轻易诊断额窦炎;蝶窦在 1 岁以内未见气化,气化过程集中在 2~7 岁,故 1 岁以内不能诊断蝶窦炎,2~7 岁的儿童诊断蝶窦炎需慎重;上颌窦及筛窦 1 岁以内就可见气化,分别于 4 岁和 6 岁之前完成,故上颌窦 4 岁之前、筛窦 6 岁之前是其发育过程,诊断上颌窦及筛窦炎症也需慎重。

（五）治疗和预后

儿童鼻窦炎是可用内科疗法治愈的疾病,手术适应证应严格限制,12 岁以下原则上不宜手术,且手术应仅用于药物难治性儿童鼻窦炎。应选择功能性内镜鼻窦手术并最大可能地保留黏膜、骨膜和骨质。MRI 最大的优点是避免了儿童 X 线的辐射伤害,因此未考虑行鼻窦手术治疗的儿童,可倡导首先使用 MRI 检查。

五、鼻息肉

(一)概述

鼻息肉(nasal and sinus polyps)多由变态反应、慢性鼻-鼻窦炎等多种因素共同作用引起,长期的炎症刺激使鼻腔或鼻窦黏膜肥厚增生形成的占位性病变。具体病因尚不清楚,研究表明,其与炎症、窦口鼻道复合体解剖变异、鼻甲黏膜肥厚和鼻中隔偏曲等因素引起的炎症有关。

本病以中年人男性居多,青少年、老年人常有多发,半数以上为双侧多发,单侧少见。鼻腔鼻窦好发于筛窦,中鼻甲并达中鼻道,易引起筛漏斗和半月板等阻塞,发生阻塞性鼻窦炎。筛窦是炎症和息肉的好发部位,又是上颌窦、额窦炎症的发源地,因此鼻息肉无一例外地伴发鼻窦炎,两者在影像学上难以完全区分。

临床表现与息肉的大小、部位有关,主要症状包括鼻塞、充血、嗅觉减退、嗅觉丧失和分泌物过多,其他症状还有后鼻滴涕、面部疼痛、头痛、睡眠障碍和生活质量降低。

(二)病理学表现

病理上主要由水肿和增生的黏膜堆积形成息肉样病变。组织学上为呼吸上皮遮盖着极度水肿的间质,造成细胞间的液体潴留并使息肉生长。间质中有炎性细胞浸润,以嗜酸性粒细胞浸润为主;患变态反应者,嗜伊红细胞较多。如有感染,则中性粒细胞占多数;息肉区腺体密度明显少于正常下中鼻甲黏膜,在鼻息肉形成的过程中有长管状腺体形成,并证实没有真正的浆液黏液腺;鼻息肉中嗜酸性粒细胞和嗜碱性粒细胞明显多于下中鼻甲(图 3-3-11)。

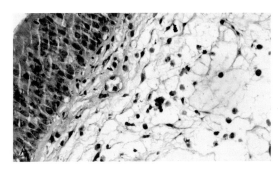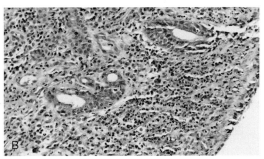

图 3-3-11 慢性鼻窦炎伴鼻息肉病理图

A. 光镜下见息肉表面衬覆假复层纤毛柱状上皮,上皮下间质水肿明显,见淋巴细胞、浆细胞、嗜酸性粒细胞浸润,符合鼻腔鼻窦息肉伴炎症(HE×200);B. 光镜下见息肉内大量炎细胞浸润,符合鼻腔鼻窦息肉伴炎症(HE×200)

(三)MRI 表现

单发性鼻息肉表现为鼻腔内息肉样肿块,特征明显;弥漫多发性鼻息肉病变广泛,易堵塞窦口鼻道复合体,而导致部分或完全性鼻旁窦致密变和筛漏斗增宽等。其他特点包括筛窦小梁和鼻中隔的骨质吸收破坏缺损、筛窦壁向外膨隆等。筛窦腔向外膨隆是由于息肉的慢性占位效应引起骨质重塑形所致。疾病均合并鼻窦炎症并多为双侧,常伴有影响鼻腔及鼻窦引流的解剖变异,一般无鼻甲及窦壁骨质破坏。

MRI 表现为 T_1WI 低、T_2WI 高信号实性肿物,信号均匀,边界清晰。由于息肉内的液体潴留和细胞量少,MRI 信号接近水的信号。增强扫描一般无强化,部分病变边缘呈明显强化的弯曲条带状影,代表息肉内被黏液围绕的黏膜强化,而分泌物潴留液不强化,具有一定鉴别意义(图 3-3-12)。

影像学检查尚要关注 OMC 解剖变异,因此 CT 的价值要大于 MRI。

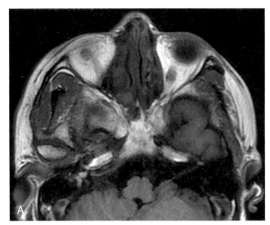
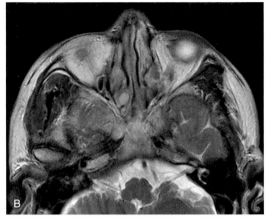
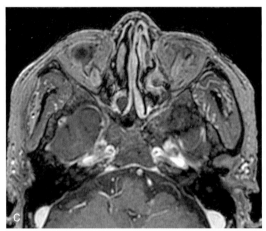

图 3-3-12   慢性鼻窦炎伴鼻息肉

A. T_1WI 序列,显示双侧鼻腔内圆形、条形稍高信号;B. T_2WI 序列,病变呈高信号,信号均匀,边界清晰,
T_2 信号接近水的信号;C. 增强 T_1WI 序列,息肉无强化,周围可见炎性增厚黏膜强化

（四）诊断要点与鉴别诊断

1. 诊断要点

（1）多为中、青年发病,病史较长,临床常常表现反复鼻塞、充血、嗅觉减退、嗅觉丧失和分泌物过多。

（2）常发生于双侧鼻腔,可见类圆形或不规则形软组织信号病变,基本合并鼻窦炎症并多为双侧。

（3）MRI 表现为 T_1WI 低、T_2WI 高的水样信号肿物,信号均匀,边界清晰,增强扫描一般无强化。

2. 鉴别诊断

（1）内翻性乳头状瘤:发病年龄偏大,一般多见于单侧鼻腔外侧壁,形态不规则,沿自然空间上下、前后方向生长,多有窦壁骨质及鼻甲吸收,并由鼻窦口侵入窦腔。内翻性乳头状瘤也常合并鼻窦炎,但多局限于同侧。MRI 增强卷曲样强化有鉴别诊断价值。

（2）慢性鼻窦炎及过敏性鼻炎的黏膜增厚:二者黏膜水肿肥厚以下鼻甲为主,表面光滑,均匀一致,过敏性鼻炎均有反复发生的过敏史,慢性肥窦炎及过敏性鼻炎不能及时治愈,长期发病最后都可转化成鼻息肉。

（五）治疗和预后

药物治疗是治疗鼻息肉的首选方法,主要是使用局部或全身性糖皮质激素,其次是外科干预(鼻腔息肉摘除术、蝶筛切除术)。治疗的主要目的是缓解临床症状,其次要目标还包括减少感染和疾病的复发率,避免诸如黏液囊肿和眶内侵犯等并发症。

由于鼻息肉是一种复发率较高的慢性疾病,因此应避免过度的外科手术治疗及其后遗症的发生,临床治疗应该是外科和药物结合的综合治疗方法控制此病。

六、出血性坏死性鼻息肉

(一) 概述

出血性坏死性鼻息肉(angiomatous polyp)是一种以出血坏死为特征的特殊类型的息肉,多单侧发病,好发于上颌窦(87.1%),可发生于任何年龄,但青壮年居多,男女无明显性别差异,其命名一直以来未得到统一,但国内常命名为出血性坏死性鼻息肉,而国外多为血管瘤性或血管扩张性息肉。

Batsakis认为该病是由鼻息肉衍生而来,在生长过程中经过狭窄的上颌窦口向鼻腔、后鼻孔方向延伸,从而造成滋养血管易受压、闭塞,继发性引起血流瘀滞、血管扩张,进而发生水肿、梗死、出血、新生血管形成等改变,此过程反复进行。

该病的临床症状无特异性,以单侧鼻堵或鼻出血为主。

(二) 病理学表现

大体病理常表现为不规则的暗红色、黄褐色组织,附有大量血凝块,有些切面较坚实,有些较脆,中心可见暗红色或黄褐色发亮的凝血块样组织。光镜下病变表面大都被斑片状的化生的鳞状上皮所覆盖,大部分区域表现为形状不规则的薄壁血管,血管中有散在纤维蛋白血栓,海绵样血管聚集区与无血管区相间,病变中散在大量吞噬含铁血黄素的巨噬细胞并伴有斑片状新鲜的出血灶及纤维素样坏死,还有小部分呈典型的炎性息肉表现。

(三) MRI 表现

出血性鼻息肉呈混杂信号,T_1WI 及 T_2WI 上分别以等低信号及高信号为主,同时在 T_2WI 上病变周边由于陈旧性出血可见到不规则的低信号环围绕,增强后,中央的增生扩张的血管区强化明显(图 3-3-13、图 3-3-14)。

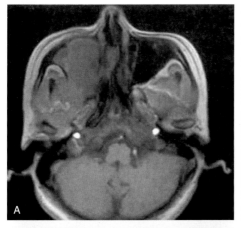
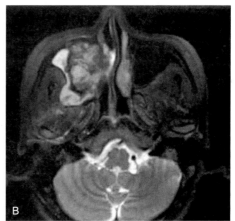
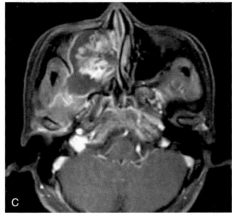

图 3-3-13 右侧上颌窦出血性坏死性鼻息肉
A、B. T_1WI、T_2WI 序列,显示右侧上颌窦混杂信号肿块,边缘见明显不规则低信号环,上颌窦积液并有血凝块,上颌窦多壁压迫性骨质吸收、缺损,周围软组织正常;C.增强 T_1WI 序列,示肿块呈"菜花样"不均匀明显强化

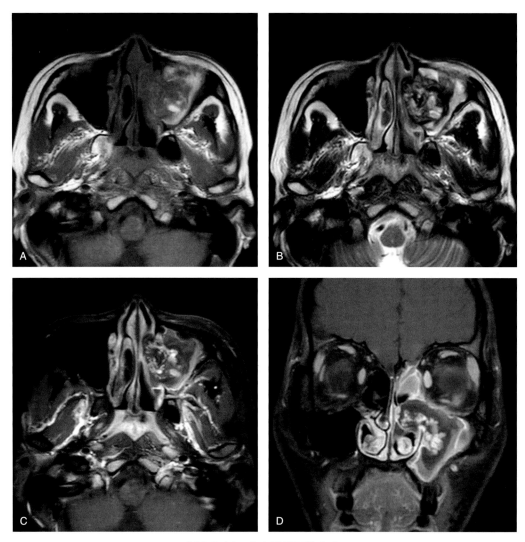

图 3-3-14　出血性坏死性息肉

A. T$_1$WI 序列,示左侧上颌窦口处混杂信号,与脑实质相比,病变呈等信号,并见片状高信号；B. T$_2$WI
序列,示病变不均匀性等高信号,周围见低信号围绕；C、D. 增强 T$_1$WI 序列,示病变内部明显强化,呈分
叶状外观,边缘未见强化

（四）诊断要点与鉴别诊断

1. 诊断要点

（1）多位于上颌窦口处。

（2）T$_2$WI 信号不均匀,中央区呈高信号,边缘低信号围绕。

（3）增强后,病变呈不均匀性明显强化。

2. 鉴别诊断

（1）炎性水肿型息肉：多为双侧发病,向后鼻孔区生长,T$_1$WI 为等、低信号,T$_2$WI 为高信号,增强后不
强化。

（2）内翻乳头状瘤：好发于中老年男性,起自中鼻道附近鼻腔外侧壁,易向鼻腔生长,周围骨质压迫吸
收,MRI 图像 T$_2$WI 及增强 T$_1$WI 病变呈"卷曲脑回状"外观。

（3）真菌球：T$_1$WI 为等或稍高信号,T$_2$WI 为低信号,增强后不强化,周围黏膜增厚强化。

（4）血管瘤：T$_1$WI 为等、低信号,T$_2$WI 为高信号,增强后明显强化。

（5）鳞癌、腺样囊性癌：发病年龄较大,病程短,进展迅速,信号不均匀,在 T$_1$WI、T$_2$WI 上均以等信号为

主,增强后中等强化。

（五）治疗和预后

出血性坏死性鼻息肉主要以手术切除为主,而且一般术后很少复发。MRI 对观察病变范围,而且对临床手术方案的制订具有重要的指导意义。

七、鼻腔鼻窦肉芽肿性血管炎

（一）概述

肉芽肿性血管炎（granulomatosis with polyangiitis,GPA）,既往称为韦格纳肉芽肿（Wegener's granulomatosis,WG）,是一种可以累及全身各系统的特发性自身免疫病,主要侵犯上呼吸道、肺及肾脏,还可累及耳、眼、关节肌肉、皮肤、心脏、神经系统等,临床表现多样,据统计 80%~95% 的首发症状是耳鼻喉头颈部相关脏器受累。

2011 年初,美国风湿病学会、美国肾脏病学会及欧洲风湿病学会联合提出将"韦格纳肉芽肿"这一以人名命名的疾病名称更新为"肉芽肿性多血管炎（granulomatosis with polyangiitis,GPA）"。随着对抗中性粒细胞胞质抗体（anti neutrophil cytoplasmic antibodies,ANCA）的不断深入研究,人们常将临床上有肺和肾脏受累、病理变化主要是小血管（包括微静脉、毛细血管和微动脉）坏死性血管炎、血清学常检出对抗中性粒细胞胞质抗体的肉芽肿性多血管炎、显微镜下多血管炎（microscopic polyangiitis,MPA）和 Churg Strauss 综合征（Churg Strauss syndrome,CSS）统称为 ANCA 相关性血管炎（ANCA associated vasculitis,AAV）。

目前,临床上仍广泛采用 1990 年美国风湿病学会制定的定义作为诊断依据,即:①鼻或口腔炎性反应:痛性或无痛性溃疡,脓性或血性鼻腔分泌物;②胸部 X 线检查示肺内结节、固定性浸润灶或空洞形成;③尿沉渣异常:镜下血尿或出现红细胞管型;④病理性肉芽肿性炎性病变:动脉壁或动脉周围,或血管旁区域有中性粒细胞浸润形成肉芽肿性炎性病变,符合以上 2 条或 2 条以上时诊断为肉芽肿性多血管炎。这一诊断标准的敏感度和特异度分别为 88.2% 和 92%。目前在临床实践中经常是基于特异性的对抗中性粒细胞胞质抗体和受累器官组织活检阳性结果做出临床诊断。

本病男性略多于女性,任何年龄均可发病,50~70 岁是高发年龄。分局限型和严重型两种,其临床表现、检验结果及影像学表现不尽相同。局限型患者年龄较轻,其血沉增快、C 反应蛋白升高、对抗中性粒细胞胞质抗体阳性、弥漫性肺泡出血例数均低于严重型患者。

85% 的头颈部肉芽肿性多血管炎病例在病程中累及鼻和鼻窦,25% 以上的病例仅表现为鼻和鼻窦受累。经典的肉芽肿性多血管炎鼻腔表现是鼻腔鱼肉状肉芽肿或鼻中隔穿孔。但约 1/2~2/3 的病例以鼻窦炎为首发症状,就诊时症状缺乏特异性,最常见的主诉为涕中带血或鼻塞,伴发铜绿假单胞菌和金黄色葡萄球菌感染时可以出现恶臭鼻涕和嗅觉减退,最常见的体征分别是鼻甲肥大和鼻腔干痂,与常见的慢性鼻 - 鼻窦炎的临床表现相同,且病程进展缓慢,极易误诊。

（二）病理学表现

肉芽肿性多血管炎组织病理学特征表现为肉芽肿、局灶性坏死和血管炎三联征,其主要病变部位包括中小动脉、静脉及毛细血管,偶亦可累及大动脉（图 3-3-15）。

肉芽肿性多血管炎肉芽肿是有多种细胞浸润的异质性炎性反应,其中心常存在血管壁纤维素样坏死,周围以巨噬细胞聚集为主,亦有单核细胞浸润,并有上皮样细胞、多核巨细胞及成纤维细胞增生,细胞聚集较多时,即被称为肉芽肿性结节。在上皮细胞性肉芽肿的中心,典型的肉

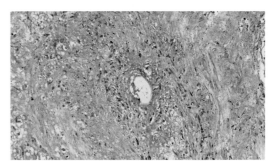

图 3-3-15　鼻腔鼻窦肉芽肿性血管炎病理图
光镜下见较多的组织细胞、炎症细胞浸润,大片坏死中可见纤维素样坏死性小血管阴影（HE×200）

芽肿性多血管炎在疾病早期急性阶段主要表现为大量中性粒细胞浸润。通过诱捕网化作用,中心区不断发生自身免疫介导的中性粒细胞凋亡、坏死,形成微脓肿,并产生大量白细胞碎片伴有嗜酸性胶原组织或嗜碱性坏死,最终形成非干酪样肉芽肿。中心区周围分散着吞噬细胞、成纤维细胞、浆细胞、淋巴细胞和树突样细胞形成滤泡样结构,并进一步募集中性粒细胞,而吞噬细胞和多核巨细胞放射状栅栏样排列聚集则形成了通常所称的多灶性肉芽肿性炎性反应,并进一步为自身激活的 B 细胞提供微环境,促进产生自身抗体并进而引起自身免疫介导的血管炎。

在疾病急性阶段主要是中性粒细胞浸润的血管炎性反应,但在慢性阶段则是以肉芽组织和纤维化形成的多灶性肉芽肿炎性反应更为常见。鼻和鼻窦区组织损伤和骨质破坏主要由血管炎导致,始发于鼻中隔克氏区(Kiesselbach 血管丛供血区)逐渐向鼻窦区蔓延。

（三）MRI 表现

鼻腔是最先也是最常见的受累区域,早期表现为一般鼻窦炎征象,如鼻腔及鼻窦密度增高,黏膜增厚,鼻窦积液,窦壁增厚,甚至鼻黏膜多次活检结果均为慢性炎症,以致于许多病例被误认为一般炎症。

随着病程的进展,鼻中隔、鼻腔的外侧壁甚至筛窦骨壁等中线结构完全吸收破坏,形成一大空腔,鼻背部软组织塌陷并鼻骨肥厚,鼻部呈鞍状凹陷。鼻窦窦壁骨质增生硬化,部分呈明显肥厚样外观,窦腔体积缩小且黏膜增厚,部分窦腔内见软组织密度影填充,其中增生硬化的窦壁骨质与其内增厚的黏膜形成 CT 上典型的"双边征"。部分鼻腔、鼻窦肉芽肿性血管炎病变累及范围并不局限于鼻腔中线区,可累及鼻咽、眼眶、面深部间隙如翼腭窝等、颧面部软组织,甚至破坏颅底进入颅内,可以沿着三叉神经、副交感神经生长表现为受累神经增粗及走行孔道骨质破坏。MRI 对病变累及范围的显示较 CT 更为清楚,可见病变广泛破坏鼻腔、鼻窦中线结构,破坏区周围软组织呈等、稍长 T_1 及稍短 T_2 信号,增强表现为病变区黏膜及周围组织明显不均匀强化(图 3-3-16)。

结合本病的病理组织学特点,肉芽肿性多血管炎发病早期急性阶段表现为大量中性粒细胞浸润,病变中心区不断发生自身免疫介导的中性粒细胞凋亡、坏死,产生大量白细胞碎片伴有嗜酸性胶原组织或嗜碱性坏死,并形成非干酪样肉芽肿,这在 CT 及 MRI 上则表现为鼻中线区广泛的骨质破坏,形成较大空腔;在本病的慢性阶段,则是以肉芽组织和纤维化形成的多灶性肉芽肿炎性反应为主要表现,这便解释了双侧上颌窦窦壁多发骨质增生、硬化,局部呈明显的肥厚样外观。

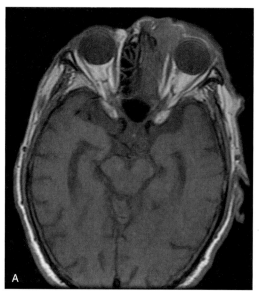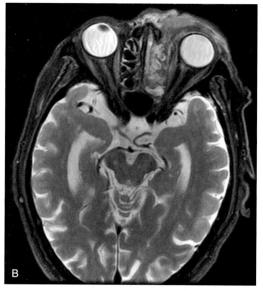

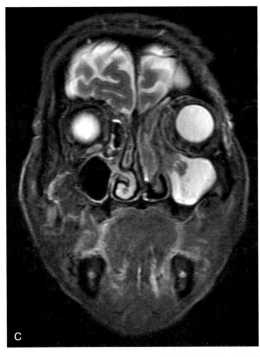
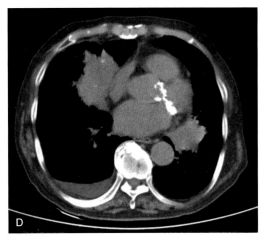

图 3-3-16　左侧鼻腔肉芽肿性血管炎

A. T_1WI 序列，示左侧筛窦不规则形软组织肿块影，与脑实质相比，病变呈略低信号；B、C. 脂肪抑制
T_2WI 序列，示左侧筛窦及鼻腔病变呈混杂稍高信号，向前突入内眦和眼眶内侧；向下突入左侧上颌窦，
左侧中上鼻甲受累；D. CT 示右肺中叶、左肺下叶软组织密度团块影，边缘模糊，内见更低密度区

　　45% 的病例以肺部病变为首发症状，87% 的病例病程中累及肺。影像学上"三多一洞"为肉芽肿性多血管炎胸部的影像学主要表现特征，即多形性、多发性、多变性和空洞。

　　28%~58% 的病例累及眼，其中眶内假瘤是肉芽肿性多血管炎较为典型的表现。77%~80% 的肉芽肿性多血管炎累及肾脏。多数肾外病变早于肾功能损害，影像上早期无明显变化，晚期肾萎缩。

　　(四) 诊断要点与鉴别诊断

　　1. 诊断要点

　　(1) 鼻中线区的鼻中隔、双侧中下鼻甲、钩突及双侧上颌窦内侧壁广泛性骨质破坏。

　　(2) 双侧上颌窦前壁、后外侧壁骨质增生硬化，窦腔体积减小、黏膜增厚。

　　(3) 上颌窦增生硬化的骨质边缘与邻近增厚的黏膜形成典型的"双边征"。

　　(4) MRI 可见鼻中线破坏区周围软组织呈等、稍长 T_1 及稍短 T_2 信号，增强后可见破坏区周围黏膜呈明显不均匀强化。

　　(5) 注意观察全身其他部位器官，结合临床、实验室检查特别是对抗中性粒细胞胞质抗体以及病理学检查，动态观察。

　　2. 鉴别诊断　鼻腔、鼻窦肉芽肿性多血管炎主要需与鼻硬结病以及导致鼻腔、鼻窦中线区骨质破坏的恶性肿瘤相鉴别。

　　(1) 鼻硬结病：多见于 20~40 岁男性，大部分为鼻腔内起病，可累及上颌窦、咽喉部，且多向鼻翼部皮肤浸润。一般为边界清楚、信号均匀的软组织肿块，2/3 病例为双侧生长，1/3 病例为单侧生长。鼻硬结病也可破坏鼻甲及鼻中隔，但残存的鼻中隔及周围骨质多有骨质硬化。实验室检查克雷伯菌阳性可以确诊。

　　(2) 鼻腔筛窦恶性肿瘤如鳞癌、腺癌具有明显骨质破坏，一般无骨质硬化，且破坏区软组织肿块边缘不清，信号混杂，累及范围并不局限于鼻腔、鼻窦中线区。

（3）恶性淋巴瘤：恶性淋巴瘤如鼻型 NK-T 细胞淋巴瘤病程进展迅速，可广泛破坏鼻中隔、鼻甲、上颌窦内侧壁，病变多沿鼻黏膜下淋巴管扩散，可呈"跳跃式"累及翼腭窝、颞下窝处，且与鼻腔处病变不相连。恶性淋巴瘤多无骨质硬化且上颌窦内侧壁骨质破坏轻微。实验室检查 EB 病毒感染指标及病理学活检可以明确。

（五）治疗和预后

鼻和鼻窦肉芽肿性多血管炎的治疗较困难，标准的化疗和手术治疗效果较差。药物治疗包括两个阶段，即诱导缓解和维持治疗。诱导缓解阶段应用糖皮质激素及环磷酰胺等免疫抑制剂。联合化疗后70%~90% 的病例可临床缓解，但复发率仍较高（5 年复发率约 50%）。维持治疗主要包括硫唑嘌呤和氨甲蝶呤等免疫抑制药。

基于发病机制，以对抗中性粒细胞胞质抗体作为靶点的特异性靶向治疗已经成为肉芽肿性多血管炎治疗的重要手段。以 CD20+B 细胞为靶点的利妥昔单克隆抗体的出现是治疗的一个里程碑，在 2014 年英国风湿病学会制订的有关 AAV 治疗推荐中将利妥昔单抗和环磷酰胺均作为一线的诱导缓解药物。

对内科药物治疗无效的部分肉芽肿性多血管炎患者可使用手术治疗。头颈部肉芽肿性多血管炎手术时机的选择至关重要，一般选择在缓解期进行。鞍鼻畸形手术矫形效果较好，其他还包括内镜下鼻窦手术，泪囊鼻腔吻合术等。鼻中隔穿孔不推荐手术治疗，原因在于局部组织灌注差、创面难愈合及容易感染。对鼻窦腔进行生理盐水高流量冲洗有利于恢复受累窦腔黏膜纤毛清除功能，有助于治疗和预防感染。铜绿假单胞菌和金黄色葡萄球菌是最常见的伴发感染菌种，需要加用相应抗生素治疗。

早诊断、早治疗能控制不可逆的破坏性改变，而延误治疗则可能导致失明、急性肾衰竭、肺部感染甚至死亡等严重后果。必要时多次活检可有效提高病理检查诊断阳性率。有文献报道对抗中性粒细胞胞质抗体的滴度与病情的活动及复发有关；对于高度怀疑是肉芽肿性多血管炎而活检或对抗中性粒细胞胞质抗体检查阴性者，还应结合肺部及肾脏检查结果以辅助诊断。

八、鼻硬结病

（一）概述

鼻硬结病（rhinoscleroma），属于一种少见的慢性肉芽肿性炎症，一般鼻部起病向咽喉和气管蔓延，极少数原发于下呼吸道，故又称呼吸道鼻硬结病。该病由克雷伯鼻硬结杆菌感染引起，好发于青壮年，无性别差异。本病好发于亚非拉发展中国家，推测本病与患者居住环境和卫生条件差、营养不良等因素有关。鼻硬结病生长缓慢，部分患者从症状出现到确诊可以长达十余年。病程为连续进展，表现为逐渐加重的鼻塞、吞咽困难，严重者出现呼吸窘迫和窒息。

（二）病理学表现

病理上分为三期。

一期：卡他性或萎缩性鼻炎期，此期持续数月，表现类似其他致病因素引起的卡他性或萎缩性鼻炎，多累及鼻腔前部，显微镜下可见大量中性粒细胞和细胞碎屑。除非活检培养出致病菌，否则在此期很难确诊。

二期：增殖期（肉芽肿期），此期可持续数月至数年，表现为鼻腔内对称性的肉芽肿结节形成、外鼻变形和鼻腔不同程度的阻塞。绝大部分患者在此期能够通过活检确诊。肉眼观，大部分病例为鼻腔中部区域的肉芽肿病变，可以累及鼻窦、鼻前庭、鼻尖等周围结构，镜下可以看到病灶内瘢痕组织开始形成。

三期：瘢痕期（纤维硬化期），广泛的瘢痕组织形成，鼻腔狭窄甚至闭塞，可以累及咽喉部其他结构造成气道狭窄闭塞。镜下可见大量结缔组织增生，少量的特征性 Mikulicz 细胞和含有 Russell 小体的浆细胞。

目前临床常用从鼻拭子或血培养中分离出克雷伯鼻硬结杆菌，以及从组织学检查发现 Mikulicz 细胞来确诊本病,但上述方法阳性率仅为 50%~60%。近来血清补体实验、PCR 技术的应用使得本病的诊断阳性率和特异性明显提高。

（三）MRI 表现

卡他性鼻炎期,为非特异性鼻腔黏膜增厚。

肉芽肿期为软组织肿块形成伴鼻腔狭窄,多发生于鼻前部,2/3 病例表现为双侧对称或不对称受累,1/3 病例为单侧受累。肿块边界清楚。部分病例在 T_1WI 可呈高信号,与病灶内富含蛋白质的 Mikulicz 细胞和 Russell 小体有关。在 T_2WI 可以因为细胞成分较多而呈稍高信号,也可以因为纤维化成分多而呈稍低信号。动态增强扫描病灶强化方式多样、一般为不均匀强化,有助于判断累及范围。弥散加权序列上病变弥散受限,ADC 值减低,与病灶内细胞成分增多和脂肪细胞增多有关。可以累及颈部淋巴结,在 T_2WI 肿大淋巴结为高信号。

瘢痕期为鼻结构破坏变形、挛缩,多种畸形形成,如鼻腔狭窄闭塞,外鼻软组织增厚;40% 的病例可见病灶通过鼻道窦口复合体延伸入上颌窦内。也可通过蝶窦、筛窦进入颅内。CT 可以更好地观察病灶对骨质的破坏情况,往往可以发现残余骨质增生硬化,这点与其他鼻腔恶性肿瘤不同,但是 MRI 对骨质破坏情况的判断能力不及 CT。

（四）诊断要点与鉴别诊断

1. 诊断要点

（1）中青年多见,组织学活检发现克雷伯鼻硬结杆菌确诊。

（2）病程进展缓慢,表现为逐渐加重的鼻塞、吞咽困难。

（3）病程不同时期影像学表现不同,MRI 早期难以诊断,在肉芽肿期和瘢痕期 MRI 平扫和增强可以对病灶进行较好地定位,但缺乏特异性的定性指标,确诊仍靠组织病理学检查。

2. 鉴别诊断

（1）萎缩性鼻炎:一般表现为鼻甲黏膜萎缩,下鼻甲为主,不伴有软组织肿块,一般不侵犯鼻窦和邻近结构。早期鼻硬结病极易误诊为萎缩性鼻炎,此期特征性 Mikulicz 细胞和含有 Russell 小体的浆细胞不明显,影像学检查多为阴性,主要靠细菌培养明确。

（2）其他肉芽肿性病变:如结核、麻风、肉芽肿性多血管炎(韦格纳肉芽肿)等。肉芽肿性多血管炎(韦格纳肉芽肿)表现鼻中隔和鼻甲破坏消失,鼻腔形成一个空腔,鼻背塌陷,可有身体其他系统受累表现。结合各自相应典型病理学特征容易鉴别。

（3）真菌性鼻窦炎:多见于上颌窦,表现为黏膜不均匀增厚,CT 发现病变内钙化对诊断有帮助,MRI 为 T_1WI 高信号、T_2WI 低信号片状影,部分病例出现不同程度窦壁骨质破坏,可向鼻腔、眼眶、颅内侵犯。

（4）鼻窦恶性肿瘤:不规则形软组织肿块,病变区骨质破坏、一般无增生硬化,进展迅速,早期出现区域淋巴结转移,结合病史和活检较容易鉴别。

（五）治疗和预后

本病极少会自发缓解,基本上要根据不同的病程给予相应的治疗。抗感染治疗目前是鼻硬结病治疗的主要方法。第二三代的头孢菌素、氧氟沙星、环丙沙星和磺胺类药物等能得到良好效果且副作用较少。对瘢痕可按病情进行手术切除或修复,恢复鼻腔功能和外观。单纯手术的术后复发率高,应给予长程的抗生素治疗。本病罕见致死病例,但是早期发现并有效治疗非常重要,可以防止病情进一步发展。

九、鼻源性眼眶炎症

（一）概述

鼻窦与眼眶相邻且有静脉紧密联系,故鼻源性眼眶炎症是眼眶炎性疾病最常见类型,占眼眶炎症病因达 60%~80%，炎症大多源自额和筛窦，往往疗效差，可致视力丧失，甚而致死。眼眶炎症并发病 57.5% 发生于患急性鼻窦炎时，42.5% 出现于慢性鼻窦炎急性发作期。

临床主要表现以下方面：①眼眶骨膜炎表现为同侧睑水肿，球结膜充血和浸润，相应的眶部压痛，眼活动正常。②眶骨膜下脓肿除骨膜炎症状外，眼睑及结膜水肿明显，睑裂变窄，眼向某方向活动受限，常在上睑有明显隆起，软而有剧烈压痛。③眼隔前炎性水肿表现为睑结膜肿，仅波及眶前份者眼活动如常，波及眶深部者因有球后水肿，故剧痛，高热，中毒表现明显，突眼，眼运动受限，视力下降。④球后蜂窝织炎伴脓肿者患眼剧痛，动眼受限及突眼及脓毒症表现，眼眶蜂窝织炎是最严重并发症，全身情况严重，脓毒症表现，明显突眼和视力下降。⑤球后视神经炎视力下降，甚至失明。蜂窝织炎与球后脓肿不易鉴别，常于术后方获确诊。

（二）病理学表现

根据病变范围可分 5 个阶段：①眼部水肿；②骨膜下蜂窝织炎和骨膜下脓肿形成；③眼部蜂窝织炎；④眼部脓肿形成；⑤眼静脉及海绵窦血栓形成；病原菌以葡萄球菌最多，少数为溶血性链球菌。

（三）MRI 表现

眼眶炎症表现为眼眶正常结构界面消失，一个或多个解剖间隙信号异常，MRI 显示眼眶脂肪间隙模糊，可见 T_1WI 低、T_2WI 高信号病变（图 3-3-17），病变范围局限或弥漫。增强 T_1WI 联合脂肪抑制技术显示眶内炎性组织弥漫强化（图 3-3-17）。骨膜下间隙脓肿表现为眶壁下宽基底 T_1WI 等或稍低，T_2WI 高信号，边界清楚或模糊，增强扫描脓肿壁明显强化，比较有特征性。邻近鼻窦可见类似软组织信号影。

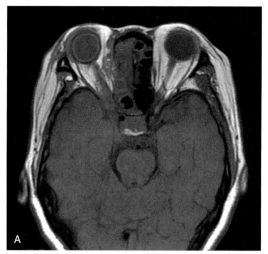
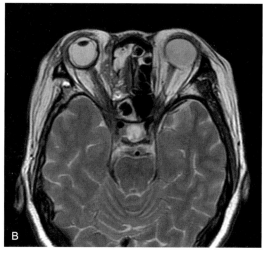
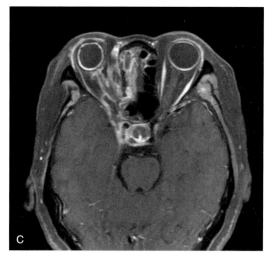

图 3-3-17 右侧鼻源性眼眶炎症
A、B. 横断位 T_1WI、T_2WI，示右侧眶后脂肪间隙内可见不规则软组织浸润影，内直肌和视神经均受累增粗，呈等 T_1 等 T_2 信号；C. 增强 T_1WI，示病变呈明显不均匀强化

（四）诊断要点与鉴别诊断

1. 诊断要点

（1）起病急，常合并全身症状。

（2）临床症状主要包括发热、眼睑肿胀、结膜充血、眼球突出，伴或不伴眼球运动受限及视力下降。

（3）MRI 检查可显示眼眶内软组织病变，邻近鼻窦类似软组织信号影，病变往往同时累及睑部、眶部，一般为扁长形，增强可以明确眼眶炎症及骨膜下脓肿。

2. 鉴别诊断

（1）泪腺肿瘤：多累及泪腺眶部，后缘通常为类圆形或椭圆形，增强检查结合临床病史有利于鉴别诊断。

（2）炎性假瘤：可累及肌锥内外间隙，范围相对局限，主要表现为泪腺炎、眼外肌肥大及巩膜周围炎，常合并邻近的外直肌增厚，MRI 扫描 T_1WI 上为等信号，T_2WI 为稍高信号，激素治疗有效。

（五）治疗和预后

鼻源性眼眶炎症性并发症需综合治疗，早期炎症用保守疗法即可成功，除足量敏感抗生素、抗组胺药、鼻减充血剂、支持疗法并辅以激素治疗外，需消除患窦病变。对于保守治疗无效、球结膜水肿重、突眼、视力下降者及发现脓肿并发症者需要行眼眶引流术以引流脓灶。鼻源性眼眶并发症严重者，需由耳鼻喉及眼科医生合作行急症处理，治疗取决于病变性质、范围及特点。

十、鼻源性脑脓肿

（一）概述

急性鼻窦炎颅内并发症比较少见，是由于鼻腔及鼻窦的化脓性感染侵入颅内，在脑实质内形成化脓性疾病，多由细菌感染造成，并发症主要包括脑膜炎、脑脓肿、硬膜下及硬膜外脓肿，其中以硬膜下脓肿最为常见，以脑脓肿最为凶险。鼻源性脑脓肿（nasogenic brain abscess）最多见于额窦病变引起的额叶脓肿，因筛窦炎引起者较少见，而发源于上颌窦、蝶窦炎者，则属罕见。

临床表现为高热、头痛、呕吐、颈强直、神智改变等，如果发生脓肿破裂，可能会导致死亡。所有患者都会有不同程度的鼻腔堵塞、脓性分泌物和嗅觉功能减退或丧失。

（二）病理学表现

鼻源性脑脓肿与其他部位脓肿类似，病理演变主要分为三个时期：急性化脓性脑炎或脑膜脑炎期，化脓期和包膜形成期。急性化脓性脑炎或脑膜脑炎期临床表现有头痛、发热和恶心呕吐、颈强直等，化脓期可有潜伏期，此时脓肿形成，脑组织液化、坏死，很少有全身症状，可持续数周；至脓肿膨胀期可出现颅高压、癫痫和瘫痪，脑脓肿如果破裂，则会导致患者死亡。

（三）MRI 表现

鼻源性脑脓肿分为急性和慢性 2 种。前者很少见，发病类似暴发性脑膜炎，不及时诊治，可能很快死亡。慢性者多见，但因大脑额叶是一个相对静区，故症状较轻而缓慢，容易漏诊。影像学首选 MRI 检查，以明确眶内和颅内病变性质。MRI 显示脑实质内团片状异常信号，在 T_1WI 呈低信号，T_2WI 呈高信号，脓肿壁在 T_1WI 呈中等信号，T_2WI 呈相对低信号，DWI 序列呈明显高信号，增强后肿物边缘呈明显环形强化，边界清楚，周围伴有水肿，脑表面见脑回样强化（图 3-3-18）。

（四）诊断要点与鉴别诊断

1. 诊断要点

（1）鼻窦炎病史、MRI 可见鼻 - 鼻窦软组织影。

（2）临床表现有头痛、发热和恶心呕吐、颈强直等症状。

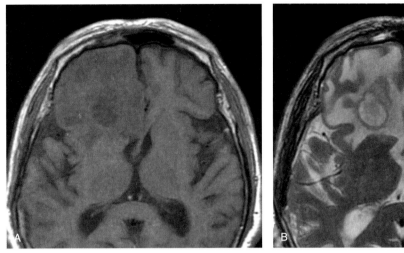

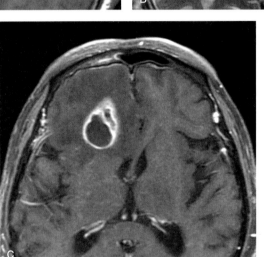

图 3-3-18   鼻源性脑脓肿

A、B. 横断位 T_1WI、T_2WI,示右侧额叶内类圆形长 T_1 长 T_2 信号,囊壁较规则呈等 T_1 等 T_2 信号,
病变周围可见大片水肿信号;C. 增强 T_1WI,示病变呈明显环形强化,大脑结构明显向左侧偏移

(3)MRI 可见脑实质内环形强化病变,DWI 呈明显高信号。

2. 鉴别诊断

(1)伴有坏死的脑肿瘤(包括原发和转移瘤):脑脓肿与坏死囊变的肿瘤在 MRI 增强扫描均可以呈环形强化,不同之处在于包膜期脑脓肿壁 DWI 为高信号,而坏死囊变脑肿瘤壁 DWI 为低信号;此外,在 T_2WI 图像上,80% 的脑脓肿周围有低信号环,而坏死囊变的肿瘤周围低信号环少见;脑脓肿环形增强的脓肿壁薄而均匀,坏死囊变的脑肿瘤壁薄厚不均。因此在鉴别包膜期脑脓肿与坏死囊变脑肿瘤的诊断中 DWI 起着重要的作用。

(2)退变坏死期脑囊虫病:多有疫区生活史,病变多发,水肿明显,脑脊液及血囊虫凝集试验阳性,结合病史诊断不难。

(五) 治疗和预后

目前脑脓肿的主要治疗手段包括药物保守治疗、穿刺引流治疗、手术切除治疗等。选择治疗方案时应考虑患者的身体状态、致病菌的种类、脓肿的大小、部位、脓肿壁的厚薄程度、机体抵抗力的强弱等诸多因素,术前的影像学评估非常重要,MRI 扫描不仅有助于诊断,还有助于手术的选择和治疗方案的确定,同时还可对治疗效果进行随访评价。

第四节　鼻和鼻窦良性肿瘤

一、内翻性乳头状瘤

(一) 概述

鼻腔乳头状瘤(nasal inverted papilloma,NIP)起源于鼻腔 Schneiderian 上皮(鼻腔黏膜是由假复层纤毛柱状上皮构成,称为 Schneiderian 上皮)。Schneiderian 型乳头状瘤根据组织学形态可将其分为三种亚型:①内翻性乳头状瘤;②蕈伞型(外生性)乳头状瘤;③嗜酸性乳头状瘤。其中内翻性乳头状瘤最为常见,三种亚型的发生率分别为:内翻性乳头状瘤占 62%、蕈伞型(外生性)乳头状瘤占 32%、嗜酸性乳头状瘤占 6%。

内翻性乳头状瘤是一种少见的鼻腔 - 鼻窦良性肿物,在鼻腔肿瘤中占 0.4%~4%。内翻性乳头状瘤具有局部侵犯、手术后易复发、可多中心性、可发生恶变等特点。内翻性乳头状瘤的病因尚不清楚,可能与环境污染、吸烟及病毒感染有关。发病年龄一般为 40~70 岁,中位年龄为 54 岁,儿童罕见。本病具有较明显的男性发病倾向,男:女为(3~5):1,无明确种族倾向。临床上最常见的症状为鼻塞、流涕、鼻出血,其他症状为嗅觉丧失、头痛,如侵犯至眼眶内或皮下者可有复视、突眼和面部麻木等症状。病理学检查是诊断内翻性乳头状瘤的"金标准"。

(二) 病理学表现

内翻性乳头状瘤大体色泽上呈灰白到粉红色之间,质中到硬,表面呈颗粒状或息肉样。组织学特点,上皮成分向基质内呈内翻性增生,基膜完整,瘤组织上皮多为非角化的鳞状上皮细胞,少许情况为呼吸性上皮。镜下,见上皮赘生物内翻性侵入其基质界面内,缺乏嗜红细胞,基质黏膜样水肿(图 3-4-1)。

(三) MRI 表现

内翻性乳头状瘤多生长于鼻腔外侧壁、中鼻甲及筛窦区域,表现为膨胀性、远离鼻中隔的"离心性"生长。内翻性乳头状瘤多发生在上颌窦及筛窦,位于额窦、蝶窦者少见。内翻性乳头状瘤向前可脱至鼻腔,向后可延伸至鼻咽及口咽部。内翻性乳头状瘤与肌肉相比,T_1WI 呈等、稍高

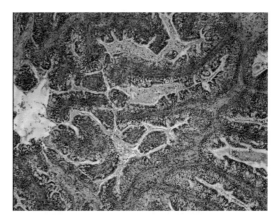

图 3-4-1　内翻性乳头状瘤病理图
HE 染色光镜下见内翻性乳头状瘤伴小区
不典型增生(HE×100)

信号,T_2WI 呈高、等信号相间、形态较规整的栅栏状,称"辐射征"或"条纹征"。增强扫描,瘤体明显不均匀强化;瘤体的终末端呈脑回样强化,称"脑回征"(图 3-4-2)。采用"脑回征"逆向回溯法可预测肿瘤的起源部位。另外,肿瘤起源的部位常常伴有骨质增生,MRI 上表现为"影像缺失征"。

内翻性乳头状瘤在鼻腔 - 鼻窦内呈膨胀性生长,多局限在鼻腔内。当肿块较大时可对周围骨质产生压迫,此时应借助 CT 对相邻骨质进行评估,内翻性乳头状瘤特点为骨质增生或吸收而导致的骨炎征。肿瘤表现向眼眶、面颊部、翼腭窝、颞下窝及颅内等邻近结构侵犯,应高度警惕合并恶变的可能,骨质的浸润和破坏为恶性征象。

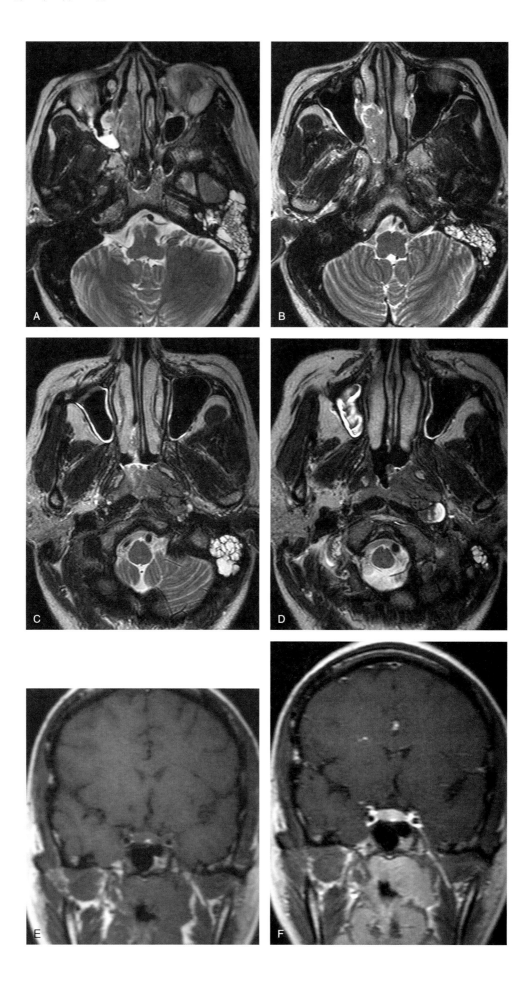

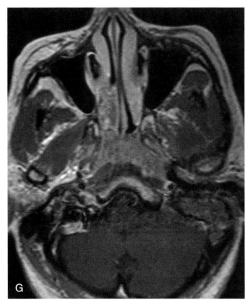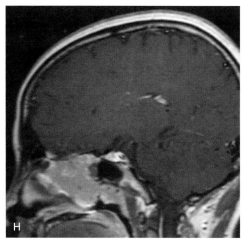

图 3-4-2　内翻性乳头状瘤

A~D. T$_2$WI 序列，显示肿块位于右侧鼻腔，向下、向后伸入鼻咽腔，与鼻咽后壁相连，与肌肉信号相比，呈不均匀高信号，高低相间，呈辐射征；E~H. T$_1$WI 序列，为同一层面交叉引用，E 为平扫，F~H 为增强，肿块不均匀明显强化，边缘可见脑回样强化，肿块呈膨胀性、离心性生长

（四）诊断要点与鉴别诊断

1. 诊断要点

（1）常见于中老年男性。

（2）多为单侧鼻腔发病。

（3）鼻腔外侧壁膨胀性生长，呈"离心性"。

（4）骨质增生或吸收，若有骨质浸润或破坏提示恶变。

（5）"影像缺失征 - 辐射征 - 脑回征"；起源部位 - 瘤体部位 - 瘤体末端，MRI 可采取"脑回征"逆向回溯肿瘤的起源部位。

2. 鉴别诊断

（1）鼻息肉：主要表现为鼻腔的肿块，常为两侧发病，单侧发病相对少见。当单侧发病并广泛生长累及鼻咽部时，容易误诊为内翻性乳头状瘤。对于两者的鉴别，鼻息肉多偏向于内侧生长，而内翻性乳头状瘤偏向于外侧，MRI 平扫很难鉴别。增强扫描，鼻息肉呈病灶边缘明显强化，这是炎性肿块的特点。

（2）鼻腔神经胶质瘤：这是一种少见神经嵴来源的肿瘤，多生长于上鼻道，生长缓慢和内翻性乳头状瘤一样，都伴有骨质的重塑。早期的鼻腔神经胶质瘤多位于鼻腔的上内侧，邻近筛状板。增强扫描比内翻性乳头状瘤强化明显，且颅内侵犯的情况比内翻性乳头状瘤更多。

（3）鼻腔内原发的恶性肿瘤（上皮性肿瘤和淋巴瘤）：病变范围较广，累及鼻腔 - 鼻窦外部的组织结构，对邻近组织侵犯明显，多有骨质的浸润破坏，肿瘤增强扫描明显强化，无明显"辐射征"和"脑回征"。

（五）治疗和预后

手术切除为内翻性乳头状瘤的首选治疗方案，目前采取经鼻内镜切除的方法。内翻性乳头状瘤复发率约为 15%，大多数在术后一年内复发，少部分人在治疗后 5 年复发。内翻性乳头状瘤恶变伴鳞状细胞癌的发生率为 5%~10%。复发的主要原因是肿物切除不彻底、肿瘤残留所致。寻找到内翻性乳头状瘤根蒂的附着点有利于完整切除肿物。内翻性乳头状瘤对放疗不敏感，但是对于内翻性乳头状瘤不能彻底切除、多次复发、伴恶变及不适合手术的患者可予以放疗。目前尚未有放疗诱发恶变的文献报道。对于恶性的内翻性乳头状瘤应该采用手术＋放疗的综合治疗方案。对于恶变内翻性乳头状瘤预后的报道,各家不一,大多倾向于预后好于原发鼻腔-鼻窦鳞癌。国内学者认为内翻性乳头状瘤恶变病例预后报道 5 年生存率为 72.5%。内翻性乳头状瘤应早诊断、早治疗,以防止恶变,并且建议患者终身随访。

二、神经源性肿瘤

(一) 概述

翼腭窝神经鞘瘤起源于蝶腭神经节或上颌神经的施万细胞,绝大多数患者单侧发病,双侧发病均伴发神经纤维瘤病,多见于 30~40 岁患者,男性较女性常见,病变生长缓慢,早期症状不明显,直到长大出现相应的压迫症状时才就诊。

(二) 病理学表现

肿瘤具有完整的包膜,切面可呈淡红、灰白或黄色。有时可见由变性而形成的囊肿,内含血性液体。镜下见瘤实质主要由神经鞘细胞构成。根据组织结构特点可分为致密型(Antoni A 型)和网状型(Antoni B 型)两种。

(三) MRI 表现

MRI 表现:与脑实质比较,T_1WI 多呈等低信号,T_2WI 呈不均匀等或高信号,增强扫描,多呈不均匀强化(图 3-4-3)。在 T_2WI 上,较大的病灶内通常见到斑片或结节状近似水样高信号,尤其后者更具特点,通常提示肿瘤内有坏死及囊变区或排列疏松的黏液样基质区(Antoni B 区),增强后无明显强化。

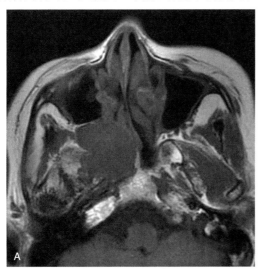
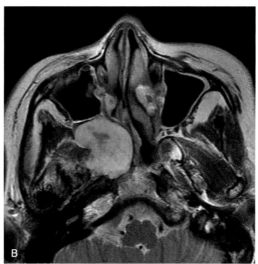
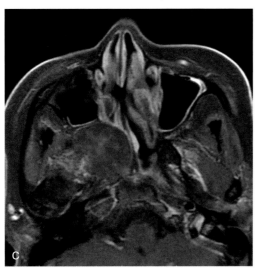

图 3-4-3　翼腭窝神经源性肿瘤
A. T_1WI 序列,显示右侧翼腭窝区团块状肿物,呈低信号;B. T_2WI 序列,示病变呈高信号,内部可见斑片状稍低信号;C. 脂肪抑制增强 T_1WI 序列,示病变呈轻度斑片状强化

（四）诊断要点与鉴别诊断

1. 诊断要点

（1）翼腭窝明显扩大，骨质压迫、吸收改变。

（2）边界清晰，可沿邻近颅底孔道生长。

（3）T_1WI 上多呈等低信号，T_2WI 上呈不均匀性等高信号。

（4）增强后，病变不均匀轻 - 中度强化。

2. 鉴别诊断

（1）腺样囊性癌：病史相对较短，翼腭窝周围多有不同程度的骨质破坏，并沿孔道蔓延，T_1WI 呈等信号，T_2WI 呈等略高信号，内见多发小坏死区，增强后，病变不均匀性明显强化。

（2）鼻咽纤维血管瘤：多见于青少年，绝大多数为男性，有反复鼻出血病史，沿翼腭窝及其周围间隙呈侵袭性生长，CT 显示骨质受压、破坏，MRI 发现病变中多发流空信号。

（五）治疗和预后

以手术治疗为主，完整切除后一般不复发。

三、骨瘤

（一）概述

骨瘤（osteoma）是鼻腔和鼻窦常见的良性肿瘤，常见于 20~40 岁的成年人，男性发病率略高于女性，生长缓慢，一般没有症状，经常是在影像学检查时偶然发现。鼻部骨瘤多见于额窦，其次为筛窦，病因目前尚不明确，在组织学上，骨瘤有三种基本类型：致密型、松质型和混合型。临床上有头痛、面痛或面部畸形、鼻溢液、嗅觉丧失，有时还可以出现鼻窦炎或者眶部症状。

（二）病理学表现

组织学上分 3 种类型：①致密型：多见于额窦；②松质型：多见于筛窦；③混合型。

（三）MRI 表现

MRI 表现：致密型骨瘤在 T_1WI、T_2WI 上多为极低信号，增强后无强化；松质或混合型骨瘤信号可不均匀，内部可见散在高信号，增强后可有不同程度强化（图 3-4-4）。

（四）诊断要点与鉴别诊断

1. 诊断要点 多发生于额、筛窦，边界清楚的骨性高密度影。

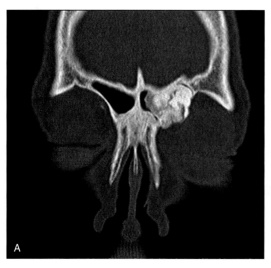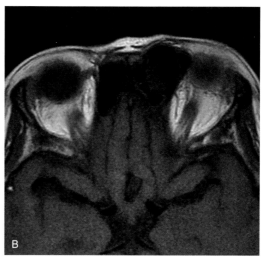

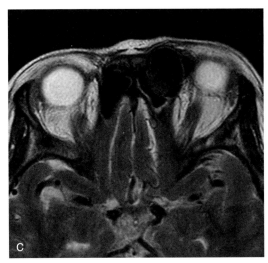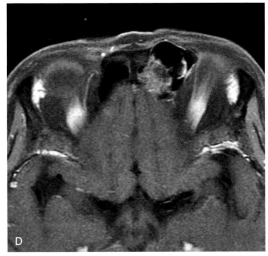

图 3-4-4　左侧额窦混合型骨瘤

A. CT 骨窗,示左侧额窦内骨性高密度影,局部呈松质骨密度,边界清晰,并部分突入眼眶;B. T₁WI 序列,左侧额窦
内病变呈等、低信号;C. T₂WI 序列,示病变呈等、低信号;D. 增强 T₁WI 序列,示病变后部局部片状强化

2. 鉴别诊断

(1)骨纤维异常增殖症:窦壁肥厚,典型的呈"磨玻璃样"改变;常累及多骨。

(2)骨化纤维瘤:边缘为高密度皮质骨,中心为低密度疏松骨质和纤维组织。

(五)治疗和预后

对成人鼻窦内无症状的小骨瘤可暂不手术,但应长期随访,对比观察有无增大趋势;如骨瘤生长速度加快,或有临床症状,应考虑肿瘤摘除术。

四、骨化性纤维瘤

(一)概述

骨化性纤维瘤(ossifying fibroma,OF)属于良性纤维性骨病变的一种,肿瘤组织具有向骨质和纤维组织双向分化的特点,临床上常见于青少年,女性略多于男性,骨化性纤维瘤可累及全身各骨,其中85%累及面骨,尤以下颌骨常见,位于鼻窦者,多发生于筛窦。临床表现为无痛性面部肿胀畸形,鼻堵,眼球突出伴疼痛,视力障碍等。

(二)病理学表现

骨化性纤维瘤呈分叶状,有完整包膜,边界清楚,由成纤维细胞和致密骨组织构成,骨小梁周围可见成骨细胞,瘤体内可见囊变。极少数骨化性纤维瘤可发生恶变。

(三)MRI 表现

病变实性部分 T₁WI 多呈等信号,T₂WI 多为低信号,内部信号不均匀,可见小囊变区,增强后,病变实性部分呈中等程度强化(图 3-4-5)。

(四)诊断要点与鉴别诊断

1. 诊断要点

(1)单骨受累,鼻窦区常发生于筛窦、额窦和上颌窦。

(2)边界清晰。

(3)T₂WI 显示病变呈低信号,如有囊变发生内可见片状液体信号区;增强后病变实性部分中等度强化。

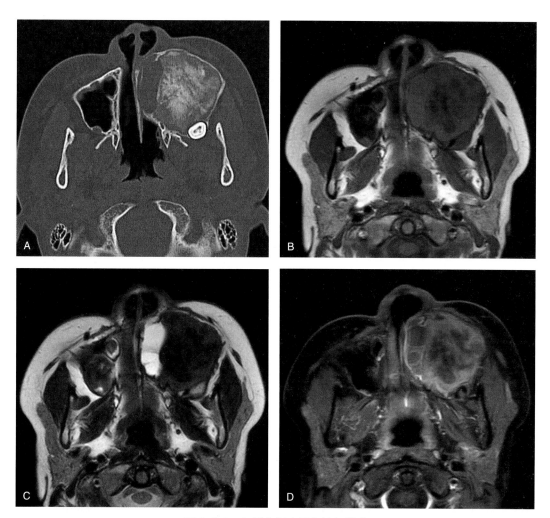

图 3-4-5　左侧上颌窦骨化性纤维瘤

A. CT 骨窗,示左侧上颌窦内磨玻璃样高密度影,呈膨胀性改变,边界清晰,病变偏内侧可见条带状低密度影;B. T$_1$WI 序列,病变呈等、低混杂信号;C. T$_2$WI 序列,示病变以低信号为主,病变偏内侧见条带状高信号囊性变区;D. 增强 T$_1$WI 序列,示病变实性部分不均匀性中等度强化

2. 鉴别诊断

(1) 骨瘤:多位于额、筛窦,成年男性多见,MRI 上 T$_1$WI、T$_2$WI 一般均呈均一的低信号,增强后多不强化。

(2) 骨纤维异常增生症:CT 上也呈"磨玻璃"样改变,但一般多骨受累,边界不清,沿骨长轴生长,MRI 上 T$_1$WI、T$_2$WI 一般均呈低信号,增强后,多呈轻中度强化。

(3) 黏液囊肿:依囊液含蛋白量的不同,MRI 信号表现多样,但多均质,增强后不强化。

(五) 治疗和预后

手术是骨化性纤维瘤最有效的治疗手段,术式的选择应根据病变范围而定,目前主张应尽可能完全切除,否则易复发,对于那些肿瘤无法彻底切除的患者来说,术后的影像检查就成为随访观察的必要手段之一。

五、骨纤维异常增殖症

(一) 概述

骨纤维异常增殖症(fibrous dysplasia of bone)又称骨纤维结构不良,是一种较特殊的骨骼发育异常,主要特点是骨髓腔内大量纤维组织增殖,患骨膨大变形、结构紊乱。多见于儿童和青年,男性居多。临床分为单骨型、多骨型,伴有皮肤色素斑和性早熟或其他内分泌异常者,称 Albright 综合征,其中以多骨型最多见。本病病因不明,多数学者认为系原始间叶组织发育异常,骨骼内纤维组织异常增生所致。临床上表现为一侧面部隆起变形,称为"骨性狮面",眼球突出、复视,很少有视盘水肿、视神经萎缩或视野缺损。其损害程度取决于骨病变部位。骨纤维异常增殖症亦常累及肢体骨,表现为多骨畸形,可发生病理性骨折。

(二) 病理学表现

镜下病变内可见纤维结缔组织及新生骨组织,其构成比例可不同,骨小梁形态排列不规则;可伴慢性出血、囊变、坏死或黏液样变。常累及单侧多个颅面骨。

(三) MRI 表现

根据病变内纤维组织和新生骨组织的构成比不同,信号差异较大。影像学根据其密度差异分为四型:变形性骨炎型、硬化型、囊型和混合型。MRI 表现:缺乏特异性,T_1WI 主要表现为受累骨正常高信号的骨髓腔被低信号取代,T_2WI 因含骨小梁、细胞成分、胶原等成分不同信号多样,增强后呈轻至中度强化(图 3-4-6)。

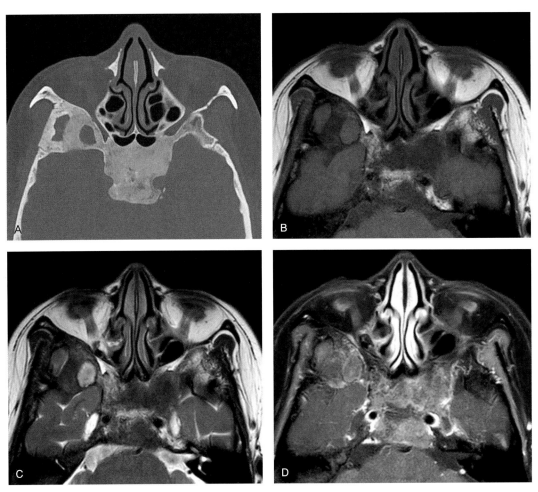

图 3-4-6 颅底骨纤维异常增生症

A. CT 骨窗,示蝶骨体右侧蝶骨大翼骨质肥厚呈磨玻璃密度改变,右侧蝶骨大翼病变内见囊变区;B. T_1WI 序列,病变累及骨质信号不均匀,呈等、低信号;C. T_2WI 序列,示病变呈等、低信号,左侧蝶骨大翼囊变区呈高信号;D. 增强 T_1WI 序列,示累及范围内骨质斑片状轻度强化

（四）诊断要点与鉴别诊断

1. 诊断要点

(1) 一侧多个面颅骨受累。

(2) 受累骨肥厚，结构紊乱，有磨玻璃样密度区。

(3) 受累眶骨周围无软组织增厚或肿块影。

2. 鉴别诊断

(1) 蝶骨大翼扁平型脑膜瘤：蝶骨大翼骨壁肥厚，但其两侧可见软组织肿块影，增强后软组织肿块明显强化。

(2) 眶壁转移瘤：眶骨骨质破坏，边缘缺损，周围有软组织肿块影。

（五）治疗和预后

对于广泛累及颅底的骨纤维异常增生症，应采用手术治疗以解除病变对眶内、鼻内结构的压迫。但由于骨纤维异常增生症被认为可能是一种自限性疾病，随着患者年龄的增大，病变生长速度将逐渐减慢，甚至停止，因此，主张不必行根治性的外科手术治疗，以免造成患者术后严重的器官功能障碍。

第五节　鼻和鼻窦恶性肿瘤

一、鳞状细胞癌

（一）概述

鼻腔鼻窦鳞状细胞癌（squamous cell carcinoma，SCC）是一种来源于鼻腔或鼻窦黏膜上皮的恶性肿瘤，好发于 50 岁以上，男性多见。肿瘤以上颌窦最常见，其次是鼻腔、筛窦，原发于额窦和蝶窦者少见。长期接触镍制品、木尘、煤烟和铬等会增加其发病的危险性。

临床起病隐匿、症状不典型，常见表现为鼻塞、反复鼻出血、鼻部麻木感、嗅觉障碍、疼痛等。肿瘤发生部位不同，其临床症状也表现各异：位于上颌窦者，可有面部麻木及胀痛感、牙齿松动等，晚期患侧面部隆起变形，眼球突出；发生于筛窦者可有眼眶内侧疼痛。少数患者可有颈部淋巴结转移。

（二）病理学表现

鳞状细胞癌是鼻腔鼻窦最常见的恶性肿瘤，大体检查：肿瘤大小各异，可呈外生性、蕈伞样或乳头样生长。肿瘤表面粗糙、质硬且脆，触之易出血。肿瘤切面呈白色或灰白色，其内可见出血、坏死灶。镜下所见：根据其分化程度可分为高分化、中分化和低分化三种类型。鳞状细胞癌也可分为角化性和非角化性。肿瘤分化程度不同，角化的程度不同。高分化鳞状细胞癌镜下可见角化和癌珠形成，而低分化癌则较少或无，且核非典型性明显，核分裂活性增加（图 3-5-1、图 3-5-2）。

（三）MRI 表现

由于肿瘤发生的部位不同和侵及的范围不同，其表现有所不同，但其信号和增强的表现大致相同。病变在 T_1WI 呈等低信号，T_2WI 呈等或略高信号，T_2WI 信号较复杂，瘤灶内如有液化坏死，T_2WI 则可见片状高信号，DWI 扫描为高信号，增强扫描多为不均匀强化，实性成分明显强化，坏死、液化区域无强化（图 3-5-3、图 3-5-4）。肿瘤继续生长可破坏邻近骨质并侵犯邻近的组织结构，MRI 显示颅底侵犯比 CT 更敏感。

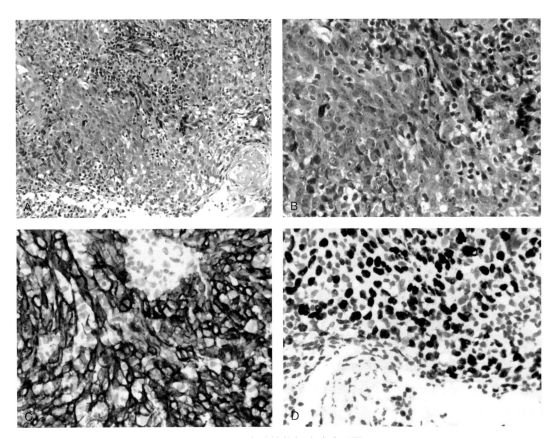

图 3-5-1　鼻腔鳞状细胞癌病理图

A、B. 光镜下见大小不等的实性癌巢（HE×200、HE×400）；C. 免疫组化 CK56 示肿瘤细胞阳性表达；
D. 免疫组化 P63 示肿瘤细胞阳性表达

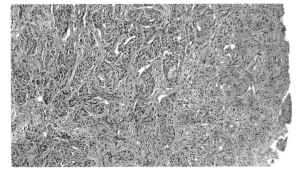

图 3-5-2　鼻腔鳞状细胞癌病理图

光镜下见鳞状细胞癌的异型肿瘤细胞排列成巢状浸润性生长，
部分肿瘤细胞胞质丰富红染（HE×200）

（四）诊断要点与鉴别诊断

1. 诊断要点

（1）50 岁以上男性。

（2）鼻塞、鼻出血、眼球移位。

（3）多发生于上颌窦。

（4）T_1WI 上呈等低信号，T_2WI 呈等或略高信号，增强扫描多为不均匀强化，实性成分明显强化，坏死、液化区域无强化。

（5）窦壁骨质破坏。

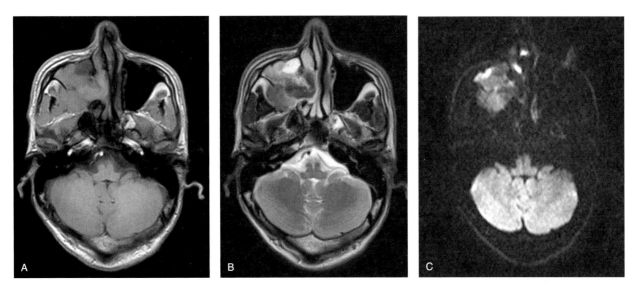

图 3-5-3 右上颌窦鳞状上皮乳头状瘤伴局部癌变为高分化鳞状细胞癌

A. T₁WI 序列,示右侧上颌窦内不规则形团块,与脑实质相比,病变呈略低信号;B. T₂WI 序列,示病变呈稍高信号,边界不清,堵塞窦口并突入右侧鼻腔,上颌窦周围各壁骨质破坏,病灶突出窦腔外累及翼腭窝;C. DWI 序列,示肿块内弥散受限,程度不均匀

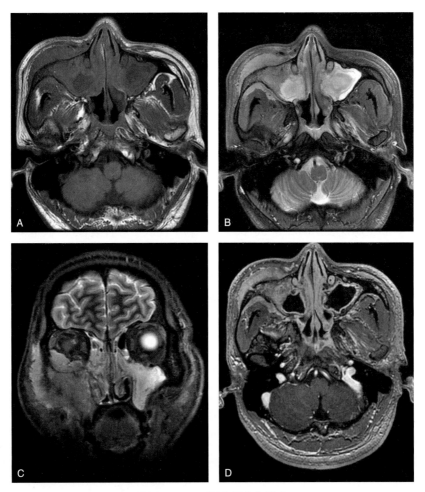

图 3-5-4 上颌窦低分化鳞癌

A. T₁WI 序列,示右侧上颌窦内不规则形团块,与脑实质相比,病变呈略低信号;B、C. 脂肪抑制 T₂WI 序列,示病变呈稍高信号,破坏前壁突入颜面部软组织,破坏上壁突入眼眶内,周围黏膜慢性炎症呈更高信号;冠状位更好显示肿块侵犯眼眶下部范围,病变推移下直肌和外直肌;D. 增强 T₁WI 序列,病变中等程度不均匀强化,强化程度稍弱于炎症组织,炎症边缘明显强化、炎症中心不强化

2. 鉴别诊断

(1) 淋巴瘤：T_1WI 为稍低或等信号，T_2WI 为等或较高信号，多数信号不均匀，增强后轻到中度不均匀强化，液化坏死区无强化。病灶弥漫性生长而骨质破坏轻微。

(2) 内翻乳头状瘤：多起源于中鼻甲附近的鼻腔外侧壁，易向上颌窦和筛窦蔓延，可侵蚀邻近的骨质，向鼻腔前部及鼻前庭生长少见，一般不浸润鼻翼及邻近皮肤，MR 图像 T_1WI 和 T_2WI 多表现为低到中等信号，增强扫描中度强化。

(3) 韦格纳肉芽肿：是主要侵犯小血管的自身免疫性疾病，坏死性血管炎和肉芽肿性炎是其基本病理学特征，该病进展缓慢，常首发于鼻腔，并常累及肺和肾。鼻腔改变较局限，多伴有中、下鼻甲和鼻中隔破坏。由于感染和血管炎造成慢性骨膜炎刺激新骨生成，50% 的患者出现受累鼻窦壁骨质增生、硬化，晚期可出现"双边"征。

(4) 真菌性鼻窦炎：鼻窦内软组织影，密度不均匀，常有砂粒状、小条片状、团块状钙化，可伴有"液平征"，骨质增生硬化较骨质破坏多见，且均较局限。

(五) 治疗和预后

鳞状细胞癌位于鼻腔者易早期发现，预后较好，若出现淋巴结转移则进展迅速，发生在上颌窦的鳞状细胞癌常较晚发现，预后不佳。当前多主张早期采用以手术为主的综合疗法，包括术前放射治疗、手术彻底切除癌肿原发灶，必要时可行单侧或双侧颈部淋巴结清扫术，以及术后放疗、化学疗法等。

二、腺癌

(一) 概述

鼻腔和鼻窦腺癌（sinonasal adenocarcinoma，SNAC）是起源于上皮或小涎腺的恶性肿瘤，在鼻腔和鼻窦恶性肿瘤的发病率约 15%，仅次于鳞癌。根据肿瘤组织起源分为涎腺型腺癌和非涎腺型腺癌。

原发于鼻腔鼻窦的涎腺型腺癌最常见的类型是腺样囊性癌，其次是黏液表皮样癌，其他如腺泡细胞癌、上皮 - 肌上皮癌、多形性低级别腺癌等极少见。

鼻腔鼻窦非涎腺型腺癌分为肠型腺癌（intestinal-type adenocarcinoma，ITAC）和非肠型腺癌（nonintestinal-type adenocarcinoma）。肠型腺癌发病高峰是 50~60 岁，发病率仅次于腺样囊性癌，其危险因素包括伐木和木材加工、皮革和纺织工业等有粉尘接触史，以及镍铬金属接触者。有粉尘接触患者最常见的发病部位是筛窦，零星发病者多为上颌窦，其次是鼻腔，额窦、蝶窦少见。非肠型腺癌好发于成年人，50 岁以上男性多见。

肿瘤生长缓慢，早期多以鼻塞为首发症状，可伴有鼻出血、嗅觉丧失，肿瘤侵犯周围结构出现面部疼痛、眼球运动障碍和疼痛、视物不清，晚期侵入脑内引起神经症状。头颈部淋巴结转移较少见，远处转移相对多见。

(二) 病理学表现

不同病理类型其大体形态各不相同，可呈扁平或乳头状，切面呈褐色、白色或粉红色，无包膜，边界清楚或不清楚。

肠型腺癌分 5 种类型：①乳头型（18%），乳头状结构为主伴少量管状区域，包含类似肠腺瘤的柱状杯状细胞；②结肠型（40%），最常见，腺样、管状和小梁状结构为主，乳头较少，大量柱状细胞分隔腺体结构，核分裂象多见，类似结直肠腺癌，此型容易广泛侵袭（图 3-5-5）；③实性型，实性和小梁状生长，核分裂象多见；④黏液型，含大量黏液，黏液可以在细胞内或腺体内，常含有印戒细胞，类似结直肠黏液腺癌；⑤混合型，由上述两种和两种以上类型

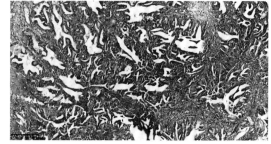

图 3-5-5　鼻窦腺癌病理图
光镜下见呈团巢状分布的异型细胞，核大深染，核浆比升高（HE × 100）

混合构成。上述各型均可含有绒毛、Paneth 细胞、肠嗜银细胞和黏膜肌层。肠型腺癌免疫组化检查包括：CK20、CDX2、villin、MUC 阳性及 CK7 可能的阳性表达。木工患者中可见表皮生长因子受体 EGFR 蛋白水平升高以及 TP53 基因型突变增多。

非肠型腺癌分高级别和低级别两种。高级别非肠型腺癌细胞多形性，核分裂象多见，缺少免疫组化中的 CDX-2 和 CK20 表达。低级别没有明确的环境致病因素，组织学表现多样，可乳头状、腺样、管状、小梁状、黏液状、透明细胞形式生长，免疫组化中常常为 CK7 阳性，而 CDX-2 和 CK20 阴性。

（三）MRI 表现

最多见于筛窦，其次为鼻腔，常位于鼻中隔后部，上颌窦亦常受累，肿瘤形态不规则，浸润性生长，边界不清，窦壁骨质吸收破坏，晚期可侵犯眼眶、翼腭窝、颞下窝和颅内。

MRI 表现缺乏特异性。与脑灰质相比，T_1WI 等或稍低信号，T_2WI 等或稍高信号，信号不均匀，增强后中等或明显强化，内部可见囊变，但不如腺样囊性癌常见（图 3-5-6）。

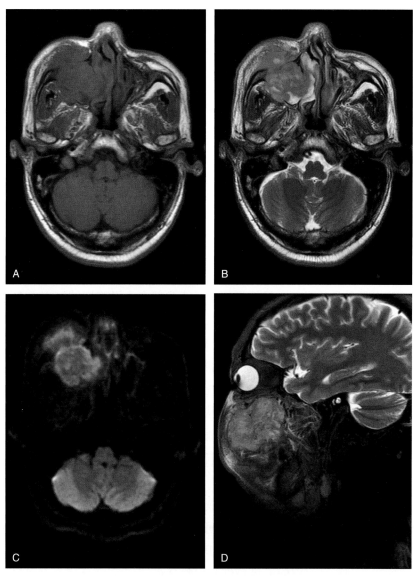

图 3-5-6　右侧上颌窦低级别非肠型腺癌

A. T_1WI 序列，示右侧上颌窦内不规则形肿块，与脑实质相比，病变呈略低信号；B. T_2WI 序列，示病变呈稍高信号，边界不清，堵塞窦口并突入右侧鼻腔，上颌窦周围各壁骨质破坏、病变突出窦腔外累及颜面部和翼腭窝；C. DWI 序列，示肿块内弥散受限程度不均匀；D. 矢状位脂肪抑制 T_2WI 序列，示病变向上压迫眼眶下壁，向下累及右侧上牙槽及部分牙根

CT 和 MRI 联合应用有助于详细了解肿块侵犯范围。

（四）诊断要点与鉴别诊断

1. 诊断要点

（1）中老年男性,有特定职业接触史。

（2）筛窦最多见,其次是鼻腔和上颌窦,易侵犯眼眶,边界不清,骨质破坏明显。

（3）信号不均匀,增强后不均匀明显强化,可伴不强化区。

2. 鉴别诊断

（1）腺样囊性癌:为腺癌中的特殊类型,上颌窦最好发,常见囊变,有沿周围神经和骨性孔裂浸润生长的特点。

（2）鳞癌:无法通过影像学鉴别,需要病理学确诊。

（3）嗅母细胞瘤:以鼻腔顶部为中心浸润生长,常侵犯筛窦和前颅窝,不均匀强化。

（4）转移性肿瘤:浸润涎腺型腺癌中可出现透明细胞癌,需要与肾透明细胞癌转移至鼻部鉴别。非涎腺型肠型腺癌需要与胃肠道腺癌转移至鼻部鉴别。低级别非涎腺型非肠型腺癌有时需要和甲状腺乳头状癌转移至鼻部鉴别。上述仅依靠病理和免疫组化仍有可能误诊,需要检查相应部位排除原发灶。

（五）治疗和预后

涎腺型腺癌的治疗效果与其临床分期、组织学分级、手术是否完整切除有关,预后较差。主要通过手术完全切除及术后常规放疗,其中鼻内镜下术式效果好有助于功能恢复,5 年生存率在 40%~60%,其中腺样囊性癌预后最差。

肠型和非肠型腺癌的预后与病理分型无明显相关性,手术治疗和辅助放疗有助于改善预后。手术方式包括鼻侧切开术、部分上颌骨切除和全部上颌骨切除术。

三、腺样囊性癌

（一）概述

鼻和鼻窦腺样囊性癌(adenoid cystic carcinoma,ACC),又称圆柱瘤,占头颈部恶性肿瘤 1%,好发于大小涎腺,是涎腺型腺癌中最常见的类型。最好发部位是头颈部含小涎腺区域(60%),包括鼻和鼻窦、口腔、咽喉、气管等,也可见于颌下腺、腮腺等大涎腺区域以及泪腺、耵聍腺、乳腺等。其中鼻和鼻窦腺样囊性癌占所有鼻和鼻窦恶性肿瘤的 10%~18%(仅次于鳞癌),原发于上颌窦最常见,其次是鼻腔和筛窦。尽管本病可发生于任何年龄,但典型发病年龄是 50~60 岁,国内统计数据显示性别差异不大。

本病往往起病隐匿,进展缓慢,病程可长达 5 年之久,主要症状为鼻塞、鼻出血、面部疼痛、麻木等。其他症状有眼球活动障碍、牙齿松动、头痛等,此类症状往往提示有周围结构侵犯,多是 Ⅲ、Ⅳ 期。本病另一特点为容易局部复发和远处转移,局部复发常沿起源部位周围的黏膜下、纤维组织层和神经周蔓延,复发可距离首次发现病灶 15 年以上,远处转移多为血行转移,以肺部多见,淋巴结转移罕见。

（二）病理学表现

鼻和鼻窦腺样囊性癌来源于鼻黏膜浆液腺、黏液腺及导管上皮,细胞间有条索状结缔组织连接,围成圆形或卵圆形腔隙,实质群集围成管状、筛孔状,中间有黏液。组织学分型包括小管型、筛状型和实体型。小管型可见两层细胞组成的管状结构,内层为上皮细胞,外层为肌上皮细胞;筛状型最常见,细胞排列成筛网状,内部为黏液样物或透明样物;实体型,肿瘤细胞层状分布,仅少量小管或筛孔可见。这三型细胞密度依次增加,预后逐渐变差。病理分型时需要对整个肿瘤随机多处取材综合分析对其预后进行判断,大部分由小管型和筛孔型组成者预后好,超过 30% 的肿瘤由实体型组成者预后差(图 3-5-7)。

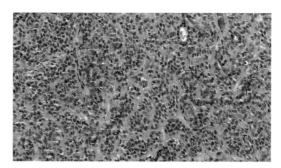

图 3-5-7 腺样囊性癌病理图

光镜下,肿瘤细胞小,基底样,胞质少,肿瘤间质玻璃样变(HE×200)

肿瘤常在黏膜下蔓延,虽然生长缓慢,但有较强的侵袭性,具有浸润外周血管神经的特性。

(三) MRI 表现

早期通常无症状。就诊时多为晚期,体积较大(多数肿瘤最大径>5cm),形态不规则,也可呈息肉样改变,其特征性表现呈"生姜样"软组织肿块,呈 T_1WI、T_2WI 等高信号,信号不均匀,与不同分型肿瘤组织成分、内部黏液聚集、囊变坏死、细胞密集程度不同等有关。肿瘤一般为膨胀性生长,周围骨质膨胀性、压迫性、侵袭性破坏,常蔓延至邻近结构,包括翼腭窝、颞下窝、眼眶、颈动脉、脑神经和硬脑膜,肿块与周围组织界限不清(图 3-5-8)。

鼻和鼻窦腺样囊性癌常在早期侵犯区域支配神经,并沿头面部神经顺行或逆行扩散,即所谓噬神经现象,其中三叉神经和面神经是主要受累对象。翼腭窝是颅底五官、颅内的"交通枢纽",肿瘤一旦到达翼腭窝就可以通过上述通道侵入眼眶、鼻腔窦、口腔、咀嚼肌间隙和颅内。肿瘤还可以通过翼腭窝内的蝶腭神经节-岩大浅神经、三叉神经(颞浅神经)与面神经相交通,累及颅中窝(海绵窦)和后颅窝(内听道)。在 MRI 上表现为相应孔道的扩大或破坏,其内脂肪信号消失,代之以肿瘤软组织信号,或直接显示神经根、神经干增粗、海绵窦增宽及腔壁增厚,增强扫描呈沿上述神经周围扩展的条索状强化影;肿瘤也可沿神经呈跳跃样不规则条束生长。神经支配区域肌肉的信号形态改变是其去神经支配征象,表现为在急性期和亚急性期肌肉内出现 T_2WI 和 STIR 序列高信号、对比增强强化,在慢性期出现肌肉萎缩和脂肪替代。

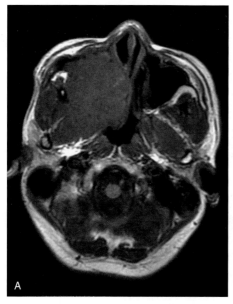
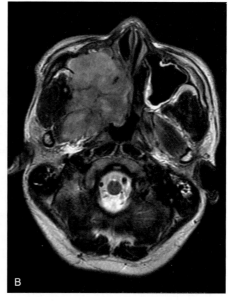

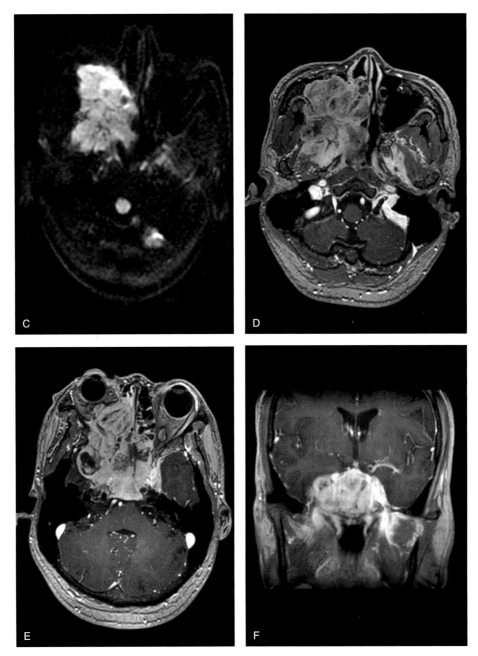

图 3-5-8　右侧上颌窦、鼻腔腺样囊性癌 MRI 图

A. T₁WI 序列,显示右侧上颌窦、鼻腔肿块影,呈等信号,病变向后累及右侧翼腭窝、颞下窝及咽旁间隙;B. T₂WI 序列,示病变呈稍高信号;C. DWI 序列,示病变弥散受限呈高信号;D~F. 增强 T₁WI 序列,示病变明显强化,信号不均匀,肿瘤通过颅底孔道向上侵入右侧眼眶及中颅窝,沿左侧海绵窦内神经组织向左侧颅外侵犯至左侧咽旁间隙

(四) 诊断要点与鉴别诊断

1. 诊断要点

(1) 中年以上多见。

(2) 发展缓慢,症状隐匿,带瘤生存时间长,发现时多为晚期。

(3) MRI 表现为鼻腔鼻窦内不规则软组织肿块,信号不均匀,增强呈中度或显著不均匀强化,邻近骨质溶骨性、侵袭性、压迫性或膨胀性破坏,并突破窦壁向邻近窦腔和组织侵犯。

(4) 有沿神经蔓延侵犯,向局部浸润或颅内蔓延的特点。

2. 鉴别诊断

(1)淋巴瘤:常见于鼻腔前部和鼻中隔侧面,弥漫性生长,鼻中隔破坏,沿神经生长可出现颅内肿块、脑膜增厚等表现。

(2)神经根、海绵窦慢性炎症:病变肿胀增厚较为均匀,少呈结节状。临床上常有发热、血沉加快、白细胞增高等炎性反应。长期慢性炎性假瘤,肿块信号往往较低。

(3)鳞癌:进展迅速,症状出现较早,不规则软组织肿块,易坏死,骨质虫蚀样破坏并侵犯周围结构。

(五)治疗和预后

腺样囊性癌预后与类型有较大差异,管状型及筛状型预后好,实体型预后较差。由于有沿神经生长的特点再加之其解剖结构复杂,单纯手术治疗腺样囊性癌难以完全切除肿瘤,切面阳性率较高,故应采用综合治疗方案,主张先采取手术,术后再行放化疗,来消除切缘肿瘤阳性,有时也可行术前放化疗来缩小肿瘤范围。腺样囊性癌远处转移率与生存率相关,而行术前放化疗可以降低远处转移发生率,提高其5年生存率。等离子低温射频消融技术具有切割精确,出血少,周边组织损伤小的优点,可用于鼻和鼻窦腺样囊性癌的治疗。

四、黏膜恶性黑色素瘤

(一)概述

鼻和鼻窦黏膜恶性黑色素瘤(sinonasal mucosal malignant melanoma,SNMMM)发病率低,约占全身恶性黑色素瘤发病率的 1%,占鼻部恶性肿瘤的 5%。鼻腔和鼻窦是头颈部恶性黑色素瘤最常见的发病部位,肿瘤来源于鼻腔鼻窦黏膜中的树状突黑色素细胞,由胚胎神经嵴发生,属弥散的神经内分泌细胞系统。其病因目前不明,与吸烟、环境污染存在相关性,近年研究发现患者鼻黏膜易潜在发生染色体畸变可能为其发病机制。

本病可发生于任何年龄,中老年人多见,中位年龄 60 岁左右,30 岁之前罕见,男女比例差异不大。患者通常以鼻塞、鼻出血就诊,可伴有面部疼痛、头痛,累及眼眶、颅内者可出现相应的压迫症状。鼻和鼻窦黏膜恶性黑色素瘤临床症状不典型,部分瘤体在鼻腔镜下呈黑褐色或者出血,初次诊断较为困难,易误诊为血管瘤或是一般炎症性病变。该病预后差,与发病年龄、肿瘤大小、有无淋巴结及远隔器官转移有关,较发生于头颈部其他部位的恶性黑色素瘤死亡率更高,5 年生存率不足 30%。发生于鼻腔的黑色素瘤存活率较鼻窦者高,可能与鼻腔黑色素瘤较早出现临床症状,更容易被早期发现、早期诊断、早期治疗有关。

目前鼻和鼻窦黏膜恶性黑色素瘤临床分期方法多采用美国癌症分期联合委员会鼻腔鼻窦癌 TNM 分期方法,即 carTNM 分期(the 2009 AJCC TNM classification for carcinomas of the nasal cavity and sinuses, carTNM),该分期法能较好地评估预后,见表 3-5-1。

表 3-5-1　美国癌症分期联合委员会鼻腔鼻窦癌 TNM 分期

carTNM	上颌窦	鼻腔和筛窦
T1	局限于上颌窦	局限于一个部位
T2	硬腭,中鼻道	跨两个部位的单一病灶,或延伸至一个毗邻区域
T3	上颌窦前壁骨质,皮下软组织,眼眶,翼腭窝,筛窦	眼眶内侧壁,上颌窦,上腭,筛板
T4a	眼眶内容物,皮肤,翼板	眼眶前部内容物,皮肤,颅窝,翼板,蝶窦,额窦
T4b	眶尖,脑膜,脑	眶尖、脑膜、脑

分期:0 期包括 Tis,N0,M0;Ⅰ期包括 T1,N0,M0;Ⅱ期包括 T2,N0,M0;Ⅲ期包括 T3,N0,M0 以及 T1~2,N1,M0;ⅣA 期包括 T4a,N0/N1,M0 及 T1~T4a,N2,M0;ⅣB 期包括 T4b,任何 N,M0 及任何 T,N3,M0;ⅣC 期任何 T,任何 N,M1

（二）病理学表现

肿瘤外观呈息肉状、结节状、菜花状，大多数有溃疡，质软易出血。肿物的颜色取决于含有的黑色素的数量，可为蓝色、紫黑色、灰黑色等。

典型的鼻和鼻窦黏膜恶性黑色素瘤肿瘤细胞内有明显的黑色素，镜下容易识别，但部分肿瘤胞质内和细胞间黑色素可以稀少甚至缺如。组织学表现为有交界性，周围组织浸润，明显的细胞异型性，丰富的病理性核分裂象，有丝分裂活跃。从小到大各种形态细胞混合存在，可以是多面性、上皮样、梭形、小的淋巴细胞样、大的多核瘤巨细胞样。胞质可以嗜酸、嗜碱、横纹肌样或透明。细胞的生长方式及特征，可以是实性、假腺样、假乳头状、束状、席纹状、小梁状等。肿瘤可黏液样变、明显成纤维细胞反应、化生性或肿瘤性骨和软骨形成（图3-5-9）。上述表现千变万化，易与涎腺透明细胞癌、未分化癌、恶性间质肿瘤等混淆，必须结合免疫组化染色检查，联合检测S-100蛋白和黑色素细胞相关标记物如HMB-45、MART-1/Melan-A、酪氨酸酶tyrosinase、小眼转录因子MITF及波形蛋白（VIM）阳性等指标进行综合判断。74%的患者染色体P16缺失。

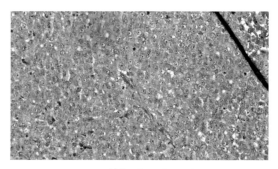

图3-5-9　黏膜恶性黑色素瘤病理图

光镜下肿瘤主要由上皮样细胞组成，灶区见梭形细胞，瘤细胞较大，核浆比高，有嗜酸性核仁，胞质深红色，含有少量黑色素，核分裂易见（HE×200）

（三）MRI表现

鼻腔内尤其是鼻外侧壁、鼻中隔是鼻黏膜恶性黑色素瘤最常见的原发部位，其次是中下鼻甲和鼻前庭，上颌窦是最常见受累的鼻窦，其次是筛窦、额窦、蝶窦。临床中部分病例进展迅速，同时累及多个区域，难以判断原发部位。累及上颌窦、筛窦的病例往往预后更差，容易侵犯颅底、眼眶、面部软组织等。

肿瘤较小且含黑色素时MRI信号典型，由于黑色素内稳定自由基的不成对电子与自由水相互作用能够缩短T_1及相对缩短T_2，表现为T_1WI高信号，T_2WI低信号。肿瘤内的黑色素含量具有个体差异性及不均质性，黑色素成分含量越多，其MRI信号表现越具有特征性（图3-5-10）。当肿瘤内缺乏黑色素，或者肿瘤较大伴随出血时，MRI信号混杂而不典型，取决于黑色素的含量和出血的时间。增强扫描肿瘤可以不均匀明显强化或轻度强化（图3-5-11）。有些肿瘤内可出现多发迂曲、线状低信号，增强扫描后相应区域为线状强化，该征象可能与肿瘤内部丰富的血管网有关，也可能与肿瘤内含有成纤维组织、毛细血管及丰富胶原的纤维间隔相关，上述征象有助于对肿瘤内缺乏黑色素成分的鼻和鼻窦黏膜恶性黑色素瘤的诊断。DWI可间接反映肿瘤内部组织学特性及生物学行为，对诊断亦有一定的帮助。

鼻和鼻窦黏膜恶性黑色素瘤初治者颈淋巴结转移率较低，约为10%~20%，远处转移<10%。但病程进展后出现淋巴结转移几率明显增加，并出现肺、脑、骨和肝脏等远处转移。40%的病例可出现血管、神经受累。

影像学检查除了帮助定性，更重要的任务在于判断病变范围以协助临床分期，为临床医生选择合理的治疗方案提供依据。

（四）诊断要点与鉴别诊断

1. 诊断要点

（1）中老年多见。

（2）鼻腔内黑色、紫色肿物。

（3）多位于一侧鼻腔，结节团块样，形态不规则，边界清楚或不清楚。

（4）典型者MRI上T_1WI高信号，T_2WI低信号，中等至明显强化，可有坏死区。

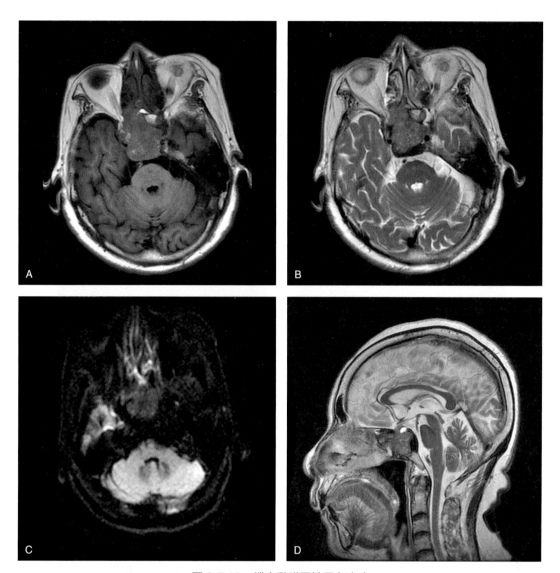

图 3-5-10　蝶窦黏膜恶性黑色素瘤

A. T_1WI 序列,示蝶窦不规则形软组织肿块影,与脑实质相比,病变呈略低信号,内见散在片状高信号；
B. T_2WI 序列,示病变呈混杂稍高信号；C. DWI 序列,示病变为不均匀稍高信号；D. T_2WI 序列,示病变后方
蝶窦后壁骨质增厚

2. 鉴别诊断

(1)含有黑色素的鼻和鼻窦黏膜恶性黑色素瘤具有特征性 MRI 表现,诊断相对容易,主要与伴发出血的其他病变相鉴别,如出血坏死性鼻息肉,后者 T_1WI 高信号区一般不强化,且 T_2WI 周围可见低信号含铁血黄素沉着,未出血区域内斑片状或絮状强化。其次应排除身体其他部位的恶性黑色素瘤转移至鼻腔及鼻窦,需要结合查体和病史。

(2)对于不含有黑色素成分的鼻和鼻窦黏膜恶性黑色素瘤而言,MRI 表现为非特异性,诊断较难,需要与上皮来源的恶性肿瘤、淋巴瘤、转移瘤等良、恶性病变相鉴别。恶性上皮来源的肿瘤就诊时病变范围常较大,可占据某一个或多个窦腔,伴骨质破坏；鳞癌在 T_1WI 上常表现为低信号,腺癌或腺样囊性癌呈混杂略高信号,且腺样囊性癌常具有沿神经跳跃性侵犯的特点；淋巴瘤易发生在鼻腔前部或中线结构,骨质破坏程度与肿块大小不成比例,即肿块较大,但骨质破坏不明显,易侵犯面部软组织。

(五)治疗和预后

本病以手术为主,辅以放疗、化疗、生物治疗的综合治疗。

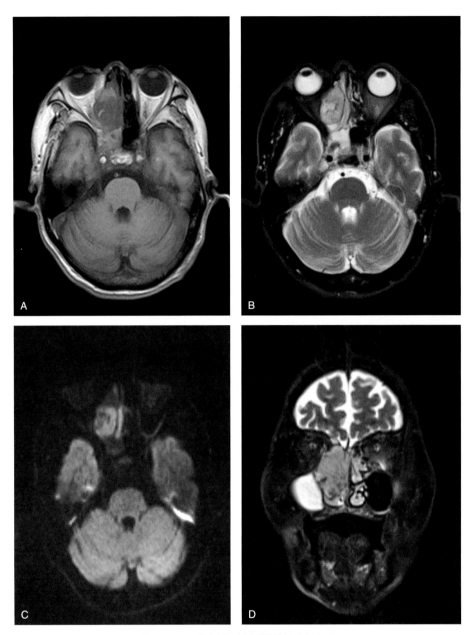

图 3-5-11   右侧鼻腔黏膜恶性黑色素瘤

A. T$_1$WI 序列,显示右侧鼻腔内可见团片状异常信号影,呈稍低信号; B. 脂肪抑制 T$_2$WI 序列,病变呈高信号; C. DWI 序列,病变呈混杂高信号,邻近鼻中隔、上颌窦内侧窦壁稍受压改变; D. 脂肪抑制 T$_2$WI 序列,示右侧鼻腔不规则形高低混杂信号团块,右侧鼻甲吸收破坏,累及右侧鼻道窦口复合体

广泛的外科切除是控制肿瘤的基础,在保证充分安全的原则下,根据病变累及范围可选择肿瘤扩大切除、鼻侧壁切除、上颌骨部分切除、全切除及扩大切除术、眶内容物摘除及颅颌面联合手术等。由于鼻部解剖结构的特殊性,使得多数患者很难完整地切除肿瘤,这也是术后局部复发和转移的重要原因。随着鼻内镜技术的广泛应用,内镜下鼻腔鼻窦肿瘤的切除也在近年来逐渐开展,与文献报道的传统开放手术治疗疗效相仿。

根治性放疗局部控制率高,但并发症严重,建议用于无手术指征者。与单纯手术相比,不管是术前还是术后辅助放疗,均能有效提高局部控制率,但对总体生存率无显著益处。

对合并远处转移的患者,系统性治疗非常必要但目前疗效不佳。化疗可使部分患者获得暂时缓解,但总体生存无明显改善,这可能与恶性黑色素瘤对化疗药物不敏感有关。生物治疗的文献报道有效率差异较大。

本病进展快,局部复发率和远处转移率高,预后差,5年总体生存率<30%,5年无瘤生存率<20%。单纯手术、放疗、化疗均难以达到满意疗效。

五、淋巴瘤

(一) 概述

原发于鼻腔和鼻窦的淋巴瘤多数为非霍奇金淋巴瘤(non-Hodgkin lymphoma,NHL),是鼻腔常见的非上皮源性恶性肿瘤,占结外淋巴瘤的1/3。根据免疫组化可分为B细胞、T细胞和NK/T细胞3种类型,其中亚洲国家以NK/T细胞型最为常见,据统计约45%的鼻腔和鼻咽部恶性淋巴瘤为此类型。欧美国家以B细胞型多见。本章重点介绍NK/T细胞型淋巴瘤。

NK/T细胞型淋巴瘤既往曾命名为致死性中线肉芽肿、多形性网织细胞增生症等,2001年WHO将其定义为淋巴和造血组织肿瘤分类中的一个独立类型,将发生于鼻和鼻窦的此类肿瘤正式命名为结外鼻型自然杀伤细胞/T细胞淋巴瘤(extranodal NK/T-cell lymphoma,nasal tape,ENKTCL)。多发于亚洲及部分南美洲国家,在欧美国家则较为罕见,平均发病年龄45~50岁,男女比例(2~3.3):1,与EB病毒的感染密切相关。此外,杀虫剂、化学溶剂及染色体、p53基因突变等均可能是其病因。

结外鼻型自然杀伤细胞/T细胞淋巴瘤最初临床症状为鼻的局部症状,如鼻出血、鼻塞或者是流鼻涕,进展期表现为鼻部占位性病变及邻近组织侵犯,鼻腔黏膜弥漫增厚、溃疡坏死,中线部位破坏是其突出特征,严重者出现鼻甲脱落,鼻中隔及硬腭穿孔、鼻骨塌陷毁容。由于广泛的组织坏死、感染,分泌物恶臭是另一特异表现。筛窦和上颌窦的淋巴瘤可引起头痛、突眼、复视、牙痛等症状。一旦出现原发病灶以外的转移,疾病则会迅速发展,出现系统性播散即"嗜血细胞综合征"和全身症状,难以治愈、预后差。

结外鼻型自然杀伤细胞/T细胞淋巴瘤属于结外淋巴瘤,早期局限于鼻部,对放疗敏感,一旦病灶播散就较难治愈,因此TNM分期系统对治疗和预后评估具有重要参考价值。Yan等建议根据结外鼻型自然杀伤细胞/T细胞淋巴瘤原发灶情况分为T1~T4;颈部淋巴结转移情况分为N0(无)、N1(单侧)、N2(双侧);有无任何超出头和颈部的病灶为M0和M1。再在TNM系统上分为临床Ⅰ~Ⅳ四期。

(二) 病理学表现

结外鼻型自然杀伤细胞/T细胞淋巴瘤病变区域可见大、中、小等多形性异型瘤细胞混合,细胞质中等、淡染或透亮,核型不规则,核仁不明显,核分裂象多见。肿瘤细胞围绕血管或血管内聚集,伴随血管壁浸润、破坏和坏死,多引起大片状或多灶性溃疡形成以及凝固性坏死(图3-5-12),属于血管中心性免疫增

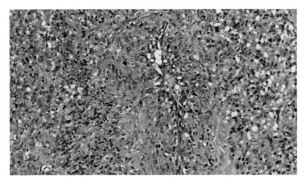

图3-5-12 NK/T细胞淋巴瘤病理图

光镜下见NK/T细胞淋巴瘤的肿瘤性淋巴细胞大小不等,形
态多样,浸润血管壁致血管腔狭窄,局部坏死(HE×200)

生性疾病，又称为血管中心性淋巴瘤。肿瘤细胞亦可以侵入黏膜上皮细胞内以及腺体中形成类似"淋巴上皮损害"的改变。

结外鼻型自然杀伤细胞 /T 细胞淋巴瘤既有 NK 细胞相关抗原表型如 CD56、CD57、CD11 和 CD16 等，亦有 T 细胞抗原表型如 CD3、CD45RO，CD4、CD8 等阳性，细胞毒 T 细胞抗原表型如 T 细胞限制性细胞内抗原 -1，颗粒酶 B 以及穿孔素等呈阳性。此外，EBV-DNA 检测对该肿瘤具有极其重要的价值，可作为判断结外鼻型自然杀伤细胞 /T 细胞淋巴瘤预后的重要指标。研究发现，结外鼻型自然杀伤细胞 /T 细胞淋巴瘤病例中存在涉及多个染色体的异常改变，最常见 6q21q25 缺失。结外鼻型自然杀伤细胞 /T 细胞淋巴瘤中的 survivin 基因表达上调，抑制肿瘤细胞凋亡和促进细胞增殖参与该病的发生发展。

（三）MRI 表现

早期本病影像表现不典型，可表现为鼻腔及鼻咽黏膜增厚，诊断较困难，易误诊为慢性鼻窦炎、鼻息肉。

中晚期本病有一定特征性表现，表现为鼻腔软组织影，常累及中线结构，沿鼻腔呈铸型生长，但此征象亦可见于鼻息肉、鼻腔肉芽肿及其他鼻腔良、恶性肿瘤中，故该征象特异性不高。大部分结外鼻型自然杀伤细胞 /T 细胞淋巴瘤患者（63.4%）有鼻腔外受累。息肉状生长是最常见的类型（55.3%）并多见于鼻腔内，其次是浸润性（27.6%）和混合性（17.1%）生长。

MRI 上 T_1WI 与肌肉相比为等或略高信号，T_2WI 为介于肌肉和鼻窦黏膜之间的信号，增强扫描肿瘤呈轻到中度强化，强化程度一般高于肌肉，但低于鼻窦黏膜（图 3-5-13）。60% 的病灶为不均匀强化，推测与其组织学上异型淋巴细胞侵入和浸润血管壁，致使管腔闭塞、组织缺血及坏死灶形成有关。

结外鼻型自然杀伤细胞 /T 细胞淋巴瘤可有周围骨质破坏，上颌窦内侧壁、筛骨、鼻甲及鼻中隔较易受累，绝大部分骨质破坏表现为骨质变薄，少数严重者可以出现局部骨质结构消失。可累及鼻窦，尤其是筛窦。可累及鼻咽部，正常的鼻咽黏膜仍清晰，有助于与鼻咽癌相鉴别。本病具有沿皮肤或黏膜下淋巴管向周围组织器官蔓延的趋势，故常可累及邻近皮肤，尤其是鼻前庭的病灶极易累及鼻翼、面颊及眼睑部软组织，出现不同程度的软组织增厚或肿块形成，而邻近骨质破坏不显著，此为结外鼻型自然杀伤细胞 /T 细胞淋巴瘤较为特异性的影像学征象。本病可侵犯翼腭窝和颞下窝，其影像学表现为上颌窦旁条形软组织信号影，与鼻腔病变并不相连，即表现为"跳跃性"扩散，成因与瘤细胞通过鼻黏膜下淋巴管蔓延有关，一旦出现对本病具有一定的诊断价值。仅 12.2% 的患者出现颈部淋巴结肿大，据此可以和其他鼻恶性肿瘤鉴别。

（四）诊断要点与鉴别诊断

1. 诊断要点

（1）病灶早期多为局部黏膜增厚改变，进展期为鼻腔内铸型生长软组织影，弥漫性生长。

（2）肿瘤内坏死常见，增强后多呈轻至中度不均匀强化。

（3）位于或累及鼻腔前部的病灶浸润鼻翼及邻近颊面部皮肤，可侵犯鼻旁窦及鼻咽等部位，翼腭窝出现"跳跃性"扩散。

（4）骨质结构轻微破坏。

2. 鉴别诊断

（1）炎症性病变：本病早期影像学表现类似慢性鼻窦炎和鼻息肉，慢性炎症可导致黏膜增厚、周围骨质硬化，息肉大且病史长者易致邻近骨质吸收破坏。

（2）内翻性乳头状瘤：多生长在鼻腔外侧壁，良性者密度多较均匀，周围骨质改变表现为外压性改变；恶变后易破坏周围组织和骨质，其中上颌窦和筛窦最易侵犯，向后扩展至后鼻孔、鼻咽部，但向鼻腔前部及鼻前庭生长少见，一般不累及鼻翼及邻近皮肤。

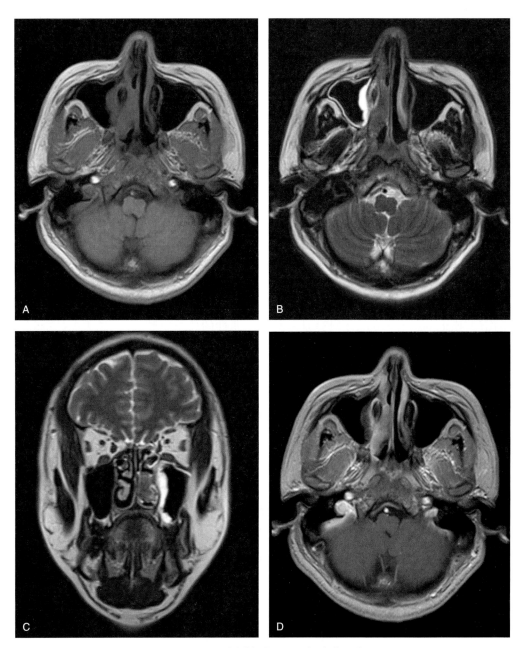

图 3-5-13 右侧鼻腔 NK/T 细胞淋巴瘤

A. T$_1$WI 序列,示右下鼻甲区域不规则形团块,与脑实质相比,病变呈略低信号;B、C. T$_2$WI 序列,示病变呈稍高信号,边界不清,堵塞上颌窦窦口;D. 增强 T$_1$WI 序列,示病灶轻中度不均匀强化,右侧上颌窦炎症区域未见明显强化

(3) 韦格纳肉芽肿:好发于鼻前庭和鼻中隔,常伴有中、下鼻甲和鼻中隔的骨质破坏,侵犯面部皮肤少见,由于感染和血管炎造成慢性骨膜炎,可出现受累鼻窦壁骨质增厚硬化。该病多有肾、肺等多系统累及,抗中性粒细胞胞质抗体 ANCA 阳性而 EB 病毒阴性,病理学检查可以有效鉴别。

(4) 鳞癌:多发生于鼻腔侧壁,骨质破坏发生较早,且溶骨性骨质破坏发生率高,信号往往不均匀,增强后肿块常呈不均匀明显强化,颈部转移淋巴结的中心易坏死。

（五）治疗和预后

淋巴瘤恶性度高、进展快、复发及转移率高,治疗上应根据病理类型、原发部位、不同的分期以及患者的全身状况等来制订严格的治疗计划。首选治疗的正确与否是治疗成败的关键。在治疗过程中,必须严格观察患者病变扩展情况及全身状况的变化,并需重视全身支持治疗。传统治疗非霍奇金淋巴瘤的化疗方案以含有蒽环类药物(多柔比星)的 CHOP(环磷酰胺 + 多柔比星 + 长春新碱 + 泼尼松)方案最为常用,但由于结外鼻型自然杀伤细胞 /T 细胞淋巴瘤对蒽环类药物存在抵抗和耐药,因此最佳治疗方案以放化疗联合治疗为主,结外鼻型自然杀伤细胞 /T 细胞淋巴瘤对放疗比较敏感,尤其是临床早期病例(Ⅰ、Ⅱ 期)单独进行放疗效果很好,Ⅲ、Ⅳ 期患者的预后不良,即使获得缓解后仍需要行造血干细胞移植巩固。

淋巴瘤的预后与多种因素有关,包括年龄、性别、全身状况及重要脏器功能状态、临床分期、治疗模式、国际预后指数等。以放疗为主的治疗优于单纯化疗,综合治疗和单纯放疗比较未显著提高生存率。治疗失败原因以远处结外器官受侵最常见。临床观察患者复发多发生在治疗后 2 年内,在此期间需严密随访观察。

六、横纹肌肉瘤

(一) 概述

横纹肌肉瘤(rhabdomyosarcoma,RMS)是一种高度恶性的软组织肿瘤,起源于原始的间充质细胞或胚胎肌肉组织,由不同分化程度的横纹肌母细胞组成,可发生于全身各个部位,儿童的发病率远高于成人。鼻和鼻窦横纹肌肉瘤发生率为 0.034/10 万,占头颈部横纹肌肉瘤的近 50%,多见于儿童和青少年,在过去 20 年每年增长 1.02%。传统上横纹肌肉瘤分为胚胎性、葡萄状、腺泡状和多形性 4 型,随着一些新的亚型报道,国外学者又提出了一些新的修正的分类方案,但目前这些分类方案的临床意义均存有争议。国内学者何乐健等认为,将横纹肌肉瘤分为胚胎性、腺泡状、葡萄状、梭形细胞型和实性型,在病理诊断工作中容易把握。在头颈部,胚胎性横纹肌肉瘤占全部的 54%~73%,也是鼻和鼻窦横纹肌肉瘤最常见的病理类型。

鼻和鼻窦横纹肌肉瘤临床主要表现为患侧持续性鼻塞、流脓涕、涕中带血、嗅觉减退、眼球移位等,进展迅速。早期临床症状与鼻炎、鼻窦炎、鼻息肉相似,容易延误诊断。

目前临床分期根据国际横纹肌肉瘤组织(IRSG)2001 年的术前临床 TNM 分期(表 3-5-2)和术后手术病理分期(表 3-5-3)。

(二) 病理学表现

肉眼观,横纹肌肉瘤边界不清,无包膜,可浸润周围组织,切面灰白、灰红色,质地嫩到韧,可伴出血坏死。镜下观察,肿瘤细胞形态多种多样,重演了横纹肌胚胎发育过程不同阶段的形态,并有异型性。

表 3-5-2　IRSG 术前 TNM 分期

分期	原发部位	肿瘤大小 /cm	区域淋巴结	远处转移
1	眶内、非脑膜旁的头颈部其他部位、非膀胱非前列腺的生殖系统胆道系统	任何尺寸	N0、N1	M0
2	任何 "非 1 期" 部位	≤ 5	N0	M0
		≤ 5	N1	M0
3	任何 "非 1 期" 部位	> 5	N0 或 N1	M0
4	任何部位	任何尺寸	N0 或 N1	M1

注:N0 无区域淋巴结转移;N1 为区域淋巴结转移;M0 为无远处转移;M1 为诊断时有远处转移

表 3-5-3　IRSG 手术病理分期

分期	定义
I	局限病变完整切除,切缘无镜下残留,无区域淋巴结受累
II	局限病变肉眼切除
IIa	切缘显微镜下可见残留
IIb	无镜下残留,有区域淋巴结累及
IIc	IIA+ IIB
III	局限肿瘤部分切除伴肉眼可见残留,或仅取活检
IV	诊断时已远处转移,影像学有肿瘤扩散证据,脑脊液胸腹水肿瘤细胞阳性或种植

胚胎性横纹肌肉瘤:典型形态结构是在疏松黏液背景中见到星芒状细胞,细胞密度不定,胞质少,少数分化的细胞胞质粉染,极少数细胞质呈带状、蝌蚪样或带横纹的肌母细胞,有时在一个视野内见到多种不同分化时期的细胞。葡萄状横纹肌肉瘤:典型形态是肿瘤表面被覆完整的黏膜上皮,黏膜下为数层致密瘤细胞即新生层,其下为疏松的黏液,细胞呈星芒状,最深层瘤细胞排列紧密,分化程度不一,少数细胞可见横纹;如果肿物外观呈葡萄状,镜下缺乏新生层,或被覆上皮不完整,应归为胚胎性横纹肌肉瘤(图 3-5-14)。腺泡状横纹肌肉瘤:典型结构是纤维结缔组织分隔瘤细胞形成腺泡状结构,附着在纤维间隔的瘤细胞较小,而腺泡中的瘤细胞较大,胞质丰富嗜酸性(图 3-5-15)。梭形细胞型横纹肌肉瘤,多见于附睾区,头颈部少见,瘤细胞排列紧密呈束状,由大小一致的长梭形细胞组成,横纹易见。实性型,多见于躯干四肢,头颈部少见,镜下为小圆细胞,呈实性片状排列,未见明确的腺泡状结构。免疫组织化学主要标记物为波形蛋白(VIM)、结蛋白(DES)、平滑肌肌动蛋白(SMA)、肌红蛋白 D1(MyoD1)、肌细胞生成素(MyoG)阳性。

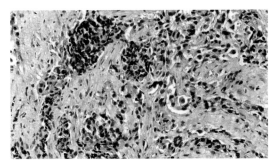

图 3-5-14　胚胎性横纹肌肉瘤病理图
光镜下见原始间叶样细胞、小圆细胞间可见胞质红
染的横纹肌母细胞(HE × 200)

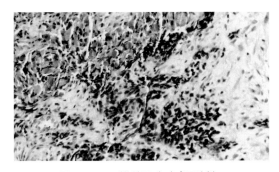

图 3-5-15　横纹肌肉瘤(胚胎性 -
腺泡状混合型)病理图
光镜下肿瘤组织呈弥漫分布,部分不规则巢状,肿瘤
细胞多样性,部分小圆形胞质较透亮,部分多边形,
胞质丰富红染,可见多核巨细胞(HE × 200)

(三) MRI 表现

鼻窦鼻腔内空腔相互交通,部分区域骨间隔菲薄,加之横纹肌肉瘤恶性程度高,因此肿瘤常常边界不清,并常累及眼眶及前颅窝底等周围区域。同脑灰质信号相比,在 T_1WI 多为等信号或稍低信号,在 T_2WI 上多为不均匀的高信号,DWI 多为不均匀高信号,实性部分 ADC 值降低(图 3-5-16)。钙化和出血少见。增强扫描之后病变边界显示清晰,不均匀明显强化(图 3-5-17),大部分呈环线形强化或葡萄样结节状强

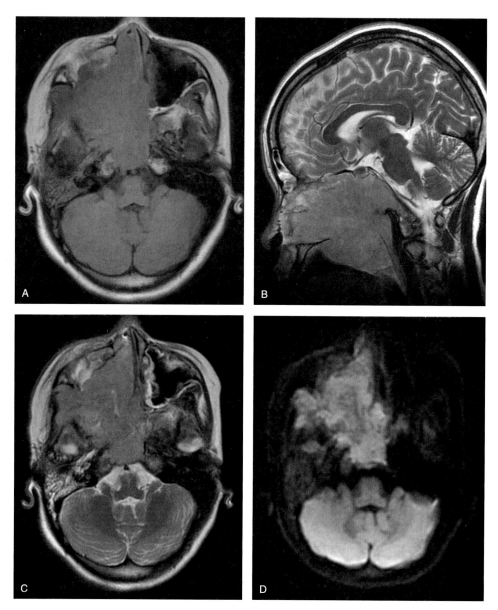

图 3-5-16 右侧鼻腔横纹肌肉瘤（胚胎性 - 腺泡状混合型）
A. T₁WI 序列，示右侧鼻腔和上颌窦不规则形软组织肿块影，与脑实质相比，病变呈略低信号；B、C. T₂WI
序列，示病变呈混杂稍高信号，向外突入颞下窝和咬肌间隙，向内破坏鼻中隔突入左侧鼻腔，向后突入鼻
咽和破坏斜坡；D. DWI 序列，示病变为不均匀高信号

化。病灶内出现多发指环状或"葡萄串"强化是部分横纹肌肉瘤的一种特殊影像学征象，可能反映的是葡萄状横纹肌肉瘤中富含黏液的基质表面覆盖了一层肿瘤细胞，也可能与其在鼻窦等空腔器官有较大发展空间和较少阻力而呈环线状生长有关，但该征象是否具有特异性还有争议。病灶内无强化区多为肿瘤内出血或坏死，少部分为被快速生长的肿瘤包裹的黏液和残余骨组织。横纹肌肉瘤可以侵犯周围骨质，表现为溶骨性破坏，在 MRI 上表现为正常的骨皮质低信号消失、中断。生长在鼻腔及鼻旁窦的横纹肌肉瘤还可通过侵犯颅底骨质结构或经颅底缝隙生长入颅内（图 3-5-17），表现为脑膜结节状增厚、强化，脑实质受侵和脑脊液播散转移少见。肿瘤也可通过眶上裂从后面侵入眼眶。

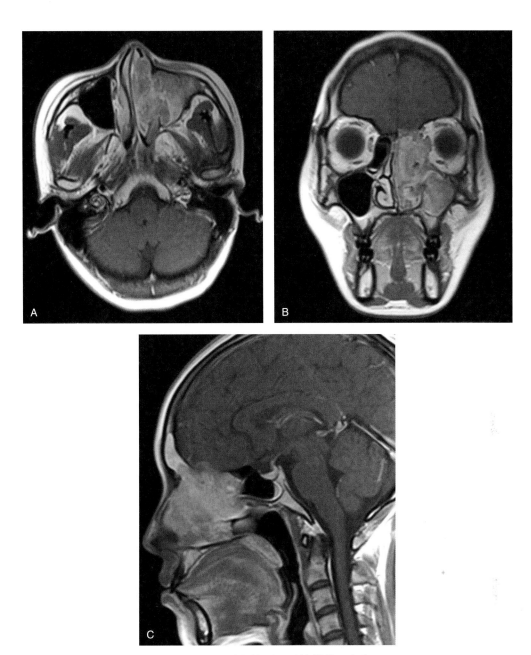

图 3-5-17　左侧鼻腔胚胎性横纹肌肉瘤

A~C. 增强 T_1WI 序列,示左侧鼻腔不规则形软组织肿块影,强化不均匀,突入左侧上颌窦内;
向上侵犯筛窦、额窦,并突破前颅窝底进入颅内

(四) 诊断要点与鉴别诊断

1. 诊断要点

(1)多见于儿童青少年,进展迅速,呈侵袭性生长。

(2)T_1WI 上多呈低信号,T_2WI 上呈高信号,信号不均匀。

(3)大部分可见明显骨质破坏,常累及眼眶、翼腭窝、颞下窝及颅底等周围结构,但少部分病例无骨质破坏。

(4)增强扫描肿瘤多为中度不均匀强化,部分呈线环状、结节状强化,但没有明确的特征性。

(5)DWI 高信号和 ADC 值降低有助于良恶性鉴别和早期发现淋巴结转移。化疗后鼻和鼻窦横纹肌肉瘤有反应和无反应者的病灶 ADC 值变化趋势不同,ADC 值的变化率有助于早期预测鼻和鼻窦横纹肌肉瘤患者对化疗药物有无反应。

2. 鉴别诊断

(1)恶性淋巴瘤:往往为中等信号强度,均匀强化,常伴双侧 Waldeyer 淋巴环和颈部淋巴结对称性肿大。部分恶性淋巴瘤病例可出现多发的骨质破坏,此时尚需要想到朗格汉斯细胞组织细胞增生症(LCH)和神经母细胞瘤转移。

(2)鼻咽癌:儿童鼻咽癌发病率低,仅见于<20% 的病例,易侵犯毗邻软组织和颅底骨质破坏,多有对称性的颈部淋巴结转移。不像恶性淋巴瘤和鼻咽癌,RMS 很少出现颈部淋巴结对称性肿大。

(3)嗅神经母细胞瘤:位于鼻腔上部,易侵入额部脑内,周围区域囊变和钙化较常见。T_1WI 与肌肉信号相似,低于脑灰质信号,T_2WI 呈稍高信号,内可见斑点片状更高或低信号,增强扫描呈明显强化。

(4)尤因肉瘤/原始神经外胚层肿瘤:是头颈部罕见的恶性肿瘤,仅 4% 的骨尤因肉瘤发生在头颈部,影像学表现复杂,可类似淋巴瘤甚至良性肿瘤。原始神经外胚层肿瘤在 T_2WI 为低或中等信号,增强后中等程度强化。

鼻和鼻窦横纹肌肉瘤有一定的 MRI 特征,但仍与上述恶性肿瘤有很多重叠征象,单纯依赖影像学难以鉴别,最终确诊需结合病理及免疫组织化学检查。

(五)治疗和预后

横纹肌肉瘤的治疗原则与其他的儿童恶性实体瘤的治疗原则基本一致。过去 30 年来,应用手术、化疗和放疗相结合的综合治疗,横纹肌肉瘤的生存率从 25% 提高至 73%。另外,微创手术、自体外周血造血干细胞移植、免疫治疗和其他生物介入疗法也对于提高横纹肌肉瘤的疗效具有一定的临床意义。根据肿瘤的大小、位置、组织学分型、局部侵犯、远处转移等,进行个体化系统治疗和多学科诊疗模式也很有必要。目前的治疗观念是以手术和放疗控制原发病灶,化疗消除残留的微小病灶或预防血行转移的综合治疗。

横纹肌肉瘤的部位、类型、分期、年龄、分子学标记等与预后密切相关。小于 18 周岁,胚胎性和葡萄状亚型预后较好。腺泡型易出现转移和复发,预后较差。

七、嗅神经母细胞瘤

(一)概述

嗅神经母细胞瘤(olfactory neuroblastoma,ONB)是一种来源于鼻腔、鼻窦嗅上皮的神经外胚层恶性肿瘤。其起病隐匿,局部侵袭性强,易侵犯颅内且常发生淋巴道转移。嗅神经母细胞瘤发病无性别差异,有 10~20 岁和 50~60 岁两个发病高峰。临床表现与肿瘤位置及其血供一致,早期多无明显症状,后期可出现鼻塞、鼻出血、嗅觉下降或丧失。

(二)病理学表现

肉眼观,肿瘤常位于鼻腔顶部、上鼻甲或鼻中隔后上方,肿瘤组织呈灰红色,富含血管,呈息肉状,质地较软,触之易出血。

显微镜下,多数肿瘤细胞大小、形态一致,呈小圆形、小梭形,胞质稀少,核膜不清,具有显著的纤维状和网状背景,可见 Homer-Wright 型假菊形团及 Flexner-Wintersteiner 型真菊形团,富含血管的间质将细胞分隔成细胞团结构。

免疫组化,嗅神经母细胞瘤尚无特异性的免疫组化指标。大部分肿瘤表达特异性烯醇化酶(NSE)。Syn、S-100、NF 和 CgA 阳性具有临床诊断价值,但其阳性表达率普遍较低。

（三）MRI 表现

MRI 检查不受骨伪影干扰，能早期发现病变，并清晰反映出肿瘤对鼻腔、鼻旁窦、眼眶、颅底及颅内各结构的侵犯程度。

病变在 T_1WI 上与肌肉信号相等，稍低于灰质信号；T_2WI 上以等或高信号为主。由于瘤内坏死、钙化，使其信号不均匀，呈斑点状、条状低 / 高信号。T_2WI 脂肪抑制序列可较好区分肿瘤原发灶和转移淋巴结。增强扫描多呈明显不均匀强化，与肿瘤间质血管丰富有关。在肿瘤与脑组织交界面出现囊腔是嗅神经母细胞瘤特征性表现。嗅神经母细胞瘤的 ADC 值高于其他鼻腔鼻窦小圆细胞恶性肿瘤，可能是由于其富含血管，且细胞质间存在纤细的神经元细胞网。

（四）诊断要点与鉴别诊断

1. 诊断要点

(1)嗅觉丧失；2 个发病高峰期：10~20 岁及 50~60 岁。

(2)肿瘤主体位于鼻腔中后部，破坏筛骨、突破颅底、累及脑实质。

(3)病变在 T_1WI 上与肌肉信号相等，稍低于灰质信号；T_2WI 上以等高信号为主；增强扫描不均匀强化。

(4)在肿瘤与脑组织交界面出现囊腔是嗅神经母细胞瘤特征性表现。

2. 鉴别诊断

(1)鼻腔鼻窦鳞状细胞癌：多位于上颌窦、筛窦，常见于老年男性。发生于筛窦者多先侵犯眼眶，再侵犯鼻腔顶，而嗅神经母细胞瘤位于鼻腔中后部，晚期才侵犯眼眶。

(2)内翻性乳头状瘤：常起源于上颌窦，较大时引起周围骨质的压迫、吸收，常有钙化，呈非侵袭性。

(3)淋巴瘤：多位于鼻腔前部，相邻鼻背侧皮肤肿胀，皮下脂肪消失，病灶弥漫而骨质破坏轻微。

(4)前颅窝侵袭性脑膜瘤：通常强化均匀而且明显，但累及鼻腔少见，而嗅神经母细胞瘤信号多不均匀，强化亦不均匀，且鼻腔内肿物累及前颅窝者瘤体呈"蘑菇"状。

(5)鼻腔恶性黑色素瘤：以鼻中隔前下部最常见，其次是中、下鼻甲，其信号具有特征性，T_1WI 呈高信号，T_2WI 呈低信号。

(6)鼻腔鼻窦腺样囊性癌：多位于上颌窦，呈生姜状生长，早期侵犯神经，沿神经跳跃性生长。而嗅神经母细胞瘤多数形态较规则，易沿嗅神经穿越筛板侵犯颅内。

（五）治疗和预后

嗅神经母细胞瘤预后与临床分期密切相关。目前，经颅切除术联合放疗被认为是治疗嗅神经母细胞瘤的"金标准"。建议早期以手术切除为主，并联合放疗；晚期手术切除肿瘤联合放、化疗，并长期随访。由于嗅神经母细胞瘤颈部淋巴结转移率较高，建议选择性使用颈部放疗，防止颈部复发。

八、神经内分泌癌

（一）概述

鼻神经内分泌癌(nasal neuroendocrine carcinoma)少见，约占鼻、鼻窦恶性肿瘤的 2.5%~4.0%，是起源于神经内分泌细胞的恶性肿瘤，主要侵犯上鼻腔、后鼻腔、筛窦和上颌窦，可能与鼻腔鼻窦内副涎腺有关，组织学常分为典型类癌、不典型类癌和小细胞癌三种亚型，其中小细胞癌型恶性程度最高。本病发病年龄广泛，从 20~80 岁，平均发病年龄约为 42~55 岁，男女比例约 3:1。

鼻神经内分泌癌早期临床表现无特异性，如：鼻塞、头痛、涕中带血等，随病情进展可出现面部疼痛、肿块和突眼等。少数肿瘤因分泌 ACTH、前胃泌素和抗利尿激素等而引起相应神经内分泌症状。

(二) 病理学表现

肉眼观察,肿块灰白、质脆、易出血。光镜下,典型类癌的肿瘤细胞呈多边形,大小一致,细胞中间可见椭圆形细胞核,细胞质富含嗜酸性颗粒,核分裂象罕见(图 3-5-18);不典型类癌的肿瘤细胞较典型类癌大且形态相对不规则,核仁明显,核分裂象多见;小细胞型镜下可分为燕麦细胞型、中间型及混合型,燕麦细胞型肿瘤细胞较小,核深染且核质比大,核分裂象较不典型类癌多见。电镜下,肿瘤细胞内发现神经内分泌颗粒,对诊断神经内分泌肿瘤具有重要意义。免疫组化,嗜铬素 A 和高密度神经特异烯醇化酶的表达对神经内分泌肿瘤的诊断具有重要价值,其中前者具有高度特异性。

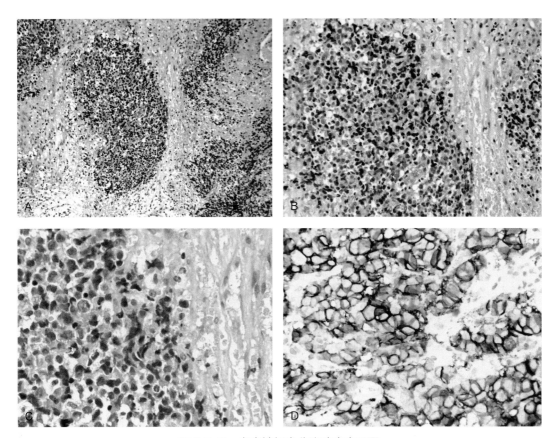

图 3-5-18　鼻窦神经内分泌肿瘤病理图
A~C. 肿瘤细胞呈弥漫片状分布,细胞形态较单一(HE×100、HE×200、HE×400);
D. 免疫组化 CD56 示肿瘤细胞阳性表达

(三) MRI 表现

肿瘤早期多位于后鼻腔、上鼻腔和筛窦,呈圆形、椭圆形或不规则形,边界清晰。随着病情进展,肿瘤易向周围窦腔内扩散,形态不规则,边界欠清晰或模糊,可广泛累及周围结构而无法确定原发位置,如向后侵犯鞍区和海绵窦,向上侵犯颅底,向侧方侵犯眶内、颞下窝和对侧鼻窦,相应骨质呈侵蚀性或渗透性骨质破坏。

与脑灰质比较,瘤体在 T_1WI 呈等信号,在 T_2WI 呈等、高混杂信号(图 3-5-19)。囊变和坏死在脂肪抑制 T_2WI 显示更清晰,呈斑点状高信号,二者在不同亚型中的发生率不同,小细胞癌型发生率高于类癌和不典型类癌,其病理学基础与前者进展快而易发生坏死有关。钙化和出血是神经内分泌肿瘤的少见征象,前者在 MRI 各序列中均不易显示,后者在 T_1WI 呈局灶性高信号。增强扫描时,肿瘤明显均匀或不均匀强化(图 3-5-19)。

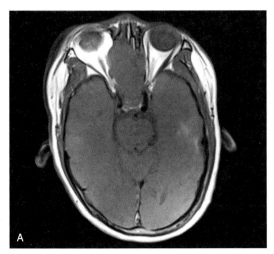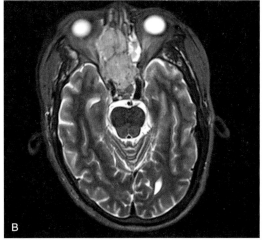
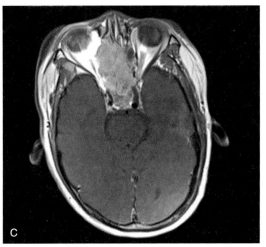

图 3-5-19 右侧鼻窦神经内分泌肿瘤

A. T_1WI 序列,示右侧筛窦、蝶窦不规则大片软组织肿块影,与脑实质相比,病变呈等信号;B. T_2WI 序列,示病变呈等、高混杂信号,边界不清,邻近视神经与内直肌受压推移;C. 增强 T_1WI 序列,示病变明显强化

(四) 诊断要点与鉴别诊断

1. 诊断要点

(1)中年男性。

(2)少数患者有神经内分泌症状。

(3)病变位于后鼻腔、上鼻腔和筛窦,或以这些部位为中心向周围侵犯。

(4)肿瘤浸润性生长,形态不规则。

(5)T_1WI 呈等信号,T_2WI 呈等、高混杂信号。

(6)明显均匀或不均匀强化。

(7)囊变、坏死区所占比例较小。

2. 鉴别诊断

(1)嗅神经母细胞瘤:发病年龄较神经内分泌肿瘤小,起源于嗅神经上皮嵴,多位于鼻腔中后部、筛窦顶沿嗅丝分布,骨质破坏较明显,典型者呈"葫芦"样或长条状突入前颅窝底。

(2)鳞状细胞癌:老年人多见,MRI 信号不均匀,囊变坏死区常见,且范围多大于神经内分泌肿瘤。

(3)恶性淋巴瘤:肿瘤在 T_1WI 呈等信号,在 T_2WI 呈稍低或等信号,信号较均匀,增强后呈轻中度强化,周围骨质破坏较轻微。

（4）腺样囊性癌：肿瘤有沿神经生长特点，可呈跳跃样不规则条束状生长，由于其含有黏液成分，因此信号不均匀，增强扫描明显不均匀强化。

（5）鼻咽纤维血管瘤：多见于 15~30 岁男性青壮年，多起源于鼻咽顶壁，坏死少，强化明显，周围骨质呈压迫性吸收为主。

（五）治疗和预后

神经内分泌癌治疗与其病理亚型有关，小细胞型应采用鼻内镜手术为主的综合治疗，类癌和不典型类癌可行单纯内镜经鼻手术，对于未能全切的中分化肿瘤应行辅助放疗。神经内分泌肿瘤预后与其分化程度相关，典型类癌预后相对较好，不典型类癌预后较差，小细胞型的恶性程度高，预后最差。肿瘤 Ki-67 指数高、侵犯眼眶或颅内、出现远处转移等提示预后较差。

第六节　鼻和鼻窦其他疾病

一、外伤性脑脊液鼻漏

（一）概述

外伤性脑脊液漏（traumatic cerebrospinal fluid leakage）是指由外伤引起的蛛网膜下腔与颅外相通，从而导致脑脊液从不同腔道漏出的损伤性疾病。外伤性脑脊液漏多发生于颅底，可分为鼻漏、耳漏、眼漏三种，以鼻漏和耳漏为主。鼻漏常见于前颅窝骨折如筛板、筛窦骨折以及额窦后壁骨折和鸡冠骨折，蝶窦骨折也偶可引起。耳漏常见于岩骨鼓室盖部骨折，若岩骨骨折时鼓膜未破，脑脊液可从耳咽管流入鼻腔引起鼻漏。眼漏则常见于外伤导致的眶顶骨折。外伤性脑脊液鼻漏（traumatic cerebrospinal fluid rhinorrhea，TCSFR）常表现为鼻腔持续或间歇性流出清亮液体。作为脑外伤的重要并发症，39% 的前颅窝骨折患者合并有外伤性脑脊液鼻漏。

急性期脑脊液常因含有血液而呈淡红色，同时低头时脑脊液漏出量明显增加。大量脑脊液流失，短期内可导致低颅压头痛，若交通创口长时间未能愈合，往往会导致严重的颅内感染，尤其是儿童患者，所以发现脑脊液漏时应及时进行清创、修复。因此为了达到较好的手术效果和预后，对于脑脊液漏口的定位尤为重要。

（二）病理学表现

外伤性脑脊液漏是因为颅骨骨折的同时损伤了硬脑膜和蛛网膜，脑脊液由骨质及脑膜破口处经鼻腔流出，形成颅腔与外界相通的漏口，空气可由此进入形成气颅，同时细菌也可由此薄弱处进入继而引起颅内感染。由于筛骨板和额窦后壁的骨质较为薄弱且与硬脑膜相贴合，若发生损伤时常同时破裂，此为外伤性脑脊液鼻漏常见损伤部位。若其他部位的骨折导致脑脊液由咽鼓管向鼻腔流出也可以形成脑脊液鼻漏，如累及蝶窦的颅中窝骨折或累及岩骨中窝和后窝的骨折。

（三）MRI 表现

对脑脊液鼻漏的检查主要在 T_2WI 上进行，主要的征象为颅腔脑脊液有线状高信号与鼻腔或鼻旁窦的高信号相连（图 3-6-1）。部分脑脊液漏患者还可以发现脑膜或脑组织向骨缺损处膨出，这常常会引起脑脊液漏的迁延不愈，提示需要手术治疗。在诊断不明确时可进行 FLAIR 及脂肪抑制 FSE T_2WI 扫描，对比观察双侧鼻旁窦或中耳乳突气房，若发现高信号提示可能存在脑脊液漏。另外还可以采用磁共振脑池造影（magnetic resonance cisternography，MRC）技术，采用快速自旋回波重 T₂WI 或稳态梯度回波序列，脑脊液呈明显高信号，其他组织均呈低信号。利用三维成像可以发现 T₂WI 上难以发现的较小漏口。

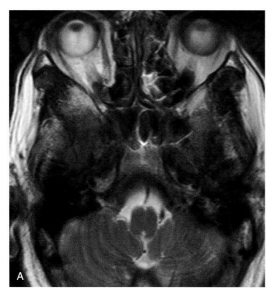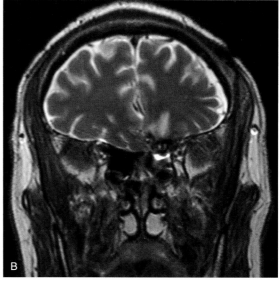

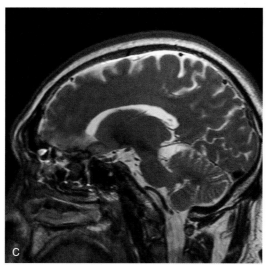

图 3-6-1　外伤性脑脊液鼻漏

A~C. T₂WI 序列横轴位、冠状位和矢状位，对脑脊液鼻漏的检查主要在 T₂WI 上进行，
左侧额底下方可见条状水样高信号，与筛窦的高信号相连

（四）诊断要点与鉴别诊断

1. 诊断要点

（1）患者 CT 检查常提示有颅底骨折。

（2）临床可发现有清亮液体从鼻腔滴出，急性期可为血性，漏出液量大时可表现为低颅压头痛。

（3）若 T₂WI 扫描未能发现明显的脑脊液漏，可在利于脑脊液流出的体位进行动态检查，如鼻漏患者采用俯卧位，耳漏采用患侧卧位，还可以通过压迫颈内静脉使脑脊液的流出量增加。

（4）HRCT 检查显示骨折较 MR 更为敏感，可利用 HRCT 检查定位骨缺损位置后再利用 MR 检查观察脑脊液漏情况。

2. 鉴别诊断

（1）鼻窦黏膜增厚或炎性改变：当鼻窦炎症或黏膜增厚时，T₂WI 也可表现为类似脑脊液的连续线样高信号,在一定程度上存在混淆的可能。可利用增强检查来进行排除,若增强发生强化提示为黏膜组织,反之则为脑脊液信号。

(2)变应性鼻炎:外伤性脑脊液鼻漏约 80% 在外伤 48h 内出现,约 20% 发生在 3 个月内,少数可在一年之后。若距离外伤时间较长,外伤性脑脊液鼻漏常被误认为变应性鼻炎。但变应性鼻炎常伴鼻腔的过敏症状,并且可以发现明确的致敏原。且鼻炎分泌物干燥后可结痂,通过鼻腔漏出液中葡萄糖定量试验可明确液体性质,若测定超过 1.7mmol/L（30mg/dl）,可定性为脑脊液。

(3)鼻窦黏膜下囊肿:鼻窦黏膜下囊肿破裂时可有黄色液体从鼻腔流出,有时会被误认为脑脊液漏。在 MRI 上囊肿未破时可表现为 T_2WI 上的类圆形囊性高信号,CT 上可有周围骨质的压迫性改变,边缘较为光整。而外伤性改变的创口常较不规整,结构较为杂乱。

（五）治疗和预后

外伤性脑脊液漏大多可自行愈合,通常认为一周不愈合,可考虑手术治疗。如果合并需要急诊手术处理的颅内血肿或开放性颅脑损伤时,可在术中一并处理。若脑脊液鼻漏合并脑组织向破损处疝出,常不能自愈,需手术干预。现常通过颅底重建术清理创口,并使用自身碎骨片及 / 或生物材料进行修补,若术前对于漏口位置定位明确且创口修补较好,手术效果通常较为满意,少数术后仍有脑脊液漏的患者继续保守治疗后亦可自愈。

二、鼻窦囊肿

（一）概述

鼻窦囊肿（nasal sinus cyst）是指原发于鼻窦内或来源于牙或牙根并向上颌窦内发展的囊性肿物。常可分为黏液囊肿（mucocele）及黏膜囊肿（mucous cyst）。黏液囊肿的形成大多是由于鼻窦口的长期闭塞,窦内分泌物潴留所致。多发生于筛窦和额窦,蝶窦少见。本病多为单侧。以青年和中年多见。黏膜囊肿又可分为黏液潴留囊肿及浆液囊肿,前者是由于鼻窦黏膜黏液腺或浆液腺管口堵塞,腺体分泌受阻膨胀而形成;后者为渗出的浆液在黏膜下层结缔组织内潴留所致,又称黏膜下囊肿。本病多见于上颌窦,且多位于上颌窦底和内壁,单侧多见。

鼻窦囊肿早期,病变较小时可无任何症状,当病变增大后可出现相应压迫症状,引起疼痛、眼球突出、局部膨隆或触及有弹性肿块等。黏膜囊肿生长极其缓慢,常无症状,有时囊肿自行破溃,可见囊液经窦口流出。

（二）病理学表现

黏液囊肿,囊肿壁即为鼻窦黏膜,故呈半透明、状似水疱。质地软而有弹性。囊内液体一般多呈淡黄色稀薄浆液、棕褐色黏稠液体或咖啡色混合血样物质。若合并感染可形成脓囊肿。MRI 作为最佳的影像学检查方法,可清楚反映囊肿的不同组成成分及其含量。

黏液潴留囊肿一般较小,囊壁即是腺腔壁,囊内为浆液或黏液。浆液囊肿属于假性囊肿,常呈基底部位于窦底的半球形或球形肿物,无明显囊壁上皮。

（三）MRI 表现

黏液囊肿典型表现为窦腔扩大,邻近骨质变薄,囊肿呈圆形或类圆形,轮廓规则,边缘光滑,囊内液体信号取决于囊液内的蛋白含量;如若黏蛋白含量低、水分含量较多时,则 T_1WI 呈中低信号,T_2WI 呈高信号;若黏蛋白含量较高时,则 T_1WI、T_2WI 均呈中等或高信号;若水分较少,囊内分泌物非常黏稠时,则 T_1WI、T_2WI 均呈低信号。增强扫描囊内无强化,囊肿周边的黏膜明显强化,环形强化带外还有一圈明显低信号为窦壁骨质,此征象对鉴别黏液囊肿与恶性肿瘤具有重要价值。若囊肿出现强化,提示囊壁感染。MR 平扫及增强扫描可确诊本病。DWI 扫描多呈等或低信号。

　　黏膜囊肿多呈基底部位于窦壁的半球形或球形肿物影,信号均匀,呈水样信号影,体积一般较小,边界清楚、光滑(图 3-6-2),增强后无强化,黏膜表面可有轻度强化。

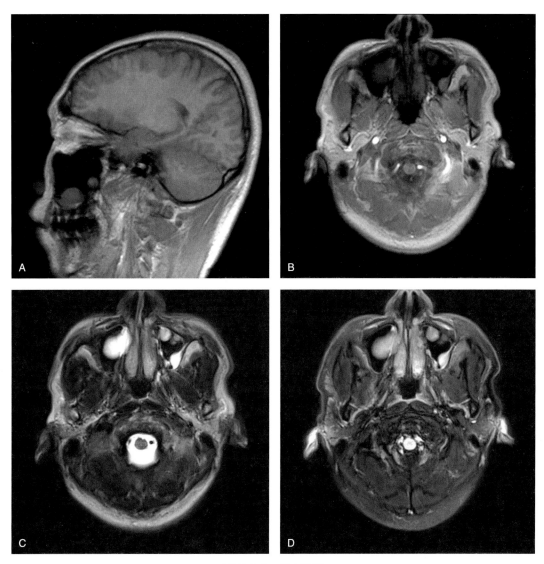

图 3-6-2　鼻窦囊肿

A、B. T$_1$WI 序列,显示双侧上颌窦内可见多发类圆形低信号;

C. T$_2$WI,病变呈均匀高信号;D. T$_2$FLAIR 序列,病变呈高信号

(四) 诊断要点与鉴别诊断

1. 诊断要点

(1)黏液囊肿体积可大可小,多呈球形或类球形。

(2)黏膜囊肿体积一般较小,呈半球形或球形。

(3)囊肿轮廓规则,边缘光滑、锐利。

(4)黏液囊肿信号多变,取决于囊液内的蛋白含量。

(5)黏膜囊肿多呈水样信号。

(6)增强扫描囊内无强化。

2. 鉴别诊断

(1)鼻窦恶性肿瘤:需与黏液囊肿鉴别,前者窦腔扩大不如黏液囊肿明显,窦壁呈侵袭性破坏,广泛且不规则,病程短且常伴鼻出血,病灶边界不规则,呈浸润性生长,多呈等长 T_1、长 T_2 信号,信号均匀或不均匀,增强扫描肿块呈不均匀强化。

(2)血管瘤:位于鼻窦内的血管瘤以上颌窦多见,肿块边界清楚,信号均匀,呈等 T_1、长 T_2 信号,增强扫描成明显强化,邻近骨质呈受压或吸收改变。

(3)鼻息肉:病灶呈软组织信号影,增强扫描强化或明显强化。

(五)治疗和预后

鼻窦囊肿的治疗应视囊肿的部位、大小而定,健康体检中无意发现的窦腔内囊肿,一般无需处理。囊肿增大或有局部压迫症状应考虑外科手术切除并建立鼻窦和鼻腔的引流。

（张 辉 叶信健 白光辉 赵 博 王 俭 王永哲 丁忠祥 刘 衡）

第四章
咽 部

第一节　咽部疾病概述

一、咽部疾病的分类

咽部疾病大致可分为先天性、炎症性、外伤性、肿瘤性疾病等四类。从部位来分主要包括鼻咽、口咽（扁桃体）、喉咽（下咽）和咽筋膜间隙病变等四类。由于病变性质和部位不同，咽部疾病的临床表现和体征也错综复杂。

二、咽部疾病的影像学诊断价值比较

近年来，由于医学影像学技术的进步和普及，各种影像学技术在咽部疾病中的应用均有一些研究进展。当前，应用于咽部疾病的影像学检查技术主要包括 MRI、CT、B 超和 PET/CT 等四种。因不同检查技术成像原理不同，各方法在咽部疾病诊断中起着相辅相成的作用。

由于 MRI 具有软组织分辨率高、多参数、多轴位成像的优点，成为当前咽部疾病诊断的最佳影像学方法。尤其是在显示疾病早期方面，MRI 优于 CT、B 超和 PET/CT。MRI 不仅能够充分显示和体现咽部疾病的信号特点，亦能够很好地显示咽部疾病向周围筋膜、间隙及骨骼、肌肉软组织的发展、蔓延情况。伴随着功能 MRI 成像技术，尤其是对比剂动态增强磁共振技术（dynamic contrast-enhanced MRI，DCE-MRI）和磁共振扩散加权成像技术（diffusion weighted imaging，DWI）的广泛应用研究，MRI 在咽部疾病诊断与鉴别诊断、治疗疗效评估和治疗后肿瘤复发监测中发挥着越来越重要的作用。此外，利用 MRI 特殊成像序列，可获得判定肿瘤组织成分（如脂肪、出血、水、脓液、纤维、软骨）的信息，亦可以进行无造影剂的 MRA、MRV 检查以判定肿瘤与血管的关系。DCE-MRI 在图像后处理工作站上可以生成时间信号强度曲线（time-intensity curve，TIC），并根据对比剂在该组织中的代谢可以评估组织在生理或病理情况下的微循环状态，包括组织的血流灌注、细胞间隙体积、血管通透性等血流动力学特征，对病变的诊断和鉴别诊断具有重要意义。但是，MRI 检查时间较长，需要在检查中得到患者的配合，否则容易因磁敏感伪影和吞咽运动伪影等导致图像质量下降甚至影响诊断。此外，还有部分受检者因存在口腔义齿植入和体内其他部位植入物、幽闭恐惧症等无法完成 MRI 检查的情况，也无法应用 MRI 进行咽部疾病的诊断和评估。

CT 是诊断咽部疾病的快速而有效的成像技术。当前，CT 仍作为咽部疾病筛查和诊断的首选技术，但近年来有逐渐被 MRI 取代的趋势。当临床上怀疑为咽部肿瘤性疾病时，推荐进行多期动态 CT 增强扫描来进行诊断与鉴别诊断。CT 平扫有助于诊断肿瘤是否包含钙化（或牙齿）、脂肪、急性出血和坏死，动态增强 CT 扫描有助于评判肿瘤的血供丰富程度、强化是否均匀、病灶的侵犯范围，还可以获得病灶的动态

增强曲线,从而得到诊断肿瘤的特征性信息。CT 在评估肿瘤及咽部病灶对周围颅底骨、颈椎的侵犯优于 MRI,但它对肿瘤早期的诊断、肿瘤向脑神经的侵犯、向周围筋膜间隙及肌组织的侵犯情况显示不如 MRI。尽管 CT 检查价格适中,但它在许多咽部肿瘤的诊断与鉴别诊断、肿瘤分期中已经逐渐被 MRI 取代。

B 超在咽部疾病中的应用较少,而在甲状腺、腮腺、下颌下腺疾病的应用较多。然而,临床上仍有许多以颈部肿物为首发症状的咽部疾病患者先进行了颈部 B 超检查而后再行 CT、MRI 等检查。此外,B 超技术具有简便、经济、快速的特点,在判定浅表淋巴结转移癌中的敏感性和特异性较高。B 超技术尤其是彩超、超声造影和超声引导细针穿刺技术在协助判定和诊断咽部恶性肿瘤的 N 分期中仍具有重要作用,尤其是判定锁骨上区淋巴结和颈部小淋巴结性质中的价值得到了临床和影像学医师的认可。

PET/CT 对于咽部肿瘤性疾病的诊断特异性高,同时可行全身 TNM 分期,因此受到了临床与影像科医生的肯定。在肿瘤良恶性鉴别诊断有困难时,PET/CT 起着极其重要的作用。然而,PET/CT 由于成像时 FOV 大,空间分辨率低于 CT 和 MRI,因此对咽部肿瘤局部 T 分期和 N 分期的准确性反而较低。因此,目前 PET/CT 主要应用于探测头颈部肿瘤远处转移的检测、治疗后残留和复发的检测等方面。

第二节　咽部先天性囊肿

一、鳃裂囊肿或瘘管

(一) 概述

鳃裂囊肿或瘘管包括来源于第一鳃沟的耳颈瘘管及囊肿和第二、第三、第四腮沟的瘘管及囊肿。鳃源性瘘管及囊肿起源于各鳃沟或咽囊,外瘘口及绝大多数患者瘘管全程及囊肿皆位于颈侧,故又称颈侧瘘管及囊肿。最常见的为第二鳃裂囊肿,其次为第一鳃裂囊肿,其他鳃裂囊肿及瘘管少见。病变多系偶然发现,缓慢生长,如继发感染则出现红、肿、疼痛并突然增大,抗感染治疗或穿刺抽液后症状可暂时缓解,可反复感染。鳃裂囊肿有其典型的好发部位:颈前三角区,胸锁乳突肌上 1/3 前缘或深面,下颌角后方,颈动静脉之外方。颌下区为第二好发部位,少数发生于腮腺区。文献中报道有发生于颈后三角、会厌、肩背部者,但还是以胸锁乳突肌上 1/3 前缘或深面、下颌角后方、颈内动静脉外方为好发部位。

(二) 病理学表现

鳃裂囊肿有较一致的镜下表现。病理示:囊肿外层为纤维结缔组织,内层为复层鳞状上皮,有较多淋巴组织、纤维组织及少量炎性细胞浸润。另有少量胆固醇结晶,偶可见纤毛柱状上皮细胞。反复手术或瘘管感染时可出现大量炎性细胞、组织细胞、纤维结缔组织及肉芽组织(图 4-2-1)。

(三) MRI 表现

MRI 上常表现为位于颈前三角区、胸锁乳突肌前内侧的囊性信号,边界清晰,信号均匀,T_1WI 呈等或高信号,T_2WI 呈高信号,增强后囊壁强化或不强化(图 4-2-2、图 4-2-3)。

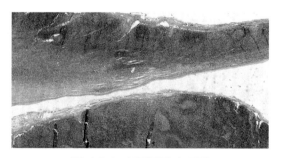

图 4-2-1　鳃裂囊肿病理图

光镜下示囊肿被覆鳞状上皮,上皮下富于淋巴细胞和具有生发中心的淋巴滤泡(HE×5)

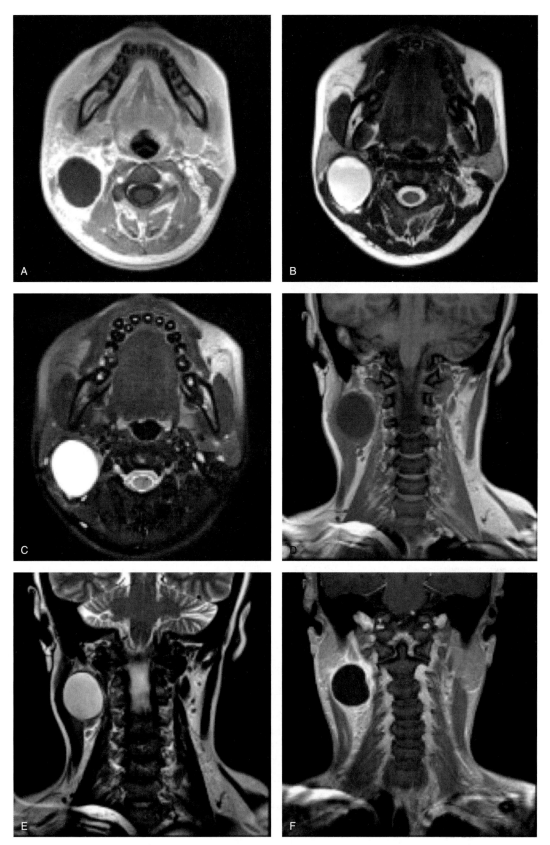

图 4-2-2　第二鳃裂囊肿

A. T_1WI 序列，示右侧腮腺后方、胸锁乳突肌内侧间隙内椭圆形囊状影，与邻近肌肉相比，病变呈略低信号；B. T_2WI 序列，示病变呈高信号，边界清晰，其周围可见环形低信号包膜，其内部信号均匀，右侧颈内静脉及邻近肌肉受压推移；C. 脂肪抑制 T_2WI 序列，示椭圆形囊状影呈明显高信号；D~F. 冠状位 T_1WI、T_2WI、增强 T_1WI 序列，示病变内未见增强，囊壁可见强化

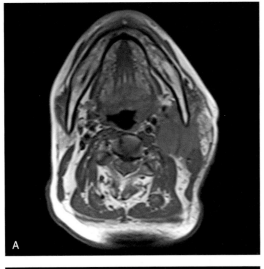
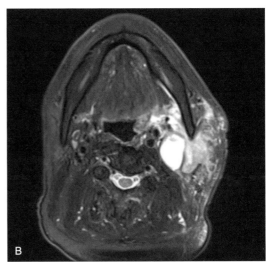
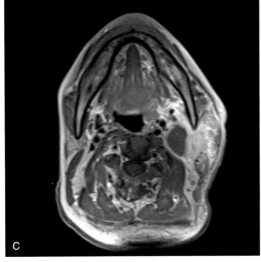

图 4-2-3 第二鳃裂囊肿合并感染

A. T₁WI 序列示左侧第二鳃裂囊内容物呈等信号,形态不规则,囊壁呈低信号且边界不清;B.脂肪抑制 T₂WI 序列示囊内容物呈高信号,囊壁呈等信号;C. T₁WI 增强序列示囊壁增厚并明显强化,周围见水肿及炎性渗出,囊内容物无强化

(四) 诊断要点与鉴别诊断

1. 诊断要点

(1)出生后不久即发现。

(2)耳周的囊性发育异常。

(3)颈部包块、反复感染、颈部或外耳道瘘口分泌物。

(4)MRI 上颈前三角区、胸锁乳突肌前内侧的囊性信号,边界清晰,信号均匀,T₁WI 呈等或高信号,T₂WI 呈高信号。

(5)增强后囊壁强化或不强化。

2. 鉴别诊断

(1)甲状舌管囊肿:多见于 1~10 岁儿童,典型部位的甲状舌管囊肿位于中线,鉴别诊断不难,偏中线部位的 MRI 的典型表现为多房形和 T₂ 加权像上非常高的信号强度。

(2)淋巴管瘤:多见于 2 岁以内儿童,好发于舌颊及颈部,US、CT、MRI 均可表现为多房或单房的囊性病灶,CT、MRI 上常呈浸润性生长,无明显边界,无明显强化。

(3)皮样囊肿、表皮样囊肿:部位特定,多位于口底正中,皮样囊肿 CT 或 MRI 上密度或信号具特征性,内常含脂肪。表皮样囊肿回声、密度、信号混杂。

(4)神经鞘瘤:来源于神经鞘,部位各异,囊变常伴实性部分。

（5）颈部淋巴结：当淋巴转移或淋巴结结核伴坏死液化时，其囊壁较厚，内壁不规则，边缘可模糊，囊壁强化明显。厚壁环状强化，结核的可能性较大；薄壁环状强化，强化结节中可见软组织结节，转移瘤的可能性较大。

（6）脓性或结核性脓肿：表现为在某一间隙内的软组织肿块，脓肿与软组织分界不清，囊变者壁厚，内见坏死组织，增强可见壁轻度强化，部分内部见气体影，MRI 示多数脓肿边界清晰。

（五）治疗和预后

目前为止，手术彻底切除病变是保证治愈的唯一途径，手术必须在完全控制感染的情况下进行。对于反复感染的病例应在下次感染之前或瘢痕形成以前尽早切除。由于病变与面神经的关系以及炎症的存在，使得局部的解剖暴露比较困难，因而没有一个统一的外科手术程序，病变与面神经、腮腺的关系是多变的，在外科切除病变的过程中，面神经必须首先得到充分暴露并确认以免损伤面神经，否则会引起暂时或永久性面瘫；部分患者需做腮腺浅叶的切除；创面修复时，有可能需要一个翻转皮瓣。鳃裂囊肿或瘘管预后良好，也可有癌变，其癌变率极低。

二、甲状舌管囊肿

（一）概述

甲状舌管囊肿（thyroglossal duct）是与甲状腺发育相关的先天性畸形。甲状腺舌管通常在胎儿 6 周左右自行闭锁，若甲状腺舌管退化不全，即可形成先天性囊肿，感染破溃后成为甲状腺舌管瘘。本病多见于 15 岁以下儿童，男性为女性的 2 倍。表现为在颈前区中线、舌骨下方有直径 1~2cm 的圆形肿块，边界清楚，表面光滑，有囊性感，并能随吞咽或伸、缩舌而上下移动。

（二）病理学表现

甲状舌管囊肿可出现于舌根的盲孔处至颈静脉切迹间的任何一点上，囊肿一般在颈部中线上，较大时可偏向一侧。囊内容物为上皮细胞脱落、液化和炎症反应性产物，并非真正由囊壁分泌。囊肿由于反复炎症而逐渐增大，如果在颈部形成窦道开口，称为甲状舌管瘘或甲状舌管窦。异位甲状腺组织同样可残留于甲状舌管下降的沿线上。甲状舌管先天畸形，约 65% 是囊肿，20% 是瘘管，15% 是囊肿合并瘘管（图 4-2-4）。

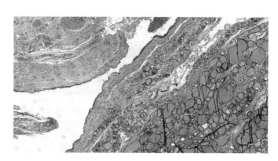

图 4-2-4　甲状舌管囊肿病理图
光镜下示囊肿囊壁被覆假复层纤毛柱状上皮，囊壁内可见正常的甲状腺组织（HE×10）

（三）MRI 表现

MRI 典型者表现为边缘光滑的囊性病灶，T_1WI 呈低信号，T_2WI 呈高信号，囊壁菲薄，病变内蛋白含量较高时，可使 T_1WI 信号较高。继发感染时，病灶壁增厚，T_1WI 信号增高，增强后壁明显强化。MRI 以 T_2WI 和增强扫描为佳，同时能清晰显示病变解剖间隙和与毗邻结构关系，对于口底和深部生长的病变以 MRI 显示更佳（图 4-2-5）。

（四）诊断要点与鉴别诊断

1. 诊断要点

（1）多见于 15 岁以下儿童，男性为女性的 2 倍。

（2）颈前区中线、舌骨下方直径 1~2cm 的圆形肿块；边界清楚，表面光滑，有囊性感，并能随吞咽或伸、缩舌而上下移动。

（3）边缘光滑的囊性病灶，T_1WI 呈低信号，T_2WI 呈高信号，囊壁菲薄，病变内蛋白含量较高时，可使 T_1WI 信号较高。

（4）继发感染时，病灶壁增厚，T_1WI 信号增高，增强后壁明显强化。

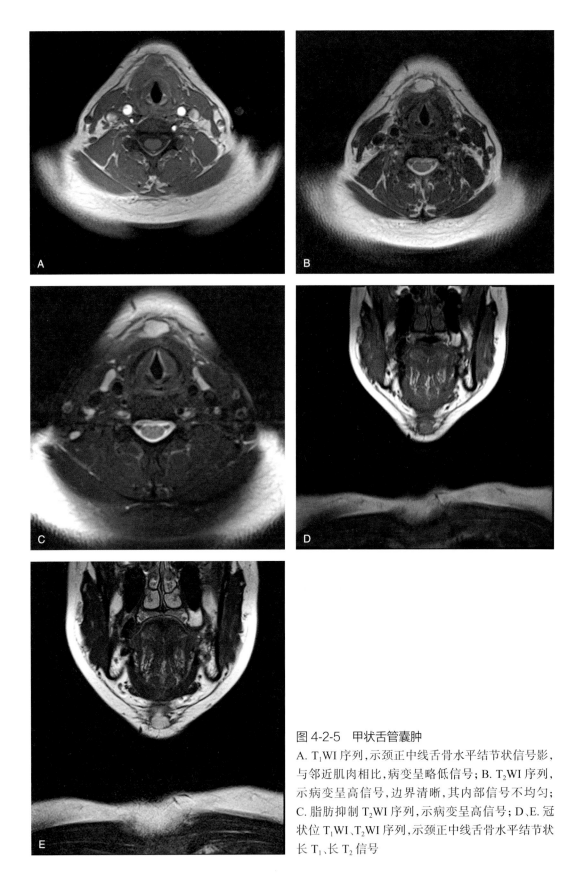

图 4-2-5　甲状舌管囊肿
A. T₁WI 序列,示颈正中线舌骨水平结节状信号影,
与邻近肌肉相比,病变呈略低信号;B. T₂WI 序列,
示病变呈高信号,边界清晰,其内部信号不均匀;
C. 脂肪抑制 T₂WI 序列,示病变呈高信号;D、E. 冠
状位 T₁WI、T₂WI 序列,示颈正中线舌骨水平结节状
长 T₁、长 T₂ 信号

　　2. 鉴别诊断　甲状舌管囊肿需要与鳃裂囊肿、颈前区皮样囊肿、表皮样囊肿鉴别,前者囊肿常偏于一侧,多发生在颈部外侧胸锁乳突肌深部中上 1/3 与颈内外动脉之间,不随吞咽运动。后者以口底和舌下区多见,不随吞咽运动。

（五）治疗和预后

甲状舌管囊肿手术切除后可有一定的复发率,有研究报道 Sistrunk 手术的术后复发率为 3%~5%,但也有报道称复发率高达 26.9%。术后复发者其再次复发率可达 33%。大部分为乳头状癌,也有滤泡状癌、鳞癌等。但关于其来源仍有争议,有人认为是隐匿性甲状腺癌扩散而来,也有人认为是起源于甲状舌管囊肿壁内的异位甲状腺组织。治疗宜手术切除,需切除一段舌骨以彻底清除囊壁或窦道,并向上分离至舌根部,以免复发。

三、咽囊囊肿

（一）概述

咽囊囊肿亦称为 Tornwaldt's 囊肿、鼻咽潴留囊肿、咽囊炎、桑活地病等。该病起源于鼻咽脊索残留组织,是一种少见的上皮样囊肿,发生率低,约为 1.4%~3.3%,多为颈部或头颅检查时偶然发现,临床工作中易被忽略或误诊。如有鼻咽部外伤、手术或其他机械刺激等原因,可引起继发感染。

本病可发生于不同年龄群体,好发年龄 30~60 岁,无明显性别差异,大多数患者无明显症状,部分患者因病灶较大(直径 20mm 以上)或继发感染则可出现不同症状。主要症状有鼻塞、鼻咽腔黏性或脓性分泌物、鼻后部流黏涕或伴有鼻腔腥臭感,部分患者可因脓液流入咽喉而诱发咽炎。部分患者有顽固性枕部头痛,可伴有颈后肌肉酸痛僵直,转头时则加重,一旦囊肿破裂,头痛则迅即消失。若脓性分泌物堵塞咽鼓管咽口,可出现耳闷、耳鸣、耳聋。有感染时少数可发生颈部淋巴结炎,伴有低热。

鼻咽镜下可见咽囊囊肿多位于鼻咽顶部正中,外观呈半透明的球形或半球形,表面多光滑(图 4-2-6),也可能有少量增殖体组织,直径约 2~12mm,中央有小凹陷或开口,其内容物为清亮的浆液或稠厚的黏液,偶尔含气,如继发感染则呈脓性。脓痂可附着于咽囊开口处,以探针探查外口,可有分泌物溢出,形似猪油或豆腐渣,有时亦呈干酪样。

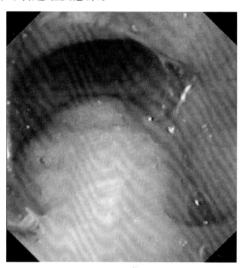

图 4-2-6　咽囊囊肿
鼻咽镜下见鼻咽顶部正中半透明球形囊肿,
表面光滑

（二）病理学表现

咽囊为胚胎发育期颅颊囊的残留,在脊索从顶端退化回缩时,咽部上皮向内凹陷形成的囊性盲隐窝为咽囊,位于鼻咽顶后壁咽上缩肌之上,在两侧咽隐窝的平面,居于头长肌之间,向上可达枕结节。咽囊口开口于腺样体中央隐窝下端,囊壁为黏膜覆盖。咽囊的深浅、大小不一,内被覆黏膜,炎症使其开口阻塞,从而妨碍杯状细胞分泌物引流,逐渐形成囊肿,继发感染则成为脓肿。咽囊囊肿壁为纤维组织,被覆柱状上皮或鳞状上皮(图 4-2-7)。

（三）MRI 表现

Shank 等认为磁共振诊断标准为 T_2WI 上鼻咽后壁中线出现接近脑脊液且边界清晰的圆形或椭圆形高信号病变。小部分咽囊囊肿磁共振可表现为鼻咽部顶后壁黏膜深部、直径约 2~12mm 的类圆形信号,T_1WI 呈低信号,T_2WI 呈高信号,边界清楚。但大部分咽囊囊肿由于囊液含较多蛋白成分,T_1WI 呈高信号,T_2WI 呈高信号为该病的特征性磁共振表现,脂肪抑制序列上常表现为高信号,囊壁薄而光整,囊内无分隔及实性组织成分,增强后囊内容物无明显强化、囊壁可轻度强化,DWI 呈等或稍低信号,与邻近组织信号差异明显,边界清楚。若囊内出现感染或出血,由于囊液含蛋白质的浓度不同或伴有少量出血,T_1WI 序列上可为低、等、高信号,T_2WI 序列上可为低或高信号、甚至混杂信号(图 4-2-8、图 4-2-9)。

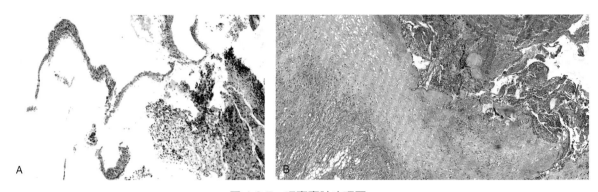

图 4-2-7　咽囊囊肿病理图

A. 光镜下见囊肿壁样组织,内衬假复层纤毛柱状上皮,间质看见炎性细胞浸润(HE×100); B. 光镜下示囊壁被覆立方
上皮,囊内可见脱落的上皮及坏死物,囊壁纤维组织增生,局部黏液变性,可见少许炎细胞浸润(HE×10)

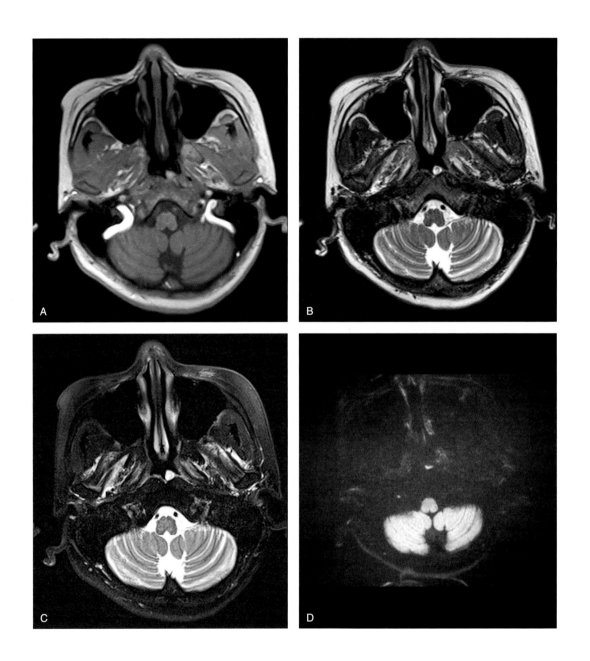

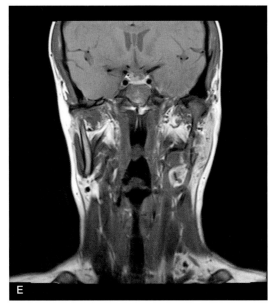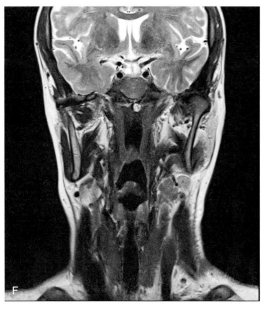

图 4-2-8 咽囊囊肿

A. T_1WI 序列,示鼻咽后壁类圆形结节影,与脑实质相比,病变呈略高信号;B. T_2WI 序列,示病变呈高信号,边界清晰,其内部信号不均匀;C. 脂肪抑制 T_2WI 序列,示鼻咽后壁上结节呈明显高信号;D. DWI 序列,示鼻咽后壁上结节呈低信号;E、F. 冠状位 T_1WI、T_2WI 序列,示鼻咽顶后壁类圆形短 T_1 长 T_2 信号

(四) 诊断要点与鉴别诊断

1. 诊断要点

(1) 发生于不同年龄群体,好发年龄 30~60 岁。

(2) 临床症状常不明显,若继发感染可有枕部钝痛、鼻腔后部分泌物增多、口臭、咽痛、颈部肌肉僵硬等症状。

(3) 鼻咽镜下可见病变外观呈半透明的球形或半球形,表面多光滑,其内容物为清亮的浆液或稠厚的黏液,如继发感染则呈脓性。

(4) 磁共振多表现为鼻咽部顶后壁正中线上黏膜深部短 T_1、长 T_2 信号,少部分咽囊囊肿 T_1WI 呈低信号,T_2WI 呈高信号,直径 2~12mm,常为圆形或椭圆形。若囊内出现感染或出血,则 T_1WI 呈高信号,T_2WI 呈高信号。

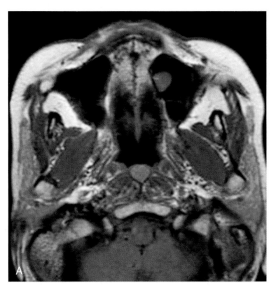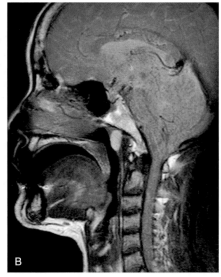

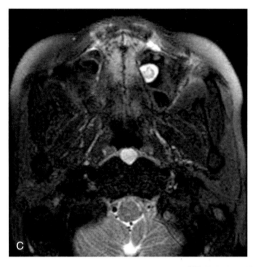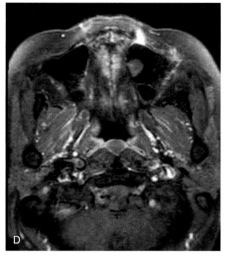

图 4-2-9　咽囊囊肿

A. T₁WI 序列；B. T₂WI 序列，大部分咽囊囊肿由于囊液含较多蛋白成分，短 T₁、长 T₂ 为该病的特征性磁共振表现；C. 脂肪抑制 T₂WI 序列，病变常表现为高信号，囊壁薄而光整，囊内无分隔及实性组织成分；D. 增强 T₁WI 序列，增强后囊内容物无明显强化、囊壁可轻度强化

2. 鉴别诊断

（1）腺样体潴留囊肿：该病主要由于腺体导管阻塞，使腺管扩张，液体积聚形成的囊肿，可发生于咽部有浆液腺或黏液腺黏膜的任何部位，以会厌和会厌谷多见，位于咽颅底筋膜之前；发病年龄较小，多小于 10 岁；直径多小于 5mm；病变常多发；在 T₂WI 上多低于脑脊液信号。

（2）鼻咽部脑膜膨出或脑膜脑膨出：由骨质缺损引起，常与颅内结构相关，可以发现膨出物与颅内脑膜或脑膜脑相连。

（3）Rathke 囊肿：来源于颅咽管的咽胚的开口，大多数囊肿以垂体为中心，位于咽囊囊肿的头侧及腹侧，较小者位于鞍内，较大者可穿过鞍膈向鞍上发展，也可位于鞍下，内容物主要为黏液、血液或渗出液。

（4）鼻咽癌：多为鼻壁侧壁咽隐窝软组织肿块，常位于一侧，T₁WI 呈低信号，T₂WI 呈高信号，可见明显强化。常伴有颈部淋巴结肿大、咽隐窝及咽鼓管闭塞、颅底骨质侵犯等。

（五）治疗和预后

大多数咽囊囊肿患者并无症状，不需特别治疗。而对有临床症状的患者可通过鼻内镜或鼻咽纤维镜行手术切除。该手术术野清晰、创伤小、手术时间短，主要原则是彻底切除或破坏囊壁以防复发。对于反复感染且与周围组织广泛粘连的囊肿，可先去除囊肿的前壁，然后依次去除侧壁、底壁及其周围肉芽组织，直至暴露筋膜或肌肉。手术术后效果良好、复发率低。

第三节　咽部炎性疾病

一、扁桃体增生肥大

（一）概述

扁桃体分为咽扁桃体、腭扁桃体、舌扁桃体及咽鼓管扁桃体，均为咽淋巴环（waldeyer's ring）的组成部分。

咽扁桃体（pharyngeal tonsil），即腺样体（adenoid body），位于鼻咽的顶后壁，表面被覆假复层纤毛柱状上皮，无隐窝。黏膜形成一些纵行皱襞，固有层内有许多淋巴组织。幼儿时期较发达，6~7岁时最大，约至10岁以后逐渐萎缩，成年后完全退化或仅有少许残留。若腺样体增生肥大，且引起相应症状者，称为腺样体肥大（adenoid vegetation）。本病多见于儿童，且常合并有慢性扁桃体炎，与分泌性中耳炎密切相关。常见病因为急慢性鼻咽炎的反复发作，儿童期的各种急性传染病等。其症状主要有：①堵塞咽鼓管咽口致分泌性中耳炎，有时可为腺样体肥大的首发症状；②肥大的腺样体堵塞鼻后孔致鼻塞、流涕、张口呼吸、说话闭塞性鼻音、打鼾等，腺样体肥大是儿童阻塞性睡眠呼吸暂停低通气综合征（obstructive sleep apnea hypopnea syndrome，OSAHS）最常见的病因之一；③成人患者极少，多表现为鼻咽干燥感、异物感等。

舌扁桃体（lingual tonsil）在哺乳类的舌根部后下缘表面，由淋巴细胞聚集形成的小结节，它与味觉完全无关，其整个表层形成淋巴性器官。舌扁桃体肥大（hypertrophy of lingual tonsil）又称慢性舌扁桃体炎（chronic lingual tonsillitis），多见于20~40岁的青壮年，儿童少见。常为舌扁桃体及腭扁桃体慢性炎症反复发作的结果。临床上可见于腭扁桃切除术后，认为是舌扁桃体代偿性增生所致。舌扁桃体肥大还与过度烟酒、好用刺激性食物及发声过度有关。舌扁桃体肥大主要为局部刺激症状，如：咽异物感、阻塞感、刺激性干咳、声嘶等，说话较多时，上述症状可加重。

腭扁桃体（palatine tonsil）是淋巴组织与上皮紧密联结所构成的淋巴上皮器官。6岁以前发育快，青春期后开始萎缩，到老年仅留少量淋巴组织。腭扁桃体呈扁卵圆形，位于腭舌弓与腭咽弓间的扁桃体窝内，此窝上部分未被扁桃体充满的空间称扁桃体上窝，异物常停留于此，腭扁桃体的内侧面有两黏膜皱襞，腭扁桃体除内侧面外，其余部分由结缔组织的扁桃体囊包绕。腭扁桃体内侧面由上皮被覆，上皮陷入扁桃体实质内，形成深浅不一的扁桃体隐窝（tonsillar crypts），并在扁桃体内伸出许多囊状分支，细菌易于存留繁殖，成为感染病灶。慢性扁桃体炎（chronic tonsillitis）是临床上常见的疾病之一，在儿童期多表现为腭扁桃体的增生肥大。常见病因为反复发作的急性扁桃体炎，其病原体有草绿色链球菌、金黄色葡萄球菌、乙型溶血性链球菌等；也可继发于某些急性传染病（如白喉、流感、麻疹等）后。其症状主要有：①有咽痛反复发作、扁桃体周围脓肿等病史；②咽部经常不适或有口臭；③炎症时期各种反射失调现象等。

在上述这一系列淋巴组织中，腭扁桃体体积最大，通常所说的扁桃体即指腭扁桃体。下文将其作为代表进行扁桃体增生肥大的描述和分析。

（二）病理学表现

主要病原体有草绿色链球菌、金黄色葡萄球菌、乙型溶血性链球菌等。扁桃体增生肥大是慢性扁桃体炎其中一型（另外两型为纤维萎缩型和隐窝型），其为淋巴组织增生（图4-3-1）。儿童期扁桃体显著肥大，色淡红，质地较柔软者多为生理性；成人多为纤维萎缩型或隐窝型。可见腭舌弓明显慢性充血，扁桃体隐窝口有黄白色脓栓，一侧或两侧下颌角淋巴结肿大。临床上常将扁桃体按其大小分为三度：Ⅰ度肥大：扁桃体不超过腭舌弓和腭咽弓；Ⅱ度肥大：扁桃体超出腭咽弓；Ⅲ度肥大：两侧扁桃体接近中线或相互接触。Ⅲ度肥大较有诊断意义。

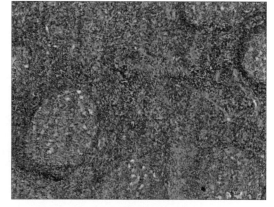

图4-3-1 扁桃体增生肥大病理图

HE染色光镜下显示淋巴滤泡扩张，分化成熟的淋巴细胞弥漫增生，符合淋巴组织良性增生性表现（HE×200）

（三）MRI 表现

扁桃体增生肥大：在 T_1WI 上，由于扁桃体与其前后的腭舌弓和腭咽弓具有相近的信号强度，二者不易区分呈等信号，尤其是扁桃体 Ⅰ~Ⅱ 度肥大者；在 T_2WI 上呈较高信号，这是由于扁桃体内的淋巴组织和黏膜下腺比周围的肌肉具有更长的 T_2 弛豫时间，并且其高信号贯穿 Waldeyer 淋巴环；DWI 呈高信号，ADC 图呈等信号；在脂肪抑制的钆剂对比增强 T_1WI 上，呈中等强化（图 4-3-2）。当扁桃体增生肥大继发急性感染时，除扁桃体本身病变外，还可继发扁桃体周围脓肿、咽后脓肿、咽旁脓肿、急性中耳炎、急性鼻炎、急性支气管炎等，可有相应影像学表现：脓腔 T_1WI 多表现为低信号、T_2WI 稍高信号，DWI 高信号，脓肿壁 T_1WI 表现为等信号环形分隔，T_2WI 等或稍低信号，增强脓肿壁呈显著、环形强化；急性中耳炎乳突气房信号常增高，内可见气液平面，表现为点状或片状 T_1WI 低、T_2WI 高信号；病变引起的颈部淋巴结肿大多位于颈部 Ⅰ、Ⅱ 区，其 MRI 信号特点与原发病变相似。

（四）诊断要点与鉴别诊断

1. 诊断要点

（1）有反复发作咽痛、易感冒或扁桃体周围脓肿的病史。

（2）咽部常不适或有口臭，炎症时各种反射失调现象。

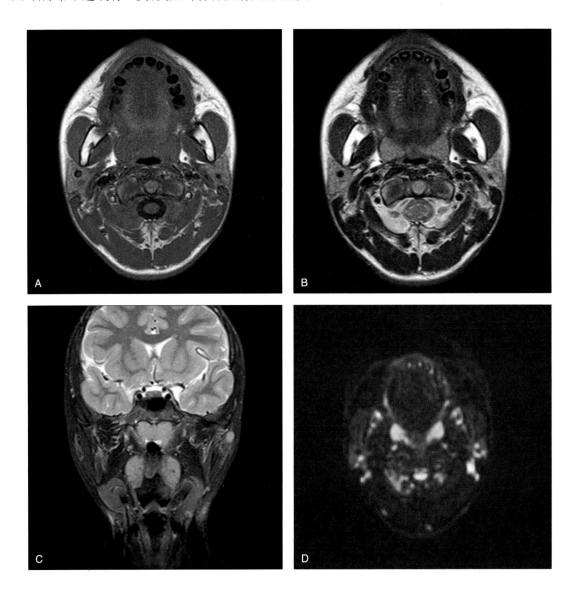

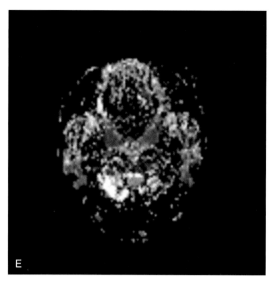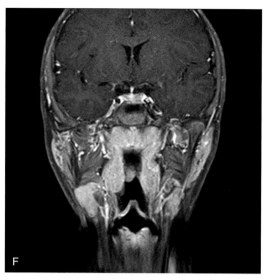

图 4-3-2　扁桃体增生肥大

A. T₁WI 序列，显示扁桃体与其前后的腭舌弓和腭咽弓具有相近的信号强度；B、C. T₂WI、脂肪抑制 T₂WI 序列，扁桃体显示较高信号，这是由于扁桃体内的淋巴组织和黏膜下腺比周围的肌肉具有更长的 T₂ 弛豫时间；D. DWI 序列，扁桃体呈高信号；E. ADC 图，呈等信号；F. 增强 T₁WI 序列，扁桃体呈中等强化

（3）体检可见腭舌弓明显慢性充血，扁桃体隐窝口有黄白色脓栓，扁桃体肿大或瘢痕形成，扁桃体周围粘连等；实验室细菌培养多为草绿色链球菌、金黄色葡萄球菌、乙型溶血性链球菌等。Ⅲ度肥大较有诊断意义。

（4）T₁WI 显示病变为等信号，T₂WI 显示为稍高信号，DWI 呈高信号，ADC 图呈等信号；增强后病灶呈中等强化。

（5）扁桃体增生肥大伴急性感染时，可继发：扁桃体周围脓肿、咽后脓肿、咽旁脓肿、急性中耳炎、急性鼻炎、急性支气管炎等，可有相应影像学表现。

2. 鉴别诊断

（1）扁桃体癌：发展迅速，可为偏侧性，若扁桃体肿大而有溃疡，抗感染治疗效果不明显，临床呈现慢性反复过程，需考虑有扁桃体癌的可能。MRI 扫描表现为扁桃体窝内异常软组织影，形态多不规则，边缘不清楚，易向咽旁间隙侵犯，内部坏死常见，平扫及强化信号多不均匀；转移之淋巴结多发生坏死，呈环形强化。

（2）扁桃体淋巴瘤：发生在颈部的淋巴瘤是头颈部除鳞癌以外的最常见恶性肿瘤，以非霍奇金淋巴瘤多见，可以原发仅局限于颈部，亦可以是全身淋巴瘤在颈部的一部分。原发于颈部的淋巴瘤临床表现无特征性，但抗感染治疗效果不明显，临床多呈现慢性反复过程。影像表现为腭扁桃体肿大，外生型多见，轮廓较光整，主要向咽腔内生长，邻近深部间隙浸润少见，常伴有淋巴结肿大；绝大部分病变信号均匀，T₁WI 显示为等信号，T₂WI 显示为稍高信号，DWI 呈高信号，ADC 图呈等信号，弥散受限；增强后病灶呈中等均匀强化，典型表现诊断不难。

（3）隐性扁桃体结核：扁桃体结核临床特征多为咽痛、异物感、吞咽困难等局部症状重，而发热、盗汗、乏力、消瘦等全身症状轻。扁桃体结核临床不多见，又与慢性扁桃体炎的临床表现极为相似，临床上的误诊、漏诊率高。应注意综合分析扁桃体结核的诊断：需要详细收集病史，若肺结核患者有咽部相应症状时应考虑扁桃体结核的可能；对于否认结核病史，无明显全身症状的患者，虽经积极抗感染对症治疗，效果欠佳的情况下，也应考虑到扁桃体结核的可能。扁桃体结核可为颈淋巴结结核的原发病灶，但需做病理检查方可确诊。

（五）治疗和预后

1. 非手术治疗 参加体育锻炼，增强体质和抗病能力，对不宜施行手术的儿童甚为重要。急性扁桃体炎应采用类固醇激素（如地塞米松），非甾体类抗炎药和β-内酰胺抗生素（如青霉素或头孢）进行治疗。

2. 手术治疗 扁桃体切除术，即将全部扁桃体及其被膜一并切除，是治疗扁桃体增生肥大经典的方法。近来有学者认为，扁桃体部分切除术，包括激光扁桃体部分切除术、射频治疗等，其术后疼痛和出血的风险要低得多。

二、扁桃体周围脓肿

（一）概述

扁桃体周围脓肿（peritonsillar abscess，PTA）为发生于扁桃体周围间隙的化脓性炎症，经蜂窝织炎发展为脓肿，中青年多见，多为单侧发病，双侧发病较少见。其发病机制为，扁桃体上方软腭黏膜下的一组小唾液腺称为 Weber's 腺，咽部致病菌感染该腺体后，继而导致扁桃体周围炎和脓肿，此外致病菌也可经扁桃体周围丰富的血管及淋巴管感染扩散至扁桃体周围。

临床多发生于急性扁桃体炎后 2~3 周，可发热、寒战，一侧咽痛，疼痛也可放射至同侧耳部及牙齿，患者吞咽困难，流涎，语言不清，炎症波及一侧翼内肌时可张口受限。若为前上位脓肿，扁桃体则向内下方移位并覆以脓性分泌物，患侧舌腭弓上部和软腭充血、肿胀、隆起；若为后上位脓肿，则扁桃体被推向前下。

（二）病理学表现

扁桃体腺体呈现急性或慢性炎性改变，其周围间隙内积脓，并可见大量的炎性细胞集聚、浸润，并可见纤维组织增生，Weber's 腺及其对应导管则发生萎缩。少量的 PTA 病例扁桃体上隐窝可有脓性分泌物，并穿透扁桃体包膜，与扁桃体周围脓腔相通。

（三）MRI 表现

扁桃体及其周围组织肿胀，呈大片水肿信号，T_1WI 以稍短信号为主，T_2WI 以稍高信号为主，边缘模糊不清，脓肿 T_1WI 以短信号为主，T_2WI 以高信号为主（图 4-3-3），增强扫描脓肿壁明显环形强化，脓腔不强化，DWI 扫描脓腔内脓液呈明显高信号。脓肿可为单发，也可呈多发斑点、蜂窝样表现。

（四）诊断要点与鉴别诊断

1. 诊断要点

（1）中青年多见。

（2）多见于一侧。

（3）患者可发热、咽痛、张口受限。

（4）MRI 平扫示一侧扁桃体及周围组织大片 T_1WI 以稍短信号为主，T_2WI 以稍高信号为主水肿信号，脓肿 T_1WI 以短信号为主，T_2WI 以高信号为主。

（5）MRI 增强示脓肿壁明显环形强化。

（6）DWI 示脓液呈明显高信号。

2. 鉴别诊断

（1）口咽淋巴瘤：可位于扁桃体区，一般呈均匀信号 T_1WI 以稍短信号为主，T_2WI 以稍高信号为主，边界清楚，一般无坏死、出血、囊变信号，均匀轻度强化。

（2）口咽癌：多单发，边缘不规则，向周围侵犯明显，T_1WI 以稍短信号为主，T_2WI 以稍高信号为主，其内可坏死，增强强化明显。

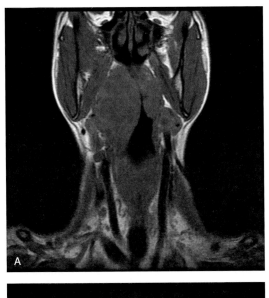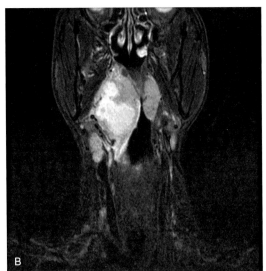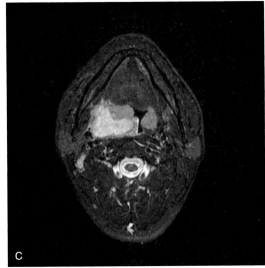

图 4-3-3 扁桃体周围脓肿

A~C. T₁WI 及脂肪抑制 T₂WI 序列,显示右扁桃体及其周围组织明显增大,越过中线达对侧,病灶内见大小不一、形态不规则长 T₁ 长 T₂ 信号脓腔,脓肿壁呈稍长 T₁ 稍长 T₂ 信号,右颈部淋巴结肿大

(五)治疗和预后

扁桃体周围脓肿形成后行针吸排脓是常规方法,并配合抗生素治疗,必要时可行脓肿切开引流术,可在切开排脓后数日抗生素严格控制炎症下行扁桃体切除术。PTA 多为厌氧溶血性链球菌感染,青霉素治疗有效,另外也可采用头孢类抗生素及克林霉素治疗。穿刺排脓的穿刺点可选择病灶最隆起处或扁桃体上缘 - 咽腭弓间,或在 B 超引导下进行。当穿刺排脓治疗无效时可摘除扁桃体。

三、咽后脓肿

(一)概述

咽后脓肿(retropharyngeal abscess)是咽后间隙的一种化脓性炎症。咽后间隙的感染常继发于咽异物损伤、急性化脓性扁桃体炎、喉炎或上呼吸道感染等。其中,成人咽后脓肿的主要诱因是异物损伤,多见于老年患者;而儿童患者的主要病因为上呼吸道感染引起的化脓性淋巴结炎。

结核性咽后脓肿多见于少年或成人,可为原发咽后淋巴结结核或继发于颈椎结核,前者 70% 伴有颈淋巴结病。结核引起的咽后脓肿早期症状不明显,进展慢、病程长,细针穿刺细胞活检是确诊的有效方法。

一些不当的临床操作也可能会导致咽后脓肿的形成,咽后壁封闭治疗时进针过深,可将感染源引入咽后间隙。故行咽后壁封闭治疗时应注意进针深度,特别是有糖尿病等基础疾病或免疫力低下的患者。

　　咽后脓肿最常见的临床表现为咽部疼痛、发热、白细胞增高,婴幼儿因其表达不清,多表现为烦躁、拒食、头偏向患侧。呼吸困难和感染蔓延引起的大血管破裂是引起死亡的高危因素。若咽后脓肿向下扩散引起纵隔脓肿,极易引起败血症、脓毒血症等并发症,最终演变至感染性休克、弥散性血管内凝血甚至多器官功能障碍综合征。

　　(二) 病理学表现

　　咽后间隙位于咽部后方,前界为覆盖颊肌和咽缩肌的颊咽筋膜,后界为椎前筋膜,两侧为颈动脉鞘,上起颅底,向下经食管后间隙与后纵隔相通,内含咽后淋巴结,由鼻、鼻窦及咽部淋巴汇入其中。若咽部感染治疗不及时,极易形成脓肿:局部炎症形成的坏死炎性组织经毒素或酶的溶解形成脓液,周围未坏死的炎性组织大量纤维素渗出形成脓腔壁。脓肿早期的包膜常不完整或没有包膜,而成熟期的脓肿周围常有完整包膜,部分脓肿内可见分隔。

　　鼻咽周围间隙之间虽有筋膜分隔,但炎症容易渗透、穿过筋膜向周围蔓延,引起多间隙感染;咽后间隙后方毗邻“危险间隙”,与之仅有菲薄的筋膜分隔,感染易经此间隙直接进入后纵隔,引起纵隔脓肿。咽后脓肿常为需氧菌和厌氧菌混合感染,常见的致病菌有链球菌、葡萄球菌、铜绿假单胞菌以及其他厌氧菌属。

　　(三) MRI 表现

　　咽后间隙感染包括蜂窝织炎和脓肿。蜂窝织炎时,MRI 扫描可见咽后壁肿胀、增厚,T_1WI 呈等信号或稍低信号,T_2WI 呈稍高或高信号,增强后炎症累及区可见局部均匀显著强化。感染形成脓肿时,T_2WI 可见脓液呈显著高信号,部分信号不均;注射对比剂后脓肿周边明显强化,多房性脓肿的分隔可见强化,脓液无强化;伴厌氧菌感染时,可于脓肿内见 T_1WI、T_2WI 均呈低信号的气体信号影(图 4-3-4)。

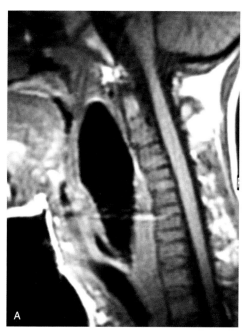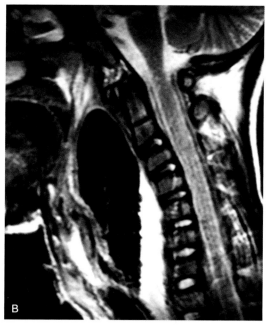

图 4-3-4　咽后脓肿

A、B. T_1WI、T_2WI 序列,显示咽后间隙囊样异常信号,其内可见气液平面,液性成分呈 T_1WI 等信号,T_2WI 高信号

　　(四) 诊断要点与鉴别诊断

　　1. 诊断要点

　　(1) 婴幼儿、老年患者。

(2)病情发展迅速、严重者可危及生命。

(3)脓肿形成早期,病灶呈 T_1WI 等信号或低信号,T_2WI 呈高信号,边缘模糊;脓肿成熟时,边界清晰,可见包膜;部分病灶可见分隔。

(4)注射对比剂后,病灶的包膜和分隔均可见显著强化,脓液无强化。

2. 鉴别诊断

(1)下咽癌:咽后壁型的 MRI 表现为咽后壁 T_1WI 低信号、T_2WI 高信号的异常信号影,T_2WI 脂肪抑制序列呈明显高信号,病灶边缘较清晰;CT 表现为咽后壁实性肿块,增强呈不均匀强化;伴颈部淋巴结肿大。

(2)颈椎恶性肿瘤:主要为脊索瘤、多发性骨髓瘤和转移瘤,表现为单发或多发骨质破坏,伴咽后壁局限性增厚,椎间隙多正常,结合病史及相关实验室检查可明确诊断。

(3)椎旁神经源性肿瘤:主要为神经纤维瘤和神经鞘瘤,一般病程较长,以上肢麻木或活动受限为主。CT 和 MRI 扫描均可明确显示肿块,边界清晰,压迫邻近结构,可见椎间孔扩大,增强后肿瘤实质呈均匀强化,神经鞘瘤伴囊变时囊变部分不强化。

(五) 治疗和预后

咽后脓肿的治疗原则是控制感染,切开引流,预防并发症。由于咽后脓肿多是需氧菌和厌氧菌的混合感染,应首选高效广谱抗生素加用抗厌氧菌抗生素,或根据药敏试验针对性地使用抗生素。脓肿形成后及时切开引流是治疗的关键,可以明显降低死亡率。对可能出现的严重并发症要有充分的认识,如:咽腔狭窄引起的窒息、感染累及咽旁间隙侵蚀颈动脉引起破裂出血、纵隔脓肿合并全身症状等,随时做好气管切开、颈动脉结扎的准备。当伴有其他基础疾病时,应给予相应的治疗及全身支持疗法等。

四、咽旁间隙感染或脓肿

(一) 概述

咽旁间隙形如倒置的三角形,是位置较深、解剖关系复杂的潜在间隙。咽旁间隙起自颞骨岩部,下达舌骨大角处;内侧界为咽侧壁,外侧界为腮腺深叶;后缘为椎前筋膜,前缘为翼内肌。根据茎突可分为茎突前间隙、茎突后间隙。茎突前间隙的前界为翼突内侧板,后界为茎突及其附着肌肉、筋膜组成的茎突隔。茎突前间隙的内容有大量脂肪组织、扁桃体、腮腺深叶、淋巴结等。茎突后间隙的前界为茎突隔,后界为头前直肌前缘;上界为颈静脉孔,下界无界限。茎突后间隙的主要内容有颈内动脉、颈内静脉、4 对颅脑神经(Ⅸ、Ⅹ、Ⅺ、Ⅻ)等。

文献报道,50% 的颈深部感染发生在咽旁间隙。咽旁间隙感染与脓肿(parapharyngeal space infections and abscesses)发病率低,可由感染、外伤等原因引起,通常继发于牙源性和扁桃体感染,成人常继发于牙源性感染,而儿童多由扁桃体感染引起。临床起病急且症状重,均有发热、咽痛,甚至吞咽困难、胸痛等症状。查体可见颈部软组织红肿、压痛。感染扩散时可合并有脓毒血症、颈静脉血栓性静脉炎、霍纳综合征、纵隔脓肿及心包炎等并发症。

(二) 病理学表现

咽旁感染是急性化脓性炎症,早期为蜂窝织炎即疏松结缔组织的弥漫性炎症,主要由链球菌引起,细菌易于通过组织间隙和淋巴管扩散。当组织发生溶解坏死时,进而发展为局限性化脓性炎症即脓肿。咽旁间隙位置深在且由疏松结缔组织构成,血运丰富,感染极易扩散并引起严重的致命性并发症,如脓毒血症、气道狭窄、颈静脉血栓性静脉炎、霍纳综合征、颈动脉破裂等,甚至通过咽后间隙扩散至纵隔引起纵隔脓肿、心包炎等。

(三) MRI 表现

MRI 较 CT 能更好地显示炎性充血、水肿组织,且能多方位成像,能更好地显示病变的范围及所累及的组织结构。

1.早期为蜂窝织炎时,表现为病灶周围脂肪间隙模糊、消失,所累及的颈部软组织肿胀,软组织之间界限模糊。病灶 T_1WI 呈低信号, T_2WI 呈高信号,边界不清,增强后扫描呈不均匀轻度或明显强化。

2.进展成脓肿时,病灶内表现为 T_1WI 等或低信号, T_2WI 等或略高信号,DWI 为高信号,ADC 为低信号,周围可见环形脓肿壁,增强后扫描脓肿壁呈环形强化。脓肿可有占位征象,周围组织受压移位(图 4-3-5)。

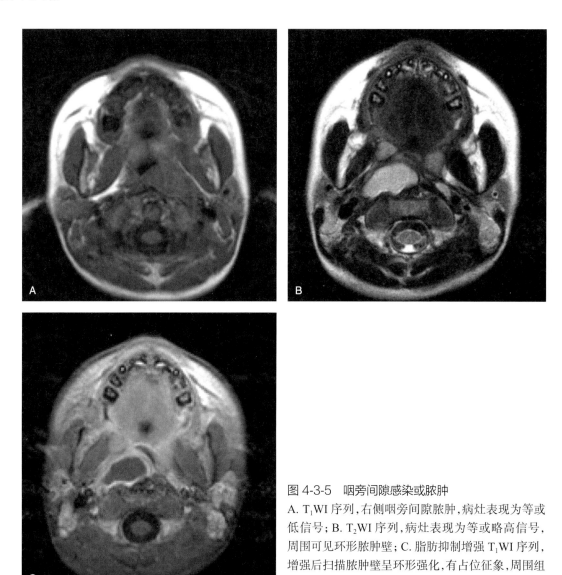

图 4-3-5　咽旁间隙感染或脓肿
A. T_1WI 序列,右侧咽旁间隙脓肿,病灶表现为等或低信号;B. T_2WI 序列,病灶表现为等或略高信号,周围可见环形脓肿壁;C.脂肪抑制增强 T_1WI 序列,增强后扫描脓肿壁呈环形强化,有占位征象,周围组织受压移位

3.炎性病变的范围一般较大,可以侵及咽后间隙导致椎前软组织增厚、气道变窄,甚至扩散至纵隔引起纵隔脓肿和心包增厚、积液等炎性改变。当累及颈静脉并血栓形成时,增强序列可显示颈静脉内充盈缺损。

(四)诊断要点与鉴别诊断

1.诊断要点

(1)好发于免疫力差的人群,成人常继发于牙源性感染,而儿童多由扁桃体感染引起。

(2)临床症状急且重。

(3)T₁WI 显示病变为低信号,T₂WI 为高信号,边界不清,周围脂肪间隙模糊,增强后扫描呈不均匀强化。脓肿形成时增强后扫描可有环形壁强化且周围组织的推压表现。

(4)感染易扩散,范围一般较广,可蔓延至咽后间隙、纵隔等结构。

2. 鉴别诊断 咽旁脓肿形成时,需与下列疾病鉴别:

(1)颈部淋巴瘤:颈部多发淋巴结肿大,一般信号均匀,坏死少见,且很少融合成团,T₁WI 呈低信号,T₂WI 呈高信号,增强后呈轻度均匀强化,对周围血管呈包埋表现。可合并有身体其他部位的淋巴结肿大。

(2)颈部淋巴结转移瘤:病变内部往往有坏死,容易融合成团,增强扫描呈环形强化,较难与脓肿鉴别,但 DWI 序列一般无高信号。且发病年纪较大,有原发肿瘤病史,临床症状可提供鉴别依据。

(3)颈部淋巴结结核:多发生在年轻人,病史较长,无原发肿瘤病史。临床症状可有低热、盗汗等。鉴别困难时可穿刺活检。

(4)咽旁肿瘤:在所有咽旁肿瘤中,良性肿瘤发病率占80%,20%为恶性,并且涎腺组织来源肿瘤占40%。影像检查上可见肿块占位征象,良性一般边界清楚。咽旁肿瘤多起病隐匿,病程较长,无发热、红肿等感染症状。

(五)治疗和预后

咽旁间隙感染与脓肿临床症状急且重,有较高的病死率。单纯蜂窝织炎时,目前一般认为不需切开引流,宜予足量、足疗程、敏感抗生素治疗。脓肿形成时,合用抗生素治疗的同时应尽早在 CT 引导下切开引流。早期发现并适当治疗,一般预后较好。

五、鼻咽腺样体增生

(一)概述

鼻咽腺样体也叫增殖体,位于鼻咽部顶部与咽后壁处,属于淋巴组织,出生后随着年龄的增长而逐渐长大,4~6 岁时为增殖最旺盛的时期,青春期以后逐渐萎缩。当腺样体组织由于炎症反复刺激异常增生时,鼻咽腺样体组织增生增大。腺样体增生多见于儿童和青少年,常与鼻窦炎、中耳乳突炎、慢性扁桃体炎并存。MRI 上鼻咽腺样体增生需要与青少年的鼻咽癌、淋巴瘤鉴别。

临床上,因增生的腺样体堵塞了上呼吸道,就会出现鼻塞、打鼾,严重时可出现呼吸暂停等。

(二)病理学表现

肉眼观,鼻咽顶壁增生增厚,表面常光滑,咽黏膜充血、水肿呈暗红色或红白相间,偶可有颗粒状隆起。双侧咽隐窝及咽腔缩小。

显微镜下,主要由增生结缔组织及数量和种类不一的淋巴细胞组成(图 4-3-6)。

(三)MRI 表现

1. 腺样体增生,MRI 可清楚地显示腺样体肥大的程度和鼻咽腔狭窄的程度。轴位图像上可见鼻咽顶后壁软组织增厚,呈团块状或山丘样向前突,左右对称,T₁WI 呈均匀等或略高信号,T₂WI 呈均匀高信号,DWI(高 b 值)呈稍高信

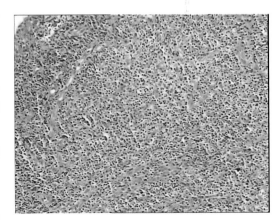

图 4-3-6 腺样体淋巴结组织增生病理图

(淋巴结)光镜下组织内见大量的淋巴细胞浸润并被纤维组织所分隔,呈索状、带状(HE × 100)

号,ADC 值轻度降低,平均值为(0.83 ± 0.12) × 10⁻³ mm²/s,信号均匀,增强扫描呈均匀明显强化,动态增强扫描呈持续性强化。双侧咽隐窝变窄、清晰可辨,此征象具有一定特征性(图 4-3-7)。邻近的颅底骨质、咽旁间隙及颈动脉鞘间隙无受累。当伴有中耳炎、乳突炎及鼻窦炎时则有相应 MRI 表现。

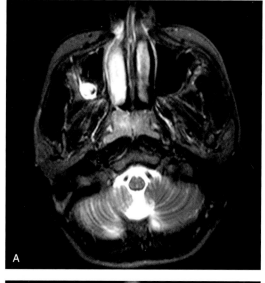
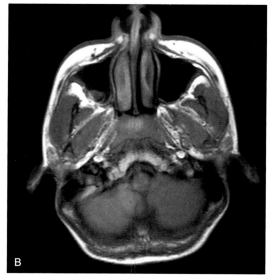
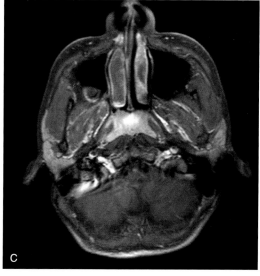

图 4-3-7　腺样体增生

A. 脂肪抑制 T_2WI 序列,显示鼻咽黏膜增厚,鼻咽腔变窄,呈均匀高信号;B. T_1WI 序列,示病变呈稍高信号,边界清晰,双侧咽隐窝变窄;C. 增强 T_1WI 序列,示病变均匀明显强化,病变局限于鼻腔,无毗邻结构侵犯

  2. 常无伴有颈部淋巴结肿大,偶可见同侧的下颌下三角区(Ⅰb组)和 Ⅱ组淋巴结肿大。相应的淋巴结呈良性淋巴结外观及信号特征。

　(四)诊断要点与鉴别诊断

　1. 腺样体增生诊断要点

(1)儿童和青少年,偶可见于青壮年。

(2)鼻咽顶壁外生性肿物。

(3)T_1WI 上多呈等或稍高信号;T_2WI 上呈均匀高信号,均匀明显强化。

(4)边界清晰,双侧咽隐窝变窄但可辨。

(5)动态增强扫描呈渐进性持续强化。

　2. 鉴别诊断

(1)鼻咽癌:临床表现以咽回吸性血痰、听力下降或颈部肿物等就诊。鼻咽部肿物呈偏侧性生长,患侧或双侧咽隐窝消失,常侵犯邻近组织及间隙、颅底骨质结构甚至侵犯脑神经、脑膜及颅内。多数鼻咽癌可伴有咽后和颈部淋巴结转移。

(2)鼻咽淋巴瘤:淋巴瘤在儿童和青少年发病率较高,特殊类型的白血病性咽峡炎亦常发生于儿童。鼻咽壁黏膜组织增厚形成肿块,呈长 T_1 长 T_2 信号,增强后均匀强化,无坏死区和囊变,DWI 呈明显高信号,ADC 值明显减低,强化均匀;常无颅底骨质侵犯,常合并颈部成串肿大淋巴结肿大;甚至发生全身淋巴结和结外器官受累。

(3)鼻咽结核:鼻咽结核性肉芽肿可有或无结核中毒相关症状,咽部黏膜增厚常较轻,黏膜表面不光滑,呈长 T_1 长 T_2 信号,常合并有颈部淋巴结结核,呈典型的周边环形中等长 T_1 长 T_2 信号,增强后环形强化,中央低信号坏死区。

(五)治疗和预后

鼻咽腺样体增生通常无需治疗,仅需定期随访观察。重度肥大者须手术切除治疗。

六、咽部结核

(一)概述

咽部结核(tuberculosis of pharyngeal)可为身体其他处结核或全身粟粒性结核的局部表现。咽结核多数是继发性结核,患者常有肺结核病,约有 90% 以上患喉结核病,原发性咽结核少见。咽结核约占上呼吸道结核病的 1%。结核分枝杆菌所致的,对某些理化因子的抵抗力较强,结核分枝杆菌无内毒素,也不产生外毒素和侵袭性酶类,其致病作用主要靠菌体成分,特别是胞壁中所含的大量脂质,脂质含量与结核分枝杆菌的毒力呈平行关系,含量愈高毒力愈强,结核分枝杆菌的致病作用可能与细菌在组织细胞内顽强增殖引起炎症反应,以及诱导机体产生迟发型变态反应性损伤有关,结核分枝杆菌可通过呼吸道、消化道和破损的皮肤黏膜进入机体,侵犯多种组织器官,引起相应器官的结核病。咽结核多为肺结核患者痰中结核分枝杆菌接触损伤的咽部黏膜而发病,或由喉结核向上蔓延而来,也可发生于结核分枝杆菌的血行播散。鼻咽结核常表现黏膜溃疡或肉芽形成。鼻咽结核多出现以下症状:颈淋巴结肿大,以虫蚀状溃疡为特征,喉黏膜局限性或弥漫性充血、水肿为多,会厌、声带等可见增生性病变。患者有鼻塞、流涕、听力减退等症状。扁桃体结核,常无明显症状,称为隐性结核,伴有颈部结核性淋巴炎。

(二)病理学表现

咽结核为结核分枝杆菌感染所致,组织病理学,特征性的结核病理是肉芽肿性病变,团状分布的类上皮细胞和朗汉斯巨细胞,中央有干酪样坏死(图 4-3-8)。在病变组织中查找抗酸杆菌也是目前普遍应用的确诊结核病的手段之一。

一般分为以下两种:

1. 急性粟粒型咽结核　常继发于活动性开放性肺结核或粟粒性肺结核。为全身免疫力不良的表现,也是严重肺结核的一种恶性并发症。好发于软腭、咽后壁和咽侧壁。也可以发生于扁桃体及其他部位并常向口腔及喉部蔓延。病初起时,在黏膜下出现多数粟粒状小结节,迅速溃烂形成边缘不整齐的溃疡,上覆灰黄色污秽分泌物。颈部淋巴结多为成串、成簇肿大,边界清。

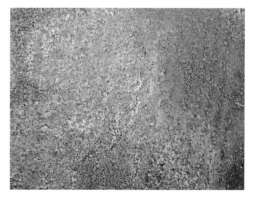

图 4-3-8　鼻咽部结核病理图
病变结节状,可见大片坏死,坏死周围见大量类上皮细胞,外围见淋巴细胞浸润(HE×100)

2. 慢性溃疡型咽结核　发展较慢,好发于咽腭弓及咽后壁。苍白水肿的黏膜上有局限性浸润病变。继而溃破形成浅表溃疡,溃疡可局限于一处或数处,边缘不整齐,呈鼠咬状,其上覆有灰黄色假膜。若有继发感染,溃疡发生而深陷,形成潜行性边缘。

(三)MRI 表现

鼻咽结核病变多发生于鼻咽顶壁或顶后壁,表现为息肉样肿块或弥漫性黏膜增厚,咽顶部是结核首先累及的位置,之后逐渐累及其他鼻咽壁,与鼻咽腺样体增生相似。鼻咽结核病变局限于鼻咽部黏膜内,椎前肌、咽旁间隙、鼻腔或颅底骨质均未见受累。T_1WI 呈等或稍高信号,T_2WI 呈稍高信号。增强后为不均匀强化,鼻咽部肿块可见黑白相间的条纹状改变,内可见液化坏死,颈部淋巴结肿大是鼻咽结核的另一个重要表现。颈淋巴结受累占 93.3%。

结核分枝杆菌所致淋巴结炎病理改变可分为 4 个阶段,即第一阶段:淋巴组织增生,淋巴结内形成结核结节或肉芽肿;第二阶段:淋巴结内灶状干酪样坏死液化;第三阶段:淋巴结包膜破坏,互相融合,合并淋巴结周围炎;第四阶段:干酪物质穿破至周围软组织形成冷脓肿或窦道。

各病理阶段 MR 影像学特点如下:第一阶段,淋巴组织增生,淋巴结内形成结核结节或肉芽肿,淋巴结稍大或正常,形态正常,平扫信号均匀,边缘光整,周围脂肪间隙清晰,淋巴结成串或者成簇,增强呈均匀实性强化。第二阶段,淋巴结内干酪样坏死液化,MR 平扫表现为增大淋巴结内斑片 T_1WI 略低信号和 T_2WI 呈稍高信号,或等信号,STIR 序列结内斑点状稍高信号,增强呈点状低强化区。第三阶段,淋巴结包膜破坏,互相融合合并淋巴结周围炎;MR 表现为淋巴结内部结构信号混杂,各淋巴结间信号融合,淋巴结间隙和周围片状炎性渗出信号。增强呈环形融合状强化。第四阶段,干酪物质穿破至周围软组织形成冷脓肿或窦道。MR 表现为周围结构和皮下脂肪内炎性浸润、脓肿或窦道形成,呈片状 T_2WI 高信号,增强后见强化,脓肿表现为类圆形病灶,中央 DWI 高信号,增强后脓肿壁见强化(图 4-3-9)。

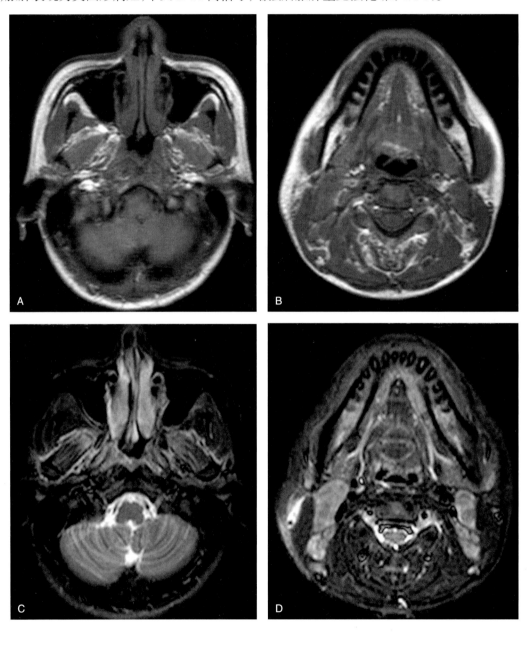

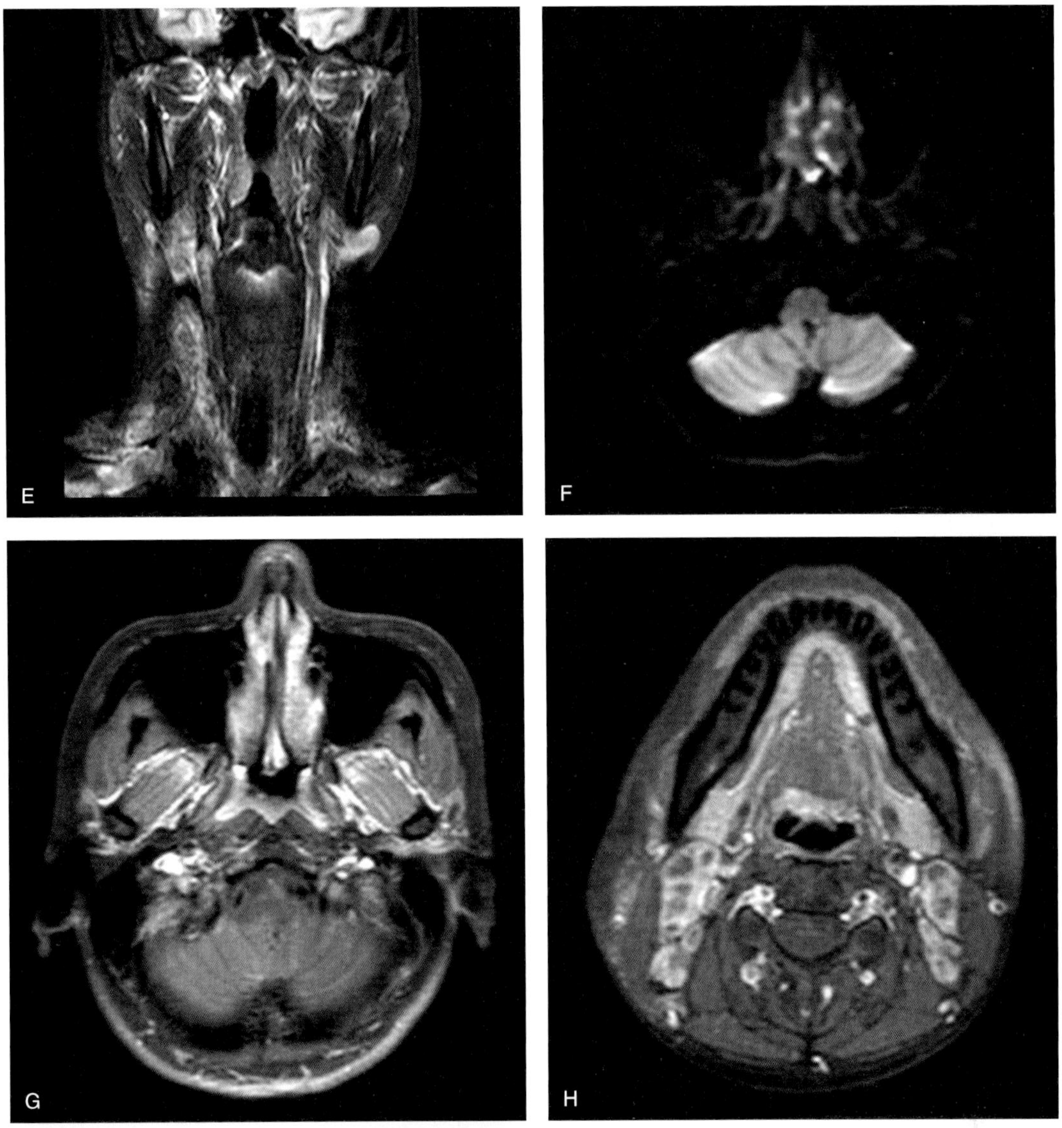

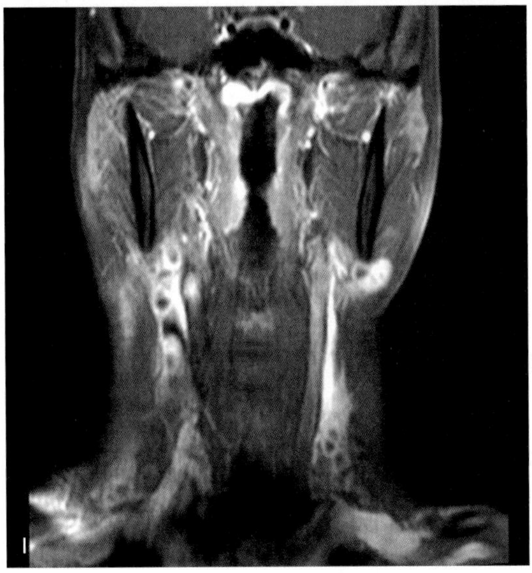

图 4-3-9　鼻咽部结核

A、B. T₁WI 序列，示鼻咽顶后壁黏膜增厚，双侧颈部淋巴结肿大呈等低信号；C~E. 脂肪抑制 T₂WI 序列，鼻咽顶后壁黏膜均匀增厚，呈高信号，边界清晰，双颈部淋巴结肿大，信号不均，中央可见稍低信号；F. DWI 序列，示鼻咽病灶呈稍低信号；G~I. 脂肪抑制增强 T₁WI 序列，示病变强化，双侧颈部肿大淋巴结边缘环形强化，中央强化不明显，提示干酪性坏死

（四）诊断要点与鉴别诊断

1. 诊断要点

(1) 原发少见,继发多见,常继发于肺部结核。

(2) 多发于鼻咽顶壁,常不对称。

(3) 常伴颈部淋巴结肿大。

(4) 小淋巴结伴中心坏死或所有淋巴结均出现中心坏死,增强呈环形强化,内见坏死,壁较薄,内壁光滑、规则。

(5) 无周围结构受累。

2. 鉴别诊断

(1) 恶性肿瘤:是头颈部黏膜的高发疾病,鼻咽癌、鼻腔恶性淋巴瘤、喉癌的发病率远远高于同部位的黏膜结核,黏膜结核后期表现均类似恶性肿瘤。活检是诊断和鉴别诊断的关键手段,结核合并肿瘤或其他疾病的病例逐渐增多。

(2) 头颈部黏膜的非特异性感染:鼻炎、咽炎、喉炎和中耳炎等都是耳鼻咽喉科最常见也是最高发的疾病;与结核病的早期症状相似,局部黏膜通常充血、红肿,表面光滑,有光泽,分泌物增多,多数无血性分泌物,也没有新生物或软组织肿块;还需与梅毒等特殊性感染注意鉴别,两者除了组织形态不同外,血清学检查也是鉴别诊断的方法之一。

(3) 其他肉芽肿性疾病:头颈部的其他肉芽肿性病变包括真菌性感染、麻风病、结节病、系统性红斑狼疮、类风湿性关节炎以及 Wegener 肉芽肿等。

（五）治疗和预后

头颈部黏膜结核病的治疗:采用与肺结核一样的正规、经典、足量的抗结核治疗方案。耐多药肺结核的危害日益凸显,未来数年内可能出现以耐药菌为主的结核病流行态势;结核菌/艾滋病病毒双重感染患者人数逐步增加,对结核病患者需进行艾滋病病毒的检测,对携带艾滋病病毒的结核病患者同时进行预防性治疗或抗反转录病毒疗法;而对艾滋病病毒携带者应进行结核病筛查,必要时行预防性治疗。

第四节 咽部良性肿瘤

一、鼻咽纤维血管瘤

（一）概述

鼻咽纤维血管瘤（nasopharyngeal angiofibroma, NPAF）是发生于青少年较少见的良性肿瘤,常发生于鼻咽顶部后鼻孔区,血供丰富,局部具有侵袭性,好发于 10~25 岁青春期男性,故也称之为青春期鼻咽纤维血管瘤（juvenile nasopharyngeal angiofibroma, JNA）。临床多表现为鼻塞、鼻出血,出血多为反复性,量不等,部分病例伴有鼻窦炎、头痛、视力障碍及面颊部肿胀等。

（二）病理学表现

病理上肿瘤是由血管网和纤维基质构成,根据肿瘤内血管成分和纤维成分所占比例不同,又可分为血管纤维瘤或纤维血管瘤。肉眼观,肿块多呈紫色、粉红色,表面光滑,有血管纹分布,触之易出血。

镜下肿瘤由富含胶原和纤维原细胞的纤维基质、不同口径的血管排列形成,血管内膜多为单层内皮细胞,不完整的平滑肌层构成其基底,排列的血管缺乏肌层、弹性纤维和自主神经支配,所以肿瘤血供异常丰富且易出血。肿瘤组织从周围到中心区域逐渐成熟,且肿瘤的成熟程度与肿瘤的蔓延有较强的相关性。基于以上组织学特征,本病的 MRI 信号有一定的特点。

本病病理上虽属良性,但其生长浸润性强,可沿颅底骨的自然孔道和骨缝侵犯、破坏周围组织结构。

（三）MRI 表现

本病主要表现为鼻咽部呈分叶状、不规则形软组织肿块影,边界清晰。MRI 信号较为复杂,T_1WI 以等信号为主,T_2WI 信号不均匀,多呈不均匀高信号,内可见点状、条状丰富的流空信号影,反映肿瘤组织血管源特性,MRI 脂肪抑制序列可更清晰显示病变范围,明确肿瘤与鼻腔鼻窦内阻塞性炎症的边界,对肿瘤累及范围显示更加准确。由于 NPAF 的血供极其丰富,增强扫描瘤体实性部分呈显著强化,且强化速度快,可见血管流空效应形成的"椒盐征"（图 4-4-1）。MRI 极高的软组织分辨率,有利于对肿瘤起源及其蔓延的评判,特别是显示颅内蔓延较为明确,增强前后对照,可进一步明确海绵窦、垂体、视交叉、硬脑膜、翼管神经、圆孔内等结构有无受累。

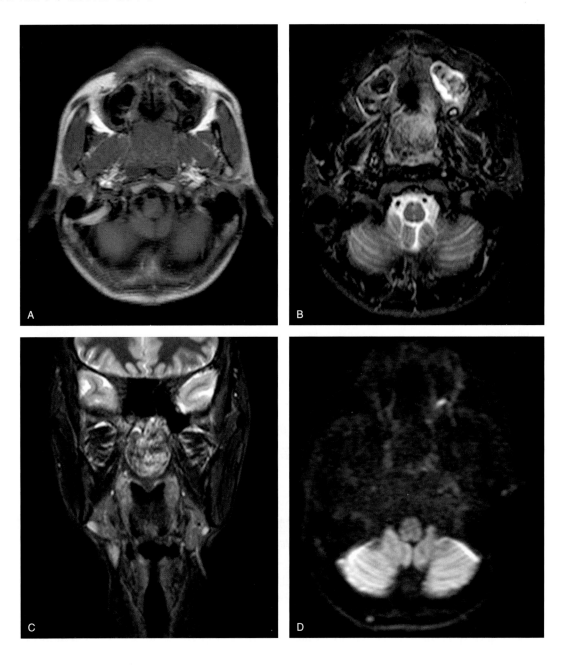

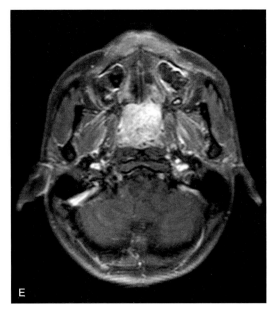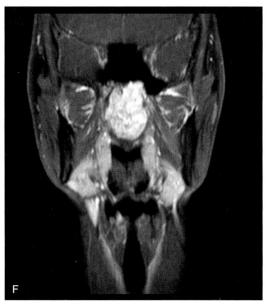

图 4-4-1　鼻咽纤维血管瘤

A. T₁WI 序列，示后鼻咽部椭圆形软组织肿块，病变呈略低信号；B、C. 脂肪抑制 T₂WI 序列，示病变呈高信号，边界清晰，其内部可见条状低信号，病灶向前抵达鼻中隔；D. DWI 序列，示病变呈低信号；E、F. 增强 T₁WI 序列，示病变呈明显强化，蝶窦底壁受累

肿瘤按 Chandler 标准进行分期：Ⅰ期肿瘤局限于鼻咽部；Ⅱ期肿瘤扩展至鼻腔和蝶窦；Ⅲ期肿瘤扩展至上颌窦、筛窦、翼腭窝、颞下窝、眼眶（眶上裂、眶下裂、眶内）和颊部；Ⅳ期肿瘤侵入颅内。MRI 检查有助于本病的术前分期，对手术方法、手术路径的选择以及手术能否切除有重要的临床指导意义。

（四）诊断要点与鉴别诊断

1. 诊断要点

（1）青春期男性。

（2）常有反复性鼻出血症状。

（3）T₁WI 等信号为主，T₂WI 不均匀高信号，伴点状、条状丰富的流空信号影。

（4）增强扫描呈显著强化。

2. 鉴别诊断

（1）鼻咽癌：中老年患者多见，有一定高发地区。主要表现为咽隐窝变浅、消失，两侧咽腔结构不对称，咽旁间隙受压外移，邻近结构不清，常伴有颈部淋巴结转移，肿块无明确流空信号影，且强化程度不如鼻咽纤维血管瘤明显。

（2）后鼻孔血管瘤性息肉：亦表现为鼻腔鼻窦后鼻孔软组织肿块，范围较局限，肿瘤带蒂，窦腔内充满软组织影，伴或不伴窦壁骨质吸收破坏，结合患者年龄、MRI 信号及增强后表现多能明确诊断。

（五）治疗和预后

目前治疗鼻咽纤维血管瘤以手术为主，选择手术方式时要综合考虑肿瘤的大小、部位、侵犯范围、供血血管（术前影像学检查明确）、患者的面容和术者的经验等，手术的基本原则是肿瘤暴露充分、创伤小、出血少、能完整摘除肿瘤、减少复发。对不能明确性质的在鼻内镜下取活检。

二、咽部神经源性肿瘤

（一）概述

咽部神经源性肿瘤（neurogenic tumors of pharynx）属良性肿瘤，按病理组织学可分为神经鞘瘤

(neurilemoma)和神经纤维瘤(neurofibroma)。多见于咽旁间隙,约为该间隙肿瘤的第二位(60%)。好发于30~50岁,男女发病无明显差异。多为神经鞘膜瘤,起源于神经鞘膜上的施万细胞,常发生于颈部皮神经、交感神经、迷走神经等处。椭圆形或圆形,表面光滑。生长缓慢,病变范围较小时,常无明显症状。肿瘤较大时,可突向咽部,使咽侧壁内移、饱满,严重时可影响呼吸。偶可恶变,表现为短期内肿瘤迅速增大,或伴迷走、舌下神经麻痹等征象。

（二）病理学表现

神经鞘瘤,源于神经纤维的施万细胞或神经束膜的类施万细胞和胶原纤维。肉眼观,神经鞘瘤多为椭圆形,边界清楚,呈淡红、灰白色,切面呈黄褐色或灰白色,可有大小不一的囊变区。镜下肿瘤组织成分有两种表现:Antoni A 区(A 区),瘤细胞呈梭形,形成束状和编织状结构,核长梭形,呈栅栏状排列;Antoni B 区(B 区),瘤组织结构疏松,瘤细胞形态各异,胞质内可见蓝染颗粒和空泡,瘤组织可见水肿(图 4-4-2)。各神经鞘瘤 2 种细胞区的构成比可完全不同,从完全 A 区逐渐过渡到 A 和 B 区交错,甚至完全为 B 区所占,更有甚者可完全退变而形成一个大囊。在 A 区、B 区内都可夹有胶原、出血、微囊、钙化等改变。神经纤维瘤是来源于施万细胞及神经束膜细胞的良性肿瘤,其细胞间质由胶原纤维及黏液样成分组成。神经纤维瘤可独立存在,也可作为 I 型神经纤维瘤病的一部分存在。该多数肿瘤生长缓慢,但部分呈侵袭性生长。目前国内外常按照病理分型将神

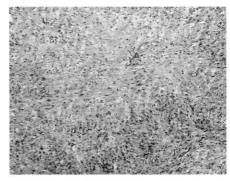

图 4-4-2 咽旁神经鞘瘤病理图
镜下可见细胞丰富区和细胞稀疏区,肿瘤细胞短梭形,细胞轻度异型,局部区域呈栅栏状排列(HE×100)

经纤维瘤分为 3 种类型,即局限性神经纤维瘤、丛状神经纤维瘤和弥漫性神经纤维瘤,丛状神经纤维瘤在头颈部少见。

（三）MRI 表现

肿瘤发生于上至鼻咽顶部、下至喉咽平面的任何部位,多见于咽旁间隙,常在颈血管鞘周围,沿神经走向,呈梭形生长方式,边缘光整、清晰。分为 A 区为主型和以 B 区为主型、A 区和 B 区相当型:以 A 区为主型 MR 信号较均匀,与肌肉信号相比,T_1WI 呈均匀低信号或等信号,T_2WI 呈高信号,信号较均匀,增强呈较均匀,且延迟强化(图 4-4-3)。后两型则表现为 MR 信号不均匀,增强呈不均匀强化,内有陈旧性出血信号和囊变,增强后见不规则强化,内可见液性坏死,囊变区未见明显强化。多期增强扫描实质部分呈"渐进性强化"。

（四）诊断要点与鉴别诊断

1. 诊断要点

(1)咽旁间隙的梭形肿块。

(2)表面光滑、边界清晰的肿块。

(3)肿块可为实性,内有多个小囊肿或者融合成大囊肿;肿块推移邻近结构。

(4)T_1WI 上多呈等低信号,T_2WI 上可呈高信号,肿块较大时内可见囊性信号影,增强后可见强化,动态增强扫描呈渐进性强化。

(5)MRA 可见周围动脉移位。

2. 鉴别诊断

(1)小唾液腺肿瘤:边界清楚的黏膜下肿块,好发部位常见软腭,其次为口咽黏膜间隙,最后为鼻咽黏膜间隙。表现为卵圆形肿块,边界清晰。病灶较小时,表现类似于黏膜"地毯中的大理石",病灶较大时呈外生性生长。T_1WI 呈低到中等信号,T_2WI 高信号,强化多样,动态增强扫描显示肿瘤不均匀强化,可见延迟强化。

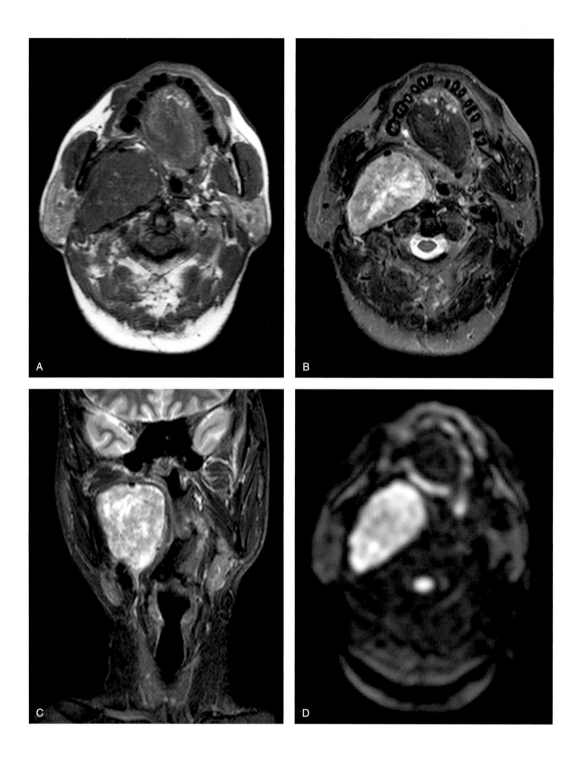

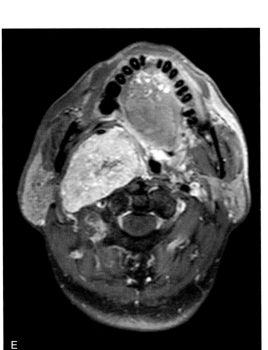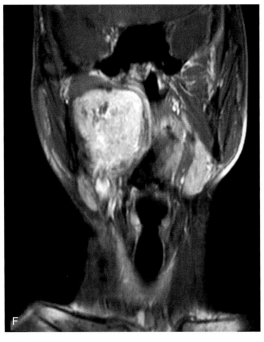

图 4-4-3 咽旁神经鞘瘤

A. T₁WI 序列,示右侧咽旁间隙椭圆形软组织肿块影,病变呈低信号;B、C. T₂WI 序列,示病变呈高信号,边界清晰,其内部可见囊变区,右侧咬肌及口咽侧壁受压推移;D. DWI 序列,示病变呈高信号;E、F. 增强 T₁WI 序列,示病变明显强化,其囊变区未见明显强化

(2)扁桃体淋巴组织增生:扁桃体增大,内部未见明确的结节,增强后内部可见强化的分隔。

(3)非霍奇金淋巴瘤:咽和舌扁桃体一般是单侧受累,T₁WI 呈等信号,T₂WI 上呈高信号,增强后见强化,信号较均匀,一般无坏死。

(4)咽部鳞癌:黏膜表面可见糜烂,边缘不清,可见向周围组织浸润生长,增强后见不规则强化,相关淋巴结可见坏死。

(五)治疗和预后

咽部神经源性肿瘤采用手术切除。咽部神经源性肿瘤一般与周围组织无明显粘连,手术摘除比较容易,其预后较好。

三、咽部血管瘤

(一)概述

咽部血管瘤(pharyngeal hemangioma)是起源于中胚层残留组织的一种先天性疾病,比较少见,偶有多发血管瘤的报道,发病率<1%。主要包括:海绵状血管瘤、毛细血管瘤、蔓状血管瘤和混合血管瘤,以海绵状血管瘤多见。各个年龄均可发病,以儿童和青少年好发。咽部血管瘤生长缓慢,病变较小时可无任何症状,临床上咽部血管瘤可引导咽部不适、异物感、呼吸和吞咽困难,有破溃出血时可有痰中带血等。典型血管瘤影像学检查即可确诊,不典型时需与其他咽部肿瘤相鉴别。

(二)病理学表现

肉眼观,鼻咽镜或电子喉镜下见肿瘤向黏膜下及咽腔突起,表面光滑,有可缩性,呈蓝紫色或粉色,取决于血窦的充盈程度和肿瘤表面的黏膜厚度。

显微镜下,瘤内可见大量大小不一的扩张的血管(血窦)和纤维结缔组织(图 4-4-4),构成包膜的纤维组织与血窦间的纤维组织相延续,窦壁薄,其窦腔内层为血管内皮细胞,肿瘤内可出现栓塞、囊变、含铁血黄素沉积及钙化。

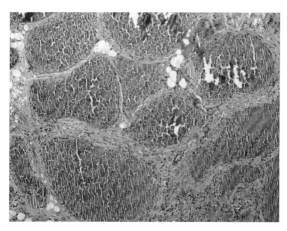

图 4-4-4　咽后间隙血管瘤病理图

光镜下血管瘤组织内见大小不一的血管,血管扩张充血明显(HE×100)

(三) MRI 表现

肿瘤可发生于咽部的各个部位,大多位于黏膜下间隙,少部分位于咽后间隙。形态呈圆形、椭圆形或扁圆形,边界清楚,周围结构呈推移改变。与颈部肌肉信号相比,T_1WI 呈均匀低信号,T_2WI 呈明显高信号,信号均匀或不均匀;在重 T_2WI 上,肿瘤呈明显高信号,与脑脊液信号相似;T_2WI 显示高信号肿瘤内可见细线状低信号分隔,此征象具有一定特征性(图 4-4-5)。动态增强扫描显示特征性的"渐进性强化"(图 4-4-5):开始肿瘤边缘或中央数个点片状强化影,随着时间延长,强化范围逐渐扩大,最后肿瘤全部强化,肿块越大,肿瘤全部强化需要的时间就越长。若不是采用动态增强扫描,根据注入对比剂后的扫描时刻不同,显示病变强化的范围就不同,只能显示强化过程的某一部分,常被误认为肿瘤强化不均匀、表现多种多样。

(四) 诊断要点与鉴别诊断

1. 咽部血管瘤诊断要点

(1)青少年和成年,偶可见于青壮年。

(2)咽腔局灶性肿物。

(3)T_1WI 上多呈低信号;T_2WI 上呈均匀高信号。

(4)强化方式呈典型的渐进性强化,边界清晰。

(5)动态增强扫描呈渐进性持续强化。

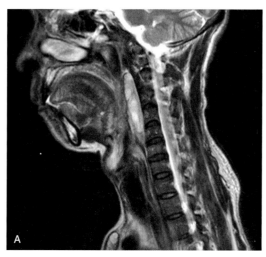
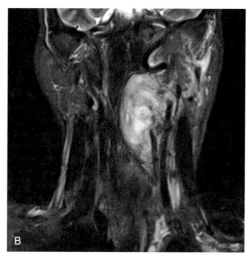

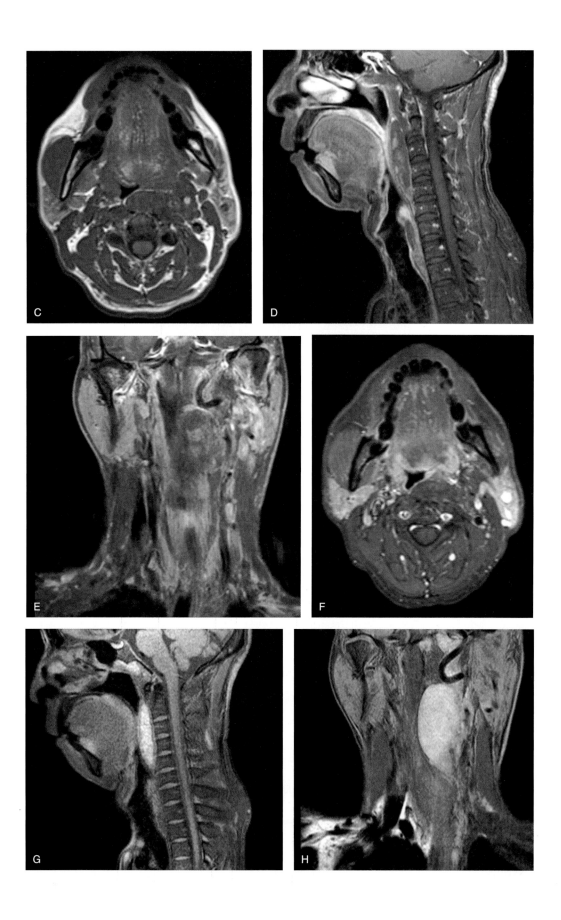

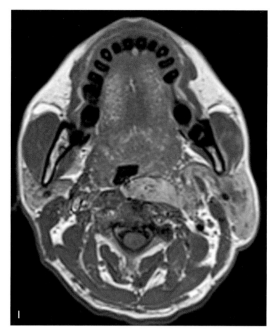

图 4-4-5   咽后间隙血管瘤

A. T₂WI 序列,示 C2~5 水平咽后间隙内扁椭圆形软组织肿块影,病灶呈混杂高信号;B. 脂肪抑
制 T₂WI 序列,示病变呈不均匀高信号,中间可见多发低信号分隔,边界清晰,周围可见低信号包
膜,左侧椎前肌向前移位;C. T₁WI 序列,病变呈边界清楚的低信号;D~F. 动态增强 T₁WI 序列
(1~4min),示病变在增强早期表现为周边及中心灶样、结节状强化高信号;G~I. 延迟增强 T₁WI 序
列(3h 后),示病变强化范围扩大并完全充填呈均匀的高信号

(6)无颈部淋巴结肿大。

2. 鉴别诊断

(1)咽部增生性疾病:系后壁炎性增生小结节,病灶呈 T₁WI 稍低或等信号、T₂WI 均匀稍高信号,增强
后轻度强化。内镜下结节表面不光整。

(2)鼻咽纤维血管瘤:男性青少年多见,肿瘤位于蝶腭孔区多见,T₁WI 呈等信号、T₂WI 呈混杂高信号,部
分可见血管流空影,增强后呈明显强化,"盐胡椒征"为典型,邻近的骨质可见破坏。肿瘤治疗后易复发。

(3)咽部血管淋巴管瘤:肿瘤内含有淋巴管成分信号特征,呈长 T₁ 长 T₂ 的脑脊液信号,增强后无强化。

(五) 治疗和预后

咽部血管瘤为良性肿瘤,较小的肿瘤可随访。治疗需密切结合肿瘤部位、大小及临床评估。以激光治
疗和硬化剂血管瘤内注射法为首选,放射治疗与外科手术治疗为备选。

第五节   咽部恶性肿瘤

一、鼻咽癌

(一) 概述

鼻咽癌(nasopharyngeal carcinoma,NPC)指发生于鼻咽黏膜上皮的恶性肿瘤,大多起源于咽隐窝,

其发病具有独特的种族和地理分布特征。世界卫生组织调查报道,鼻咽癌好发于黄种人,全球有 80% 的鼻咽癌患者在中国,其中又以中国的南方(如广东、广西、湖南、福建、四川等省)及中国香港的发病率最高。超过 95% 的鼻咽癌为非角化性未分化癌,而角化性未分化癌和高分化鳞状细胞癌的比例小于 5%。

早期鼻咽癌的临床表现不明显,中、晚期鼻咽癌因肿瘤侵犯范围和程度不同而表现各异。鼻咽癌肿可长入鼻腔、口咽部,并可扩展到咽旁间隙、翼腭窝或侵入眼眶内,亦可直接向上方扩展,破坏颅底骨和脑神经而至颅内,因此临床上可表现为回吸性血痰、鼻出血、鼻塞、耳鸣、听力下降、无痛性颈部淋巴结肿大等症状,侵犯脑神经时可有相应神经麻痹症状。鼻咽癌的确诊靠鼻咽部肿物或颈部淋巴结活检病理。MRI 主要用于鼻咽癌的分期诊断、疗效评估和复发监测。

(二)病理学表现

肉眼观,大体形态上可将肿瘤分为五种类型,即结节型、菜花型、黏膜下型、浸润型和溃疡型。鼻咽癌肿物表面充血,凹凸不平,切面灰白。

显微镜下可见不规则癌巢和增生的淋巴组织间杂分布,癌细胞因分化不同而有不同的表现(图 4-5-1)。

(三)MRI 表现

鼻咽壁增厚或软组织肿物

早期:单侧鼻咽隐窝黏膜增厚或鼻咽部见 T_1WI 呈稍低信号,T_2WI 呈中等高信号的软组织信号影,增强扫描呈均匀明显强化,同侧咽隐窝变窄变浅甚至闭塞(图 4-5-2),而对侧咽隐窝常存在,此征象具有一定特征性。病灶未突破咽颅底筋膜,颅底骨质、咽旁间隙等周围结构未见受累(图 4-5-3)。

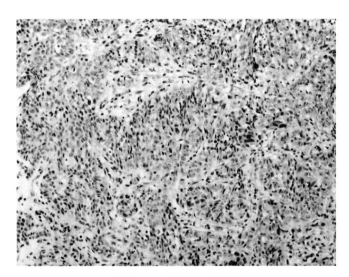

图 4-5-1 鼻咽癌病理图
光镜下见肿瘤细胞呈巢状、片状分布,细胞核圆形、卵圆形或不规则,空泡状,可见核仁(HE×200)

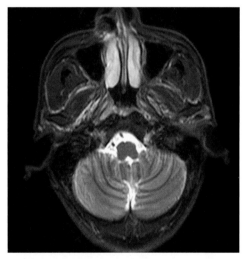

图 4-5-2 鼻咽癌 I 期
脂肪抑制 T_2WI 序列,示右侧咽隐窝黏膜线样增厚,呈中等高信号,咽隐窝闭塞,外侧的咽颅底筋膜清楚

中晚期:鼻咽腔可见软组织肿物,鼻咽腔不规则变小、狭窄甚至闭塞,肿物突破咽颅底筋膜累及周围软组织结构、筋膜间隙(图 4-5-4)及颅底骨质结构(图 4-5-5),T_1WI 呈稍低信号,T_2WI 呈中等高信号,增强扫描呈均匀轻中度至明显强化。可有一侧或双侧中耳炎、乳突炎及鼻窦炎 MRI 表现。

周围结构侵犯:①肿瘤向前播散到鼻腔、鼻窦,侵犯翼腭窝为翼腭窝脂肪消失、为 T_1WI 低信号、T_2WI 高信号的软组织肿块替代;从翼腭窝经眶下裂侵犯眼眶,经下颌裂累及颞下窝,经翼管和圆孔累及颅中窝、海绵窦,并可经眶尖、眶上裂累及颅内(图 4-5-6)。②向外突破咽颅底筋膜播散到咽旁间隙甚至咀嚼肌间隙,后经卵圆孔累及海绵窦、脑膜(图 4-5-7),亦可向后累及颈动脉鞘间隙,以往称茎突后间隙。③向后累及咽后间隙、椎前肌、椎前间隙,偶可见椎体破坏,尤其要注意颈静脉孔、舌下神经管的侵犯(图 4-5-8)。④向上直接侵犯蝶窦底壁、蝶窦腔及颅底其他骨质结构,脑膜及颞叶偶尔可见侵犯。⑤向下播散可侵犯口咽、软腭、扁桃体和下咽,其中下咽受侵少见。⑥此外,由于具有鼻咽癌侵袭性强的特征,尤其需要注意鼻咽周围结构的单一颅底骨结构侵犯,如斜坡、蝶窦底壁、翼突及翼突内、外侧板等骨质。

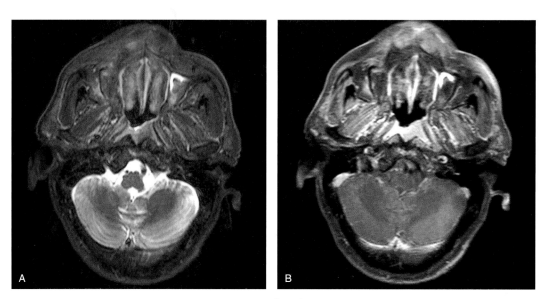

图 4-5-3   鼻咽癌 I 期

A. 脂肪抑制 T_2WI 序列,示鼻咽左侧咽隐窝及右后侧壁软组织增厚,呈高信号,咽隐窝闭塞,
外侧的咽颅底筋膜清楚; B. 增强 T_1WI 序列,示病变呈均匀明显强化

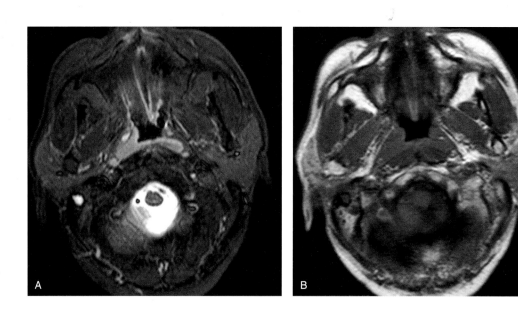

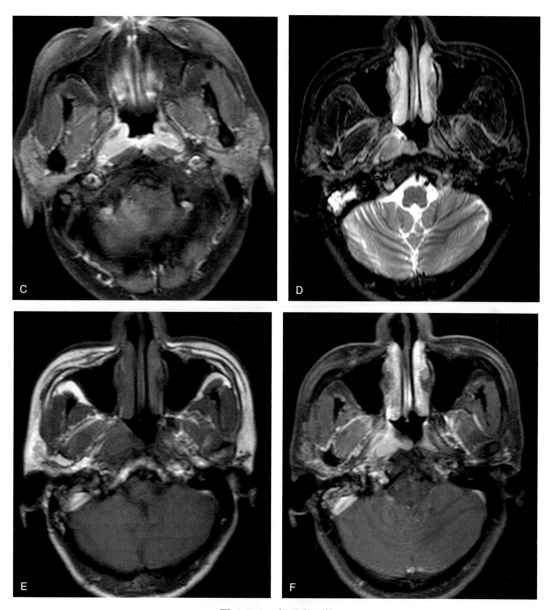

图 4-5-4 鼻咽癌 Ⅱ 期

A、D. 脂肪抑制 T_2WI 序列,示鼻咽右侧咽隐窝软组织结节样增厚并形成肿块,呈高信号,病灶向外突破咽颅底筋膜达咽旁间隙;B、E.T_1WI 序列,示鼻咽病灶呈低信号,右侧咽颅底筋膜模糊;C、F. 增强 T_1WI 序列,示病灶明显强化,向外累及显示右侧咽颅底筋膜及咽旁间隙(图 A~C 为同一患者,图 D~F 为另一患者)

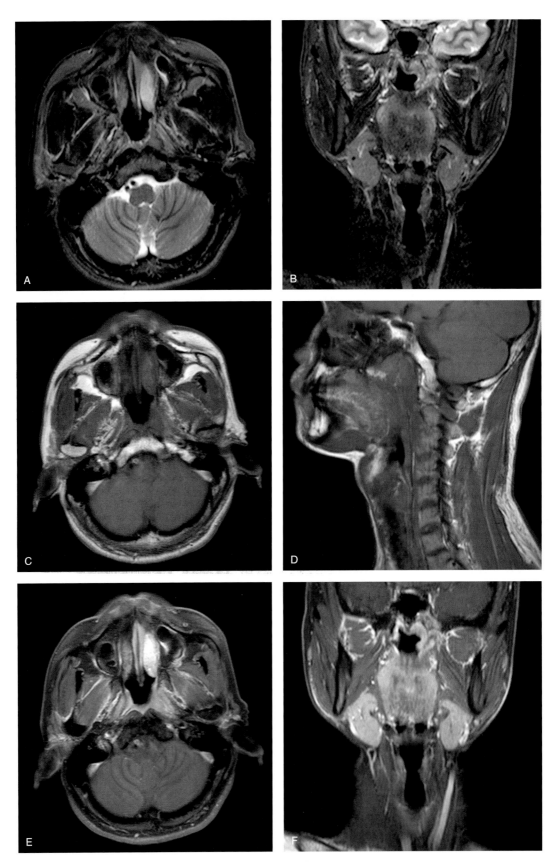

图 4-5-5　鼻咽癌Ⅲ期

A、B. 脂肪抑制 T₂WI 序列,鼻咽左侧咽隐窝黏膜结节样增厚形成肿块,呈高信号,病灶向外突破左侧咽颅底筋膜侵犯左咽旁间隙,左翼突骨质见受累、T₂WI 呈高信号;C、D. T₁WI 序列,左侧咽颅底筋膜模糊,左侧翼内、外板见肿瘤侵犯,信号减低;E、F. 增强 T₁WI 序列,示鼻咽病灶明显强化,左侧咽颅底筋膜及咽旁间隙、左侧翼内、外板及翼突骨质受累强化

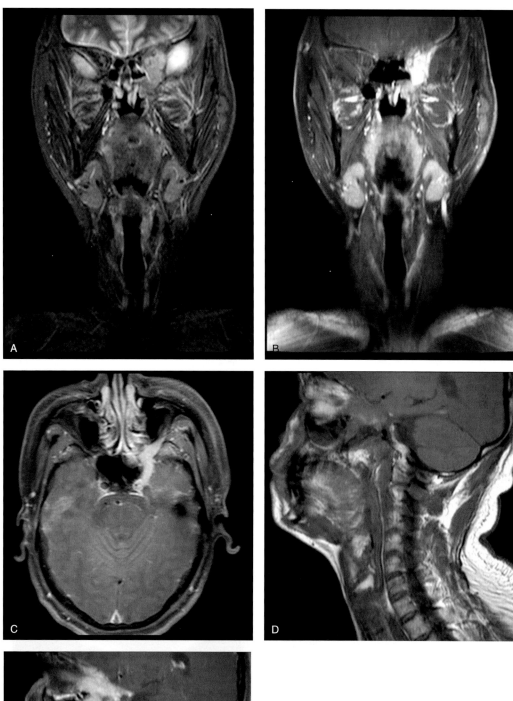

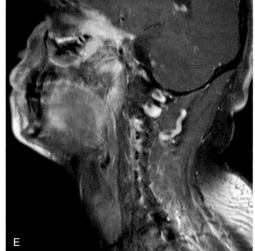

图 4-5-6　鼻咽癌Ⅳ期 MRI 表现

A. 脂肪抑制 T_2WI 序列,示鼻咽左顶壁咽隐窝软组织结节样增厚,呈高信号,病灶向前向上累及左侧翼腭窝、眶下裂、眼眶,并经圆孔、眶上裂和视神经管向后累及左侧海绵窦;B. 增强 T_1WI 序列,示左侧受累的视神经,右侧视神经周围脂肪间隙清楚;C. 增强 T_1WI 序列,示左侧翼腭窝明显强化软组织肿块并向后累及左侧海绵窦;D. T_1WI 序列,示病灶累及左侧翼腭窝、眶尖及左海绵窦的侵犯路径,呈低信号;E. 增强 T_1WI 序列,示病灶累及左侧翼腭窝、眶尖及左海绵窦的侵犯路径,呈明显强化的高信号

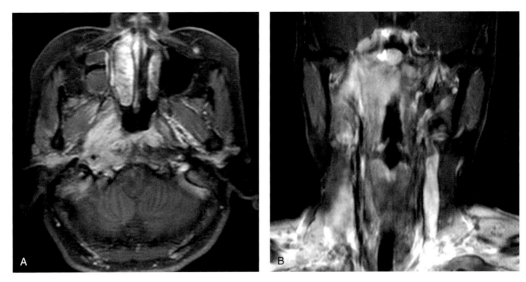

图 4-5-7　鼻咽癌Ⅳ期

A. 增强 T_1WI 序列，鼻咽顶后侧壁见明显均匀强化的软组织肿块，肿瘤向外突破咽颅底筋膜累及右侧咽旁间隙，向后累及咽后间隙、椎前肌及椎前间隙，向右后累及颈动脉鞘间隙，并将颈动脉包绕，右舌下神经增粗，可见异常强化的软组织信号灶；B. 增强 T_1WI 序列，示鼻咽癌经右侧卵圆孔累及右侧海绵窦。该患者的枕骨基底、斜坡、蝶骨体及右侧蝶骨大翼亦见肿瘤受累

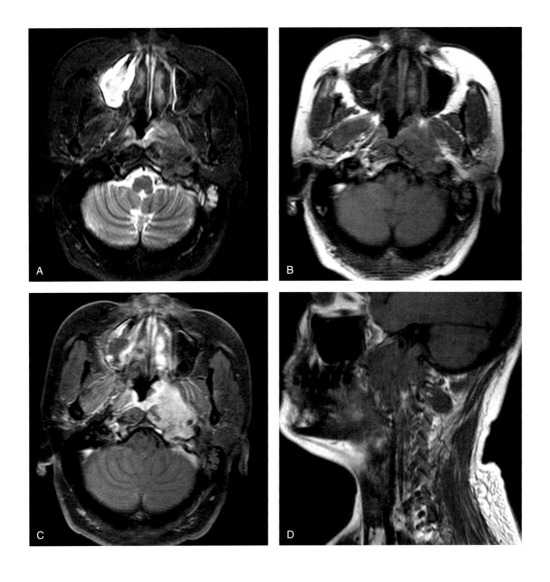

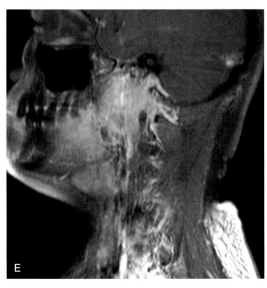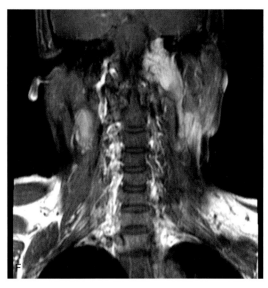

图 4-5-8 鼻咽癌Ⅳ期

A. 脂肪抑制 T₂WI 序列,示鼻咽左侧咽隐窝软组织结节样增厚并形成肿块,呈中等高信号,病灶向外突破咽颅底筋膜累及左侧咽旁间隙,左咽旁间隙脂肪信号消失,向后累及咽后间隙、椎前肌及椎前间隙,向左后累及颈动脉鞘间隙,并将颈动脉包绕,左舌下神经管扩大,神经增粗;B. T₁WI 序列,病灶呈低信号;C. 增强 T₁WI 序列,示肿物呈均匀明显强化,更清楚地显示鼻咽肿物累及周围结构情况,增粗的舌下神经明显强化;D. T₁WI 序列,示病灶侵犯颈静脉孔和舌下神经管,左侧后颅窝脑膜见增厚;E. 增强 T₁WI 序列,示颈静脉孔、舌下神经管及后颅脑膜区病灶强化;F. 增强 T₁WI 序列,示肿瘤累及颈静脉孔、舌下神经管情况,舌下神经管鞘膜增厚强化,中间低信号神经存在

（四）诊断要点与鉴别诊断

1. 诊断要点

（1）中老年男性多见。

（2）鼻咽腔局灶性肿物,常累及周围结构,易发生颅底骨和脑神经侵犯。

（3）T₁WI 上呈稍低信号;T₂WI 上呈高信号,均匀明显强化。

（4）常合并咽后及颈部淋巴结转移。

（5）动态增强扫描呈渐进性持续强化。

2. 鉴别诊断

（1）鼻咽部恶性淋巴瘤:鼻咽肿物常无累及周围结构,可合并有扁桃体和 Willis 环淋巴组织浸润增厚形成肿块,T₁WI 呈低信号、T₂WI 呈高信号,信号均匀,增强后均匀强化,DWI（高 b 值）呈明显高信号,ADC 值明显减低,强化均匀;常合并颈部淋巴结肿大,无坏死;甚至发生全身淋巴结和结外器官受累。

（2）腺样囊性癌:属鼻咽少量恶性肿瘤,病变形态不规则,T₁WI 呈等信号、T₂WI 呈高信号,信号不均匀,增强后呈不均匀强化,中央可见囊变坏死区,可累及软腭、咽旁间隙等周围结构,并有沿神经播散蔓延的倾向,这是腺样囊腺癌的特点之一。有时仅靠 MR 表现难以与鼻咽癌鉴别。

（3）青年性血管纤维瘤:该病几乎只见于青年和少年男性。肿瘤多起源于蝶额缝,有时亦发生于枕骨斜坡及后鼻孔。肿块呈类圆形,MRI 上 T₁WI 呈等或稍低信号,信号不均匀,T₂WI 呈明显高信号,内可见散在的低信号血管基质信号,呈胡椒盐改变,增强后病灶明显强化。

（4）腺样体增生:多见于儿童及青少年,增生的腺样体对称性增厚,信号均匀,表面光滑,双侧咽隐窝存在,周围肌肉及颅底骨结构无受侵,颈部无淋巴结肿大。

（五）治疗和预后

当前,鼻咽癌采取放射治疗联合化疗的综合治疗策略。Ⅰ期鼻咽癌仅采用放射治疗即可。而有远处转移的鼻咽癌通常接受化疗为主。鼻咽癌放疗效果好,随着放疗技术的发展进步,中晚期鼻咽癌调强放疗后 5 年生存率已经从原来的 50%~60% 水平提高到了 80% 左右。

二、口咽癌

(一) 概述

口咽癌(oropharyngeal carcinoma,OPC)指发生于口咽黏膜上皮的恶性肿瘤,包括发生于软腭、腭扁桃体、舌根、会厌周围及咽侧后壁等部位的恶性肿瘤。口咽癌以鳞状细胞癌多见,其他类型有腺样囊腺癌、神经内分泌癌等。口咽癌好发于中老年男性,发病高峰为 50~70 岁。早期患者临床症状轻微,易被忽略,常见症状为咽部不适、异物感或疼痛,吞咽时明显,偶尔可见溃疡、出血,常可见颈部淋巴结肿大。其在临床、影像和病理等方面均需与其他口咽肿瘤相鉴别。口咽癌的确诊靠鼻咽部肿物或颈部淋巴结活检病理。MRI 主要用于口咽癌的定位、分期诊断与鉴别诊断、疗效评估和复发监测。

(二) 病理学表现

根据肿瘤起源的部位,分为:舌根癌、舌咽腭弓(咽柱)癌、扁桃体癌及软腭癌,病理类型和癌细胞分化不尽相同。

肉眼观,大体形态上可将肿瘤分为溃疡型、外生型及浸润型 3 种类型。肿物表面充血,常凹凸不平,可见溃疡面。

显微镜下可见不规则癌巢和增生的淋巴组织间杂分布,癌细胞因分化不同而有不同的表现(图 4-5-9)。

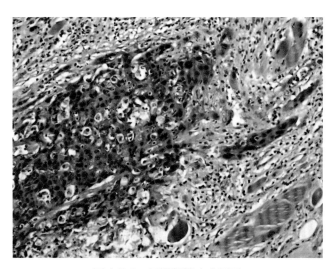

图 4-5-9   舌根部鳞癌病理图

光镜下示肿瘤细胞巢状、片状排列,界限不清,周边见残存的横纹肌组织,
肿瘤细胞异型性明显,细胞核染色质浓集,核分裂易见(HE×200)

(三) MRI 表现

1. 舌根癌   MRI 可清楚地显示舌根癌的浸润范围。舌根癌在肿瘤早期或仅浅表浸润时,病变呈局部黏膜增厚,T_1WI 呈低信号,T_2WI 呈高信号,增强后呈均匀强化;中晚期舌根癌表现为舌根部肿物。肿块形态呈椭圆形或不规则形,T_1WI 呈均匀低信号,T_2WI 呈均匀高信号,DWI(高 b 值)呈高信号,ADC 值降低,增强扫描呈均匀中等强化。肿瘤常累及舌肌、会厌,正常放射状的舌肌结构消失,向下可累及喉结构,向两侧可累及扁桃体,边界不清,表面可有溃疡凹陷形成(图 4-5-10),有时可累及咽旁间隙(图 4-5-11)及同侧翼内肌,口咽腔可变窄。

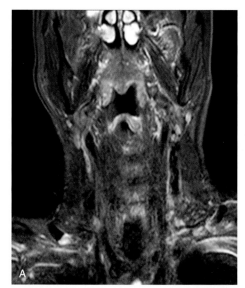
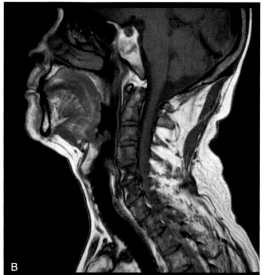

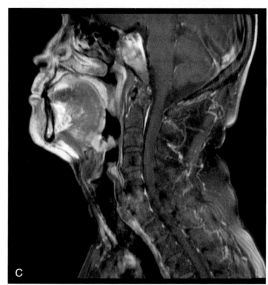

图 4-5-10　舌根部鳞癌
A. 脂肪抑制 T₂WI 序列,示病变呈高信号;
B. T₁WI 序列,示舌根部、会厌背面黏膜增厚、表现凹凸不平,呈低信号,病变深部的舌骨体无明显受累;C. 脂肪抑制增强 T₁WI 序列,示舌根病变明显强化,累及深面舌肌,累及会厌,表面凹陷不平,提示表面溃疡形成

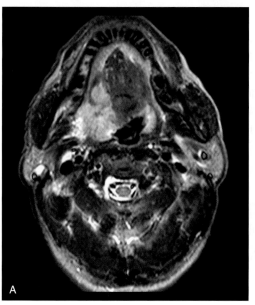
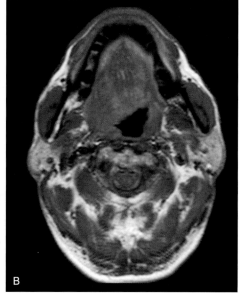

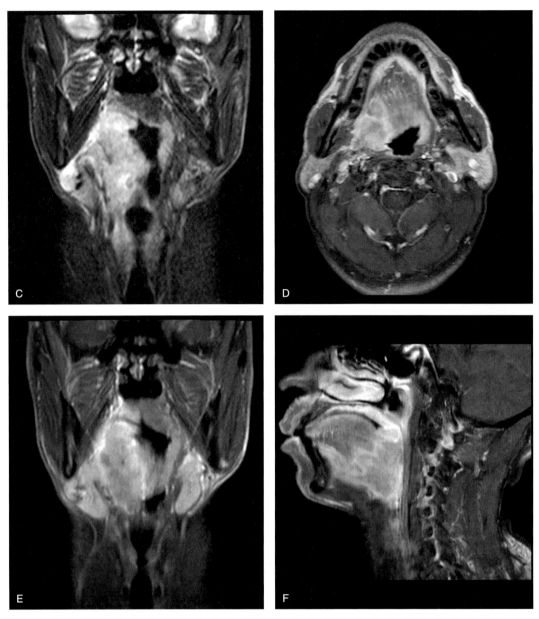

图 4-5-11　右侧舌根部鳞状细胞癌

A. T₂WI 序列,示右侧舌根部不规则软组织肿块,呈高信号,口咽腔变形,前下方累及口底间隙,向外侧累及右咽旁间隙,向上累及右扁桃体;右侧翼内肌信号未见明显异常;B. T₁WI 序列,示肿物呈低信号;C. 脂肪抑制 T₂WI 序列,清晰显示肿瘤向上累及右扁桃体达软腭,向外侵犯右咽旁间隙,与右下颌下腺密切关系;D. 增强 T₁WI 序列,肿物呈不均匀明显强化,边界不清;E. 增强 T₁WI 序列,示肿物不均匀明显强化,软腭受累显示清楚,口咽变形;肿物呈不均匀明显强化,边界不清;F. 增强 T₁WI 序列,示肿瘤经口底间隙向前侵犯舌肌达中份水平

2. 扁桃体癌　单侧扁桃体增大,肿块形态呈圆形或椭圆形,位于腭扁桃体窝,边界不清,T₁WI 呈均匀稍低信号,T₂WI 呈中等高信号,DWI(高 b 值)呈高信号,增强扫描呈均匀明显强化。肿块常累及舌咽腭弓、软腭、舌根(图 4-5-12),向外突破颈深筋膜累及咽旁间隙不多见(图 4-5-13)。

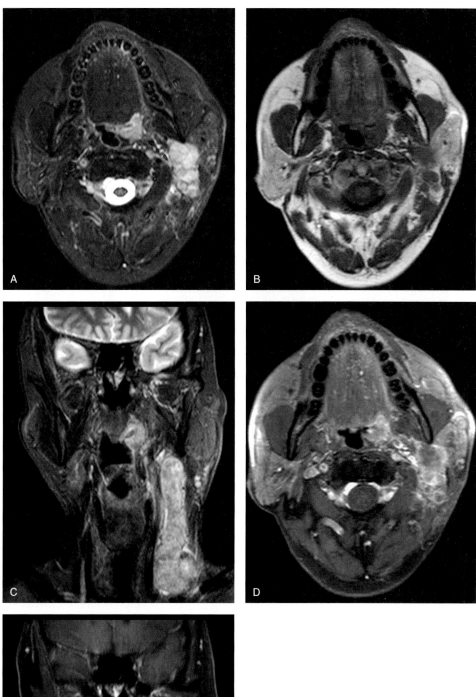

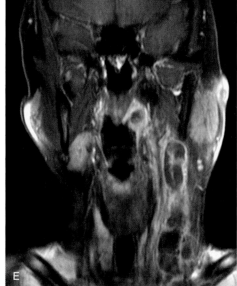

图 4-5-12 左侧扁桃体鳞癌

A. 脂肪抑制 T_2WI 序列,左侧扁桃体增大形成肿块,形态不规则,呈高信号,舌根及左侧咽旁间隙无明显受累;B. T_1WI 序列,示肿物呈低信号;C. 脂肪抑制 T_2WI 序列,清晰显示肿瘤上缘累及软腭左半部分,左侧颈静脉链淋巴结见成串肿大淋巴结并相互融合,提示淋巴结转移;D. 增强 T_1WI 序列,肿物呈不均匀明显强化,边界不清;E. 增强 T_1WI 序列,示肿物不均匀明显强化,软腭受累显示清楚,左侧淋巴结呈周边强化,中央呈低信号坏死区,提示淋巴结转移

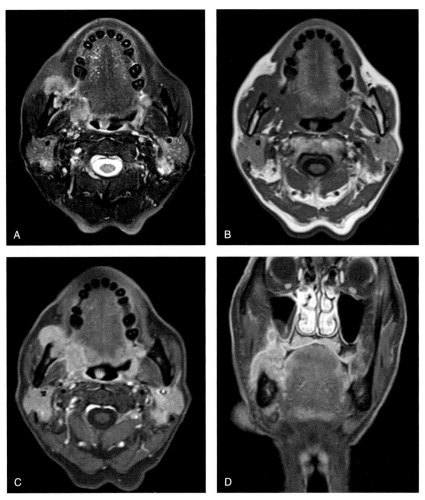

图 4-5-13　右侧扁桃体鳞癌

A. 脂肪抑制 T_2WI 序列,示右侧扁桃体增大形成肿块,形态不规则,呈不均匀中高信号,肿瘤向外侵犯右咽旁间隙、右翼内肌附着处并经右下颌角上缘突破颊部累及右面颊部皮下间隙,右侧面颊肌、咬肌见受累,右下颌骨骨髓腔见片状高信号;B. T_1WI 序列,示肿物呈低信号;C. 增强 T_1WI 序列,肿物呈不均匀明显强化,清晰显示肿瘤侵犯的范围;D. 增强 T_1WI 序列,示肿瘤经右下颌角上缘突破颊部累及右面颊部皮下间隙,右侧面颊肌、咬肌见受累,右下颌骨骨髓腔见片状强化灶

3. 软腭癌　软腭癌可发生于软腭的任何部位,在肿瘤早期或仅浅表浸润时,病变不明显,有时仅可见黏膜溃疡;肿物增大时,可见软腭肿物向口咽、口腔突入,向前可累及软腭,侧方可累及舌咽腭弓,表面常有溃疡(图 4-5-14)。T_1WI 呈均匀稍低信号,T_2WI 呈中等高信号,DWI(高 b 值)呈高信号,增强扫描呈均匀明显强化。

(四) 诊断要点与鉴别诊断

1. 诊断要点

(1)舌根癌

1)中老年男性多见。

2)舌根部局限性肿物。

3)T_1WI 上多呈稍低信号;T_2WI 上呈均匀高信号,均匀明显强化。

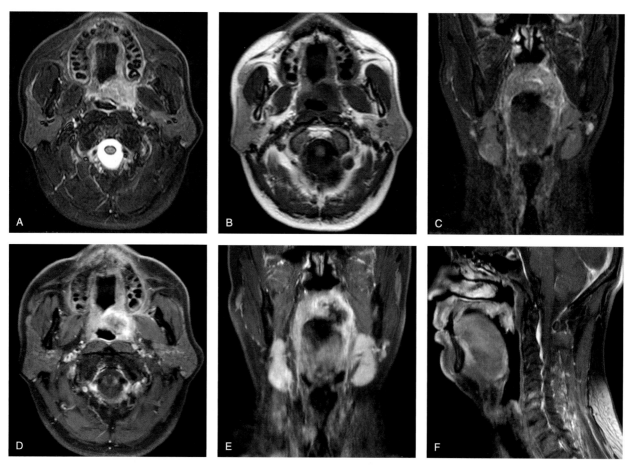

图 4-5-14　左侧软腭鳞状细胞癌

A. 脂肪抑制 T_2WI 序列,示左侧软腭增厚形成肿块,呈不均匀高信号,口咽腔变形,左侧翼内肌信号未见明显异常;B. T_1WI 序列,示肿物呈低信号;C. 脂肪抑制 T_2WI 序列,示肿瘤向下累及左扁桃体,向右越过中线达软腭右侧份;D. 增强 T_1WI 序列,示肿物呈不均匀明显强化,边界不清,左口腔壁软组织稍增厚强化;E. 增强 T_1WI 序列,示肿物不均匀明显强化,口腔面可见不规则溃疡缺损形成;F. 增强 T_1WI 序列,示肿瘤向前达硬腭后部,溃疡显示清楚

4)肿物浸润舌肌、会厌及扁桃体,边界不清。

(2)扁桃体癌

1)中老年人多见。

2)单侧腭扁桃体肿大。

3)T_1WI 上多呈等或稍高信号;T_2WI 上呈均匀高信号,均匀强化。

4)可合并对侧扁桃体、Willis 环淋巴结组织增厚。

(3)软腭癌

1)中老年人多见。

2)软腭浸润性或外生性肿物。

3)T_1WI 上多呈等或稍高信号;T_2WI 上呈均匀高信号,均匀强化。

4)表面溃疡多见。

2. 鉴别诊断

(1)扁桃体(咽淋巴环)淋巴瘤:扁桃体淋巴瘤在儿童和青少年发病率较高,特殊类型的白血病性咽峡炎亦常发生于儿童。临床表现以扁桃体及颈部无痛性肿瘤就诊多见。淋巴瘤侵犯范围广泛,常累及双侧扁桃体、舌根部淋巴组织、鼻咽壁及颈部淋巴结浸润,肿物及颈部淋巴结肿大常表现为边缘规则、信号均匀,增强后均匀明显强化,中央无坏死区。DWI呈明显高信号,ADC值显著减低。

(2)扁桃体脓肿:临床表现为吞咽痛;病变多为单侧,形态不规则,T₁WI呈等信号,T₂WI呈高信号,增强后脓壁见环形强化,边界模糊,中央可见坏死脓腔形成,软腭、舌根部、咽旁间隙等无受侵。颈部可见化脓性淋巴结炎。

(3)软腭血管瘤:肿瘤质地软,可见异常丰富的血管,常因肿物较大发生症状而就诊。肿块呈圆形或类圆形,边界清楚,T₁WI呈等低信号,T₂WI呈高信号,增强后早期呈明显强化或散在的结节状强化,延迟期扫描见病灶有向中央填充趋势,最终完全强化,DWI呈等或稍高信号,ADC值无明显减低;无颈部淋巴结肿大。

(4)软腭小涎腺肿瘤:头颈部小涎腺肿瘤是少见肿瘤,发病率小于1%,占全部涎腺肿瘤的15%左右。小涎腺肿瘤好发于上腭,起源于软腭者罕见,可分为良性、交界性和恶性三种,以良性多见。口咽癌需要与发生于软腭的小涎腺肿瘤相鉴别,后者MRI信号常不均,增强后强化不均匀。

(五)治疗和预后

口咽癌治疗原则为手术+放化疗。少部分有症状并影响生活质量时可行外科手术。

三、喉咽癌

(一)概述

喉咽癌又称为下咽癌(hypopharyngeal carcinoma),系起源于下咽部黏膜的原发恶性肿瘤,病因仍不清楚,以鳞状细胞癌多见,其他类型有腺样囊腺癌、神经内分泌癌等。下咽癌好发于梨状窝,约占80%,其余20%发生于下咽后壁和环后壁。喉咽癌在我国发病率低于鼻咽癌、喉癌、口咽癌,好发于中老年人,早期患者临床症状不明显,易被忽视。临床表现有咽部异物感或吞咽疼痛、吞咽困难、颈部淋巴结转移肿大,还可出现呛咳、咯血、声音嘶哑甚至呼吸困难等。喉咽癌的确诊靠鼻咽部肿物或颈部淋巴结活检病理。MRI主要用于喉咽癌的定位、分期诊断与鉴别诊断、疗效评估和复发监测。

(二)病理学表现

根据肿瘤起源的部位不同,包括:梨状窝癌、咽后壁癌和环后壁癌,病理类型和癌细胞分化不尽相同,主要为不同分化级别的鳞状细胞癌。

肉眼观,大体形态上可将肿瘤分为溃疡型、外生型及浸润型3种类型。肿物表面充血,常凹凸不平,可见溃疡面。

显微镜下可见不规则癌巢和增生的淋巴组织间杂分布,癌细胞因分化不同而有不同的表现(图4-5-15)。

(三)MRI表现

MRI可清楚地显示喉咽癌的位置、大小及侵犯范围。一侧梨状窝或下咽后壁不规则肿物向咽腔突出或匍匐生长,T₁WI呈均匀等或稍低信号,T₂WI呈均匀中等高信号,DWI(高b值)呈高信号,ADC值降低,增强扫描呈均匀中等强化。肿瘤常累及会厌、喉口、喉后壁、食管入口,有时突破颈深筋膜累及颈静脉间隙、咽旁间隙,向下累及喉室、室带、声带等结构(图4-5-16),向上累及扁桃体、舌根部,边界不清,喉咽腔变窄。

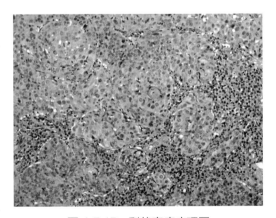

图4-5-15 梨状窝癌病理图
光镜下见肿瘤组织内肿瘤细胞巢状、片状排列,局部细胞巢中央可见角化,肿瘤细胞核圆形、卵圆形,可见核仁(HE×200)

（四）诊断要点与鉴别诊断

1. 诊断要点

（1）中老年人。

（2）一侧咽隐窝或下咽后壁局限性肿物。

（3）T_1WI 上多呈等或稍低信号；T_2WI 上呈均匀高信号，均匀明显强化。

（4）边界不清，常累及会厌、喉口、喉后壁、食管入口。

2. 鉴别诊断

（1）喉咽淋巴瘤：喉咽淋巴瘤较少见，影像学表现为孤立性肿块，T_1WI 呈低信号，T_2WI 上呈高信号，DWI（高 b 值）呈明显高信号，ADC 值明显减低，信号均匀，增强后均匀明显强化，肿块可向外浸润累及咽旁间隙，向下侵犯喉室及颈段食管，同时可伴有单侧或双侧扁桃体和 Willis 环淋巴结组织浸润增厚；常合并颈部淋巴结肿大；甚至发生全身淋巴结和结外器官受累。

（2）喉咽结核：鼻咽、扁桃体结核性肉芽肿多有结核中毒相关症状，咽部黏膜增厚常较轻，黏膜表面不光滑，T_1WI 呈低信号，T_2WI 上呈高信号，常合并有颈部淋巴结结核，呈典型的周边环形 T_1WI 低信号、T_2WI 上高信号，增强后环形强化，中央低信号坏死区。

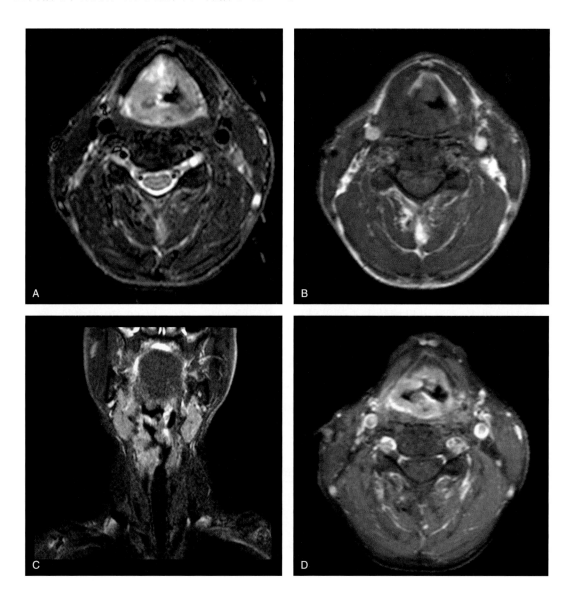

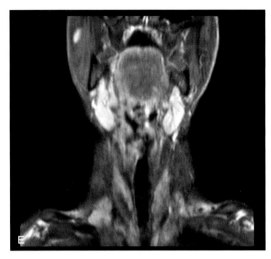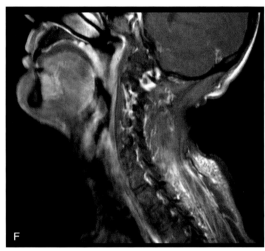

图 4-5-16　右侧梨状窝癌

A. 脂肪抑制 T_2WI 序列,显示右侧梨状窝壁不规则增厚,呈中等高信号,肿瘤累及环后区、右侧杓状会厌襞、右侧喉室壁及喉软骨;B. T_1WI 序列,示病变呈低信号,右侧喉软骨受累呈低信号;C. 脂肪抑制 T_2WI 序列,示病灶向上累及咽右侧壁和会厌;D~F. 脂肪抑制增强 T_1WI 序列,示病变呈均匀明显强化,肿物范围更清楚(冠状位存在部分吞咽伪影),病变向下累及喉室,向上累及会厌

(3)血管瘤:咽部血管瘤少见,主要表现为边界清楚、形态规则的肿块,T_1WI 呈低信号,T_2WI 上呈高信号,增强后早期呈明显强化或结节样强化,延迟期扫描见病灶有向中央填充趋势,最终呈均匀高信号。

(五) 治疗和预后

喉咽癌主要采用手术治疗或放化疗综合治疗。放化疗综合治疗的预后与手术无明显差别,但患者的生存质量明显改善。

四、淋巴瘤

(一) 概述

咽部恶性淋巴瘤(malignant lymphoma of pharynx)主要发生在咽环,也叫咽环淋巴瘤。咽淋巴组织环包括咽扁桃体、鼻咽部咽鼓管扁桃体、腭扁桃体及舌扁桃体的淋巴结组织。咽环淋巴组织是结外淋巴瘤的重要发生地之一。结外淋巴瘤中,咽环淋巴瘤的发病率仅次于胃肠道。在耳鼻喉区内,咽环非霍奇金淋巴瘤(NHL)最多,咽环淋巴瘤约占头颈部结外淋巴瘤的 60%~70%。以 60~70 岁多见,分布在口咽部和鼻咽部多,下咽部少见,扁桃体最多,鼻咽次之,少数分布在舌根、咽弓和下咽部。临床上表现为吞咽困难、鼻塞、鼻出血及颌下淋巴结肿大,有结外侵犯倾向,易发生远处播散。临床分 4 期(Ann Arbor 分期):Ⅰ期,即肿块局限在咽环;Ⅱ期,即除咽环肿瘤外,肿瘤累及颈部引流区淋巴结;Ⅲ期,即肿瘤侵犯咽环,还侵犯膈上和膈下淋巴结,包括脾脏;Ⅳ期,即肿瘤侵犯咽环并广泛播散到一个或一个以上结外器官和组织。

(二) 病理学表现

咽环淋巴瘤包括霍奇金病(HD)和非霍奇金淋巴瘤(NHL),非霍奇金淋巴瘤包括 B 细胞源性淋巴瘤及 T 细胞源性淋巴瘤(传统的 T 淋巴瘤和 T/NKT 淋巴瘤),以 B 细胞淋巴瘤为主,约占 86%。咽黏膜间隙是头颈部结外淋巴组织的最好发部位,约占头颈部结外非霍奇金淋巴瘤的 35%,20% 的患者有肠胃淋巴组织的非霍奇金淋巴瘤同时累及,50% 的咽黏膜间隙淋巴瘤浸润时同时出现淋巴结转移。咽黏膜间隙淋巴瘤倾向局灶性,并且生长缓慢。结外霍奇金病极少,大部分都是霍奇金病晚期的波及性病变,少数是原发的,主要发生在扁桃体,鼻咽部及咽后少见。

肉眼观,黏膜下形成结节状肿块,灰白色软组织,质脆。

显微镜下,分为淋巴细胞突出型、混合型、结节硬化型和淋巴细胞消减型,以混合型和淋巴细胞突出型常见(图4-5-17),咽环 HD,RS 细胞和 HD 细胞数量较少,偶有朗汉斯多核巨细胞,甚至较典型的上皮样组织细胞结节。

(三) MRI 表现

咽环淋巴瘤以咽扁桃体最为多见,鼻咽部次之,舌扁桃体少见,鼻咽部淋巴瘤常为弥漫性分布,咽和舌扁桃体常为一侧性,淋巴结的非霍奇金淋巴瘤 50% 与此病相关,淋巴结通常大于 2cm,表现为非坏死性淋巴结,在侵袭性较强的非霍奇金淋巴瘤可表现为中心坏死。磁共振表现为类圆形等信号软组织肿块信号均匀,无囊变或坏死,向口咽腔突出生长,肿块轮廓规整,可轻度强化,一般无咽旁间隙及相邻结构受侵犯,多数可发现同侧颈深部淋巴结肿大,肿大淋

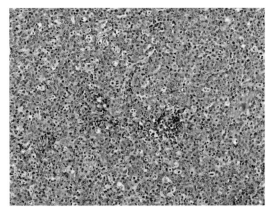

图 4-5-17　咽部淋巴瘤病理

光镜下见淋巴结结构破坏,大量中等-大的肿瘤细胞片状分布,细胞异型性明显,核圆形、卵圆形、核仁明显,核分裂易见,可见坏死及核碎(HE×200)

巴结的形态、信号改变与原发病灶相仿。鼻咽和侧咽壁淋巴瘤的 MRI 表现为不规则软组织肿块,病变范围较大,可向周围弥漫性生长,无颅底和相邻骨质破坏,周围结构很少侵犯,多有颈部淋巴结受侵(图 4-5-18)。T_1WI 呈均匀等信号,T_2WI 呈高信号,信号较均匀,咽环淋巴瘤增强后呈均匀强化,内部无强化的分隔,而淋巴组织增生则可见强化的分隔。

(四) 诊断要点与鉴别诊断

1. 诊断要点

(1)中老年患者。

(2)鼻咽部淋巴瘤呈弥漫性生长。

(3)咽和舌扁桃体一般是单侧受累。

(4)T_1WI 呈等信号,T_2WI 上呈高信号,增强后见强化,信号较均匀,一般无坏死。

(5)50% 的淋巴结表现为非坏死性增大。

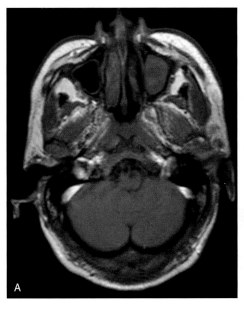
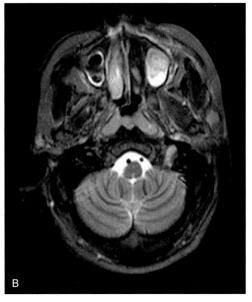

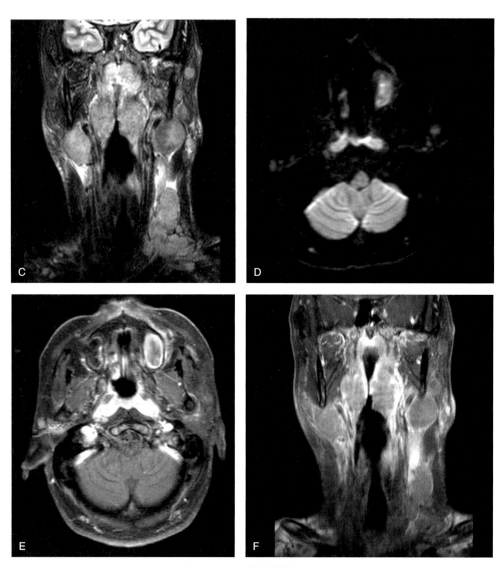

图 4-5-18 鼻咽部淋巴瘤

A. T$_1$WI 序列,示鼻咽壁增厚形成软组织肿块影,病变呈低信号;B、C. T$_2$WI 序列,示鼻咽顶后壁均
匀增厚,双侧腭扁桃体肿大,双颈部多发肿大淋巴结,部分融合成团,呈高信号,信号均匀,边界清晰;
D. DWI 序列,示病变及双颈部淋巴结呈明显高信号,边界清晰;E、F. 脂肪抑制增强 T$_1$WI 序列,示病
变及颈部淋巴结增强后呈均匀强化,内部无强化的分隔

2. 鉴别诊断

(1)韦氏淋巴环的淋巴组织增生:患者年龄小于 20 岁,青少年的腭扁桃体肥大、咽鼓管扁桃体肥大常
见,往往是由于慢性炎症刺激引起淋巴组织肥大、增生。成人慢性咽喉炎、常期吸烟、饮酒等也能引起。韦
氏淋巴环淋巴组织增生,可局限于某些结构,如双侧咽鼓管扁桃体、腭扁桃体、舌扁桃体、软腭等,也可沿咽
壁弥漫肥厚增生。表现为淋巴组织非对称性增大,增强后内部可见强化的分隔。

(2)鼻咽或口咽部静脉曲张:临床表现为体位性眼球突出,颈部加压时眼球突出更明显;病变呈圆形或
椭圆形,T$_1$WI 呈等信号,T$_2$WI 上呈高信号;颈部加压前后 MRI 扫描显示加压后病变体积明显增大是鉴别
关键要点。

(3)血管外皮细胞瘤:增强扫描显示明显强化,无“渐进性强化”表现。

(4)淋巴管瘤:常发生于儿童;多位于肌锥外间隙,形态不规则,包绕眼球生长;肿瘤内可见自发性出
血,常见亚急性期出血信号,T$_1$WI 呈高信号,T$_2$WI 上呈高信号,典型者可见液 - 液平面;增强后不均匀强

化,无"渐进性强化"表现。

（五）治疗和预后

　　咽部恶性淋巴瘤过去常采用手术切除,由于现在 MRI 诊断咽部恶性淋巴瘤准确率几乎达 100%,因此,手术切除不再是首选治疗方案,除肿瘤较大引起视力下降或出于美容的目的需要手术切除以外,常随访观察。咽部恶性淋巴瘤一般与周围组织无明显粘连,手术摘除比较容易,其预后较好。

（鲜军舫　夏　爽　郑德春　丁忠祥　王　鹰　胡春淼）

第五章
喉 部

第一节　喉部疾病概述

一、喉部疾病的分类

喉部疾病种类繁多,包括先天性、炎症性、肿瘤性以及创伤性病变等。喉的先天性疾病通常为喉发育异常或发育不全,常见的有喉狭窄、喉闭锁、喉软化、先天性声门下狭窄、喉气管裂等。炎症性病变包括急性会厌炎、结核和其他肉芽肿性炎、风湿性喉关节炎、胃食管反流性喉炎以及颈部软组织感染波及等。喉部肿瘤性病变较常见,喉癌约占头颈部肿瘤的 25%,组织学类型以鳞癌最多见,约占所有喉癌的 95% 以上。其他的良性肿瘤包括血管瘤、乳头状瘤、声带小结、脂肪瘤、副神经节瘤、平滑肌瘤等。喉外伤多见于成人,常由喉部直接撞击伤或颈部穿透伤所致。

二、喉部疾病的影像学诊断价值比较

传统 X 线平片、高千伏摄影和体层摄影术曾是 CT 出现之前诊断喉部疾病的主要影像学检查方法。口腔、喉腔内的气体形成天然对比,可在 X 线侧位片上显示舌根、会厌、会厌间隙,以及喉室、舌骨、甲状软骨和环状软骨的轮廓。正位体层摄影可清晰显示室带、喉室、声带、杓状会厌襞等。此外,吸气相和发声相摄影还可以观察声带的活动情况。但由于密度分辨率差及喉结构重叠显像、仅能显示粗略解剖形态以及难以明确病变深部浸润情况等原因,这些检查方法已基本被 CT 和 MRI 取代。

CT 成像技术的发展使得对喉部疾病的影像学诊断发生了质的飞越,特别是在黏膜和深部软组织、喉软骨及钙化等方面显示出较大的优势。多排螺旋 CT（MSCT）的应用和图像后处理技术的进步,更加立体显示喉部解剖细节,提高了病变与正常组织的差异对比。喉部 CT 检查的优势在于扫描速度快,为首选筛查手段,能够对病变部位、范围及软骨破坏提供依据。其不足包括:①软组织分辨力低,较大肿瘤易引起解剖结构失真,缺乏清晰脂肪层面时无法确定肿瘤边缘,不能显示轻度黏膜异常;②不易发现未骨化软骨的早期侵犯;③不能可靠地区分肿瘤复发与放疗后邻近组织的水肿、坏死、纤维化及炎症。喉部 CT 检查时应注意患者喉部要处于完全放松状态,嘱患者连续轻松呼吸,避免深呼吸、吞咽、移动或讲话,以免产生运动伪影。

MRI 技术在喉部应用的优势在于软组织分辨率高,对于识别病变与正常组织信号差异较敏感。此外还具有多方位成像的能力,对喉软骨破坏的检出优于 CT,因此在清楚显示病变与周围结构关系的同时,还能提供整个兴趣区的多方位直观影像,能更好地显示肿瘤的起源、侵犯范围,为病变诊断和手术切除治疗提供更为精确的信息。但是由于扫描时间长、患者的吞咽运动等,对于细小病变的显示较差,因此,对于扫

描技术要求较高。近年来,随着磁共振成像硬件的发展和软件的进步,新技术层出不穷,在喉部临床应用较多的有弥散加权成像(diffusion weighted imaging,DWI)和动态增强 MR 成像(dynamic contrast-enhanced MRI,DCE-MRI)。DWI 是目前唯一能够评价活体水分子微观扩散运动的功能成像,可通过 ADC 值量化分析,对病变性质进行推测。恶性肿瘤细胞繁殖旺盛,细胞密度较高,细胞外间隙小,细胞生物膜的限制和大分子物质对水分子的吸附作用强,故恶性肿瘤内水分扩散运动明显受限。DCE-MRI 被用于评价组织的微循环、灌注和毛细血管通透性的变化。由于肿瘤组织内的新生血管具有高渗透性,能使 Gd-DTPA 快速扩散到细胞外血管外间隙,分布的容量与细胞外血管外间隙基本一致,进而揭示肿瘤的血管生物学特性。但由于喉部解剖结构细小复杂,喉腔气体干扰及吞咽运动的影响,增加了功能成像技术特别是 DWI 在喉部的应用的难度,尽管如此,DWI 在喉部肿瘤性病变诊断中也可提供了有意义的信息,特别是对伴发的颈部淋巴结转移评估方面较有价值。总的来说,喉部 MRI 的优势在于:①可多层面显示,有利于评估病变的范围;②软组织分辨力高,T_1WI 易于显示脂肪内肿瘤组织浸润,T_2WI 易于显示肿瘤肌肉及软组织浸润;③非钙化软骨的肿瘤侵犯检出能力优于 CT;④ MRI 新技术如 DWI、DCE-MRI 的应用,在肿瘤复发与水肿、纤维化、炎性反应、放射性坏死鉴别、肿瘤范围的准确评价方面有一定价值。其缺点包括:①成像时间长;②容易产生吞咽运动伪影和磁敏感伪影。

第二节　喉部良性肿瘤

一、喉乳头状瘤

(一) 概述

喉乳头状瘤(laryngeal papilloma)的发病与人乳头状瘤病毒(human papillary virus,HPV)关系密切,特别是 HPV-6 和 HPV-11,是喉部最常见的良性肿瘤,约占 70%,可发生于喉腔的任何部位,常见于声带、室带、会厌、前联合和喉室,多发患者常累及劈裂,严重患者甚至累及气管和支气管树。喉乳头状瘤分为成人型和幼儿型,前者多见于男性,单发,在某些因素刺激下易发生癌变,如吸烟、反复切除、放疗及机体免疫状态低下等;后者发病的主要原因是胎儿分娩时经产道吸入HPV 颗粒,直接传播所致,多见于 10 岁以下儿童,发生率无明显性别差异,病变常为多发且易复发,但随年龄增长具有自限性。

喉乳头状瘤临床病程缓慢,常见症状为声音嘶哑、吞咽不适或异物感,幼儿型多发者随着病变浸润、发展可出现呼吸困难及喘鸣。

(二) 病理学表现

肉眼观,喉乳头状瘤为单发或多发实性结节,边界清楚,表面呈灰白色。

镜下,喉部鳞状上皮或纤毛上皮呈较密集乳头状改变(图 5-2-1),HE 染色可见空泡化细胞,胞质透亮,核圆形或椭圆形、深染、较肥大,电镜下可见细胞核内有大量病毒颗粒。

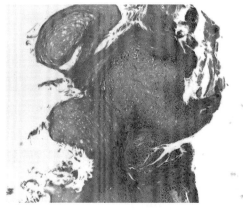

图 5-2-1　声带乳头状瘤病理图

光镜下见乳头状结构,表面角化不全,细胞轻度异型,并见"挖空样"细胞(HE × 100)

（三）MRI 表现

　　声带、室带、会厌、前联合等处单发或多发隆起结节,后者可相互融合成块,表面凹凸不平。肿块可突入喉前庭、声门下区或气管内,引起气道狭窄,周围组织受压,但喉旁间隙清晰,周围骨质无破坏。与肌肉相比,肿块在 T_1WI 呈等或稍低信号,在 T_2WI 呈稍高信号,边界多清楚,信号均匀或不均,增强扫描呈轻、中等度强化(图 5-2-2)。

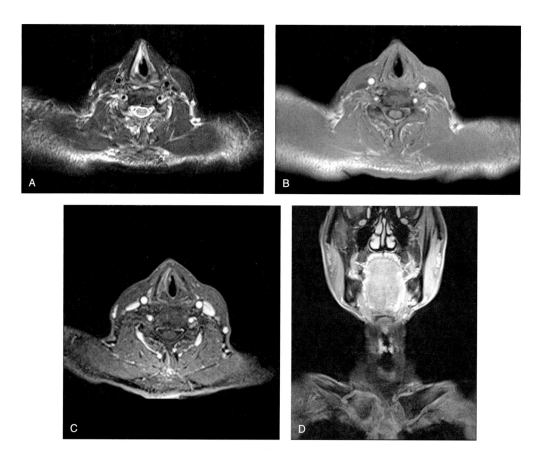

图 5-2-2　声带乳头状瘤

　　A. 脂肪抑制 T_2WI 序列,右侧声带见局限性隆起性病灶,边缘光滑,呈稍高信号;B. T_1WI 序列,病灶呈等信号;C. 脂肪抑制增强 T_1WI 序列,显示病灶呈中等度强化;D. 脂肪抑制增强 T_1WI 序列,显示强化的结节状病灶突向喉腔

（四）诊断要点与鉴别诊断

1. 诊断要点

(1)10 岁以下幼儿或成人男性。

(2)声音嘶哑或喘鸣为主诉。

(3)声带、室带、会厌、前联合等处单发或多发结节样突起。

(4)T_1WI 呈等或稍低信号,T_2WI 呈稍高信号,增强扫描轻、中等度强化。

(5)病变周围脂肪间隙清晰,周围骨质未见破坏。

2. 鉴别诊断

(1)喉息肉:MRI 各序列多呈等信号,表现为声带锯齿状增厚,与喉乳头状瘤难以鉴别。

(2)喉血管瘤:基底较宽的软组织肿块,T_1WI 呈稍低信号,T_2WI 呈高信号,增强扫描呈特征性的渐进性强化。

（3）喉癌：起源于黏膜并向黏膜下及周围组织浸润的最常见喉部恶性肿瘤，MRI可见病变累及处组织增厚变形，伴邻近软骨破坏，肿块境界不清，较大肿块信号及强化不均匀。

（五）治疗和预后

手术切除是治疗喉乳头状瘤的主要手段。对于成人单发喉乳头状瘤，特别是病灶大、基底广、表面有坏死溃疡的病例，经多次活检仍确定为中至重度不典型增生，应按喉恶性肿瘤的治疗原则来处理，以防止复发和癌变。辅助抗病毒药物及中药治疗也有用于预防术后复发。

二、喉部血管瘤

（一）概述

头颈部血管瘤常见，但较少发生于喉部，可发生于任何年龄，通常分为婴幼儿型和成人型。成人喉血管瘤较为罕见，一般男性多于女性，病变常发生在声门上区和声门区。患者临床表现为声音嘶哑、咽部不适感、吞咽障碍，严重时甚至出现呼吸困难。与婴幼儿喉血管瘤不同的是，成人喉血管瘤很少能自愈，但发展较缓慢。若无明显临床症状可定期随访，若出现明显的临床症状，需干预治疗。

（二）病理学表现

病理组织学上，成人喉血管瘤主要为海绵状血管瘤，而婴幼儿以毛细血管瘤最多见。喉镜检查肉眼观喉血管瘤呈圆形、椭圆形或有分叶的实性肿块，边界清楚，多广基底，毛细血管瘤呈红色或略紫色，表面光滑；海绵状血管瘤呈暗红色，表面高低不平，可延及颈部皮下，隐现青紫色。

显微镜下，毛细血管瘤由成群的薄壁血管构成，间以少量结缔组织（图5-2-3）；海绵状血管瘤由窦状血管构成，柔如海绵，暗红色，不带蒂而弥漫分布于黏膜下，表面不光滑，广泛者可侵及颈部皮下呈青紫色。

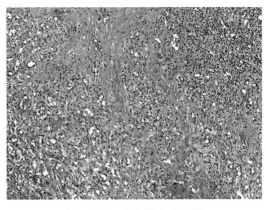

图5-2-3　喉血管瘤病理图
光镜示簇状肿瘤性薄壁血管（HE×40）

（三）MRI表现

喉血管瘤大多位于声门上区和声门区，形态呈圆形或椭圆形，也可呈不规则形，多边缘光滑，可有分叶，肿瘤较大时邻近梨状隐窝变浅。T_1WI呈均匀略低信号或等信号，T_2WI呈均匀高信号，DWI呈明显高信号。动态增强扫描显示特征性的"渐进性强化"（progressive enhancement），即增强早期肿瘤边缘或中央数个点片状强化影，随着时间延长，强化范围逐渐扩大，最后肿瘤全部强化，肿块越大，肿瘤全部强化需要的时间就越长，典型者可见迂曲强化血管影（图5-2-4）。

（四）诊断要点与鉴别诊断

1. 诊断要点

（1）中年女性。

（2）声音嘶哑、咽部不适感。

（3）发生于声门上区和声门区的软组织肿块。

（4）T_1WI上多呈等低信号，T_2WI上可呈高信号，DWI呈高信号。

（5）边界清晰，可见低信号包膜。

（6）动态增强扫描呈中心向周围填充的渐进性强化，延迟期可完全强化。

（7）病灶与邻近结构关系良好，喉旁软骨与肌肉无破坏受侵征象。

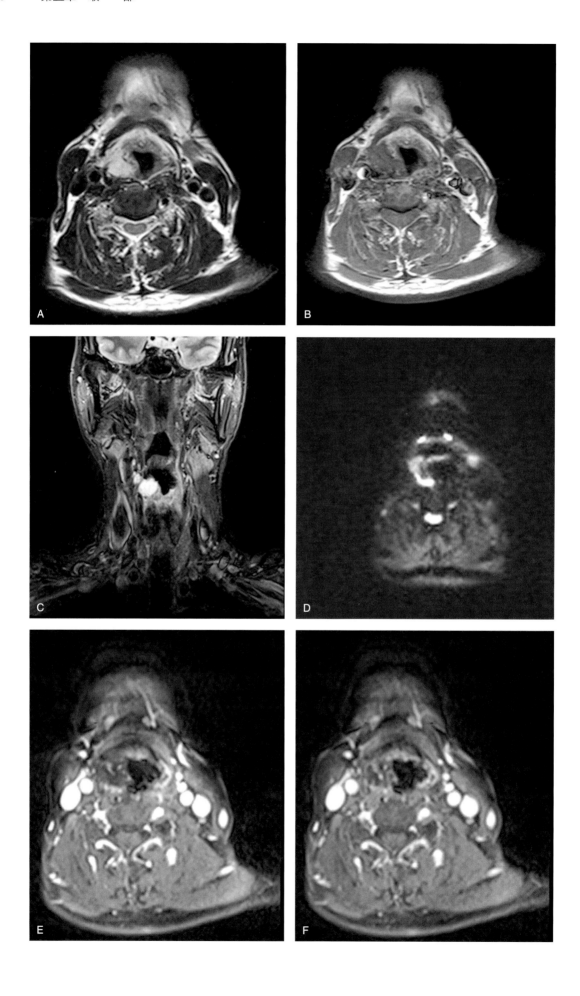

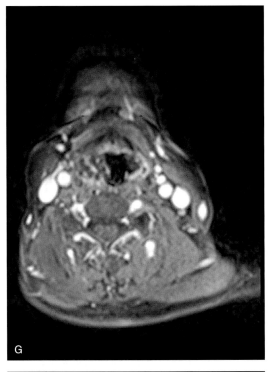
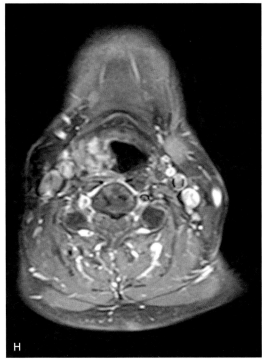
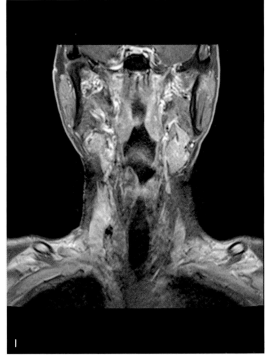

图 5-2-4　喉血管瘤

A. T$_2$WI 序列,显示右侧杓状会厌襞处不规则形软组织肿块影,边界清晰,病灶主体呈稍高信号,其内可见小斑片状更高信号及线状低信号,病灶凸向喉前庭,右侧梨状隐窝明显变浅;B. T$_1$WI 序列,病变呈稍低信号;C. 脂肪抑制 T$_2$WI 序列,显示病灶呈高信号;D. DWI 序列,病灶呈明亮高信号;E~G. 动态增强 T$_1$WI 序列,病灶呈填充式渐进性强化;H、I. 延迟增强 T$_1$WI 序列,病变不均匀强化

2. 鉴别诊断

(1)声带息肉:较常见的咽喉部病变,多见于声带结节样突起,边界清楚,宽基底与声带相连,信号多均匀,动态增强扫描可见轻度强化,但无"渐进性强化"表现。

(2)乳头状瘤:较常见的喉良性肿瘤,多发生于儿童,常见于声带或室带,可见声带结节样突起,气道通畅,也可见喉腔各部,喉腔缩窄较粗糙、僵硬、厚薄不均。

(3)喉癌:多见于老年男性,有声音嘶哑、呼吸困难、咽喉痛症状,发生溃烂者常有痰中带血的症状,喉部有不规则软组织增生或肿块,边界欠清,形态不规则,若发生液化坏死,则信号混杂,周围可有水肿,可向会厌前间隙、喉旁间隙浸润,可破坏喉软骨,喉支架破坏变形,肿瘤向喉腔外生长。早期病灶较局限,晚期伴周围软组织广泛浸润及颈部淋巴结转移。

(五)治疗和预后

目前对喉血管瘤的治疗尚无统一意见,主要根据患者的年龄、肿瘤的类型、大小、部位以及患者的主诉选择治疗方案。成人喉血管瘤的治疗主要有手术、硬化剂局部注射、激光、放疗等。切开手术因视野小、出血多、创伤大等缺点,不被列为首选,仅适用于肿瘤较大的病例。如病变位于黏膜下层,对激光吸收差,优先用硬化剂局部注射法,此法所需设备简单,易于操作,费用低;对直径大于1cm的血管瘤仍采用硬化剂局部注射法;对于突出于黏膜外者,首先考虑用CO_2激光或超声刀病灶切除,和传统手术相比,术中出血少,能够做到完全切除病灶不残留,并能尽量保留正常的喉部黏膜,减少并发症的发生。

三、喉部淀粉样病

(一)概述

喉部淀粉样病为病理性蛋白质在喉部组织细胞间沉积所致的变性类疾病,由 McAlpine 和 Neuman 于 1964 年首次报道。其病因及发病机制尚无定论,可能与新陈代谢紊乱、组织退行性变、淀粉样蛋白和淀粉样 P 成分反应、免疫反应以及胶原基质发生变化有关。喉部淀粉样病可为原发性或继发于全身性淀粉样变性,此外还有少数病例与多发性骨髓瘤有关或为遗传性或家族性淀粉样变性。喉部是头颈部原发性局部性淀粉样变性最常见的部位,表现为弥漫型片状或结节型小球状,多灶性改变是本病的典型表现。喉部淀粉样病可发生在喉的任何水平,按发生频率依次为喉室、室带、声带、会厌、劈裂及声门下区,最常见于声门上区室带水平。临床表现无特殊性,与受累部位和功能受扰有关,主要是声嘶。男女比例为 3:1,发病年龄范围为 8~80 岁,多见于 16~50 岁,高峰年龄为 50 岁。

(二)病理学表现

肉眼:病变组织均匀、半透明、灰黄或粉红色,无结构外观,无包膜,致密,大小不定。HE 染色呈无细胞、均匀、红色片或团状弥漫于细胞外间质。

电镜:见组织中含有大小不等、周围带晕的淀粉样颗粒及原纤维结构,组织较致密,有成团和散在分布的颗粒,其电子密度不一,周围有晕,圆形或卵圆形,部分见中间有淡染的淀粉样变颗粒(图 5-2-5)。

偏光显微镜:呈双拆光和绿荧光的特殊形态表现。刚果红染色呈棕红色为最经典、最特异的组织化学检查表现。

(三)MRI 表现

喉室、室带、声带、会厌等处弥漫软组织增厚或局限性结节状隆起病变,T_1WI、T_2WI 信号与肌肉接近,境界清晰或稍模糊,可伴有深部浸润,增强扫描病变呈不均匀强化,伴有大块钙化者可于病灶内见斑点状短 T_2 低信号,可单侧或双侧发病,局部

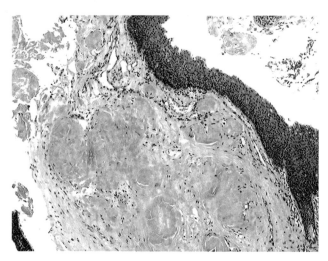

图 5-2-5　喉淀粉样变性病理图
光镜下见鳞状上皮下方间质中粉染无定形淀粉沉积物
(HE × 100)

喉腔可变窄,喉旁间隙清晰,周围骨质无破坏(图 5-2-6)。CT 对于钙化的显示明显优于 MRI。

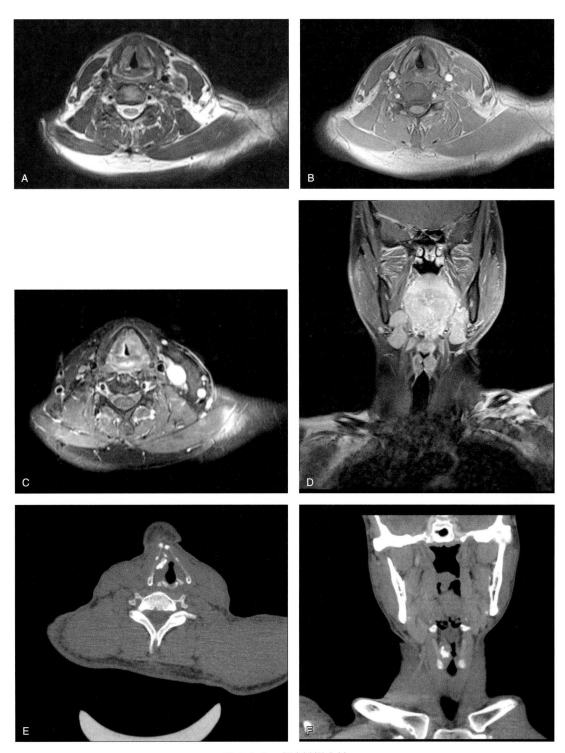

图 5-2-6　喉淀粉样变性

A~D 为同一患者,E、F 为另一患者。A. T$_2$WI 序列,示左侧声带增厚,局部信号异常,见斑片状稍低信号,边界欠清;B. T$_1$WI 序列,病变呈低信号;C. 脂肪抑制增强 T$_1$WI 序列,病变不均匀中等度强化,内见斑片状弱强化区;D. 脂肪抑制增强 T$_1$WI 序列,病灶强化较对侧声带明显;E. CT 平扫,显示右侧声带明显增厚,其内见斑块状钙化影;F. CT 冠状位重建,显示右侧声带增厚伴钙化,局部喉腔稍变窄

（四）诊断要点与鉴别诊断

1. 诊断要点

（1）多见于 16 岁以上成人。

(2)声音嘶哑或咽部充填感,呼吸、吞咽困难。

(3)喉室、声带、室带、会厌等处软组织增厚或结节状突起。

(4)T_1WI、T_2WI 与肌肉呈等信号,增强扫描中等度强化。

(5)伴有大块钙化者 T_2WI 可见斑点状低信号。

2. 鉴别诊断

(1)喉息肉:MRI 各序列多呈等信号,表现为声带锯齿状增厚,较大的息肉与喉淀粉样病不易区别。

(2)喉血管瘤:基底较宽的软组织肿块,T_1WI 呈稍低信号,T_2WI 呈高信号,增强扫描呈特征性的渐进性强化。

(3)喉癌:起源于黏膜并向黏膜下及周围组织浸润的最常见喉部恶性肿瘤,MRI 可见病变累及处组织增厚变形,伴邻近软骨破坏,肿块境界不清,较大肿块信号及强化不均匀。

(五) 治疗和预后

喉淀粉样病采用药物治疗效果差。在直接喉镜及 CO_2 激光下切除淀粉样变性组织是治疗局部原发性病变的有效方法。对喉部病变施行显微手术有视野清晰、操作精确、手术细致、损伤轻微等优点,对声带功能有保护作用,并对界限不清的喉淀粉样变手术更具意义。术中应尽量切除以防止复发。

第三节　喉部恶性肿瘤

一、喉癌

(一) 概述

喉癌(laryngeal carcinoma)是喉部最常见的恶性肿瘤,好发于 50~60 岁以上的中老年人,男女之比 8∶1,吸烟、饮酒、空气污染及病毒感染为可能的发病因素。喉癌早期出现乳头状结节,继而向黏膜下及周围组织浸润,受累组织增厚、变形或发生溃疡;晚期可向喉外发展,破坏喉软骨,常经淋巴道转移至颈后部乃至纵隔淋巴结,亦可经血道转移至肺、肝、肾、骨和脑等器官。临床上有声音嘶哑、呼吸困难及咽喉痛,发生溃烂者常有咽喉痛和痰中带血等症状。

根据病变发生的解剖部位,喉癌可分为:①声门上型癌,发生于会厌、室带、喉室、杓状软骨及杓状会厌襞等处;②声门型癌,发生于声带的喉室面;③声门下型癌,发生于声带下缘至环状软骨下缘之间;④跨声门癌,主要侵及声门旁间隙,肿瘤跨越两个或以上喉解剖区,易向深层侵犯,破坏软骨,为喉癌的晚期表现。

(二) 病理学表现

肉眼观,喉癌可呈乳头型、疣状或菜花状隆起,也可在局部形成溃疡。组织学上以鳞癌最为常见,占 95%~98%;腺癌少见,约占 2%。喉鳞癌按其发展的程度可分为原位癌、早期浸润癌和浸润癌三种。

原位癌指癌细胞仅局限于黏膜上皮层,未突破基底膜。此型临床较少见,经过一段时间的进展可发展成浸润癌。早期浸润癌一般由原位癌突破上皮基底膜向下浸润发展而来。癌细胞突破基底膜向下浸润,在固有层形成癌巢。浸润癌可分为浸润癌和疣状癌两型,以浸润癌常见。组织学可分为高、中、低分化鳞癌,绝大多数为高分化鳞癌,可见细胞间桥和不同程度的角化现象,癌巢中心可见角化珠(图 5-3-1、图 5-3-2);低分化鳞癌少见,细胞异型性大,多为梭形细胞,弥散分布且不形成癌巢,形似肉瘤。疣状癌属于喉癌浸润性鳞癌的一个亚型,较少见,占喉癌的 1%~2%,癌组织向喉腔呈疣状生长,形成菜花样的肿块。镜下癌细胞多呈乳头状结构,为高分化鳞癌,可有不同程度的局部浸润,一般生长缓慢,不发生转移。

喉癌向黏膜下浸润可侵犯邻近软组织,向前可侵犯甲状软骨和甲状腺,向后可累及食管,向下可蔓延至气管。喉癌一般较晚才发生转移,通常经淋巴道转移至颈部淋巴结,常发生颈总动脉分叉处淋巴结转移。喉癌的血行转移较少,主要转移到肺、骨、肝等处。

（三）MRI 表现

1. 声门上型喉癌 MRI 以声门上区的软组织不规则增厚和肿块为主要征象,T₁WI 表现为会厌游离缘或杓状会厌襞增厚或结节样中等信号肿块,与周围高信号脂肪分界清楚,T₂WI 因肿瘤信号增高,与周围组织分界反而不清,肿

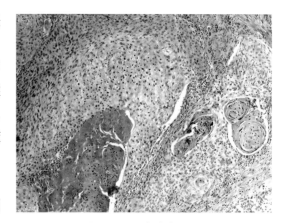

图 5-3-1 喉癌病理图
光镜示癌细胞呈巢片状,并见明显的角化(HE×100)

瘤周围可有水肿和软组织浸润,增强后不同程度强化,会厌前间隙和喉旁间隙受侵表现为该区脂肪高信号消失,代之以中等信号肿瘤组织(图 5-3-3、图 5-3-4)。

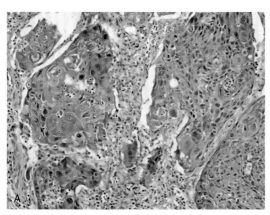

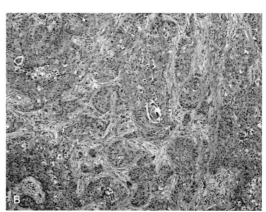

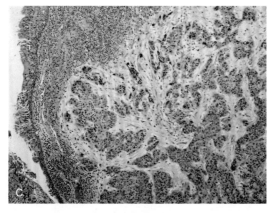

图 5-3-2 声门上型、声门型、声门下型喉癌病理图
A. 声门上型,镜下见肿瘤细胞巢、片状分布,界限不规则,可见明显角化,细胞异型性明显,胞质丰富、嗜酸性,核大,核仁明显,可见核分裂(HE×200);
B. 声门型,肿瘤细胞呈巢状生长,细胞异型,可见核仁及核分裂,局部可见角化(HE×200);C. 声门下型,假复层纤毛柱状上皮下见肿瘤细胞巢状分布,浸润性生长,细胞异型,染色质深,可见核分裂(HE×200)

2. 声门型喉癌 早期局限在声带内,仅见双侧声带不对称,一侧声带毛糙、增厚或局限的软组织结节,随着病变发展肿瘤易侵犯前联合,然后向对侧声带浸润,并易向前破坏甲状软骨。肿瘤 T₁WI 信号稍高于正常侧甲杓肌,T₂WI 信号明显高于肌肉信号,声带游离缘黏膜线模糊,DWI 呈较高信号,Gd-DTPA 增强后病变侧声带明显强化(图 5-3-5、图 5-3-6);部分表现为双侧声带均增厚,声带增厚明显者向上推压室带使同侧室带脂肪高信号上移,此征象在冠状位显示最佳。

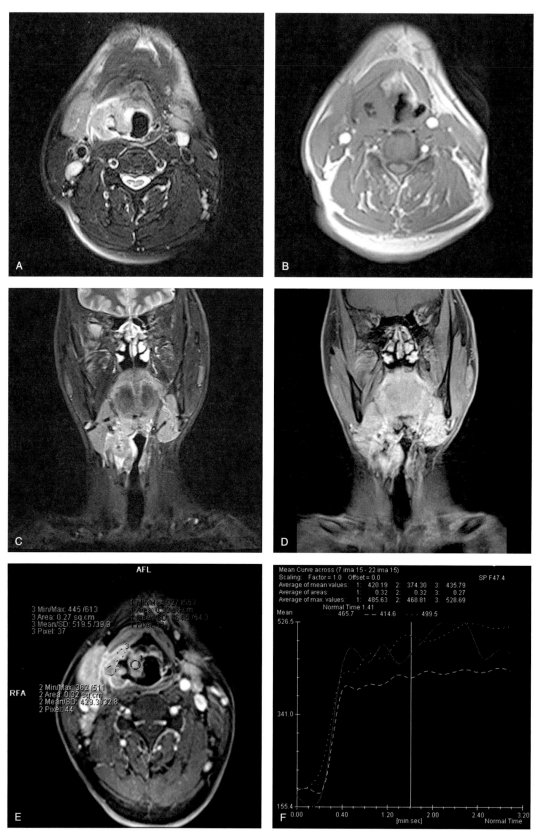

图 5-3-3 声门上型喉癌

A.脂肪抑制 T_2WI 序列,右侧声门上区见稍高信号不规则团块影,累及右侧会厌;B. T_1WI 序列,病灶呈等信号;C.脂肪抑制 T_2WI 序列,示右侧声门上区病灶导致喉腔变窄;D.脂肪抑制增强 T_1WI 序列,病灶明显强化,右颈部可见肿大淋巴结;E、F.动态增强 T_1WI 序列,病灶动态增强曲线呈速升平台型

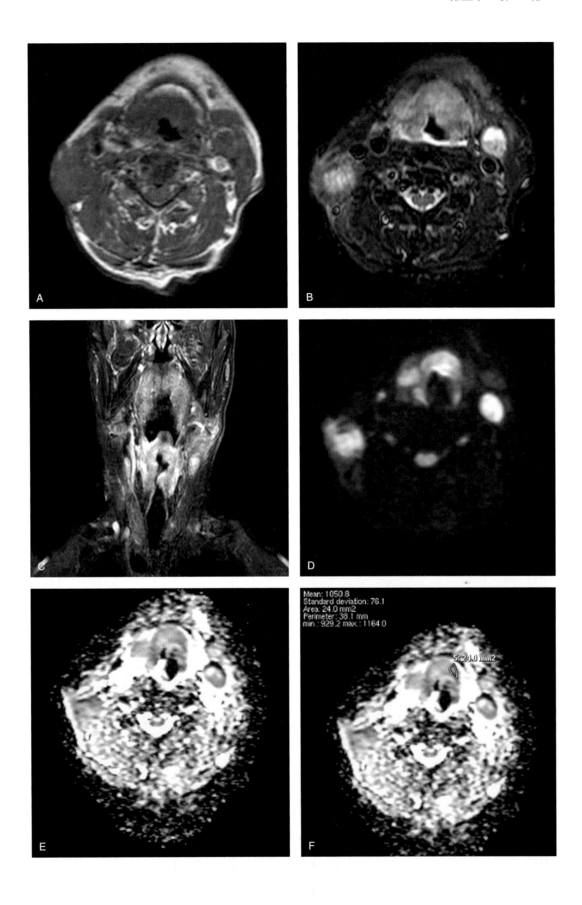

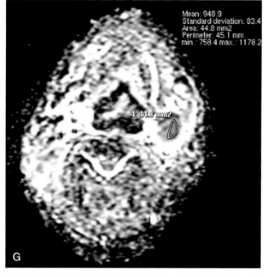

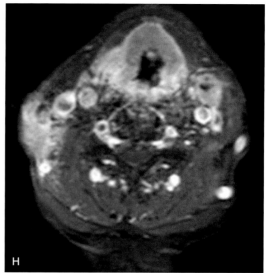

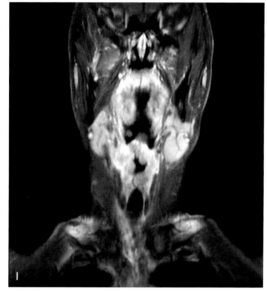

图 5-3-4　声门上型喉癌

A. T₁WI 序列,示声门上区见不规则软组织肿块影,病变呈低信号;B、C.脂肪抑制 T₂WI 序列,示病变呈高信号,边界不清,累及声带、声门上区及会厌软骨;D. DWI 序列,示病灶及转移淋巴结呈高信号;E~G. ADC 图,示病灶及转移淋巴结为低信号,肿块 ADC 值为 $1.05 \times 10^{-3} mm^2/s$,转移性淋巴结 ADC 值为 $0.95 \times 10^{-3} mm^2/s$;H、I. 增强 T₁WI 序列,示病变不规则强化

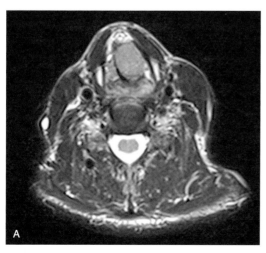

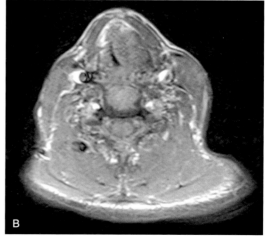

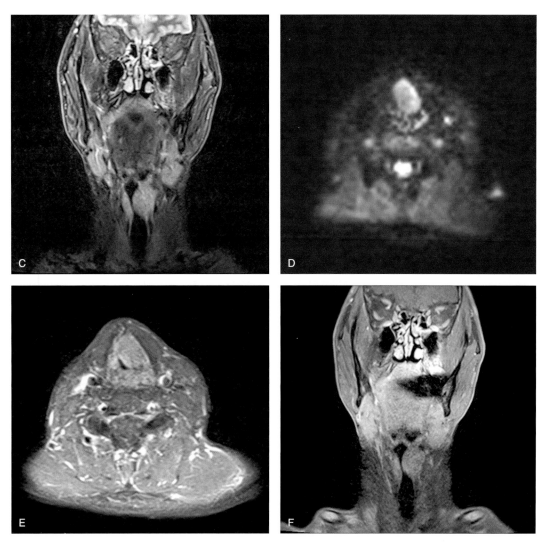

图 5-3-5　声门型喉癌

A. T₂WI 序列,左侧声门区可见团块状软组织影,边界尚清,信号均匀,与颈部肌肉比较呈高信号;B. T₁WI 序列,病灶呈等信号;C. 脂肪抑制 T₂WI 序列,示左侧声门区病灶致喉腔变窄;D. DWI 序列,病变呈高信号;E、F. 脂肪抑制增强 T₁WI 序列,病灶中等度强化,向前累及前联合,甲状软骨未见明显骨质破坏

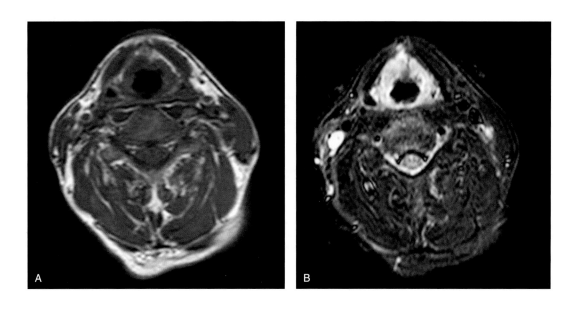

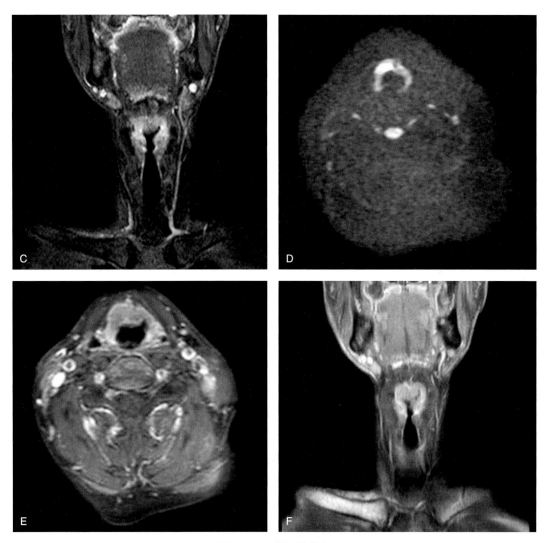

图 5-3-6　声门型喉癌

A. T$_1$WI 序列,示双侧声带不规则增厚,病变呈低信号;B、C. 脂肪抑制 T$_2$WI 序列,示双侧声带病变呈高信号,边界不清,累及声带前联合及声门上区;D. DWI 序列,示病灶呈高信号;E、F. 增强 T$_1$WI 序列,示病变不规则强化,累及前联合

3. 声门下型喉癌　较少见,表现为声带下气管与环状软骨间厚度大于 1mm 或出现软组织肿块。单纯发生于声门下的喉癌少见,以声门型喉癌向下累及多见。MRI 表现为真声带下方软组织增厚或肿块,T$_1$WI 呈中等信号,T$_2$WI 呈稍高信号(图 5-3-7、图 5-3-8),血供丰富,增强后明显强化,肿瘤向上可侵犯声带前联合,环状软骨受累破坏可见"戒指征"。

4. 跨声门型喉癌　为喉癌晚期表现,肿瘤常累及声门区及声门上区,声带或室带同时受侵,多有喉旁间隙侵犯和喉软骨破坏,喉腔明显变形变窄,肿块血供丰富,明显不均匀强化(图 5-3-9),此型极易发生颈淋巴结转移。

(四)诊断要点与鉴别诊断

1. 诊断要点

(1)好发于中老年男性。

(2)声音嘶哑为常见首发症状。

(3)发生喉部的软组织肿块。

(4)T$_1$WI 上多呈等低信号,T$_2$WI 上可呈稍高信号,部分重 T$_2$WI 上见更高信号坏死区。

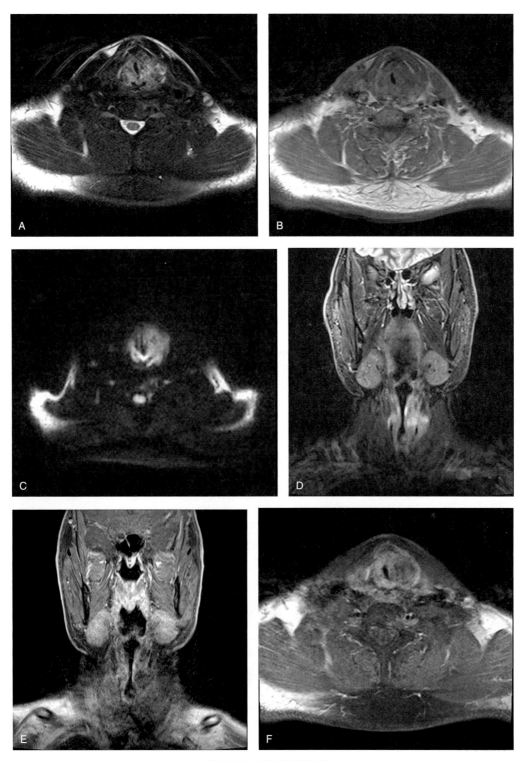

图 5-3-7　声门下型喉癌

A. T$_2$WI 序列,示左侧声门下区软组织增厚,与颈部肌肉比较呈高信号; B. T$_1$WI 序列,示左侧声门下区病灶呈等信号; C. DWI 序列,病灶呈高信号; D. 脂肪抑制 T$_2$WI 序列,病灶信号欠均匀,局部喉腔变窄; E、F. 脂肪抑制增强 T$_1$WI 序列,病灶中等度不均匀强化

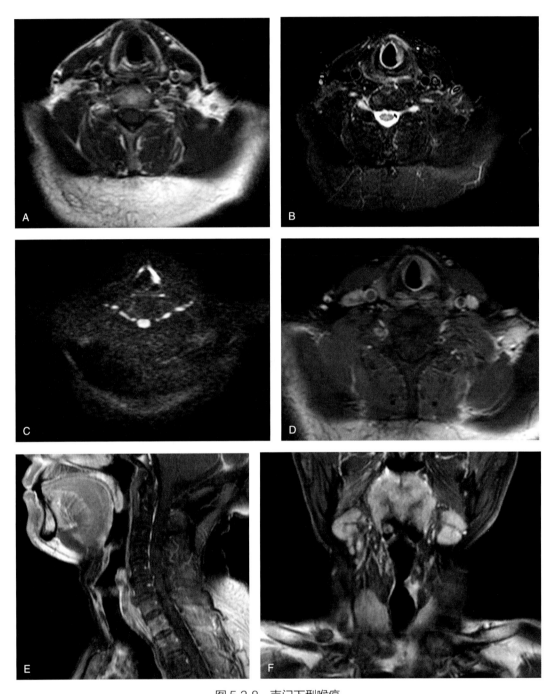

图 5-3-8　声门下型喉癌

A. T$_1$WI 序列,显示左侧声门下区局部增厚,呈低信号; B. 脂肪抑制 T$_2$WI 序列,示病变呈高信号,边界不清;
C. DWI 图,示病变呈高信号; D~F. 增强 T$_1$WI 序列,示病变明显强化,边界不清

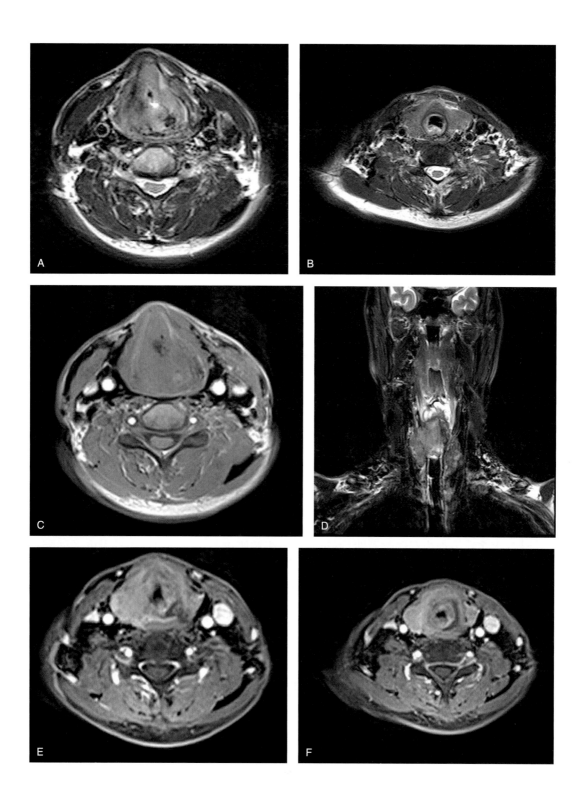

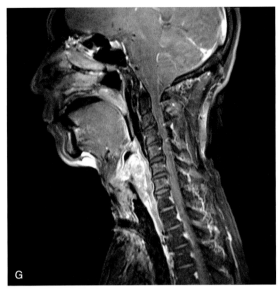
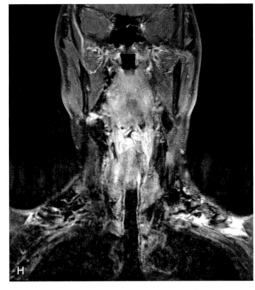

图 5-3-9 跨声门型喉癌

A、B. T₂WI 序列,喉部见广泛软组织肿块影,呈等及稍高信号,累及声门、声门上、声门下及声门旁间隙,与周围组织界限不清,病灶侵犯双侧甲状软骨;C. T₁WI 序列,喉部弥漫病变呈等信号;D. 脂肪抑制 T₂WI 序列,病变广泛,局部喉腔明显变形;E、F. 脂肪抑制增强 T₁WI 序列,肿块明显均匀强化,侵犯甲状腺、甲状软骨;G. 脂肪抑制增强 T₁WI 序列,显示病灶侵犯咽后间隙;H. 脂肪抑制增强 T₁WI 序列,显示病灶侵犯环状软骨,喉腔明显变窄

(5)病灶境界不清,无完整包膜。

(6)信号欠均匀,以软组织信号为主,可有坏死,血供丰富。

(7)侵犯邻近结构(声带、前联合、甲状软骨、环状软骨、甲状腺等),晚期见颈部多发肿大淋巴结。

2. 鉴别诊断

(1)喉部血管瘤:多发生于声门上方,T₂WI 表现为高信号,T₁WI 低信号,典型者其内可见点状低信号的钙化,DWI 均匀高信号,较喉癌信号高,增强扫描从边缘强化,晚期向中心均匀性强化,动态增强曲线呈"缓慢上升型"。

(2)喉结核:大多数表现为双侧弥漫性、不对称软组织肿胀增厚。可涉及或不涉及喉旁间隙和会厌前间隙。即使涉及也不出现喉腔外浸润性的肿块,喉的支架保持完整。无喉软骨硬化和骨质破坏,且喉结核很少涉及声门下区和喉咽部,伴有活动性肺结核者诊断更明确。

(3)慢性喉炎:一般表现为喉腔黏膜不均匀普遍增厚、杓状会厌襞和杓状软骨增厚。室带、声带不对称肥厚,边缘不平。慢性喉炎的影像学多无特异性,同其他疾病的鉴别需借助于活检。

(4)喉淀粉样变性:弥漫浸润型见声门下气道前壁、后壁局部增厚,部分病例可见斑点状钙化。结节型在室带、喉室、声带处见类似于乳头状瘤样改变,可伴有深部浸润,但不破坏喉软骨,影像学表现很难与局灶喉癌鉴别。

(五)治疗和预后

根据其分期不同,选择的治疗方法不同,患者的预后也各不相同。治疗上以手术为主,辅助放疗、化疗、免疫治疗等手段。手术能否重建或保存喉功能直接影响患者术后的生存质量;早期喉癌患者的治疗可选择部分喉切除术和/或扩大水平喉切除术,可保留患者良好的喉功能;对于晚期及部分中晚期喉癌,宜行放射治疗,喉癌对放射线较为敏感;另外放射治疗能使肿瘤缩小从而减小手术切除范围,保存喉部正常结构和发声功能,提高患者的生存质量。

二、喉淋巴瘤

(一) 概述

原发性喉恶性淋巴瘤少见,属于结外型淋巴瘤,主要起源于声门上区和喉室黏膜的弥漫和滤泡性淋巴组织,约占喉部恶性肿瘤 0.37%。临床表现缺乏特异性,主要包括声嘶、咽痛、咽部异物感、吞咽不适、气促等。多见于成年人,男多于女,约 2.5∶1,常以喉局部进行性坏死性溃疡为特征。病理学分类均为非霍奇金淋巴瘤,其中 B 细胞来源和 T 细胞来源的发生率无明显差异,部分具有黏膜相关性淋巴组织淋巴瘤病理学特点。病变主要分为弥漫型和单一肿块型,与喉鳞癌不同,喉部淋巴瘤通常不侵及喉软骨,喉支架保持完整。

(二) 病理学表现

喉恶性淋巴瘤的确诊有赖于病理检查,但病理上常因伴有炎症浸润和坏死组织造成光镜下鉴别困难(图 5-3-10),影响病理结果,此时需免疫组织化学检查进一步诊断。另外,纤维喉镜下活检取材不当也常是造成误诊的原因之一。因此喉肿物活检取材时应取深处肿瘤组织,且取材样本尽量大,并避开表面坏死组织。免疫组化对淋巴瘤细胞分型依据如下:白细胞共同抗原(LCA)及 T 细胞抗原(UCHL1)常阳性者为 T 细胞型,白细胞共同抗原(LCA)及 B 细胞抗原(L26)常阳性者为 B 细胞型。黏膜相关淋巴组织淋巴瘤(MALT)是 B 细胞淋巴瘤的一种特殊类型,多发生于胃肠道,现已扩展至呼吸道、泌尿道、涎腺、泪腺、甲状腺、胸腺、生殖道等有黏膜或无黏膜上皮的淋巴组织。

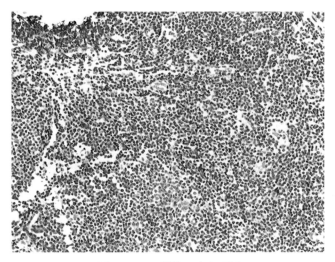

图 5-3-10 喉淋巴瘤病理图
光镜下示肿瘤性淋巴样细胞弥漫成片,细胞异型性小(HE×100)

(三) MRI 表现

根据喉淋巴瘤的病变形态可以将其分为:①弥漫肿胀型;②单一肿块型;③多发淋巴结型;④溃疡型;⑤混合型。弥漫肿胀型喉淋巴瘤的 MRI 表现主要为声门上区及 / 或声门区软组织肿胀、增厚,T_1WI 呈中等或稍低信号,T_2WI 呈稍高信号,与周围的正常组织无明显的界限,增强后中等度至明显强化;单一肿块型喉淋巴瘤 MRI 表现为起源于单侧声带或喉室、会厌的单发软组织肿块,T_1WI 呈中等信号,T_2WI 呈稍高信号,增强后中等度到明显强化,病灶基底较宽,与周围正常组织之间边界清楚(图 5-3-11);多发淋巴结型主要表现为颈部淋巴结肿大,且部分出现融合的趋势,是发病率极高的一种类型;溃疡型 MRI 表现喉软组织表面欠光整,增强扫描显示较佳,黏膜面呈不规则强化;混合型为上述各种表现的综合。

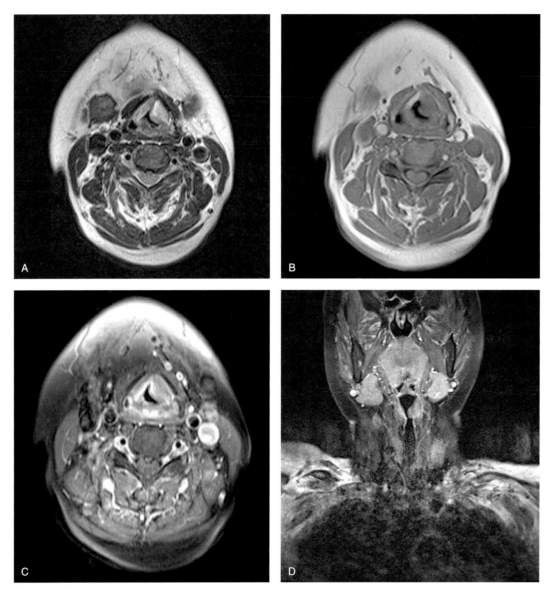

图 5-3-11 喉淋巴瘤

A. T₂WI 序列,示左侧声门区软组织肿块影,边界清晰,基底较宽,呈高信号;B. T₁WI 序列,病灶与肌肉相比呈等信号;
C. 脂肪抑制增强 T₁WI 序列,病灶呈中等度强化;D. 脂肪抑制增强 T₁WI 序列,示左侧声门区病变致喉腔变窄

(四) 诊断要点与鉴别诊断

1. 诊断要点

(1)声门上区及 / 或声门区广泛的弥漫性组织增厚肿胀。

(2)起源于单侧声带、室带的软组织结节或肿块向喉腔突出,边缘规整,基底较宽,不侵犯对侧。

(3)病变仅累及声门区、声门上区,极少侵犯声门下区。

(4)T₁WI 呈中等信号,T₂WI 呈稍高信号,增强后中等度到明显均匀强化。

(5)可有颈部淋巴结肿大,单一肿块型同侧淋巴结肿大多见。

(6)喉部软骨及舌骨无明显破坏,喉支架保持完整。

2. 鉴别诊断

(1)喉癌:起源于黏膜并向黏膜下及周围组织浸润的最常见喉部恶性肿瘤,MRI 可见病变累及处组织增厚变形,伴邻近软骨破坏,肿块境界不清浸润生长,较大肿块信号及强化不均匀。晚期可发生转移性颈部淋巴结肿大,肿大淋巴结可出现坏死。

(2)喉结核:常继发于肺结核,多位于喉的后部,常伴低热、咳嗽等全身症状。弥漫型常表现为会厌、杓状会厌襞、喉腔内软组织弥漫性不对称增厚,局灶型表现为声带、室带,杓间区等有肿块。MRI增强扫描呈延迟强化。

(3)喉炎:多由于上呼吸道感染所致,临床上有发热,喉痛,声音嘶哑,呼吸困难,喉镜可见喉部黏膜充血、肿胀和声带息肉。MRI可见喉腔黏膜不均匀普遍增厚、杓状会厌襞和杓状软骨增厚,室带、声带不对称肥厚。影像学缺乏特异性,同其他疾病的鉴别需结合临床和借助于活检。

(五)治疗和预后

喉恶性淋巴瘤发病率低,至今缺乏大宗病例报道,但喉恶性淋巴瘤作为恶性淋巴瘤的一种特例,其特性与恶性淋巴瘤相似,因此治疗原则以放化疗为主而非外科手术。单纯放射治疗原发于喉的非霍奇金淋巴瘤可达到较好疗效,且可以保持一定喉功能,又能避免明显的不良反应。但对于中高度恶性淋巴瘤,结合化疗有望提高疗效。由于喉部恶性淋巴瘤少见,关于预后文献报道差异较大,但总的来说B细胞型预后明显优于T细胞型。

第四节 喉部其他疾病

一、会厌炎

(一)概述

会厌炎(acute epiglottitis)又称声门上喉炎或会厌前咽峡炎,急性会厌炎是一种危及生命的严重感染,可引起喉阻塞而窒息死亡,病变主要累及喉部声门上区的会厌及其周围组织(包括会厌谷、杓状会厌襞等),以会厌弥漫水肿为主要特征。成人及儿童均可发病,国内多见于成人,国外儿童发病率较高。全年均可发生,以早春、秋末季节多见。

会厌炎分为急性感染性和变态反应性两种。急性感染性会厌炎常见致病菌有乙型流感嗜血杆菌、葡萄球菌、链球菌等;变态反应性会厌炎属I型变态反应,主要为肥大细胞和嗜碱性粒细胞脱颗粒,释放大量血管活性物质,引起血管扩张,通透性增加,会厌及杓状会厌襞的黏膜及黏膜下组织均高度水肿。有学者提出应将后者单独立为一种疾病,因其发生喉阻塞的机会高于感染所引起的急性会厌炎。

会厌炎可表现为全身症状和局部症状。全身症状表现为起病急,有畏寒发热,若为老人或儿童,症状更重,可表现为精神萎靡,面色苍白。局部症状多数患者有剧烈咽喉痛,吞咽时加重,会厌高度肿胀时可引起吸气性呼吸困难,甚至窒息,但声带多半未受累,因此很少有声音嘶哑。喉镜检查可见会厌明显充血、肿胀,严重时呈球形。如会厌脓肿形成,红肿黏膜表面可见黄白脓点。

(二)病理学表现

会厌炎病理学表现分为三型:①急性卡他型,会厌黏膜发生急性卡他性炎症,表现为会厌黏膜弥漫性充血、肿胀,有单核及多形核细胞浸润,由于会厌舌面黏膜下组织较松弛,故会厌舌面肿胀明显;②急性水肿型,如会厌发生变态反应性炎症,黏膜病变以水肿为主,会厌显著肿大呈球状,间质组织水肿充血,炎性细胞浸润增加,局部可发生脓肿,易引起喉阻塞(图5-4-1);③急性溃疡型。较少见,病情发展迅速而严重,其病理改变为炎症扩展到黏膜下层及腺体,局部可发生化脓溃疡,血管壁可被腐蚀,致糜烂出血。

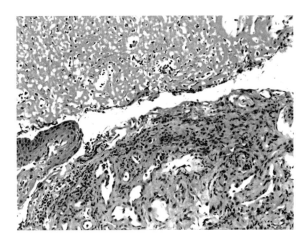

图 5-4-1 会厌炎病理图

光镜下见固有层内急慢性炎症细胞浸润,表面见坏死渗出(HE×100)

(三) MRI 表现

会厌炎磁共振表现为会厌部软组织弥漫、对称性肿胀,病变严重者可累及会厌谷、杓状会厌襞,导致口咽腔狭窄,病变边界多不清楚,T_2WI 抑脂表现为高信号,T_1WI 表现为等稍低信号,DWI 表现为高信号,周边可见渗出样改变,增强扫描病灶明显强化(图 5-4-2)。如伴有脓肿形成则可见环形强化。病变常不累及邻近软骨组织,可引起邻近颈部淋巴结反应性增生。

(四) 诊断要点与鉴别诊断

1. 诊断要点

(1)成人突发咽喉肿痛,呼吸困难。

(2)会厌弥漫性、均匀性肿胀,T_1WI 呈等稍低信号,T_2WI 呈稍高信号,T_2WI 抑脂呈高信号,DWI 呈高信号,病灶边界欠清楚,周边可见渗出样改变。

(3)增强扫描病灶明显强化,会厌黏膜光整。

(4)邻近血管、喉软骨均未受累。

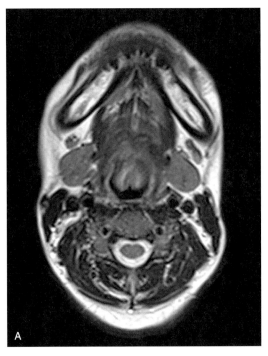
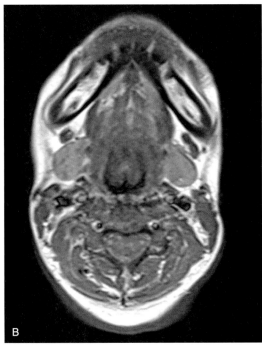

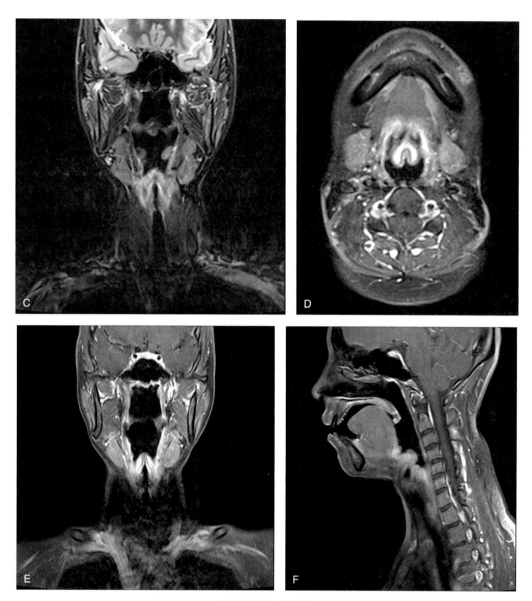

图 5-4-2　会厌炎

A. T₂WI 序列,显示会厌弥漫性、均匀增厚,与肌肉相比呈稍高信号,双侧梨状窝对称;B. T₁WI 序列,增厚的会厌呈中等信号;C. 脂肪抑制 T₂WI 序列,增厚肿胀的会厌呈对称性改变,周边见少许渗出性改变;D~F. 脂肪抑制增强 T₁WI 序列,增厚的会厌明显均匀强化

(5)可伴有颈部淋巴结反应性增生。

2. 鉴别诊断

(1)喉异物:有异物史,起病突然,无前驱症状,不发热,不透光的异物 CT 可清晰显示。

(2)喉癌:病史较长,喉部软组织增厚并形成偏侧性软组织肿块,喉腔不对称缩窄,边缘粗糙,常侵犯周围血管、喉软骨等组织,且可伴有颈部淋巴结转移。

(五)治疗和预后

会厌炎起病突然、来势凶险、发展迅速,如控制不力,常会在短时间内引起呼吸道梗阻,甚至窒息死亡。因此治疗应按急重症对待,以抗感染治疗为主,全身应用足量抗生素和糖皮质激素,如青霉素类抗生素、地塞米松等;如患者有呼吸困难、静脉使用抗生素和糖皮质激素后呼吸困难无法改善者应行及时进行气管切开;如会厌脓肿形成,应在喉镜下切开排脓。

二、声带息肉

(一) 概述

声带息肉(vocal cord polyp, VCP)是发生于声带固有层浅层的良性增生性病变,也是一种特殊类型的慢性喉炎。一般常位于一侧声带前中 1/3 交界处边缘或前联合。多为单侧,也可双侧发病。多为用声过度或用声不当所致,常见于职业用声者或过度用声者,也可继发于上呼吸道感染。

临床主要表现为声嘶或伴有刺激性咳嗽。声嘶程度与息肉的大小及部位有关,通常息肉大者声嘶较重,反之声嘶较轻。息肉长在声带游离缘时声嘶明显,长在声带上表面时对发声影响较小,广基的大息肉可完全失声。息肉垂于声门下腔者常常伴有咳嗽。巨大的息肉位于两侧声带之间者,可完全失声,甚至可阻塞呼吸道,导致呼吸困难和喘鸣。

(二) 病理学表现

声带息肉的主要病理改变是声带的任克(Reinke)间隙早期发生局限性水肿,血管扩张或出血,晚期演变为纤维化、透明样变或淀粉样变,表面均覆盖正常的鳞状上皮,形成白色或粉红色的椭圆形隆起。病理组织学特点是纤维蛋白渗出并机化,呈疏松网状或丛簇状,并以结缔组织或内皮细胞联结成小房,有新生血管通过。小房内含有血浆者称水肿性息肉,含红细胞者称出血性息肉或血管瘤性息肉。

肉眼观,声带息肉呈灰白色或淡红色光滑的肿物,大小如绿豆、黄豆不等,位于声带游离缘,黏膜表面光滑,有蒂或无蒂,也可广基。

显微镜下,声带黏膜固有层小淋巴管扩张,充血、组织间隙水肿,声带黏膜纤维组织致密,上皮萎缩、基底膜变薄、黏膜下水肿和淋巴细胞、组织细胞、成纤维细胞等浸润及血管扩张,部分固有层组织间隙中可见纤维蛋白或类淀粉样物质沉着(图 5-4-3)。

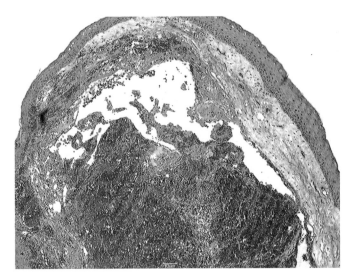

图 5-4-3　声带息肉病理图
光镜下见息肉表面衬覆鳞状上皮,间质水肿伴出血,淋巴管扩张(HE×40)

(三) MRI 表现

声带息肉一般常位于声带边缘或前联合,形态呈结节状或棘状突起,宽基底与声带相连,边缘光滑,边界清晰,T_2WI 与声带相比,呈等或稍高信号,信号较均匀,T_1WI 呈均匀略低信号或等信号,增强扫描明显强化,与周围组织分界清晰,无颈部淋巴结肿大(图 5-4-4)。

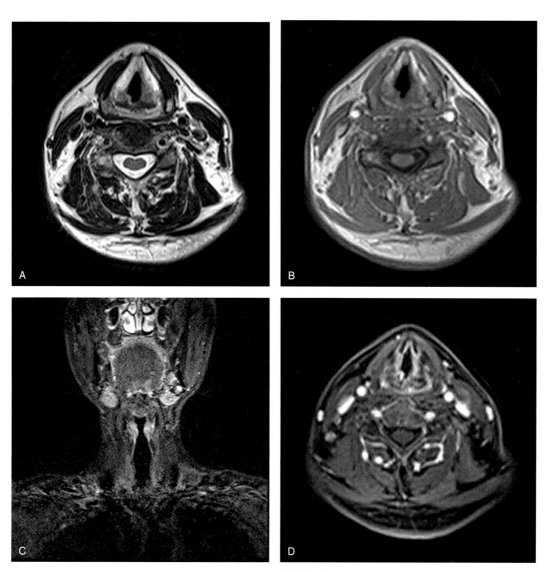

图 5-4-4　声带息肉

A. T$_2$WI 序列,显示右侧声带等信号小结节样突起;B. T$_1$WI 序列,右侧声带小结节呈等低信号;
C. 脂肪抑制 T$_2$WI 序列,示右侧声带小结节基底较宽;D. 脂肪抑制增强 T$_1$WI 序列,病灶明显强化

(四) 诊断要点与鉴别诊断

1. 诊断要点

(1) 成年,职业用声者或过度用声者。

(2) 声嘶或刺激性咳嗽。

(3) MRI 示单侧声带前中 1/3 交界处或前联合锯齿状或结节状增厚,边缘光滑,基底较宽。

(4) T$_1$WI 多呈等低信号,T$_2$WI 上呈稍高信号,增强扫描明显强化,与周围组织分界清晰。

(5) 气道通畅,无明显阻塞。

(6) 无颈部淋巴结肿大。

2. 鉴别诊断

(1) 声带囊肿:包括潴留囊肿、表皮样囊肿等。囊肿呈半球形,表面光滑,囊壁薄,T$_1$WI 上多呈低信号,T$_2$WI 上可呈高信号,增强扫描不强化。

(2) 喉部良性肿瘤:良性肿瘤临床一般进程缓慢,常为声嘶、异物感,与息肉鉴别较为困难,常依赖喉镜活检。

(3)喉结核:常继发于肺结核,为肺结核最常见并发症,多位于喉的后部,常伴低热、咳嗽等全身症状,弥漫型常表现为会厌、杓状会厌襞、喉腔内软组织弥漫性不对称增厚,局灶型表现为声带、室带,杓间区等有肿块。增强扫描常呈延迟强化。

(4)喉癌(声门型):多发生于老年男性,通常有长期吸烟史,声嘶症状进行性加重。主要发生于声带,包括前联合和后联合,早期局限性声带内,形成局限性软组织结节,易侵犯前联合,向对侧声带浸润,并破坏甲状软骨。晚期可发生转移性颈淋巴结肿大。

(五)治疗和预后

手术切除是目前声带息肉的主要治疗方法,预后较好,但术后患者要避免用声过度、用声不当,戒除烟酒,适当进行嗓音训练,改变不良的用声习惯,防止声带息肉复发。

三、喉结核

(一)概述

喉结核为耳鼻咽喉结核中最多见者,以往认为多由开放性肺结核经气道播散而来,近年研究发现部分患者无肺部感染症状,因此推测也可由血源性播散所致。好发年龄为20~30岁,无明显性别差异。发生部位主要在喉的后部以及声带、室带、会厌等处。早期临床症状常不典型,仅表现为咽干、异物感等。随着病情的发展,患者可出现声嘶,并逐渐加重,严重时可出现失声,同时伴有咽痛、咳嗽、咯血等,而结核感染的全身症状常常不明显。喉镜下见受累的黏膜苍白,周围组织充血肿胀。溃疡边缘不整齐,底部有肉芽组织增生,如侵及软骨膜可发生喉软骨膜炎,如累及环杓关节则可出现声带动度减弱甚至固定。部分喉结核患者在喉镜检查中仅表现为肿瘤样病变和/或慢性非特异性喉炎,而没有明显的溃疡或软骨膜炎的迹象。因此,本病在临床上常常难以与普通的慢性咽喉炎、喉癌以及一些肉芽肿性病变(如梅毒、Wegener's 肉芽肿等)相鉴别,国外有学者将此现象称为仿喉癌(mimicking laryngeal cancer)。

(二)病理学表现

喉结核的典型病变是上皮样肉芽肿形成伴不同程度干酪样坏死,周围有明显的淋巴细胞浸润,散在多个朗汉斯巨细胞,其多核巨细胞的胞核分布相对聚集,常为较规则地排列于细胞边缘的一侧或周边,形成较为典型的花环状或乳头状瘤样增生(图 5-4-5)。根据光镜下组织学特点可将喉结核分为 3 种类型:①浸润型,主要表现为病变部位黏膜的充血、坏死,伴有淋巴细胞的浸润;②溃疡型,病变部位常常发生结核的典型的干酪样坏死,同时坏死灶内合并继发感染;③增生型,病变发展至晚期,局部可发生纤维结缔组织增生,如果病情逐渐好转,可形成瘢痕愈合,部分可发展成为结核瘤。

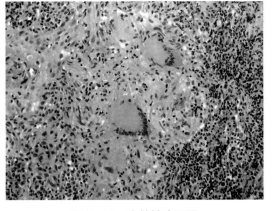

图 5-4-5　喉结核病理图
光镜下见由类上皮细胞及朗汉斯巨细胞构成的上皮样肉芽肿(HE×200)

(三)MRI 表现

影像学上喉结核根据病变范围和病期可分为两种主要表现:①弥漫型,多见于结核性炎症的急性期,病变表现为喉黏膜局限性或弥漫性充血水肿,表面不规则增生,或有肉芽样病变;②肿块型,多为结核性炎症慢性期,病程长,病变多以结节肿块存在。弥漫性病变常表现为会厌、杓状会厌襞、喉腔内软组织弥漫性不对称增厚,可涉及或不涉及会厌前间隙和喉旁间隙,声门下区多无明显异常;局灶型表现为声带、室带、杓间区等肿块样病变。在 MRI 上喉结核病变 T_2WI 呈不均匀高信号、T_1WI 表现中等或稍低信号,增强早期强化不明显,增强晚期表现为黏膜面线状明显强化,此为其特征性表现,这可能与喉黏膜充血、水肿、渗出及鼠噬状溃疡有关,伴有干酪样坏死者可见不规则环形强化(图 5-4-6)。

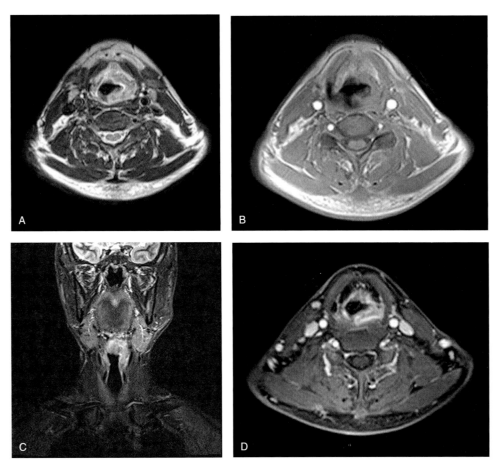

图 5-4-6　喉结核

A. T₂WI 序列,示左侧声门上区软组织不规则增厚,呈不均匀稍高信号,病变边界尚清,喉腔稍变窄;B.T₁WI 序列,示病灶呈等信号;C. 脂肪抑制 T₂WI 序列,示病灶呈高信号,其内信号欠均匀,见斑点状低信号区;D. 脂肪抑制增强 T₁WI 序列,病灶呈不均匀强化,以边缘强化较明显

(四) 诊断要点与鉴别诊断

1. 诊断要点

(1)喉后部为主弥漫性或不对称性肿块样病变。

(2)喉部弥漫性病变,若有结核病史,首先考虑结核可能。

(3)T₁WI 多呈等低信号,T₂WI 及抑脂多呈不均匀高信号。

(4)病灶增强呈延迟性强化。

(5)喉旁软骨无破坏。

2. 鉴别诊断

(1)喉癌:喉结核表现为肿块型时首先应与喉癌相鉴别,喉癌主要表现为不规则软组织肿块,有相对完整边缘,可向会厌前间隙、喉旁间隙浸润,可破坏喉软骨,后支架破坏变形,肿瘤向喉腔外生长。

(2)慢性喉炎:慢性喉炎一般表现为喉腔黏膜不均匀普遍增厚,杓状会厌襞和杓状软骨增厚,室带、声带不对称肥厚,边缘不平。

(五) 治疗和预后

喉结核的首选治疗方案仍为抗结核治疗,治疗方法同肺结核治疗相似。传统治疗方法周期较长,适用于病情较重者。抗结核治疗一般情况下效果良好,大部分病变于 2 个月左右即可消除。喉部组织的纤维化病变可导致环杓关节固定、声门后部硬化、声门下硬化及永久性发声困难等后遗症,加用类固醇类激素可能有助于减缓纤维化的进程。一般情况下可局部进行雾化吸入,以减轻喉部黏膜肿胀并稀释分泌物。有报道应用支气管镜将各种抗结核药物喷洒于病灶表面亦可取得良好的治疗效果。各种原因引起的呼吸困难往往非常危险,必要时应早期行气管切开。因喉结核有发生并发症的可能,对喉结核患者应长期随访。

（夏　爽　肖　慧　胡春淼）

第六章
口腔颌面部

第一节　口腔颌面疾病概述

一、口腔颌面疾病的分类

口腔颌面部指上起额部发际,下至舌骨平面,左、右侧达颞骨乳突的垂直线,包括口腔及颜面部,向下与颈部相延续。口腔颌面部疾病可按部位及病理类型分类如下。

（一）按部位进行分类

按部分可分为口腔疾病、颌骨肿瘤性疾病、颞下颌关节疾病、涎腺疾病、颌面软组织疾病。口腔疾病和颞下颌关节疾病是颌面部最常见的疾病,前者包括舌下腺囊肿、淋巴管瘤、海绵状血管瘤、舌癌、软腭癌等;后者包括颞下颌关节紊乱病、关节强直、关节囊肿、滑膜软骨瘤病、色素性绒毛结节性滑膜炎、滑膜肉瘤、假痛风性关节炎等。涎腺疾病包括炎症、肿瘤、血管性病变等。颌骨肿瘤性疾病相对少见,包括成釉细胞瘤、骨化性纤维瘤、原发性颌骨内癌、颌骨中央性血管瘤、颌骨骨肉瘤、颌骨软骨肉瘤、颌骨纤维肉瘤、颌骨骨髓瘤、颌骨中央性神经纤维瘤、颌骨转移瘤等。颌面软组织疾病包括炎症、神经源性肿瘤、横纹肌肉瘤、颊癌、颊淋巴瘤、转移瘤等。

（二）按病理类型进行分类

按病理类型可分为先天发育性疾病、非肿瘤性疾病、良恶性肿瘤。先天发育性疾病包括淋巴管瘤、血管瘤、血管畸形、鳃裂囊肿、皮样囊肿和表皮样囊肿等。先天发育性疾病包括炎症、结核、囊肿、潴留性囊肿、甲状舌管囊肿、色素性绒毛结节性滑膜炎、假痛风性关节炎等。良性肿瘤包括成釉细胞瘤、骨化性纤维瘤、软骨瘤、多形性腺瘤、腺淋巴瘤、肌上皮瘤、基底细胞腺瘤、脂肪瘤、神经鞘瘤、神经纤维瘤等。恶性肿瘤包括黏液表皮样癌、腺样囊性癌、腺泡细胞癌、淋巴上皮癌、癌在多形性腺瘤中、原发性鳞状细胞癌、淋巴瘤、骨肉瘤、软骨肉瘤、纤维肉瘤、骨髓瘤、滑膜肉瘤、横纹肌肉瘤、转移瘤等。

二、口腔颌面疾病的影像学诊断价值比较

（一）口腔颌面部疾病的影像学检查方法

1. X线检查　X线检查包括牙片、咬颌片、下颌骨侧位片、下颌骨后前位片、颞颌关节的侧斜位、上下颌骨曲面体层摄影和口腔体层摄影。口腔颌面部的X线检查牙齿及牙周病变、颌骨及颞颌关节病变的观察。普通平片重叠较多,全景体层可全面显示牙齿和牙槽骨的情况。

2. CT检查　包括平扫及增强检查,主要用于颌面骨、涎腺及软组织的外伤性、感染性及肿瘤性病变的观察。

3. MRI 检查　包括平扫及增强检查,常用序列有平扫 T_1WI、T_2WI、抑脂 T_2WI、DWI、DCE-MRI 等。MRI 显示解剖结构清晰,可很好地观察口腔颌面部病变的大小、形态、部位、范围,常用于先天性发育异常、肿瘤和肿瘤样病变、炎性病变和外伤性病变的诊断与鉴别诊断。此外还可以观察颞颌关节的改变,包括关节盘的移位与信号改变,髁状突及关节面下骨质的信号改变,关节腔有无积液等。

(二) 口腔颌面部疾病的影像学诊断价值比较

X 线检查价格低廉,可作为筛选骨质病变的影像学检查方法。CT 和 MRI 检查在显示骨质病变方面各有特点,CT 能更清晰显示骨折及肿瘤性病变对骨质的侵蚀,甚至是较为隐匿或微小的骨质侵犯;MRI 能清晰显示骨折引起的骨髓水肿及病变对骨髓的侵犯,显示骨皮质及骨折线不如 CT 清晰。

MRI 具有较高的软组织分辨率,显示解剖结构清晰,可很好地观察颌面部病变的大小、形态、部位及范围,对于软组织肿瘤,较 CT 能更准确显示病变的范围及其对周围组织结构的影响,为首选影像学检查方法。此外,MRI 是显示颞颌关节盘有无移位的最佳影像学检查方法。MRI 可区分不同类型的良恶性肿瘤。

DWI 可鉴别口腔颌面部良恶性肿瘤,可区别脓肿和肿瘤组织,可鉴别头颈部肿瘤坏死性病变与炎症坏死性病变。DCE 可提供病变的血流动力学信息。常规 MRI 检查结合 DWI 及 DCE 的应用,不仅可提供肿瘤大小和信号变化,而且可提供血流动力学信息,为口腔颌面部疾病的诊断与鉴别诊断及疗效随访提供精准的影像学依据。

第二节　口腔疾病

一、舌下腺囊肿

(一) 概述

舌下腺囊肿又称"蛤蟆肿",为舌下腺导管堵塞、涎液潴留所形成的囊肿。囊肿位于口底一侧黏膜下,呈淡蓝色肿块,囊壁薄,质地柔软。较大舌下腺囊肿可穿入下颌舌骨肌进入颏下区,也可波及对侧口底。好发于儿童及青少年。

舌下腺囊肿好发于舌尖腹侧小黏液腺及舌下腺,其发生的原因有两个:一是由于腺体导管远端堵塞,而黏膜又持续分泌,致使近端扩张形成上皮囊肿,称为潴留囊肿;另一种是由于腺体破损,黏液外漏进入组织间隙,形成无上皮衬里的囊肿,称为外渗性囊肿。

临床上可分为三种类型:

(1)单纯型:为典型的舌下腺囊肿表现,占舌下腺囊肿的大多数。囊肿位于下颌舌骨肌以上的舌下区,由于囊壁菲薄并紧贴口底黏膜,囊肿呈浅紫蓝色,扪之柔软有波动感。囊肿常位于口底的一侧,有时可扩展至对侧,较大的囊肿可将舌抬起,状似"重舌"。囊肿因创伤而破裂后,流出黏稠而略带黄色或蛋清样液体,囊肿暂时消失。数日后创口愈合,囊肿又长大如前。囊肿发展很大时,可引起吞咽、语言及呼吸困难。

(2)口外型:又称潜突型。囊肿主要表现为下颌下区肿块,而口底囊肿表现不明显。触诊柔软,与皮肤无粘连,不可压缩,低头时因重力关系,肿块稍有增大;穿刺可抽出蛋清样黏稠液体。

（3）哑铃型：为上述两种类型的混合，即在口内舌下区及口外颌下区均可见囊性肿块。

（二）病理学表现

目前认为舌下腺囊肿是由于舌下皱襞黏膜损伤、炎症而形成瘢痕，在早期由于舌下腺小导管口闭塞导致涎液的潴留，形成潴留性囊肿，此后因舌下腺周围无致密的包膜，细小的腺泡和薄弱的导管随涎液潴留的加剧而迅速扩张，破裂造成黏液漏出到周围疏松组织间隙内形成外渗性囊肿。病理检查证实，靠近腺体部分的囊壁有少量的复层或假复层柱状上皮衬里，而大部分的囊壁为纤维结缔组织或肉芽组织（图6-2-1）。这说明舌下腺囊肿并不是由于上皮组织渗出而形成的，而是由于舌下腺的漏出液渗出到周围疏松结缔组织内，而形成的以漏出为主的囊肿。

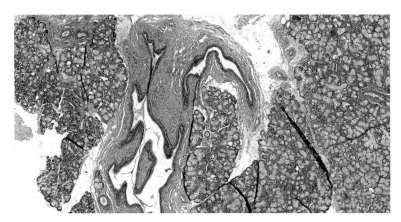

图6-2-1　舌下腺囊肿病理图

镜下见囊肿被覆复层柱状上皮，囊内可见黏液物质，囊壁局部纤维组织伴纤维化（HE×10）

（三）MRI表现

MRI图像显示T_2WI轴位像下颌骨体内侧边界清楚的高信号肿块，绕下颌舌骨肌延伸至舌下间隙。T_2WI冠状位见口底高信号肿块自舌下间隙经下颌舌骨肌与颌下区病变相连（图6-2-2）。经MRI检查可在术前明确囊性病变与口底的关系（图6-2-3），进而能明确诊断，而不需要行患侧颏下/颌下区探查。

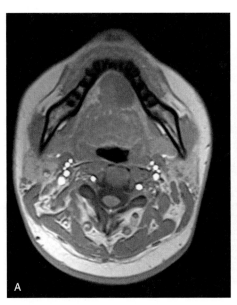

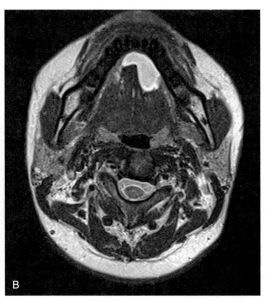

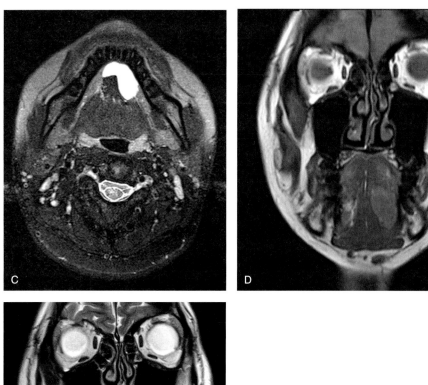

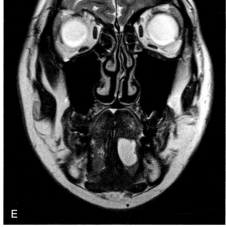

图 6-2-2　舌下腺囊肿

A. T₁WI 序列,示舌下腺前缘条状囊状影,与邻近肌肉相比,病变呈略低信号;B. T₂WI 序列,示病变呈高信号,边界清晰,其内部信号不均匀;C. 脂肪抑制 T₂WI 序列,病变呈更高信号;D、E. 冠状位 T₁WI、T₂WI 序列,示病变与邻近肌肉分界清

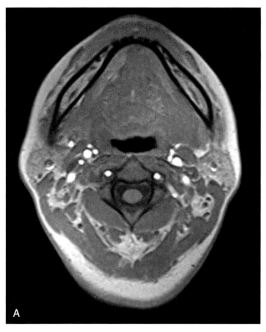

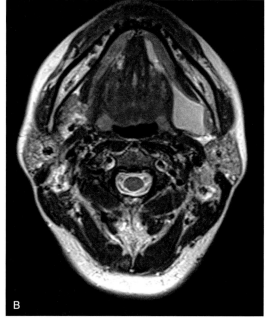

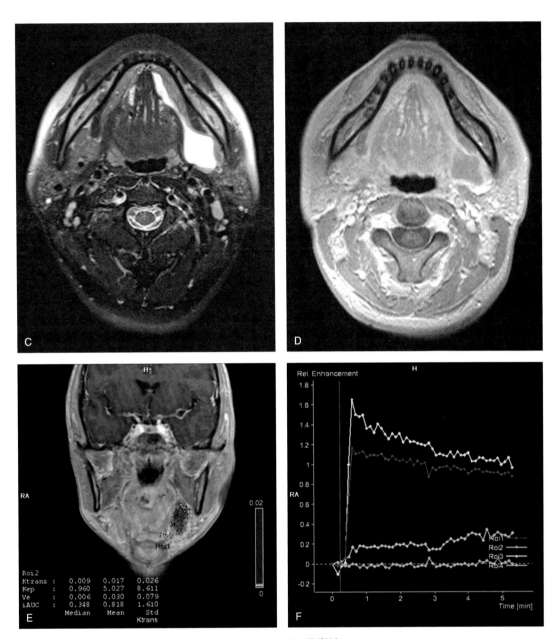

图 6-2-3　舌下腺囊肿

A. T₁WI 序列,示舌部左缘近下颌骨处不规则囊状影,与邻近肌肉相比,病变呈低信号;B. T₂WI 序列,示病变呈稍高信号,边界清晰,向前延至舌下;C. 脂肪抑制 T₂WI 序列,示病变呈高信号;D. 增强 T₁WI 序列,示病变于增强后未见明显强化;E. 增强 T₁WI 序列,示病变未见明显强化,病变区 Ktrans 值约为 0.017;F. 动态增强曲线,示病变动态曲线呈持续低平型

（四）诊断要点与鉴别诊断

1. 诊断要点　诊断多依靠临床检查,可采取局部彩色超声检查及局部穿刺抽吸明确诊断。患者病史、查体、肿块穿刺液性质和淀粉酶实验为依据。颌下区肿块无疼痛,扪之柔软,不可压缩,穿刺液为蛋清样黏稠液,且淀粉酶实验为阳性,即可确诊为本病。囊肿穿刺液呈透明或微浑浊、微带黄色的黏稠液体,针挑为黏液丝状。以排除颌下区脂肪瘤、血管瘤、颌下腺囊肿、皮样或表皮样囊肿等其他疾病。

2. 鉴别诊断　主要依靠穿刺内容物检查,舌下腺囊肿可抽出黏稠液体。

（1）下颌下区囊性水瘤:多见于婴幼儿,穿刺检查囊腔内容物稀薄,呈淡黄色、清亮,无黏液丝,涂片显微镜下可见淋巴细胞。

(2)颌下腺囊肿:囊液稍浑浊、稀薄,分泌物以浆液为主。

(3)甲状舌管囊肿:与口外型舌下腺囊肿相似,穿刺液有时也呈黄色黏液,但淀粉酶实验阴性,且包块随吞咽上下移动。

(4)鳃裂囊肿:一般在胸锁乳突肌前缘深面,位置比下颌下型舌下腺囊肿更靠后下,上呼吸道感染时增大,穿刺可抽出黄色或棕色清亮的含或不含胆固醇结晶液体。

(5)颌下区海绵状血管瘤:在质地上与舌下腺囊肿极为相似,但穿刺可抽出可凝固的鲜红血液。

(五)治疗和预后

从病理检查结果提示,对舌下腺的囊肿,手术治疗是目前最佳的治疗方法。对舌下型舌下腺囊肿行舌下腺与囊肿摘除术;对口外型舌下腺囊肿手术方式也以单纯摘除舌下腺为主,不必考虑囊壁摘除的完整性。对全身情况不能耐受舌下腺切除的患者及婴儿,可做简单的袋形缝合术,待全身情况好转或婴儿长至4~7岁后再行舌下腺切除术。

二、淋巴管瘤

(一)概述

淋巴管瘤(lymphangioma)是起源于淋巴管系统的良性病变,即由淋巴管组成的良性增生性错构瘤。病因学上,目前认为是一种先天性脉管异常,导致正常淋巴液不能经静脉引流,淋巴结构异构或淋巴管增生扩大所致,除此之外,炎症、外伤、手术及放疗等损伤导致淋巴管闭塞、回流障碍,均可诱发淋巴管瘤。淋巴管瘤多见于儿童,90%见于2岁以内的儿童,成人偶见,呈局限性、弥漫性或多灶性分布,实质器官、骨或软组织等均可受累,发病部位以头颈部最为多见,约为75%~90%,其余部位如腋窝、纵隔、腹腔、口腔等亦可发生。

多数淋巴管瘤为一种多房性囊肿,壁薄,腔较大,内含淋巴液,柔软,边界不清,与黏膜、皮肤无牢固性粘连。临床表现为无痛性包块,当肿瘤增大对周围组织产生压迫症状。发生在颈胸部者,可压迫气管、大血管,影响呼吸和循环功能;发生在纵隔者,可以有胸痛,咳嗽,呼吸困难,个别出现进行性声带麻痹;发生在体表软组织者,常为无痛性肿块,无感染性损害时,透明试验可透光,合并感染囊内出血时,可产生疼痛或波动感。

(二)病理学表现

肉眼观淋巴管瘤呈圆形、分叶状或海绵状,质软,有波动感,透光试验阳性。病变边界清楚,可有完整包膜,也可边界不清。多房囊之间液体常相互连通,囊壁薄,内含无色透明或淡黄色液体,若有出血时则呈血性浆液。

镜下囊壁为薄层纤维结缔组织,也可含有平滑肌、血管、神经和脂肪组织及淋巴细胞,壁内衬以扁平内皮细胞,囊内含清亮淋巴液(图6-2-4)。组织学上根据病变内所含淋巴管扩张程度不同,将淋巴管瘤分为3型:毛细管型、海绵窦状和囊状三类,以囊状多见,有时这三类也混合存在于同一病变区域。毛细管型淋巴管瘤由细小淋巴管构成,多发生于皮肤及黏膜;海绵窦状淋巴管瘤由许多迂曲扩张的较大淋巴管构成,聚集而呈蜂窝状结构,病变囊腔较囊性淋巴管瘤小,主要分布于四肢皮下组织等,由于皮肤的张力和皮下组织结构相对致密,可限制淋巴管的扩张;囊性淋巴管瘤最多见,由大的淋巴管腔隙构成大小不等的囊性病变,多房或单房,壁薄(1~3mm),形状不规则,常为圆形或类圆形,边界清楚,囊壁菲薄,内衬单层内皮细胞,间质由大量成纤维细胞、白细胞、脂肪细胞和肌纤维细胞构成,呈半透明状软囊,伴有胶原和平滑肌,囊内多为淋巴液,少数为乳糜液,多见于一些疏松结缔组织内,如颈部、纵隔、腹腔肠系膜和腹膜后及盆腔等,这些部位相对组织结构疏松,有利于淋巴管不断扩大伸展。

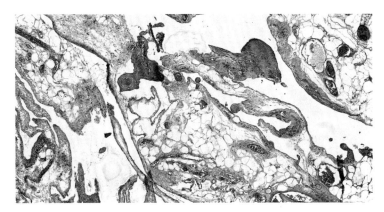

图 6-2-4　淋巴管瘤病理图

光镜下示肿瘤成于扩张的淋巴管,内衬扁平内皮细胞,管壁较薄,厚薄不均,
内含平滑肌组织,管壁内可见淋巴细胞聚集浸润(HE×10)

(三) MRI 表现

淋巴管瘤在 MRI 表现为 T_1WI 上信号稍高于肌肉信号,有时呈混杂信号,这是由于出血和囊内蛋白质所致;T_2WI 上囊肿为明显高信号,而分隔为低信号。

海绵窦状淋巴管瘤:MRI 上 T_1WI 和 T_2WI 均为混杂信号,在冠状位和矢状位可以显示条状或串珠状长 T_1、长 T_2 信号的粗细不均、迂曲的条状影,间以蜂窝状或网格状结构影。增强扫描可见条索及网格状强化影,与水肿和海绵状血管瘤有所区别。

囊性淋巴管瘤:MRI 显示为均匀的长 T_1、长 T_2 信号(图 6-2-5)。位于结构疏松的部位,如颈部、腋窝、腹股沟、盆腔、腹腔内等部位者常可发展为巨大囊性肿块,沿疏松的间隙生长,常随组织结构间隙分布而塑形。

血管淋巴管瘤:淋巴管瘤同时合并血管瘤的一种特殊类型,较为罕见,影像学表现依其淋巴管和血管构成比例不同而表现不一,以淋巴管瘤为主者表现与淋巴管瘤相似,以血管瘤为主者则表现与血管瘤相近,MRI 上 T_1WI 和 T_2WI 均表现为混杂信号,病变边缘不甚清楚。增强扫描可见不均匀性明显强化。

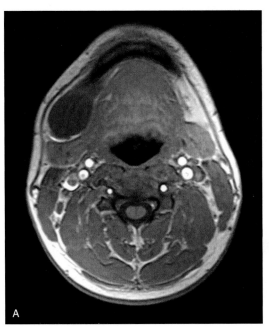
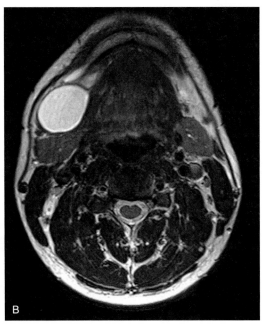

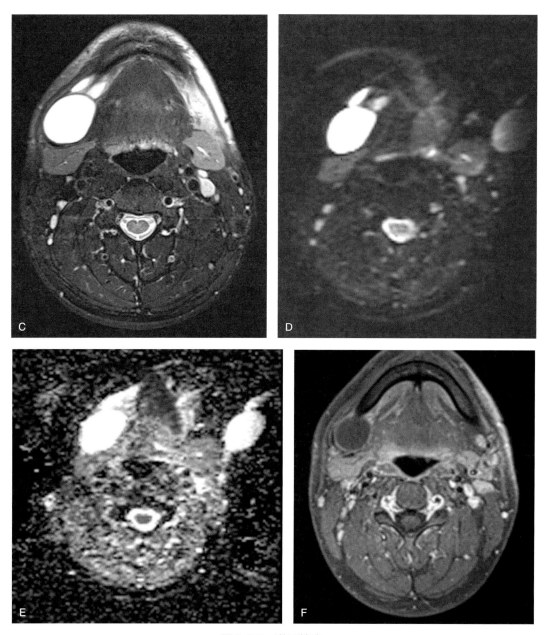

图 6-2-5　淋巴管瘤

A. T₁WI 序列,示右侧颌下区椭圆形囊状影,与邻近肌肉相比,病变呈低信号;B. T₂WI 序列,示病变呈高信号,边界清晰,边缘光滑,其周围可见环形低信号包膜,其内信号均匀,邻近肌肉受压推移;C. 脂肪抑制 T₂WI 序列,示病变呈明显高信号;D、E. DWI 及 ADC 图,示病变未见明显弥散受限;F. 脂肪抑制增强 T₁WI 序列,示右侧颌下区囊状病变未见明确强化,囊壁可见轻度强化

(四) 诊断要点与鉴别诊断

1. 诊断要点

(1) 多见于儿童,成年人少见。

(2) 多发生于颈部后三角区,呈张力性包块,呼吸及咳嗽时包块张力加大。

(3) 透明试验可透光。

(4) CT 上呈水样均匀密度,囊壁菲薄,无强化,"爬行性生长",内部可有"液 - 液"平面。

(5) MRI 上病变边界清楚,可有完整包膜,也可边界不清,T₁WI 上信号稍高于肌肉信号,有时呈混杂信号,这是由于出血和囊内蛋白质所致;T₂WI 上囊肿为明显高信号,而分隔为低信号。

（6）增强扫描内部可见条索及网格状强化影。

2. 鉴别诊断

（1）血管瘤：边界较清，内部静脉石是特征之一，增强后病变明显强化，有时两者鉴别困难，特别是血管瘤和淋巴管瘤两种成分同时存在时。

（2）先天性囊肿：如鳃裂囊肿和甲状舌管囊肿，两者多为单房并且有特定的好发部位。

（3）囊性畸胎瘤：壁较厚，一般不具有跨区生长特点，若发现病变内脂肪及钙化则易于诊断。

（五）治疗和预后

临床上，6% 淋巴管瘤可自行退化。淋巴管瘤的治疗取决于病变范围，手术切除为最常见的疗法。因为其具有缓慢、浸润和渐进发展的特点，因此，手术切除仅适于局限性病变。完全切除者仅占 18%~50%，术后复发率低，在不完全切除的儿童患者中，1/3 可复发。对于病变广泛或弥漫性淋巴管瘤病，外科手术仅适于活检或姑息治疗，如心包引流或复发性胸腔积液的胸膜固定术。外科手术切除较困难，如切除不彻底，易复发。其他治疗包括注射硬化剂、CO_2 激光治疗或放射治疗。囊性及海绵状淋巴管瘤对放射线不敏感，应进行手术切除，海绵状淋巴管瘤常易复发，需要根治性手术。

三、海绵状血管瘤

（一）概述

海绵状血管瘤（cavernous hemangioma），又称有包膜的静脉畸形（encapsulated venous malformation），是由胚胎期血管发育第一阶段异常导致的静脉血管结构畸形。

海绵状血管瘤出生时即存在，大部分可被发现，少部分在幼年或青少年时才被发现，发病无性别差异。头、颈、颌面部为好发部位，四肢、躯干次之。其生长速度与身体生长基本同步，不会自行退化。临床常见为局部柔软、压缩性、无搏动的包块，覆盖在静脉畸形上皮肤可以正常。如累及皮肤真皮层则表现为蓝色或深蓝色，毛细血管静脉畸形的皮肤为深红色或紫色，淋巴静脉畸形混合型表现为皮肤淋巴小滤泡（常伴有过度角化）。如静脉畸形在面颈部者，在低头、屏气或压迫颈浅静脉时充盈增大，表现为哭闹或用力挣扎时膨大；位于眼睑、口唇、舌、口底、咽壁等部位的瘤体，常影响外观，并可引起相应的视力、吞咽、语音、呼吸等功能障碍。

（二）病理学表现

肉眼可见海绵状血管瘤呈局部柔软、压缩性、无搏动的包块，包块体积大小可随体位改变或静脉回流快慢而发生变化。

镜下海绵状血管瘤由大片状不规则扩张的血窦和充满血液的腔隙所组成，腔壁很薄，有内皮组织覆盖，血窦与腔隙之间有纤维结缔组织相隔，腔隙间彼此相通，呈海绵状，并充满静脉血，其内血流缓慢。由于血管迂曲、血流淤滞，血窦及腔隙内可见血栓，并可发生机化或钙化（图 6-2-6）。

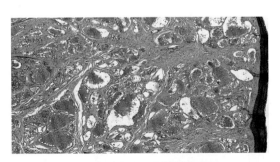

图 6-2-6　海绵状血管瘤病理图
肿瘤位于黏膜下，成于多量薄壁 / 扩张的血管，管腔大小不等，充以血液；管壁内
被覆一层扁平的内皮细胞，管壁内无平滑肌纤维（HE×10）

（三）MRI 表现

MRI 信号特点可反映海绵状血管瘤病理解剖特征。因瘤内扩张的血窦和腔隙内为滞留的血液,自由水增多,病变在 T_2WI 上呈明显高信号,其信号强度伴随 TE 时间的延长而逐渐升高,亮如灯泡,T_2WI 上海绵状血管瘤还可呈葡萄串状或蜂窝状的特征性高信号表现,瘤体边缘不光整,其内可见不规则网格状、斑点状低信号;此外,瘤体内的纤维及平滑肌成分所形成的条状低信号间隔,较有特征性;在 T_1WI 上病变与肌肉相等或呈略低信号,边界清楚,若瘤体内含有部分非血管结构,如纤维组织、脂肪、钙化、平滑肌、静脉石及粗大血管流空效应等,T_1WI 信号变化较大,可呈点状、线状或花边状的低信号或略高信号,其内信号显示不均匀,这一征象有助于与其他肿瘤相区别。瘤体内有出血时,T_1WI 一般表现为高信号,若在 T_1WI 上瘤体内有条状高信号,可为脂肪组织。机化或钙化在 T_1WI、T_2WI 上均呈低信号。动态增强扫描强化方式多呈"渐进性强化"或"扩散性强化",即病变在增强早期表现为周边及中心点状强化之高信号,病变强化范围逐渐扩大(图 6-2-7)。

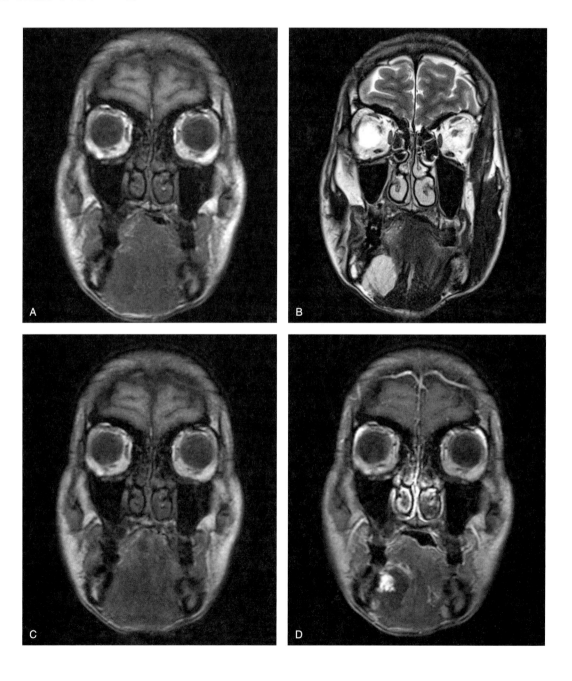

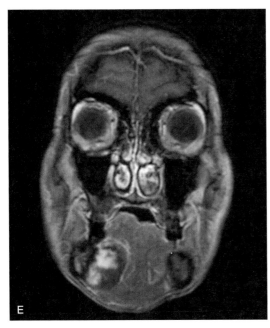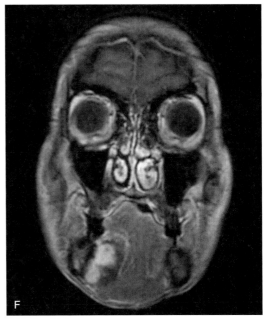

图 6-2-7 海绵状血管瘤

A. T₁WI 序列,示右侧口底部团块状软组织信号影,与脑实质相比,病变呈略低信号;B. T₂WI 序列,示病变呈高信号,边界清晰,其周围可见环形低信号包膜,其内部可见线状低信号纤维分隔,相邻肌肉受压推移;C~F. 动态增强 T₁WI 序列,示病变在增强早期表现为周边及中心点状强化之高信号,病变强化范围逐渐扩大

（四）诊断要点与鉴别诊断

1. 诊断要点

（1）出生时即存在。

（2）局部为柔软、压缩性、无搏动的包块,包块体积大小可随体位改变或静脉回流快慢而发生变化。

（3）位于眼睑、口唇、舌、口底、咽壁等部位的瘤体,常影响外观,并可引起相应的视力、吞咽、语音、呼吸等功能障碍。

（4）MRI 上表现为边缘光滑、边界清楚的椭圆形或圆形肿块,T₂WI 上呈明显高信号,瘤体内的纤维及平滑肌成分所形成的条状低信号间隔,T₁WI 信号变化较大。

（5）强化后呈斑片或均匀明显强化,动态增强扫描强化方式多呈渐进性强化。

2. 鉴别诊断

（1）神经鞘瘤:T₂WI 显示肿瘤信号不均匀,与脑灰质信号相比,实质部分呈等信号,黏液囊样部分呈高信号;动态增强扫描显示肿瘤不均匀强化,无"渐进性强化"表现,黏液囊样部分无强化。

（2）静脉曲张:病变呈圆形或椭圆形,呈等 T₁ 长 T₂ 信号。

（3）血管外皮细胞瘤:增强扫描显示明显强化,无"渐进性强化"表现。

（4）淋巴管瘤:常发生于儿童;肿瘤内可见自发性出血,常见短 T₁ 长 T₂ 亚急性期出血信号,典型者可见液 - 液平面;增强后不均匀强化,无"渐进性强化"表现。

（五）治疗和预后

对于头面部的海绵状血管瘤,应尽早治疗,控制病情进一步发展。目前国际主流的治疗方法为血管内硬化治疗,即指通过无水乙醇、博来霉素（平阳霉素）、泡沫硬化剂（聚多卡醇、聚桂醇、十四烷基硫酸钠）等硬化剂破坏血管内皮细胞,造成病变血管的纤维化闭塞和体积的萎缩,实现外观和功能的康复,复发概率较小。对于广泛而弥散的病变,则需多次治疗,而且效果相对较差。治疗在全麻、病变内局麻或神经阻滞下进行,要切实保证必要的止痛才可治疗。如非在 DSA 下操作,则穿刺点至少两点以上,明确互相流通,才能再进行硬化剂注射,否则有可能进入动脉或动脉穿支,导致严重并发症。除此之外,还有其他的非手术和手术方法,可根据畸形的范围、界限、部位单独或联合使用。非手术治疗包括血管内硬化治疗、激光治疗、铜针留置术、电化学及患肢压迫治疗等。手术切除治疗包括单纯手术切除、硬化后手术切除、热凝及其他治疗后手术及相关的修复重建手术。

四、舌癌

(一)概述

舌癌(tongue cancer)是口腔颌面部常见的恶性肿瘤之一,其发病率居口腔癌之首。男性多于女性,中老年人多见,近年来研究表明其发病年龄趋于年轻化。舌癌病因至今尚未完全认识,多数认为与环境因素、不良生活习惯有关。长期慢性刺激、慢性炎症、损坏残牙对舌的长期创伤、嗜好烟酒及不良口腔卫生等,能诱发口腔溃疡、白斑、黏膜下纤维变性等癌前病变,增加舌癌的发生率;而国外学者研究认为人类乳头状病毒感染是口腔癌的一个重要原因。

舌癌约 3/4 发生于舌体,以舌中 1/3 侧缘处为其最好发部位,约占 70% 以上,舌体癌几乎均为鳞状细胞癌,其次还发生于舌的腹部(20%)、舌背部(7%)。此外,还可发生于舌根,发生于舌前 1/3 近舌尖部最少。由于舌血液与淋巴循环丰富,机械运动频繁,因此,较早就发生淋巴结转移,其中颈Ⅰ、Ⅱ区是淋巴结转移的最常见部位,舌癌易侵犯口底肌群,具有复发率高,预后差的特点。临床上患者多以舌部疼痛就诊,一般表现为长期不愈合的浅溃疡,结节状肿块,病变侵犯到舌肌时可引起舌活动受限、说话和吞咽困难。发生于舌根者可有同侧放射性头痛和耳痛。目前舌癌的临床分期标准采用头颈部肿瘤 AJCC(2010 年第 7 版)TNM 分期方案。

(二)病理学表现

舌癌大多数为起源于舌黏膜的鳞状细胞癌,其次为来源于小涎腺的腺源性肿瘤,以腺样囊腺癌最常见。大体标本多呈灰红或灰白色,呈不规则形、溃疡状。光镜下可见癌细胞呈片巢状或团块状,浸润周围肌肉组织,癌细胞大、卵圆形或短梭形,胞质红染,异型性明显,可见明显癌珠形成,细胞间可见细胞间桥,或伴间质纤维组织增生与炎症细胞浸润(图 6-2-8)。

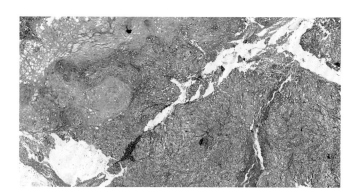

图 6-2-8　舌癌病理图

光镜下示肿瘤位于上皮下,中分化,呈片状浸润性生长,肿瘤组织成于大小不等的鳞状细胞巢,
细胞中度异型,可见细胞间桥及病理性核分裂象(HE×10)

(三)MRI 表现

舌癌最常见的为外生乳头状溃疡型,也可见单纯溃疡型或浸润型。外生乳头状溃疡型可来自乳头状瘤恶变,浸润型表面可无疣状突起,早期不易发现,最易延误病情。舌属表浅器官,对可疑舌癌或其他舌占位性病变行穿刺活检容易取得病理组织,对舌癌的诊断准确性高。MRI 检查的主要目的是术前准确了解

肿瘤浸润范围及转移途径,从而有利于临床手术方式的选择。

　　MRI 显示原发部位不规则软组织肿块,病变边界一般尚清,部分无明确软组织肿块,但出现信号异常。病变在 T_1WI 呈等信号或混杂稍低信号,信号强度与周围正常组织信号相接近,有时不易区分,T_2WI 呈高信号或等高混杂信号,与 T_1WI、T_2WI 均为低信号的正常舌肌间界线清楚,T_2WI 脂肪抑制序列呈高信号或混杂高信号,病变周围可见轻到中度水肿;增强扫描病变呈不均匀明显强化、轻到中度强化或边缘强化,坏死囊变区无强化(图 6-2-9)。舌癌病变范围常常超越中线累及对侧舌肌,并向口底扩展,可沿舌腭肌和茎突舌骨肌侵犯软腭和咽侧壁,可破坏下颌骨向后累及扁桃体,也可向下累及会厌及会厌前间隙。周围结构受侵犯时,受累结构表现为肿胀、骨质破坏变薄、骨髓内被异常软组织信号填充;增强扫描受累结构亦呈明显不均匀性强化。舌癌较早发生淋巴结转移,舌前部的癌多向下颌下、颏下及颈深淋巴结上、中组转移;舌尖部癌可以转移至颏下或直接至颈深中组淋巴结,舌根部的癌不仅转移到下颌下或颈深淋巴结,还可能向茎突后及咽后部的淋巴转移。

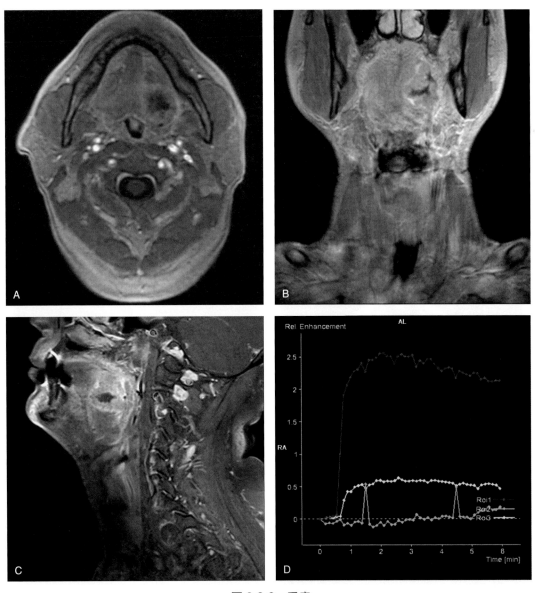

图 6-2-9　舌癌

A. T_1WI 增强序列,示舌根部不规则肿块影于增强后呈明显环形强化,中央可见无强化低信号区;B、C. T_1WI 增强序列,示舌根部不规则强化信号影,压迫邻近肌肉;D. 动态增强示,肿块壁动态增强曲线呈速升缓降型

　　在常规 MRI 扫描中,T₂WI 与增强扫描是评估舌癌分期的主要序列,尤其 T₂WI 对病变检出的敏感性很高,肿瘤在 T₂WI 上呈稍高或高信号,与口底低信号肌群形成良好对比。因此,T₂WI 和增强扫描序列对肿块的边界及其大小范围的测量有较大的意义。但舌癌患者多数伴有口腔感染,炎性病变及水肿组织在 T₂WI 上也表现为高信号,常规 MRI 测得病变大小及浸润范围常大于它的实际大小。而弥散加权成像(diffusion weighted imaging,DWI)可以检测出与组织的含水量改变有关的早期病理变化。肿瘤在 DWI 序列上表现为高信号,其信号强度明显高于周围水肿区及正常组织的信号,将受侵犯的组织与水肿区组织区分开,颈部转移性淋巴结在 DWI 上呈明显高信号,ADC 图呈低信号(图 6-2-10、图 6-2-11),较常规 MRI 序列更易被检出,ADC 值的测量也有助于良恶性淋巴结的鉴别。因此,对病变大小及浸润范围的估计,DWI 较常规 MRI 更准确。

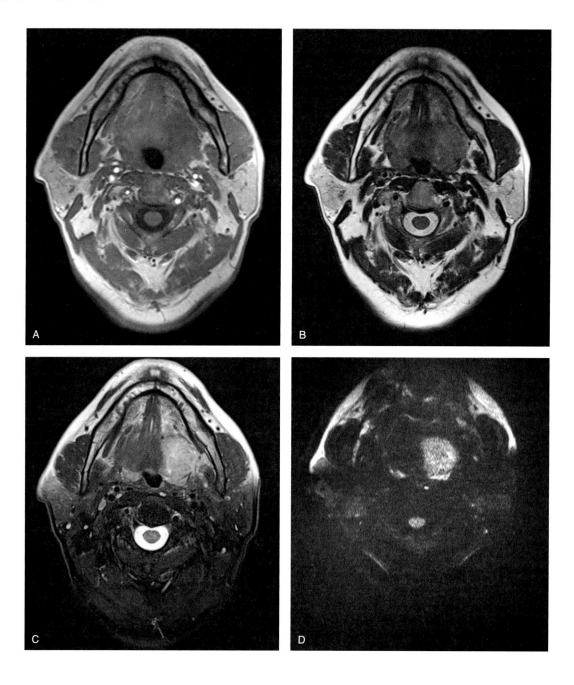

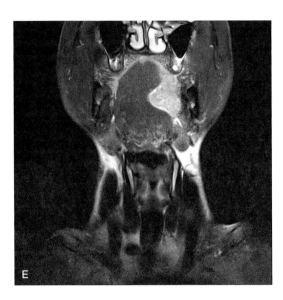

图 6-2-10　舌癌
A. T$_1$WI 序列，示舌根部不规则肿块影，呈等信号影；
B. T$_2$WI 序列，示舌根部不规则肿块呈混杂信号影；
C. 脂肪抑制 T$_2$WI 序列，示舌根部不规则肿块呈高
信号；D. DWI 序列，示舌根部不规则肿块呈高信号；
E. 脂肪抑制 T$_2$WI 序列，示舌根部不规则肿块影，压
迫邻近肌肉

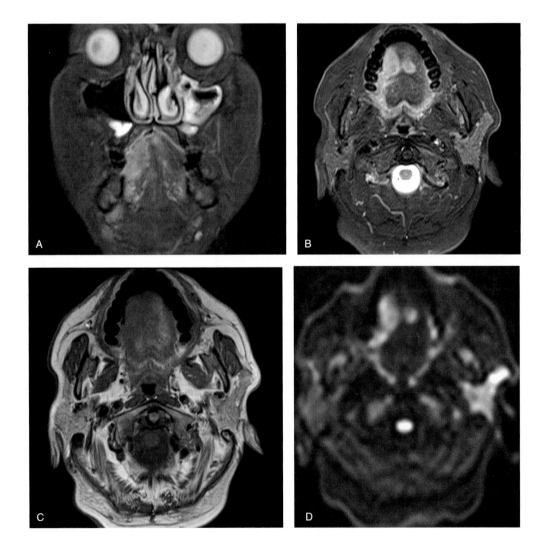

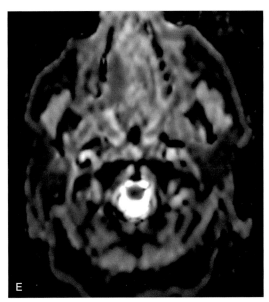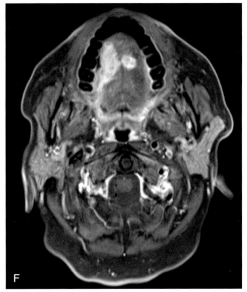

图 6-2-11　舌癌

A、B. 脂肪抑制 T_2WI 序列,示舌体右缘前中 2/3 及中线处可见斑片状及类圆形高信号,与周围软组织
分界不清;C. T_1WI 序列,示病变呈低信号;D. DWI 序列,示病变呈高信号;E. ADC 图,示病变呈低信
号;F. 脂肪抑制增强 T_1WI 序列,示病变明显强化

(四) 诊断要点与鉴别诊断

1. 诊断要点

(1)中老年男性多见。

(2)约 3/4 发生于舌体,以舌中 1/3 侧缘处为其最好发的部位。

(3)临床多表现为舌部疼痛、舌活动受限、说话和吞咽困难。

(4) T_1WI 呈等信号或混杂稍低信号, T_2WI 呈高信号或等高混杂信号, T_2WI 肿瘤高信号与口底低信号
肌群形成良好对比,对病变检出的敏感性较高。

(5)增强扫描病变呈不均匀明显强化、轻到中度强化或边缘强化。

2. 鉴别诊断

(1)异位甲状腺:异位的甲状腺约 80%~90% 发生于舌根部,约 80% 的病例其正常的甲状腺缺如,以青
年女性多见,临床检查舌根部肿块,质地较硬,若表面黏膜破溃,可有出血。^{131}I 核素扫描可见舌根处放射
性核素分布,而正常甲状腺位置缺如,CT 或 MRI 图像上示肿块无周围组织侵犯,颈部、颌下常无肿大淋巴
结影。

(2)舌结核性溃疡:结核性溃疡灶可发于舌的任何部位,常有持续疼痛和浅型溃疡,溃疡灶常无肿块或
结节影,临床上需病理活检确诊。

(3)舌创伤性溃疡:溃疡灶发生的部位、大小、形态均与残坏的牙齿相吻合,溃疡灶不会像舌癌快速扩
大、加深,去除诱因后溃疡灶可痊愈。

(4)舌叶状乳头炎:起病缓慢,主要症状为舌侧缘后部不适,有异物感或烧灼感。表现为舌叶状乳头红
肿增大,呈慢性充血状,常常不伴溃疡发生。

(五) 治疗和预后

舌癌目前最有效的治疗手段仍然是以手术为主的综合治疗。治疗方案的选择与肿瘤的 TNM 分期、
组织学类型以及患者的相关因素有密切的关系。对于早期病例(Ⅰ期 + Ⅱ期)无论选用单纯手术或放、化
疗都可以取得较好的疗效,并且使患者生活质量提高,对语言及其他功能的影响也相对较小。有研究表明

对于早期舌癌,单纯手术与综合治疗的预后相当,因此对于早期舌癌建议首选单纯手术治疗。晚期患者,即转移到颈部区域淋巴结或有较大的原发灶(T3、T4)的患者,是综合治疗的对象。目前,外科手术结合术后放疗被认为是Ⅲ、Ⅳ期病变的标准治疗方案。对于临床淋巴结阳性者,肿瘤部位和生物学行为易于转移的患者,应坚决施行颈根治性清扫术。舌癌浸润生长多见,颈淋巴结转移率为40%~80%,而浸润和转移直接影响舌癌患者的生存率。因此,早期发现、早期治疗、根治性颈清扫是舌癌治疗的关键。

五、软腭癌

(一)概述

软腭癌占原发腭部恶性肿瘤的13.5%,其病因与其他口咽部位的恶性肿瘤相似。体检易于查见,可有浅表溃疡,软腭运动不对称等,触诊病变多较硬,确诊需行活检。临床上早期仅感口咽不适,症状不明显,易被忽略,之后出现口臭、咽痛、吞咽痛,可放射至同侧面部和颈部,应用抗生素可暂时减轻症状,晚期可出现吞咽困难,并产生声音改变,软腭固定、破坏、穿孔可导致食物反流至鼻腔;向上或向外侵犯鼻咽或咽旁间隙,可有牙关紧闭、张口困难、中耳炎、颞部疼痛及偶尔脑神经受累。

查体可见软腭舌面或悬雍垂有新生物,几乎所有的软腭鳞癌发生于软腭的口腔面,鼻咽面几乎不长肿瘤,甚至鼻咽部较大的肿瘤也较少侵犯软腭鼻咽面,早期肿瘤病变为红色,边界不明显,软腭白色病变也常见,可能是黏膜白斑,原位癌或早期浸润癌,正常黏膜表面的多部位肿瘤生长是一个常见的特征,大多数软腭癌就诊时限于软腭或邻近的扁桃体弓,T分级为T2或T3,但以肿瘤的体积论,要比舌根部和扁桃体窝的肿瘤体积小,中晚期癌中心有溃疡,边缘隆起,或为外生性生长,尤其在悬雍垂周围者,软腭肿瘤首先向扁桃体弓和硬腭扩散,向外扩展穿过咽上缩肌侵犯翼内肌和颅底,偶尔在咽旁间隙内累及或压迫脑神经,晚期常侵犯鼻咽侧壁,引起软腭穿孔或溃破,淋巴转移首先到二腹肌下淋巴结,然后沿颈静脉链转移,颌下、颏下、脊副淋巴结受累少见,约50%的患者入院时有肿大淋巴结,其中16%为双侧,淋巴结临床触诊阴性,术后约20%淋巴结为阳性,淋巴结阳性率与T分级有关,T1为8%,T2为36%,T3和T4为66%。

(二)病理学表现

早期软腭鳞状上皮细胞癌可表现为黏膜白斑或增殖性红斑样改变,或表现为浅表隆起性肿块,病变发展后大多呈溃疡浸润性癌,可沿黏膜下蔓延并向深层浸润,从而侵及硬腭、齿龈、颊黏膜、扁桃体区等,如侵犯至腭垂处容易发生咽后柱受侵。光镜下示肿瘤成于大小不等的鳞状细胞巢,细胞异型,部分区域可见细胞间桥及角化珠,可见病理性核分裂象(图6-2-12)。

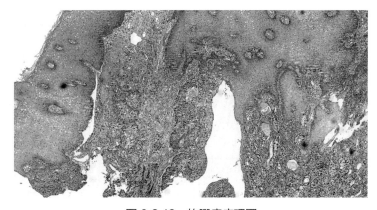

图6-2-12 软腭癌病理图

光镜下示肿瘤位于上皮下,高-中分化,成于大小不等的鳞状细胞巢,细胞中度异型,
部分区域可见细胞间桥及角化珠,可见病理性核分裂象(HE×10)

（三）MRI 表现

软腭恶性肿瘤中，鳞癌起源于黏膜的鳞状上皮，软腭不规则增厚，T_1WI 呈等及稍长信号、T_2WI 呈稍长信号，边界不清，向周围浸润，易出现液化、坏死，增强扫描不均匀强化，液化坏死区无强化，且易发现病变周围及颈部肿大淋巴结（图 6-2-13）。

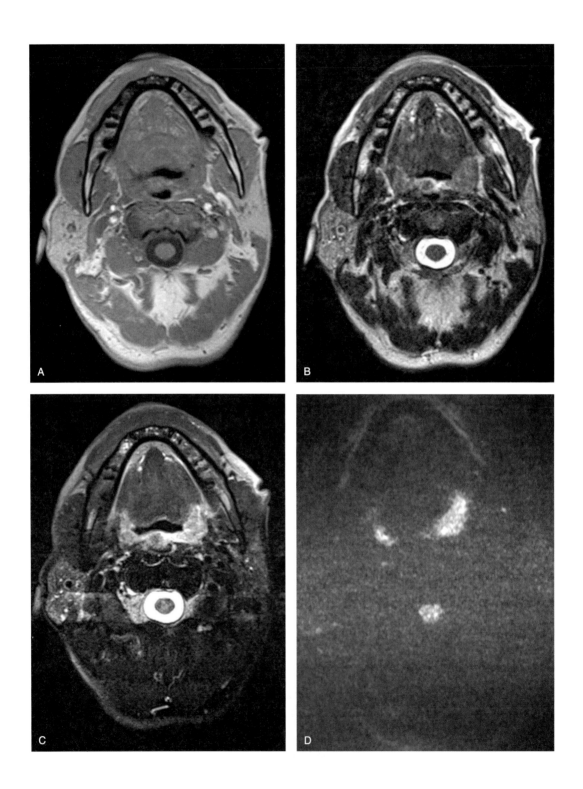

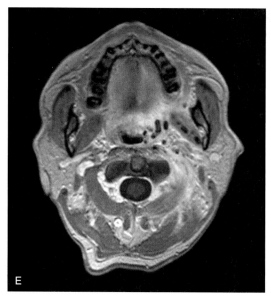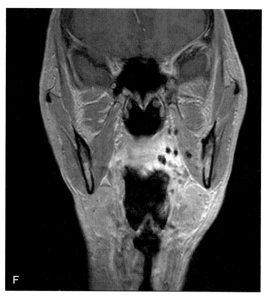

图 6-2-13　软腭癌

A. T_1WI 序列,示左侧软腭部团块状软组织信号影,与邻近肌肉相比,病变呈等信号;B. T_2WI 序列,示病变呈稍高信号,与周围结构分界不清;C. 脂肪抑制 T_2WI 序列,示病变呈高信号;D. DWI 序列,示病变呈高信号;E. 增强 T_1WI 序列,示病变于增强后呈明显强化,其内可见多发小圆形低信号,无强化,为放射粒子植入术后;F. 增强 T_1WI 序列,示病变于增强后呈明显强化

（四）诊断要点与鉴别诊断

1. 诊断要点

(1)浅表溃疡、软腭运动不对称。

(2)触诊病变较硬。

(3)几乎所有的软腭鳞癌发生于软腭的口腔面。

(4)T_1WI 呈等及稍长信号、T_2WI 呈稍长信号,边界不清,向周围浸润,易出现液化、坏死。

(5)增强扫描不均匀强化,液化坏死区无强化。

2. 鉴别诊断　软腭癌应与下列疾病鉴别:

(1)混合瘤,腭部小涎腺混合瘤良性较恶性多见,无自觉症状,生长慢,多数肿块表面黏膜正常,无骨质破坏,可通过穿刺细胞学检查或手术中冰冻切片鉴别。

(2)上颌窦癌,特别是原发于底壁者常引起口腔症状,有时与软腭癌侵犯上颌窦不易区别,上颌窦癌常先有鼻部症状及异常渗出液,牙齿松动脱落早且数目多,X 线表现为上颌窦癌占位病变极广泛骨质破坏。

（五）治疗和预后

甚为局限的病变可以手术切除,由于软腭癌多发的特性,局限性切除易有黏膜边缘复发,手术切除时应注意。小的局限于悬雍垂的肿瘤手术切除不会有功能损害。放疗对早中期肿瘤治愈率较高,且对功能损害较小,不需要假体或组织重建。如有颈淋巴结转移应同时行颈廓清术。

(1)放射治疗:放射治疗通常采用与射野相对应的外放射,包括软腭和颈上部淋巴结。如果只有一孤立的软腭原发灶可经口局部放射性元素植入,例如植入放射性镭或金,也可取得较好的效果。局部植入应在外放射之前进行。

(2)手术治疗:早期肿瘤(直径<5mm)手术切除成功率高,并发症少。如果手术时将软腭全层切除,则

需安置假体或重建软腭以恢复其功能。T1~2 软腭癌有些学者主张施行广泛的根治性切除术,特别是囊性腺样上皮癌易侵犯神经,常沿腭部的神经血管束向颅底和球后广泛扩散。其切除方法参见扁桃体或舌根癌,切除术后的修补方法有咽后壁黏膜瓣、游离植皮、腭大动脉岛状粘骨膜瓣做鼻侧衬里、组成复合瓣修复软腭等方法,以求恢复软腭的解剖形态和生理功能。

(3)联合治疗:由于软腭癌放疗的治愈率较高和手术后功能损伤较大,过去多只用放疗,放疗失败者再手术切除。近年来由于手术切除和重建方法的改进,已倾向于手术根治性切除 + 放疗的计划性综合治疗。

(4)复发癌的处理:软腭癌放疗后软组织溃疡较少见,如出现久治不愈的溃疡应考虑复发。放疗后复发适于手术者可手术切除,但疗效不佳。病因与其他口咽部位的恶性肿瘤相似,与个人神经精神,内分泌,遗传,机体免疫等内在因素及物理,化学或生物性等外来因素有关。单纯放疗 5 年生存率在 30%~60% 左右,其中 T1 病变为 80%~90%,T2 病变 60%~80%,T3、T4 病变仅为 20%~40%。影响预后因素包括 T、N 分期,病理类型,放疗结束后有无肿瘤残存等。

第三节　颞下颌关节疾病

一、颞下颌关节紊乱病

(一) 概述

颞下颌关节紊乱病(tempormandibular disorders,TMDs)是累及颞下颌关节及 / 或咀嚼肌的一组疾病的总称。是口腔科的常见疾病之一,据统计约有 20%~40% 的人患有颞下颌关节紊乱病。20 世纪 30 年代起,曾将其分别命名为"耳及鼻窦综合征(Costen 综合征)""颞下颌关节疼痛 - 功能紊乱综合征""肌筋膜疼痛 - 功能紊乱综合征""颞下颌关节紊乱综合征"及"下颌压力综合征"等。

颞下颌关节紊乱病是最常见的颞下颌关节疾病,多发生于青壮年,但任何年龄均可发生。女性多于男性。它并非指单一疾病,而是一类病因尚未完全清楚而又有共同发病因素和临床主要症状的一组疾病的总称。该病临床症状主要有:颞下颌关节区疼痛、关节运动障碍、关节区弹响或杂音、头痛等,其中以疼痛为著,临床上疼痛常是促使患者就诊的主要原因。关节运动障碍包括张口过大或张口受限、张口偏斜或扭曲等。关节内弹响多因下颌髁突在运动中撞击关节盘的不同位置所致,而关节内杂音则和关节盘穿孔或下颌髁突表面骨性结构的异常(如骨赘形成)改变密切相关。

(二) 病理学表现

颞下颌关节紊乱病的病理学改变是引起疼痛最根本的原因,关节盘移位牵拉关节附着韧带或关节盘后区组织、关节囊的损伤以及炎症常导致关节的疼痛,而咀嚼肌的痉挛和炎症则可引起肌肉区域的疼痛。与其他影像学检查方法相比,MRI 在直接显示颞下颌关节内软组织结构、形态及位置方面的特点十分突出,故目前已公认其为颞下颌关节紊乱病的首选影像检查方法,并视其为诊断颞下颌关节形态和结构异常的"金标准"。

在光镜或电镜下,这些改变表现为关节盘的胶原纤维变性、断裂,局部可出现嗜碱性变,关节盘后带的胶原纤维中出现新生的毛细血管、局部发生钙化;翼外肌、咀嚼肌的超微结构表现出肌浆网和肌横束扩张、线粒体增多并增大等变化。

（三）MRI 表现

关于颞下颌关节病，MRI 主要观察关节盘的移位、变形和关节腔积液等。

所谓关节盘移位是指关节盘位置的异常。根据移位的方向，可大致分为关节盘前后移位、侧方移位和旋转移位。关节盘前移位是各种关节盘移位中最常见的一种移位，可分为完全性或不完全性之分。可复性盘前移位的 MRI 表现特点为：矢状位闭口位上低信号的关节盘位于下颌髁突横嵴顶 12 点位的前方，关节盘双板区与后带之间的界限较为模糊；矢状位张口位上，盘 - 髁关系恢复正常。即下颌髁突横嵴顶 12 点位的上方是关节盘中间带，关节盘后带位于下颌突的后方（图 6-3-1）。不可复性盘前移位的 MRI 表现特点为：矢状位闭口位上，低信号的关节盘明显位于髁突横嵴顶 12 点位的前方，关节盘后双板区被明显牵拉变长，并移位于髁突横嵴顶 12 点位的前方；矢状位张口位上，关节盘双板区因拉伸而变直，关节盘仍位于下颌髁突的前方，不能恢复正常的盘 - 髁关系（图 6-3-2）。

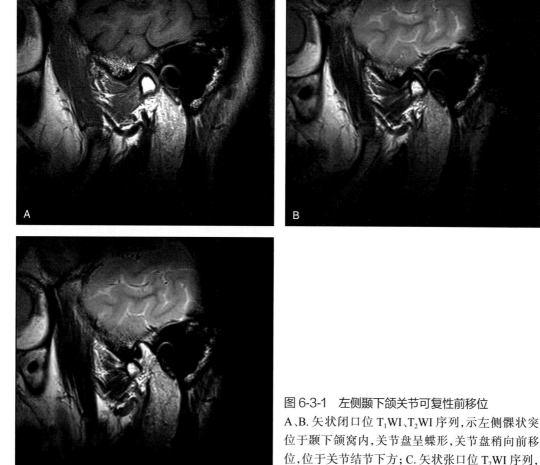

图 6-3-1 左侧颞下颌关节可复性前移位
A、B. 矢状闭口位 T_1WI、T_2WI 序列，示左侧髁状突位于颞下颌窝内，关节盘呈蝶形，关节盘稍向前移位，位于关节结节下方；C. 矢状张口位 T_2WI 序列，示髁状突活动度可，位于关节结节下方，关节盘回纳，关节盘呈蝶形，位于关节结节与髁突之间

关节腔积液实为关节滑囊受损后滑液异常分泌和渗出积聚于关节腔的结果。颞下颌关节紊乱病患者常伴有关节腔积液征象（图 6-3-3）。与关节腔积液所关联的临床症状主要是疼痛。T_2WI 上，关节腔积液表现为高信号，可为单纯关节上腔积液（最常见）、关节上并关节下同时积液、关节下腔积液。

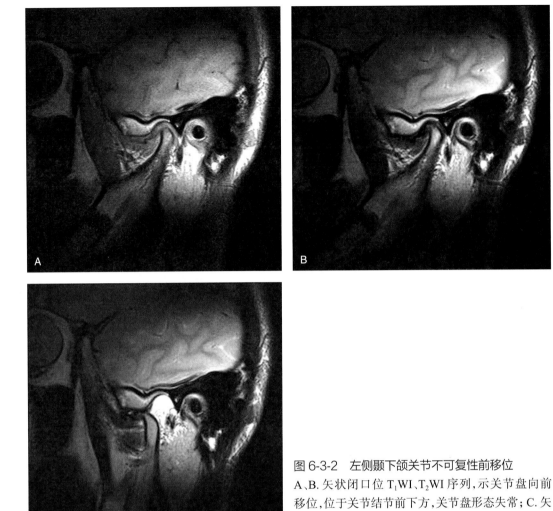

图 6-3-2   左侧颞下颌关节不可复性前移位

A、B. 矢状闭口位 T_1WI、T_2WI 序列,示关节盘向前移位,位于关节结节前下方,关节盘形态失常;C. 矢状张口位 T_2WI 序列,关节盘位置变化不大,未见回纳,髁状突活动度可,位于关节结节下方

(四) 诊断要点与鉴别诊断

1. 诊断要点

(1) 青壮年女性。

(2) 颞下颌关节区疼痛、关节运动障碍、关节区弹响或杂音、头痛等。

(3) 闭口矢状位可见关节盘形态及信号改变,张口矢状位可见关节盘回纳或不回纳。

(4) 部分可见关节腔少量积液,呈长 T_1 长 T_2 信号。

2. 鉴别诊断   颞下颌关节紊乱病的 MRI 诊断,相对较容易,能直观显示关节盘的形态、位置及信号改变,不易与其他疾病混淆。

(五) 治疗和预后

颞下颌关节紊乱病的治疗原则为首先采取可逆性的综合保守治疗方法,只有在可逆性的综合保守治疗失败后,才考虑不可逆的非保守性治疗。目前临床对于颞下颌关节紊乱病治疗模式差异较大,某些治疗方法具有明显的区域性特征,治疗方法的选择与患者就诊医师专业特点密切相关,因而患有同一疾病的患者在不同区域、不同专业医师可接受不同的治疗方式。

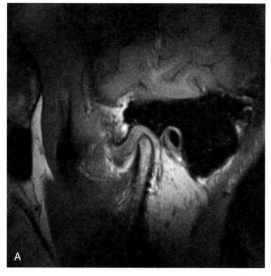
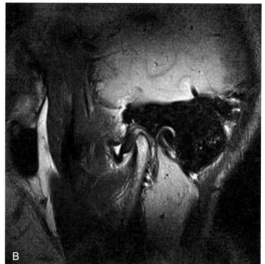
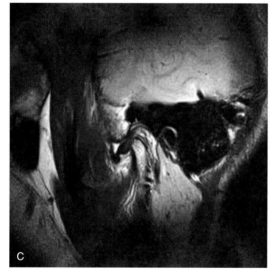

图 6-3-3 右侧颞下颌关节不可复性前移位并关节腔积液

A、B. 矢状闭口位 T_1WI、T_2WI 序列,示关节盘形态失常并向前移位,位于关节结节前下方,关节腔内可见片状长 T_1 长 T_2 信号;C. 矢状张口位 T_2WI 序列,关节盘位置变化不大,未见回纳,髁状突活动度可,位于关节结节下方

二、关节强直

(一) 概述

颞下颌关节强直(temporamandibular joint ankylosis,TMJA)是口腔颌面部一类严重的疾病,由于异常的纤维组织和骨组织在颞下颌关节及关节周围组织生长,最终取代正常的关节结构,从而造成患者张口受限,甚至完全不能张口。患者出现咀嚼、吞咽、语言功能困难,口腔卫生下降,龋齿和心理健康问题。由于髁突是下颌骨重要的生长发育中心,如果颞下颌关节强直发生在下颌骨生长发育期,强直会影响下颌骨的发育导致下颌骨发育不足、下颌骨高度下降、咬合关系紊乱、小颌畸形,严重的关节强直甚至影响呼吸出现睡眠呼吸暂停综合征。

(二) 病因及发病机制

颞下颌关节强直可分为先天性和后天性,先天性极为少见,许多称为先天性的病例多为出生时产钳或经产道损伤所致。后天性多见,最常见的病因是外伤和感染。关节腔直接受外伤、髁突骨折、下颌骨受外伤间接引起髁突骨折或关节内出血等导致关节强直。非感染性炎症如类风湿性关节炎也会引起关节强直,且通常为双侧纤维性强直。放射治疗直接照射关节腔也可引起关节强直。颞下颌关节原发性感染如结核、淋病、梅毒等也可引起颞下颌关节强直。近年来,创伤已经成为颞下颌关节强直的主要致病原因。

创伤性颞下颌关节强直比例增多的主要原因有：首先，随着抗生素的普遍应用和开发，临床对感染的控制能力不断提高使得感染性颞下颌关节强直日益减少。另外，随着交通事故的增多，髁突骨折的发生率逐渐增多，创伤性颞下颌关节强直相应增多。许多临床研究表明，髁突骨折是创伤性颞下颌关节强直形成的主要病因。

创伤后关节内出血和渗出被很多学者认为是关节强直产生的首要因素，创伤导致的疼痛以及关节盘和髁突肿胀会限制下颌活动，治疗过程中长时间的颌间固定，这些因素会导致关节内血液滞留，然后形成关节内纤维化，最终导致骨性强直。髁突骨折后是否出现关节强直主要取决于关节盘的位置，正常位置的关节盘可阻止强直的形成，当其损伤或移位后，反而促进关节强直的形成。髁突矢状骨折、粉碎性骨折、髁突下骨折均是产生关节强直的潜在因素。因为髁突骨折粗糙不平的残端及游离的骨碎片在下颌骨活动中，会造成对关节盘和滑膜等软组织的继发性损伤。骨折碎片因翼外肌牵拉前下内移位，同时伴发关节盘的移位，下颌升支残端在升颌肌群的牵引下向上移动，对关节结构造成继发损伤，最终局部发生纤维粘连、骨性融合。当然，不是所有髁突骨折都必然形成关节强直，只有当骨折残端对关节结构造成比较严重的破坏，特别是引起了关节盘移位、破裂时，才会造成关节强直。

炎性颞下颌关节强直的主要病因有类风湿性关节炎及感染性炎症直接浸润颞下颌关节所致。类风湿性关节炎所致颞下颌关节异常时，受限关节的滑膜受累，继而出现关节内渗出，滑膜肉芽组织形成，并增生形成血管翳覆盖于关节的表面。关节软骨因营养障碍而导致溶解变性和破坏。病变进而向骨面蔓延，破坏骨质，最后形成关节强直。感染性颞下颌关节炎有化脓性和非化脓性之分，前者多见。致病菌进入颞下颌关节后，受限出现滑膜浆液异常渗出，若未及时治疗控制，则病变进一步引起滑膜面的坏死，并引起脓性渗出，进而破坏关节的软骨和骨组织结构，最后导致关节强直。

(三) MRI表现

创伤性颞下颌关节强直主要的移位改变有关节盘的各种移位(关节盘前移位、关节盘侧方移位、关节盘旋转移位)，关节盘形态改变，关节盘穿孔，粘连以及各种骨质结构的改变。颞下颌关节创伤后骨折主要发生在下颌髁突。MRI上，骨折的表现主要是骨折线的形成、骨髓信号异常和骨折片脱位或移位。骨折线可累及骨皮质和骨髓，表现为骨皮质连续性中断和骨髓信号异常。颞下颌关节创伤后的关节内或关节腔的异常改变主要表现为关节囊撕裂、关节腔内液体或血液的异常积聚(图6-3-4)。MRI上，T_1WI、T_2WI均呈中等信号的关节囊可以呈连续性中断或表现为轮廓模糊。颞下颌关节的上腔、下腔内可有异常液体积聚。如果仅是关节滑膜的渗出液，则在T_1WI、PDWI上呈中等或略高信号，在T_2WI呈高信号；如果液体来源于血管破裂之后的出血，则可在T_1WI、PDWI和T_2WI上均呈高信号。

类风湿性关节炎所致的颞下颌关节炎症以滑膜血管翳异常增生和关节骨结构受侵蚀为特点，增生的滑膜血管翳组织通常在T_2WI上呈中等信号，静脉注射对比剂后，该滑膜组织呈明显强化。除滑膜改变外，类风湿性关节炎所致的骨侵蚀该病也能在MRI上清晰显示，骨侵蚀发生于下颌骨髁突最为常见。感染性颞下颌关节炎在炎性活动期时，一般会出现关节腔内渗出液的异常增多，MRI上，异常增多的渗出液呈长T_1长T_2信号；当炎症引起关节骨质发生改变时，可在MRI上见到骨质形态及信号异常，如髁突外形扁平和骨质硬化等。

(四) 诊断要点与鉴别诊断

1. 诊断要点

(1)关节外伤史或关节感染性病变相关病史，如类风湿性关节炎。

(2)张口受限或完全不能张口。

(3)若为创伤性颞下颌关节强直，可见髁突骨折线形成、骨髓信号异常等。

(4)若为类风湿性关节炎所致颞下颌关节强直，可见血管翳的形成，关节面的破坏及骨质侵蚀。

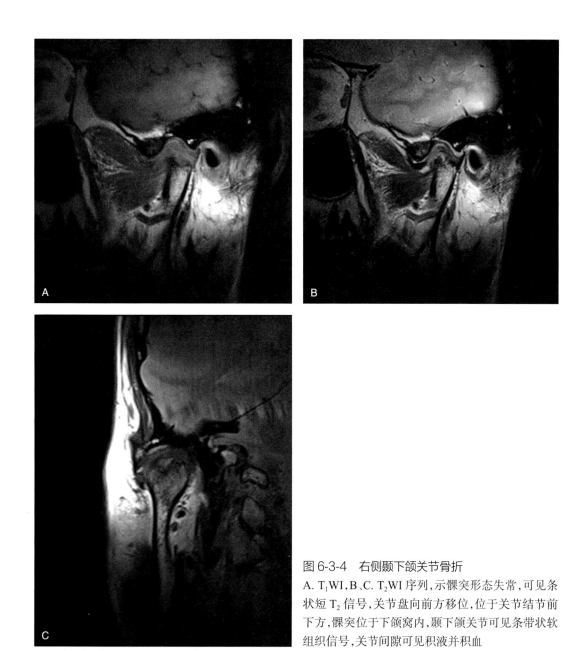

图 6-3-4　右侧颞下颌关节骨折
A. T_1WI, B、C. T_2WI 序列,示髁突形态失常,可见条状短 T_2 信号,关节盘向前方移位,位于关节结节前下方,髁突位于下颌窝内,颞下颌关节可见条带状软组织信号,关节间隙可见积液并积血

(5)若为感染性关节炎所致颞下颌关节强直,可见关节腔滑液的增多或关节面的破坏及骨质形态及信号异常。

2. 鉴别诊断

(1)颞下颌关节紊乱病:青壮年女性;颞下颌关节区疼痛、关节运动障碍、关节区弹响或杂音、头痛等;矢状闭口位可见关节盘形态及信号改变,矢状张口位可见关节盘回纳或不回纳;部分可见关节腔少量积液,呈长 T_1 长 T_2 信号。

(2)颞下颌关节区骨软骨瘤:多数患者在 10~18 岁期间开始出现临床症状和体征。主要发生于下颌髁突,由三层结构组成,即:瘤体、软骨帽、纤维包膜。患者主要表现为张口运动障碍和面部轮廓不对称。

(3)颞下颌关节区恶性肿瘤,主要包括转移瘤、骨肉瘤、软骨肉瘤、滑膜肉瘤等。该类肿瘤因其肿瘤内部的成分不同表现为不同的 MRI 信号。

(五)治疗和预后

Kaban 等于 2009 年提出的治疗方案为:①扩大切除强直组织(纤维性或骨性);②患者冠突切除;③必

要时切除对侧喙突；④颞肌筋膜或软骨颞下颌关节内衬垫；⑤肋软骨重建下颌支＋坚强内固定；⑥下颌骨的早期功能训练；⑦物理治疗。无论采取何种手术方式，术后张口训练都是必不可少的。

三、关节囊肿

（一）概述

颞下颌关节疾病中，颞下颌关节区的囊肿属少见疾病，但对疾病的早期诊断和早期治疗而言却十分重要。临床上，颞下颌关节区的囊肿极易同颞下颌关节紊乱病相混淆。颞下颌关节区囊肿包括软组织囊肿和骨囊肿两类。关节软组织囊肿主要有滑膜囊肿和腱鞘囊肿。关节骨囊肿主要有单纯性骨囊肿和动脉瘤样骨囊肿。MRI上，两类囊肿的位置和范围差异分明，易于明确诊断。

滑膜囊肿（synovial cyst）是指滑膜组织通过关节囊向外异常延伸或疝出。腱鞘囊肿（ganglion cyst）亦为发生于关节旁软组织的囊性病变，但该囊肿不一定与邻近关节相连或相通。颞下颌关节骨囊肿主要发生在下颌髁突。患者多表现在耳前区或关节区的包块或膨隆，无痛或局部仅有酸胀不适感。包块可逐渐增大。

（二）病理学表现

腱鞘囊肿都发生于关节部腱鞘中，表现为囊性肿块，好发于足背部与手腕背部，临床发生于颞下颌关节的病例极其罕见，多为创伤或者劳损所致。腱鞘囊肿来源多为腱鞘或关节囊的胶原组织黏液样变性，而后形成囊肿，主要为致密纤维结缔组织，包绕胶样物质或者黏性液体所成。由于缺乏衬里上皮，可被误诊为假性囊肿，该囊肿与关节腔不相通。滑膜囊肿囊壁有滑膜细胞，为扁平或立方状，同时有胶状液体充填于囊腔中。其来源可能为胚胎时的滑膜组织异位，也有可能是因为关节腔中出现压力升高，导致滑膜上皮疝出。

（三）MRI 表现

发生于颞下颌关节区的滑膜囊肿和腱鞘囊肿多较小，在 MRI 上其直径一般不超过 2cm。囊肿边缘光滑，囊壁较薄，为低信号或中等信号表现。囊肿内容物在 T_1WI 上呈低信号表现，在 T_2WI 上呈均匀高信号（图 6-3-5、图 6-3-6）。

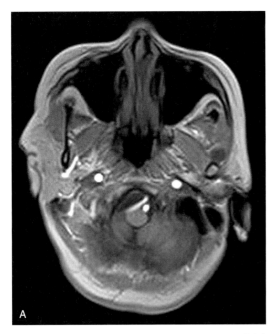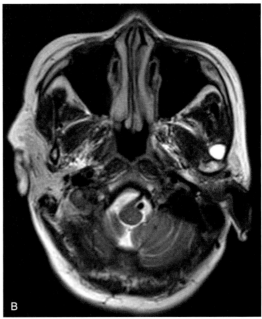

图 6-3-5　左侧颞下颌关节区囊肿

A、B. T_1WI、T_2WI 序列，示左侧髁突前方可见类圆形长 T_1 长 T_2 信号，边界清晰，
信号均匀，囊壁较薄，与周围骨质分界清晰

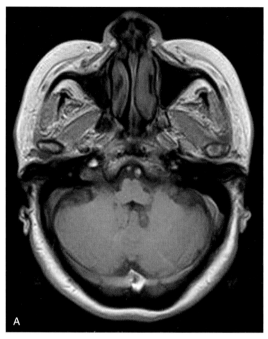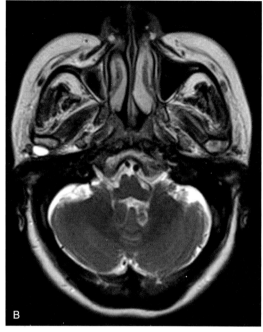

图 6-3-6　右侧颞下颌关节区囊肿

A、B.T₁WI、T₂WI 序列,示右侧髁突后方可见类圆形长 T₁ 长 T₂ 信号,边界清晰,
信号均匀,囊壁较薄,与周围骨质分界清晰

骨内囊肿性病变可致下颌髁突外形膨大,髁突表面的骨皮质显示较薄。病变在 T₁WI 上多呈低信号,在 T₂WI 或 T₂ 抑脂序列呈均匀高信号。部分动脉瘤样骨囊肿因内部有陈旧性出血存在而在 T₂WI 表现为特征性的"液 - 液平面征"。通常,骨内囊肿病变的高信号与周围正常骨髓组织分界清晰,且极少侵犯周围软组织。

（四）诊断要点与鉴别诊断

1. 诊断要点

（1）耳前区或关节区的包块或膨隆,无痛或局部仅有酸胀不适感。

（2）包块可逐渐增大,病程较短时,包块增大不明显。

（3）软组织囊肿多与劳损、创伤、炎症有关,呈边界清晰的长 T₁ 长 T₂ 信号,与周围骨质结构分界清晰。

（4）骨内囊肿多呈长 T₁ 长 T₂ 信号,其内信号均匀。部分动脉瘤样骨囊肿,在 T₂WI 可见液 - 液平面征。

2. 鉴别诊断

（1）腮腺占位：发生于腮腺的肿瘤有很多种,且有良恶性之分。根据其影像学表现及其临床特征,结合病理结果,容易确诊。与颞下颌关节区囊肿可通过是否随关节运动而运动进行鉴别,也可通过影像学检查对病变位置及腮腺位置的关系进行鉴别。

（2）滑膜骨软骨瘤病：滑膜骨软骨瘤病的早期也表现为大量关节腔渗出液,呈长 T₂ 信号,部分病例可以突出关节至耳前区形成包块,但其特有的环形结构有助于鉴别诊断。

（3）颞下颌关节紊乱病：青壮年女性；颞下颌关节区疼痛、关节运动障碍、关节区弹响或杂音、头痛等；矢状闭口位可见关节盘形态及信号改变,矢状张口位可见关节盘回纳或不回纳；部分可见关节腔少量积液,呈长 T₁ 长 T₂ 信号。

（五）治疗和预后

颞下颌关节区囊肿的治疗方法包括手术治疗和保守治疗两种。目前多数学者认为首选手术治疗,完整摘除病变,但术中应注意保护面神经的分支,保护关节囊结构完整,如术中发现囊肿与关节囊相粘连,则应将粘连部分切除,最后关闭缝合关节囊。保守治疗包括穿刺针吸、关节腔冲洗后泼尼松龙注射、硬化剂注射、物理挤压等,但一般认为上述方法治疗所致复发率较高,适用于年龄较大或全身情况较差不能耐受手术者。

四、滑膜软骨瘤病

(一)概述

滑膜软骨瘤病(synovial chondromatosis,SC),又称滑膜骨软骨瘤病,原发性滑膜软骨瘤病及滑膜软骨骨化等,是一种病因不明的、罕见的、起源于关节滑膜组织的良性自限性肿瘤性病变。本病好发于40~50岁中年人,女性多见,女性与男性的比例约4:1,发生于右侧颞下颌关节多见,右侧与左侧的比例约4:1。病程一般较长,可长达数月或数十年。因本病为自限性滑膜增生性病变,部分病例未及时发现便自行吸收消退,因此,临床所见病例少于该病的实际发病率。

滑膜软骨瘤病的病因不明,可能包括创伤、风湿性关节炎和其他炎性关节疾病,相关研究发现滑膜软骨瘤病的发生常伴有炎症性改变。该病的形成倾向于滑膜慢性炎症化生方式而不是瘤样增生过程,滑膜细胞在滑膜层形成软骨结节,其在本质上类似于骨软骨炎。该病变发生恶变在临床极为罕见,但可发生骨侵袭、破坏、向邻近组织扩展。其常见的临床症状有患侧耳前区肿胀、膨隆,颞下颌关节区酸胀不适或疼痛。随着病变进展,可伴有开口受限及开口型异常;运动时下颌偏向患侧、下颌运动轨迹改变、前伸和侧方运动受限及髁状突活动度减低甚或消失等。伴或不伴有颞下颌关节弹响或杂音,进一步发展可发生关节绞锁并伴局部压痛等。此外,患侧咬合不紧亦为较常见主诉。偶尔可出现的闭口困难,为其临床特点之一。

(二)病理学表现

肉眼观,滑膜充血增厚,厚薄不一,滑膜上可见多发大小不等的软骨结节样突起,部分未游离的软骨小体见蒂与滑膜相连。外观正常的或充血的滑膜内也可包埋有软骨结节。软骨结节体积一般较小,呈灰白色半透明。如果软骨结节脱离滑膜进入关节腔内则形成大小不一、形态各异的游离小体,游离体内的钙化或骨化程度不同,切面质地韧,呈淡黄色半透明。部分病例可累及关节盘致其形态失常,关节盘部分或全部被纤维及肉芽组织取代,可伴有关节盘穿孔、关节盘与周围组织粘连。髁状突骨质不光整,可有骨质破坏或骨质增生。病理学上按Milgram标准分为三期:Ⅰ期,活动性滑膜内病变,滑膜下的软骨化生活跃或软骨小体突出于滑膜表面但没有脱离,腔内无游离体;Ⅱ期,过渡性病变,滑膜内骨软骨结节,伴有关节腔内骨软骨性游离体形成;Ⅲ期,滑膜病变静止,腔内形成多数游离体。

显微镜下滑膜下致密的结缔组织中软骨细胞增生,内有多个大小不等的软骨囊及化生程度不等的软骨结节或软骨灶,这些结节富含增生的软骨细胞,通常软骨细胞分化良好,细胞异型通常不明显(图6-3-7)。

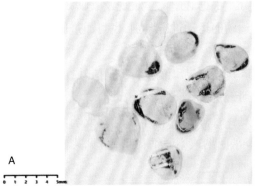
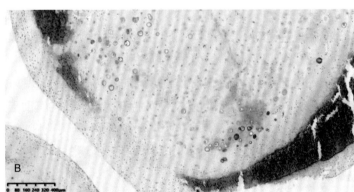

图6-3-7　颞颌关节滑膜骨软骨瘤病理图
光镜下见细胞数多少不等的透明软骨,被覆着纤细的纤维组织层,软骨细胞呈簇状,未见核分裂象,
可见钙化现象(HE×40、HE×100)

（三）MRI 表现

MRI 是显示颞下颌关节滑膜软骨瘤病较佳的影像学检查方法。MRI 上本病的主要表现包括：病变主要位于颞颌关节上腔，病变位于关节下腔及同时位于关节上、下腔的相对少见；病变累及的关节腔内可见大量积液、多发软骨样结节或游离小体；部分病变内可见异常增厚的滑膜组织；同时可观察颞下颌关节的骨质情况及关节外邻近软组织是否受累。MRI 的特征性表现是关节腔内见多发结节状长 T_1 短 T_2 信号。增厚的滑膜呈等 T_1、等及稍长 T_2 信号；关节腔积液呈长 T_1 长 T_2 信号（图 6-3-8）。增强扫描示增厚的滑膜呈明显均匀强化，游离体周围因有滑膜组织包绕表现为环形强化。

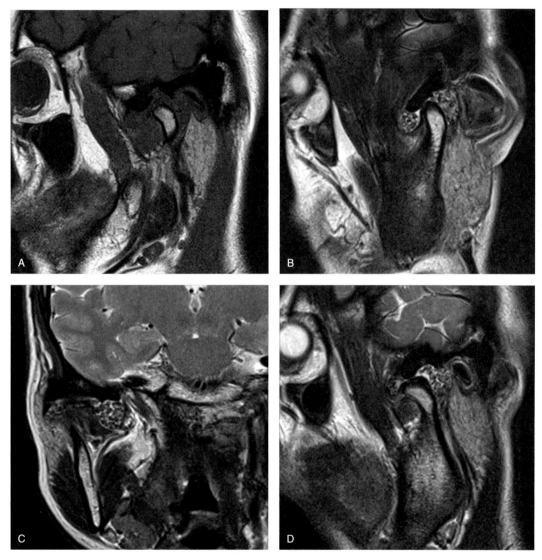

图 6-3-8 颞颌关节滑膜骨软骨瘤

A. 矢状闭口位 T_1WI 序列，示右侧颞颌关节腔内见多发结节状长 T_1 信号；B. 矢状闭口位 T_2WI 序列，示右侧颞颌关节腔内见多发结节状短 T_2 信号，结节周围见等、稍长 T_2 滑膜信号，其内部信号不均匀，边界清晰，关节盘结构显示不佳，髁状突骨质光整；C. 冠状位闭口位 T_2WI 序列，示右侧颞颌关节腔内见多发结节状短 T_2 信号；D. 矢状张口位 T_2WI 序列，示病变主要位于关节盘后方

（四）诊断要点与鉴别诊断

1. 诊断要点

（1）中年女性多见。

（2）病变主要位于颞下颌关节上腔。

（3）关节腔内见多发软骨样结节及游离小体。

（4）滑膜组织增厚，关节腔内可见大量积液。

（5）关节腔内见多发结节状长 T_1 短 T_2 信号。增厚的滑膜呈等 T_1、等及稍长 T_2 信号；关节腔积液呈长 T_1 长 T_2 信号。

（6）增强扫描增厚的滑膜呈均匀明显强化，游离体周围因有滑膜组织包绕表现为环形强化。

2. 鉴别诊断

（1）颞下颌关节紊乱综合征：临床症状表现相似，均会出现关节疼痛、肿胀、张口困难等，但关节腔内游离体少见，主要表现为关节盘移位或穿孔，部分患者伴有髁突骨质增生、硬化。

（2）色素沉着绒毛结节性滑膜炎：病变主要为增生的滑膜结节与含铁血黄素沉着，病变内部因含有含铁血黄素在 MRI 上表现为典型的结节状长 T_1、短 T_2 信号。病变晚期常累及软骨及骨性关节面出现边界清晰的骨质破坏区，有硬化边。

（3）退行性骨关节病：好发于老年人，表现为关节间隙变窄，关节畸形，主要表现以骨性关节面增生、硬化、髁突磨平、囊性变等，游离体数目较少。

（五）治疗和预后

滑膜骨软骨瘤病有其自限性，因关节腔内游离体的存在会引起关节软骨磨损及退行性变，进而引起关节肿痛及功能障碍等，故通常选用手术治疗，包括开放性手术、关节镜手术或结合其他综合治疗方法以清除关节内游离体及受累滑膜，但当滑膜骨软骨瘤病导致髁状突严重破坏，可进行根治性髁状突切除术，若病变累及或侵犯邻近组织可扩大手术范围。滑膜骨软骨瘤病可发生复发，多数学者认为与软骨遗留及增生的滑膜有关，亦有学者认为与治疗时病变所处的发展阶段密切相关，病变在化生活跃期手术后最易复发。

五、色素性绒毛结节性滑膜炎

（一）概述

2013 版 WHO 骨和软组织肿瘤分类中首次将腱鞘巨细胞瘤分 3 个亚型：局限型、弥漫型（色素沉着绒毛结节性滑膜炎）、恶性。色素沉着绒毛结节性滑膜炎（pigmented villonodular synovitis，PVNS）是一种原因不明的少见的起源于关节滑膜、滑膜囊或肌腱鞘的良性肿瘤。目前病因尚不明确，可能与类脂质代谢紊乱、肿瘤样变、创伤、炎症和出血有关，以单关节受累为主，主要累及膝关节，其次为髋、踝、肘和肩关节，发生在颞下颌关节少见。

发生在颞下颌关节的色素沉着绒毛结节性滑膜炎可发生于任何年龄阶段，以 40~50 岁的中年人发病率最高，男女发病率无明显差别。临床主要表现为耳前区缓慢增大的肿块或肿胀、腮腺区肿块，也可表现与颞下颌关节紊乱综合征相关的症状如张口受限、关节弹响、进行性咀嚼疼痛等。病变可发生局部侵袭，一般不发生转移，病变侵犯颅底时可出现耳痛、听力受损、耳鸣、复视、呕吐等症状。当临床表现不典型时易误诊为颞下颌关节紊乱综合征；若病变位于颞下颌关节腔外时，常被误诊为腮腺肿瘤，通常需病理检查确诊。

（二）病理学表现

肉眼观，颞下颌关节色素沉着绒毛结节性滑膜炎以受累的关节滑膜增生形成大量黄棕色的绒毛和结节及含铁血黄素沉着为特征。除了累及滑膜，还常累及软骨及骨，表现为软骨退行性变、关节表面骨质破坏、关节盘移位或穿孔。MRI 是最佳影像学检查方法，可清晰显示病变的范围，病变表现典型时，可明确诊断。

显微镜下,见增生的滑膜和结节内含有大量组织细胞,胞质丰富,其内有大量含铁血黄素,组织细胞间可见多核巨细胞、泡沫细胞。

（三）MRI 表现

病变多位于颞下颌关节囊内,少数病变可位于关节囊外,位于关节囊外者,易被误诊为腮腺肿瘤或颞下颌关节紊乱综合征。MRI 上病变表现有一定特征性,可显示关节滑膜增生、关节盘增厚、髁状突及邻近骨质受侵,约 1/3 病例可侵犯颅底,当病变累及颅底,MRI 可明确病变侵犯范围及周围组织情况。MRI 上病变信号表现不一,病变的信号强度主要取决于病变内脂质成分及含铁血黄素沉积的比例,其典型 MRI 表现为团片状因含铁血黄素沉积为顺磁性物质而呈长 T_1 短 T_2 信号(图 6-3-9),此征象具有一定特征性;当病变内含铁血黄素沉积较少时呈稍长 T_1 等或长 T_2 信号。增强扫描,病变呈不均匀强化。当病变向颅内侵犯可与硬脑膜关系密切。

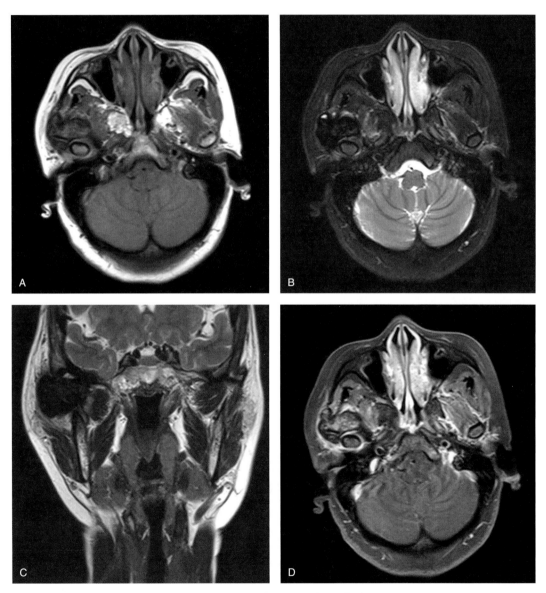

图 6-3-9　右侧颞颌关节区腱鞘巨细胞瘤

A. T_1WI 序列,示右侧颞颌关节区团块状混杂等低信号,边界清晰;B. 脂肪抑制 T_2WI 序列,病变呈低信号;C. T_2WI 序列,病变呈低信号,右侧颅底骨质破坏;D. 脂肪抑制增强 T_1WI 序列,病变不均匀强化(由上海交通大学医学院附属第九人民医院放射科陈培倩、朱凌提供)

（四）诊断要点与鉴别诊断

1. 诊断要点

(1) 以 40~50 岁的中年人多见。

(2) 病变多位于颞下颌关节囊内，少数病变可位于关节囊外。

(3) 颞下颌关节区滑膜增生。

(4) 病变典型 MRI 表现因含铁血黄素沉积呈长 T_1 短 T_2 信号影。

(5) 增强扫描呈不均匀强化。

2. 鉴别诊断

(1) 滑膜骨软骨瘤病：病变累及的关节腔内可见大量积液、多发软骨样结节或游离小体形成；部分病变内可见异常增厚的滑膜组织。MRI 的特征性表现是关节腔内见多发结节状长 T_1 短 T_2 信号。

(2) 颞下颌关节紊乱综合征：临床症状相似，都会出现关节疼痛、肿胀、张口困难等，但关节腔内及关节腔外无含铁血黄素沉积及结节，主要表现为髁突骨质增生、硬化及关节盘移位。

(3) 腮腺多形性腺瘤：病变主要位于腮腺，边界清，多呈圆形或类圆形、分叶状，MRI 上病变信号不均匀，T_1WI 上多呈低或中等信号，T_2WI 上多呈中等或不均匀高信号，增强 T_1WI 上呈不均匀强化信号。

（五）治疗和预后

色素沉着绒毛结节性滑膜炎通常采用部分或完全手术切除肿块、滑膜和累及的周围组织，若手术切除不彻底，病变可发生复发。复发及不宜进行手术的病例可进行放射治疗，也可术后放疗避免复发。

六、滑膜肉瘤

（一）概述

滑膜肉瘤（synovial sarcoma）是一种恶性程度相对较高的软组织肿瘤，来源于未知的干细胞分化为间叶细胞和 / 或上皮结构，是最常见的肉瘤之一，大部分滑膜肉瘤为双相型，由上皮细胞和梭形细胞组成，可发生于身体的任何部位，四肢及深部软组织高发，如膝关节、踝关节、肩部、肘部、腕部和髋部等部位，而发生于头颈部的滑膜肉瘤仅占所有滑膜肉瘤的 3%~8%，发生于颞下颌关节的滑膜肉瘤非常少见，发病年龄约 21~67 岁，平均年龄 41.75 岁，男性较女性常见，男性与女性比例约为 3∶1，临床上可表现为颞下颌关节紊乱相关症状，如耳前颞下颌关节区肿胀、压痛，咀嚼时疼痛明显，张口受限，病变可侵犯破坏颞骨或下颌骨而表现出相应的临床症状。

（二）病理学表现

肉眼观，文献报道肿块质地呈鱼肉状，边界不清，切面呈灰白色，质脆。

显微镜下，滑膜肉瘤通常分为单相型、双相型、低分化型 3 个亚型，双相型由不同的上皮细胞和梭形细胞组成；单相型由梭形细胞组成；低分化型由低分化的多边形或圆形细胞组成。文献报道颞下颌关节滑膜肉瘤在病理学形态上分双向分化及单向分化，以双向分化多见。双向分化具有上皮及梭形细胞成分，两者比例不定，有时可见腺样结构形成；单向分化者只含有梭形细胞成分，呈束状或呈片状排列。

（三）MRI 表现

滑膜肉瘤早期生长比较缓慢，不易诊断。影像学上较小的滑膜肉瘤表现为耳前区圆形或类圆形肿块，较大的滑膜肉瘤可压迫邻近骨质或引起骨质破坏。MRI 上 T_1WI 上病变呈均匀或不均匀等或低信号，与骨骼肌信号相似，T_2WI 上可表现为"三重信号"，病变内囊变呈高信号、不同时期出血呈稍高信号、纤维分隔呈等低信号（图 6-3-10）。

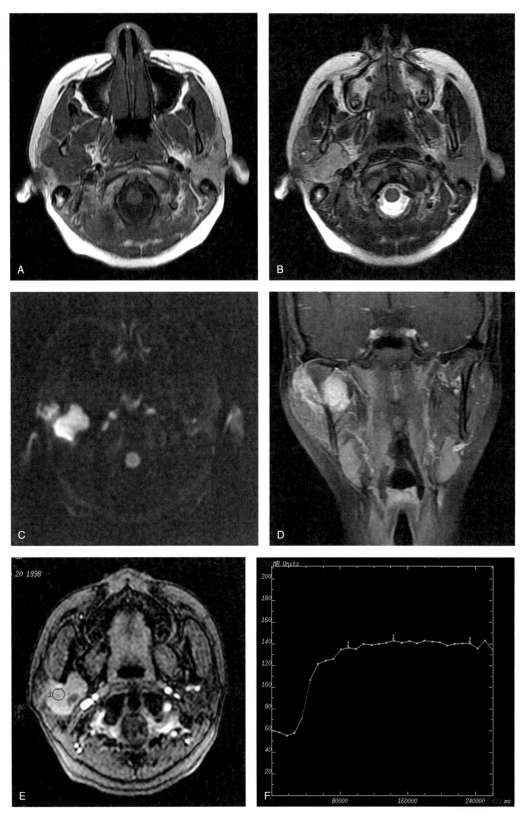

图 6-3-10　右侧颞颌关节区滑膜肉瘤

A. T_1WI 序列,示右腮腺区(跨浅深叶)见团块状等信号影,呈分叶状; B. T_2WI 序列,病变呈高信号,信号不均匀,内部见类圆形长 T_2 信号及线状低信号; C. DWI 序列,病变呈高信号,ADC 值(0.828~0.899)× $10^{-3}mm^2/s$; D. 增强 T_1WI 序列,病变呈明显不均匀强化,向前上累及右侧颞颌关节区,双侧颈部未见明显肿大淋巴结; E. 动态增强脂肪抑制 T_1WI 序列,示 ROI; F. TIC 曲线呈平台型(图像由上海交通大学医学院附属第九人民医院放射科蔡伶伶、朱凌提供)

（四）诊断要点与鉴别诊断

1. 诊断要点

（1）以 21~67 岁的男性多见。

（2）病变多位于耳前区，病变较大时可压迫邻近骨质或引起骨质破坏。

（3）MRI 表现 T_1WI 上病变呈均匀或不均匀等或低信号，与骨骼肌信号相似，T_2WI 上病变内可表现为"三重信号"，钙化呈低信号、液化呈高信号，实性部分呈中等信号。

2. 鉴别诊断

（1）横纹肌肉瘤，好发于青少年，多见于头颈部、上肢，邻近结构侵犯明显。

（2）未分化多形性肉瘤，好发中老年男性患者，呈侵袭性生长，钙化少见，囊变、坏死较明显，轻至中度不均匀强化。

（3）侵袭性纤维瘤，好发于中年人，多见于大腿，密度 / 信号较均匀，T_1WI、T_2WI 均呈稍低信号，有利于鉴别，增强呈渐进性轻度强化。

（五）治疗和预后

颞下颌关节滑膜肉瘤常采用手术切除，术后辅以放疗，化疗价值不明确，可复发，多发生于术后 2 年内。40% 的滑膜肉瘤可发生转移，最常见的转移部位是肺、骨、淋巴结。5 年生存率约为 36%~63%，10 年生存率约为 16%~46%。

七、假痛风性关节炎

（一）概述

颞颌关节假痛风性关节炎又称颞颌关节二氢焦磷酸钙沉积病（calcium pyrophosphate dehydrate crystal deposition disease，CPPD-CDD），1958 年由 Zitnan 等作为一种疾病首先报道，是一种代谢性疾病，为焦磷酸钙沉积于关节内结构如滑膜、软骨表面，也可沉积于关节囊。Kohn 等证实这类患者的关节滑液中存在二氢焦磷酸钙结晶，建议称作"假性痛风"，Gerster 等报道因二氢焦磷酸钙引起的软骨钙化在 60~70 岁人群中发生率为 6%，80 岁以上高龄人群发生率达 50%。男女均可发病，男性多于女性，多发于老年人。

本病发病机制不明，可能为不明致病因子作用于肥大变性的软骨细胞，使软骨细胞的钙质和无机磷酸盐增高，肥大的软骨细胞继之发生破裂，上述物质漏入软骨基质，在某种酶的作用下，形成二羟焦磷酸钙结晶，晶体由小变大，并逐渐聚合增多而导致此病。除发生于颞颌关节外，也常见于膝、腕、肘、髋关节、耻骨联合。临床表现可为慢性非特异性关节痛，也可出现类似痛风样的急性关节炎症状。

（二）病理学表现

肉眼观颞颌关节突旁出现多个白色软骨样组织，关节突表面骨皮质破坏，骨质疏松；光镜观察病变主要为透明软骨、纤维软骨，部分变性，其内见成簇的双折射晶体沉着，呈棒状或菱形，软骨以外组织如滑膜、滑液内见大小不等的结晶沉着，为高电子密度物质，大多数结晶物质在制作超薄切片时消失，残留大小不同菱形间隙；高倍镜观察晶体呈肥皂泡结构，为结晶水丧失后结果。可见滑膜上皮组织增生，间质血管及成纤维细胞增生，滑膜组织表面可见软骨组织，间质亦见少量化生软骨、骨及钙盐沉积。

（三）MRI 表现

1. 左、右颞颌关节均可发病，关节突骨轮廓失常，关节窝、关节突表面弧形结构变平，部分骨质呈稍长 T_1 稍短 T_2 硬化表现、部分呈稍长 T_1 稍长 T_2 水肿信号，关节面下骨质可见局限小圆形长 T_1 长 T_2 囊变信号，关节间隙内可见长 T_1 长 T_2 积液信号（图 6-3-11）。

2. 关节内、关节旁软组织内见局限结节样长 T_1 短 T_2 钙化信号，为二氢焦磷酸钙结晶沉积灶，可为短条样、小结节样、团块样。关节旁韧带肌腱的钙化表现不易显示。

3. 关节旁肌肉软组织大片稍长 T_1 稍长 T_2 水肿信号,增强不强化。

4. 增强扫描可见关节滑膜呈线样增厚强化,钙化结晶不强化。

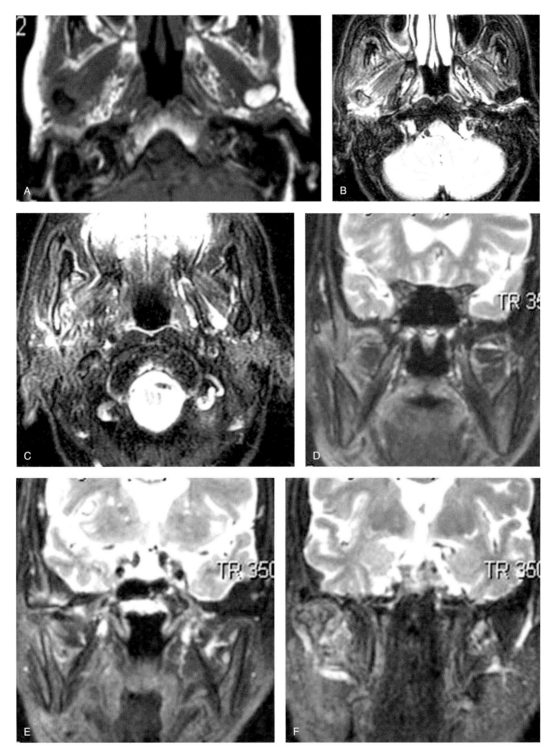

图 6-3-11 右颞颌关节假痛风性关节炎

A. T_1WI 序列,B~F. 脂肪抑制 T_2WI 序列,显示右颞颌关节周围软组织呈大片稍长 T_1 稍长 T_2 水肿信号,右关节突较左侧小,骨质内见长 T_1 长 T_2 水肿信号;颞颌关节外侧旁软组织内见局限短 T_2 钙化影,关节面弧度变扁平,关节面下见长 T_1 短 T_2 骨质硬化信号及稍长 T_1 稍长 T_2 水肿信号,关节面骨皮质增厚,周围软组织大片状水肿信号

（四）诊断要点与鉴别诊断

1. 诊断要点

（1）老年男性。

（2）颞颌关节、耳周肿胀疼痛、张口受限。

（3）颞颌关节囊区局限骨化，呈短 T_2 信号灶。

（4）关节突、关节窝骨质硬化呈短 T_2 信号。

（5）关节面下骨质局限小圆形长 T_1 长 T_2 信号囊变。

（6）关节面弧度变浅。

（7）关节周围软组织广泛水肿，呈稍长 T_1 稍长 T_2 信号。

2. 鉴别诊断

（1）痛风：痛风以肢体远端小关节常见，很少累及颞颌关节、膝、肘、髋关节及椎体，随病程发展关节旁形成痛风结节，破溃后有白垩样物质流出，急性期血尿酸明显增高。痛风结节多数呈稍长 T_1、稍短 T_2 信号，少部分呈稍长 T_1 稍长 T_2 信号，关节面及邻近痛风结节骨质变薄、囊变、穿凿样破坏，并可见邻近骨髓腔稍长 T_1 稍长 T_2 水肿信号，关节腔内见长 T_1 长 T_2 积液信号。

（2）类风湿性关节炎：多见于掌指关节、腕关节、膝关节，较少见于颞颌关节。受累关节滑膜弥漫增厚，呈稍长 T_1、稍长、长 T_2 信号，增强扫描可见滑膜增厚明显强化，可见关节积液、骨髓腔水肿表现，部分可见软骨、骨侵蚀、破坏、囊变，呈局限稍长 T_1 稍长 T_2 信号，韧带、肌腱也可受累，与增厚的滑膜分界不清。

（五）治疗和预后

急性期可采用治疗急性关节炎的方法，即采用消炎止痛及糖皮质激素等对症支持治疗，可适当在关节内注射泼尼松龙以减少微循环的急性炎症反应及对焦磷酸钙的通透性。在已明确钙化患者可对关节腔探查、切除骨赘及二氢焦磷酸钙结晶等妨碍关节活动功能的因素，以尽量避免形成骨关节炎。口服秋水仙碱或别嘌醇等治疗痛风病药物疗效不佳。

（张　辉　陈青华　丁忠祥　文宝红　夏　爽　李贝贝　王琳琳　王　鹰）

第七章
颈 部

第一节　颈部疾病概述

一、颈部疾病的分类

颈部解剖结构复杂,分布着重要的器官、脉管和神经结构,不同的器官和部位发生不同性质的疾病,因此我们按照器官和部位对疾病进行分类,缩小鉴别诊断范围,有助于对颈部疾病进行定性诊断。

(一) 颈部淋巴结疾病

淋巴结为人体的淋巴器官之一,有滤过淋巴的作用。淋巴结包括输入淋巴管、包膜、皮质、髓质、淋巴门内的血管及输出淋巴管。颈部淋巴结是淋巴系统的重要组成部分,数量上约占全身淋巴结的 1/3。颈部淋巴结不仅收集头颈部的淋巴液,而且左右锁骨上淋巴结还分别收集来自胸导管和右淋巴导管的淋巴液,全身各部位的恶性肿瘤均有机会扩散至颈部淋巴结而导致其肿大,因此,明确颈部肿大淋巴结的性质非常重要,有助于下一步临床的诊断、治疗和预后的判断。按照病因,淋巴结病变常分为淋巴结炎症、淋巴结结核、反应性淋巴结增生、巨大淋巴结增生症、淋巴结转移瘤和淋巴瘤等。由于其病因不同,各种原因引起的颈部淋巴结肿大的形态及分布也有所不同。淋巴结炎多呈串珠状沿双侧颈内静脉排列;淋巴结结核好发于下颈部,常累及多个解剖区域,增强后常呈环状强化;转移性淋巴结的发生部位与原发肿瘤的淋巴引流区域相关,具体将在相关章节详细展开。

(二) 颈部神经源性病变

颈部存在丰富的交感神经和迷走神经,神经主干沿着颈动脉走行并被包绕在颈动脉鞘内,故神经源性肿瘤常位于颈鞘区,以其组织学构成,将其分为神经鞘瘤(包括血管变异的神经鞘瘤)、神经纤维瘤(包括神经纤维瘤病)、副神经节瘤等,其中以神经鞘瘤最为多见。颈部神经源性肿瘤依据神经的走行、分布、邻近血管的移位可对肿瘤的性质做出定性判断,如当颈内、外动脉或颈总动脉移位于肿瘤的前内方,以来源于迷走神经或脑神经可能性大;当颈内静脉移位于肿瘤的外侧或后外侧,显示颈内或颈总动脉与颈内静脉分离,以来源于迷走神经可能性大;当颈内、外动脉或颈总动脉移位于肿瘤的前方或前外方,以交感神经链的肿瘤可能性大;当颈总动脉分叉部被肿瘤撑大,造成颈内、外动脉分离,肿瘤循颈内动脉向颅底方向生长,以颈动脉体瘤可能性大。

(三) 甲状腺疾病

甲状腺疾病种类较多,分类将更有利于提高对甲状腺疾病的认识,缩小鉴别诊断范围,避免遗漏需要鉴别的病种,提高甲状腺疾病定性诊断的准确性。甲状腺疾病总体上可分为良性和恶性两大类,良性常见疾病包括甲状腺腺瘤、结节性/弥漫性甲状腺肿、甲状腺炎(化脓性甲状腺炎、桥本甲状腺炎、慢性硬化性甲状腺炎、亚急性甲状腺炎等)、血管瘤及异位甲状腺等,其中以结节性甲状腺肿最为常见;恶性疾病包括甲状腺乳头状癌、甲状腺滤泡状癌、甲状腺髓样癌、甲状腺低分化癌、甲状腺未分化癌、甲状腺淋巴瘤等,其中以甲状腺乳头状癌最为常见。甲状腺病变的发病状态(单发或多发)、边缘(规则或不规则)、边界(清晰或模糊)、钙化特点(无钙化、微钙化、粗钙化或环状钙化)、强化模式(高或等低)和淋巴结肿大(是或否)对判断甲状腺疾病的良恶性提供了重要依据。

（四）甲状旁腺疾病

甲状旁腺疾病因甲状旁腺激素产生异常或末梢器官对甲状旁腺素的反应异常所致,是以钙、磷代谢紊乱为特征的内分泌系统疾病。依据其功能状态,分为甲状旁腺功能减退和功能亢进,前者常继发手术、外伤、放射性损伤,影像学无法对其直接显示;后者包括常见的腺瘤与增生,以及少见的腺癌与囊肿,影像学可以客观地对其大小、位置及毗邻关系进行显示。

（五）脉管系统疾病

脉管系统包括血管和淋巴管,脉管系统疾病发病情况种族差异较大,至今对于脉管性疾病分类标准仍未统一。国际脉管性疾病研究协会(International Society for the Study of Vascular Ahomalies,ISSVA)将脉管性疾病分为脉管肿瘤和脉管畸形两大类。脉管肿瘤包括婴儿型血管瘤、先天性血管瘤、簇状血管瘤、卡波西样血管瘤、梭形血管内皮瘤和皮肤源性血管肿瘤;脉管畸形包括低流速脉管畸形(毛细血管畸形、静脉畸形、淋巴管畸形)、高流速脉管畸形(动脉畸形、动静脉瘘、动静脉畸形)和混合性脉管畸形(同时含有 2 种或以上畸形的脉管成分),其中颈部常见的有淋巴管畸形(淋巴管瘤、单纯性淋巴管瘤、海绵状淋巴管瘤)、血管瘤和混合性脉管畸形。血管瘤是具有血管内皮细胞异常增殖的肿瘤,是婴幼儿最常见的良性肿瘤,新生儿发病率高达 2%~3%,其中典型自然病程包括增殖期、消退期和消退完成期 3 个阶段。淋巴管畸形亦称为淋巴管瘤,是无血管内皮细胞异常增殖的非肿瘤性先天性发育畸形,其发病机制尚不明确。

（六）颈部其他肿瘤性疾病

颈部疾病除了既定器官、血管神经和淋巴组织来源外,还存在其他类型疾病,包括脂肪类肿瘤(脂肪瘤和脂肪肉瘤)、畸胎瘤、朗格汉斯细胞增生症、颈部异位胸腺、毛基质瘤、横纹肌肉瘤、皮样囊肿及表皮样囊肿、食管 - 咽憩室、颈动脉间隙脑膜瘤、血管外皮瘤等,其中以脂肪瘤最为常见。

总之,颈部疾病与其他系统一样,必须仔细询问病史,充分了解整个发病过程,包括病程长短、进展速度、加重病情的诱因、主要临床症状,以及是否采取过治疗措施。以病程长短为例,Skondalakis 等提出“7 的规律”对临床工作具有很大的指导作用,即病程 7 年左右可能是先天性疾病,7 个月左右恶性肿瘤机会较大,7 天左右多为急性炎症。阅片是影像科医生最基本的技能,系统的阅片习惯是成为一名合格影像科医生的重要条件,阅片时需详细分析肿瘤所在区域可能存在的正常组织结构,结合临床情况对肿瘤的来源进行初步筛选,再依据肿瘤大小、部位、形状、质地、平扫和增强信号特点及肿瘤与周围毗邻的关系等对肿瘤的性质进一步判断,从而达到精准诊断的目的。

二、颈部疾病的影像学诊断价值比较

颈部 X 线检查需要天然或人工对比剂才能清晰显示结构,然而颈部除咽腔及气管外,均为软组织,因此,X 线在颈部的应用存在明显的局限性。随着计算机和电子技术的飞速发展,超声、CT、MRI、SPECT 等成像技术广泛应用于临床,这些技术不仅从形态学丰富了诊疗信息,而且从功能学、分子成像领域实施早期精准诊断,实现了从形态学评估疾病向功能、分子水平的跨越,为疾病早期诊断和治疗提供更充分的依据。

（一）超声成像

医学超声诊断随着技术的改进发生了革命性的飞跃,已从黑白向彩色图像过渡,从静态向动态成像发展,从二维图像向三维图像迈进,从结构图像向功能成像转轨,从反射法向透射法探索,以求得到专一性、特异性的超声信号,达到定量化、特异性诊断目的,使超声诊断水平迈向新的台阶。由于超声无创、无辐射、便捷、价廉、分辨率较高的优势,已成为颈部多种疾病诊断的首选方法。超声检测手段包括二维超声、彩色血流及血流频谱成像、超声造影和超声弹性成像。

1. 二维超声 二维超声以光点的亮度强弱表示回声的高低,并在声束方向上形成二维切面声像图,声像图内组织结构明暗、疏密不一,直观观察组织器官的形态结构剖面图,这是超声成像的基础。但是对于深部组织结构显示效果不佳,无法探查病变内血流动力学特征。

2. 彩色多普勒血流显像 彩色多普勒血流显像简称彩超,包括二维切面显像和彩色显像两部分。可以获取高质量的黑白结构显像、清晰的彩色血流显像以及血流方向和速度,从而反映生理和病理状态下的血流动力学信息,尤其对甲状腺病变的诊断和监测有较大的优势。技术和诊断信息量较二维超声有明显的提升,已较为广泛地应用在颈部疾病的评估,但其判定颈部淋巴结的良恶性声像图特征诊断的灵敏度及特异度稍差,仍无法满足临床需求。

3. 超声弹性成像 超声弹性成像基于组织的弹性系数差异,对病变及周围组织施加外力或交变振动,记录由此压力产生的形变,根据形变来获得病变及周围组织的硬度信息,判断病变的性质。弹性成像既能通过图像直观地显示病变与周围组织之间的硬度差异,也可利用硬度差异值——弹性应变率比值(SR),更加具体、客观的评价病变的硬度信息。因良恶性弹性声像图存在一定的重叠性,故软硬度差异不是对病变良恶性判定的理想标准。常规超声和超声弹性成像技术都有相应的不足之处,弹性成像技术弥补了传统超声的不足,拓宽了病变的显示域,二者联合应用可提高疾病定性诊断的敏感度、特异度及准确度。所以,诊断颈部疾病时需要二维灰阶、彩色血流、弹性评分等综合分析,旨在提高超声在颈部疾病定性诊断中的实际应用价值。

4. 超声造影 超声造影成像是近代超声医学领域内的新兴产物,通过将含有微泡的造影剂注入目标组织,引起超声波对目标组织反射程度的差异变化来显示组织内血流灌注情况,从而增强病变组织的超声显影,甚至能实现分子水平的精确成像,最终提高超声诊断效率。超声造影剂分为高机械指数和低机械指数造影剂两种。高机械指数造影剂,属于第一代造影剂,较具代表性的为 Levovist,能增强病变内的彩色多普勒血流动力学信号,增加疾病良恶性鉴别诊断准确度的可能。第一代超声造影剂产生的微泡外壳厚,气体稳定性差,微泡持续时间短,不能达到显影的理想效果。低机械指数造影剂,属于第二代造影剂,较具代表性的为 Sono Vue。第二代超声造影剂具有抗压性能、体内稳定性较好,微泡大小分布均一的优势,克服了造影剂对人体的致敏性。它能够实时动态地显示组织内血流灌注情况,并且能够进行定量的分析,从而获得更加丰富的灌注信息。目前,超声造影因其安全、高效、简便等众多优点,在肿瘤显影、药物载送与基因治疗等方面均展现出巨大的应用潜力。但是超声造影都存在微泡存在时间短的局限性,不可能从多个不同切面详细分析组织的造影改变。

总之,超声多模态成像可以准确判断病理组织大小、形态、位置、内部结构、血流动力学状况和毗邻关系,从多角度对颈部疾病进行全新的评价。

(二) CT

计算机断层扫描系统(computed tomography,CT),是利用 X 射线束对人体某一层面进行扫描,穿过受检部位 X 线经人体不同厚度和密度的组织衰减后,由探测器接收透过该层面的 X 射线,经计算机处理生成 CT 灰度图像的技术。目前 CT 具有成像速度快、多平面及多模式重建、高的密度分辨率以及实现部分功能成像等优势,已广泛应用于全身各系统疾病的诊断。

1. CT 平扫 CT 具有普通 X 线、超声检查无法比拟的优势,一直受到医学界的高度重视和评价。CT 具有操作简单、安全、影像无重叠、可重复性高、多平面重建及高密度分辨率的特点,一次扫描数据可进行任意平面重建、VR 成像、最大 / 最小密度投影等一系列后处理,通过 X 线细微的吸收差别在 CT 图像上将正常组织、病变组织明显地区别开来,对病变大小、形态、内部结构(尤其是对钙化敏感)、解剖邻近关系做出准确和立体的判断。但是平扫 CT 对部分疾病定性存在一定的困难,不能反映病变的血流动力学状况,不能明确具体的肿瘤供给血管、器官功能及生化信息。

2. CT 增强扫描   增强扫描就是把药从静脉注入血管内同时进行 CT 扫描,可以发现平扫未发现的病变,直观地三维显示病变供给血管(CTA),这样可以早期发现病变,及早进行科学、合理的治疗。增强 CT 扫描主要用于鉴别病变血管源性和非血管源性,明确病变与大血管的关系,了解病变的血供情况以帮助鉴别良、恶性,为明确诊断、治疗、预后评估提供客观依据。

3. CT 灌注成像   CT 灌注成像是指在静脉团注对比剂后,对选定层面行同层动态扫描,以获得该层面内每一像素的时间 - 密度曲线(time-density curve,TDC),根据该曲线利用不同的数据模型计算出血流量(blood flow,BF)、血容量(blood volume,BV)、平均通过时间(mean transit time,MTT)、达峰值时间(time to peak,TTP)、表面通透性(capillary permeability surface area,PS)等参数,以此来评价组织器官的灌注状态。CT 灌注成像具有较高的空间和时间分辨率,是一种无创性评价器官、组织血流灌注状态的功能成像方法。目前研究示踪剂动力学计算方法有非去卷积法和去卷积法。依据碘造影剂在组织中变化特性可绘制器官或病变血流灌注的动态曲线或组织灌注定量图像,并测定多种灌注指标,在定性、定量病变的生物学特征、治疗效果的判断和提示预后信息等方面有重要价值。

总之,CT 检查在颈部疾病的应用优势明显,以快捷、安全、多方位实现精确解剖定位、多模式成像的影像特点对诊断和鉴别诊断、指导临床手术方案的制订具有重要意义,尤其是对骨质破坏的观察明显优于超声。但是由于碘造影剂的应用和 X 线具有辐射的特点也一定程度限制了 CT 的应用范围。

(三)MRI

磁共振成像(MRI)是利用人体内质子在外加磁场中的固有特点,在射频脉冲及梯度场的作用下产生磁共振信号,具有高软组织分辨率、多参数、多方位成像等特点,在颈部肿块的发现和诊断方面具有绝对优势,已广泛应用于临床各系统疾病的诊断。MRI 不仅从形态学评估疾病,而且也从功能、生化代谢方面对疾病进行定性、定量诊断、疗效及预后评估。除磁共振平扫之外,动态增强 MRI(dynamic contrast enhanced MRI,DCE-MRI)、弥散加权成像(diffusion weighted imaging,DWI)及 MR 波谱分析(magnetic resonance spectroscopy,MRS)等功能性成像的应用,使 MRI 在一定程度上可以反映体内组织血流、代谢等功能性信息,已经得到临床和患者广泛的接受。

1. MR 平扫   MRI 与超声、CT 相比,具有高分辨率、无骨骼伪影、任意方位和多参数成像,其多参数成像更能体现组织结构的复杂性,是其他影像检查手段无法比拟的。T_1WI 对解剖结构显示较好,T_2WI 对病变的显示较好,脂肪抑制序列的应用使病变突显,为颈部疾病初步定性,充分将病变部位、形状、大小、病理淋巴结及周围组织毗邻关系,与邻近血管、神经得以区分,更清晰显示病变,对颈部疾病诊断具有重要意义。

2. 弥散加权成像(DWI)   DWI 是目前唯一能够检测活体组织内水分子弥散运动的无创 MR 功能成像技术。病理组织水分子受限程度与细胞致密程度、胞质比例等有关,这些因素又与细胞增殖、恶性程度息息相关。在图像上以信号高低直接反映水分子运动受限情况,并通过 ADC 值对弥散受限程度进一步量化,以评估肿瘤及淋巴结的良恶性,间接反映组织微观结构特点及其变化,这为颈部疾病的定性提供可靠依据。

3. MRI 增强   钆对比剂可通过缩短组织的 T_1 弛豫时间提高组织的信号强度,更清晰地显示其实际外形轮廓和境界,明确肿块与周围正常组织结构的关系,了解病变的内部结构、造影剂的分布和血供特点,为颈部疾病的定性和监测提供可靠的影像学信息。

4. 磁共振波谱成像（MRS） MRS 是目前唯一在活体检测体内物质代谢及生化物质含量的无创性检查技术，根据波谱中化学成分的改变来进一步确定病变组织的性质。通过 Cho 峰值判断细胞分裂增殖和转运功能，通过 Lip 和 Lac 反映组织坏死和无氧酵解情况，通过这些参数作出定性诊断。

5. MRI 动态增强技术 MRI 动态增强扫描技术是利用静脉注入小分子细胞外对比剂，当其通过组织时，测量团注对比剂前后 T_1 信号强度随时间的改变，引起局部磁场不均匀，从而导致组织 T_1 和 T_2 值缩短。根据对比剂净效应的不同可将动态增强 MRI 技术分为：动态对比增强 MRI（DCE-MRI）和动态磁敏感对比增强 MRI（DSC-MRI）。通过动态增强 MR 扫描，获得时间信号强度曲线、半定量参数指标（达峰时间、廓清率、增强峰值、最大上升斜率等），通过多种药代动力学模型获取定量参数指标（Ktrans，Ve 和 Kep）对临床疾病进行定性、半定量、定的分析，获得组织血流动力学特征，提供较常规 MRI 更多的组织微观信息，为头颈部疾病的诊断与鉴别诊断、肿瘤的分级、放化疗疗效提供更多帮助。

MRI 多参数、多方位成像的特点，对评估病变内部复杂性（如病变内含有蛋白、脂肪或少量出血）、甄别病变与颅底筋膜关系、定位颈部间隙、判断邻近骨质破坏及范围、鉴别瘤周情况较 CT 和超声优越，且无辐射及无需应用碘对比剂，更易于被临床医生和患者接受。尽管 MRI 存在如上众多优势，但其不足也很多，如成像速度慢、价格较高、检查禁忌证较多等，这些不足给 MRI 在临床的推广应用带来一定阻碍。

（四）核医学检查

是采用放射性核素示踪间接检测生物体内物质动态变化规律的技术，它包括 SPECT 和 PET。单光子发射计算机体层显像仪（SPECT）是通过把标记有放射性核素的药物注入检查对象体内，测得放射性药物在组织中的分布及随时间变化情况，了解人体生理生化过程及脏器形态学变化情况的技术。它对甲状腺病变较为敏感，根据甲状腺结节的功能状态分为热、温、凉、冷 4 种进一步判断良恶性，但是 SPECT 分辨率低，对小于 1cm 的甲状腺结节显示难，因此超声仍然是评价甲状腺形态的首选方法。正电子发射计算机断层显像仪（PET）是将发射正电子的放射性核素标记在示踪化合物上，再注射到研究对象体内，反映活体生理生化过程的成像技术。它主要用于肿瘤早期诊断，以及鉴别淋巴结良恶性。

总之，临床医生在选择颈部疾病影像学检查手段时，需权衡利弊，充分考虑到不同病变的特点及各种影像学检查的优势与不足，从而更加科学、合理的选择相应的影像学检查方法或不同方法的联合，达到各种检查方法取长补短，更好地为临床医生及患者服务。

第二节 颈部淋巴结疾病

一、颈部淋巴结分区

概述

头颈部肿瘤的颈部淋巴结转移存在一定规律，即肿瘤邻近区域是淋巴结转移的高危区域，基于这种规律性转移，外科手术已由根治性全颈部清扫术发展为依据病理类型和肿瘤部位进行选择性颈部清扫术。颈部淋巴结的分区比较复杂，它经历了从解剖学图谱、外科学分区、影像学分区到欧美主要肿瘤合作组织一致公认的颈部淋巴结分区的过程。2003 年欧洲和北美主要肿瘤合作组织共同发表了一致公认的颈部淋巴结分区标准，以罗马数字分为 6 个区，再加上咽后组淋巴结。2013 年 11 月，来自欧洲、亚洲、澳大利亚/新西兰和北美的放射肿瘤学、头颈外科学和整形外科学专家在 *Radiotherapy & Oncology* 杂志在线发表了 2013 版颈部淋巴结分区标准,以罗马数字分为 10 个区。与 10 年前所发表的旧标准相比,新版改进了诸多不足之处,使其更加贴近临床实用。

【2013 版颈部淋巴结分区标准】

Ⅰ区:包括Ⅰa(颏下组)和Ⅰb(颌下组)。Ⅰa上界为下颌舌骨肌,下界为颈阔肌(二腹肌前腹下缘),前界为下颌联合,后界为舌骨体、下颌舌骨肌,外界为二腹肌前腹内缘,无内界,引流颏部皮肤、中下唇、舌侧缘、口底前部的淋巴液,可能的原发肿瘤包括口底癌、下唇癌、舌前部和下颌牙槽嵴前部的肿瘤。Ⅰb上界为颌下腺上缘、下颌舌骨肌,下界为通过舌骨下缘和下颌骨下缘的平面或颌下腺下缘(最下的层面)、颈阔肌,前界为下颌联合,后界为颌下腺后缘(上)、二腹肌后腹(下),外界为下颌骨内侧、颈阔肌(下)、翼内肌(后),内界为二腹肌前腹外侧(下)、二腹肌后腹(上),引流颏下淋巴结、鼻腔下部、硬腭、软腭、上颌窦、下颌骨牙槽脊、颊部、上下唇、舌前部的淋巴液,可能的原发肿瘤包括发生于口腔、鼻腔前部、面中部和颌下腺的肿瘤。

Ⅱ区:颈上组,包括Ⅱa和Ⅱb,二者以颈内静脉后缘为界。上界为第一颈椎横突下缘,下界为舌骨体下缘,前界为下颌下腺后缘、二腹肌后腹后缘,后界为颈内静脉后缘,外界为胸锁乳突肌深部(内面)、颈阔肌、腮腺、二腹肌后腹,内界为颈内动脉内缘、斜角肌,引流面部、腮腺、颌下腺、颏下、咽后淋巴结的淋巴液,可能的原发肿瘤包括发生于鼻腔、口腔、鼻咽、口咽、下咽、喉、涎腺肿瘤,其中Ⅱb多见于鼻咽和口咽肿瘤。

Ⅲ区:颈中组,上界为舌骨体下缘,下界为环状软骨下缘,前界为胸锁乳突肌前缘、甲状舌骨肌后 1/3,后界为胸锁乳突肌后缘,外界为胸锁乳突肌内面,内界为颈总动脉内缘、斜角肌,主要引流Ⅱ、Ⅴ区淋巴结的淋巴液,其次为咽后、气管前和喉返神经旁淋巴结的淋巴液,可能的原发肿瘤包括口腔癌、鼻咽癌、口咽癌、下咽癌和喉癌。

Ⅳ区:包括Ⅳa(颈下组)和Ⅳb(锁骨上内侧组)。Ⅳa上界为环状软骨下缘,下界为胸骨柄上缘上 2cm,前界为胸锁乳突肌前缘(上)、胸锁乳突肌肉(下),后界为胸锁乳突肌后缘(上)、中斜角肌(下),外界为胸锁乳突肌内面(上)、胸锁乳突肌外缘(下),内界为颈总动脉内缘、甲状腺外侧缘、中斜角肌(上)、胸锁乳突肌内侧(下),主要引流Ⅲ区淋巴结的淋巴液,其次为咽后、气管前、喉返神经旁淋巴结的淋巴液,也包括下咽、喉、甲状腺和颈段食管的淋巴液,可能的原发肿瘤包括主要是下咽癌、喉癌、甲状腺癌、颈段食管癌,少见的有发生于口腔前部的肿瘤。Ⅳb上界为胸骨柄上缘上 2cm,下界为胸骨柄上缘,前界为胸锁乳突肌内面、锁骨内面,后界为中斜角肌前缘(上)、肺尖、头臂静脉、头臂干(右侧)、左颈总动脉、左锁骨下动脉(下),外界为斜角肌外侧,内界为Ⅵ区外侧界(气管前部分)、颈总动脉内侧缘,主要引流Ⅳa和Ⅴc区淋巴结的淋巴液,其次为气管前、喉返神经旁淋巴结的淋巴液,也包括下咽、食管、喉、气管和甲状腺的淋巴液,可能的原发肿瘤包括下咽癌、声门下喉癌、发生于气管、甲状腺和颈段食管的肿瘤。

Ⅴ区:颈后三角组,包括 Ⅴa、Ⅴb 和Ⅴc,前二者以环状软骨下缘为界。Ⅴa上界为舌骨体上缘,下界为环状软骨下缘,前界为胸锁乳突肌后缘,后界为斜方肌前缘,外界为颈阔肌、皮肤,内界为肩胛提肌、斜角肌(下),引流枕淋巴结、耳后淋巴结、顶枕部头皮、颈部后外侧和肩部皮肤、鼻咽、口腔和甲状腺的淋巴液,可能的原发肿瘤包括鼻咽癌、口咽癌、甲状腺癌。Ⅴb上界为环状软骨下缘,下界为颈横血管下缘平面,胸锁乳突肌后缘,后界为斜方肌前缘,外界为颈阔肌、皮肤,内界为肩胛提肌、斜角肌(下),引流枕淋巴结、耳后淋巴结、顶枕部头皮、颈部后外侧和肩部皮肤、鼻咽、口腔和甲状腺的淋巴液,可能的原发肿瘤包括鼻咽癌、口咽癌、甲状腺癌。Ⅴc为锁骨上外侧组,上界为颈横血管下缘平面,下界为胸骨柄上缘上 2cm,前界为皮肤,后界为斜方肌前缘(上)、前锯肌前 1cm(下),外界为斜方肌(上)、锁骨(下),内界为斜角肌、胸锁乳突肌外侧、Ⅳa区外侧。引流Ⅴa和Ⅴb淋巴结的淋巴液,可能的原发肿瘤主要为鼻咽癌。

Ⅵ区:包括Ⅵa(颈前淋巴结组)和Ⅵb(喉前、气管前、气管旁喉返神经淋巴结组)。Ⅵa上界为舌骨下缘或颌下腺下缘(以最靠下的层面为准),下界为胸骨柄上缘,前界为皮肤、颈阔肌,后界为甲状下肌群前缘,外界为双侧胸锁乳突肌前缘,无内界,引流颌面下部、颈前部淋巴引流的淋巴液,可能的原发肿瘤包括下唇癌、晚期下牙龈癌。Ⅵb 上界为甲状软骨下缘,下界为胸骨柄上,前界为喉缘表面、甲状腺和气管(喉前和气管前淋巴结)、后界为椎前肌(右侧)/食管(左侧),外界为双侧颈总动脉气管、食管(下)侧面,无内界,引流口底前部、舌体侧缘、下唇、甲状腺、声门、声门下、下咽和颈段食管的淋巴液,可能的原发肿瘤包括下唇癌、口腔癌(口底、舌癌)、甲状腺癌、声门下癌、梨状窝癌和颈段食管癌。

Ⅶ区:包括Ⅶa(咽后淋巴结组)和Ⅶb(茎突后淋巴结组)。Ⅶa 上界为第一颈椎上缘、硬腭,下界为舌骨体上缘,前界为上、中咽缩肌后缘,后界为头长肌、颈长肌,外界为颈内动脉内侧,内界为头长肌外侧平行线。引流鼻咽、咽鼓管和软腭淋巴引流的淋巴液,可能的原发肿瘤包括鼻咽癌、咽后壁癌、口咽癌(主要为扁桃体癌和软腭癌)。Ⅶb 上界为颅底(颈静脉孔),下界为第一颈椎横突下缘(Ⅱ区上界),前界为茎突前咽旁间隙后缘,后界为第一颈椎椎体、颅底,外界为茎突、腮腺深叶,内界为颈内动脉内缘。引流鼻咽黏膜的淋巴液,可能的原发肿瘤包括鼻咽癌或Ⅱ区淋巴结以上淋巴反流的任何伴有巨大浸润的头颈部原发肿瘤。

Ⅷ区:腮腺淋巴结组,上界为颧弓、外耳道,下界为下颌角,前界为下颌骨升支后缘、咀嚼肌后缘(外)、二腹肌后腹(内),后界为胸锁乳突肌前缘(外)、二腹肌后腹(内),外界为皮下组织的面部浅表肌肉腱膜系统,内界为茎突、茎突肌。引流额部、颞部皮肤、眼睑、结膜、外耳、外耳道、鼓膜、鼻腔、鼻根、鼻咽和咽鼓管的淋巴液,可能的原发肿瘤包括额颞部皮肤癌、眼眶癌、外耳道癌、鼻腔癌和腮腺癌。

Ⅸ区:颊面组,上界为眼眶下缘,下界为下颌骨下缘,前界为皮下组织的面部浅表肌肉腱膜系统,后界为咀嚼肌前缘、颊质体(Bichat 脂肪垫),外界为皮下组织的面部浅表肌肉腱膜系统,内界为颊肌。引流鼻、眼睑和颊部引流的淋巴液,可能的原发肿瘤包括面部和鼻部皮肤癌、上颌窦癌侵及颊部软组织、颊黏膜癌。

Ⅹ区:包括Ⅹa(耳后淋巴结组)和Ⅹb(枕淋巴结组)。Ⅹa 上界为外耳道上缘,下界为乳突末端,前界为乳突前缘(下)、外耳道后缘(上),后界为枕淋巴结前缘即胸锁乳突肌后缘,外界为皮下组织,内界为头颊肌(下)、颞骨(头),引流耳廓后表面、外耳道及邻近皮肤的淋巴液,可能的原发肿瘤为耳后区域的皮肤癌。Ⅹb 上界为枕外隆突,下界为Ⅴ区上界,前界为胸锁乳突肌后缘,后界为斜方肌前外侧缘,外界为皮下组织,内界为头颊肌。引流后部生发头皮的淋巴液,可能的原发肿瘤为枕部皮肤癌。

二、颈部淋巴结炎症

(一) 概述

淋巴结炎(lymphadenitis)通常分为反应性和化脓性两种。前者是当机体受到创伤、疾病或外来异物抗原引起的应激反应导致的非坏死性淋巴结炎,患者年龄多小于 20 岁,常合并上呼吸道感染。后者则是由化脓性细菌侵入淋巴结所致的化脓性炎症,多见于长期营养不良、贫血及其他慢性疾病使人体抵抗力明显下降人群。

依据病程,颈部淋巴结炎分为急性和慢性。急性淋巴结炎多见于儿童,主要由上呼吸道感染、扁桃体炎、龋齿、咽炎、口腔炎、外耳道炎等通过淋巴引流途径引起颈部淋巴结感染,病原菌多以金黄色葡萄球菌和溶血性链球菌为主,临床上常表现为局部的红、肿、热、痛,多伴有咽痛、吞咽疼痛、喉痛、咳嗽、牙痛等原发感染的症状,触诊示单侧或双侧颈部淋巴结肿大,数目及大小不一,常伴有压痛,质地中等,表面光滑,可活动,实验室检查常有血白细胞计数和中性粒细胞增高。急性淋巴结炎未彻底治愈或机体过度劳累、抵抗力低下时,可迁延而成慢性淋巴结炎,慢性淋巴结炎急性发作时症状同急性淋巴结炎。

(二) 病理学表现

淋巴结炎病理组织学主要包括两种类型,非特异性淋巴结炎和化脓性淋巴结炎。非特异性炎性肿大淋巴结大体上表现为受累淋巴结肿大充血,切面呈灰红色,镜下可见淋巴结滤泡增生,生发中心扩大,在散布于滤泡生发中心的组织细胞胞质内可见含细胞核的碎片。化脓性炎性淋巴结的滤泡生发中心多表现为片状的细胞坏死,淋巴窦及实质内大片状中性粒细胞浸润,甚至整个淋巴结形成脓性病变(图7-2-1),但当感染较轻时,可仅见一些中性粒细胞在滤泡周围或淋巴窦内浸润,可见窦内皮细胞增生。

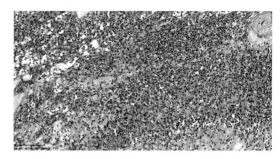

(三) MRI 表现

反应性淋巴结炎表现为颈部两侧多发的非坏死性淋巴结肿大,一般直径不超过 2~3cm,多呈均匀稍长 T_1、稍长及长 T_2 信号,增强后中、重度强化,淋巴结包膜多较完整,边界清楚,坏死液化和粘连融合少见。

化脓性淋巴结炎表现为单个或多个淋巴结肿大,内部出现液化坏死区,MRI 上多表现为混杂的等及稍低 T_1、稍长及长 T_2 信号,脓肿在 DWI 图像上为明显高信号,在

图 7-2-1　颈部化脓性淋巴结炎病理图
光镜下见淋巴结结构破坏,淋巴窦及实质内片状中性粒细胞浸润(HE × 200)

ADC 图像上呈低信号(图7-2-2),增强扫描呈边缘较厚的环形强化(图7-2-3)。当化脓性炎症向周围扩散,或脓肿穿破淋巴结包膜时可累及周围软组织形成蜂窝织炎,表现为大片状稍长 T_1、长 T_2 信号灶,增强扫描边缘可显著强化,周围颈部组织间隙模糊或消失,皮肤及皮下软组织肿胀增厚,当伴有产气菌感染时,病变内可见气体样低信号,部分可见气液平面。

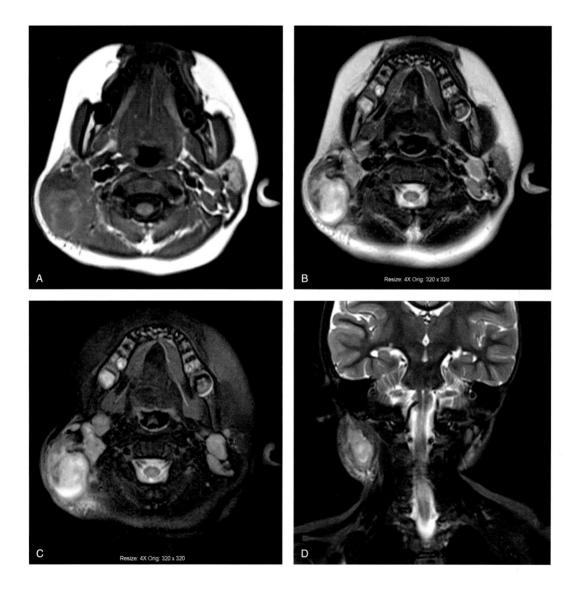

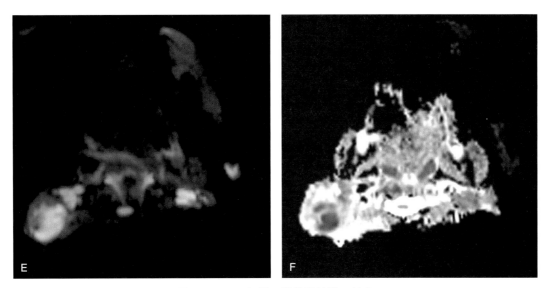

图 7-2-2　颈部淋巴结化脓性淋巴结炎

A. 横轴位 T_1WI 序列,示右侧颈部 Ⅱ 区淋巴结肿大呈稍高信号,内见斑片状等信号区;B. 横轴位 T_2WI 序列,示病变呈稍高及高信号混杂影,后缘为片状更长 T_2 信号液化坏死区;C、D. 轴位和冠状位 T_2WI 脂肪抑制序列,与 T_1WI 和 T_2WI 比较,病变轮廓显示更清晰,病变周围软组织内见条片状长 T_2 信号影,局部边界不清;E.DWI 序列,示病变的后缘呈高信号,前缘呈稍高及低信号;F.ADC 序列,示病变后缘呈低信号

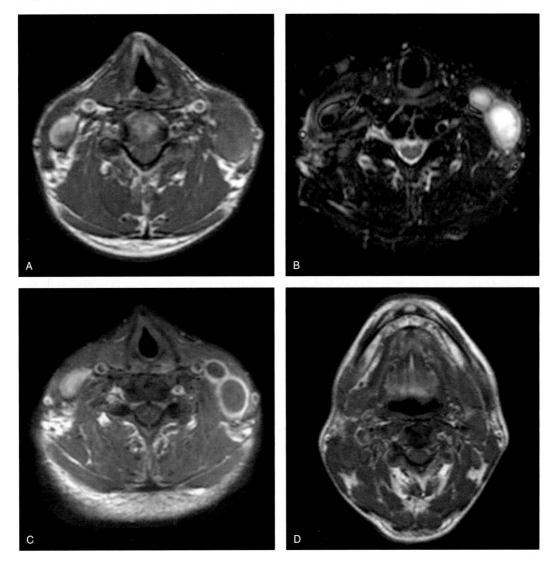

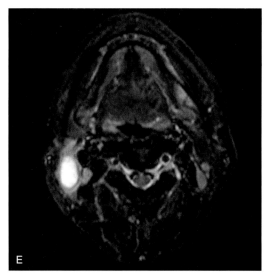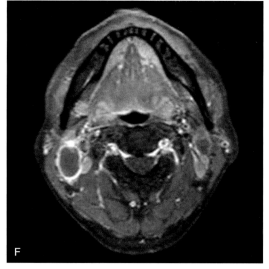

图 7-2-3　颈部淋巴结化脓性淋巴结炎

A. 横轴位 T_1WI 序列,示左侧颈部淋巴结肿大呈低信号;B. 横轴位 T_2WI 序列,示病变呈高信号,中央为片状更长 T_2 信号液化坏死区,边缘可见相对低信号环;C. 增强轴位 T_1WI 序列,示病变边缘环形强化,中心液化坏死区无强化,边界尚清;D. 横轴位 T_1WI 序列,示右侧颈部淋巴结肿大呈低信号;E. 横轴位 T_2WI 序列,示病变呈明显高信号,中央呈更长 T_2 信号液化坏死区,边缘为相对低信号环;F. 增强轴位 T_1WI 序列,示病变边缘环形强化,中心液化坏死区无强化

（四）诊断要点与鉴别诊断

1. 诊断要点

（1）单个或多个颈部坏死性淋巴结肿大。

（2）起病急、进展快,局部有红肿热痛,淋巴引流区的相应器官有急性炎症表现和畏寒、发热等全身症状。

（3）单发或多发颈部淋巴结肿大,内部密度或信号常不均匀。

（4）增强扫描呈边缘环形强化。

（5）实验室检查常有血白细胞计数和中性粒细胞比例增高。

2. 鉴别诊断　本病应与颈部淋巴结结核、恶性淋巴瘤、转移瘤等鉴别,诊断困难时需进一步行淋巴结穿刺或切除活检。

（1）淋巴结结核:颈部无痛性淋巴结肿大常见,多伴有低热、盗汗、乏力等全身中毒症状。受累淋巴结密度或信号更不均匀,增强扫描多呈边缘不规则环形强化,周围颈部间隙模糊;部分病变可形成结核冷脓肿,并可破溃形成窦道,有时与慢性淋巴结化脓性炎症难于鉴别,必要时需多次、多部位地做淋巴结穿刺、涂片和活体组织检查,查找病原菌。

（2）淋巴结转移癌:多数年龄较大,有原发肿瘤病史,尤其是头颈部原发恶性肿瘤史。转移性淋巴结多数位于上颈部,一般不超过 3cm,质地坚硬、无压痛、活动性差、表面凹凸不平。影像上淋巴结质地可均匀或不均匀,但淋巴结内部出现液化坏死时表现为淋巴结中央区长 T_1、长 T_2 信号,增强扫描边缘不规则强化,常见融合和包膜外侵犯。淋巴结转移瘤一般无红肿热痛等急性炎症表现,但伴发感染时可出现红肿热痛等表现,此时与化脓性淋巴结炎鉴别困难,结合血清学指标如甲胎蛋白、癌胚抗原等检查可帮助寻找原发肿瘤。确诊仍需要组织病理学依据。

（3）恶性淋巴瘤:常表现为双颈部多发无痛性非坏死性的淋巴结肿大,可累及所有颈部区域淋巴结链,受累淋巴结信号较均匀,增强扫描多呈均匀轻、中度强化,强化程度往往低于炎性淋巴结和转移瘤,钙化、坏死和囊变少见,边界清楚。多数患者同时伴结外器官的侵犯,如扁桃体、鼻咽部、胃肠道、脾脏等浸润。部分患者会伴随发热、出血、贫血、肝脾大等全身表现。

(五)治疗和预后

1. 治疗 主要原则是治疗原发感染病变,抗感染、加强营养、增强机体抵抗力等。急性淋巴结炎症形成脓肿时,可行手术切开引流。

2. 预后 一般情况下,颈部淋巴结炎症经抗感染治疗后肿大淋巴结明显缩小,但常可摸到可活动且无压痛的淋巴结。当急性淋巴结炎未彻底治愈或机体过度劳累、抵抗力低下时,可迁延而成慢性淋巴炎,导致淋巴结肿大。

三、颈部淋巴结结核

(一)概述

颈部淋巴结结核是淋巴结结核中最常见的类型,占淋巴系统结核病的 80%~90%;多见于青壮年及儿童,女性多于男性,大多有肺结核或肺外结核感染史。患者常有低热、盗汗、乏力、消瘦等全身症状。一般多表现为颈部一组或多组无痛性淋巴结肿大,质地不均匀,部分可较软(干酪样变),部分质地较硬(纤维化或钙化),淋巴结常互相粘连或与皮肤粘连,活动度较差;部分病变可相互融合成块状或穿破皮肤形成经久不愈的窦道;实验室检查血沉加快、结核菌素实验和血中结核抗体常呈阳性。

常见的感染途径主要有两种:一种是结核分枝杆菌通过上呼吸道或随食物在口腔及鼻咽部、扁桃体腺等引起的原发感染,沿淋巴管到达颈部浅深层淋巴结,多表现为单侧性淋巴结受累;当原发感染部位的病变吸收后,受累淋巴结仍可继续发展形成冷脓肿或溃疡。另一种则是原发部位结核感染后,血中的结核分枝杆菌随血行进入颈部淋巴结,引起颈部淋巴结结核;或经腰腹部淋巴道感染后侵入深部淋巴结群而继发感染,此型在颈淋巴结结核发病中较为常见。由于颈部淋巴结结核非正规治疗难以自愈,常导致寰枢椎融合进而引起颈斜及颈静脉血栓等严重并发症。因此,早期诊断及准确评价具有重要的意义。MRI 由于其优越的软组织分辨率、多序列多方位成像和无电离辐射等优点,现已成为颈部淋巴结结核诊断最为准确的影像学方法。

(二)病理学表现

淋巴结结核的病理组织学基本病变是淋巴结的肉芽肿性炎和结核结节形成。典型形态学特征为凝固性坏死伴周边上皮样肉芽肿并 Langhans 样多核巨细胞,形成典型的结核结节(图 7-2-4)。组织学上通常可分 3 型:增殖型、干酪型和混合型。

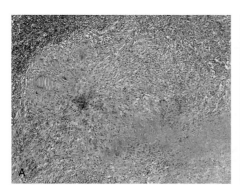
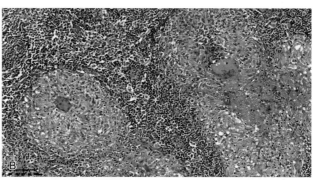

图 7-2-4 颈部淋巴结结核病理图

A、B. 光镜下可见多个淋巴结结核结节,结核肉芽肿中央为干酪样坏死,周围由淋巴细胞、组织细胞、类上皮细胞和朗格汉斯细胞组成(HE 染色,HE×100、HE×200)

1. 干酪型 镜下见淋巴组织弥漫的干酪样坏死,偶在被膜下见到窄带状淋巴结组织残留,在干酪样坏死边缘可见少数类上皮细胞和朗汉斯巨细胞。

2. 增殖型 以形成增殖性的结核结节为主要表现,呈慢性经过。镜下见互相融合成不规则形的增殖性结核结节,以类上皮细胞为主,常伴有或多或少的朗汉斯多核巨细胞,结节中央常有少量或微量干酪样坏死。陈旧性结节的边缘区则多见胶原纤维化,甚至整个结节呈玻璃样变的瘢痕组织。

3. 混合型 淋巴结的干酪样病变周围常出现一定厚度的结核性肉芽组织,甚至夹杂有数量不等的结核结节,其类上皮细胞增生较干酪样型更为显著。

(三) MRI 表现

淋巴结结核的 MR 影像表现与疾病的病程和病理组织学类型有关。

Ⅰ 型为结节型或肉芽肿型,表现为单一或散在信号均匀的软组织结节影,呈 T_1 略低信号及 T_2 高信号,增强扫描呈轻度均匀强化,与周围组织分界清楚。

Ⅱ 型为干酪样坏死型,淋巴结包膜完整,与周边无粘连,肿大淋巴结内部有不规则坏死区,表现为等 T_1 稍短 T_2 信号,边缘区的肉芽组织由于炎症性的富血供和血管通透性增高,在 T_2WI 序列上呈明显高信号,增强扫描呈环形强化,淋巴结周围脂肪间隙清楚(图 7-2-5)。

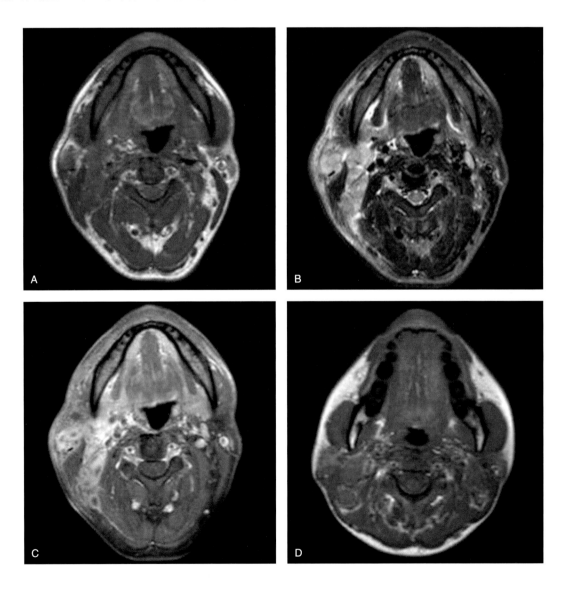

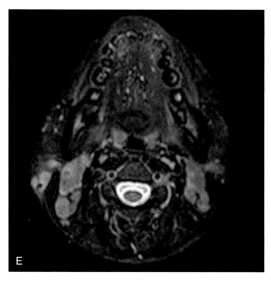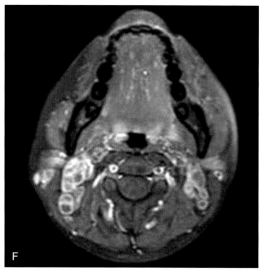

图 7-2-5 双侧颈部淋巴结结核

图 A~C 为同一患者：A. 横轴位 T_1WI 序列，示右侧颈部淋巴结肿大呈等低信号；B. 横轴位 T_2WI 序列，示病变呈不均匀高信号，内见小片状更长 T_2 信号液化区；C. 增强轴位 T_1WI 序列，示病变呈边缘不规则环形强化，淋巴结相互粘连融合，周围颈部间隙模糊不清。图 D~F 为另一患者：D. 横轴位 T_1WI 序列，示双侧颈部多发淋巴结肿大呈等低信号；E. 横轴位 T_2WI 序列，示病变呈不均匀高信号；F. 增强轴位 T_1WI 序列，示病变边缘不规则环形强化，中心可见无强化的液化坏死区，部分淋巴结相互粘连融合，境界不清

Ⅲ型为浸润型，此型表现为明显的淋巴结周围炎，常与周围组织粘连而移动受限，可见肿大淋巴结内部多发的等 T_1 稍短 T_2 坏死区，增强扫描见边缘或分隔明显强化，淋巴结周围脂肪间隙模糊或消失，T_2WI 序列上信号增高，增强后可强化，边界不清。

Ⅳ型为脓肿型，多见肿大淋巴结的中央区域出现软化或液化灶，病变可相互融合成片状的长 T_1 长 T_2 脓腔，边缘通常较厚，表现为明显不规则环形强化，周围脂肪间隙模糊消失。当脓肿破溃或切开引流时，常见窦道形成。

对于同一患者，以上四型常可混合存在。

（四）诊断要点与鉴别诊断

1. 诊断要点 多见于儿童和青年女性患者，颈部无痛性的淋巴结肿大，伴有低热、盗汗、乏力、消瘦等全身中毒症状，大多数有肺结核或肺外结核感染史。影像学表现为颈部单发或多发淋巴结肿大，可相互粘连融合或与皮肤粘连，活动度差，增强扫描前后的密度或信号改变具有一定的特征性，尤其是淋巴结边缘的不规则环状强化或间隔强化，有助于淋巴结结核的诊断。一般认为形态不规则的花环状边缘强化，失去正常淋巴结结构表现为大单房，伴有周围肌肉脓肿，周围脂肪密度增高、脂肪层不清晰或闭塞、消失，邻近肌肉增厚肿胀、皮肤增厚，与病变分界不清，是淋巴结结核的特征性表现。

2. 鉴别诊断

（1）慢性淋巴结炎：淋巴结结核与慢性淋巴结炎的鉴别有一定困难，两者影像上表现相似。但淋巴结化脓性炎症患者多数伴有局部红热痛等炎症过程，存在明确的原发感染灶。常为局限性坏死性淋巴结肿大，一般直径不超过 2~3cm，抗感染治疗后明显缩小。此外，化脓性炎症性肿大淋巴结的信号可显著升高，而结核性肿大淋巴结的信号增高不如炎症，且信号多不均匀。实验室检查常有血白细胞计数和中性粒细胞比例增高。

（2）淋巴瘤：以无痛性进行性淋巴结肿大为主要特点。可见于任何年龄组，常为双侧，一般与皮肤无粘连，活动度较好，质硬、无压痛；病程晚期淋巴结可相互粘连融合成串成块，直径可达 20cm 以上，无移动性。一般情况下,颈部淋巴瘤病变内液化坏死少见,信号较均匀,增强后呈轻中度较均匀强化。常伴发热、出血、贫血、肝脾肿大等全身表现和结外器官的浸润,其准确分型常需借助免疫组化技术。

(3)淋巴结转移瘤:多数年龄较大,有原发肿瘤病史,尤其是头颈部原发恶性肿瘤史;大多位于上颈部,短径一般不超过3cm,质地坚硬、无压痛、活动性差、表面凹凸不平。影像上表现为密度或信号不均匀,内部常见低密度或长T_1长T_2的坏死区,增强扫描边缘不规则强化,可相互融合成团块。结合血清学指标如甲胎蛋白、癌胚抗原等检查可帮助寻找原发肿瘤,但确诊仍需要组织病理学依据。

(五)治疗和预后

1. 治疗原则   早期治疗、足够剂量、规律用药、足够疗程、联合用药。

2. 抗结核药物治疗   三联疗法(异烟肼、利福平、乙胺丁醇),治疗周期6~9个月。对于一般的结核感染,口服异烟肼,疗程6~8个月。对于轻中度患者,口服异烟肼12个月,联合链霉素肌内注射1~3个月。重度患者需要三药联合,其中口服异烟肼12~18个月,链霉素肌注3~4个月,同时口服对氨基水杨酸6~9个月。

3. 手术治疗   当形成结核脓肿或者伴有溃疡、窦道形成时,可考虑手术切开引流或者切除坏死组织。

4. 预后   一般在规范的抗结核治疗下,多数患者预后较好。少数可迁延不愈并形成溃疡或窦道,需手术治疗。部分患者也可出现抗结核药物的耐药情况。

四、反应性淋巴结增生

(一)概述

反应性淋巴结增生(reactive lymphadenopathies),又称非特异性淋巴结炎,是细菌、病毒、药物中毒等各种原因引起淋巴结内淋巴细胞和组织细胞反应性增生,使淋巴结肿大。各个年龄段均可发生,无明显性别差异。

按病程长短,反应性淋巴结增生常被分为急性和慢性,前者常见于颈部,病原体可由发生感染的牙齿或扁桃体被引流入颈部淋巴结,临床常表现为淋巴结肿大,疼痛,后者常见于腹股沟及腋下淋巴结,患者多无明显症状。

(二)病理学表现

肉眼下,淋巴结常轻度肿大,直径多在1~2cm,甚至可达10cm,呈灰红色。显微镜下,根据病因不同,淋巴结反应性增生的成分和分布有所差异:刺激B细胞的抗原物质主要引起淋巴滤泡增生增大,生发中心扩大增生(图7-2-6),核分裂象多见;刺激T细胞的抗原物质主要引起副皮质区淋巴增生,常见于病毒感染、药物所致的免疫反应;另外,有些抗原物质则主要引起淋巴窦组织细胞肥大,窦腔扩张,常见于肿瘤引流区的淋巴结,如乳腺癌等。

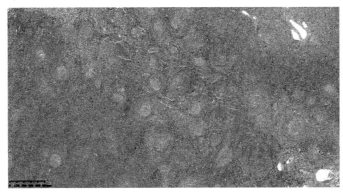

图7-2-6　反应性淋巴结增生病理图
光镜下见淋巴结肿大,淋巴滤泡增生,生发中心明显扩大(HE×100)

（三）MRI 表现

反应性淋巴结增生多位于上颈部和颌下区，呈圆形或椭圆形，边界清晰。与颈部肌肉信号相比，T_1WI 呈均匀等或稍低信号，T_2WI 呈稍高或高信号，信号较均匀，脂肪抑制 T_2WI 呈高信号，弥散加权成像呈高信号（图 7-2-7）。增强后淋巴结强化可有多种模式：①淋巴结呈轻、中度均匀强化（图 7-2-7），此种表现最为多见；②淋巴结边缘呈薄环状强化；③淋巴结边缘呈厚薄不均的环状强化，此种表现最少见。动态增强扫描序列中，急性反应性淋巴结增生的血流灌注较量大，至峰值时间较短，廓清较快；慢性反应性淋巴结增生，血流灌注量小且不均匀，至峰值时间长，廓清慢，由此可见，反应性淋巴结增生的动态增强曲线缺乏一定特征性，不能与其他淋巴结病变进行有效鉴别。微线圈可以在很大程度上提高 MRI 对浅表淋巴结内部结构的识别能力，甚至可以清晰显示淋巴门结构，只是微线圈只能对较小范围进行扫描，如 5.0cm 或 8.0cm 等，适用于单发或局部区域淋巴结增大性质的判断。

（四）诊断要点与鉴别诊断

1. 诊断要点

（1）多有感染灶。

（2）多发生于上颈部和颌下。

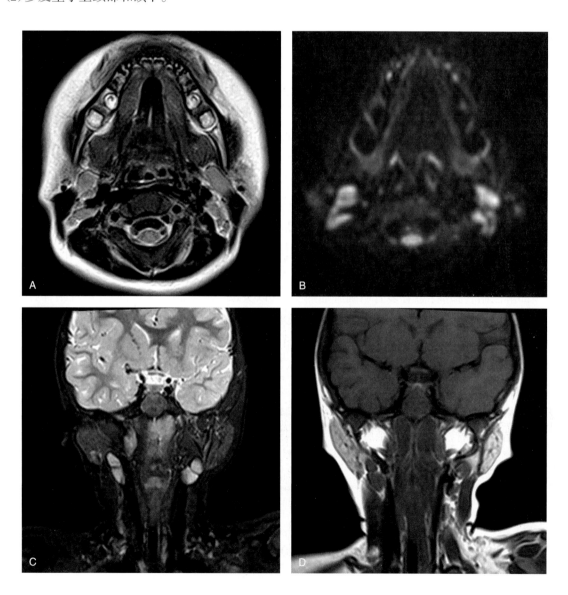

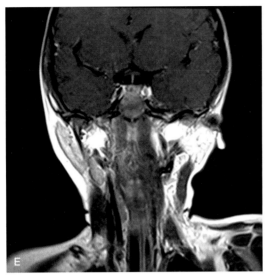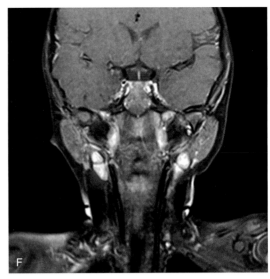

图 7-2-7　双侧反应性淋巴结增生

A. 横轴位 T₂WI 序列,示病变位于双侧颈 Ⅱ 区,呈类圆形,与颈部肌肉相比,呈高信号,边界清晰;B. DWI 序列,示病变呈明显高信号;C. 冠状位脂肪抑制 T₂WI 序列,病变呈高信号,边界清晰;D. 冠状位 T₁WI 序列,示病变呈等信号;E. 冠状位增强 T₁WI 序列,示病变呈中度均匀强化;F. 冠状位增强脂肪抑制 T₁WI 序列,示病变呈中度均匀强化

(3)急性反应性淋巴结增生者淋巴结大小差异较大,压痛显著;慢性者多轻度肿大,无压痛。

(4)T₁WI 多呈等、稍低信号,T₂WI 呈稍高或高信号,DWI 呈明显高信号。

(5)增强扫描多呈轻、中度均匀强化或薄环状强化。

2. 鉴别诊断

(1)化脓性淋巴结炎:T₂WI 呈不均匀稍高及高信号,局灶性高信号区常提示囊变或坏死区,淋巴结周围间隙常见稍长 T₁、稍长或长 T₂ 水肿区,边界模糊,增强扫描示淋巴结实性成分明显强化,囊变、坏死区无强化。

(2)结核性淋巴结炎:青年女性多见,颈部多发淋巴结肿大,T₂WI 呈高信号,信号均匀或不均匀,后者常提示坏死、囊变。增强扫描时,典型的淋巴结结核呈"花环状"强化,即周边强化,而内部干酪样坏死区无强化,部分小淋巴结结核强化均匀而难与反应性增生的淋巴结进行鉴别。

(3)颈部淋巴结转移瘤:患者多有明确肿瘤病史,且以头颈部原发肿瘤多见,形态不规则,内部坏死区常见。依据其原发肿瘤性质不同,转移淋巴结呈中重度均匀或不均匀强化。

(4)非霍奇金淋巴瘤:颈部多发肿大淋巴结,T₁WI 呈等信号,T₂WI 呈均匀稍高或高信号,形态多规则,边界清晰,增强后呈轻、中度均匀强化。

(五)治疗和预后

反应性淋巴结增生为良性增生性病变,一般不需要特殊处理。如短期内淋巴结数量明显增多、体积增大,需行淋巴结穿刺活检,排除淋巴结肿瘤或特殊感染。

五、颈部巨大淋巴结增生症

(一)概述

巨大淋巴结增生症(castleman)是以淋巴结血管、滤泡增生为特点的淋巴结增生性疾病,以淋巴结增大为主要表现,根据累及单个或全身多个部位淋巴结可以分为单发性和多中心性,好发于纵隔、腹部、颈部等处,病因不明。

临床表现多缺乏特异性,一般为无痛性单发淋巴结肿大、发热、乏力、贫血等症状,淋巴结巨大者可有压迫症状,多中心性巨大淋巴结增生症尚有多系统受累表现。

（二）病理学表现

肉眼下,淋巴结增大,甚至可达 15cm 以上,呈灰白或灰红色,边界清楚。

显微镜下,巨大淋巴结增生症分为透明血管型和浆细胞型。透明血管型表现为:①淋巴结淋巴窦消失,淋巴滤泡增生;②淋巴滤泡见小血管长入,生发中心血管内皮细胞增生呈胸腺小体样改变,外套区淋巴细胞呈同心圆状排列于血管周围;③滤泡间血管增生明显,玻璃样变性。浆细胞型与透明血管型的不同之处包括:④淋巴滤泡血管玻璃样变性不明显;⑤副皮质区浆细胞显著增生。

（三）MRI 表现

颈部巨大淋巴结增生症多为单发性颈部结节灶,位置符合淋巴结分区,边界清晰,肿块较大时占位效应明显。与颈部肌肉信号相比,T_1WI 呈等或稍低信号,T_2WI 呈稍高信号,信号均匀,脂肪抑制 T_2WI 呈高信号(图 7-2-8),弥散加权成像呈高信号,增大的淋巴结周围可见增粗的流空血管影。增强后动脉期呈明显均匀强化,延迟期强化持续(图 7-2-9)。多中心性巨大淋巴结增生症表现为多发或弥漫性结节样肿块,可呈轻度强化,呈浸润性生长,但极少见。

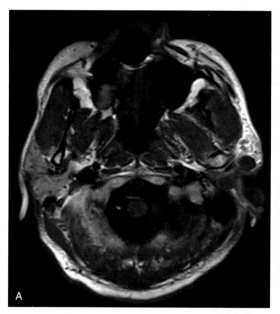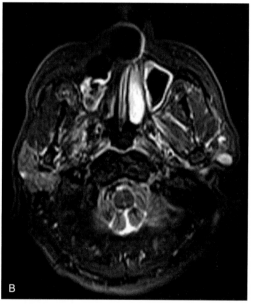

图 7-2-8　左侧腮腺下极区巨淋巴细胞增生症

A. 横轴位 T_1WI 序列,示病变位于左侧腮腺下极区,呈椭圆形,与颈部肌肉相比呈等信号,边界清晰,信号均匀;B. 横轴位 T_2WI 脂肪抑制序列,示病变呈高信号,边界清晰,信号均匀

（四）诊断要点与鉴别诊断

1. 诊断要点

（1）结节样肿大的淋巴结,位置符合淋巴结分区。

（2）透明血管型表现为无痛性单发淋巴结肿大;浆细胞型可有发热、乏力、贫血等症状;多中心性者有多系统受累表现。

（3）T_1WI 呈稍低信号,T_2WI 呈高信号,弥散加权成像呈明显高信号。

（4）明显均匀强化,延迟期强化持续。

2. 鉴别诊断

（1）反应性淋巴结增生:多有感染灶,多发淋巴结增大;T_1WI 上多呈等低信号;T_2WI 上呈高信号。增强扫描多呈轻、中度均匀强化或薄环状强化。

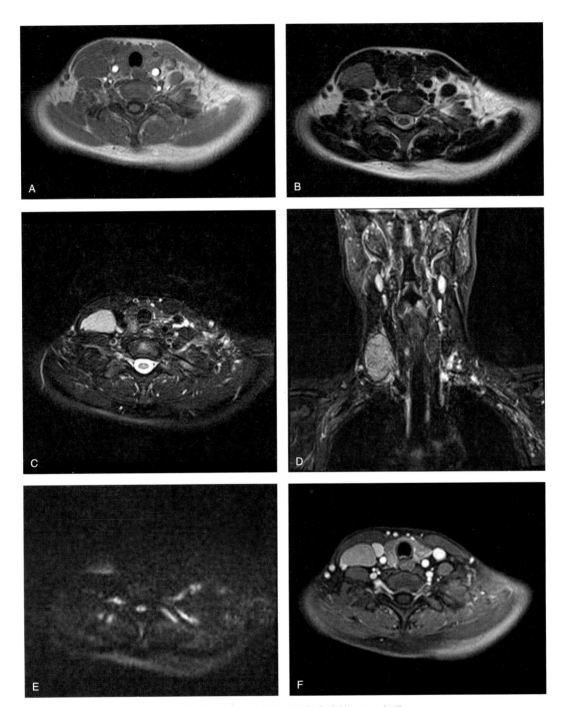

图 7-2-9　颈部巨大淋巴结增生症的 MRI 表现

A. T$_1$WI 序列,示右侧颈部实性软组织肿块影呈稍低信号;B. T$_2$WI 序列,示病变呈稍高信号,边界尚清晰,
内信号尚均匀;C、D. 脂肪抑制 T$_2$WI 序列,示病变呈高信号;E. DWI 序列,示病变与肌肉相比呈稍高信号;
F. 延迟 T$_1$WI 脂肪抑制序列,示病变明显均匀强化

　　(2)副神经节细胞瘤:常位于颈内、外动脉的分叉处,增强扫描肿块明显强化,其内可见多发流空血管
影,呈"盐和胡椒"征。

　　(3)颈部淋巴结转移瘤:多有明确肿瘤病史,肿大淋巴结位于原发肿瘤淋巴引流区,形态不规则,内部
坏死区常见,依据原发肿瘤性质,增强后呈中重度强化,均匀或不均匀。

　　(4)非霍奇金淋巴瘤:颈部多发肿大淋巴结,T$_1$WI 呈等信号,T$_2$WI 呈均匀高信号,形态多规则,边界清
晰,增强后呈轻、中度均匀强化。

（五）治疗和预后

单发性巨大淋巴结增生症多为良性过程,采用手术切除。多中心性巨大淋巴结增生症伴随单克隆高丙种球蛋白血症时,多采用药物化疗,预后差,易发生恶变转化或淋巴瘤。

六、颈部淋巴结转移瘤

（一）概述

颈部淋巴结转移瘤（metastatic cervical lymphadenophy）约占颈部恶性肿瘤总数的80%,主要为来自口腔、鼻窦、喉及咽部的鳞状细胞癌,腺癌则多来自甲状腺癌,原发于胸腹部恶性肿瘤的颈部淋巴结转移瘤以来自乳腺、胃肠道的腺癌居多,肿大淋巴结多位于锁骨上区。

临床上,患者多有原发肿瘤病史,查体发现颈部及锁骨上区多发、质硬、固定的无痛性肿大淋巴结。存在颈部淋巴结转移瘤是影响患者生存的重要因素:上呼吸道及消化道鳞状细胞癌出现同侧颈部淋巴结转移者,其生存率较无淋巴结转移者下降50%,如出现对侧或双侧淋巴结转移,生存率进一步下降。

（二）病理学表现

肉眼上,肿块呈灰白色,约1/3颈部淋巴结转移瘤具有囊性变。通常情况下,根据原发灶的不同,光镜下淋巴结转移瘤的组织形态学表现也不同。如果癌巢内发现角化珠与细胞间桥,提示为鳞状细胞癌(图7-2-10);而当癌巢内发现腺样结构与黏液细胞,则提示为腺癌。鼻咽癌是我国南方地区最高发的头颈部恶性肿瘤之一,它包括非角化性癌(未分化型或分化型)、角化性癌和基底样鳞状细胞癌。鼻咽癌临床常见颈部淋巴结转移,显微镜下淋巴结组织内癌巢可表现为不同的结构模式,呈实性片状、不规则岛状、梁状或无黏附的片状。以非角化性癌(未分化型)更多见,肿瘤细胞呈大的合体细胞样,细胞界限不清,具有泡状核及明显的核仁(图7-2-11)。

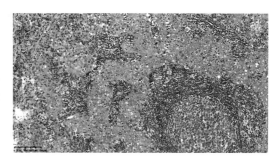

图 7-2-10 鼻咽部鳞状细胞癌淋巴结转移病理图
光镜下见淋巴结正常结构被成片上皮样细胞取代
（HE×200）

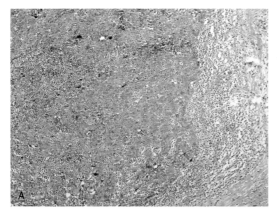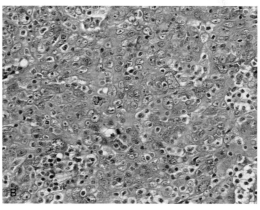

图 7-2-11 鼻咽非角化性未分化型癌颈部淋巴结转移瘤病理图
A. 低倍镜,示颈部淋巴结转移瘤组织的淋巴间质内可见明显癌巢(HE×100);B. 高倍镜,则显示癌巢内的
肿瘤细胞呈弥漫性浸润,具有泡状核及明显的核仁(HE×400)

（三）MRI 表现

颈部淋巴结转移瘤的绝大部分原发肿瘤来源于头颈部,其位置与原发肿瘤淋巴引流区域密切相关。如,鼻咽癌淋巴结转移以咽后淋巴结为首站转移,转移瘤的淋巴结体积增大（Ⅰ、Ⅱ区淋巴结短径≥1.0cm,

余分区淋巴结短径≥0.8cm),伴周围浸润者形态规则、边缘清晰(图7-2-12);约80%喉癌、下咽癌淋巴结转移瘤形态不规则、边缘不清晰、易发生中心坏死,常有外侵征象;甲状腺癌是颈部淋巴结转移瘤最常见的原发恶性肿瘤之一,转移淋巴结主要分布于中央区,表现为淋巴结增大、囊变、坏死、钙化,其中以囊变坏死和微钙化最具特征性。颈部淋巴结转移与颈部肌肉信号相比,T_1WI呈等或稍低信号,T_2WI呈高信号,信号不均匀,脂肪抑制T_2WI呈高信号,弥散加权成像呈高信号,脂肪抑制T_1WI更容易分清病变淋巴结与周围脂肪组织(图7-2-13)。增强后,无明显坏死的鳞状细胞癌淋巴结转移呈轻、中度均匀强化(图7-2-12、图7-2-13),或坏死性淋巴结边缘呈厚薄不均的环状强化,甲状腺癌淋巴结转移囊变残余实性部分显著强化(详见第七章第五节)。囊变加显著强化的壁结节是甲状腺癌淋巴结转移最具特异性的影像学表现,对甲状腺癌淋巴结转移具有确诊价值。

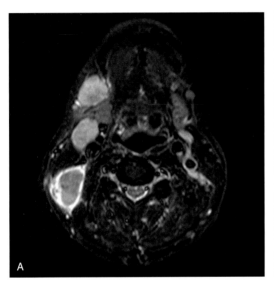
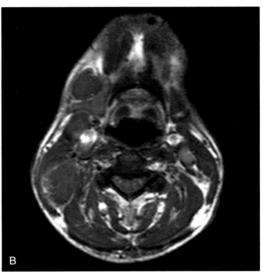
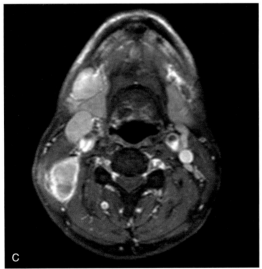

图7-2-12 鼻咽非角化型未分化癌颈部淋巴结转移瘤

A.脂肪抑制T_2WI序列,显示右侧颈部Ⅰb组、Ⅱa组及Ⅱb组多发淋巴结肿大,呈混杂长T_2信号改变,部分包膜不完整;B.T_1WI序列,示右颈部肿大淋巴结呈不均匀等长T_1信号;C.脂肪抑制增强T_1WI序列,示右颈部肿大淋巴结明显不均匀强化,以边缘强化显著,部分淋巴结边缘毛糙,包膜不规整,或突破包膜侵犯周围颈部脂肪间隙及右侧胸锁乳突肌

(四)诊断要点与鉴别诊断

1.诊断要点

(1)鳞状细胞癌淋巴结转移瘤

1)多有原发肿瘤病史。

2)淋巴结体积增大。

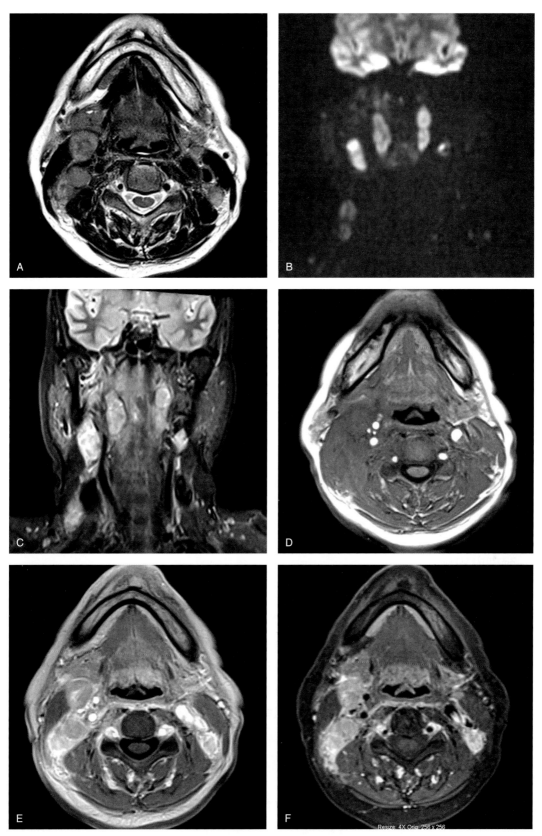

图 7-2-13　颈部淋巴结转移瘤

A. 横轴位 T_2WI,示右侧颈Ⅱ区内可见多发类圆形肿大淋巴结影,与颈部肌肉信号相比,呈高信号,较大病变轮廓尚清晰,其内信号不均匀,可见斑片状低信号;B. 冠状位 DWI,示病变呈高信号;C. 冠状位脂肪抑制 T_2WI,示病变呈高信号;D. 横轴位 T_1WI,示病变与颈部肌肉信号相比,呈低信号,病变与周围组织关系分界欠清;E. 横轴位增强 T_1WI,示病变呈轻、中度均匀强化;F. 横轴位增强脂肪抑制 T_1WI,示病变强化程度未见明显变化

3）坏死性淋巴结。

4）轻中度均匀或不均匀强化，以及厚薄不均的环状强化。

（2）甲状腺癌淋巴结转移瘤

1）多有原发肿瘤病史。

2）淋巴结可表现为出血、囊变、坏死、钙化多种信号改变。

3）淋巴结明显强化。

4）囊变和增强后显著强化的壁结节是最具特征性表现。

2. 鉴别诊断

（1）反应性淋巴结增生：形态多呈椭圆形，长短径之比近似于 2，上颈部和颌下多见。反应性淋巴结增生 T_1WI 呈等、稍低信号，T_2WI 呈稍高信号的非坏死性淋巴结。

（2）化脓性淋巴结炎：儿童或危重患者颈部触痛性肿块，感染病变通过淋巴结引流引起淋巴结炎。中度肿大淋巴结，T_2WI 呈不均匀稍高及高信号，局灶性高信号区常提示囊变或坏死区，增强扫描示淋巴结实性成分明显强化，囊变、坏死区无强化。

（3）结核性淋巴结炎：儿童、青年人多见，可为播散性结核的一部分。颈部多发淋巴结肿大，T_2WI 呈高信号，信号均匀或不均匀，后者常提示坏死、囊变。增强扫描时，典型的淋巴结结核呈"花环状"强化，即周边强化，而内部干酪样坏死区无强化。部分淋巴结结核强化均匀，难与反应性增生的淋巴结进行鉴别。

（4）淋巴瘤：颈部多发肿大的非坏死性淋巴结，T_1WI 呈等信号，T_2WI 呈均匀稍高或高信号，形态多规则，边界清晰，增强后呈轻、中度均匀强化。

（五）治疗和预后

颈部淋巴结转移瘤主要是治疗原发肿瘤，根据原发灶的不同采用不同的治疗方案。如鼻咽癌多采用以放疗为主的综合治疗，喉癌、下咽癌、甲状腺癌等多采用以手术为主的综合治疗。肿瘤晚期手术难以切除或患者不能耐受手术者采用放疗、化疗。

七、颈部淋巴瘤

（一）概述

淋巴瘤（lymphoma）指起源于淋巴结和结外淋巴组织的淋巴细胞及其前体细胞的恶性肿瘤。淋巴瘤的病因尚不清楚，可能与病毒感染、基因突变、自身免疫性疾病等原因有关。根据肿瘤细胞的形态、免疫表型和分子生物学特点，淋巴瘤可分为霍奇金淋巴瘤（Hodgkin lymphoma）和非霍奇金淋巴瘤（non-Hodgkin lymphoma）两大类，前者多见于青年，颈部淋巴结好发，易向邻近淋巴结依次转移，后者约占所有淋巴瘤80% 以上，2/3 原发于淋巴结，1/3 原发于淋巴结外组织，易向远处转移，可见于各个年龄组，但随着年龄增长，发病率增高。

临床典型表现为无痛性淋巴结肿大，肝脾常肿大，可伴有恶病质、发热及贫血。

（二）病理学表现

肉眼观，受累淋巴结增大，相邻肿大淋巴结融合、粘连，切面呈鱼肉状。经典型霍奇金淋巴瘤：光镜下可见以多种反应性炎细胞浸润为背景，混合不同数量的肿瘤细胞，诊断依据是识别诊断性的 Reed-Sternberg（RS）细胞（图 7-2-14）。非霍奇金淋巴瘤的病理学分类远比霍奇金淋巴瘤复杂，最常见类型为弥漫性大 B 细胞淋巴瘤，光镜下，淋巴结结构完全或部分破坏，大 - 中等大小淋巴样细胞弥漫浸润（图 7-2-15、图 7-2-16）。三种常见的变异型包括中心母细胞变异型、免疫母细胞变异型和间变性变异型。

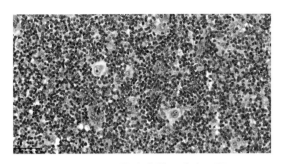
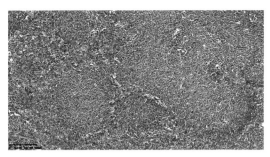

图 7-2-14　霍奇金淋巴瘤病理图
光镜下见 "R-S" 细胞散在分布于混合性淋巴细胞背景中(HE×400)

图 7-2-15　非霍奇金淋巴瘤(套细胞淋巴瘤)病理图
光镜下见淋巴结结构破坏,出现形态单一的淋巴样细胞增生,呈现模糊的结节(HE×100)

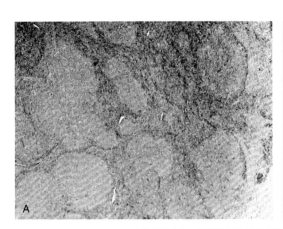
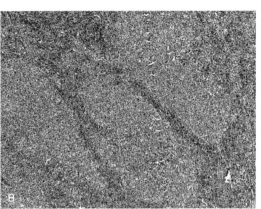

图 7-2-16　颈部淋巴结弥漫性大 B 细胞淋巴瘤的病理图
A. 中倍镜,淋巴结结构被淋巴瘤细胞弥漫性浸润,含大 - 中等大小淋巴样细胞(HE×200); B. 高倍镜,主要由中心母细胞组成,细胞核圆形或卵圆形,有多个靠近核膜的小核仁(HE×400)

(三) MRI 表现

头颈部非霍奇金淋巴瘤分为单纯淋巴结病变和结外病变。淋巴结病变表现为淋巴结增大呈球形,最大径可达 10cm,受累淋巴结可融合呈团块状,或颈部多区、多发簇状分布的轻度增大淋巴结,淋巴结在 T_1WI 呈均匀等或稍低信号,在 T_2WI 呈稍高或高信号,信号均匀,边界清晰,脂肪抑制 T_2WI 呈高信号,弥散加权成像呈高信号(图 7-2-17)。病变较大者,中心可有少量坏死灶,但少见。增强后病变淋巴结可呈边缘薄环状强化或中度均匀强化,其中以前者最为常见。

颈部淋巴结外病变可侵犯结外的淋巴组织,如咽淋巴环及结外非淋巴组织,如鼻腔、鼻咽部。霍奇金淋巴瘤累及颈部淋巴结与非霍奇金淋巴瘤相似(图 7-2-18)。

(四) 诊断要点与鉴别诊断

1. 诊断要点

(1)颈部明显肿大淋巴结,形态规则,边界清晰。

(2)受累淋巴结可融合呈团状。

(3)常为双侧侵犯;多区分布、大小不一的淋巴结。

(4)肿大淋巴结信号多均匀,一般不发生中间液化坏死。

(5)增强扫描淋巴结呈薄壁环形轻度强化或均匀强化。

(6)可见结外淋巴组织受累。

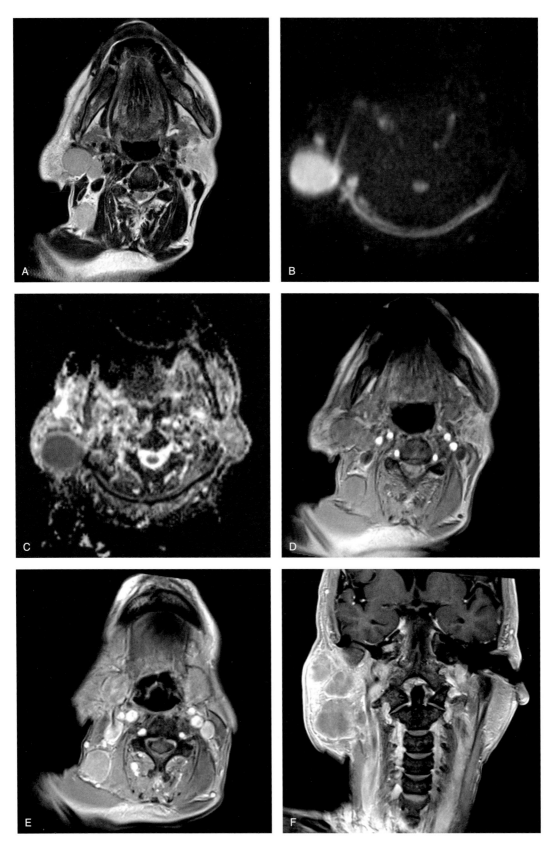

图 7-2-17   非霍奇金淋巴瘤

A. T$_2$WI 序列，显示右侧颈部多发球形肿大淋巴结，与颈部肌肉信号相比，呈高信号；B. DWI 序列，示病变呈高信号；C. ADC 序列，示病变呈低信号；D. T$_1$WI 序列，示病变呈等信号；E、F. 增强 T$_1$WI 序列，示病变呈薄环状强化，部分病变融合成团

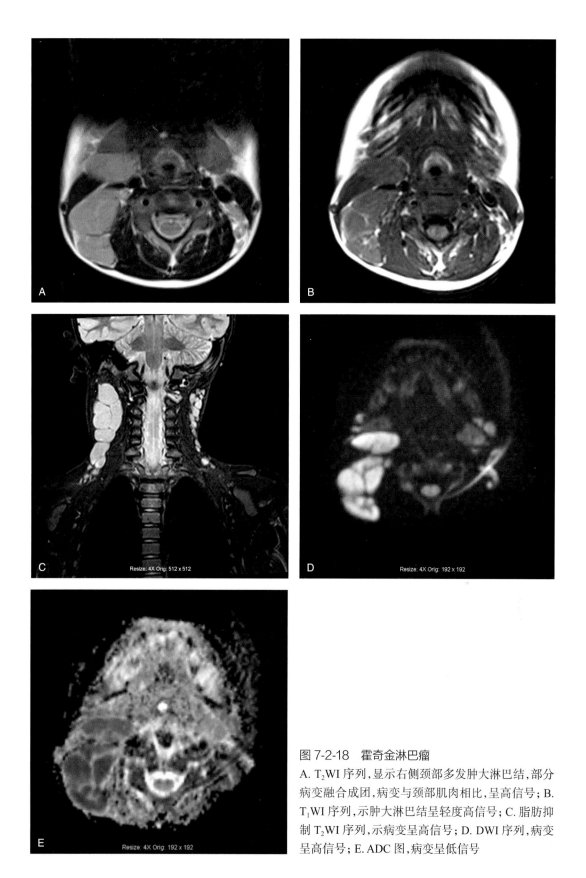

图 7-2-18　霍奇金淋巴瘤

A. T₂WI 序列，显示右侧颈部多发肿大淋巴结，部分
病变融合成团，病变与颈部肌肉相比，呈高信号；B.
T₁WI 序列，示肿大淋巴结呈轻度高信号；C. 脂肪抑
制 T₂WI 序列，示病变呈高信号；D. DWI 序列，病变
呈高信号；E. ADC 图，病变呈低信号

2. 鉴别诊断

（1）化脓性淋巴结炎：具有红肿热痛的临床体征，T₂WI 呈不均匀稍高及高信号，局灶性高信号区常提
示囊变或坏死区，淋巴结周围间隙常见 T₂WI 高信号水肿区，边界模糊，增强扫描示淋巴结实性成分明显

强化,囊变、坏死区无强化。

(2)结核性淋巴结炎:青年女性多见,颈部多发淋巴结肿大,T₂WI 呈高信号,信号均匀或不均匀,后者常提示坏死、囊变。增强扫描时,典型的淋巴结结核呈"花环"状强化,即周边强化,而内部干酪样坏死区无强化。

(3)颈部淋巴结转移瘤:患者多有明确肿瘤病史,且以头颈部原发肿瘤多见,形态不规则,内部坏死区常见。依据其原发肿瘤性质不同,转移淋巴结呈中重度均匀或不均匀强化。

(4)颈部巨大淋巴细胞增生症:颈部明显肿大淋巴结,形态多规则,边界清晰,增强后明显强化。

(五) 治疗和预后

由于放射治疗和联合化疗的积极应用,以及靶向药物的使用,淋巴瘤的治疗效果有了一定的提高。但淋巴瘤具有高度异质性,不同病理学类型和分期在治疗强度和预后上都存在很大差别。

第三节　颈部神经源性肿瘤

一、颈部神经鞘瘤

(一) 概述

颈部神经鞘瘤(neurilemmoma)是起源于舌咽神经、迷走神经、副神经、舌下神经、颈交感神经、颈丛及臂丛等周围神经鞘施万细胞的良性肿瘤,常见于颈动脉间隙。以 30~40 岁成人多见,无明显性别差异。

颈部神经鞘瘤多为孤立性肿块,呈圆形或椭圆形,表面光滑,边界清楚,质硬,无压痛。肿块生长缓慢,有完整包膜。当肿块较大时,可出现相应神经受压的症状。

(二) 病理学表现

大体上,肿瘤呈圆形或分叶状,灰白色,界限清晰,包膜完整,多与起源的神经干粘连,可发生囊性变。显微镜下,一般可见两种组织学结构:①束状型(Antoni A 型),梭形肿瘤细胞排列成束状(图 7-3-1),细胞界限不清,瘤细胞核呈梭形或卵圆形,相互紧密平行排列呈栅栏状(图 7-3-2);②网状型(Antoni B 型),肿瘤细胞稀少,排列呈稀疏的网状结构,细胞间有较多液体,常有小囊腔形成。

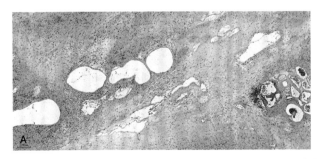
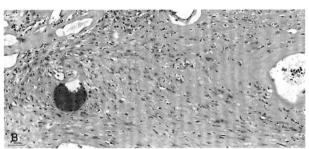

图 7-3-1　颈部神经鞘瘤病理图
A. 低倍镜显示肿瘤包膜完整(HE×4); B. 中倍镜见多量梭形细胞增生,
细胞形态温和,局灶看见血管增生伴出血(HE×20)

（三）MRI 表现

颈部神经鞘瘤多位于颈动脉间隙或椎旁间隙内，呈椭圆形，长轴沿神经走向，边界清晰。肿瘤位于颈动脉间隙时，多在颈动静脉内、后方，肿瘤推挤颈动、静脉向前或向外侧移位，茎突前移，迷走神经来源的神经鞘瘤，则可使颈动、静脉分离；肿瘤位于椎旁间隙时，局部与椎管关系密切（图 7-3-3）。与颈部肌肉信号相比，肿瘤 T_1WI 呈不均匀等或稍低信号，T_2WI 呈不均匀稍高及高信号，脂肪抑制 T_2WI 和弥散加权成像均呈不均匀高信号（图 7-3-4）。坏死、囊变是较大神经鞘瘤的常见影像学征象，二者在 T_1WI 上呈低信号，在 T_2WI

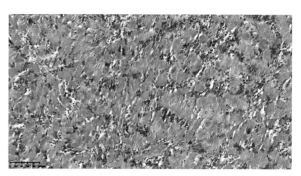

图 7-3-2　颈部神经鞘瘤病理图
光镜下见肿瘤细胞核排列呈栅栏状结构（HE×200）

呈高信号。增强后，肿瘤强化程度的高低和是否均匀与 Antoni A 区和 B 区的分布状态相关：以 Antoni A 区为主时，肿瘤强化明显而均匀，以 B 区为主时，肿瘤强化程度较弱而均匀，二者所占比例相仿且分布不均匀时，肿瘤强化不均匀。渐进性强化是神经鞘瘤的较特征性表现（图 7-3-4），其机制与肿块内 B 区的延迟强化相关。

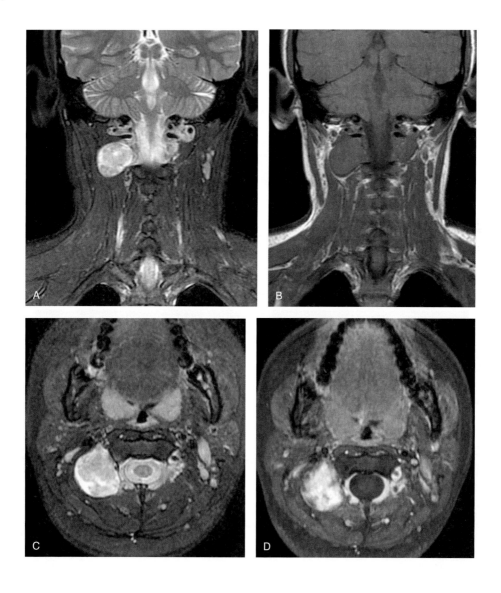

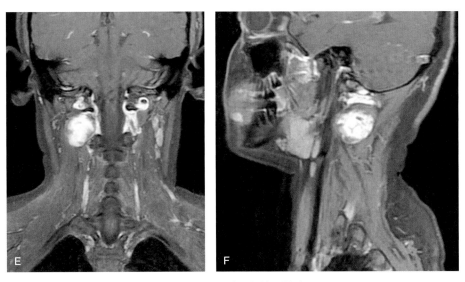

图 7-3-3　右侧颈部神经鞘瘤

A. 脂肪抑制 T_2WI 序列,示右侧颈部椭圆形长 T_2 信号影,边界清晰,其内信号不均匀; B. T_1WI 序列,示右侧颈部等及稍长 T_1 信号; C. 脂肪抑制 T_2WI 序列,示右侧颈部病变信号不均匀,边界清晰,与椎管关系密切; D~F. 脂肪抑制增强 T_1WI 序列,示病变明显不均匀强化

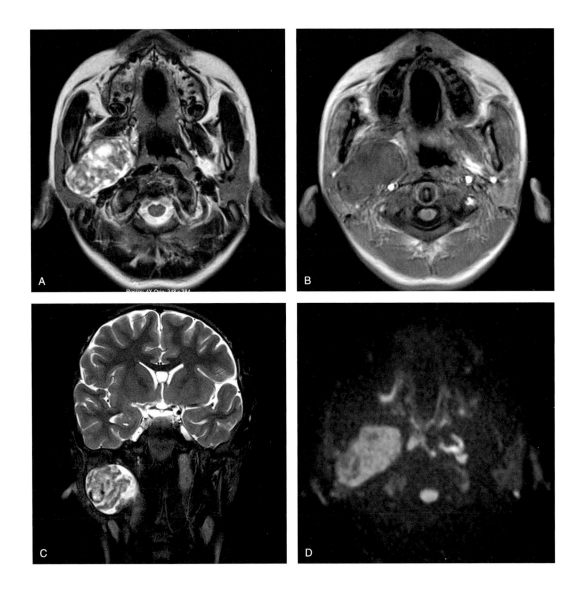

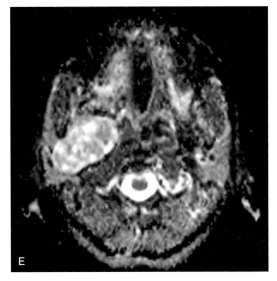
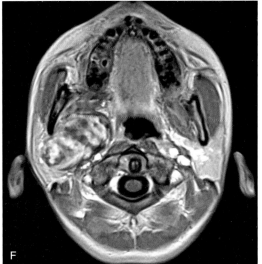
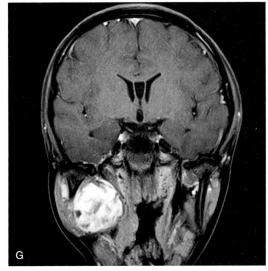

图 7-3-4 颈部神经鞘瘤

A. T₂WI 序列,显示右侧咽旁间隙内、颈动脉鞘前方不均匀高信号肿块;B. T₁WI 序列,示肿块呈低信号;C. 脂肪抑制 T₂WI 序列,肿块呈不均匀高信号;D. DWI 序列,病变呈不均匀高信号;E. ADC 图,病变呈不均匀高信号;F. 增强 T₁WI 序列,肿块呈不均匀强化,其内可见斑片状低或未强化区;G. 增强 T₁WI 序列,肿块进一步强化,其内囊状低或未强化区范围缩小

(四) 诊断要点与鉴别诊断

1. 诊断要点

(1)颈动脉间隙或椎旁间隙的椭圆形肿块,边界清晰。

(2)增强扫描多呈不均匀轻中度、渐进性强化。

(3)肿块内可见无强化的坏死、囊变区。

(4)肿块长轴与神经走向一致。

2. 鉴别诊断

(1)神经纤维瘤:少发生囊变和坏死,增强后多均匀轻度强化。

(2)颈部淋巴结转移瘤:患者多有明确肿瘤病史,且以头颈部原发肿瘤多见,常多发,形态不规则,内部易见坏死区,增强扫描的强化程度与原发肿瘤性质相关,多呈均匀或不均匀中重度强化。

(3)颈部淋巴瘤:颈部多发肿大淋巴结,T₁WI 呈等信号,T₂WI 呈均匀稍高或高信号,形态多规则,边界清晰,增强后呈轻、中度均匀强化。

(4)颈动脉体瘤:位于颈动脉分叉处,颈内、外动脉分叉角度增大。肿瘤 T₂WI 呈不均匀明显高信号,肿块内部及边缘可见流空血管影,增强后,肿块明显强化。

（五）治疗和预后

颈部神经鞘瘤多数能手术根治,极少复发。

二、颈部神经纤维瘤

（一）概述

神经纤维瘤(neurofibroma)起源于神经鞘膜细胞、成纤维细胞及神经束膜细胞,由多种细胞组成,主要为施万细胞和成纤维细胞,亦可出现神经束膜细胞、肥大细胞、内皮细胞及脂肪组织等。神经纤维瘤可以是单发孤立病变,也可以是多发病变或作为神经纤维瘤病(neurofibromatosis)的一部分。神经纤维瘤可以发生在神经干和神经末梢的任何部位,最多见于四肢躯干,其次为头颈部,多数肿瘤为良性,生长缓慢,但也有部分呈侵袭性生长,发生于神经纤维瘤病者约有8%可以恶变。本病好发于中青年,常见于20~40岁,无明显性别差异。

颈部神经纤维瘤,临床常表现为颈部无痛性肿块。当肿瘤因功能神经受累时可出现神经麻痹及神经痛等症状,也可因肿块增大出现局部压迫症状,此时可因肿瘤的部位以及累及的神经不同,而症状轻重不一,肿瘤位于颈部脊神经根者症状出现较早并较重。如果颈部神经纤维瘤作为神经纤维瘤病的一部分,则临床表现符合神经瘤病的基本特征。

（二）病理学表现

大体上,神经纤维瘤境界较清,无包膜,质地软,切面灰白,半透明有光泽,术中可见肿瘤与邻近神经干相邻或毗邻。肿瘤实质切面可见漩涡状纤维,很少发生变性、囊腔形成或出血。显微镜下,肿瘤由增生的神经鞘膜细胞、成纤维细胞、神经束膜细胞等构成,排列紧密,肿瘤细胞呈梭形波浪状、束状排列,分布于网状纤维、胶原纤维及疏松的黏液基质间(图7-3-5)。

（三）MRI表现

颈部神经纤维瘤常表现为沿神经分布的单发或多发软组织肿块,大部分沿神经干走行,多呈圆形、卵圆形或梭形,边界清晰。肿瘤在 T_1WI 序列多与肌肉信号相似,在 T_2WI 序列信号变化较多,主要与其内部不同组织构

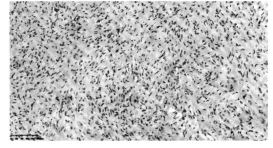

图7-3-5　颈部神经纤维瘤病理图
光镜下见肿瘤细胞呈短梭形,核纤细深染,呈波浪状,间质疏松水肿样(HE×200)

成比例有关:当肿瘤成分以黏液性间质为主时,表现为较均匀的高信号图,当肿瘤周边为黏液性间质而中央为致密的胶原和纤维组织时,呈周边高信号而中央低信号的"靶征",当黏液间质与胶原和纤维组织混杂存在时,则呈不均质高信号(图7-3-6、图7-3-7)。神经纤维瘤大多数为实性,较少出现坏死和囊变,此点与神经鞘瘤不同。神经纤维瘤一般无包膜,偶尔在肿瘤外缘可见低信号包膜。增强扫描肿瘤呈轻、中度强化,程度多较均匀(图7-3-6),少数因内部囊变和坏死而表现为不均匀强化(图7-3-8)。MRI可直观显示肿瘤伸向椎间孔(图7-3-8),对诊断神经纤维瘤具有重要提示作用,此外,除了显示肿瘤与神经的关系外,MRI还可理想显示肿瘤与瘤周组织、血管及肌肉之间的解剖关系,尤其是对弥漫性病变,这对神经纤维瘤的诊断及治疗都具有重要的意义。

（四）诊断要点与鉴别诊断

1. 诊断要点

(1)中青年。

(2)颈部无痛性软组织肿块,缓慢生长。

(3)多发肿瘤者可能为神经纤维瘤病的一部分。

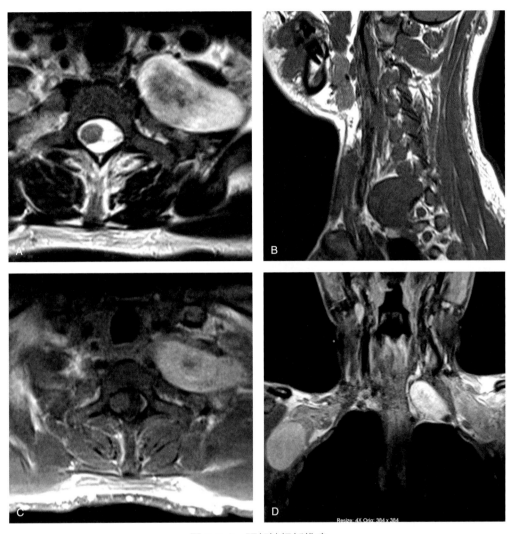

图 7-3-6　颈部神经纤维瘤

A. T_2WI 序列,显示左侧颈根部高信号肿块,其内可见斑片状低信号,即所谓"靶征";B. T_1WI 序列,肿块与颈部肌肉信号相比,呈稍低信号;C. 增强 T_1WI 序列,肿块呈显著均匀强化;D. 脂肪抑制增强 T_1WI 序列,示左侧颈根部及右侧肩胛部显著均匀强化肿块

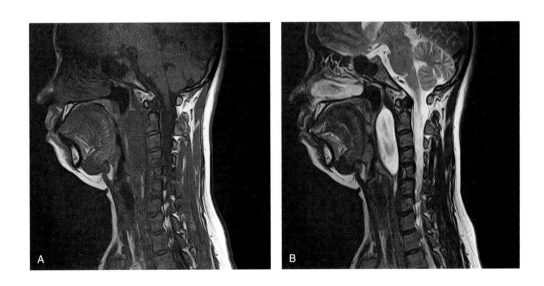

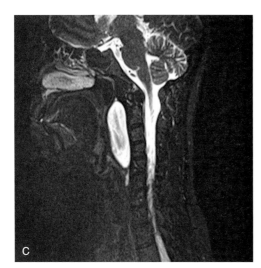
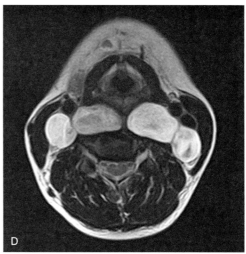

图 7-3-7　颈部神经纤维瘤

A. T₁WI 序列,示颈椎前间隙颈鞘区梭形占位性病变,与肌肉相比,病变呈接近等信号;B. T₂WI 序列,示病变呈高信号,边界清晰,其内信号欠均匀,中央条片状低信号,周边呈高信号;C. 脂肪抑制 T₂WI 序列,病变呈不均匀高信号,与脑脊液信号类似;D. T₂WI 序列,示双侧颈鞘区多发类圆形高信号,中央见斑片状低信号,周边呈高信号,即所谓"靶征"

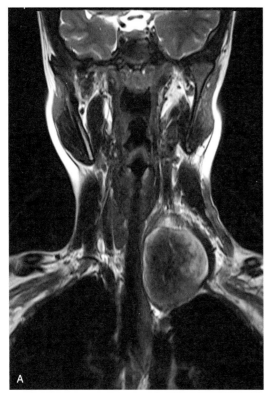
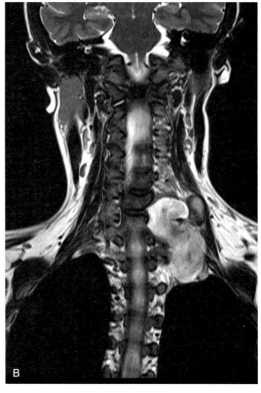

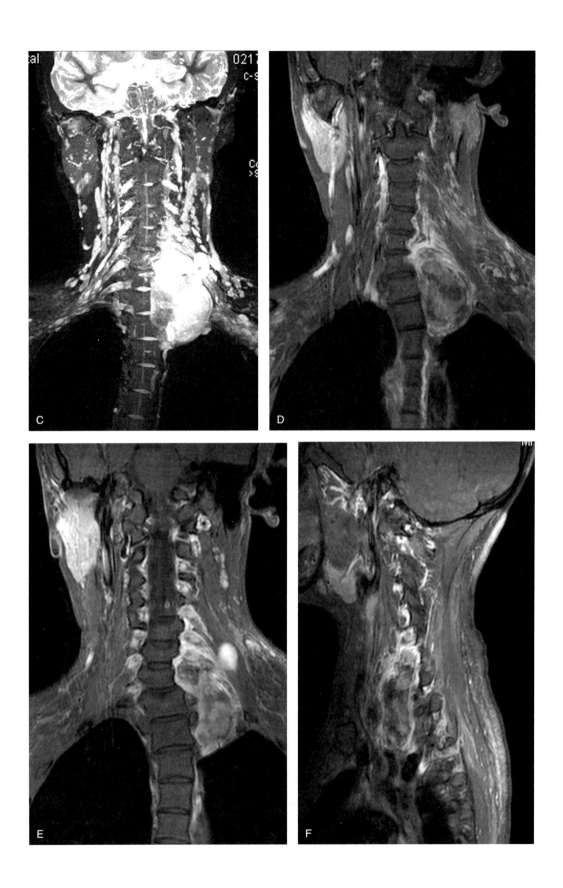

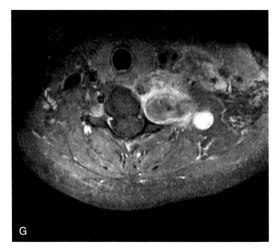

图 7-3-8   左侧颈部神经纤维瘤

A. T₁WI 序列,显示左侧颈部可见一椭圆形混杂长 T₂ 信号影,边界清晰,其内信号不均匀;B. T₂WI
序列,病变左旁另见一小的类圆形长 T₂ 信号;C. 神经根成像,示左侧病变与神经根分界不清;
D、E. 增强 T₁WI 序列,示左侧颈部病变明显不均匀强化;F、G. 增强 T₁WI 序列,示病变明显不均匀
强化,与椎管关系密切

(4)T₁WI 序列多与肌肉信号相似,T₂WI 序列呈高信号,可出现"靶征",即中央低信号,周边高信号环
绕,也可是高低混杂信号。

(5)边界清晰,包膜少见,位于神经分布区,沿神经干走行。

(6)轻中度较均匀强化,坏死囊变少见。

2. 鉴别诊断

(1)神经鞘瘤:两者影像学表现相仿,一般不易鉴别,神经鞘瘤常有完整或部分包膜,坏死囊变比较常
见,增强扫描常为不均匀强化。

(2)血管瘤:好发于婴幼儿或青年,女性多见。边界清楚,形态不规整,多足状向周围间隙蔓延,T₁WI
序列多呈等、低信号,T₂WI 序列呈不均匀高信号,内见类圆形低信号的静脉石,为血管瘤的特征表现,动态
增强扫描呈渐进性强化,延迟期可完全强化,强化程度与血管一致。

(3)颈动脉体瘤:好发于 30~40 岁女性,肿瘤位于颈总动脉分叉处,呈梭形或长椭圆形,T₁WI 序列呈等
信号,T₂WI 序列呈高信号,其内血管流空形成"胡椒盐"征,增强后显著强化,颈总动脉分叉角度增大是其
特征性表现。

(4)淋巴管瘤:常发生于青少年和儿童,质软,一侧颈部脂肪间隙单房或多房薄壁囊性肿物,形态不规
则,边界清,T₁WI 序列呈低信号,T₂WI 序列呈高信号,增强扫描无强化。

(五) 治疗和预后

手术是目前治疗神经纤维瘤唯一有效的手段。小的孤立性纤维瘤可以通过手术完整切除,但是较大
肿瘤、多发肿瘤或者作为神经纤维瘤病一部分的颈部神经纤维瘤,手术难度往往较大。神经纤维瘤常包绕
或浸润神经,从而增加了手术难度,导致手术完整切除肿瘤组织会损伤部分神经,这就要求术者根据肿瘤
的部位、大小及类型制订个体化的手术方案,尽可能完整切除肿瘤组织达到最佳的治疗效果。神经纤维瘤
大多数为良性肿瘤,生长缓慢,预后良好,但肿瘤复发率较高,部分为浸润性生长,影响预后。

三、颈部副神经节瘤

(一) 概述

副神经节瘤(paraganglioma)是一组起源于外胚层神经嵴细胞的神经源性肿瘤,可发生于从颅底至盆

腔和骶椎的广泛区域。颈部副神经节瘤多来自副交感神经节细胞，最常见的是颈动脉体瘤，其他较常见的有颈静脉球瘤、迷走神经副神经节瘤和鼓室球瘤，发生在其他部位的十分少见。颈部副神经节瘤可发生在任何年龄段，女性多见，大部分为良性，恶性者占大约 10%。

不同种类颈部副神经节瘤，其临床表现有所差异，以颈动脉体瘤和颈静脉球瘤为例：颈动脉体瘤好发于中年以上人群，常见于 30~60 岁，男、女发病率相似，主要表现为颈部无痛性、实质性肿块，缓慢生长，多无临床症状，少数可因压迫动脉出现头晕、耳鸣、视力模糊，甚至引起晕厥等，部分压迫神经可出现吞咽困难、声嘶、呛咳、伸舌偏斜及 Horner 综合征等；颈静脉球瘤多见于中年女性，起病隐匿，进展缓慢，常表现为搏动性耳鸣，听力下降，耳鸣与脉搏一致，如压迫颈静脉，耳鸣即减轻或消失，解除压迫，耳鸣重新出现，此为颈静脉球瘤的典型症状，如肿块侵入外耳道，可有血性或脓血性耳漏，位于颈静脉孔并侵犯颅内者，可引起颈静脉孔综合征，表现为吞咽困难，声音嘶哑，饮水呛咳及斜方肌、胸锁乳突肌萎缩等。

（二）病理学表现

大体上，肿瘤呈圆形、卵圆形或分叶状，常有包膜，质地均匀，韧且有弹性，切面棕红色或灰红色，血管或血窦丰富者呈暗红色。显微镜下，肿瘤由主细胞和支持细胞排列呈巢状或簇状，周围包绕血管纤维性间质（图 7-3-9），形成 Zellballen 样结构。细胞巢主要由中央的主细胞组成，边缘分布少量支持细胞。主细胞呈卵圆形或多边形，胞质丰富，细胞核呈圆形或卵圆形，部分呈多形性，核分裂象少见。支持细胞散在分布在瘤巢周围，成纺锤状。除典型的 Zellballen 结构外，副神经节瘤还可呈腺泡样或条索状。

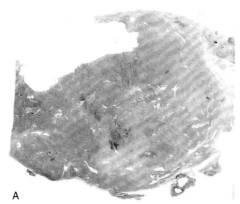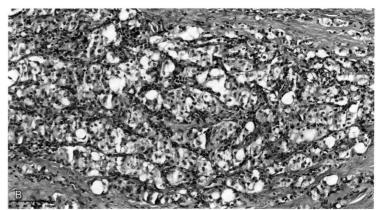

图 7-3-9　副神经节瘤病理图

A. 镜下见肿瘤界限清楚，可见包膜，肿瘤增生成团巢状排列，其间可见丰富的血窦（HE×4）; B. 光镜下见肿瘤细胞排列成大小不一的巢状结构，被纤细的纤维血管分隔（HE×200）

（三）MRI 表现

颈部副神经节瘤发生于特定部位，尤其是颈动脉体瘤、颈静脉球瘤和鼓室球瘤，三者分别固定发生于颈动脉分叉、颈静脉球和鼓室，迷走神经副神经节瘤发生范围虽然较前三者大，但亦遵循特定的规律，即沿着迷走神经发生。肿瘤在 T_1WI 序列多呈等信号，少数呈稍低或稍高信号，T_2WI 序列呈稍高至高信号，其内信号不均匀，瘤内常有迂曲血管影，当肿瘤较大时，可见液化、坏死及出血。肿瘤血供丰富，由于血液慢流、局灶性出血及流空现象使肿瘤呈现特殊的"胡椒盐"征象（salt and pepper）（图 7-3-10），在 T_2WI 上尤为明显，其中"胡椒"表现为条状和类圆形低信号区，为流空的血管影，"盐"为散在其间的局灶性高信号，为缓慢的血流或局灶性出血引起。增强扫描肿瘤呈明显不均匀强化，早期即有快速明显强化，其内可见迂曲血管影。MRA 可以观察肿瘤内部的血流情况、供血动脉以及肿瘤和周围血管的关系，尤其是颈动脉体瘤，MRA 可更直观显示肿瘤位于颈总动脉分叉处，并推移颈内、外动脉造成分叉角度增大（图 7-3-11）。因此，MRI 多参数扫描可以观察肿瘤的部位、信号特点、与邻近血管及周围结构的关系，以及是否有局部侵犯和转移等。

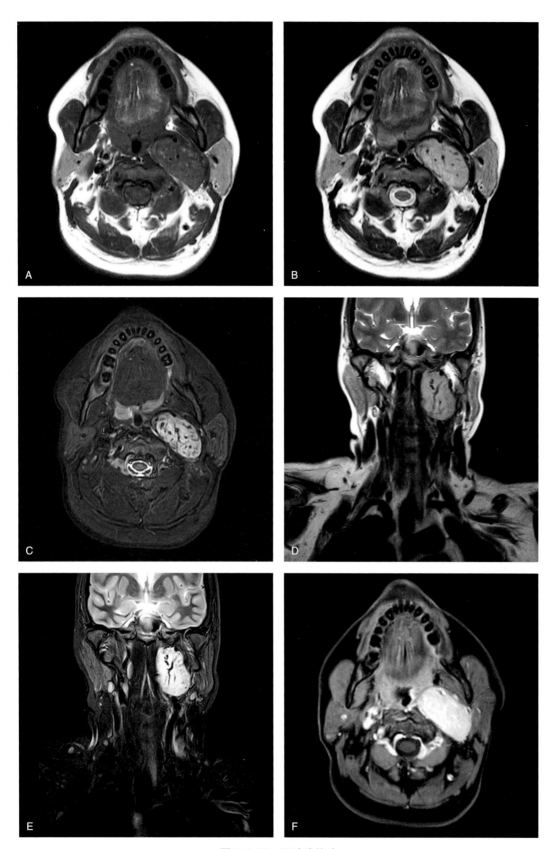

图 7-3-10　颈动脉体瘤

A. T₁WI 序列,示左侧颈动脉分叉处椭圆形软组织肿块影,与肌肉相比,病变呈接近等信号,其内见类圆形低信号及斑点状高信号,即"胡椒和盐"征象;B、C. T₂WI 及脂肪抑制 T₂WI 序列,示病变呈稍高信号,边界清晰,其内见类圆形或条状低信号及斑点状高信号,亦可见"胡椒和盐"征象;D、E. T₂WI 及脂肪抑制 T₂WI 序列,病变信号与横轴位类似;F. 脂肪抑制增强T₁WI 序列,病变明显欠均匀强化,原 T₁WI 及 T₂WI 上类圆形低信号,增强扫描显示为血管

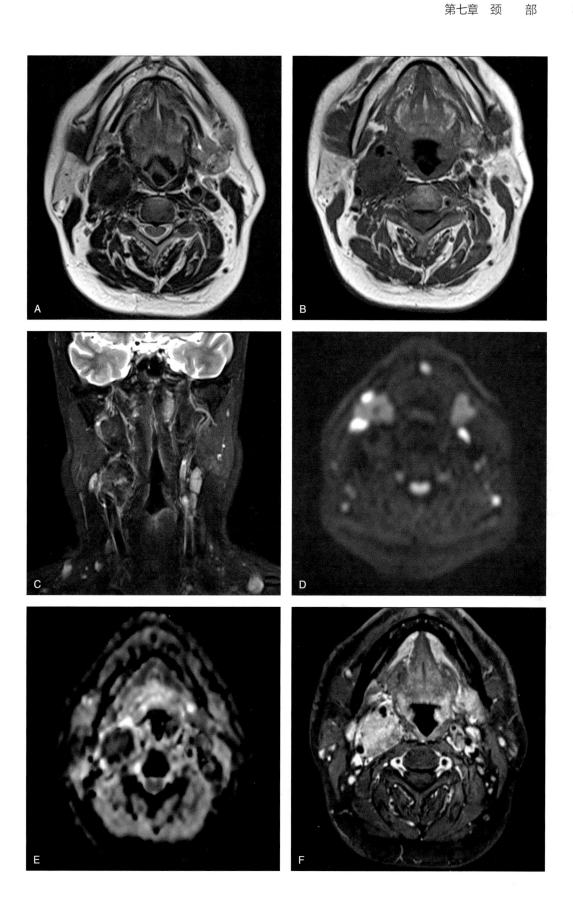

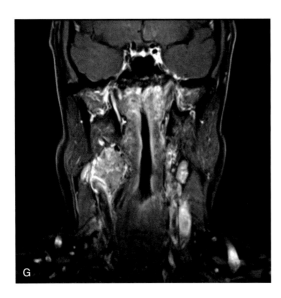

图 7-3-11 副神经节瘤
A. T₂WI 序列,显示右侧颈总动脉分叉处低信号肿块,其内可见斑片状稍高信号及纤细流空血管,肿块推移颈内、外动脉,使颈内、外动脉分叉角度增大; B. T₁WI 序列,示病变呈等高信号; C. 脂肪抑制 T₂WI 序列,示病变呈稍高信号; D. DWI 序列,病变呈等信号; E. ADC 序列,病变呈低信号; F、G. 脂肪抑制增强 T₁WI 序列,显示肿块呈明显强化

（四）诊断要点与鉴别诊断

1. 诊断要点

（1）女性多见。

（2）颈部特定部位软组织肿块,生长缓慢。

（3）临床表现多样,与发生部位密切相关。

（4）T₁WI 序列多呈等信号,少数呈稍低或稍高信号,T₂WI 序列呈稍高至高信号,较大者呈现特殊的"胡椒和盐"征象。

（5）增强扫描明显不均匀强化,早期即有快速明显强化,其内可见迂曲血管影。

2. 鉴别诊断

（1）神经源性肿瘤:神经纤维瘤"靶征"较常见,神经鞘瘤坏死、囊变较常见。二者在 T₁WI 序列多与肌肉信号类似,T₂WI 序列呈高信号,信号不均匀,常无"胡椒和盐"征象,增强扫描强化程度较副神经节瘤低。

（2）血管瘤:边界清楚,形态不规整,常呈多足状向周围间隙蔓延。T₁WI 序列多呈等低信号,T₂WI 序列呈不均匀高信号,内见类圆形低信号的静脉石。动态增强扫描呈渐进性强化,延迟期可完全强化,强化程度与血管一致。

（3）淋巴管瘤:常见于青少年和儿童,质软,一侧颈部脂肪间隙单房或多房薄壁囊性肿物,形态不规则,边界清,T₁WI 呈低信号,T₂WI 呈高信号。增强扫描无强化,易与副神经节瘤鉴别。

（4）脑膜瘤（邻近颈动静脉部位）:T₁WI 和 T₂WI 均呈等信号,信号均匀,增强扫描均匀强化,常伴钙化及邻近骨质增生性改变,可见"脑膜尾征",无"胡椒和盐"征象。

（5）颈部肿大淋巴结:有感染、淋巴瘤或其他肿瘤病史,多位于颈动脉鞘区,数目常较多,相互分离或互相融合,围绕血管分布,强化程度依据不同病因而异,无血管流空和"胡椒和盐"征象。

（五）治疗和预后

颈部副神经节瘤的治疗包括手术切除、栓塞治疗、伽玛刀治疗、放疗等。手术是首选的治疗方式,因其发生部位多样,局部解剖结构复杂,选择合适的手术入路非常关键。手术入路应根据肿瘤的类型、生长范围、周围受累情况来选择最佳的方式,以达到最好的手术效果。随着现代外科技术的发展,给外科医生提出了更高的要求,不仅要切除肿瘤,而且要保护神经功能,尽量避免严重并发症的发生。

第四节 颈部其他肿瘤性疾病

一、淋巴管瘤

(一) 概述

淋巴管瘤是淋巴系统的先天发育异常,组织学上分为毛细血管型、海绵状型及囊性型,各亚型可同时混合存在。由于淋巴管沿血管神经轴分布,因而全身各部位均可发生,以颈部最多见。淋巴管瘤常见于青少年和儿童,2 岁以前发病占 80%~90%。

临床表现为颈侧部无痛性柔软肿块,触之有波动感,肿瘤生长较慢,一般无明显临床症状,肿块较大时可压迫气管和食管,严重者出现呼吸和吞咽困难等症状。

(二) 病理学表现

大体上,淋巴管瘤为单房或多房囊性肿块,形态不规则,可呈球形、卵圆形或分叶状,半透明状,质地柔软,张力不高,轮廓光整。切面呈单房或大小不一的多房囊状,内含无色清液或淡黄色液体,伴发出血时则可见血性成分。显微镜下,囊壁由疏松结缔组织构成,衬以扁平的内皮细胞,可发生玻璃样变,也可含有脂肪、平滑肌、血管和神经等组织。囊腔大小不等,见分隔,管腔内充满淋巴液(图 7-4-1)。

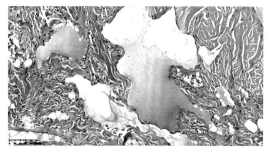

图 7-4-1 颈部淋巴管瘤病理图
光镜下见淋巴管不规则扩张,管腔内充满淋巴液
(HE×200)

(三) MRI 表现

淋巴管瘤表现为一侧颈部沿疏松结缔组织间隙生长的单房或多房囊性肿物,壁菲薄,张力低,形态不规则,沿着周围间隙塑形或"见缝就钻"式生长,边界清楚。淋巴管瘤在 T_1WI 序列呈低信号,T_2WI 序列呈高信号(图 7-4-2),囊壁及分隔呈中等信号,增强扫描内部无强化,囊壁不强化或轻度强化。合并出血时,囊内信号混杂,可见液-液平面;合并感染时边界可不清,囊壁可增厚并强化。

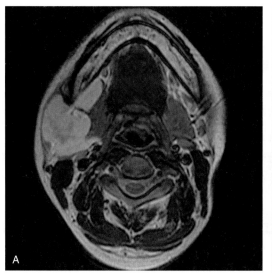
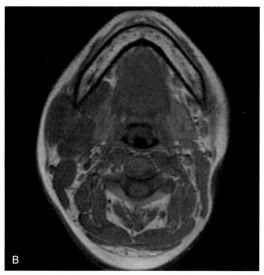

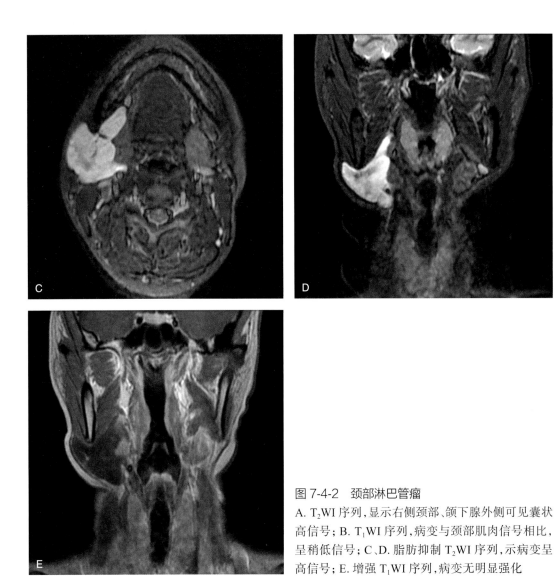

图 7-4-2　颈部淋巴管瘤
A. T₂WI 序列,显示右侧颈部、颌下腺外侧可见囊状
高信号;B. T₁WI 序列,病变与颈部肌肉信号相比,
呈稍低信号;C、D. 脂肪抑制 T₂WI 序列,示病变呈
高信号;E. 增强 T₁WI 序列,病变无明显强化

（四）诊断要点与鉴别诊断

1. 诊断要点

（1）青少年和儿童多见,尤其是 2 岁以前。

（2）一侧颈部单房或多房薄壁囊性肿物,沿疏松结缔组织间隙塑形或"见缝就钻"式生长。

（3）T₁WI 序列呈低信号,T₂WI 序列呈高信号,囊壁及分隔呈中等信号。

（4）增强扫描内部无强化,囊壁不强化或轻度强化。

（5）合并出血时,病变内可见液 - 液平面;合并感染时,病变壁增厚而强化。

2. 鉴别诊断

（1）鳃裂囊肿:好发于儿童和青少年,反复出现,单囊多见,圆形或卵圆形,T₁WI 呈均匀低信号,T₂WI
呈高信号,无沿组织间隙塑形或"见缝就钻"式生长特征。

（2）甲状舌管囊肿:好发于青中年,好发部位为舌骨下方至胸骨切迹之间中线或略偏一侧,沿甲状舌管
走行生长,单囊多见,圆形或卵圆形,T₁WI 呈均匀低信号,T₂WI 呈高信号,无沿组织间隙塑形或"见缝就
钻"式生长特征。

（3）神经鞘瘤:合并囊变时需与淋巴管瘤鉴别,T₁WI 序列呈等低信号,T₂WI 序列显示肿瘤信号不均
匀,与脑灰质信号相比,实质部分呈等信号,囊性部分呈高信号,增强扫描显示肿瘤不均匀强化。

（4）血管瘤：婴幼儿或青年，女性多见。病变边界清楚，形态不规整，常呈多足状向周围间隙蔓延，病变在 T_1WI 序列多呈等、低信号，T_2WI 序列呈不均匀高信号，内见小类圆形极低信号静脉石，动态增强扫描呈渐进性强化，延迟期可完全强化。

（五）治疗和预后

颈部淋巴管瘤的治疗方案多样，目前常用的方法有手术治疗及硬化剂注射治疗，其中前者仍是目前最主要的治疗方法。淋巴管瘤的部位、范围以及与周围重要组织的关系决定着是否能完整切除肿块，减少复发，因此准确把握手术适应证及手术范围是治疗的关键。

二、血管瘤

（一）概述

颈部血管瘤是婴幼儿颈部最常见的良性病变，其病理特征为血管内皮细胞异常增殖和大量血管增生，大部分在出生后不久发生，女性多见，可分为毛细血管瘤、海绵状血管瘤和混合血管瘤三型。

血管瘤的临床表现取决于病变发生的部位、大小和病变所处的时期，其中后果最为严重的是累及咽喉和气管的血管瘤，有可能会因气道阻塞而导致呼吸困难甚至死亡，大面积皮肤血管瘤还会导致皮肤溃疡、坏死、继发感染等。

（二）病理学表现

大体上，肿块较柔软，呈灰红色或紫红色，具有压缩性，被压缩后颜色可变白。显微镜下，均有发育良好的血管样组织，包括血管壁外层、中层及内膜上皮，在血管之间有结缔组织。毛细血管瘤具有发育良好的单层内皮细胞及少量结缔组织为基质；海绵状血管瘤由大片不规则扩张的血窦和充满血液的腔隙所组成，腔壁很薄，有内皮组织覆盖，血窦和腔隙之间有纤维组织间隔，呈海绵状，常伴血栓（图 7-4-3）；混合血管瘤则具有上述两种血管瘤的特点，毛细血管瘤常分布于海绵状血管瘤的表面。

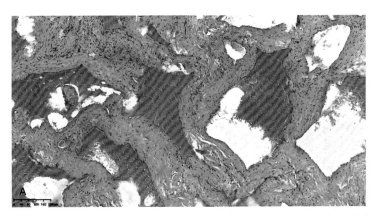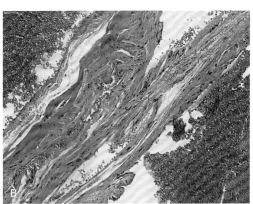

图 7-4-3　颈部血管瘤病理图
A. 扩张的管腔被覆扁平内皮，有纤维间隔，管腔内灶性血栓形成（HE×200）；
B. 血管增生呈网状，血管壁厚薄不均（HE×200）

（三）MRI 表现

颈部血管瘤 MRI 表现为颈部边界清楚的软组织肿块，形态多不规则，向周围组织间隙蔓延生长，T_1WI 序列多呈等、低信号，与肌肉相仿，T_2WI 序列呈不均匀高信号，内可见小圆形极低信号的静脉石（图 7-4-4），是其重要特征，动态增强扫描时呈渐进性强化，延迟期可完全强化，强化程度与血管相仿。

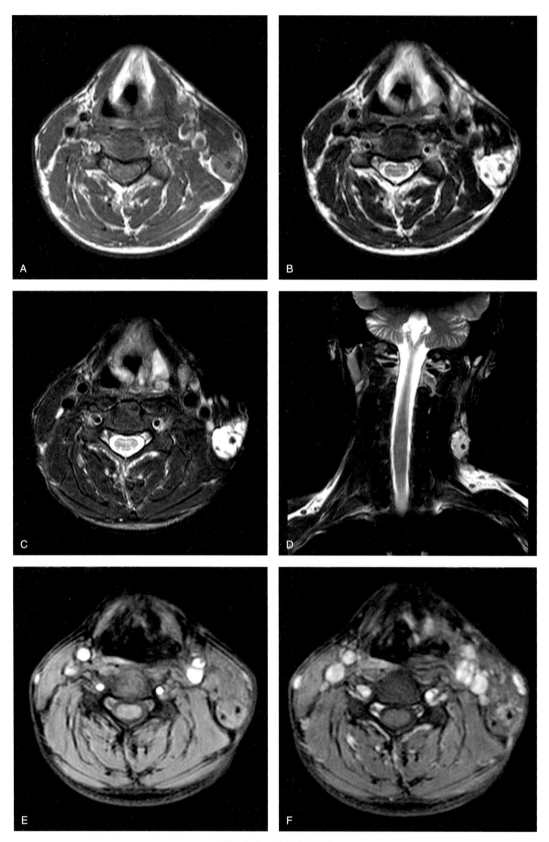

图 7-4-4   颈部血管瘤

A. T$_1$WI 序列,示颈部左侧外侧肌间隙不规则等 T$_1$ 信号影,接近肌肉信号,其内见类圆形长 T$_1$ 静脉石信号影;B. T$_2$WI 序列,示病变呈高信号;C、D. 脂肪抑制 T$_2$WI 序列,示病变呈明显高信号,边界清晰,其内见类圆形短 T$_2$ 信号;E、F. 动态增强 T$_1$WI 序列,病变呈"渐进性强化"

（四）诊断要点与鉴别诊断

1. 诊断要点

（1）婴幼儿，女性多见。

（2）颈部边界清楚，形态不规则，向周围组织间隙生长的软组织病变。

（3）T_1WI 序列多呈等、低信号，T_2WI 序列呈明显高信号，内见类圆形低信号静脉石。

（4）动态增强扫描呈渐进性强化，延迟期可完全强化，强化程度与血管相仿。

2. 鉴别诊断

（1）神经源性肿瘤：常见于青、中年，T_1WI 序列多与肌肉信号类似，T_2WI 序列呈不均匀高信号，神经纤维瘤常可见"靶征"，神经鞘瘤坏死囊变比较常见，增强扫描不均质强化，强化程度明显低于血管。

（2）淋巴管瘤：常发生于青少年和儿童，表现为一侧颈部单房或多房薄壁囊性肿物，沿疏松结缔组织间隙塑形或"见缝就钻"式生长，肿瘤内可自发性出血，出血信号随着不同时期信号存在差异，典型者可见液 - 液平面，增强后无强化。

（3）副神经节瘤：颈动脉分叉处或颈静脉走行区软组织肿块，生长缓慢，T_1WI 序列多呈等信号，T_2WI 序列呈稍高或高信号，较大者呈现特殊的"胡椒盐"征象（salt and pepper），增强扫描明显不均匀强化，早期即有快速明显强化，其内可见迂曲血管影。

（五）治疗和预后

血管瘤早期可只做临床观察，但当血管瘤增大影响功能或出现出血、溃疡等并发症时，宜早期积极治疗。治疗方法包括手术和非手术治疗，后者包括药物治疗、硬化剂注射治疗、激光治疗、冷冻治疗、介入治疗等。对于肿块累及范围小且部位表浅的患者，给予某种单纯的治疗往往能够治愈，而对于肿块体积大累及范围广且部位较深的患者，治疗难度较大，往往需要根据患者的具体情况，制订个性化方案进行综合性治疗。

三、脂肪类肿瘤

（一）概述

头颈部脂肪类肿瘤包括脂肪瘤和脂肪肉瘤，前者发病率远高于后者。脂肪瘤是起源于脂肪组织的良性间叶组织肿瘤，为成熟的脂肪细胞所构成，有包膜，边界清，不侵犯邻近组织，多发生于较浅的皮下脂肪层内，由正常脂肪细胞聚集而成，也可发生于深部组织，如肌间隔、肌肉深层及腹膜后等部位，头颈部脂肪瘤占全身脂肪瘤的10%。除普通类型的脂肪瘤外，还有一些特殊的亚型或变异型，包括血管脂肪瘤、脂肪母细胞瘤及颈部良性对称性脂肪瘤等。颈部脂肪肉瘤比较少见，占全身脂肪肉瘤的3%。本节主要对脂肪瘤进行详细解读。

颈部脂肪瘤一般无明显临床症状，往往是偶然发现颈部包块，生长缓慢，无痛，质软。

（二）病理学表现

大体上，肿瘤呈结节状、分叶状，有或无包膜，切面黄色油腻，有纤维间隔，其组织结构与正常脂肪组织相似。显微镜下，肿瘤由成熟的脂肪细胞构成，细胞大小、形态较一致，细胞核细，常位于细胞的一侧（图 7-4-5），与正常脂肪组织无区别。如瘤内含有较多纤维组织，称纤维脂肪瘤；如瘤内有较多毛细血管，成簇分布，称血管脂肪瘤。

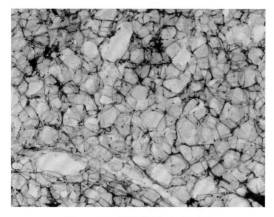

图 7-4-5 颈部脂肪瘤病理图
光镜下见脂肪瘤由成熟脂肪细胞组成，细胞大小、形态较一致，细胞核位于细胞的一侧（HE×200）

（三）MRI 表现

肿瘤呈规则的圆形、椭圆形，或沿着周围间隙呈一定塑形性生长，T_1WI 及 T_2WI 序列均呈高信号，脂肪抑制序列呈低信号，与皮下脂肪相同（图 7-4-6），增强扫描无强化或局部轻微强化。当肿瘤生长速度加快，内部单纯脂肪信号减少或消失，取而代之的出现软组织信号，增强后软组织部分强化，肿瘤边界不清呈浸润性生长时，需要注意是否发生脂肪肉瘤变。

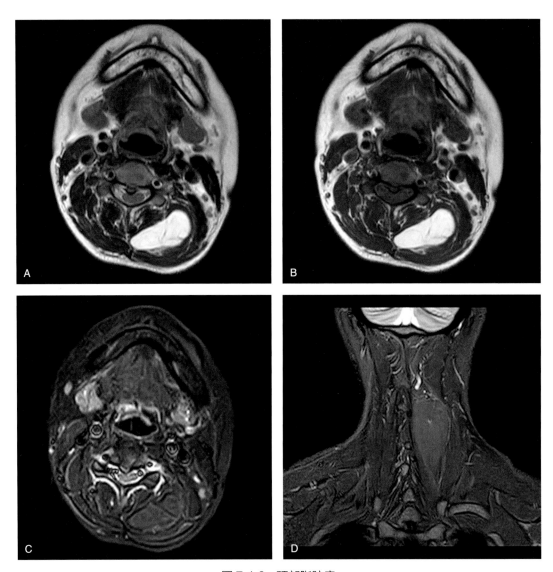

图 7-4-6   颈部脂肪瘤

A、B. T_2WI 及 T_1WI 序列，示颈后肌间隙卵圆形高信号，其内见线样分隔，边界清，邻近组织呈推压改变；
C、D. 脂肪抑制 T_2WI 序列，示病变呈低信号，与皮下脂肪信号一致

（四）诊断要点与鉴别诊断

1. 诊断要点 T_1WI 及 T_2WI 序列均呈高信号，脂肪抑制序列呈低信号，与皮下脂肪相同。

2. 鉴别诊断

（1）脂肪异常沉积：无包膜，与正常脂肪组织移行，两者无明确边界，多由于很冷刺激所致。

（2）畸胎瘤：罕见，除了含有脂肪信号外，还存在其他不同的信号特点。

（五）治疗和预后

体积较小而未引起临床不适者，无需进一步处理，对于体积较大或肿瘤内信号较复杂者，行手术切除，

切除后少有复发。

四、侵袭性纤维瘤

(一) 概述

侵袭性纤维瘤(aggressive fibromatosis)又称硬纤维瘤、肌肉腱膜纤维瘤或韧带样型纤维瘤,是一种起源于肌肉深筋膜和腱膜等富含胶原纤维成分的纤维组织肿瘤,可发生于全身各处,发生于头颈部者约占12%~15%。侵袭性纤维瘤虽是一种良性肿瘤,但表现为局部侵袭性生长,易复发。侵袭性纤维瘤多见于青壮年,男女皆可发病,无明显性别分布差异。

根据发病部位不同,临床将侵袭性纤维瘤分为浅表型和深部型,前者起源于手掌、足底、阴茎、指节垫部的筋膜或鞘膜,肿块常较小,生长缓慢,很少累及深部结构,后者起源于肌肉、筋膜或腱鞘的结缔组织,生长迅速,体积较大,复发率高,较浅表型侵袭性更强。深部型按解剖部位又分为腹壁外型、腹壁型和腹内型,发生于头颈部的侵袭性纤维瘤病属于腹壁外的一种亚型,较为少见,肿瘤早期生长缓慢,常因发现质硬包块或累及肌肉产生功能障碍而被发现,后期肿瘤逐渐生长压迫邻近器官、组织导致相应的功能受损而就诊。

(二) 病理学表现

侵袭性纤维瘤由纤维性组织构成,主要包括成纤维细胞、纤维细胞和胶原纤维,其细胞形态无异型性,但其组织排列、分布有明显异型性,表现为交织状或编织状排列,质地坚韧呈硬橡皮状,瘤内血管间质较少。肿瘤沿肌纤维方向生长,生长方式包括2种:①浸润性生长,即肿瘤范围广泛,累及多块肌肉,境界模糊不清,无包膜,边缘呈分叶状或爪状;②肿块样生长,即肿瘤局限,累及单一肌肉,境界清楚,周边包膜不完整。

(三) MRI 表现

肿瘤的形态和边界与其生长方式有关,浸润性生长的肿瘤,其形态不规则,边界模糊,而肿块样生长的肿瘤,其形态规则或不规则,边界清晰(图7-4-7)。肿瘤主要由成纤维细胞和胶原纤维组成,其MRI的信号特点与二者所占比例相关,如当细胞为主而胶原纤维成分少时,肿瘤在 T_1WI 序列呈低信号,在 T_2WI 序列呈高信号,当胶原纤维为主而细胞成分少时,肿瘤在 T_1WI 序列呈低信号,在 T_2WI 呈略高信号,当完全由胶原纤维构成时,肿瘤在 T_1WI 和 T_2WI 序列均呈低信号。增强扫描肿瘤不均匀渐进性强化,其强化程度不均匀程度与瘤内毛细血管及胶原纤维的含量有关。

(四) 诊断要点与鉴别诊断

1. 诊断要点

(1)沿肌纤维生长椭圆形及分叶状软组织肿块,累及多块肌肉。

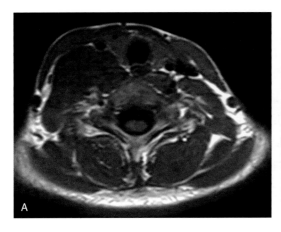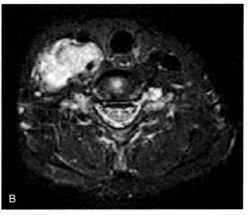

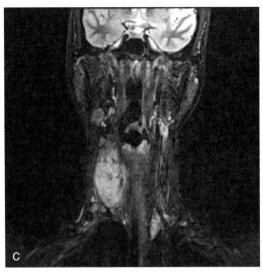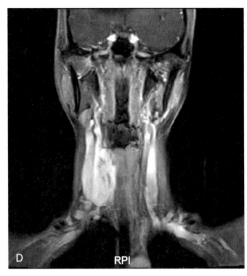

图7-4-7   右侧颈部侵袭性纤维瘤

A. 横轴位 T₁WI 序列,右侧颈部团片状软组织肿块影,与肌肉信号相比呈稍低信号,信号均匀,后缘边界不清;B、C. 横轴位和冠状位 T₂WI 脂肪抑制序列,示肿块以高信号为主,边缘见斑点状及条状低信号区,肿块边界清晰,形态不规则;D. 冠状位 T₁WI 增强脂肪抑制序列,示除肿块内侧条状低强化区外,余肿块均匀且明显强化

(2)肿块通常较大,呈浸润性生长,边界不清,质地硬韧,活动度小,可存在轻度压痛。

(3)囊变、坏死少或无,瘤周无水肿。

(4)T₁WI 序列多呈等或低信号,T₂WI 序列以稍高或高信号为主,信号不均,内可见条片状 T₁WI 和 T₂WI 序列均为低信号的胶原纤维区。

(5)增强后肿瘤不同程度强化,而条片状胶原纤维强化不明显。

2. 鉴别诊断

(1)纤维肉瘤:发病高峰为61~70岁,男性多见,可发生坏死出血导致信号不均,可见瘤周水肿,容易累及邻近骨骼。

(2)神经鞘瘤:好发于20~40岁,生长缓慢,有完整包膜,肿瘤较大时易坏死囊变,T₁WI 序列呈低信号,T₂WI 序列呈高信号,增强扫描明显强化,囊变区不强化。

(3)脂肪肉瘤:质地软,常有完整纤维包膜,瘤周可见水肿区,分化良好的肿瘤内可见脂肪成分,T₁WI 和 T₂WI 序列均呈稍高或高信号。

(4)恶性纤维组织细胞瘤:以老年者多见,青少年罕见,肿瘤恶性程度高,易坏死、出血和囊变,瘤周水肿明显,易侵犯邻近组织结构和发生远处转移。

(五) 治疗和预后

侵袭性纤维瘤病常伴家族遗传性多发腺瘤,而后者较易癌变,故一旦确诊为该病,应询问是否有家族遗传性多发腺瘤家族史,并行相关检查。侵袭性纤维瘤病目前尚无标准治疗模式,提倡个体化治疗。治疗手段包括手术、放疗、化疗、激素及保守治疗。完整手术切除是治疗侵袭性纤维瘤病的首选治疗手段,安全缘应距肿瘤1~3cm,研究显示,手术切缘阳性者较切缘阴性者复发率高,然而,切缘阴性不表示术后不易复发,若一味扩大手术范围追求切缘阴性会严重破坏局部结构及功能,特别是对于处于发育阶段的儿童患者更应着重局部形态和功能的保护。对于肿瘤切除未能保留足够安全边缘者,术后放疗可有效降低复发率,但是大剂量的放疗对儿童患者生长发育不利,因此不推荐使用。由于手术和放疗对侵袭性纤维瘤病有良好的治疗效果,化疗一般仅限于病变侵犯重要脏器而不能手术和放疗及术后多次复发者,可缓解患者疼痛症状并使肿块消退,为进一步手术治疗创造机会。

第五节 甲状腺疾病

一、结节性甲状腺肿

(一)概述

结节性甲状腺肿(nodular goiter)是甲状腺最常见的良性结节性病变,其发病率常因地区不同而差异较大。目前认为其发病原因可能与碘营养状态异常、甲状腺激素代谢障碍、饮食习惯以及周围环境等因素有关。本病女性多见,有推测可能与女性的妊娠、哺乳和月经等有关。本病为良性病变,但也有证据表明,结节性甲状腺肿是甲状腺癌的癌前疾病,其发生发展过程中可发生癌变。

结节性甲状腺肿发病年龄较早,病程较漫长,有些可达数十年。绝大多数患者无自觉症状,常在健康体检或者肿物较大致颈部增粗才被发现。当病变呈弥漫性发展,甲状腺肿明显增大或者伸入胸骨后时可引起局部压迫症状,表现为呼吸和吞咽困难、声音嘶哑等。如结节性甲状腺肿发生坏死、出血时可短期内迅速增大引起颈部疼痛。胸骨后甲状腺肿严重时可引起大血管受压出现头面部及上肢淤血、水肿,以及颈部和胸前的浅表静脉怒张。部分结节性甲状腺肿囊性变时可有波动感,囊内容物可呈胶冻样、酱样物质、胆汁样黏稠物、黄褐色浑浊液以及淡黄色清液。较大的或弥漫性的结节性甲状腺肿长期压迫气管可出现气管软骨环变形、萎缩,形成气管软化,从而引起相应气道症状。

(二)病理学表现

结节性甲状腺肿的发展可分为三个时期:

增生期,即初期,由于碘缺乏,甲状腺素生成不足导致 TSH 分泌增多,滤泡上皮增生呈高柱状,类胶质含量少(所谓的实质性甲状腺肿)。

静止期,即弥漫性甲状腺肿,此期胶质储积,甲状腺增大、对称,滤泡萎缩,大量类胶质潴留。

结节期,即后期,因长时期交替发生的增生和退缩过程使甲状腺内纤维组织增生,从而包绕增生或萎缩的滤泡形成结节。

大体上,结节性甲状腺肿不对称性增大,外形扭曲,被膜紧张而完整,切面呈多结节状,有些结节可有部分或完整的包膜。镜下,结节性甲状腺肿改变多样:有的结节由被覆扁平上皮的大滤泡构成;有的结节细胞丰富,增生明显,甚至可主要或完全由嗜酸性细胞构成;有些扩张滤泡在一极聚集着成团增生活跃的小滤泡(所谓的 Sanderson 小膨出);有些形成乳头状突起突向囊性滤泡腔,这需要和乳头状癌鉴别。滤泡破裂可导致间质出现组织细胞和异物巨细胞反应。因结节周围的纤维化包膜可影响一些滤泡的血供,故常继发出血、坏死、囊变、纤维化、钙化及骨化。

(三)MRI 表现

结节性甲状腺肿典型的 MRI 表现为两侧叶不规则、非对称性增大,伴多发结节,结节大小不一,呈散在或弥漫性分布(图 7-5-1、图 7-5-2)。随着高频超声在甲状腺检查中的广泛应用,以及甲状腺健康体检在人群中的普及,更多的单侧叶增大的结节性甲状腺肿被发现(图 7-5-1、图 7-5-3),甚至部分小的结节性甲状腺肿无甲状腺形态改变。因此,典型的甲状腺形态改变有助于结节性甲状腺肿的诊断,而对于形态正常的甲状腺,尚不足以排除结节性甲状腺肿的可能。

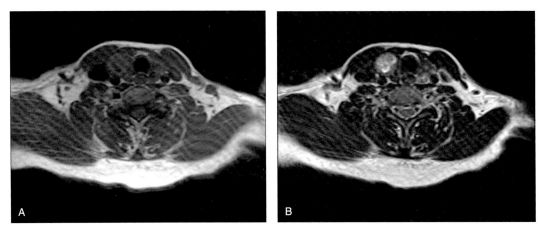

图 7-5-1 甲状腺两侧叶多发结节性甲状腺肿

A. T₁WI 序列,示甲状腺右侧叶增大,左侧叶如常,两侧叶均见类椭圆形稍高信号结节及结节内斑点状低信号灶;B. T₂WI 序列,示右侧叶结节以高信号为主,内见多发斑点状等信号灶,左侧叶多发小斑点状高信号灶,呈散在分布

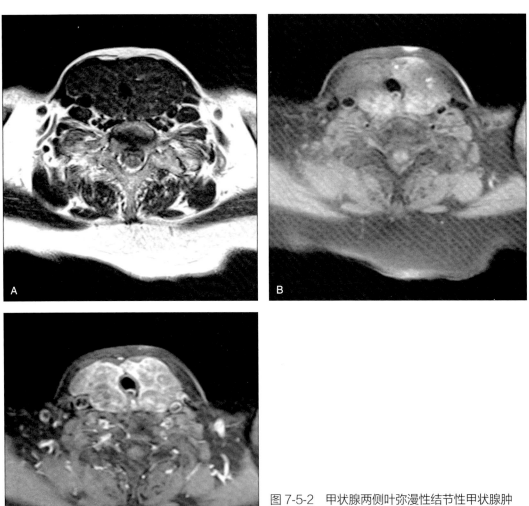

图 7-5-2 甲状腺两侧叶弥漫性结节性甲状腺肿

A. T₂WI 序列,示甲状腺两侧叶不对称增大,信号不均,见多发小斑点状高信号灶;B. 脂肪抑制 T₁WI 序列,示两侧甲状腺呈等稍、低混杂信号,左侧叶见小斑点状高回声灶,边界均不清;C. 脂肪抑制增强 T₁WI 序列,示两侧甲状腺弥漫性结节,边界清晰

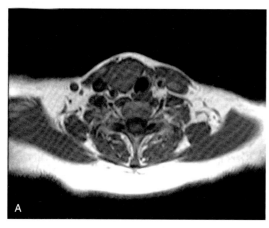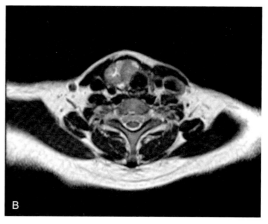

图 7-5-3 甲状腺右侧叶结节性甲状腺肿

A. T₁WI 序列,示甲状腺右侧叶等信号结节,边界清晰; B. T₂WI 序列,示结节信号不均匀,
以等高信号为主,边界清晰,左侧甲状腺形态如常

结节性甲状腺肿常以多发结节的形式出现,而滤泡性腺瘤及甲状腺癌等则以单发多见,故以往有观点认为多发结节是良性结节,而单发结节为恶性结节,实际上,因结节性甲状腺肿和甲状腺癌的发病基数大,单发结节性甲状腺肿、多发甲状腺癌并非少见,前者约占结节性甲状腺肿的 1/5~2/5,而后者中,多发微小乳头状癌可达 10%~25%,此外,结节性甲状腺肿和甲状腺癌并存的病例也并非罕见。因此,肿块数目并不能准确地反映出每一枚结节的性质,在日常工作中,应对多发结节中的每一个结节进行详细分析。

结节性甲状腺肿可以有部分性或较完整的包膜,或虽然无包膜,但其与周围甲状腺实质间有纤维分隔,结节呈膨胀性生长,故大部分结节呈规则的圆形或椭圆形(图 7-5-1,图 7-5-3、图 7-5-4),小部分结节内不同区域增生、复旧程度不同,造成结节内不同区域生长速度不同而表现为形态不规则,或多发结节融合形成浅分叶状边缘。MRI 检查时,实性结节性甲状腺肿在 T₁WI 序列中常呈等或稍高信号而与周围甲状腺组织分界欠清,在 T₂WI 中常呈高信号而更好的勾画出结节的大致形态(图 7-5-4),增强扫描时,大部分结节强化程度低于周围甲状腺组织而被显示出来(图 7-5-2)。

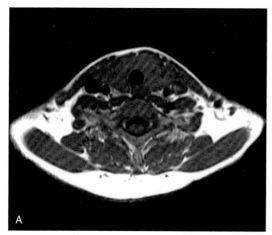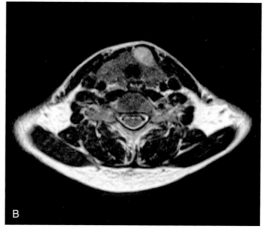

图 7-5-4 甲状腺左侧叶结节性甲状腺肿

A. T₁WI 序列,示甲状腺左侧叶近峡部可疑等信号结节影,边界不清; B. T₂WI 序列,示甲状腺左
侧叶近峡部椭圆形异常信号灶,以高信号为主,内见小斑点状等信号灶,结节边界清晰

增强后结节边界较平扫清晰对结节性甲状腺肿的诊断具有重要价值,其发病机制与结节内病理改变相关,如大部分结节性甲状腺肿内富含大滤泡、纤维化、囊变、坏死等成分时,这些成分占据了大量的毛细血管床,故增强 MRI 表现为强化程度明显低于周围显著强化的甲状腺组织,二者之间的信号差增大,MRI 图像上表现为结节边界较平扫清晰;如结节内滤泡上皮细胞、小滤泡成分增生显著,或结节内与结节周围纤维化分界不清,这些成分占据的毛细血管床较少,增强 MRI 表现为强化明显而与周围显著强化的甲状腺组织接近,甚至部分结节的强化程度高于周围甲状腺,呈腺瘤样高强化(图 7-5-5),二者之间的信号差缩小,MRI 图像上表现为结节的边界与平扫相仿或较平扫模糊。

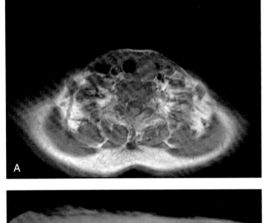
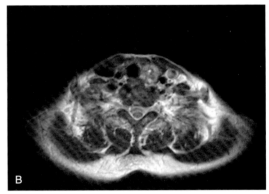
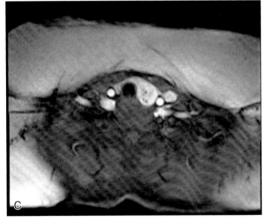

图 7-5-5 甲状腺左侧叶腺瘤性甲状腺肿
A. T$_1$WI 序列,示甲状腺左侧叶等信号结节影,边界清;B. T$_2$WI 序列,示结节呈等高混杂信号,边界清晰;C. 脂肪抑制增强 T$_1$WI 序列,示结节大部分明显强化,程度高于周围甲状腺,结节内见散在小斑点状低强化区(颈部周围条片状稍高信号区为水袋,用来提高脂肪抑制均匀性,下同)

囊变是结节性甲状腺肿的一个重要征象,MRI 可以通过 T$_1$WI 和 T$_2$WI 序列信号的高低来判断囊内蛋白成分的多少,以及是否合并出血等。囊内蛋白含量的判断主要依靠 T$_1$WI 序列,如囊内液体清亮,蛋白含量少,T$_1$WI 序列接近于水的低信号,如果囊内液体黏稠,蛋白含量丰富,T$_1$WI 序列则呈明显的高信号(图 7-5-6),而如果介于二者之间,则表现为等、稍低或稍高信号(图 7-5-7),在日常 MRI 检查中,绝大部分为 T$_1$WI 呈高信号的富含蛋白成分囊肿。囊内出血成分的判断主要依靠 T$_2$WI 序列,一般甲状腺囊肿在 T$_2$WI 序列中呈稍高及高信号,而出血性囊肿则表现为低信号(图 7-5-8)。

尽管钙化是结节性甲状腺肿的一个常见影像学和病理学表现,但 MRI 对钙化不敏感,仅能根据粗钙化在各序列中均为低信号进行判断,而低信号不一定就代表粗钙化,如纤维化、出血等均可,故通过 MRI 来观察钙化价值不大,需要结合超声及 CT 检查。

与甲状腺超声相比,MRI 的优势主要体现在较大病变与周围结构关系的判断上,如压迫周围气管、血管(图 7-5-9),以及胸骨后甲状腺肿等。

动态增强 MRI 和弥散加权成像是近年来发展起来的新技术,目前国内、外仅有少数作者对其进行了研究,其结论也存在较大差异,可信的结果亦需多中心、大数据进一步证实,本文对此部分内容不予详细解读。

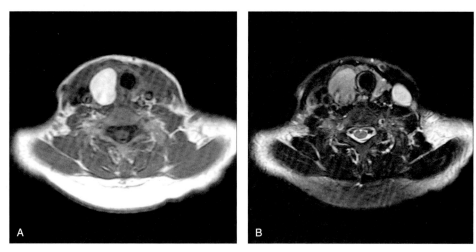

图 7-5-6 甲状腺右侧叶结节性甲状腺肿伴囊变

A. T₁WI 序列,示甲状腺右侧叶椭圆形结节影,呈明显的高信号,界清;B. T₂WI 序列,示结节信号高于周围肌肉而低于同平面脑脊液

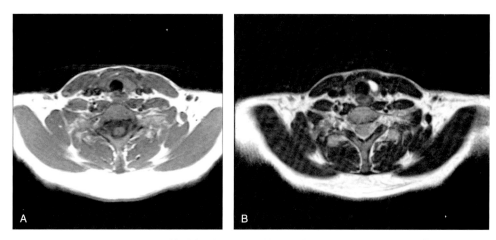

图 7-5-7 甲状腺左侧叶下极近峡部结节性甲状腺肿伴囊变

A. T₁WI 序列,示甲状腺左侧叶近峡部形态较饱满,信号与周围甲状腺一致;B. T₂WI 序列,示甲状腺左侧叶近峡部明显椭圆形高信号,与同平面脑脊液信号相仿

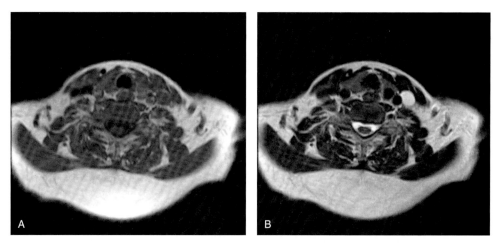

图 7-5-8 甲状腺左侧叶中部结节性甲状腺肿伴陈旧性出血

A. T₁WI 序列,示甲状腺左侧叶中部后缘稍高信号,边界不清;B. T₂WI 示甲状腺左侧叶中部后缘明显低信号结节,界清

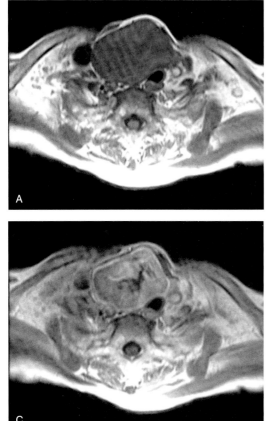
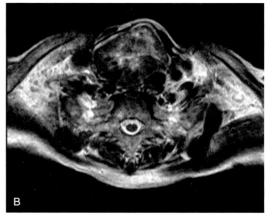

图 7-5-9 甲状腺右侧叶结节性甲状腺肿
A. T₁WI 序列,示甲状腺右侧叶巨大结节,与肌肉相比呈等信号,形态规则,气管明显受压左偏,右侧颈部血管受推后移;B. T₂WI 序列,示结节中央呈高信号,边缘呈等信号;C. 增强 T₁WI 序列,示结节边缘不均匀轻中度强化,中央见裂隙状无强化区

（四）诊断要点与鉴别诊断

1. 诊断要点

（1）女性多见,病史较长,多无临床症状。

（2）多发结节,边界清楚,形态规则。

（3）结节内出现囊变坏死,囊变坏死范围较大。

（4）增强后结节边界较平扫清晰。

2. 鉴别诊断

（1）桥本甲状腺炎:甲状腺弥漫性对称性增大,内部信号多均匀,伴有或不伴有结节,伴有结节者与结节性甲状腺肿无法单独依靠 MRI 进行鉴别。

（2）滤泡性腺瘤:绝大部分滤泡性腺瘤为单发,边界清晰,形态规则,囊变和钙化可见,但发生率明显低于结节性甲状腺肿,实性部分信号均匀,在 T₁WI 呈稍低信号,在 T₂WI 呈稍高信号,增强扫描呈高强化或等低强化。滤泡性腺瘤与单发结节性甲状腺肿伴腺瘤性增生具有部分相似的病理学基础,单独依靠 MRI 无法对二者进行鉴别。

（3）甲状腺乳头状癌:甲状腺最常见的恶性肿瘤,可发生于甲状腺的任何部位,肿块形态多不规则,可见"咬饼征",增强后肿块轮廓较平扫模糊,发生囊变坏死者少见,尤其是微小癌(直径 ≤ 1.0cm)。

（五）治疗和预后

无论单发或多发结节性甲状腺肿,一般情况下无需采取任何治疗,除非出现以下情况:①病变巨大,压迫周围邻近器官而引起相应临床症状,如压迫气道引起呼吸困难,压迫食管引起吞咽困难,压迫喉返神经引起声音嘶哑等;②病变内部出血,短期内迅速增大而引起不适;③良、恶性难以确定,或合并恶性肿瘤者。采用外科手术治疗,具体手术方式需根据患者病变大小、分布、甲状腺功能情况而定,采用单侧叶部分切除或双侧叶全切。手术治疗后甲状腺功能减退患者,需甲状腺激素终身替代治疗。

【胸骨后甲状腺肿】

胸骨后甲状腺肿又称为胸内甲状腺肿,或纵隔甲状腺肿,按其来源不同分为原发性胸骨后甲状腺肿和继发性胸骨后甲状腺肿。原发性甲状腺肿是指在胚胎发育过程中,甲状腺原基遗存在胸腔内逐渐发育而成,又称为迷走性胸骨后甲状腺肿。其发生率比较罕见,血供来源于胸腔内血管,手术方式不同于继发性甲状腺肿。本节主要介绍继发性甲状腺肿,自身重力和胸腔内负压是其形成的主要机制,血供主要来自甲状腺下动脉。继发性胸骨后甲状腺肿分为两型:Ⅰ型为不完全型,指甲状腺部分延伸至胸骨后,与颈部甲状腺组织相连接;Ⅱ型为完全型,指甲状腺完全坠入胸骨后,仅存小血管、纤维索带与颈部甲状腺相连接,其中Ⅰ型更为常见。

继发性甲状腺肿生长缓慢,多见于 40 岁以上女性患者。由于纵隔解剖结构特点,左侧受左颈总动脉及主动脉弓影响,甲状腺结节不易向下生长,所以临床上右侧发病率明显高于左侧。发生于右侧者,下缘多止于奇静脉隐窝,发生于左侧者,下缘多止于主动脉弓上方。临床症状多表现为:胸闷气短、呼吸困难、吞咽困难、Horner 综合征、声嘶等,与其大小及压迫部位相关。

因为具有相同的组织学基础,胸骨后甲状腺肿的表现与正常部位甲状腺肿的 MRI 表现并无差异,因此,在定性诊断方面,做出胸骨后甲状腺肿的诊断并非难事,尤其是Ⅰ型胸骨后甲状腺肿,发现胸骨后病变与甲状腺病变相连,并且二者具有相同的信号即可确定诊断。MRI 检查无需特殊后处理,即可获得横轴位、矢状位和冠状位图像,并可通过多参数成像,对病变内的构成进行判断(图 7-5-10)。

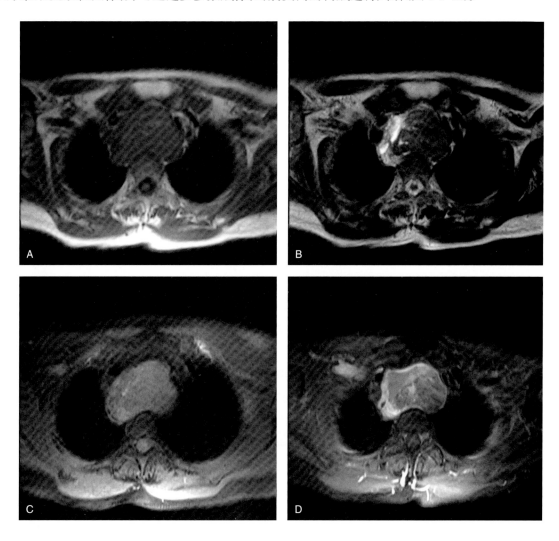

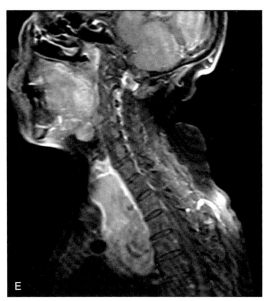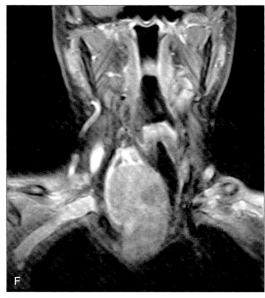

图 7-5-10 右侧胸骨后甲状腺肿

A. T₁WI 序列,示奇静脉隐窝异常信号灶,以等信号为主,内见散在斑点状高信号;B. T₂WI 序列,示病变以等信号为主,病变右侧部分见条状稍长及长 T₂ 信号灶;C. 脂肪抑制 T₁WI 序列,示病变呈欠均匀的稍高信号;D. 横轴位增强 T₁WI 序列,示病变强化不均匀,周边及内部见条状明显强化区,余病变呈轻度强化或无强化;E. 矢状位增强 T₁WI 序列,示病变向胸骨后延伸,强化不均匀;F. 冠状位增强 T₁WI 序列,示病变向胸骨后延伸,气管受压左移

二、甲状腺炎

甲状腺炎是一类累及甲状腺的异质性疾病,由自身免疫、病毒感染、细菌或真菌感染、慢性硬化、放射损伤、肉芽肿、药物、创伤等多种原因所致甲状腺滤泡结构破坏。其病因不同,组织学特征各异,临床表现及预后差异较大。患者可以表现甲状腺功能正常、一次性甲状腺毒症或甲状腺功能减退症(甲减),有时在病程中 3 种功能异常均可发生,部分患者最终发展为永久性甲减。甲状腺炎可按不同方法分类:按发病缓急可分为急性、亚急性及慢性甲状腺炎;按组织病理学可分为化脓性、肉芽肿型、淋巴细胞性、纤维性甲状腺炎;按病因可分为感染性、自身免疫性、放射性甲状腺炎等。本节将依次对化脓性甲状腺炎、亚急性甲状腺炎和桥本甲状腺炎进行详细解读。

【化脓性甲状腺炎】

(一)概述

急性化脓性甲状腺炎是一种较为罕见的感染性甲状腺病变,发生率约占甲状腺疾病的 0.1%~0.7%。化脓性甲状腺炎一旦发生,起病较快,脓肿短时间可迅速增大,如没有得到正确的诊断和治疗,可引起呼吸和吞咽困难,严重时可危及生命。

由于甲状腺具有完整的包膜,腺体内有高浓度的碘离子及过氧化氢,良好的血供和淋巴液引流,通常不易发生化脓性感染。近年来研究发现,先天性的梨状隐窝瘘管是常见的感染途径,以甲状腺左侧叶受累常见,多见于儿童、青少年。全身症状可有畏寒、发热,局部表现为颈部疼痛、颈部肿块。大部分患者甲状腺功能正常,偶有甲状腺功能亢进或者甲状腺功能减退的表现。由于窦道的寻找较为困难,且临床医师对于该疾病认识不足,导致存在先天解剖结构异常的患者,感染可反复发作,行频繁的颈部脓肿切开引流术,颈部皮肤表面可遗留窦道。甲状腺穿刺活检如抽出脓液对诊断有帮助,穿刺物培养出病原微生物可得到特异性诊断。

(二)病理学基础

病原体以细菌常见,包括金黄色葡萄球菌、链球菌、肺炎球菌、大肠埃希菌、分枝杆菌等,其他病原体也有真菌、支原体、寄生虫感染等的报道。感染的原因及途径包括：①先天性梨状隐窝瘘管，因胚胎发育过程中，第三或第四鳃裂未完全退化残留瘘管，尤其左侧后鳃体退化消失较晚所致，是儿童与青少年发生化脓性甲状腺炎的主要原因；②血源性与淋巴管途径，继发于败血症，或见于免疫缺陷、免疫功能低下患者；③甲状腺附近炎症直接蔓延；④颈部损伤；⑤医源性损伤，甲状腺细针穿刺、中心静脉置管等操作时消毒不严；⑥口咽食管损伤，进食时动物骨头导致食管损伤、穿孔。甲状腺化脓性感染可为局限性或广泛性，梨状窝窦道感染常常累及颈部，伴有颈部脓肿，后者可侵入颈部深组织或者纵隔，破入气管、食管。

（三）MRI 表现

典型的临床表现是诊断化脓性甲状腺炎或甲状腺周围炎的重要依据，包括红、肿、热、痛、皮温升高，以及实验室指标的白细胞增高等，再结合临床病史，如损伤或存在其他病变基础，对于无明确病因而反复发作者，需要重点排除先天性梨状隐窝瘘管而引起的感染。化脓性甲状腺炎的 MRI 检查中，其主要目的并非明确诊断，而是明确病变累及范围和严重程度，病变在 T_1WI 序列中呈低或稍低信号，在 T_2WI 呈稍高及高信号，在 T_2WI 脂肪抑制序列呈高信号，边界不清，沿着肌肉间隙分布，增强后边缘部分明显强化，内部强化程度较低或无强化（图 7-5-11）。

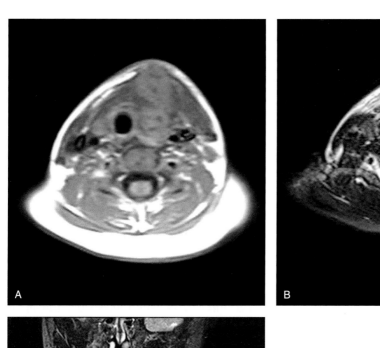
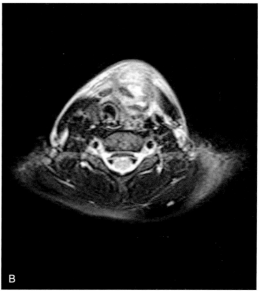
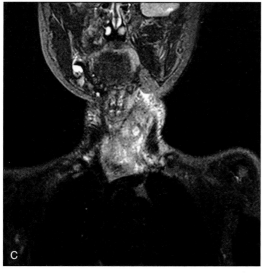

图 7-5-11 甲状腺左侧叶化脓性甲状腺炎
A. T_1WI 序列，示甲状腺左侧叶区、颈部皮下、颈部肌群及间隙见大片状等稍高信号灶，边缘模糊；
B. 抑脂 T_2WI 序列，示病变呈高信号，边缘模糊；
C. 脂肪抑制 T_2WI 序列，示病变弥漫分布，边界模糊

（四）诊断要点与鉴别诊断

1. 诊断要点

（1）红、肿、热、痛、皮温升高，以及实验室指标的白细胞增高等。

（2）明确的临床病史，如损伤或存在其他病变基础。

（3）无明确病因而反复发作者，需要重点排除先天性梨状隐窝瘘管而引起的感染。

（4）病变在 T_1WI 序列中呈低或稍低信号，在 T_2WI 呈稍高及高信号，边界不清，沿着肌肉间隙分布，增强后边缘部分明显强化，内部强化程度较低或无强化。

2. 鉴别诊断

（1）甲状腺结核：甲状腺结核罕见，多发生于肺结核或全身结核的基础上，发病速度较化脓性甲状腺炎慢，临床体征较轻，颈部常伴有肿大、钙化的淋巴结。

（2）亚急性甲状腺炎：女性居多，有季节性发病趋势，临床表现为甲状腺区疼痛及肿大，甲状腺触痛明显，可伴有体温上升、肌肉疼痛、咽痛及颈部淋巴结肿大。MRI 检查病变呈条片状形态，具有游走性，在 T_1WI 序列呈稍低信号，在 T_2WI 序列呈稍高信号，与正常甲状腺组织间分界不清，周围脂肪间隙较模糊，占位效应相对较轻。

（五）治疗和预后

急性甲状腺炎在治疗上主要是采取抗炎疗法，注射或内服广谱抗生素，局部外敷消炎药物，可用水调散外敷及 20% 硫酸镁局部湿敷，有清热解毒、消炎、消肿、解痛作用，早期局部冷敷，后期用热敷，如局部波动明显，穿刺证实甲状腺已化脓，则需及早进行脓肿切开引流排出脓液。抗感染治疗一般需 7~10d，脓腔引流液减少或消失后拔去引流（术后 1 周左右）。

【亚急性甲状腺炎】

（一）概述

亚急性甲状腺炎（subacute thyroiditis）临床上较常见，又称 De quervain 甲状腺炎、肉芽肿性甲状腺炎、病毒性甲状腺炎、巨细胞性甲状腺炎等。男女发病比例为 1∶(3~6)，30~50 岁女性发病率最高。此病的病因不明，多认为是病毒感染（包括流感病毒、柯萨奇病毒、腮腺炎病毒等）后引起的变态反应，因此，亚急性甲状腺炎又被认为是一种自身免疫性疾病。亚急性甲状腺炎按其所含人类白细胞抗原（human leukocyte antigen，HLA）的不同可分为人类白细胞抗原 B35 阳性型和人类白细胞抗原 B67 阳性型，前者起病隐匿，甲状腺功能亢进期和低下期不明显，各季节均可发病，后者一般经历典型的甲状腺功能亢进期、低下期和功能恢复期，多在夏秋季节发病。

亚急性甲状腺炎有季节发病趋势，起病形式及病情程度不一。主要表现是甲状腺区疼痛及肿大，甲状腺触痛明显，伴或不伴结节、质地较硬，可伴有体温上升、肌肉疼痛、咽痛及颈部淋巴结肿大。亚急性甲状腺炎的病程大约持续 4~6 个月，可分为三期：

1. 急性期（甲状腺毒症阶段）　该期患者体温轻度增高，少数可为高热，吞咽困难，局部可表现为甲状腺的肿大和触痛，并可出现颈部淋巴结肿大。由于炎症破坏甲状腺滤泡，导致血清甲状腺素水平升高，出现一系列甲亢的表现，如精神紧张、心悸、怕热、震颤及多汗等。血清 T3、T4 又可抑制 TSH 分泌，^{131}I 吸收明显降低。这种分离现象，即 ^{131}I 吸收率降低而血 T4 浓度增高是亚急性甲状腺炎的特点。这些表现持续大约 3~6 周或更长，然后过渡到甲状腺功能低下期。

2. 甲状腺功能低下期　随着炎症减退和甲状腺滤泡上皮细胞破坏加重所致的储存激素的耗竭，患者甲亢症状消失，症状明显好转。患者在甲状腺激素合成功能恢复之前进入此阶段可发生暂时性甲减，出现水肿、怕冷、便秘等症状，历时数月。少数病例（5.0%）可能发生永久性甲减。

3. 甲状腺功能恢复期 亚急性甲状腺炎是自限性疾病,在恢复期炎症逐渐消退,血清甲状腺激素水平恢复正常,^{131}I 吸收率正常或偏高,其他症状随之好转或消失。亚急性甲状腺炎复发率很低,约 1.4%。复发时的表现与第一次发作类似。

(二) 病理学表现

亚急性甲状腺炎病因不清,本病常发生于上呼吸道感染之后,为无菌性炎症,临床及流行病学常常提示病毒感染可能是发病原因,但尚无明确结论。大体上,甲状腺不对称性增大,通常很少或不与周围组织粘连。在疾病进展期,受累腺体质地坚硬,不规则的白色区或一些小的境界不清的结节易误诊为癌。显微镜下,早期病变炎症明显,部分滤泡破坏而被中性粒细胞替代并形成微小脓肿,胶质外溢引起组织细胞和多核巨细胞包绕并形成肉芽肿,但无干酪样坏死(图 7-5-12),间质可见多少不等的嗜酸性粒细胞、淋巴细胞和浆细胞浸润。恢复期多核巨细胞和组织细胞减少或消失,滤泡上皮增生和间质纤维化,可伴瘢痕形成。同一腺体中可见到不同阶段的病变。

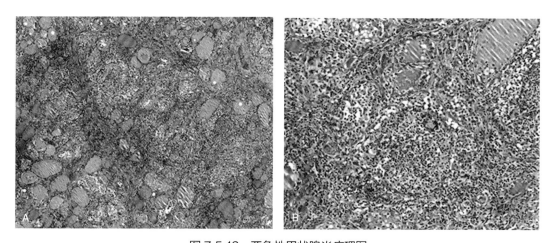

图 7-5-12 亚急性甲状腺炎病理图
A. 甲状腺组织内见多发性肉芽肿;B. 部分滤泡破坏而被中性粒细胞替代并形成微小脓肿,
胶质外溢引起组织细胞和多核巨细胞包绕形成肉芽肿

(三) MRI 表现

单侧叶发病较常见,双侧叶也可同时受累,有些患者先局限于一侧叶的局部,然后蔓延至同侧叶的其他部位,甚至到对侧叶,呈游走性,这种现象在超声被称为 Creeping 现象,是亚急性甲状腺炎的特征性超声表现之一。病变多位于甲状腺中上部腹侧近包膜处,其发生机制尚不明确。根据病变累及范围将亚急性甲状腺炎分为弥漫型和局限型,超声是诊断亚急性甲状腺炎最佳检查方法。

对于亚急性甲状腺炎病变较大或累及周围结构者,MRI 或 CT 检查是超声的有力补充手段。典型的亚急性甲状腺炎常表现为条片状形态,在 T_1WI 序列呈稍低信号,在 T_2WI 序列呈稍高信号,病变与正常甲状腺组织间分界不清,周围脂肪间隙较模糊,占位效应相对较轻,邻近气管、食管受压不明显,强化程度随着病变的不同时期而异:早期病变血供较少,强化程度较低,表现为低于正常甲状腺,中期病变血供增加,强化程度增高,可表现为高于周围正常甲状腺。与常规轴位检查的 CT 比较,MRI 检查可以通过横轴位、冠状位、矢状位三个方向成像,且 T_2WI 序列,尤其是脂肪抑制 T_2WI 序列,对周围炎性渗出的显示更敏感,故在亚急性甲状腺炎的诊断方面,MRI 优于 CT 检查(图 7-5-13)。部分位于甲状腺外带的病变,可以出现甲状腺包膜不连续,易与甲状腺癌相混淆。对于较小病变,其形态多不规则,增强后边界亦较平扫模糊,易与甲状腺癌相混淆,尤其是乳头状癌,细针穿刺活检有助于两者的鉴别诊断。

（四）诊断要点与鉴别诊断

1. 诊断要点

（1）女性居多,有季节性发病趋势。

（2）甲状腺区疼痛及肿大,甲状腺触痛明显,可伴有体温上升、肌肉疼痛、咽痛及颈部淋巴结肿大。

（3）病变呈游走性。

（4）条片状形态。

（5）在 T_1WI 序列呈稍低信号,在 T_2WI 序列呈稍高信号。

（6）病变与正常甲状腺组织间分界不清,周围脂肪间隙较模糊,占位效应相对较轻。

2. 鉴别诊断

（1）化脓性甲状腺炎:患者多具有明确的临床病史,如损伤或存在其他病变基础,局部表现为红、肿、热、痛、皮温升高,实验室指标的白细胞增高,病变在 T_1WI 序列中呈低或稍低信号,在 T_2WI 呈稍高及高信号,边界不清,沿着肌肉间隙分布,增强后边缘部分明显强化,内部强化程度较低或无强化。

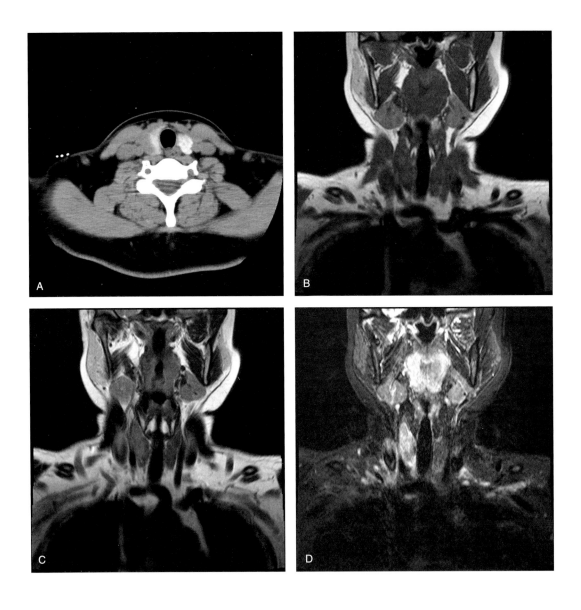

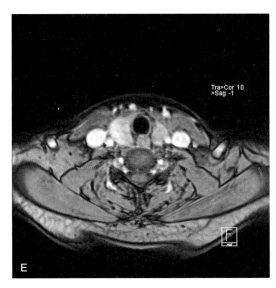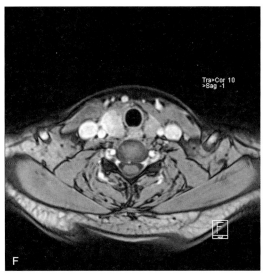

图 7-5-13　甲状腺右侧叶亚急性甲状腺炎

A. CT 平扫,示右侧叶条、片状低密度影,边界欠清;B. T₁WI 序列,示右侧叶形态较饱满,信号与对侧相似;C. T₂WI 序列,示右侧叶条、片状稍长 T₂ 信号灶,累及右侧叶纵轴(头→足)的大部分,病变外侧与血管分界不清;D. 脂肪抑制 T₂WI 序列,示右侧叶增大,信号弥漫性增高;E. 增强 T₁WI 序列,示右侧叶病变强化明显,程度高于周围甲状腺,病变与周围甲状腺分界不清;F. 延迟 320s 后增强 T₁WI 序列,示病变仍呈高强化(由安徽省怀远县中医院影像科易和医师提供)

（2）甲状腺乳头状癌:临床症状轻微或无,触诊质硬、无压痛,MRI 表现为形态不规则和咬饼征,在 T₁WI 序列呈中等或偏低信号,在 T₂WI 呈等、偏高信号,"壁结节状"或"岛状"显著强化是其特征性表现,而一旦出现颈部淋巴结增大(≥0.5~0.8cm)、明显强化、囊变坏死(尤其是伴有壁结节者)、最小径/最大径>1/2 等征象,均强烈提示乳头状癌淋巴结转移。

（3）结节性甲状腺肿:最常见的甲状腺结节性病变,常多发,无压痛,同时伴有甲状腺两侧叶对称或非对称性增大,结节边界清晰,形态规则,易囊变,增强后结节较平扫显示清晰。

（五）治疗和预后

亚急性甲状腺炎是病毒感染诱发的变态反应性炎性病变,而非细菌感染,是一种自限性疾病。泼尼松 20~30mg/d,对肾上腺激素有禁忌证者以阿司匹林为宜,甲亢症状多属一过性,无需使用抗甲状腺药物,更不能用放射性核素 ¹³¹I 或手术治疗,否则可能导致永久性甲状腺功能减退症,须长期用甲状腺激素治疗。本病预后良好,多数在 2~8 个月内恢复。

【桥本甲状腺炎】

（一）概述

桥本甲状腺炎(Hashimoto's thyroiditis)于 1912 年由日本学者桥本策首次报道而被命名。传统上称为淋巴细胞性甲状腺炎和桥本甲状腺炎的甲状腺疾病,实际上代表了一种器官特异性、免疫介导的炎症性疾病的不同时相或不同表现,通常被称为自身免疫性甲状腺炎,在甲状腺疾病中约占五分之一以上,且近年来患病率呈上升趋势。桥本甲状腺炎是临床甲状腺功能减低的最常见原因,女性多见,男女比例约为 1:20,可发生于任何年龄,以 20~50 岁多发。

桥本甲状腺炎的病因主要是遗传因素和环境因素相互作用形成,具有家族聚集性,其发病机制是以自身甲状腺组织为抗原的自身免疫性疾病,自身抗体主要是抗甲状腺球蛋白抗体(TGAb)和抗甲状腺过氧化物酶抗体(TPOAb),实验室检查中可见桥本甲状腺炎患者多有 TGAb 与 TPOAb 显著升高,这一点是临床诊断桥本甲状腺炎的重要线索。环境因素主要包括高碘饮食、性激素、感染、药物以及精神因素等。

（二）病理学表现

桥本甲状腺炎的病理表现主要为间质广泛淋巴细胞浸润和甲状腺滤泡上皮嗜酸性变，淋巴组织内常见具有明显生发中心的大的淋巴滤泡形成，此外，还可见多量浆细胞浸润，间质纤维组织有不同程度的增生，以及多发裂隙状结构，后者研究表明多为淋巴管。早期桥本甲状腺炎的病理改变是广泛的淋巴细胞和浆细胞浸润，形成淋巴滤泡及生发中心，造成甲状腺滤泡萎缩、破坏，病变质地较为均匀。随着病程的发展，甲状腺滤泡上皮萎缩及间质内不同程度的结缔组织增生，从而形成网格状，对于桥本甲状腺炎的诊断及鉴别诊断具有重要意义。随着病程进一步发展，甲状腺出现功能低下，促使 TSH 增高刺激甲状腺部分滤泡上皮呈再生性改变，血管代偿性增生，甲状腺内滤泡间血管明显增加，从而形成甲状腺内彩色血流信号丰富，甚至形成"火海征"。到了病程晚期，甲状腺滤泡严重萎缩，间质致密的玻璃样变的纤维组织增生，甲状腺广泛纤维化伴玻璃样变，甚至钙化、骨化，形成大小不等、成分不一的结节。

根据病变中淋巴细胞浸润与纤维组织增生比例的不同，可将桥本甲状腺炎分为三种类型：①以淋巴细胞浸润为主者，称为淋巴样型，纤维组织增生不明显，特点为广泛淋巴细胞浸润，淋巴滤泡萎缩，故甲状腺的体积多较大而软，此型多见于儿童和青年人；②结缔组织增生为主者，称为纤维型，由致密结缔组织广泛取代甲状腺实质，纤维组织继发玻璃样变，淋巴细胞浸润不明显，此型占所有病例的 12.5%，主要发生于中年人，有甲状腺功能低下的症状；③淋巴组织与结缔组织均增生，称纤维 - 淋巴样型。典型的桥本甲状腺炎镜下呈弥漫性改变，但也有表现为明显呈结节状生长的病例，甲状腺炎与上皮性成分结节性增生合并存在，这种病变被命名为结节性桥本甲状腺炎，另一种形态变异是增生的结节完全由嗜酸性细胞组成，嗜酸性细胞形成滤泡或呈实性排列。

桥本甲状腺炎纤维性变型与 Riedel 甲状腺炎不同，其纤维化是致密的玻璃样变的纤维组织（而不是 Riedel 甲状腺炎中活跃增生的纤维化），并且不延伸至甲状腺被膜以外。

（三）MRI 表现

甲状腺多弥漫性、对称性增大，边缘规则、圆钝，在 T_1WI 序列呈均匀等、稍低信号，在 T_2WI 序列呈均匀等、稍高信号，其间可见低信号纤维带，可有或无扩张的血管，增强扫描常均匀轻、中度强化（图 7-5-14、图 7-5-15）。需要注意，MRI 在桥本甲状腺炎的诊断中无优势，因该病引起甲状腺组织信号弥漫性或局灶性减低，前者可掩盖其他结节性病变，尤其是微小结节，后者容易与甲状腺癌和结节性甲状腺肿等病变混淆，故对于桥本甲状腺炎诊断明确患者，常规建议高频超声检查。

桥本甲状腺炎是由于淋巴细胞的浸润、滤泡大量遭破坏、纤维组织增生的病变过程，病程较长，在这一病程中，收集甲状腺淋巴回流的颈部Ⅵ组淋巴结可产生反应性增生、肿大。中央组淋巴结主要收集甲状腺的淋巴回流，而桥本甲状腺炎主要是以淋巴细胞增生为主的自身免疫性甲状腺炎，故桥本甲状腺炎患者时常有颈部Ⅵ组淋巴结的显示。桥本甲状腺炎患者显示的颈部Ⅵ组淋巴结多位于甲状腺下极的下方、气管两侧，常为双侧性，此点与亚急性甲状腺炎及甲状腺癌患者的单侧肿大有所差异。在中央组淋巴结的观察上，MRI 具有较大优势，能够理想显示淋巴结大小、分布、强化模式等，但尽管如此，如果桥本甲状腺炎合并乳头状癌，MRI 仍然很难分清桥本甲状腺炎众多增生结节中，哪些发生了淋巴结转移。

（四）诊断要点与鉴别诊断

1. 诊断要点

（1）女性多见，男女比例约为 1∶20。

（2）甲状腺多弥漫性、对称性增大，边缘规则、圆钝。

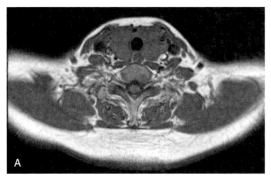 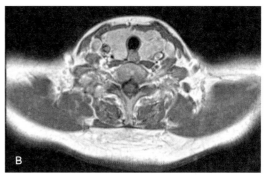

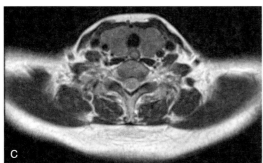

图 7-5-14 桥本甲状腺炎

A. T₁WI 序列,示甲状腺两侧叶形态饱满,与肌肉信号相比以等信号为主,局部见斑点状稍低信号区; B. T₂WI 序列,示两侧叶信号不均匀,呈稍高及高信号,甲状腺轮廓较 T₁WI 序列显示清晰; C. 增强 T₁WI 序列,示两侧叶强化程度较正常甲状腺减低,绝大部分强化均匀,局部区域存在条状强化程度较低区

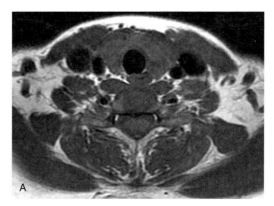

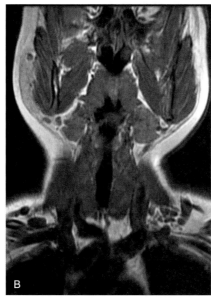 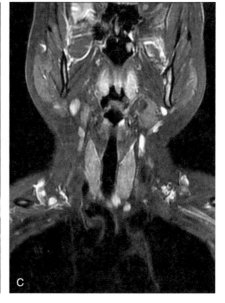

图 7-5-15 桥本甲状腺炎中晚期

A、B. 横轴位和冠状位 T₁WI 序列,示甲状腺两侧叶不对称增大,左侧甲状腺明显,峡部增厚,信号欠均匀; C. 脂肪抑制 T₂WI 序列示两侧甲状腺略增大,信号欠均匀,其内似见线状低信号

(3)T$_1$WI 序列呈均匀等、稍低信号,在 T$_2$WI 序列呈均匀等、稍高信号。

(4)甲状腺自身抗体 TGAb 和 TPOAb 滴度明显升高。

2. 鉴别诊断

(1)弥漫性毒性甲状腺肿(Graves 病):桥本甲状腺炎与 Graves 病关系密切,两者均有自身免疫性抗体,有认为是同一疾病的不同表现。前者以产生甲状腺球蛋白抗体和甲状腺微粒体抗体为主,血中 TSH 升高,而后组以产生 TSH 受体抗体为主,后者与 TSH 竞争性结合 TSH,血中 TSH 反而下降,甲状腺抗体滴度较低,二者均引起甲状腺信号和强化程度减低,单纯依靠 MRI 无法进行鉴别。

(2)原发性甲状腺淋巴瘤:中老年女性桥本甲状腺炎患者,短期内甲状腺迅速增大,双叶受侵可达80%,T$_1$WI 序列多呈等、低信号,以均匀信号为主,T$_2$WI 序列呈等、稍低信号,高分辨 T$_2$WI 序列可见清晰线样低信号纤维分隔影,增强扫描轻中度强化。颈淋巴结多发肿大。

(五) 治疗和预后

慢性淋巴细胞性甲状腺炎为自身免疫性疾病,严重损害甲状腺组织时将造成甲状腺功能低下,故应以甲状腺素替代疗法和免疫抑制疗法为主的内科治疗,近年也有提出采用基因治疗,一般甲状腺较小,无明显症状者可观察,如为亚急性起病,甲状腺肿大明显,有疼痛者,可先服泼尼松 5mg 每日 3 次,1~3 周后逐渐减量,代之以甲状腺素,通常给甲状腺素片 40~60mg/d 或 L-T4 50~100μg/d,分别逐步增至 120~180mg/d 或 200~300μg/d,直至腺体缩小,敏感的 TSH 降至正常,然后逐步调整至维持量。一般对 HT 不宜手术治疗,不适当的切除将促使甲状腺功能减退提前发生。但为明确诊断(恶性)或减轻压迫症状,临床上需采用手术治疗。如施行甲状腺峡部切除、甲状腺部分切除、甲状腺次全切除,若 HT 合并甲状腺癌或恶性淋巴瘤则行根治性手术。

三、甲状腺腺瘤

(一) 概述

甲状腺腺瘤(thyroid adenoma)起源于甲状腺滤泡上皮,是最常见的甲状腺良性肿瘤。好发于甲状腺功能活跃期,目前认为本病多为单克隆性,其病因尚不明了,可能与性别、遗传因素、射线照射、TSH 过度刺激有关。本病常发生在 40 岁以下,以 20~40 岁最多见,女性较男性多见,男女之比约1:5~1:6。甲状腺腺瘤常分为滤泡状和乳突状囊性腺瘤两种,前者占绝大多数,本文着重对滤泡状腺瘤详细解读。

病程缓慢,多数在数月到数年甚至更长时间。临床症状不明显,大部分患者因体检或颈部不适而发现颈部肿物。多为单发,圆形或卵圆形,表面光滑,质地韧实,与周围组织无粘连,无压痛,可随吞咽上下活动。肿瘤直径一般在 1~5cm,巨大者少见,巨大肿块可引起邻近器官受压症状,但不侵犯这些器官。少数可因肿块血管破裂而出血,短期内迅速增大,出现颈部胀痛。约 20% 属于自主性高功能腺瘤,伴有甲状腺功能亢进。甲状腺腺瘤可出现癌变,恶变率约 10%。

(二) 病理学表现

大体上,腺瘤大体形态为甲状腺内有完整包膜的单个结节,呈圆形或椭圆形,质地中等,表面光滑,边界清楚,常有完整包膜。瘤内常见出血、坏死、囊性变及钙化。

显微镜下,滤泡状腺瘤是显示滤泡细胞分化具有包膜的良性肿瘤,通常单发,有完整的薄包膜,组织结构和细胞形态与周围腺体不同,周围腺体受压。

(三) MRI 表现

甲状腺滤泡状腺瘤呈圆形或椭圆形,边缘锐利,在 T$_1$WI 序列呈稍低信号,在 T$_2$WI 呈稍高信号,较小者信号均匀,较大者信号不均匀,易坏死囊变,甚至形成厚壁囊肿(图 7-5-16~ 图 7-5-19)。钙化是滤泡状腺瘤的少见征象,发生率明显低于良性的结节性甲状腺肿,亦远低于恶性的乳头状癌、髓样癌和滤泡细胞癌,较小钙化在 MR 各序列无法显示,较大钙化在 MRI 各序列均呈明显低信号。增强后,滤泡状腺瘤的强化程度与其内组织学构成相关,如果以小滤泡和细胞成分为主,而大滤泡、囊变和坏死较少时,肿瘤强化程度高于周围甲状腺组织呈高强化(图 7-5-18、图 7-5-19),如果肿瘤以大滤泡为主,肿瘤强化程度低于周围甲状腺组织呈低强化,如果肿瘤以囊变和坏死为主,这些区域无强化,形成厚壁囊肿。

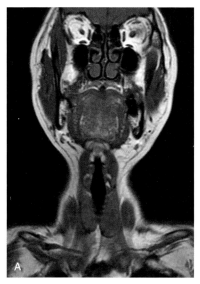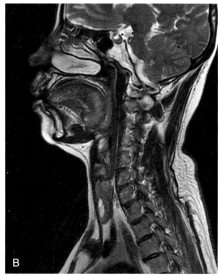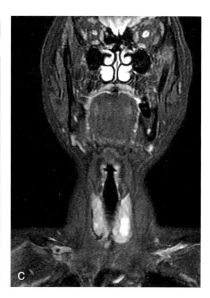

图 7-5-16 甲状腺左侧腺瘤

A. 冠状位 T$_1$WI 序列,示左侧甲状腺内可见椭圆形长 T$_1$ 信号影;B. 矢状位 T$_2$WI 序列,示左侧甲状腺内可见椭圆形长 T$_2$ 信号影;C. 脂肪抑制冠状位 T$_2$WI 序列,示左侧甲状腺内椭圆形高信号,边界清晰

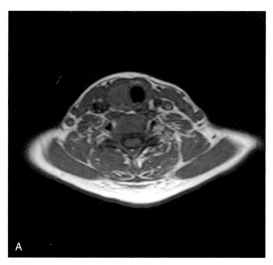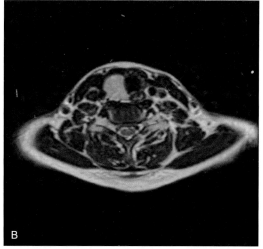

图 7-5-17 甲状腺右侧叶腺瘤

A. T$_1$WI 序列,示甲状腺右侧叶类圆形结节,呈等信号,边界欠清晰;B. T$_2$WI 序列,示结节呈高信号,边界清晰,气管稍受压左移

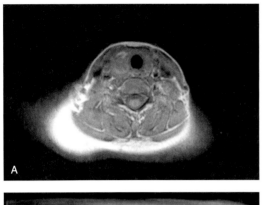
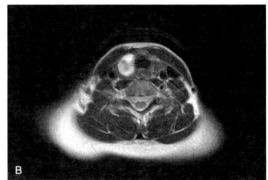
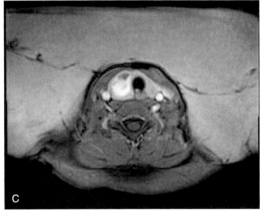

图 7-5-18 甲状腺右侧叶腺瘤

A. T₁WI 序列,示甲状腺右侧叶椭圆形结节,以等
信号为主,结节前缘部分呈高信号;B. T₂WI 序列,
示结节以高信号为主,内见斑片状等信号灶;C. 脂
肪抑制增强 T₁WI 序列,示结节大部分明显强化,
结节前缘部分无强化,提示囊变

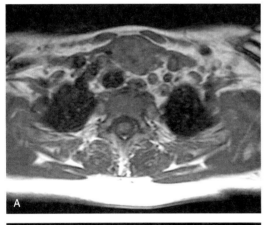
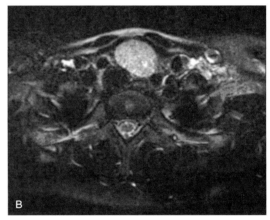
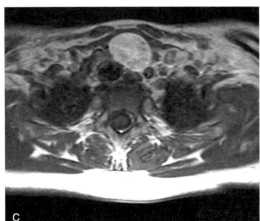

图 7-5-19 异位甲状腺腺瘤

A. T₁WI 序列,示左侧胸口入口区椭圆形等信号为
主结节,内见斑点状低信号灶;B. 脂肪抑制 T₂WI 序
列,示结节呈均匀高信号,边界清晰;C. 增强 T₁WI
序列,示结节大部分明显均匀强化,结节边缘局部见
斑点状强化程度较低区

　　部分学者认为,腺瘤与结节性甲状腺肿的关系密切,前者是后者的高级阶段,这个理论很好解释了病理诊断并非少见的"腺瘤性甲状腺肿"或"甲状腺肿伴腺瘤样增生"。传统观念认为"内分泌器官肿瘤中,只有单发结节才能够代表肿瘤,多发结节是由垂体分泌激素过多而导致的增生",若按着此原则,甲状腺单发结节可以诊断为腺瘤,而多发结节可排除腺瘤而诊断为结节性甲状腺肿。与结节性甲状腺肿相仿,腺瘤亦可发生异位,发生位置与结节性甲状腺肿相仿,以颈根部、上纵隔多见,二者单纯依靠影像学无法鉴别。

　　与乳头状癌的研究相同,目前不同学者对甲状腺腺瘤的动态增强、弥散加权成像和 MR 波谱成像的认识存在较大差异,可信的结果亦需多中心、大数据进一步证实,本文对此部分内容不予详细解读。

　　(四) 诊断要点与鉴别诊断

　　1. 诊断要点

　　(1) 40 岁以下,以 20~40 岁最多见,女性较男性多见。

　　(2) 单侧发病,圆形或椭圆形,边缘锐利,部分可见包膜征象。

　　(3) 肿瘤在 T_1WI 序列呈稍低信号,在 T_2WI 呈稍高信号,较小者信号均匀,较大者信号不均匀,易坏死囊变。

　　(4) 强化程度与其内组织学构成相关,典型者呈高强化,但等低强化也并非少见。

　　2. 鉴别诊断

　　(1) 结节性甲状腺肿:与腺瘤鉴别诊断困难,除了发病状态的差异,二者极难鉴别。

　　(2) 甲状腺乳头状癌:常见形态不规则和咬饼征,在 T_1WI 序列呈中等或偏低信号,在 T_2WI 呈等、偏高信号,"壁结节状"或"岛状"显著强化是其特征性表现,而一旦出现颈部淋巴结增大(≥0.5~0.8cm)、明显强化、囊变坏死(尤其是伴有壁结节者)、最小径/最大径>1/2 等征象,均强烈提示乳头状癌淋巴结转移。

　　(3) 滤泡细胞癌:较大肿瘤(≥4.0cm)、形态不规则、间断的环状钙化、中央星芒状坏死区、周围淋巴结或远处脏器转移等征象有助于滤泡细胞癌的诊断,如果不具备这些征象,尤其是较小肿瘤,滤泡细胞癌与滤泡状腺瘤极难单纯通过 MRI 进行鉴别。

　　(五) 治疗和预后

　　一般按照甲状腺结节处理判断,很难术前确诊,治疗上同良性甲状腺结节,除非出现以下两种情况:①病变巨大,压迫周围邻近器官而引起相应临床症状,如压迫气道引起呼吸困难,压迫食管引起吞咽困难,压迫喉返神经引起声音嘶哑等;②良、恶性难以确定,或合并恶性肿瘤者。手术治疗一般采用甲状腺大部分切除,包括腺瘤在内,以防止腺瘤发生恶变和引起甲状腺功能亢进。

四、异位甲状腺

　　(一) 概述

　　异位甲状腺(ectopic thyroid gland),是指在甲状腺正常位置以外出现的甲状腺组织,是一种甲状腺胚胎发育异常的疾病。异位甲状腺可发生在甲状腺胚胎发育过程中甲状腺原基下降沿线的任何部位,90%左右发生在舌根部,亦可见于胸骨后、纵隔内及气管内,甚至可发生于卵巢、腹股沟区、肾上腺等少见区域。可分为两类:一类是迷走甲状腺,即其他部位出现甲状腺组织,而固有部位甲状腺缺如,此种类型约占异位甲状腺的 70%,其异位可出现 1~2 处;另一类称额外甲状腺或副甲状腺,为固有部分存在甲状腺,而其他部位同时出现甲状腺组织。异位甲状腺的发生率约为 1:100 000~1:300 000,女男之比为(3~5):1。

　　异位甲状腺一般无临床症状,可在体检时发现颈部肿物,有些患者以吞咽时异物感或气管压迫症状及甲状腺功能低下就诊。舌根甲状腺还可引起呼吸困难、发音改变等症状。异位甲状腺亦可发生腺体肿大、其他甲状腺疾病及癌变,临床症状与其发生部位及大小有关,可表现为局部的压迫及阻塞症状,如吞咽、呼吸及发音困难、声嘶、刺激性咳嗽等,压迫胸内大血管导致头面部肿胀,胸闷气短。

（二）病理学表现

大体上，与正常甲状腺一样，质地柔软，切面呈鲜牛肉色。腺体包以薄层结缔组织，即甲状腺固有包膜。结缔组织由包膜伸入腺实质将腺体分成许多大小不等的小叶，每个小叶由无数个滤泡和滤泡间组织构成。

显微镜下，腺体实质由大量甲状腺滤泡及滤泡旁细胞组成，滤泡间有少量结缔组织和丰富的毛细血管，滤泡内含甲状腺胶质。

（三）MRI 表现

典型异位甲状腺常位于舌盲孔与会厌之间的舌根中线上，边界清晰，平扫及增强信号与原位甲状腺一致，即与周围肌肉信号相比，T_1WI 呈等信号，T_2WI 呈稍高信号，DWI 和 ADC 呈等信号，增强后强化均匀而显著（图 7-5-20、图 7-5-21）。需注意，任何可发生于原位甲状腺的病变，均可发生在异位甲状腺，有合并症的异位甲状腺，其强化程度与合并症的性质有关，如合并桥本甲状腺炎，其强化程度将均匀减低，而如合并腺瘤或腺瘤性甲状腺肿，其强化程度明显增加，具体见原位甲状腺病变的相关章节。MR 横轴位可理想显示颈部原位有无甲状腺组织，而矢状位则能更好地显示异位甲状腺的位置与周围的毗邻关系。发生于其他区域的异位甲状腺，尤其是腹部和盆腔，单纯依靠 MRI 容易误诊为其他病变，CT 平扫呈较高密度有助于鉴别诊断。

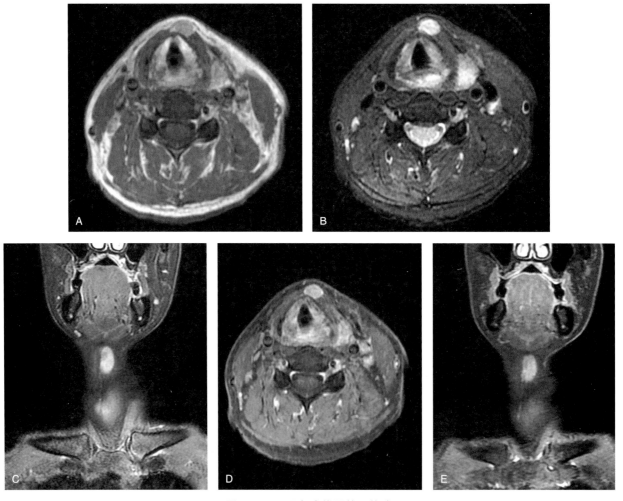

图 7-5-20　颈部中线异位甲状腺

A. T_1WI 序列，示颈前部中线稍偏左侧椭圆形结节影，呈稍高信号；B、C. 脂肪抑制 T_2WI 序列，示颈前部结节呈高信号，边界清晰；D、E. 脂肪抑制增强 T_1WI 序列，示结节均匀强化，与甲状腺强化程度类似，边界清晰

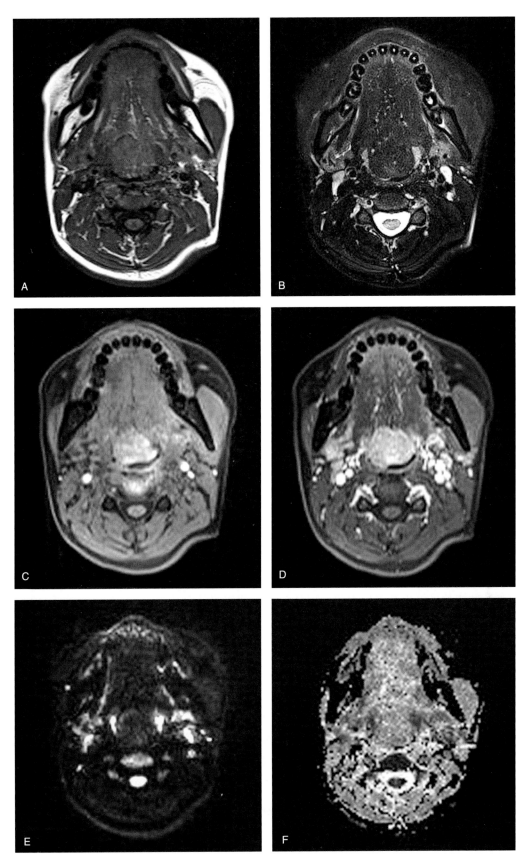

图 7-5-21 舌根部异位甲状腺

A. 横轴位 T_1WI 序列,示舌根后下方椭圆形软组织肿块影,与肌肉相比,病变呈等信号;B. 横轴位 T_2WI 脂肪抑制序列,示病变呈等信号,边界清晰,病变向后突向咽腔,邻近咽腔明显变窄;C、D. 增强 T_1WI 序列,示病变动脉期明显均匀强化(C),静脉期持续性强化(D);E. DWI 序列,示病变以等信号为主;F. ADC 序列,示病变无明显弥散受限

（四）诊断要点与鉴别诊断

1. 诊断要点

(1) 女性多见。

(2) 多位于舌根部。

(3) 常见双侧颈部无甲状腺组织，或甲状腺组织较小。

(4) T_1WI、T_2WI 及增强序列均与正常甲状腺信号一致。

2. 鉴别诊断

(1) 甲状舌骨囊肿：呈圆形、卵圆形、界清，位于舌盲孔与甲状腺之间，以舌骨上或下部最常见，T_1WI 序列呈低信号，T_2WI 序列呈高信号，增强扫描无强化，合并感染时，壁可呈环形强化。

(2) 第二鳃裂囊肿：位于胸锁乳突肌前面，颈动脉鞘区外侧，下颌下腺后方，在颈内动脉及颈外动脉间形成"鸟嘴"样形状；T_1WI 序列信号特点取决于囊内蛋白含量，蛋白含量低呈低信号，蛋白含量高呈高信号，T_2WI 序列呈高信号，如未感染增强扫描不强化。

(3) 淋巴瘤：T_1WI 和 T_2WI 序列常呈均匀等信号，增强扫描呈均匀强化。

(4) 腺样囊性癌：形态不规则，边界欠清，T_1WI 序列呈低或稍低信号，T_2WI 序列常为等或高信号，易沿神经周围生长，增强后典型表现为斑驳或蜂窝样强化。

（五）治疗和预后

异位甲状腺是否需要治疗，与其大小、位置、临床症状及合并症的有无相关，如果仅是异位甲状腺，只需随诊观察，如果产生了临床症状或合并症，则根据症状及合并症的有无决定是否需要进一步外科切除。

五、甲状腺乳头状癌

（一）概述

甲状腺乳头状癌（papillary thyroid carcinoma）是起源于甲状腺滤泡上皮细胞的分化型恶性肿瘤，也是甲状腺癌最常见的组织学亚型，约占全部甲状腺癌的 85%~90%。近 30 年来，甲状腺癌发病率不断飙升，但增长的主要是乳头状癌，尤其是微小乳头状癌（直径 ≤ 1cm）。至今为止，甲状腺乳头状癌病因及发病机制尚未明确，目前只有射线辐射被确认为乳头状癌发生相关的危险因素，其他因素如慢性 TSH 刺激、雌激素、碘状态及种族差异等也被先后提出。甲状腺乳头状癌多数分化良好，恶性程度较低，预后较好，5 年生存率为 95%~97%，10 年生存率达 93.8%，对于低危的甲状腺乳头状癌，5 年和 10 年生存率接近 100%。甲状腺乳头状癌以女性多见，男女之比为 1∶3，20 岁以后患者明显增多，以 30~60 岁为著，60 岁以上明显减少。

甲状腺乳头状癌发展缓慢，病程较长，尤其是微小癌，患者多无自觉症状，往往由体检时偶然发现。随着病情进展，当肿块突破被膜侵犯喉返神经时，可出现声音嘶哑；当较大肿块压迫气管、食管时，可引起呼吸及吞咽困难。乳头状癌偶可伴有甲状腺功能减退或亢进。肿瘤常单发，部分有多中心发病特征，包括单侧多发、双侧多发。肿瘤较小时，临床难以触及，肿块较大时可触及甲状腺内非对称的无痛性肿物，质地较硬，边界多较模糊，如肿块局限在甲状腺内则可随吞咽上下活动，如肿块侵犯气管、食管等周围组织时则无法活动。乳头状癌淋巴结转移较早，初诊时约有 20%~90% 的患者出现颈部淋巴结转移，部分患者甚至以淋巴结转移为第一主诉就诊，淋巴结转移以中央区转移为主，其次是侧颈部，而远处转移少见。

（二）病理学表现

大体上，肿瘤无包膜，质地较硬，切面灰白，部分病理有囊形成，囊内可见乳头，常伴出血、坏死、纤维化和钙化。显微镜下，乳头分支多，乳头中心有纤维血管间质（真乳头），间质内常见呈同心圆状的钙化小体，即砂粒体，有助于诊断。乳头上皮可呈单层或多层，癌细胞可分化程度不一，核染色质少，常呈透明或毛玻璃状,无核仁,有核沟(图 7-5-22)。

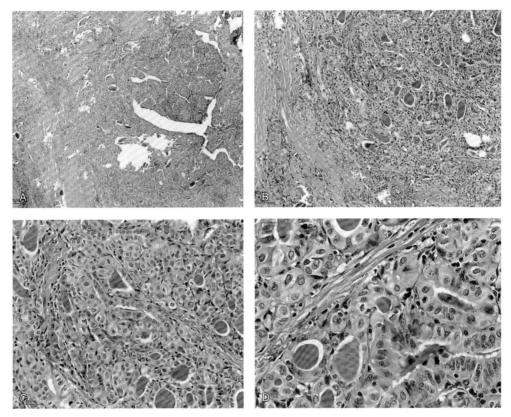

图 7-5-22 甲状腺乳头状癌(高细胞亚型)病理图
A. 低倍镜示肿瘤界限不清,肿瘤细胞增生成大小不等的滤泡样结构(HE×4); B~D. 光镜下见肿瘤细胞排列密集,
细胞界限较清楚,胞质丰富、粉染,核拥挤,大小不一、成长杆状,核沟明显(HE×10、HE×20、HE×40)

(三) MRI 表现

甲状腺乳头状癌多呈浸润性生长,边缘不规则,部分有明显外侵现象,需注意肿物与气管、食管、颈动脉等重要结构的关系。"咬饼征"是 CT 诊断甲状腺乳头状癌并预测颈部淋巴结转移的重要征象,是指肿瘤最大径位于瘤甲交界区或甲状腺外,在一定程度上间接反映了肿瘤侵犯甲状腺包膜,而甲状腺包膜淋巴管丰富,进而易发生颈部淋巴结转移,MRI 和 CT 虽然成像机制不同,但二者成像的解剖学基础相同,故"咬饼征"同样适用于 MRI 诊断乳头状癌中(图 7-5-23),与 CT 比较,MRI 咬饼征多见于增强 MRI,且显示率远低于 CT。肿瘤在 T_1WI 序列呈中等或偏低信号,在 T_2WI 呈等、偏高信号(图 7-5-24~ 图 7-5-26),可想而知,如果肿块在各序列都呈等信号或偏低、偏高信号,MRI 对其辨别能力极其有限,尤其是对没有改变甲状腺形态的微小乳头状癌。较大乳头状癌易出现内部斑片状坏死,甚至形成以囊性成分为主的肿瘤,MRI 表现为囊实性结节,实性成分呈"壁结节状"或"岛状",增强后显著强化,微小乳头状癌极少坏死、囊变,甚至被认为囊变是排除微小乳头状癌的重要征象。钙化是甲状腺乳头状癌的一个重要影像学和组织学特征,尤其是簇状微钙化或粗钙化,只是 MRI 对微钙化的显示不敏感,只能对斑片状粗钙化进行显示,表现为在各个序列均为低信号(图 7-5-27),此时,进一步通过超声和 CT 来判断钙化的有无及其分布模式至关重要。增强后,肿瘤强化模式与其内胶原纤维间质与肿瘤实质所占比例相关,如果前者明显占优势,则增强后表现为低强化,如果后者占优势,则增强后表现为高强化,当二者分布不均匀时,则表现为不均匀强化(图 7-5-28)。

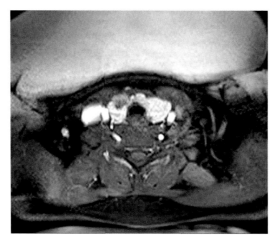

图 7-5-23　甲状腺右侧乳头状癌

增强 T_1WI 序列,示甲状腺右侧叶近峡部不规则肿瘤,强化程度低于周围甲状腺组织,
甲状腺边缘连续性中断,呈"咬饼状"缺损

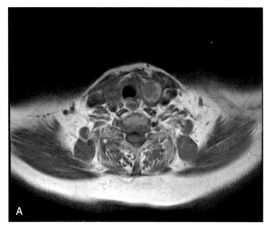 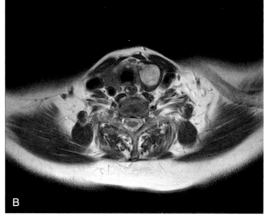

图 7-5-24　甲状腺左侧叶乳头状癌

A. T_1WI 序列,示肿块以等信号为主,边缘见条状高信号;B. T_2WI 序列,示肿块以高信号为主,
内部见条索状及斑点状等信号

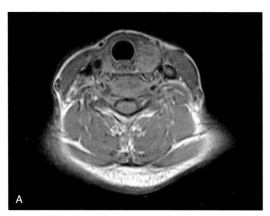 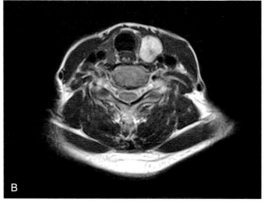

图 7-5-25　甲状腺左侧叶乳头状癌

A. T_1WI 序列,示肿块呈均匀等信号;B. T_2WI 序列,示肿块以高信号为主,内见斑点状等信号区

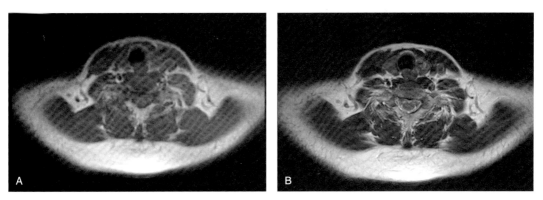

图 7-5-26 甲状腺左侧叶乳头状癌

A. T₁WI 序列, 示肿块呈等信号; B. T₂WI 序列, 示肿块以等信号为主, 周边见带状高信号灶

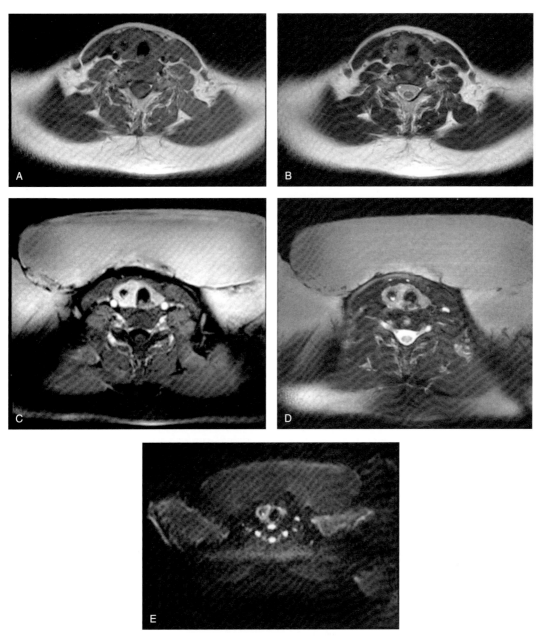

图 7-5-27 甲状腺乳头状癌

A~E. 分别为 T₁WI、T₂WI、增强抑脂 T₁WI、抑脂 T₂WI 和 DWI 序列, 示甲状腺右侧叶粗钙化均呈低信号

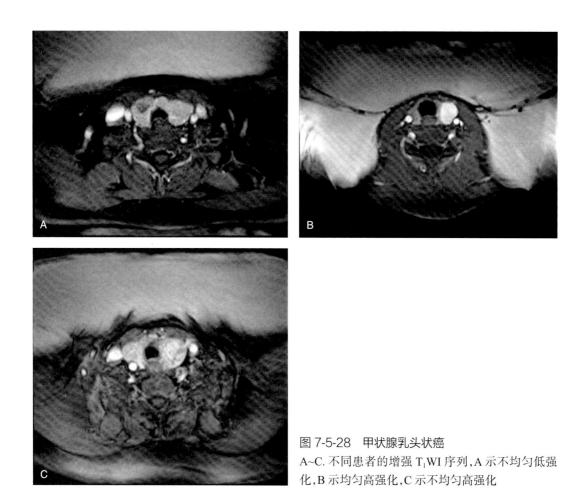

图 7-5-28 甲状腺乳头状癌

A~C. 不同患者的增强 T_1WI 序列,A 示不均匀低强化,B 示均匀高强化,C 示不均匀高强化

颈部淋巴结转移是乳头状癌的重要特征,30%~90% 的乳头状癌在确诊时已伴有颈部淋巴结转移,尤其是中央组淋巴结转移,故在对原发灶进行诊断的同时,需要充分对颈部各组淋巴结进行充分的评估,淋巴结增大(≥0.5~0.8cm)、明显强化、囊变坏死(尤其是伴有壁结节者)、最小径 / 最大径>1/2 等征象均是提示淋巴结转移的重要征象,尤其是伴有壁结节的囊性变,几乎无一例外的是乳头状癌淋巴结转移(图 7-5-29、图 7-5-30)。

目前部分学者对甲状腺原发肿瘤和淋巴结转移的动态增强、弥散加权成像和 MR 波谱成像进行研究,但不同学者得出的结论存在较大差异,可信的结果尚需要多中心、大数据进一步证实,本文对此部分内容不予详细解读。

(四) 诊断要点与鉴别诊断

1. 诊断要点

(1)形态不规则、咬饼征。

(2)肿瘤在 T_1WI 序列呈中等或偏低信号,在 T_2WI 呈等、偏高信号,较大肿瘤易囊变,微小乳头状癌几乎不囊变。

(3)囊实性结节,壁结节形态不规则,显著强化。

(4)淋巴结转移诊断要点:淋巴结增大(≥0.5~0.8cm)、明显强化、囊变坏死(尤其是伴有壁结节者)、最小径 / 最大径>1/2。

2. 鉴别诊断

(1)滤泡状癌:多为单发,多发罕见,以中老年女性多见,肿瘤多较大。肿瘤在 T_1WI 序列多呈等信号,T_2WI 序列呈稍高信号,较小者信号均匀,较大者内易见星芒状坏死,坏死在 T_1WI 呈低信号,T_2WI 呈高信号,肿瘤强化较明显,但多低于周围甲状腺组织的强化程度。

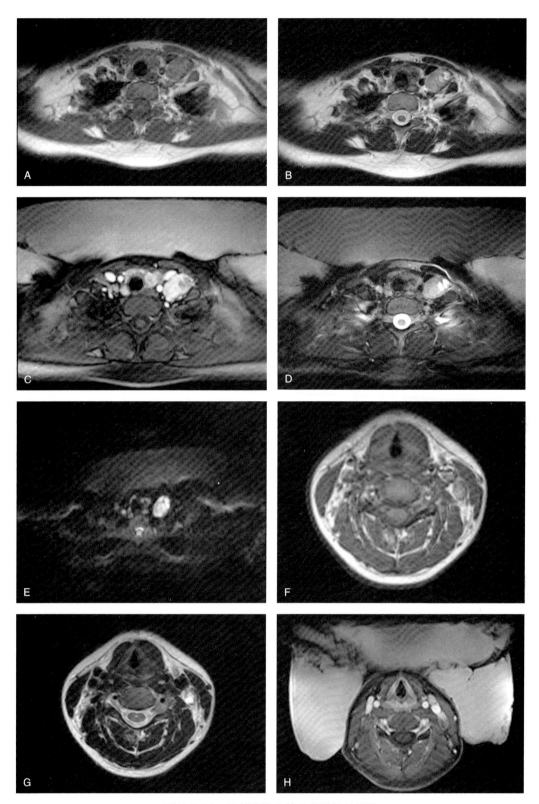

图 7-5-29 甲状腺乳头状癌伴淋巴结转移

A. T_1WI 序列,示甲状腺左侧叶下极肿瘤,呈等信号,右侧Ⅵ组、左侧Ⅳ组多发淋巴结增大,以左侧Ⅳ组为著,以等信号为主,局部见斑点状稍高信号;B. T_2WI 序列,示甲状腺左侧下极肿瘤呈等、稍低信号为主,右侧Ⅳ和左侧Ⅳ组淋巴结以等信号为主,左侧Ⅳ组淋巴结外侧部分呈斑状高信号灶,提示囊变坏死;C. 增强 T_1WI 序列,示甲状腺肿左侧叶下极肿瘤呈明显不均匀强化,右侧Ⅵ组和左侧Ⅵ组淋巴结均明显强化,囊变坏死区无强化;D. 脂肪抑制 T_2WI 序列,示坏死更明显,右侧Ⅵ和左侧Ⅳ组转移淋巴结轮廓更清晰;E. b=400 的 DWI 序列,示转移淋巴结呈高信号;F. T_1WI 序列,示左侧Ⅲ组淋巴结增大,呈等稍高信号;G. T_2WI 序列,示病变以高信号为主,周围见不规则条状等信号区围绕;H. 增强 T_1WI 序列,示病变边缘强化显著,内部无强化,呈囊状

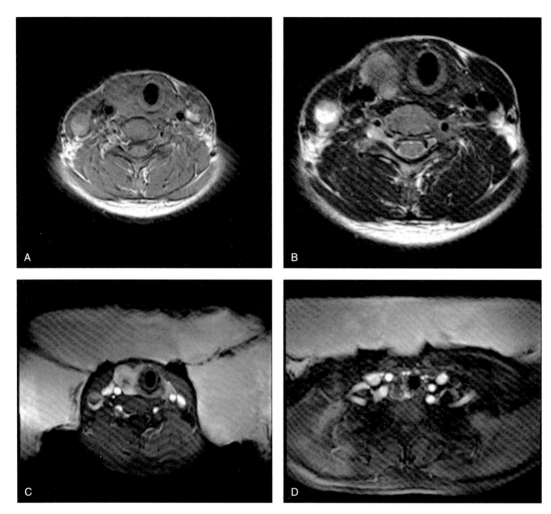

图 7-5-30　甲状腺右侧叶乳头状癌伴淋巴结转移

A. T₁WI 序列,示甲状腺右侧叶区肿瘤,呈等信号,边界不清,并见右侧Ⅳ组淋巴结明显增大,以等信号为主,后缘见带状稍高信号; B. T₂WI 序列,示肿瘤呈不均匀等稍高信号,边界清晰,形态不规则,右侧Ⅳ组淋巴结以等、高信号为主; C. 增强 T₁WI 序列,示肿块不均匀中等强化,内见斑状无强化区,右侧Ⅳ组淋巴结部分强化较显著,原 T₂WI 高信号区无强化,提示囊变; D. 增强 T₁WI 序列,示右侧中央组淋巴结增大,囊性变,实性部分强化显著,囊性部分无强化

(2)髓样癌:偶发者多单侧发病,遗传者以双侧发病多见。边界清晰,较小者形态常不规则,与乳头状癌无法分辨,较大者形态规则,易与腺瘤、滤泡状癌相混淆,肿瘤的 MRI 信号和强化特点与乳头状癌及滤泡状癌无显著差异。二者的鉴别主要依靠血清 CEA 和血清降钙素:如果肿块>1.0cm,或双侧发病者,二者均升高提示髓样癌的诊断,而二者均正常,基本可以排除髓样癌;如果肿块<1.0cm,二者均升高提示髓样癌的诊断,而二者均正常,尚不足以排除髓样癌。

(3)甲状腺腺瘤:甲状腺内单发结节,形态规则,边缘光整,内部坏死区较常见,病变与甲状腺边缘不接触或呈杯口状形态,增强以高强化为主。

(4)结节性甲状腺肿:多发或单发结节,结节形态规则,边缘清晰,无明显甲状腺外侵犯或浸润征象,增强后结节显示较平扫清晰。结节性甲状腺肿合并乳头状癌并非少见,故对于多发甲状腺结节,不可贸然做出结节性甲状腺肿的诊断,而是应该对每个结节都进行详细分析。

(5)桥本甲状腺炎:甲状腺弥漫性、对称性增大,信号较均匀,强化程度较低,边缘规则或浅波浪状,中央区常见多发反应性淋巴结,部分增大,淋巴结强化程度较低,远不及转移。桥本甲状腺炎易掩盖结节性病变,甚至 1.0cm 以上的结节,故对于桥本甲状腺炎患者,建议常规超声进行是否存在结节性病变的评估。

(五)治疗和预后

彻底的手术切除是甲状腺乳头状癌最基本的治疗方法,依据肿瘤的大小、部位、周围侵犯和淋巴结转移情况选择适合的外科切除方案。对于甲状腺全切或近全切术后复发风险较高的患者进行 ^{131}I 辅助性清甲治疗,对于 ^{131}I 治疗后复发的患者,经再次手术切除病变后,仍有证据提示存在肿瘤转移灶者,可进行清灶治疗。经过外科手术和 ^{131}I 治疗,绝大多数甲状腺癌患者预后良好,其 5 年生存率达 97%,10 年生存率达 96%,对于低危的 PTC,5 年和 10 年生存率近 100%。另外,目前有学者报道射频消融在治疗乳头状癌和淋巴结转移方面取得了很大进展,该技术尚未得到大部分外科学者的认可,本书不予详细解读。

六、甲状腺滤泡状癌

(一)概述

甲状腺滤泡状癌(follicular thyroid carcinoma)是以滤泡状结构和包膜/血管侵犯为主要组织学特征的分化型甲状腺癌,是仅次于乳头状癌的甲状腺第二常见恶性肿瘤,既往文献报道约占甲状腺恶性肿瘤的20%,而近年来由于甲状腺乳头状癌发病率迅猛增加,其占比下降至 10%~15%。甲状腺滤泡细胞癌分为微小浸润型和广泛侵袭型两种。本病多见于碘缺乏地区,因此推测其发病可能与碘营养状态有关。女性发病率高于男性,尤其是 40~60 岁女性。

甲状腺滤泡细胞癌可发生于任何年龄,患者以年龄较大者多见,女性发病率多于男性。一般生长缓慢,病程较长,少数也可在近期内快速生长,常缺乏明显局部恶性特征。多数无明显症状,极少数可引起甲状腺功能亢进表现。肿瘤直径多数 1~4cm,少数也可形成巨大肿块,多为单发病变,实性,硬韧,较少发生淋巴结转移,但较甲状腺乳头状癌容易出现远处转移,初诊时远处转移率可达 10%,尤其多见于广泛侵袭型,转移部位主要是肺和骨,因此预后往往较甲状腺乳头状癌差。

(二)病理学表现

大体上:结节状、包膜不完整,境界较清楚,切面灰白,质软。显微镜下,滤泡癌是显示滤泡细胞分化的侵袭性滤泡细胞肿瘤,缺少乳头状癌典型的核特征。滤泡癌显示不同的形态学变化,生长方式通常类似于胚胎性或胎儿性腺瘤,亦可见含有胶质的滤泡,结构和细胞的非典型性特征不能作为诊断恶性的可靠依据,因为上述变化亦可见于良性病变:如结节性甲状腺肿和甲状腺腺瘤。恶性的诊断取决于包膜和血管侵袭的证据。典型的滤泡癌根据其侵袭程度可分为微小侵袭性滤泡癌和广泛侵袭性滤泡癌两种主要类型,前者大体上有包膜,切面常呈实性,具有有限的包膜和/或血管侵犯(<4 个血管),包膜通常比腺瘤的厚,并且更不规则,需要进行充分取材;后者可广泛浸润邻近甲状腺组织和/或血管,通常缺乏完整包膜,显示广泛血管侵犯(≥4 个血管),多为低分化癌形态。确认包膜侵犯的标准必须是病变穿透包膜全层,常呈蘑菇样向邻近部位扩展。值得注意的是,包膜侵犯病变需和细针穿刺细胞学检查(FNA)操作造成的包膜破裂鉴别,后者呈裂隙状,含有新鲜或陈旧性出血灶及明显的间质修复性改变,通常无蘑菇状轮廓。包膜浸润灶还需与疝入包膜的假侵犯鉴别,后者常因外科医生或病理科医生垂直切开新鲜标本包膜进行取材造成。

血管侵犯受累血管为静脉,位于包膜或紧贴包膜外,其内含一团或数团肿瘤细胞,黏附于管壁并突向管腔,表现与普通的血栓类似,免疫组化染色中血管内皮标志物 CD31、Ⅷ因子相关抗原、Fli-1 等对诊断非常有帮助。血管浸润需要与包膜血管的乳头状内皮增生(内皮细胞免疫组化染色表达 CD31 等内皮细胞抗体,但 TTF1、PAX8 等甲状腺特异性抗体呈阴性表达)、肿瘤在内皮下聚集、人为造成的肿瘤细胞漂浮、脱落在血管腔和收缩造成的缺乏内皮细胞的间隙相鉴别。

(三)MRI 表现

甲状腺滤泡状癌绝大部分为单发,平均直径约 4~8cm,较小肿瘤信号均匀,较大肿瘤内部囊变、坏死多较明显(图 7-5-31、图 7-5-32),其中以星芒状或瘢痕状囊变、坏死常见。肿瘤实性部分在 T_1WI 呈等信号,

在 T_2WI 呈稍高信号,DWI 序列弥散受限呈高信号,部分肿瘤内出血在 T_1WI 呈稍高信号,在 T_2WI 呈低信号(图 7-5-31);增强后强化较明显,可高于周围甲状腺组织的强化程度(图 7-5-31)。肿瘤包膜多较厚,且易形成环状钙化,因 MRI 对钙化不敏感,故对于较大肿瘤出现周围弧形低信号时,需要考虑滤泡状癌可能,此时需要进一步 CT。若 75% 以上的肿瘤细胞为嗜酸性细胞则被称之为 Hurtle 细胞癌,但在影像上不能与滤泡状癌相鉴别。

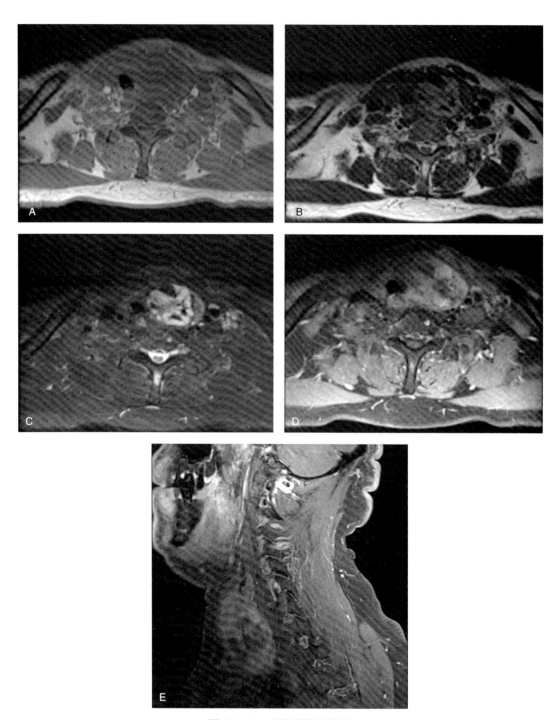

图 7-5-31　甲状腺滤泡状癌

A. 横轴位 T_1WI 序列,示甲状腺左侧叶以稍低信号为主的肿块,边界不清,肿块前及后缘均见斑片状稍高信号灶;B. 横轴位 T_2WI 序列,示肿块以高信号为主,边界清晰,原 T_1WI 高信号灶呈低信号改变;C. 横轴位 T_2WI 脂肪抑制序列,示肿块以高信号为主,原 T_1WI 高信号灶仍呈低信号改变;D、E. 横轴位和矢状位 T_1WI 脂肪抑制序列,示肿块周围及分隔明显强化,程度高于周围甲状腺组织,内部无强化或轻度强化

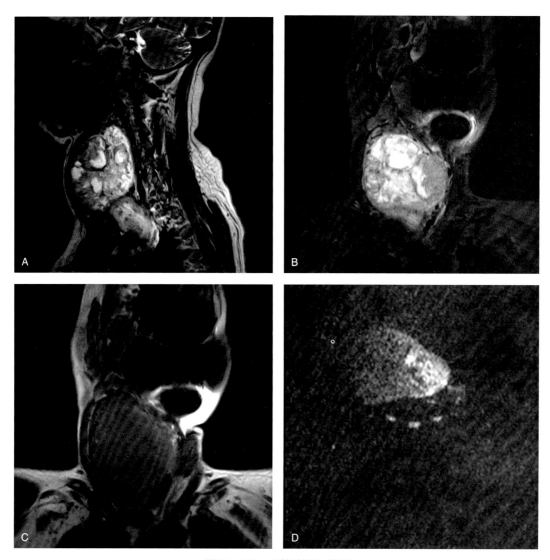

图 7-5-32　甲状腺滤泡状癌

A. 矢状位 T_2WI 序列,示肿块内信号不均匀,可见团块状稍高信号,亦可见片状高信号,边界尚清晰; B. 冠状位 T_2WI 脂肪抑制序列,示肿块呈明显高信号,其内信号不均匀,并可见囊状分隔; C. 冠状位 T_1WI 序列,示肿块内信号不均匀,边界尚清晰; D. 横轴位 DWI 序列,示肿块弥散受限呈明显高信号

（四）诊断要点与鉴别诊断

1. 诊断要点

（1）中老年女性。

（2）有长期缺碘病史。

（3）多为单发结节,边界欠清。

（4）T_1WI 序列多呈等信号,T_2WI 序列呈稍高信号。

（5）较小者信号均匀,较大者内易见星芒状坏死,T_1WI 呈低信号,T_2WI 呈高信号。

（6）强化较明显,但多低于周围甲状腺组织的强化程度。

2. 鉴别诊断

（1）乳头状癌：多见于青、中年女性,常为境界清晰、形态多不规则,T_1WI 呈等或稍低信号,T_2WI 可表现等、高或稍低信号,增强后强化较明显,可疑等、高或低于周围甲状腺组织。较小肿瘤坏死及囊变少见,较大者中央易出现不同程度的坏死。沙砾样钙化是乳头状癌特征性表现,但 MRI 对钙化不敏感,不能对此进行评估。乳头状癌易发生颈部淋巴结转移,对于怀疑较大乳头状癌患者,需要术前对颈部淋巴结进行充分评估。

(2)髓样癌:少见,边界清晰,常有粗或细的钙化,出血和囊变少见,肿瘤血供丰富,增强后显著强化。较小髓样癌与乳头状癌无法鉴别,较大髓样癌易与滤泡状癌混淆。血清 CEA 和降钙素均升高有助于髓样癌的诊断。如双侧发病时,需要注意排除多发神经内分泌瘤病的可能。

(3)甲状腺腺瘤:单侧发病,直径常<4cm,表面光滑,可见包膜,病变常突出于甲状腺轮廓外,MRI 信号均匀,T_1WI 常呈等、稍低信号,T_2WI 呈高信号,伴发出血则信号均匀,T_1WI 呈高信号。增强扫描呈均匀强化,强化程度多高于周围甲状腺组织。

(4)甲状腺原发淋巴瘤:常发生于桥本甲状腺炎的老年女性,可单发、多发或弥漫性生长,边界清或不清,T_1WI 呈等或稍低信号,T_2WI 呈等或稍低信号,信号多较均匀,增强扫描强化较一致,周围颈部多同时伴有肿大淋巴结。

(五)治疗和预后

甲状腺滤泡状癌一般采用手术切除,手术方案根据肿瘤的分级而定。术后颈部如无残留,2~12 周后应监测甲状腺球蛋白(Tg)及甲状腺球蛋白抗体(Tg-Ab)并进行全身核素扫描,如 Tg<1μg/L、Tg-Ab 阴性、核素扫描阴性者可不进行核素治疗,预后较好。

七、甲状腺髓样癌

(一)概述

甲状腺髓样癌(medullary thyroid cancer)起源于甲状腺中、上极滤泡旁细胞(C 细胞),又称甲状腺滤泡旁细胞癌或 C 细胞癌,占甲状腺恶性肿瘤的 4%~8.0%,是少见的神经内分泌恶性肿瘤,其中 75% 为散发性,25% 为家族性,后者可表现为多发性神经内分泌肿瘤Ⅱ。甲状腺髓样癌好发于中年女性,中位年龄约 50 岁,易较早发生远处转移,预后较差。

肿块较小时,常无临床症状,多为体检时偶然发现,肿块较大时,可压迫和侵犯气管、食管、喉返神经而出现相应的胸闷、吞咽困难和声音嘶哑。髓样癌可分泌 5- 羟色胺、降钙素、CEA、嗜铬粒蛋白 A(CgA)、ACTH、生长抑素、血清素等多种激素,故可出现腹泻、心悸、脸面潮红等类癌综合征表现。在髓样癌分泌的各种激素中,降钙素和 CEA 尤为重要,前者具有高度的特异性,后者虽特异性不及前者,但却是健康体检的常规项目,在髓样癌的筛选中具有重要价值。RET 基因突变类型与临床表现和疾病的危险分级有很好的相关性,是确定家族性甲状腺髓样癌及其在家系内分布情况的重要方法。

(二)病理学表现

甲状腺髓样癌呈圆形,边界清楚,质软,外表呈肉样褐色或灰色,常见局灶坏死和出血。髓样癌是显示滤泡旁 C 细胞分化的甲状腺恶性肿瘤。镜下见圆形或多角形细胞无黏附性生长,呈小梁状、器官样、巢状、腺样或假乳头状结构排列,肿瘤细胞染色质呈细颗粒状,常被不等量的纤维血管间质分隔,部分间质见淀粉样物质沉积。免疫组化显示肿瘤细胞除表达嗜铬素 A(CgA)、突触素(Syn)、CEA(多数病例阳性)外,还表达 C 细胞特异度产物即降钙素(calcitonin),但甲状腺球蛋白通常阴性,而 TTF1、PAX8 可局灶阳性,在瘤巢周边可见到 S-100 蛋白阳性的支持细胞。

(三)MRI 表现

甲状腺髓样癌多位于甲状腺中、上极,单侧单发或双侧单发,双侧发病患者需警惕多发神经内分泌瘤Ⅱ,后者常伴发甲状旁腺腺瘤、肾上腺嗜铬细胞瘤及胰腺神经内分泌肿瘤等。较小的肿块形态多不规则,信号均匀,T_1WI 呈等信号,T_2WI 呈稍高信号,易与乳头状癌混淆;较大的肿块形态可呈圆形或椭圆形,信号均匀或不均匀,T_1WI 呈等稍低信号,T_2WI 呈稍高及高信号,DWI 呈高信号,ADC 图呈低信号,易与滤泡性病变混淆,如滤泡细胞癌、滤泡性腺瘤、腺瘤性甲状腺肿或滤泡亚型乳头状癌等,肿块信号不均匀的病理基础与坏死、囊变及钙化有关。钙化虽然是髓样癌重要的影像学征象,但 MRI 检查对钙化显示不敏感,无法对其存在与否进行判断,此时需要联合超声和 CT 检查。绝大部分髓样癌为实性,完全囊变者罕见。增强扫描,肿块实质部分明显强化,坏死、囊变及钙化区不强化。动态增强曲线常表现为速升缓降或缓升缓降型,其机制与髓样癌细胞增殖活跃、密度高、细胞外间隙较小,导致对比剂廓清延迟有关。

　　髓样癌易发生颈部淋巴结转移,其信号特点与原发灶类似(图 7-5-33),故在对甲状腺原发灶进行诊断的同时,需充分对颈部各组淋巴结进行准确的评估。

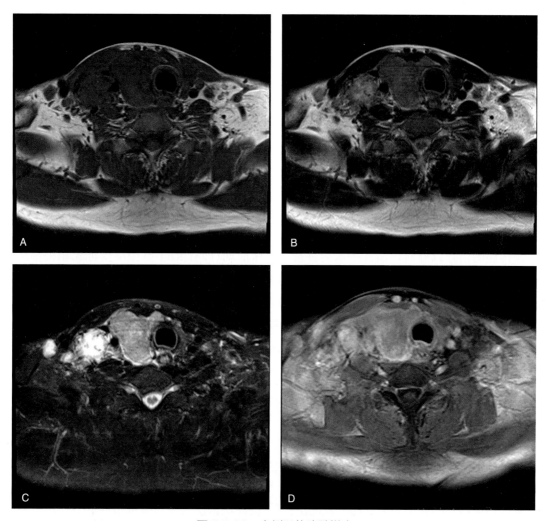

图 7-5-33　右侧甲状腺髓样癌

A. 横轴位 T₁WI 序列,示右侧甲状腺软组织肿块,呈稍低信号;B. 横轴位 T₂WI 序列,示肿块呈等、稍高信号,边界尚清晰,其周围可见肿大淋巴结呈稍高信号;C. 脂肪抑制 T₂WI 序列,示肿块呈高信号,边界清晰,周围肿大淋巴结呈明显高信号;D. 脂肪抑制 T₁WI 增强序列,示肿块不均匀强化,周围肿大淋巴结亦呈不均匀明显强化

(四) 诊断要点与鉴别诊断

1. 诊断要点

(1)中年女性。

(2)实验室检查中,血清降钙素和 / 或血清 CEA 升高。

(3)甲状腺中、上极单侧单发或双侧单发无痛性肿块。

(4)较小肿块信号均匀,较大肿块信号不均,T₁WI 呈稍低或等信号,T₂WI 呈稍高或高信号,增强呈不均匀强化,动态增强曲线呈速升缓降或缓升缓降型。

(5)DWI 呈稍高信号,ADC 图呈稍低信号。

(6)颈部淋巴结肿大。

2. 鉴别诊断

(1)甲状腺乳头状癌:甲状腺最常见的恶性肿瘤,可发生于甲状腺的任何部位,肿块形态多不规则,易见"咬饼征",信号特点及强化模式与髓样癌相仿,二者很难单独依赖影像学进行鉴别。超声引导下细针穿刺活检、血清降钙素及血清 CEA 对两者的鉴别诊断具有重要价值。

(2)甲状腺滤泡细胞癌:较大形态规则的髓样癌易与滤泡细胞癌混淆,后者多具有较厚的包膜,除囊变、坏死区外,实性部分信号较均匀,沿肿块包膜的环形钙化是其特征性表现,内部钙化较少见,且以粗钙化为主,颈部淋巴结转移少见;髓样癌信号多不均匀,内部钙化以微、粗混合钙化为主,易发生颈部淋巴结转移。

(3)甲状腺滤泡性腺瘤:形态规则,边缘光整,实性部分 T_1WI 呈稍低或等信号,T_2WI 呈稍高或高信号,囊变区 T_1WI 呈低信号,T_2WI 呈高信号,囊内富含蛋白时,T_1WI 和 T_2WI 均为高信号。增强 MRI 示实性部分呈明显均匀强化,囊性部分无强化。

(4)结节性甲状腺肿:甲状腺双侧叶及峡部肿大,内见多个大小不等的圆形异常信号灶,无继发改变者呈等、稍长 T_1 和稍长 T_2 信号,边界多清晰,增强后结节边界较平扫清晰。当结节继发出血、坏死、囊变、纤维化及钙化等病理改变时,信号呈相应的改变,如亚急性出血呈短 T_1、长 T_2 信号,坏死囊变呈长 T_1 短 T_2 信号,纤维化和钙化呈短 T_1 长 T_2 信号。

(五)治疗和预后

目前髓样癌的治疗以外科根治性手术为首选。临床前期(即有 RET 基因突变但无相关临床表现者)和临床期(即经细针穿刺细胞学检查或降钙素测定诊断 / 怀疑髓样癌者)患者,术前均需对血钙、CEA 及血清降钙素进行评估,通过超声对原发灶和颈部各组淋巴结情况进行评估,为外科医生采取何种手术方式提供重要依据。目前建议进行 RET 基因检测结果指导髓样癌手术治疗范围。

八、甲状腺未分化癌

(一)概述

甲状腺未分化癌(anaplastic thyroid cancer)又称间变性癌,是指大部分或全部由未分化癌细胞构成的高度恶性肿瘤,属于甲状腺癌的少见类型,约占甲状腺肿瘤的 1.3%~9.8%。未分化癌早期即可发生浸润和转移,是甲状腺癌中恶性程度最高、预后最差的一种组织学亚型,占甲状腺恶性肿瘤的 1.3%~9.8%,中位生存期仅 5 个月,1 年生存率约为 20%。与分化型甲状腺癌比较,未分化癌好发于老年男性,40 岁以下发病者少见。

甲状腺区迅速增长的肿块为主要临床表现,最常见的症状依次是声音嘶哑、吞咽困难、声带麻痹、颈部疼痛、呼吸困难等。肿瘤平均直径约 6cm,质硬,活动度差,单发结节或多发结节,25% 累及双侧。甲状腺功能一般正常,部分因肿瘤破坏甲状腺组织,出现一过性甲状腺功能亢进的表现,临床甲减少见。

(二)病理学表现

大体上,肿瘤呈侵袭性生长,体积较大,呈鱼肉样、白至棕褐色,可见坏死和出血区。显微镜下,肿瘤呈广泛侵袭性,由梭形细胞、多形性巨细胞和上皮性分化细胞混合组成,核分裂象常见。肿瘤内常能见到广泛的凝固性坏死,边缘呈栅栏状。肿瘤细胞易于侵犯静脉壁,取代正常平滑肌组织。大约 20%~30% 的病例能见到明显的上皮性分化区域,有时呈明显的鳞状分化。梭形细胞和巨细胞为主或完全由上述两种细胞构成的肿瘤与多种软组织肉瘤形态相似,肿瘤细胞呈束状或车辐状排列,具有多量中性粒细胞浸润,血管丰富,可以伴有软骨、骨化生。需要牢记的是甲状腺中绝大多数呈肉瘤样形态的肿瘤,事实上是未分化癌。50%~100% 病例免疫组织化学染色见肿瘤表达 CK,这样大的变化范围主要是由于抗原修复程序和所使用抗体的不同克隆所致。超微结构检查发现大约半数病例提示有上皮分化的标志。充分取材尤为重要,因为相当多的病例可以见到高分化或低分化甲状腺癌。最近有研究证据表明,甲状腺未分化癌起源于滤泡上皮细胞。

（三）MRI 表现

甲状腺未分化癌的直径多较大,平均约 6cm。绝大部分肿块形态不规则,易向气管、食管沟延伸,累及和压迫相应结构(图 7-5-34)。坏死囊变是未分化癌最常见的影像学征象,约占 75%,坏死的边缘多较模糊。钙化亦是未分化癌的一个常见影像学征象,约占 60%,多以粗大斑点状及斑片状钙化为主(图 7-5-35)。肿瘤实性部分在 T_1WI 序列呈稍低信号或等信号,在 T_2WI 序列呈高信号或高、低混杂信号,囊性部分在 T_1WI 呈稍低或等信号,在 T_2WI 序列呈高信号,钙化在 MRI 的任何序列均呈低信号,增强扫描实性部分呈不均匀中度或明显强化,囊性及钙化区域无强化(图 7-5-34~图 7-5-35)。未分化癌易发生颈部淋巴结转移,在对原发灶判断的同时,需要对淋巴结转移情况进行详细评估(图 7-5-35)。

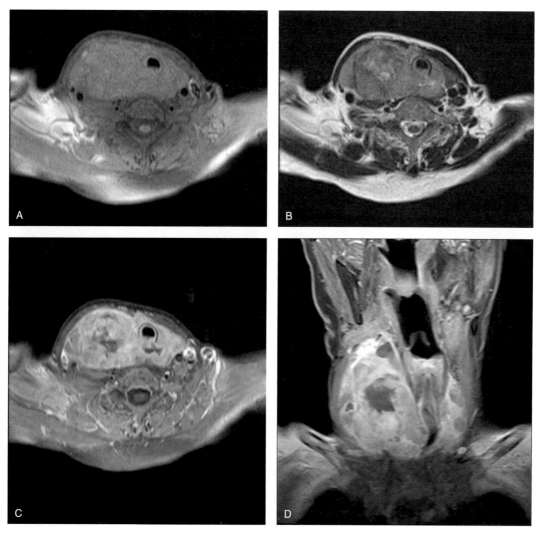

图 7-5-34 甲状腺未分化癌

A. 横轴位 T_1WI 脂肪抑制序列,示甲状腺两侧叶肿块,右侧为主,呈均匀等信号,气管受推左移,肿块向气管食管沟延伸,气管与椎体间隙增宽;B. 横轴位 T_2WI 序列,示肿块累及甲状腺右侧叶、峡部和左侧叶部分区,以稍高信号为主,内见条片状高信号区;C. 横轴位 T_1WI 增强序列,示肿块不均匀中等强化,内见条片状无强化区;D. 冠状位 T_1WI 增强序列,示肿块累及两侧叶,以右侧为主,强化不均,内见斑片状无强化区,气管受推左移,管腔狭窄

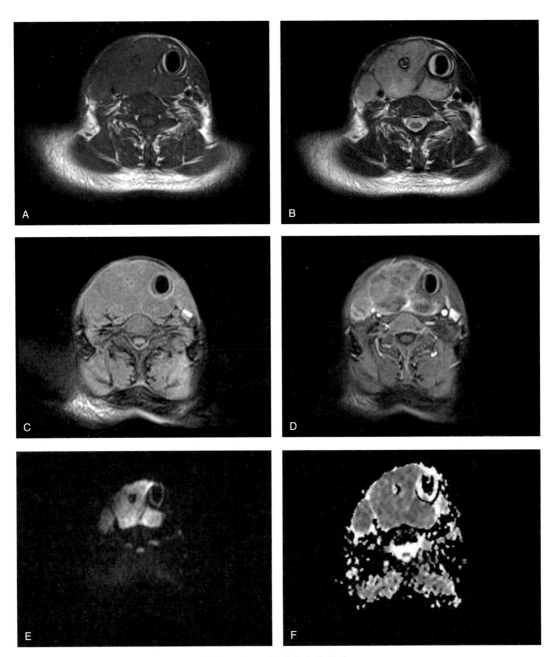

图 7-5-35　甲状腺未分化癌

A. 横轴位 T_1WI 序列,示甲状腺右侧叶等信号肿块,形态不规则,内见环形低信号灶,肿块向气管食管沟延伸,气管受推左移,右侧Ⅲ组淋巴结增大,呈等信号,并与甲状腺肿块分界不清;B. 横轴位 T_2WI 序列,示肿块呈稍高信号,内见环状低信号灶,右侧Ⅲ组增大淋巴结信号与肿块相仿,二者分界较清晰;C. 脂肪抑制 T_1WI 序列,示肿块与右侧Ⅲ组增大淋巴结呈等信号,右侧叶见 2 枚小圆形低信号灶;D. 横轴位 T_1WI 增强序列,示肿块及右侧Ⅲ组增大淋巴结不均匀强化,内部轻度强化或无强化,周围明显强化;E. DWI 序列,示右侧叶除钙化结节呈低信号外,余肿块弥散受限呈高信号;F. ADC 序列,示肿块及右侧Ⅲ组增大淋巴结呈低信号

（四）诊断要点与鉴别诊断

1. 诊断要点

（1）好发于老年男性。

（2）肿瘤多较大,平均直径 6cm。

（3）肿块信号混杂多样,形态不规则,易向气管食管沟延伸,相应结构受累。

（4）易坏死囊变和钙化。

2. 鉴别诊断

(1)甲状腺淋巴瘤：中老年女性桥本甲状腺炎患者，短期内甲状腺迅速增大，双叶受侵可达80%，T_1WI序列多呈等、低信号，以均匀信号为主，T_2WI序列呈等、稍低信号，高分辨T_2WI上可见清晰线样低信号纤维分隔影，增强扫描轻中度强化。颈淋巴结多发肿大。

(2)甲状腺乳头状癌：临床症状轻微或无，触诊质硬、无压痛，MRI表现为形态不规则和咬饼征，在T_1WI序列呈中等或偏低信号，在T_2WI呈等、偏高信号，"壁结节状"或"岛状"显著强化是其特征性表现，而一旦出现颈部淋巴结增大（≥0.5~0.8cm）、明显强化、囊变坏死（尤其是伴有壁结节者）、最小径/最大径>1/2等征象，均强烈提示乳头状癌淋巴结转移。

(3)甲状腺髓样癌：偶发者多单侧发病，遗传者以双侧发病多见。边界清晰，较小者形态常不规则，与乳头状癌无法分辨，较大者形态规则，易与腺瘤、滤泡状癌相混淆，肿瘤的MRI信号和强化特点与乳头状癌及滤泡状癌无显著差异。二者的鉴别主要依靠血清CEA和血清降钙素：如果肿块>1.0cm，或双侧发病者，二者均升高提示髓样癌的诊断，而二者均正常，基本可以排除髓样癌；如果肿块<1cm，二者均升高提示髓样癌的诊断，而二者均正常，尚不足以排除髓样癌。

(4)滤泡细胞癌：较大肿瘤（≥4.0cm）、形态不规则、间断的环状钙化、中央星芒状坏死区、周围淋巴结或远处脏器转移等征象有助于滤泡细胞癌的诊断，如果不具备这些征象，尤其是较小肿瘤，滤泡细胞癌与滤泡状腺瘤极难单纯通过MRI进行鉴别。

（五）治疗和预后

甲状腺未分化癌一旦确诊，应评估手术可切除性，如肿瘤局限于甲状腺或易切除的组织内，可考虑肿瘤连同甲状腺切除，再辅以放疗、化疗及其他生物治疗等可以提高疗效。靶向治疗可联合常规治疗或作为复发与难治性患者的补充治疗。手术完全切除和高剂量体外放射治疗是延长生存时间的重要因素。尽管如此，目前仍无一个标准的治疗模式，其预后仍差。

九、甲状腺淋巴瘤

（一）概述

原发性甲状腺淋巴瘤（primary thyroid lymphoma）是指原发于甲状腺的淋巴瘤，可能与病毒感染、免疫缺陷等因素有关，甲状腺功能正常或减退，为少见的甲状腺恶性肿瘤，约占甲状腺恶性肿瘤的0.6%~5%，占结外淋巴瘤的2%，其发病率是百万分之二，绝大部分为B细胞来源，常发生于中老年人，女性多于男性，男女比例为1:2.7。

常表现为甲状腺短期迅速增大，双叶受侵可达80%，并可出现气管、喉部受压症状，有发热、夜汗、体重明显减轻等症状。常伴有慢性桥本甲状腺炎，即桥本甲状腺炎可增加淋巴瘤的风险。多数患者就诊时可触及甲状腺肿块，质地硬实，常固定，活动度差，约40%可出现颈部淋巴结肿大，30%的患者伴有言语不清，20%患者出现声嘶，10%患者出现呼吸困难，7%伴有甲状腺功能低下表现，远处转移多见于纵隔，可见骨、脾脏侵犯。

（二）病理学表现

大体上，肿瘤形成表面光滑的多结节或弥漫性肿块，切面实性、灰白色或鱼肉样。

显微镜下，甲状腺MALT淋巴瘤是一种由形态各异的小B细胞组成的结外淋巴瘤，包括边缘区（中心细胞样）细胞、单核样细胞、小淋巴细胞和散在的免疫母细胞和中心母细胞样细胞，部分病例有浆细胞分化。与发生在其他部位的MALT淋巴瘤一样，甲状腺MALT淋巴瘤含有特征性淋巴上皮病变，由边缘区细胞填充和扩张甲状腺滤泡腔形成圆形聚集灶，即所谓的球状MALT淋巴上皮病变，淋巴细胞呈弥漫性或结节状排列，滤泡植入较明显，在一些病例形成明显的滤泡结构，形态与滤泡性淋巴瘤类似，淋巴瘤组织附近常见慢性淋巴细胞性甲状腺炎病变。MALT淋巴瘤的免疫表型显示CD20、CD79a、PAX-5、Bcl-2阳性,而 CD5、CD10、CD23、CyclinD1 和 Bcl-6 阴性,部分病例肿瘤细胞可表达 CD43、CD21 和 CD35,CK(细胞角蛋白)免疫组化染色对判定淋巴细胞浸润和破坏滤泡非常有帮助。

（三）MRI 表现

原发性淋巴瘤较小时,多位于单侧叶,左侧叶或右侧叶无差异,肿块较大时,常以单侧叶为主,并累及峡部和对侧叶,但完全累及双侧叶者罕见。依据肿块大小及数目,常将其分为单结节型、多发结节型、弥漫型和混合型。单结节型和多发结节型常见于较小肿块,单发者局限于单叶,多发者分布于单叶或两叶,相互之间无融合,肿块常呈圆形、卵圆形,边界清晰或模糊,此时容易与更常见的结节性甲状腺肿和甲状腺乳头状癌相混淆。弥漫型的体积多较大,累及单侧全部或大部分肿块,部分可累及或超过峡部而达到对侧甲状腺,该型表现典型,呈类似甲状腺形态的塑形生长,边缘圆钝,其沿甲状腺塑形性生长的机制与其质地细腻,易在甲状腺包膜内匍匐生长有关。混合型介于结节型和弥漫性型之间,此型同部分桥本甲状腺炎难以鉴别。淋巴瘤的 MRI 常表现为等 T_1 稍短 T_2 信号,较大肿块信号常不均匀,增强后轻、中度均匀或不均匀强化（图 7-5-36）。等 T_1 信号在很多肿瘤中均可出现,故其对淋巴瘤诊断的特异性并非很大,而稍短 T_2 仅见于少数几种情况,如肿瘤伴出血、黑色素瘤及淋巴瘤,淋巴瘤呈稍短 T_2 的机制主要与肿块内核浆比高有关。

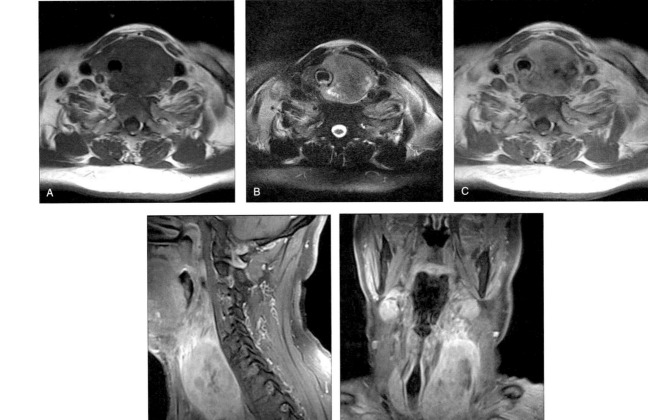

图 7-5-36 甲状腺左侧叶淋巴瘤

A. 横轴位 T_1WI 序列,示甲状腺左侧叶形态不规则肿块,以等信号为主,向气管食管沟延伸,气管受推右移；B. 横轴位 T_2WI 脂肪抑制序列,示肿块以稍短信号为主,周围见斑片状长 T_2 信号区；C. 横轴位 T_1WI 增强序列,示肿块强化不均,以等稍低强化为主,内见小斑片状无强化区；D、E. 矢状位和冠状位 T_1WI 脂肪抑制增强序列,示肿块强化不均,以中等强化为主,内见多发斑片状无强化区因绝大多数甲状腺淋巴瘤伴有甲状腺周围、锁骨上及纵隔淋巴结增多、增大、皮质增厚,故对于临床或影像学高度怀疑为甲状腺淋巴瘤患者,需常规对这些区域进行排查。对于气管、食管后方及上纵隔的淋巴结,因超声不能或难以理想显示,需依靠 CT 及 MRI 检查。甲状腺淋巴瘤中,多伴有慢性淋巴细胞性甲状腺炎或桥本甲状腺炎,而后者可以同时伴有桥本结节,结节性桥本甲状腺炎和淋巴瘤极难鉴别,需要充分结合临床病史和病理形态特征予以明确诊断。

(四)诊断要点与鉴别诊断

1. 诊断要点

(1)中老年女性。

(2)常发生于桥本甲状腺炎基础上。

(3)短期内迅速增大,双叶受侵可达 80%。

(4)T$_1$WI 序列多呈等、低信号,以均匀信号为主,T$_2$WI 序列呈等、稍低信号;高分辨 T$_2$WI 上可见清晰线样低信号纤维分隔影。

(5)增强扫描轻中度强化。

2. 鉴别诊断

(1)桥本甲状腺炎:比较常见,其发生年龄较淋巴瘤年轻,以 40~50 岁多见,一般为甲状腺对称性肿大,轮廓清楚,包膜完整,表面光滑。

(2)甲状腺腺瘤:多表现为境界清楚、边缘整齐的局限性病变,易于鉴别。而不典型腺瘤亦表现为腺体内边缘模糊的低信号区,需结合其他影像检查及相关实验室检查进行诊断。

(3)甲状腺癌:大多数甲状腺癌形态不规则,可见咬饼征,易侵犯血管、破坏血管,形成瘤栓,致肿瘤易出现坏死、液化,此外,甲状腺癌多为局灶性肿块,即使肿瘤较大时,沿着甲状腺塑形生长也很少见。

(4)弥漫性甲状腺肿:表现为甲状腺双叶及峡部呈对称或不对称性肿大,信号不均匀,伴多发分布均匀 1~3cm 的更低信号结节,增强序列显示结节轮廓较平扫清晰。实性结节内信号不均,边缘模糊,可见大范围囊变,囊变边缘有壁结节突入囊腔内,局部腺体边缘多有隆起。腺体内可见钙化,腺体边缘连续无破坏中断及无腺体外结构破坏,无淋巴结肿大。

(五)治疗和预后

外科手术切除并不是原发性甲状腺淋巴瘤的主要治疗方法,手术的目的是获取甲状腺组织学病理诊断。不同病程的患者,对其采取不同的治疗方案,如 1~2 期的病例手术多可以彻底切除局部病变,明显呼吸困难、气道受压梗阻者可采取姑息手术解除气管压迫症状,而对于非手术治疗反应不敏感的患者,可采用手术治疗,全身化疗及局部放疗。患者已有远处转移,化疗可控制肿瘤的远处播散。治疗后总的生存率约 50%,Ⅳ 期低于 36%。

十、原发性甲状旁腺功能亢进症

(一)概述

原发性甲状旁腺功能亢进症(primary hyperparathyroidism)系甲状旁腺组织原发病变致甲状旁腺激素分泌过多导致的一组临床综合征,包括高钙血症、肾钙重吸收和尿磷排泄增加、肾结石、肾钙质沉着症,以及皮质骨为主的骨吸收增加等。该病患病率 1/500~1/1 000,男女均可发病,以女性多见,男女之比约 1∶1.5~1∶2。各种年龄均可发病,女性有随年龄增大而增加的趋势,发病高峰在 50~55 岁,青春期前患者极为少见,儿童罕见。

本病临床表现分无症状型及症状型两类。前者可仅有骨质疏松等非特异度表现,常在健康检查时因血钙升高或颈部超声发现甲状旁腺肿物而就诊,近年来此型日益增多,后者血钙及血甲状旁腺激素异常显著升高,临床表现多种多样,可伴有多发性泌尿系结石、骨质疏松表现,也可出现消化性溃疡、腹痛、神经精神症状等,确诊前常易误诊为其他内科疾病而辗转多个科室。

（二）病理学表现

原发性甲状旁腺功能亢进的病理类型主要有腺瘤、增生和腺癌3种:①腺瘤:大多为单个腺体受累,少数有2个或2个以上腺瘤,肿块一般较小,肿瘤重量0.4~60g不等;②增生:一般4个腺体都增生肥大,也有以一个增大为主,主细胞或水样清细胞增生,其中间质脂肪和细胞内基质增多,与正常甲状旁腺组织移行,常保存小叶结构,但尚无公认的区分腺瘤和增生的形态学标准;③腺癌:少见,西方国家多数报道不足1%,国内文献报道占3.0%~7.1%,一般肿块较腺瘤大,细胞排列成小梁状,被厚纤维索分割,细胞核大深染,有核分裂,有包膜和血管的浸润、局部淋巴结和远处转移,转移以肺部最常见,其次为肝脏和骨骼。极少数的甲状旁腺囊肿亦可以引起原发性甲状旁腺功能亢进症,详见甲状旁腺囊肿章节。

（三）MRI表现

大多数人有上下2对共4个甲状旁腺腺体,上甲状旁腺由咽囊Ⅳ发育而来,位置较恒定,多位于甲状腺侧叶中上部后面,下甲状旁腺由咽囊Ⅲ发育而来,多位于甲状腺下极的后面,如果咽囊Ⅳ或Ⅲ下降位置异常,则形成异位甲状旁腺。因下甲状旁腺的下降行程较上甲状旁腺长,故异位发生率高。韩志江等报道84.6%(11/13)的异位腺瘤位于颈根部至上纵隔的下甲状旁腺区,提示临床怀疑异位甲状旁腺病变的病例,应重点检查该区,另15.4%(2/13)的异位腺瘤位于甲状软骨上方至梨状窝区。除了颈部软组织内可以发生异位甲状旁腺腺瘤外,甲状腺内亦可发生甲状旁腺腺瘤。理论上讲,异位甲状旁腺不但可以发生腺瘤,亦可发生腺癌,只是极罕见,目前尚无相关报道。比较各种影像学检查方法,MRI、CT和核医学对发生于上纵隔(胸骨后)、气管后、梨状窝区域的异位甲状旁腺病变具有更大的定位诊断价值(图7-5-37、图7-5-38)。

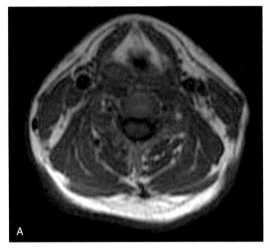
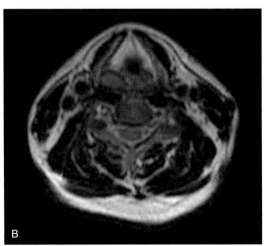
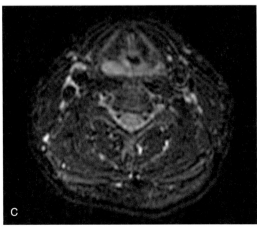

图7-5-37　右侧梨状窝甲状旁腺腺瘤
35岁,男,体检发现血钙升高3年,血清PTH 2 000.0pg/mL,血清钙2.90mmol/L。A. 横轴位T_1WI序列,示右侧梨状窝椭圆形肿块,边界清晰,呈等信号;B. 横轴位T_2WI序列,示肿块呈稍高信号;C. 横轴位T_2WI脂肪抑制序列,示肿块呈高信号

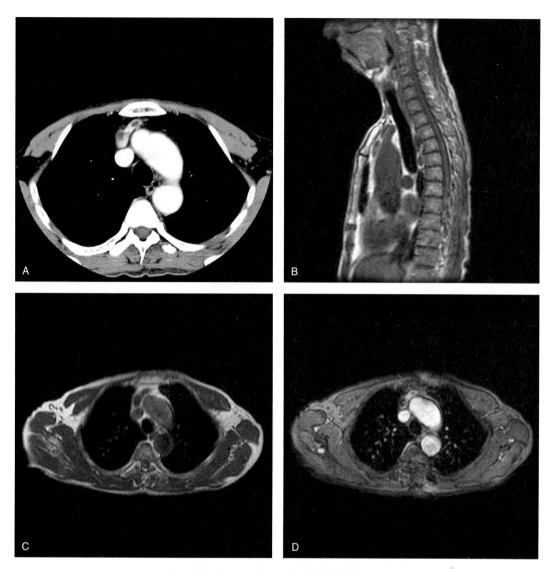

图 7-5-38　胸骨后甲状旁腺腺瘤

58 岁, 男, 反复背痛 7 年, 左侧髋关节术后半年; 血清 PTH>2 500pg/mL, 血清钙 2.90mmol/L。A. 增强 CT, 示胸腺区域条状肿块影, 明显强化, 内见斑片状无强化灶; B、C. 矢状位和横轴位 T_1WI 序列, 示肿块呈等信号影, 信号均匀; D. 脂肪抑制 T_1WI 增强序列, 示肿块实性部分明显强化, 囊性部分无强化

　　甲状旁腺位于甲状腺真假包膜之间, 增生、腺瘤和腺癌均具有沿着间隙塑形性生长的特征, 形成相似的形态, 如圆形、椭圆形、三角形及条柱状(图 7-5-37~图 7-5-41), 其中较小的增生多呈三角形, 而较大的腺癌则以椭圆形或不规则形多见, 腺瘤形态多样, 较小的腺瘤与增生、较大的腺瘤与腺癌从形态上无法鉴别, MRI 矢状位检查能更好地显示病变的纵向生长方式, 表现为上下径明显大于前后径及横径(图 7-5-39、图 7-5-40)。

　　在 MRI 检查中, 腺瘤、增生和腺癌的信号相仿, T_1WI 均呈等信号, T_2WI 均呈稍高信号, 增强后实体部分明显强化, 均匀或不均匀, 强化程度可高于周围甲状腺组织而与 CT 不同, 单纯依靠 MRI 平扫和增强的信号特点无法将三者鉴别开。MRI 的 T_2WI 序列对囊变坏死敏感, 尤其是脂肪抑制 T_2WI 序列, 可以更好地观察坏死的范围及形态(图 7-5-40、图 7-5-41), MRI 检查对于较大囊变, 还可以根据其信号的变化对囊液的成分进行推测。钙化是甲状旁腺癌的一个重要特征, 达 25%, 但 MRI 对钙化不敏感, 尤其是微小钙化, 故对于临床及影像学怀疑为腺癌患者, 建议进一步高频超声或 CT 检查有助于降低误诊率, 此外, 颈部肿大淋巴结的发现, 对腺癌的诊断提供重要的线索。

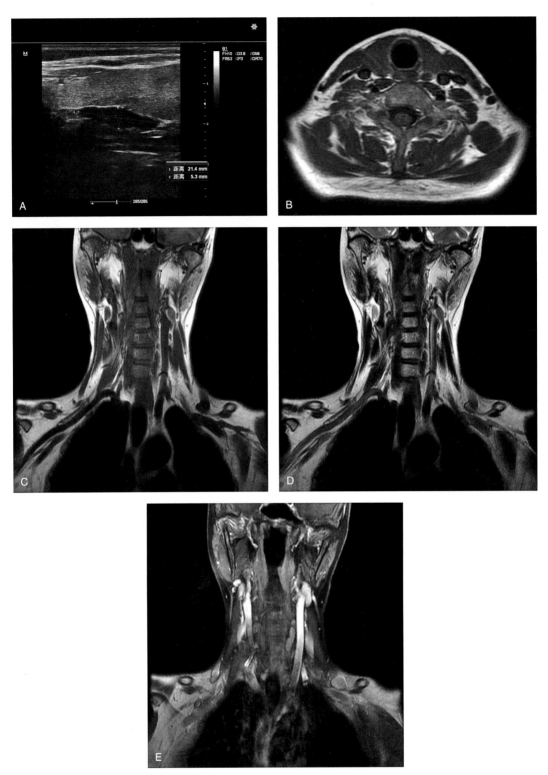

图 7-5-39　甲状旁腺腺瘤柱状生长方式

40 岁,女性,多发神经内分泌瘤患者,双侧嗜铬细胞瘤术后 2 年。A. 超声纵切图示,左侧甲状旁腺区柱状低回声,沿甲状腺纵轴生长;B. 横轴位 T_1WI 序列,示肿块呈等信号,与甲状腺后缘间见线状脂肪信号影;C、D. 冠状位 T_1WI 和 T_2WI 序列,示肿块呈柱状,沿着人体长轴生长,呈等信号;E. 冠状位增强 T_1WI 序列,示肿块强化较明显,边界清晰

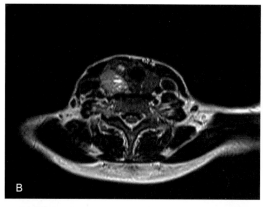

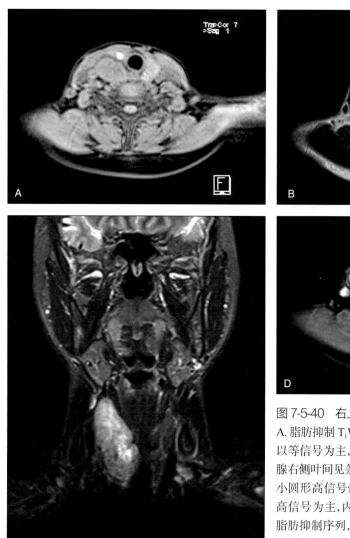

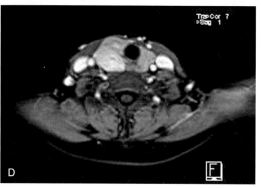

图 7-5-40　右上甲状旁腺腺瘤

A. 脂肪抑制 T_1WI 序列,示肿块呈边界清晰的椭圆形,以等信号为主,甲状腺右侧叶受推前移,肿块与甲状腺右侧叶间见条状低信号分隔,另见甲状腺右侧叶内小圆形高信号灶; B. 横轴位 T_2WI 序列,示肿块以稍高信号为主,内见斑点状高信号灶; C. 冠状位 T_2WI 脂肪抑制序列,示肿块呈混杂的稍高和高信号,上下径大于前后和左右径; D. 横轴位 T_1WI 脂肪抑制增强序列,示肿块均匀强化,程度高于周围甲状腺组织

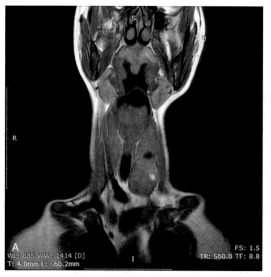

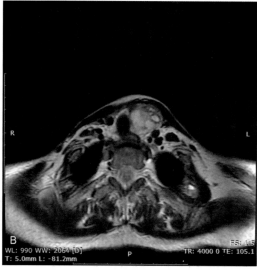

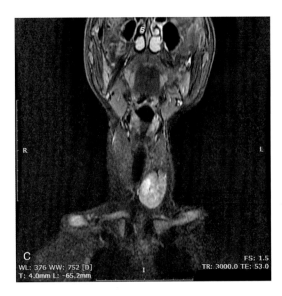

图 7-5-41 左下甲状旁腺腺瘤
A. 冠状位 T_1WI 序列,示肿块呈类椭圆形,边界清,内见斑状高信号灶; B. 横轴位 T_2WI 序列,示肿块以等和稍高信号为主,外带见斑片状高信号灶; C. 脂肪抑制 T_2WI 序列,示肿块边界更清晰,内部以等高信号为主

MR 的敏感度较高,具有多方位成像和良好的组织分辨能力,主要用于判断肿瘤的位置、与周围结构的关系和肿瘤本身的形态特征,对原发性甲状旁腺功能亢进病变的定位准确率为 64%~90%,对发现颈根部、会厌部和纵隔内异位更有优势,但由于费用较高、检查时间较长、禁忌证较多,一般不作为首选检查。

(四) 诊断要点与鉴别诊断

1. 诊断要点

(1)女性多见,发病年龄多在 20~50 岁。

(2)临床体征:无力、食欲不振、恶心、呕吐等;复发性或活动性泌尿系结石或肾钙盐沉积症。

(3)血清钙增高、血清磷减低、尿钙磷和羟脯氨酸及血碱性磷酸酶增高,血中甲状腺素和甲状旁腺素也增高。

(4)腺瘤、增生、腺癌具有相同的 MRI 信号特点,T_1WI 均呈等信号,T_2WI 均呈稍高信号,增强后实体部分明显强化,均匀或不均匀,但强化程度低于周围甲状腺组织。

(5)腺瘤:单发,圆形或椭圆形。

(6)甲状旁腺增生:多个腺体同时发生,体积较小,而单发较大增生无法与腺瘤鉴别。

(7)甲状旁腺癌:肿块积大、形态不规则、颈部淋巴结增大及钙化有助于腺癌的诊断,余同腺瘤无法鉴别。

2. 鉴别诊断

(1)颈部淋巴结:增大的颈部淋巴结多为圆形且常位于颈血管鞘的外侧,强化程度依据病因而异。

(2)继发性甲旁亢:是指甲状旁腺受到低血钙刺激而分泌过量的甲状旁腺激素以提高血钙的一种慢性代偿性临床综合征,其血钙水平低或正常。常见的原因有慢性肾功能不全、维生素 D 缺乏、肠吸收不良综合征、妊娠和哺乳等。

(3)三发性甲旁亢:是在长期继发性甲旁亢的基础上,受到强烈和持久刺激的甲状旁腺组织已发展为功能自主的增生或腺瘤,血钙水平超出正常,常需要手术治疗。

(4)异位甲状旁腺功能亢进症:指由某些非甲状旁腺肿瘤自主分泌过多的甲状旁腺激素所引起的甲状旁腺功能亢进症,导致异位甲旁亢的肿瘤有肺癌、卵巢癌、胰腺癌、肝癌、甲状腺乳头状癌等。

(五) 治疗和预后

治疗包括手术治疗、介入治疗和药物治疗,手术为原发性甲状旁腺功能亢进首选的治疗方法。手术干预需要依据个体化原则,可依据患者年龄、预期寿命、手术风险、手术意愿和靶器官损害风险等因素综合考虑。手术切除甲状旁腺病变后高钙血症及高 PTH 血症即被纠正,骨吸收指标的水平迅速下降。术后 1~2 周骨痛开始减轻,6~12 个月明显改善。多数术前活动受限者于术后 1~2 年可以正常活动并恢复工作。

十一、甲状旁腺囊肿

(一)概述

甲状旁腺囊肿比较少见,有文献报道在 6 621 例颈部常规超声检查过程中,其发生率约占 0.075%,具体发病原因目前尚不清楚。依据是否有分泌甲状旁腺素功能将其分为功能性和非功能性两类,前者少见,仅占甲状旁腺囊肿的 15%。本病以女性多见,男、女比例约为 1:2.5,发病年龄多在 30~60 岁之间。

一般表现为颈部肿块,常为单发,偶有多发。肿块可上至下颌角,下至纵隔,但多位于甲状腺下极处,少数囊肿可向前发展而完全长入甲状腺组织内。囊肿大小不等,边界清楚,表面光滑,质柔软有弹性,无压痛。常无局部症状,而当囊肿增大后可压迫周围结构出现疼痛、吞咽困难、呼吸不畅、声音嘶哑、呛咳等症状。功能性囊肿患者除局部压迫症状外,还可表现为高甲状旁腺素症状和体征,如早期症状有肌肉无力、食欲减退、恶心、多尿、腰痛、血尿,晚期患者可出现全身骨骼疼痛、自发性骨折、肾脏多发性结石、高血压、肾功能不全等。病程由数年至十余年不等。由于临床少见,其症状表现非特异性,易误诊。

(二)病理学表现

大体上,囊壁菲薄,囊液通常呈清亮透明色,也可表现为淡黄色、棕褐色或淡血性。显微镜下,表面可发现糖原染色的立方上皮或矮柱状上皮细胞,囊壁检出甲状旁腺细胞(图 7-5-42)。实验室检查,囊液内测定甲状旁腺素值均明显增高。

(三)MRI 表现

甲状旁腺囊肿多发生于下极甲状旁腺,常单发,多发仅占 3%。较小者多呈圆形或椭圆形,较大者常沿气管 - 食管沟及气管旁 - 颈总动脉间隙轻度铸型生长,形态略不规则,同侧甲状腺呈推移改变,囊肿与甲状腺交界区呈平直的线征,上下径 / 前后(或左右)径>1(图 7-5-43、图 7-5-44),较大囊肿呈纵行生长进入纵隔,这可能与囊肿自身重力和胸腔内负压有关。较大囊肿在 T_1WI 序列呈低信号,T_2WI 序列呈均匀高信号,MRI 容易识别,但对于部分较小囊肿,其在 T_1WI 序列多呈等信号而无法与周围结构鉴别,此时需要 T_2WI 序列进行观察(图 7-5-45)。增强后囊肿无强化,或少数囊壁轻度强化。

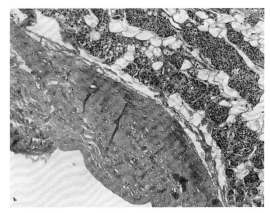

图 7-5-42　甲状旁腺囊肿病理图
光镜下见囊肿内衬立方或矮柱状上皮细胞,囊壁旁见甲状旁腺组织(HE×200)

(四)诊断要点与鉴别诊断

1. 诊断要点

(1)女性好发。

(2)功能性囊肿者可表现为高甲状旁腺素症状和体征。

(3)多发生于下甲状旁腺区。

(4)沿气管 - 食管沟及气管旁 - 颈总动脉间隙铸型生长,同侧甲状腺呈推移改变,病变上下径 / 前后(左右)径>1。

(5)T_1WI 序列呈低信号,T_2WI 序列呈高信号,增强扫描无强化。

2. 鉴别诊断

(1)甲状腺囊肿:位于甲状腺内,病变与甲状腺关系呈光滑的"爪征"或"抱球征",囊肿生长多较快,囊壁光滑,张力较高,呈规则的圆形或椭圆形,囊肿常富含蛋白或出血而在 T_1WI 序列呈高信号。

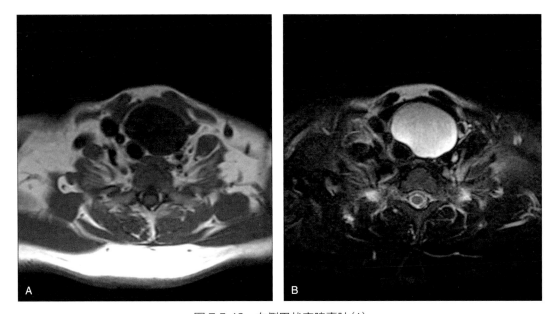

图 7-5-43 左侧甲状旁腺囊肿(1)
A. 横轴位 T_1WI 序列,示左下甲状旁腺区椭圆形低信号灶,信号均匀,边界清晰;B. 横轴位 T_2WI 序列,
示囊肿呈明显高信号,边界清晰

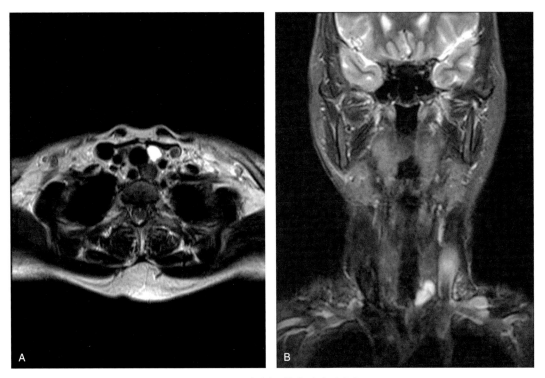

图 7-5-44 左侧甲状旁腺囊肿(2)
横轴位和冠状位 T_2WI 序列,示囊肿呈椭圆形高信号,边界清晰,沿人体长轴生长,上下径 / 前后径>1

(2)囊性淋巴管瘤:好发于 2 岁以内儿童,临床特征是颈后三角区、锁骨上方触及质软的囊性包块,界限不清。"匍匐性生长"或"见缝就钻"为其特征性表现,此时与较大甲状旁腺囊肿无法鉴别。如囊性淋巴管瘤合并出血时,可见液 - 液平面和 T_1WI 序列呈高信号。

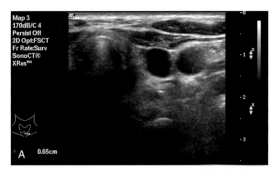

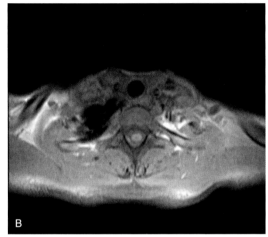
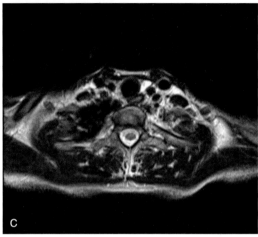

图 7-5-45　左侧甲状旁腺囊肿(3)

A. 超声横切图,示甲状腺下极下方囊性灶,边界清晰;B. 脂肪抑制 T_1WI 序列,示甲状腺左侧叶下方未见明显异常信号灶;
C. 横轴位 T_2WI 序列,示甲状腺左侧叶下方、气管左侧类椭圆形高信号灶,边界清晰

(3)鳃裂囊肿:呈圆形或椭圆形,沿胸锁乳突肌上下走行,边界清晰,周围组织受压移位。一般在 T_1WI 多呈低信号,在 T_2WI 呈高信号,当囊内蛋白含量较高时,T_1WI 序列呈高信号。

(4)甲状舌管囊肿:位于颈部正中,颈内动脉前内侧,与舌骨关系密切,呈圆形或椭圆形,部分形态不规则,一般在 T_1WI 多呈低信号,在 T_2WI 呈高信号,吞咽或伸舌时肿块向上移动为其重要特征。

(五)治疗和预后

对于功能性甲状旁腺囊肿手术切除是唯一办法,由于它有完整包膜,易手术剥离切除。MRI 对囊肿定位有特异性诊断价值,结合临床对功能性甲状旁腺囊肿易做出诊断。而对无功能性甲状旁腺囊肿术前诊断较为困难,一旦确诊,可首选穿刺抽吸或穿刺抽吸后注入硬化剂。若穿刺抽吸后短期内复发、囊肿延伸入纵隔、有压迫症状以及不能排除其他肿瘤时,则需手术治疗。

十二、甲状旁腺癌

(一)概述

甲状旁腺癌(parathyroid carcinoma)较少见,一般只累及单个腺体,好发年龄为 40~50 岁,无性别差异。

主要临床表现为甲状旁腺功能亢进和继发于高钙血症的各器官损害,包括骨骼系统的骨质疏松、骨囊性变及病理性骨折,泌尿系统的结石,消化系统的急性胰腺炎,以及肿块累及喉返神经引起声嘶、喝水呛咳等。

(二)病理学表现

大体上,肿瘤呈椭圆或圆形,红褐色,质硬,切面灰白色,呈分叶状生长。

显微镜下,肿瘤失去典型的小叶结构,透明变的纤维化分割实质呈结节状、片状浸润生长。肿瘤中主细胞占大多数,嗜酸性粒细胞性细胞非常少见,细胞形态上表现为出现核异型及显著的核仁,核分裂象常见,可见凝固性坏死、局灶钙化和囊性变。

(三) MRI 表现

甲状旁腺癌常累及一个腺体,以下旁腺多见,异位者极罕见。肿瘤早期形态尚规则,呈膨胀性生长,有假包膜形成,此时无法与腺瘤或增生鉴别;随着肿块积的增大,其形态逐渐不规则,并向浸润的生长方式发展,常侵犯邻近结构,与周围结构分界不清,并引起颈部淋巴结肿大。肿瘤易发生坏死和出血,故在 T_1WI 及 T_2WI 序列信号混杂,钙化在甲状旁腺癌中较常见,约占 25%,是区别甲状旁腺腺瘤和增生的重要依据,后两者极少发生钙化。增强后肿瘤强化多不均匀。体积在甲状旁腺癌、腺瘤和增生的诊断上具有一定的意义,其中腺癌的体积大于腺瘤,腺瘤大于增生,但三者之间的阈值尚缺乏大数据可信的报道,只能笼统地认为:体积越大,腺癌可能性越大,体积越小,增生的可能性越大。

(四) 诊断要点与鉴别诊断

1. 诊断要点

(1)好发于中年人。

(2)甲状旁腺素分泌过多导致的高钙血症。

(3)累及一个腺体,以下旁腺多见。

(4)肿块体积较大,形态不规则,呈浸润性生长,累及邻近结构和气管,周围淋巴结肿大。

(5)易出血、坏死和钙化。

2. 鉴别诊断

(1)甲状旁腺腺瘤:单发为主,呈膨胀性生长,边缘光整,体积中等或较小,无分叶,肿瘤较大时引起周围组织受压移位改变,但与周围组织界线清晰,大部分信号均匀,少数由于内部出血、囊变或坏死而不均。

(2)甲状旁腺增生:多发常见,体积常较小,信号均匀一致。

(五) 治疗和预后

甲状旁腺癌一旦确诊立即采取手术治疗,由于肿瘤必须整块切除,且应包括肿瘤周围一定范围的正常组织,故 MRI 清晰显示肿瘤三维立体图像及其与周围组织结构关系,可为手术提供直观、精准的解剖资料。预后主要取决于初次手术时肿块的完全切除及术后高钙血症的控制和监测。

第六节 咀嚼肌间隙与咽旁间隙疾病

一、炎症

(一) 概述

咀嚼肌间隙、咽旁间隙的感染常继发于牙源性感染,如根尖周炎、冠周炎、颌骨骨髓炎,多见于青壮年;其次由腮源性感染所引起,如颌面部淋巴结炎、扁桃体炎及涎腺的化脓性炎症等,多发生于儿童。

临床表现为颌面部红、肿、热、痛,病变多呈弥漫分布,有压痛,一旦脓肿形成可扪及波动感。咬肌、咀嚼肌受累者可出现张口受限和感觉异常。还可出现全身症状,如发热、畏寒、疲倦等。

（二）病理学表现

大体上，咀嚼肌肿胀，咀嚼肌间隙及咽旁间隙混浊，局部可形成脓肿，脓肿周围组织多呈水肿改变。显微镜下，脓肿壁由肉芽组织及纤维结缔组织构成，脓液的主要成分为炎症细胞及坏死组织（图 7-6-1）。

（三）MRI 表现

咀嚼肌、咀嚼肌间隙、咽旁间隙和咽侧壁肿胀，边界不清，间隙内出现液性渗出信号影，局部可呈蜂窝状脓肿表现，少数可见积气征象，病变在 T_1WI 呈稍低信号，在 T_2WI 呈高信号，抑脂 T_2WI 呈高信号，形成脓肿时，DWI 弥散受限（图 7-6-2）。增强扫描时，病变呈片状、环形或蜂窝状强化。

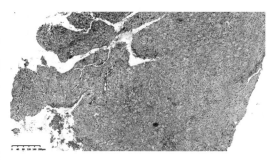

图 7-6-1 左侧颊部慢性化脓性炎伴纤维组织增生病理图

光镜下见肉芽组织及纤维结缔组织，并可见炎症细胞及坏死组织（HE×100）

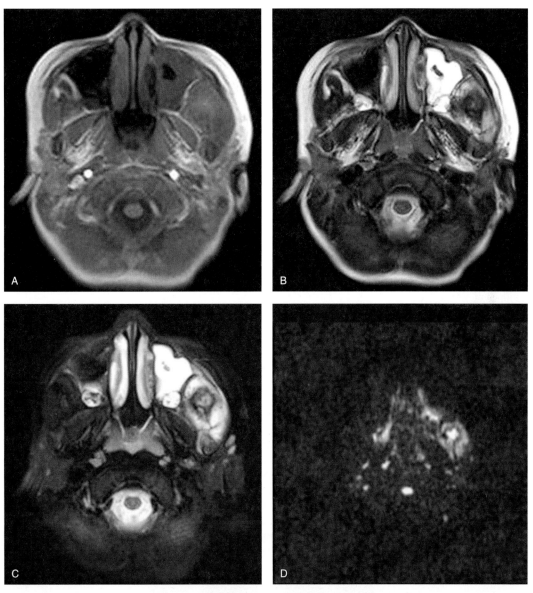

图 7-6-2 颊部慢性化脓性炎伴纤维组织增生

A. T_1WI 序列，示左侧颊部可见片状稍低信号；B. T_2WI 序列，示病变呈高信号，其内可见环形低信号；
C. 脂肪抑制 T_2WI 序列，示病变呈高信号，其内可见环形低信号；D. DWI 序列，病变部分弥散受限呈高信号

（四）诊断要点与鉴别诊断

1. 诊断要点

（1）发热、白细胞计数升高。

（2）咀嚼肌间隙及咽旁间隙混浊、邻近软组织肿胀。

（3）T_1WI 呈稍低信号，T_2WI 呈高信号。

（4）形成脓肿时 DWI 弥散受限。

（5）病变呈片状、环形或蜂窝状强化。

2. 鉴别诊断　根据临床及 MRI 表现即可对本病做出诊断，一般无需进行鉴别诊断。

（五）治疗和预后

对于咀嚼肌间隙、咽旁间隙的炎症主要以抗生素药物治疗为主，脓肿形成者可切开引流。多数患者经规范治疗后预后良好，无后遗症。极少数感染控制不佳者可致病变范围扩大，严重者可危及生命。

二、神经源性肿瘤

（一）病理学表现

神经鞘瘤起源于神经鞘细胞（Schwann 细胞，施万细胞），组织学主要由细胞排列紧密的 Antoni A 组织及细胞少而富含脂质、黏液样基质的 Antoni B 组织构成，无其他神经成分，肿瘤有包膜，边缘清楚。多为单发、极罕有恶变。

神经纤维瘤内含有包括施万细胞的全部神经组成成分，常使神经增粗。肿瘤无包膜，可有出血囊变，但不多见。发生于神经纤维瘤病（neurofibromatosis）者约有 8% 可以恶变。

（二）磁共振表现

神经源性肿瘤表现为咽旁间隙后内侧软组织肿物，圆形或椭圆形，边缘清晰，较大的肿瘤可出现坏死、囊变区。肿块实性成分在 T_1WI 上呈等或低信号，T_2WI 呈稍高及高信号，囊变坏死区在 T_1WI 呈更低信号，T_2WI 呈更高信号，增强扫描实性成分中度强化，囊变区不强化（图 7-6-3）。

（三）诊断要点与鉴别诊断

1. 诊断要点

（1）咽旁间隙圆形或类圆形肿物。

（2）边缘光整，边界清晰，肿块信号较大者可发生坏死、囊变。

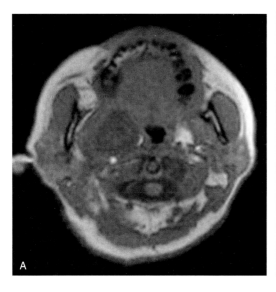
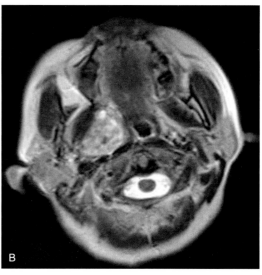

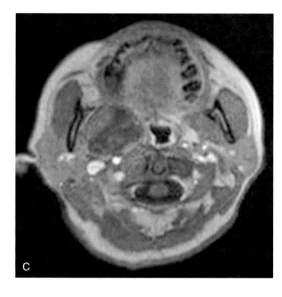

图 7-6-3 神经源性肿瘤
A. T₁WI 序列, 示右侧咽旁间隙椭圆形软组织肿块影, 病变呈低信号; B. T₂WI 序列, 示病变呈混杂稍高及高信号, 边界清晰, 局部咽腔受压变形; C. 增强 T₁WI 序列, 示病变呈不均匀强化

(3)T₁WI 表现为等信号, T₂WI 表现为高信号。

(4)增强扫描可见强化。

2. 鉴别诊断

(1)腮腺深叶肿瘤: 腮腺位于咽旁间隙外侧, 腮腺肿瘤使咽旁间隙内脂肪影内移, 肿瘤较大时突入咽旁间隙内, 肿瘤的前内侧可见脂肪间隙包绕。

(2)涎腺混合瘤: 两种临床及影像表现相似, 鉴别较困难, 但神经源性肿瘤相对涎腺混合瘤要常见。

(四) 治疗和预后

神经鞘瘤、神经纤维瘤预后较好, 可以通过局部切除而治愈。

三、横纹肌肉瘤

(一) 概述

横纹肌肉瘤(rhabdomyosarcoma)是起自横纹肌或具有分化为横纹肌多潜能间充质细胞的恶性肿瘤, 恶性程度高, 进展快, 多见于儿童。

临床上常表现为颌面部肿块, 咽腔变形, 肿瘤生长迅速, 切除后易复发, 常合并颈部淋巴结肿大。

(二) 病理学表现

根据肿瘤的细胞形态和组织结构特点, 分为多形型、腺泡状和胚胎型。发生于头颈部的多为胚胎型, 肿瘤由未分化梭形、小圆形细胞构成(图 7-6-4)。

(三) MRI 表现

咽旁横纹肌肉瘤 MRI 表现为咽旁间隙或咀嚼肌间隙的圆形或类圆形软组织肿块, 表面光滑, 呈分叶状, T₁WI 表

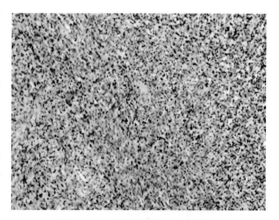

图 7-6-4 腮腺横纹肌肉瘤病理
光镜下见未分化梭形、小圆形细胞(HE×200)

现为等或稍低信号, T₂WI 表现为等或稍高信号, DWI 呈高信号, ADC 呈稍低或低信号(图 7-6-5), 邻近的骨质结构受压或吸收破坏。增强扫描呈轻、中度强化, 肿块内坏死或出血区不强化。常合并颈部淋巴结肿大。

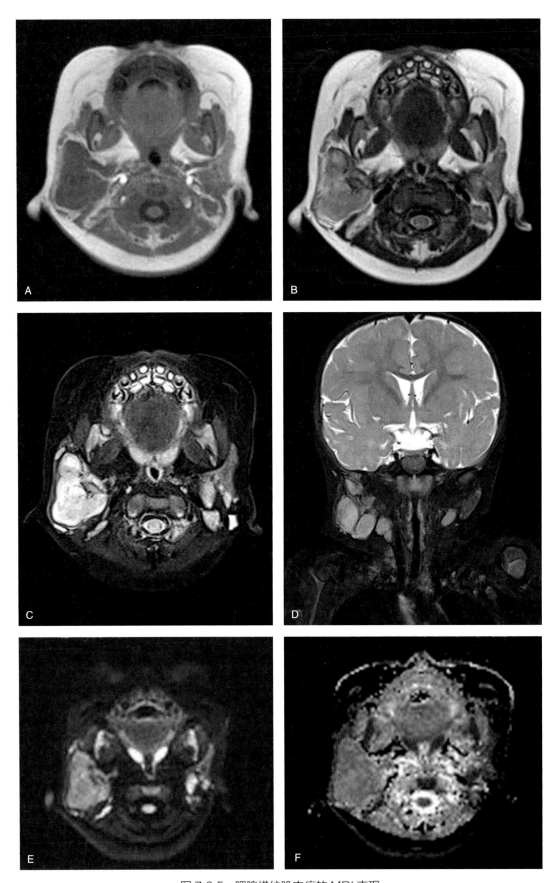

图 7-6-5   腮腺横纹肌肉瘤的 MRI 表现

A. T$_1$WI 序列,示右侧腮腺不规则软组织肿块,呈稍低信号; B. T$_2$WI 序列,示肿块呈稍高信号,边界清晰,信号不均;
C、D. 脂肪抑制 T$_2$WI 序列,示肿块呈不均匀高信号; E. DWI 示肿块弥散受限; F. ADC 图,示肿块呈稍低信号

（四）诊断要点与鉴别诊断

1. 诊断要点

（1）儿童多见。

（2）咽旁间隙或咀嚼肌间隙软组织肿块，T_1WI 表现为等或稍低信号，T_2WI 表现为等或稍高信号，增强扫描呈轻、中度强化。

（3）邻近骨质吸收破坏。

（4）颈部淋巴结肿大。

2. 鉴别诊断

（1）Langerhans 细胞组织细胞增生症：边界清晰的软组织肿块与溶骨性破坏并存，无包膜，无出血或液化坏死。在没有出现典型骨破坏改变之前很难与横纹肌肉瘤鉴别。

（2）转移瘤：多有原发肿瘤病史，呈单侧或双侧软组织肿块，可有骨质破坏，肿瘤边界模糊不清，呈浸润性生长，瘤内易见坏死囊变。

（五）治疗和预后

横纹肌肉瘤以手术切除为主，切除范围包括肿瘤所在处的全部肌肉。对胚胎型横纹肌肉瘤，除切除外还应联合化疗及放疗以缓解症状，多形性横纹肌肉瘤对化疗及放疗治疗无效。发生于头颈部和泌尿生殖区者预后较好，发生于四肢及躯干者较差。目前，联合手术放疗和化疗的综合治疗，如在开始治疗前无转移者，其 5 年生存率接近 80%。患横纹肌肉瘤的儿童三分之二可存活下来，其中最重要的是肿瘤的切除情况：Ⅰ 类横纹肌肉瘤的儿童的治疗效果很好，90% 以上不会复发；Ⅱ 类的 80% 和 Ⅲ 类的 70% 会长期存活；Ⅳ 类儿童的前景不好，5 年存活率不到 30%。

四、颊癌

（一）概述

颊癌（cheek carcinoma）是常见的口腔癌，好发于磨牙区附近的颊黏膜，呈溃疡型或外生型，最常见的病理类型是鳞癌，是一种具有不同程度鳞状细胞分化的侵袭性上皮性肿瘤，有早期和广泛淋巴结转移倾向，好发于中、老年人。

早期，患者常无症状或症状轻微，患处可出现红色病损、红白相间病损或白色病损。多数患者就诊时已表现为晚期病损和体征，可出现颌面部不对称、疼痛、张口和咀嚼困难等。

（二）病理学表现

大体上，肿瘤呈菜花状、息肉样等，白色或灰白色，质地较硬，可有坏死、溃疡，易出血。显微镜下，分为角化型和非角化型，高分化癌镜下见角化和癌珠形成，核大、深染，核分裂活性减低，低分化癌的特点是较少或无角化及癌珠形成，核分裂象多见；免疫组化 P40 阳性（图 7-6-6）。

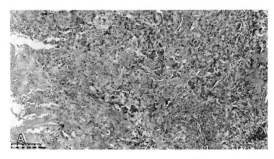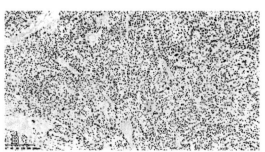

图 7-6-6　左侧颊部鳞癌病理图

A. 光镜下示角化和癌珠，核大、深染，可见核分裂象（HE×100）；B. 免疫组化 P40 阳性

（三）MRI 表现

颊癌形态不规则,边界不清,可向颌面深部的颞下间隙侵犯,也可破坏上颌结节和下颌骨前缘,咬肌和翼内肌可受累。肿块在 T_1WI 上呈中等信号,在 T_2WI 上呈中等信号或不均匀高信号,抑脂 T_2WI 呈高信号,DWI 弥散受限(图 7-6-7)。增强后呈轻、中度强化,囊变坏死区不强化。

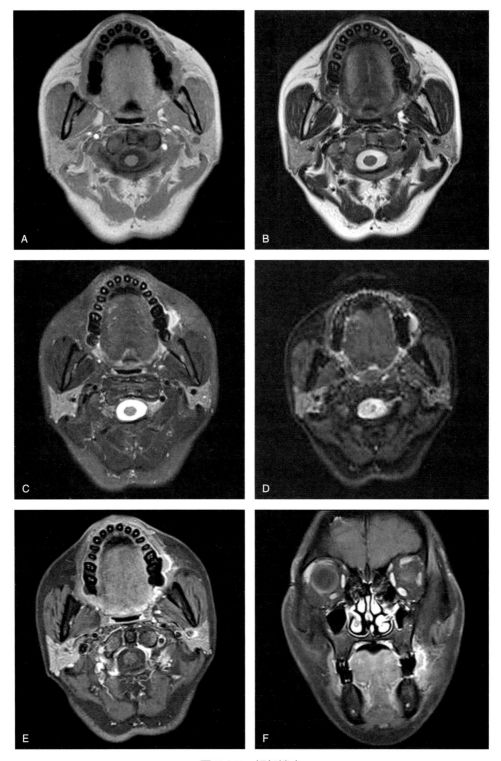

图 7-6-7   颊部鳞癌

A. T_1WI 序列,示左侧颊部可见片状等信号影; B. T_2WI 序列,示病变呈稍高信号; C. 脂肪抑制 T_2WI 序列,示病变呈高信号; D. DWI 序列,示病变呈高信号; E、F. 脂肪抑制 T_1WI 增强序列,示病变呈明显不均匀强化

（四）诊断要点与鉴别诊断

1. 诊断要点

（1）中、老年人。

（2）颌面部不对称、疼痛、张口和咀嚼困难。

（3）T_1WI 呈等信号，T_2WI 呈中等信号或不均匀高信号。

（4）DWI 弥散受限。

（5）肿块强化明显。

2. 鉴别诊断

（1）淋巴瘤：表现为黏膜异常增厚和肿块，肿瘤在 T_1WI 及 T_2WI 均呈等信号，信号较均匀，少有坏死灶，多伴颈部淋巴结肿大。

（2）血管瘤：在 T_1WI 上呈低或中等信号，在 T_2WI 上呈不均匀高信号，病变内可见单个或多个散在的小类圆形低信号区，增强病变呈渐进性强化。

（五）治疗和预后

对于颊癌的治疗，早期多以手术切除治疗为主，晚期需要手术结合放疗和化疗等综合治疗。肿瘤的切除是否完整影响其预后及复发。早期颊癌及时治疗，预后尚可，5 年生存率可达 70%，若颊癌发生淋巴结转移，则预后较差，5 年生存率约 30%~40%。

五、颊淋巴瘤

（一）概述

颊淋巴瘤（cheek lymphoma）是发生于颊部淋巴结和结外淋巴组织的淋巴网状系统肿瘤，依据病理类型，将其分为霍奇金淋巴瘤（Hodgkin lymphoma）和非霍奇金淋巴瘤（non-Hodgkin lymphoma）两种类型。近年来，发生于口腔颌面部的淋巴瘤明显增加，是仅次于鳞状细胞癌的颌面部恶性肿瘤。

颊非霍奇金淋巴瘤较霍奇金淋巴瘤多见，且多以成熟 B 细胞肿瘤为主。非霍奇金淋巴瘤可发生于任何年龄，各种类型的成熟 B 细胞淋巴瘤的中位年龄为 50~70 岁，男性多于女性。局部症状有溃疡、出血、坏死、肿块、局部疼痛、肿胀和功能障碍等。全身症状可有发热、贫血、乏力、盗汗、肝脾大和体重下降等。

（二）病理学表现

B 细胞淋巴瘤镜下表现多样，瘤细胞可较小，核小而不规则，有分裂，无明显核仁（图 7-6-8）；瘤细胞也可较大，胞质丰富，核大或中等大，呈不规则形。T 细胞淋巴瘤镜下表现多样，可见病变出现大片状凝固性坏死和炎性渗出，有的血管壁表现为纤维素样坏死，管腔可见透明血栓，大小不等的淋巴样细胞在坏死层下浸润出现，细胞核呈不规则形，有的呈圆形，胞质可丰富透明，有的瘤细胞浸润血管壁。

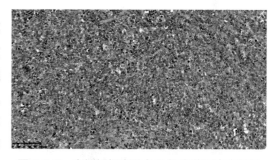

图 7-6-8　右侧颊部弥漫大 B 细胞淋巴瘤病理图
光镜下示瘤细胞核小、形态不规则，核有分裂，
无明显核仁（HE×200）

（三）MRI 表现

颊部可见圆形、类圆形或条片状不规则形肿块，或表现为颊部肿胀，边界清或不清，可向周围邻近结构侵犯，一般无骨质破坏，常伴颈部淋巴结肿大。肿块在 T_1WI 呈稍低或等信号，在 T_2WI 呈等、稍高信号，信号多较均匀，抑脂 T_2WI 呈高信号，DWI 实质部分弥散受限（图 7-6-9）。增强扫描时，肿块实性部分轻、中度强化，多较均匀，部分较大肿块因其内部出现坏死区而强化不均。

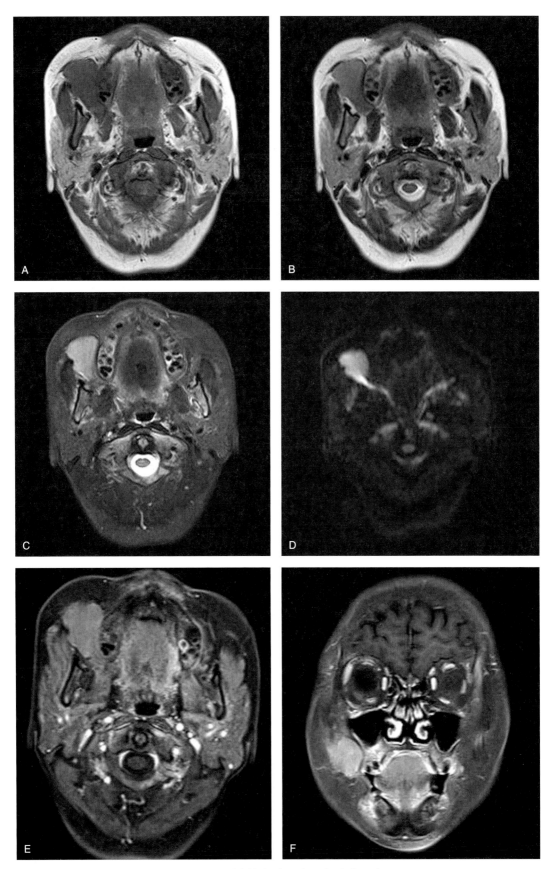

图 7-6-9　右侧颊部弥漫大 B 细胞淋巴瘤

A. T$_1$WI 序列,示右侧颊部可见片状等信号影,信号均匀;B. T$_2$WI 序列,示病变呈稍高信号;C. 脂肪抑制 T$_2$WI 序列,
示病变呈高信号;D. DWI 序列,示病变呈高信号;E、F. 脂肪抑制增强 T$_1$WI,示病变呈中度均匀强化

（四）诊断要点与鉴别诊断

1. 诊断要点

（1）可有局部症状和全身症状。

（2）颊部肿块。

（3）T$_1$WI 呈等或低信号，T$_2$WI 呈等或稍高信号。

（4）DWI 弥散受限。

（5）肿块轻、中度均匀强化。

（6）常伴颈部淋巴结肿大。

2. 鉴别诊断　横纹肌肉瘤：好发于青少年，咀嚼肌间隙巨大软组织肿块，病变内常出现坏死或囊变，常合并邻近骨质吸收破坏。

（五）治疗和预后

治疗主要采用放疗和化疗，针对不同类型的非霍奇金淋巴瘤所采用的具体治疗方案不尽相同，其预后和生存率也有所差异。尽管淋巴瘤的预后可能与其病理类型有关，但最重要的预后指标还是疾病的分期。即使采用传统的放疗、化疗，5 年生存率仍低于 10%。免疫功能正常的恶性淋巴瘤患者中，小于 60 岁患者的预后好于更老年的患者。无论发病年龄的大小，伴有 HIV/AIDS 和其他免疫缺陷的恶性淋巴瘤患者的总体存活率明显较低。

第七节　腮腺间隙先天发育性疾病

一、鳃裂囊肿

（一）概述

鳃裂囊肿，又称颈侧囊肿，属于先天性疾病鳃裂畸形的一种，系胚胎发育过程中鳃弓和鳃裂未能正常融合或闭锁不全所致的囊性肿块，约占口腔颌面部囊肿的 5%。在胚胎发育至第 3 周时，有 6 对鳃弓，鳃弓间的凹陷称为鳃裂，若鳃裂口及鳃裂均未愈合则形成鳃瘘，若鳃裂口愈合而鳃裂不愈合则发生鳃裂囊肿。鳃裂囊肿可发生于任何年龄，多见于 40 岁以前，就诊时平均年龄为 30 岁；男女发病率相当。

鳃裂囊肿多发生于腮腺内或腮腺至锁骨之间沿胸锁乳突肌走行的前内侧区域，少部分位于咽旁间隙，以下颌角和舌骨为标志分为四型：发生于下颌角以上及腮腺内者称为第一鳃裂囊肿，位于下颌角与舌骨之间者称为第二鳃裂囊肿，而位于舌骨以下者称为第三或第四鳃裂囊肿，其中以第二鳃裂囊肿最多见，约占 67%～93%，其次为第一鳃裂囊肿，而第三或第四鳃裂囊肿少见。第二鳃裂囊肿又分为四型，Ⅰ型位置表浅，位于胸锁乳突肌前缘，颈阔肌深面；Ⅱ型较常见，位于胸锁乳突肌前内侧、颈动脉间隙外侧和颌下腺后方；Ⅲ型位于颈动脉至咽侧面之间；Ⅳ型位于咽旁间隙。

鳃裂囊肿生长缓慢，常表现为腮腺区或颈部无痛性肿块，继发感染者有发热、疼痛等症状，可伴有瘘管形成，瘘管内有脓性分泌物或黏液流出。

（二）病理学表现

大体上，肿块呈圆形、椭圆形或梭形，包膜光滑完整，质地软。囊壁较薄，合并感染时囊壁增厚。均为单房囊肿，囊液可稀薄或黏稠，其内容物多样化，可为淡黄色、黄褐色、乳白色液体或豆渣样物质，大多含有胆固醇结晶。显微镜下,囊壁为纤维结缔组织,表面被覆复层鳞状上皮,少部分为假复层纤毛柱状上皮,上皮下淋巴组织增生,并可见到淋巴滤泡及生长中心,囊内容物多为胆固醇结晶及上皮细胞(图 7-7-1)。

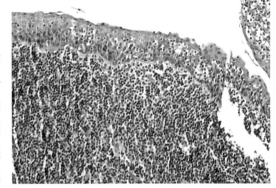

图 7-7-1 第二鳃裂囊肿病理图

光镜下见囊壁均为纤维结缔组织,表面被覆鳞状上皮,上皮下淋巴组织增生,内容物为胆固醇结晶及上皮细胞(HE×200)

(三)MRI 表现

病变绝大多数单发,位于腮腺或颈部胸锁乳突肌内前方,周围组织受压移位。病变多呈圆形或椭圆形,少部分呈沿胸锁乳突肌走行的梭形肿块,大小不一,最大者可达8cm。病变边界清楚,少部分合并感染者边缘模糊。随着囊内容物成分的不同,在 T_1WI 和 T_2WI 上表现的信号有所差异,如大部分病变在 T_1WI 序列呈低信号,在 T_2WI 序列呈高信号,随着囊内蛋白含量的增高,T_1WI 的信号逐渐升高,而 T_2WI 信号逐渐降低。通常囊壁较薄,合并感染者囊壁较厚。增强扫描囊壁可见强化,囊内容物无强化(图 7-7-2)。

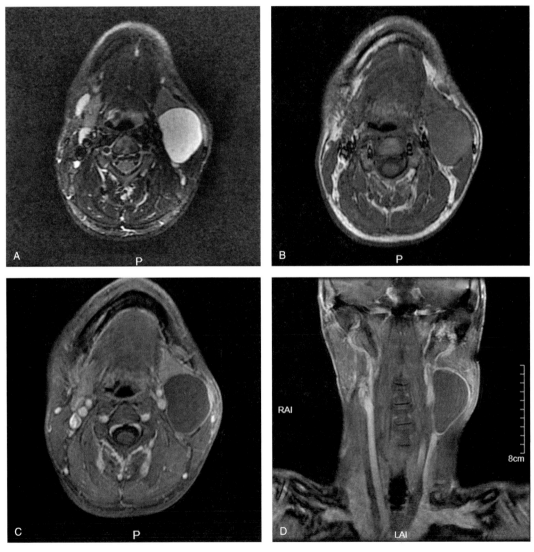

图 7-7-2 第二鳃裂囊肿

A. 脂肪抑制 T_2WI 序列,示病变位于左侧腮腺至甲状软骨水平胸锁乳突肌前内侧,呈椭圆形高信号灶,边界清楚;
B. T_1WI 序列,病变与肌肉相比呈略高信号;C、D. 脂肪抑制 T_1WI 增强序列,显示病变囊壁均匀强化,其内未见强化

（四）诊断要点与鉴别诊断

1. 诊断要点

（1）中青年多见。

（2）腮腺区或胸锁乳突肌前内侧单发囊性灶。

（3）多呈 T_1WI 低信号、T_2WI 高信号；少部分呈 T_1WI 高信号、T_2WI 低信号。

（4）大部分边界清楚，合并感染者边界模糊。

（5）增强扫描病变囊壁轻度均匀强化，合并感染者囊壁较厚，囊内无强化。

2. 鉴别诊断

（1）淋巴管囊肿：好发于两岁以下儿童，多位于颌下间隙内，多房为主，内见分隔，有向周围间隙内生长的特点。囊壁薄，边界清楚。

（2）颈部神经鞘瘤囊变：位于颈动脉鞘旁，呈上下走行的梭形肿块，可大部分囊变，囊壁稍不光整，增强后囊壁强化较明显。

（五）治疗和预后

鳃裂囊肿容易反复感染、甚至癌变，因此一旦确诊则应手术彻底切除，若二次或多次手术易导致瘢痕粘连，增加手术难度而难以根治。切口的选择应尽量有利于全部病变的切除，单纯的鳃裂囊肿易切除，但勿使囊肿破裂，如破裂须彻底切除囊壁，并切除其周围的筋膜等结缔组织，同时应充分冲洗创面，以免有脱落的上皮残余而导致复发。鳃裂囊肿合并瘘管的切除较难，须彻底切除囊壁及包括内外瘘口在内的全部上皮组织。并发感染者先予抗生素控制感染后再行手术治疗。既往采用一些腐蚀性药物如高浓度三氯醋酸、碘酒等烧灼瘘管或电灼，或注射硬化剂使瘘管或囊肿封闭的治疗方法，但此方法效果不稳定、不能根治，且易损伤周围的血管和神经，目前已很少使用。

二、表皮样囊肿

（一）概述

表皮样囊肿可发生于全身各部位，以颅内桥小脑角区较多见，而腮腺表皮样囊肿罕见，国内外文献仅见个例报道。腮腺表皮样囊肿分为先天性和获得性，前者是由腮腺发育过程中异位残留的原始外胚层上皮包涵体发展而成，好发于青少年及儿童，无明显性别差异，后者则是由于外伤时进入腮腺的皮肤微小碎屑植入而发生。

表皮样囊肿临床症状无特异性，通常为偶然发现耳前无痛性类圆形肿块，生长缓慢，质地中等偏硬，边界清晰，与周围组织无粘连。当囊肿破裂或继发感染时，常伴红肿、疼痛，肿块活动度差。

（二）病理学表现

大体上，腮腺表皮样囊肿表现为边界清楚的类圆形的囊性肿块，有包膜，边界清楚，囊腔内可为液体、脂肪或灰白色豆腐渣样物质。显微镜下，腮腺表皮样囊肿壁内层为层状的复层鳞状上皮，外层为纤维结缔组织，内无皮肤附属器，囊内为上皮细胞脱屑转化的角质及胆固醇结晶（图 7-7-3）。

（三）MRI 表现

肿瘤形态不一，可呈边缘光整的类圆形，也可呈沿着周围间隙塑形生长的不规则形，边界多清楚，如囊肿破裂或继

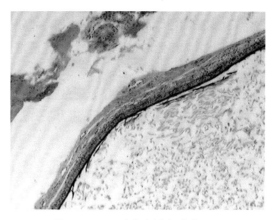

图 7-7-3　腮腺表皮样囊肿病理图

光镜下示囊壁内层为层状的复层鳞状上皮，外层为纤维结缔组织，内无皮肤附属器；囊内角质及胆固醇结晶（HE × 200）

发感染,边缘变模糊。肿瘤单发,多位于腮腺浅叶。大部分肿瘤在 T_1WI 序列呈不均匀低信号,内见斑点状高信号区,在 T_2WI 序列呈高信号(图 7-7-4),如囊内黏液及蛋白成分较多时,可呈 T_1WI 高信号及 T_2WI 稍低信号;增强后囊壁可见强化,多数囊壁均匀菲薄,如继发感染则囊壁不规则增厚。

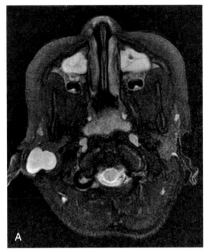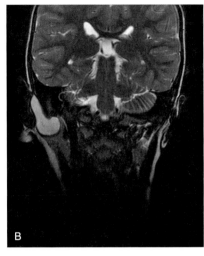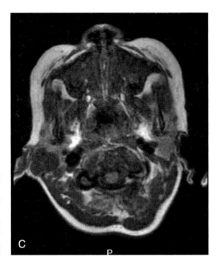

图 7-7-4　表皮样囊肿

A、B. 脂肪抑制 T_2WI 序列,示病变位于腮腺浅叶,呈不规则分叶状塑形生长,病变呈均匀高信号,边界清楚;
C. T_1WI 序列,病变呈稍不均匀低信号,内见点状高信号

(四) 诊断要点与鉴别诊断

1. 诊断要点

(1)青少年及儿童多见。

(2)缓慢生长的腮腺区无痛性肿块。

(3)多发生于腮腺浅叶,可呈类圆形或塑形生长,后者具有特征性。

(4)多为囊性,T_1WI 序列多呈低信号,T_2WI 序列多呈高信号。

(5)边界清楚,增强后囊壁均匀强化,继发感染者囊壁不规则增厚。

2. 鉴别诊断

(1)腮腺淋巴上皮囊肿:又称第一鳃裂囊肿,位于腮腺内的类圆形囊性肿块,T_1WI 序列呈低信号,T_2WI 序列呈高信号,边界清楚,囊壁薄,强化不明显。

(2)腮腺潴留囊肿:腮腺导管扩张,部分扩张导管的远端可见结石,腮腺内类圆形囊性肿块与扩张的导管相通,呈 T_1WI 低、T_2WI 高信号、边界清楚。

(五) 治疗和预后

腮腺表皮样囊肿的治疗原则是将囊肿完整摘除,避免破裂,如有囊壁残留,则易复发。多次复发的表皮样囊肿有恶变倾向,其恶变率约为 3.9%,但其恶性程度较低,预后较好。

三、血管瘤

(一) 概述

涎腺血管瘤约占涎腺肿瘤的 0.4%,几乎全部发生于腮腺。腮腺血管瘤可发生在任何年龄,但 20 岁前发现并就诊的病例占 2/3,女性为男性的 2 倍。

腮腺血管瘤表现为腮腺区缓慢生长的无痛性肿块,常无自觉症状,或皮肤呈蓝色表现,病史较长,肿瘤质地较软,边界不清,可活动。部分肿瘤有缩小或消退病史。大多数病变局限于腮腺,有时可累及咽旁间隙、颞下窝或颅底。

(二) 病理学表现

大体上,腮腺血管瘤表现为边界清楚的不规则囊实性肿块,大的肿瘤表面常有突起。肿瘤无包膜,肿瘤表面呈红色,可有出血、血栓或坏死区。显微镜下,血管瘤由不同大小和形态的血管腔隙构成,密集的小圆形内皮细胞和外皮细胞聚集成片(图 7-7-5),在腺体中蔓延,但由腺体间隔分隔成分叶状。病变细胞代替腺泡细胞,使腺小叶增大,但导管散在于病变中,病变内也可见灶性正常涎腺组织,可出现血栓和静脉石。

(三) MRI 表现

图 7-7-5 腮腺血管瘤病理图
镜下可见大小形态不一的血管腔隙,内见血栓形成,周围见聚集成片的小圆形内皮细胞及外皮细胞 (HE × 100)

肿瘤大小不一,形态不规则,呈分叶状或条片状,边界清楚,无包膜,多跨腮腺深浅两叶,或跨腮腺内外生长。肿瘤多呈囊实性,T_1WI 大部分呈低信号,T_2WI 呈不均匀的明显高信号,内见结节状低信号。增强扫描呈明显的渐进性强化,中央可见条状或结节状无强化坏死区。

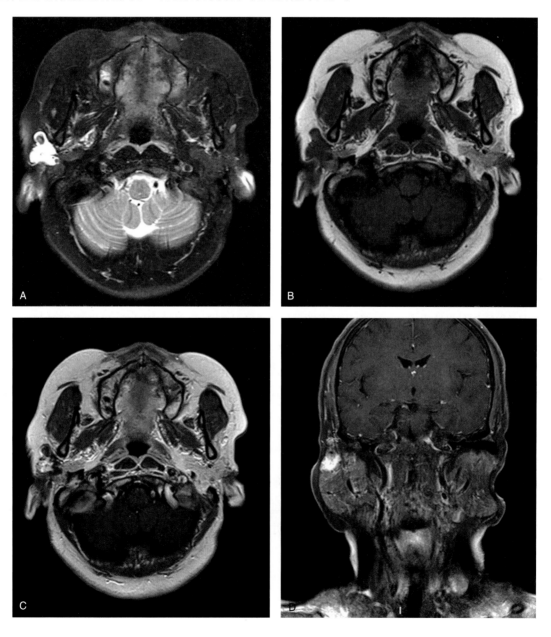

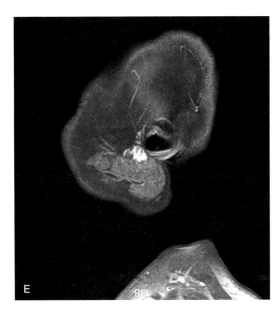

图 7-7-6　腮腺血管瘤

A. 脂肪抑制 T_2WI 序列,示病变跨腮腺深浅两叶,呈不规则分叶状、明显高信号肿块,内见多个静脉石呈低信号结节影,肿瘤边界清楚;B. T_1WI 序列,示病变呈边界清楚的低信号;C~E. 增强 T_1WI 序列,增强早期病变部分明显强化,中后期病变进一步明显强化,未见包膜

（四）诊断要点与鉴别诊断

1. 诊断要点

（1）中青年女性多见。

（2）缓慢生长的腮腺区无痛性肿块。

（3）多跨腮腺深、浅两叶或腮腺内、外生长。

（4）肿瘤边界清楚,T_1WI 序列呈低信号,T_2WI 序列呈明显高信号,内见结节状低信号静脉石影。

（5）动态增强扫描早期部分肿瘤明显强化,中后期进一步明显强化。

2. 鉴别诊断

（1）腮腺腺淋巴瘤:绝大多数见于长期吸烟的老年男性,好发于腮腺浅叶后下极,肿瘤边缘较光整,T_2WI 多呈均匀的较高信号,T_1WI 呈低信号,增强后明显均匀强化,但程度低于血管瘤,且非渐进性强化。

（2）腮腺肌上皮瘤:肿瘤形态不规则,但其 T_2WI 信号明显低于血管瘤,增强后明显强化,但低于血管瘤的强化程度,且非渐进性强化。

（五）治疗和预后

腮腺血管瘤术中容易出血,出血后视野不清,给面神经的解剖分离带来困难,易造成面神经的损伤;因此术前诊断为腮腺血管瘤者应进行术前 DSA 检查或术中瘤腔造影,以了解肿瘤的范围和供血血管后指导手术切除;DSA 检查还可以进行血管栓塞以减少术中出血。对于范围较大的血管瘤,术前造影显示肿块的供血血管较多且粗大者,可行颈外动脉预防性结扎,以减少术中出血、保持术野清晰便于肿块切除。

四、血管畸形

（一）概述

以前,对血管瘤与脉管畸形分类和命名不是很确切,大多统称为血管瘤或淋巴管瘤,并主要根据病损形态而给予命名。2002 年,中华口腔医学会口腔颌面外科专业委员会召开的全国性口腔颌面部血管瘤治疗与研究学术研讨会上,与会代表一致认为应重新明确血管瘤及脉管畸形的概念、分类和命名,并一致推荐应用 Waner 和 Suen 的分类命名:

1. 血管瘤（hemangioma）。

2. 脉管畸形（vascular malformation）。

（1）微静脉畸形（venular malformation）：包括中线型微静脉畸形与微静脉畸形两类。

（2）静脉畸形（venous malformation）。

（3）动静脉畸形（arteriovenous malformation）。

（4）淋巴管畸形（lymphatic malformation）：又分为微囊型与大囊型两类。

（5）混合畸形（mixed malformation）：含静脉 - 淋巴管畸形（venous-lymphatic malformation）和静脉 - 微静脉畸形（venous-venular malformation）2 型。

血管畸形是起源于残余的胚胎成血管细胞的脉管畸形。淋巴管畸形是淋巴管发育异常所形成。常见于儿童及青年。好发于面、颈部，腮腺区，临床上较多见的静脉畸形和混合畸形。静脉畸形位置深浅不一，如果位置较深，则皮肤或黏膜颜色正常；表浅病损则呈现蓝色或紫色。边界不太清楚，扪之柔软，可以被压缩，有时可扪到静脉石。当头低位时，病损区则充血膨大；恢复正常位置后，肿胀亦随之缩小，恢复原状，此称为体位移动试验阳性。

（二）病理学表现

血管畸形不是新生物，其病程中内皮细胞的增生率正常，它是血管形态发生的错误，表现为各种管腔的异常。血管畸形的管腔由扁平的、静止的内皮细胞形成衬里（图 7-7-7），基底膜薄、为单层，管壁发育不良，单一管腔的畸形（如毛细血管、淋巴管、静脉或动脉畸形）容易诊断，而复合型的血管畸形（如毛细血管 - 淋巴管或淋巴管 - 静脉畸形）却很难鉴别。

（三）MRI 表现

静脉畸形可表现为等 T_1 长 T_2 信号均匀的团块影，局限的静脉畸形在 T_2WI 上表现为界限清楚的高信号区，形成类似"静脉湖"的表现。大面积的静脉畸形常伴有静脉结石，结石表现为长 T_1 短 T_2 的低信号区。动静脉畸形在 MRI 上示不规则的蜂窝状血管巢，或仅见不规则迂曲流空血管影。混合性血管畸形兼具有静脉畸形和动静脉畸形的表现特点，它们可以于 T_1WI 上表现为等或稍低信号，而在 T_2WI 表现为高信号（图 7-7-8），不同程度的动静脉吻合可以表现为扭曲状或线状的、程度相异的流空效应。

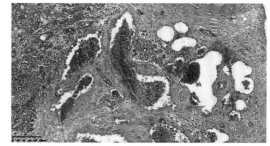

图 7-7-7　血管畸形病理图

光镜下血管畸形管腔由扁平的、静止的内皮细胞组成（HE×100）

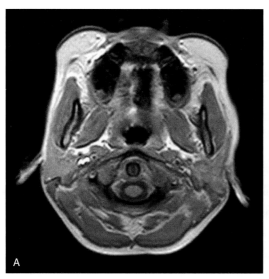
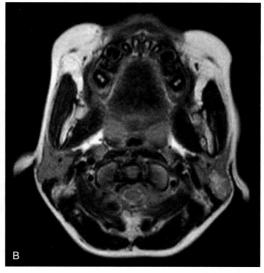

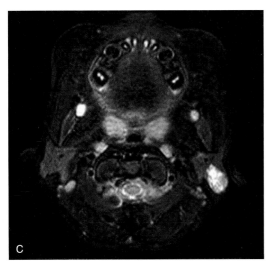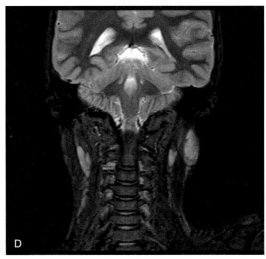

图 7-7-8 腮腺血管畸形

A. T₁WI 序列,示左侧腮腺内椭圆形等信号影;B. 横轴位 T₂WI 序列,示肿块呈稍高信号,
边界清晰,信号欠均;C、D. 脂肪抑制 T₂WI 序列,示肿块呈明显高信号

（四）诊断要点与鉴别诊断

1. 诊断要点

（1）腮腺区肿胀或无意中发现。

（2）T_2WI 上可呈高信号,或迂曲留空的血管影。

（3）动态增强扫描可见迂曲强化血管影。

2. 鉴别诊断

（1）血管瘤:血管瘤多见于婴儿出生时(约 1/3)或出生后不久(1 个月之内)。它起源于残余的胚胎成血管细胞,瘤内富含增生活跃的血管内皮细胞,并有成血管现象和肥大细胞的聚集。T_2WI 上可呈团块状高信号,迂曲留空血管影少见。

（2）淋巴管瘤是淋巴管发育异常所形成。常见于儿童及青年。好发于舌、唇、颊及颈部。淋巴管极度扩张弯曲,构成多房性囊腔,则颇似海绵状。淋巴管内充满淋巴液。在皮肤或黏膜上呈现孤立的或多发性散在的小圆形囊性结节状或点状病损,无色、柔软,一般无压缩性,病损边界不清楚。

（五）治疗和预后

目前的治疗方法有外科切除、放射治疗、激素治疗、激光治疗、硬化剂注射等。一般结合临床采用综合疗法。由于近年来整形外科,尤其是显微外科的飞跃发展,对一些巨大脉管畸形行"根治性"切除和缺损立即整复已成为可能,并将为更多的医师所采用;为更多的病员所接受。

五、淋巴管瘤

（一）概述

淋巴管瘤(lymphangioma)即淋巴管畸形(lymphangial malformation),多数学者认为它是由于淋巴管先天发育异常,使淋巴液不能正常经静脉系引流,造成淋巴液潴留,导致淋巴管增生扩张、异常错构,也有学者认为是胚胎发育过程中与淋巴系统隔绝的原始淋巴囊增生引起的淋巴管扩张。淋巴管瘤可发生于任何年龄,最多见于年幼儿童,男女发病率相当。临床上表现为质地柔软的肿块,触之有波动感,局部皮肤颜色可无明显异常,合并感染时可伴随炎症症状。虽然淋巴管瘤是源于淋巴管的先天良性病变,但容易沿组织间隙浸润生长和复发。

（二）病理学表现

大体上，淋巴管瘤呈圆形、分叶状或海绵状，质软，囊壁薄，内含透明液体或淡黄色乳糜液，多房囊之间可有交通。显微镜下，囊壁由纤维结缔组织基质构成，内有淋巴细胞、脂肪细胞、平滑肌细胞，囊壁内衬扁平内皮细胞（图 7-7-9）。根据淋巴管扩张程度的不同，淋巴管瘤的组织学分为三型：毛细血管型淋巴管瘤，由细小的淋巴管扩张形成，多发生于皮肤和黏膜；海绵状淋巴管瘤，较大的淋巴管扩张形成多房性囊腔，管腔可大小不等；囊状淋巴管瘤，最多见，大的淋巴管扩张形成圆形囊性肿块，质地柔软，内含大量淋巴液。内有静脉结构时称为血管淋巴管瘤。

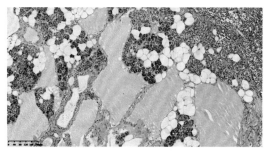

图 7-7-9　淋巴管瘤病理图
光镜下见瘤组织由扩张的淋巴管组成，间质结缔组织增生，淋巴细胞聚集（HE×100）

（三）MRI 表现

淋巴管瘤呈单房或多房的囊状肿块，囊壁较薄，边缘清晰，一般情况下囊内容物在 T_1WI 上呈低信号，在 T_2WI 上呈高信号，多房状肿块在 T_2WI 上可见低信号线状分隔，囊内容物根据蛋白质含量的不同在 T_1WI 和 T_2WI 上信号可有不同（图 7-7-10、图 7-7-11），囊肿合并出血时可见"液 - 液"平面。增强扫描病变内不发生强化，囊壁可强化。海绵状淋巴管瘤多沿组织间隙蔓延，形态不规则，边界不清，一般为多房囊状结构，囊腔较小。

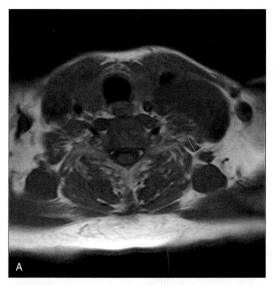

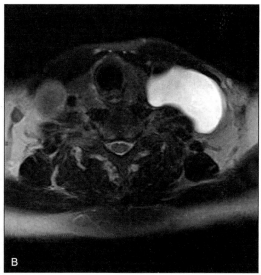

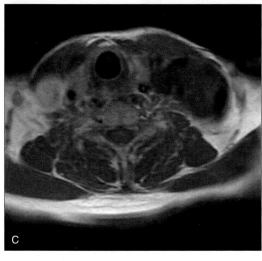

图 7-7-10　左侧颈部淋巴管瘤
A. T_1WI 序列，示左侧颈部异常信号灶，T_1WI 呈低信号，T_2WI 呈高信号，边界清晰，形态不规则，向颈动脉和颈部肌群间隙延伸，呈"见缝就钻"式生长方式；B. T_2WI 序列，示病变呈明显高信号，边界清晰，未见明显分隔征象；C. 增强 T_1WI 序列，示病变未见强化

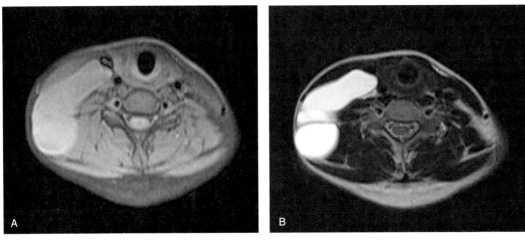

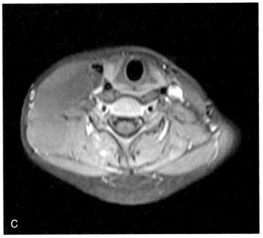

图 7-7-11 右侧颈部淋巴管瘤

A. T₁WI 脂肪抑制序列,示病变呈稍高信号,形态不规则,张力较低,前内侧向颈内动脉和静脉间隙延伸;B. T₂WI 序列,示病变呈明显高信号,内见等信号分隔征象;C. 增强 T₁WI 序列,病变未见明显强化

(四) 诊断要点与鉴别诊断

1. 诊断要点

(1)年幼儿童多见。

(2)类圆形,边界清晰的单或多囊性结构,可沿组织间隙生长。

(3)病变在 T₁WI 上呈低信号,在 T₂WI 上呈高信号。

(4)增强 T₁WI 上,病变内部无强化,囊壁明显强化。

2. 鉴别诊断

(1)腮腺脓肿:局部皮肤可有红肿,邻近筋膜增厚,皮下脂肪层模糊,增强扫描呈环形厚壁强化,病变广泛,边界不清。邻近淋巴结可反应性增生,临床伴有典型的感染症状,实验室检查可以鉴别。

(2)腮腺血管畸形:可多发,T₂WI 上病变内部可见点状或管状流空信号,增强扫描瘤体内部明显强化。

(3)腮腺区坏死性淋巴结:病变为多发性,少有多囊状结构。

(五) 治疗和预后

临床上 6% 的淋巴管瘤可自行退化。局限性的淋巴管瘤可手术切除,对于病变广泛或复发的淋巴管瘤,外科手术仅用于活检或姑息治疗,也可采用病变内注入硬化剂或采用分次放疗的方法。

第八节　腮腺间隙炎性疾病

一、腮腺炎

(一) 概述

腮腺炎的病因包括感染性、免疫性、阻塞性及原因不明等,最常见为感染引起的腮腺炎,多见于细菌性和病毒性。细菌性腮腺炎主要为金黄色葡萄球菌引起,其次为链球菌,临床表现为发热、腮腺局部红肿热痛及白细胞计数增多,病变进入脓肿期,挤压腮腺可见脓液自腮腺导管口流出,常为单侧受累,双侧同时发生者少见。流行性腮腺炎是最常见的病毒性腮腺炎,多见于幼儿或青少年,其特征为腮腺的非化脓性肿胀并可侵犯各种腺组织、神经系统及肝、肾、心、关节等几乎全身所有器官,而引起脑膜脑炎、睾丸炎、附件炎及胰腺炎等并发症。免疫性腮腺炎多见于干燥综合征、IgG4 相关性疾病引起的慢性自身免疫性腮腺炎,除反复发作的腮腺肿大外,尚有其他腺体、关节、脏器累及和损伤。阻塞性腮腺炎少见,可见于涎腺导管结石或良性肿瘤阻塞所致。依据病程长短,腮腺炎被分为急性和慢性,其中前者好发于儿童,后者好发于成人。

(二) 病理学表现

大体上,腺体导管狭窄及阻塞,腮腺红、肿及渗出。显微镜下,腺上皮水肿、坏死,腺泡间血管有充血表现。腮腺导管呈卡他性炎症,导管周围及腺体间质中有浆液纤维蛋白性渗出及淋巴细胞浸润(图 7-8-1)。

(三) MRI 表现

腮腺炎影像学表现随其发病因素不同而有所差异,以急性细菌性腮腺炎和慢性自身免疫性腮腺炎为例,前者表现为单侧腮腺肿大,T_1WI 序列呈稍低或低信号,T_2WI 呈较高信号,边缘模糊,内可见 T_1WI 及 T_2WI 均呈高低混杂信号的脓肿形成,DWI 呈高信号,ADC 呈低信号,增强后病变实性部分强化较明显,中央可见无强化的脓腔形成(图 7-8-2);后者表现为双侧腮腺不对称性肿大,边界较清楚,T_1WI 呈

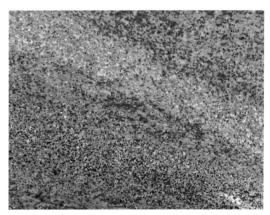

图 7-8-1　腮腺炎病理图
光镜下见腮腺腺上皮水肿、坏死,腺泡间血管有充血表现;腮腺导管周围及腺体间质中有浆液纤维蛋白性渗出及淋巴细胞浸润(HE×200)

不均匀低信号,T_2WI 呈较高信号(图 7-8-3),中央可见囊变高信号区,增强后病变中等强化,双侧颈部可见多发稍肿大淋巴结。

(四) 诊断要点与鉴别诊断

1. 诊断要点

(1)单侧或双侧腮腺弥漫性肿大。

(2)细菌性腮腺炎边缘模糊,可伴脓肿形成,T_1WI 及 T_2WI 均可呈高、低混杂信号,脓肿壁多不规则。

(3)慢性自身免疫性腮腺炎边界较清楚,T_1WI 呈不均匀低信号,T_2WI 内见囊变影,多伴有双侧颈部淋巴结肿大。

(4)动态增强扫描病变实性部分强化较明显,囊变区无强化。

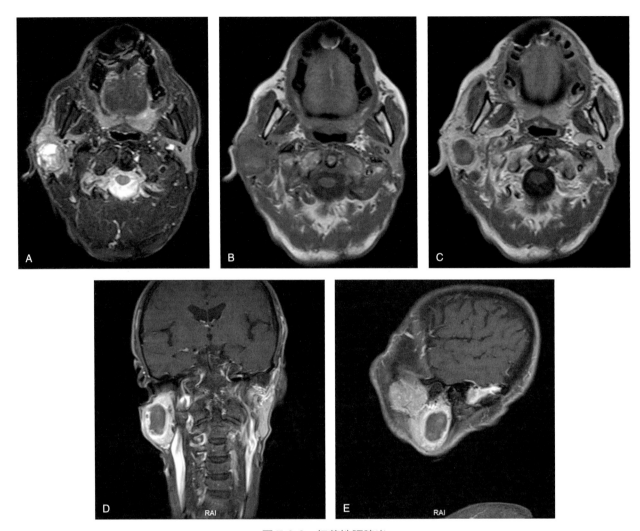

图 7-8-2　细菌性腮腺炎

A. 脂肪抑制 T_2WI 序列,示右侧腮腺肿大,内见结节状高低混杂信号影,边界不清;B. T_1WI 序列,病变大部分呈低信号,内见斑片状高信号;C~E. 增强 T_1WI 序列,病变周围明显强化,中央见稍不规则坏死囊变区,双侧颈部未见明显肿大淋巴结

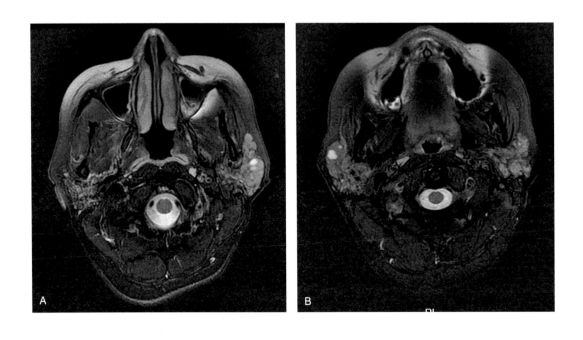

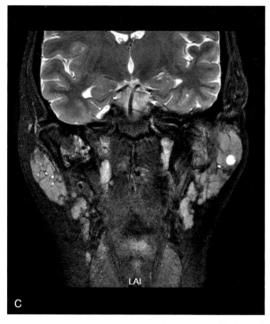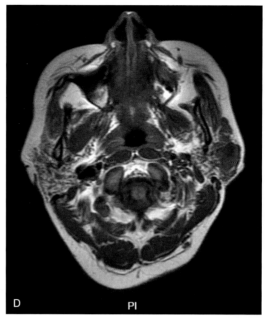

图 7-8-3 自身免疫性腮腺炎的 MRI 表现

A~C. 脂肪抑制 T_2WI 序列,示双侧腮腺不对称性肿大,大部分呈稍高信号,内见结节状更高信号,
边界稍不清,双侧颈部见多发稍肿大淋巴结;D. T_1WI 序列,示病变呈不均匀低信号

2. 鉴别诊断

(1) 木村病:双侧腮腺弥漫肿大伴颈部淋巴结肿大,与双侧腮腺炎类似,但木村病的腮腺内可见结节或肿块,多同时伴有颌下腺肿大,外周血嗜酸性粒细胞及血清 IgE 升高亦有助于鉴别诊断。

(2) 腮腺恶性肿瘤:细菌性腮腺炎伴脓肿形成需与腮腺恶性肿瘤鉴别,后者的边缘较炎症清楚,其内坏死区不规则,并伴有颈部肿大淋巴结。结合患者病程、临床症状及实验室检查有助于二者的鉴别。

(五) 治疗和预后

细菌性腮腺炎需选用有效抗生素,局部热敷、理疗等,若内科保守治疗无效,发展至化脓时需切开引流。流行性腮腺炎需隔离、卧床休息至腮腺肿胀完全消退,以对症支持治疗为主。慢性自身免疫性胰腺炎需激素治疗,同时可选用抗生素治疗。

二、腮腺潴留囊肿

(一) 概述

腮腺潴留囊肿(retention cyst)是一种相对少见的唾液腺囊肿,发生在腮腺筋膜内,其形成机制为腺管阻塞至分泌物滞留,使其膨胀而形成的囊肿,高热和外伤可能是形成腮腺潴留性囊肿的一个诱因,发病率无明显性别差异。

查体腮腺处可扪及质软无痛性囊性肿块,触之波动,穿刺可抽出无色透明液体。

(二) 病理学表现

大体上,为圆形或椭圆形,囊性,质软,表面光滑,包膜完整。多为单囊,少数为多囊。囊内液体可清亮,若并发感染,可呈暗紫色血性液体。

显微镜下,囊肿周边可见扩张成囊状的导管,囊壁厚薄不一,若并发感染,囊壁一般较厚,有时可见腺泡及间质内阻塞性炎症改变。

(三) MRI 表现

囊肿位于腮腺筋膜内,呈圆形或椭圆形,边界清晰,T_1WI 呈均匀略低或等信号,T_2WI 呈高信号,信号多较均匀;发生出血时,T_1WI 可呈高信号表现。增强扫描时,薄囊壁无强化或轻度强化,并发感染时,囊壁增厚,强化较明显,呈线状或环形强化。

(四)诊断要点与鉴别诊断

1. 诊断要点

(1)质软无痛性囊性肿块。

(2)T_1WI 上多呈等低信号,T_2WI 上呈高信号。

(3)边界清晰。

(4)薄囊壁不强化或轻度强化,合并感染时,囊壁增厚,强化较明显,呈线状或环状强化。

2. 鉴别诊断

(1)鳃裂囊肿:鳃裂囊肿是先天性疾病,属于鳃裂畸形,由各对鳃裂未完全退化的组织发育而成,好发于腮腺区或胸锁乳突肌前内侧,发生于腮腺区时,与腮腺潴留囊肿极难鉴别。

(2)淋巴管囊肿:好发于两岁以下儿童,多位于颌下间隙内,多房为主,内见分隔,有向周围间隙内生长的特点。囊壁薄,边界清楚。

(3)颈部神经鞘瘤囊变:位于颈动脉鞘旁,呈上下走行的梭形肿块,可大部分囊变,囊壁稍不光整,增强后囊壁强化较明显。

(五)治疗和预后

腮腺潴留囊肿常采用手术切除,亦有学者采用局部硬化剂治疗,手术摘除比较容易,其预后较好。

三、腮腺结核

(一)概述

腮腺结核是一种少见的涎腺感染,1896 年由 DePaoli 首次报道。腮腺结核多合并颈部淋巴结结核,单纯的腮腺结核更少见,约占全身结核病的 0.05%,占肺外结核的 0.94%。腮腺结核以青年人多见,女性发病率高于男性。

腮腺结核可分为腮腺淋巴结结核和实质性结核两型,以前者多见,可为原发感染,也可为继发感染。淋巴结结核传染途径是结核分枝杆菌由口腔或鼻 - 扁桃体 - 咽淋巴管 - 颈淋巴管 - 腮腺内淋巴结,实质性结核是结核分枝杆菌经血行播散至腮腺实质,因营养不良、机体抵抗力下降等发病,患者常无肺结核和肺外结核史,也无明确结核密切接触史。腮腺结核临床表现无特异性,多为无意中发现一侧腮腺区单发或多发的无痛性结节或肿块,部分病变有痛感。病变生长缓慢、病史较长。病变较小时表面光滑、质软、可活动,较大时质地较硬,并与周围组织粘连、活动度小,部分多发结节会融合成串珠状改变。双侧颈部常见轻度肿大淋巴结。

(二)病理学表现

大体上,腮腺结核表现为边界清楚或模糊的圆形或椭圆形的实性结节,无包膜,边缘不规则。显微镜下,表现为坏死性肉芽肿性炎症,病变内散在巨噬细胞、淋巴细胞、类上皮细胞及朗汉斯巨细胞,部分伴纤维组织增生及局灶性坏死(图 7-8-4)。

(三)MRI 表现

腮腺结核的 MRI 表现随着渗出、增生或坏死的病理过程不同而异,当病变以渗出性改变为主时,T_1WI 上呈低

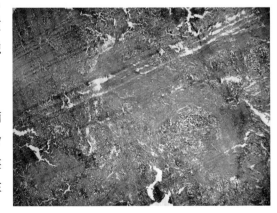

图 7-8-4   腮腺结核病理图

光镜下见病变内散在巨噬细胞、淋巴细胞、类上皮细胞及朗汉斯巨细胞,部分伴纤维组织增生及局灶性坏死(HE × 200)

信号,T₂WI 上呈高信号,病变边缘及皮下脂肪模糊,皮肤增厚;当以增殖改变为主时,呈 T₁WI 稍低信号、T₂WI 稍高信号,病变边缘清晰;当以干酪样坏死改变为主时,T₁WI 及 T₂WI 均呈低信号。增强后病变多呈环形强化,尤其是较大者,壁厚薄不一,但内壁较光整(图 7-8-5),少部分病变可呈明显均匀强化。因腮腺内淋巴结绝大部分位于腮腺浅叶,故所有病变均累及浅叶,即单发或多发者均位于浅叶,或多发者同时累及深、浅两叶。病变多较小,常小于 3cm,呈稍不规则分叶状,伴有患侧腮腺肿大。当颈部淋巴结受累时,其 MRI 平扫与增强表现均与腮腺病变相仿。

(四) 诊断要点与鉴别诊断

1. 诊断要点

(1)年轻女性多见。

(2)缓慢生长的一侧腮腺区无痛性肿块,部分腮腺区皮肤红肿。

(3)多发者多见,主要发生于腮腺浅叶,病变边缘模糊或清晰,多伴有双侧颈部轻度肿大淋巴结。

(4)腮腺结核的 MRI 信号与其病理密切相关,当病变以渗出性改变为主时,T₁WI 上呈低信号,T₂WI 上呈高信号;当病变以增殖改变为主时,呈 T₁WI 稍低信号、T₂WI 稍高信号;当病变以干酪样坏死改变为主时,T₁WI 及 T₂WI 均呈低信号。

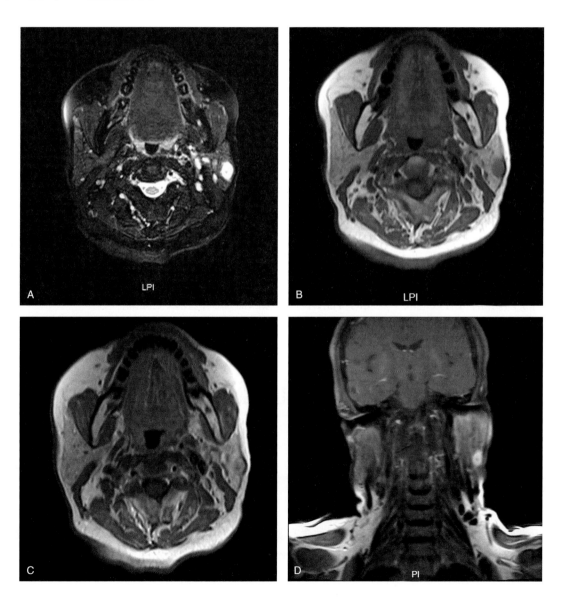

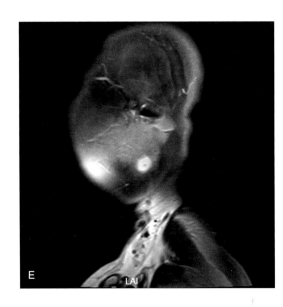

图 7-8-5　腮腺结核

A. 脂肪抑制 T_2WI 序列,示左侧腮腺浅叶高信号结节灶,中央见点状低信号;病变边缘稍不光整,边界稍模糊,周围腮腺组织信号稍高,皮下脂肪较清晰,皮肤未见增厚;B. T_1WI 序列,示病变呈低信号,邻近颈筋膜稍增厚;C. 增强 T_1WI 序列,示病变早期轻度强化,中后期渐进性明显环形强化,双侧颈部多发轻度肿大淋巴结

(5)增强后病变多呈环形强化,少部分呈明显均匀强化。

2. 鉴别诊断

(1)腮腺多形性腺瘤:多为单发病变,边界清楚,局部皮下脂肪清晰,无颈部肿大淋巴结,强化程度不一,多数强化程度低于腮腺结核。

(2)腮腺腺淋巴瘤:多见于长期吸烟的老年男性,好发于腮腺浅叶后下极,约45%患者多发病变,但无颈部淋巴结肿大,强化程度多数明显高于腮腺结核,并且边缘可见贴边血管及内部可见包绕血管。

(3)腮腺淋巴瘤:原发腮腺淋巴瘤极少见,多数伴发于颈部淋巴瘤,肿瘤边缘光整,增强后轻、中度均匀强化。

(五)治疗和预后

腮腺结核的治疗与淋巴结结核的治疗相似,须遵循结核病的早期、联合、规律、适量、全程的治疗原则。一旦取得结核的相关诊断依据并排除抗结核治疗禁忌后应立即开始抗结核治疗。因为肺外结核的药物渗透性较肺结核差,因此腮腺抗结核治疗一般不少于 9 个月。经过正规抗结核治疗后没有消退的病变或病变液化形成寒性脓肿后采取手术治疗,手术治疗的时机是病情稳定、并经过规范的抗结核治疗后。手术在保留面神经的前提下,切除病变及周围一定范围的腮腺组织,并探查腮腺周围有无肿大病变的淋巴结,如有则同时予以切除,可有效地减少复发的可能,术后腮腺区需加压包扎以免涎漏。

第九节　腮腺间隙良性肿瘤

一、多形性腺瘤

(一)概述

多形性腺瘤(pleomorphic adenoma)是一种含有腮腺上皮组织、黏液样及软骨样组织的肿瘤,故又称混合瘤,是最常见的涎腺肿瘤,约占所有涎腺肿瘤的 60%,其中约 80% 发生在腮腺。腮腺多形性腺瘤的年发病率为(2.40~3.05)/10 万,可发生于任何年龄,多见于 30~50 岁,女性较男性多见。

临床表现为腮腺区孤立、缓慢生长的实性肿块,常无自觉症状,病史较长。肿瘤质地中等、边界清楚、可活动。当肿瘤突然增大,并伴有疼痛、面神经麻痹等症状,触诊活动差时,应考虑恶变。

(二)病理学表现

肉眼观,腮腺多形性腺瘤表现为边界清楚的、圆形或椭圆形的实性肿块,大的肿瘤表面常有突起。肿瘤常有包膜,但包膜的厚薄不一,也可仅有部分包膜或完全无包膜,特别是以黏液成分为主的肿瘤。肿瘤表面呈白色或褐色,可有出血或坏死区。显微镜下,腮腺多形性腺瘤表现为结构的多形性,有很大程度的形态学变异,往往在同一肿瘤中存在不同的结构。主要成分有包膜、上皮和肌上皮细胞、间叶或间质成分,有无包膜或包膜厚度不定,多数肿瘤有向包膜突入的指状突起,部分肿瘤穿出包膜。上皮及变异的肌上皮成分间混有黏液样或软骨样组织,两种成分构成条状或片状导管结构,但其所占比例有很大差异性,有时黏液或软骨样间叶成分构成肿瘤的大部分(图 7-9-1)。有报道以黏液或软骨样间质为主者占 36%,黏液或软骨样间质与细胞成分均等者占 30%,以细胞成分为主者占 22%,完全为细胞成分者占 12%。

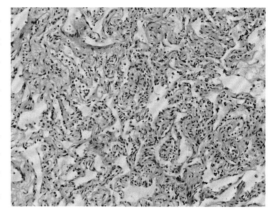

图 7-9-1 腮腺多形性腺瘤病理图

光镜下见肿瘤内富含腺上皮细胞和肌上皮细胞,呈腺管样结构,其血管稀少,黏液样及软骨样物质丰富,细胞生长活跃(HE×200)

(三)MRI 表现

腮腺较小多形性腺瘤形态多呈边缘光整的圆形或椭圆形,较大者呈分叶状,边界均清楚。肿瘤直径跨度较大,从数毫米至十余厘米不等,但约 70% 的直径小于 3cm。肿瘤多位于腮腺浅叶(图 7-9-2),其次为跨深、浅两叶,单纯位于深叶者少见,绝大多数为单发,术后复发者可多发。肿瘤多呈实性,较大者内部易囊变而呈囊实性。与肌肉信号比较,肿瘤实性部分在 T_1WI 序列以等信号为主,部分内见斑片状高信号,T_2WI 呈稍高信号,抑脂 T_2WI 呈高或稍高信号,囊变区域呈高信号。肿块边缘低信号的包膜征象在 T_2WI 序列可清晰显示。动态增强扫描,肿瘤实性成分早期强化不明显,延迟扫描后呈明显强化(图 7-9-2),其机制可能与以下两个因素有关:①多形性腺瘤为良性肿瘤,其毛细血管内皮细胞相对完整,通透性也相对正常,对比剂需要较长时间才能通过肿瘤血管渗透至细胞外间隙内;②多形性腺瘤结构复杂、间质成分多,细胞外间隙大,造成对比剂停留时间较长,廓清时间也相应延长。增强后中后期可见包膜强化。

值得一提,MR 腮腺导管成像(MRS)对显示腺体导管及其分支的病变有独到之处。

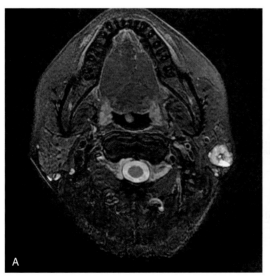

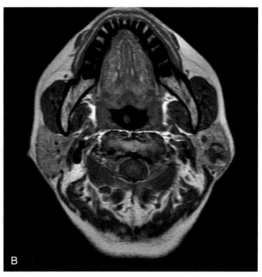

A

B

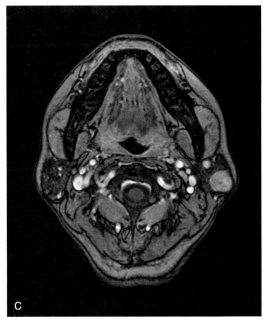
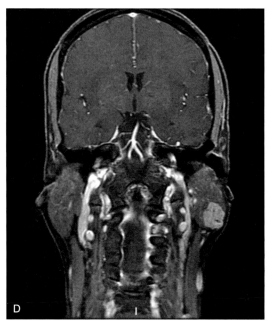
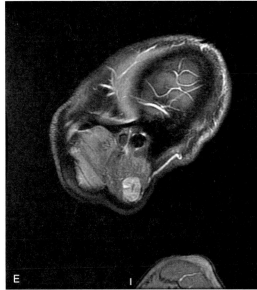

图 7-9-2　腮腺多形性腺瘤

A. 脂肪抑制 T_2WI 序列,示病变位于腮腺浅叶后下极,呈浅分叶状类圆形,边界清楚,大部分呈稍高信号,中央呈星状低信号; B. T_1WI 序列,示病变大部分呈等信号,部分周边呈高信号; C~E. 增强 T_1WI 序列,显示病变早期较均匀轻度强化,中期进一步强化,后期强化稍减退,病变中央见裂隙状未强化区,中后期见包膜强化

（四）诊断要点与鉴别诊断

1. 诊断要点

（1）中青年女性多见。

（2）孤立的、缓慢生长的腮腺区无痛性肿块。

（3）多发生于腮腺浅叶。

（4）T_1WI 序列多呈等信号,T_2WI 序列多呈稍高信号,两序列均可见斑片状高信号区,提示黏液成分。

（5）肿块边界清楚,T_2WI 序列周边可见低信号包膜,增强中后期可见包膜强化;

（6）动态增强扫描早期较均匀轻度强化,中期进一步强化,后期强化减退。

2. 鉴别诊断

（1）腮腺腺淋巴瘤:又称 Warthin's 瘤,是第二常见的腮腺良性肿瘤,绝大多数见于长期吸烟的老年男性,好发于腮腺浅叶后下极,约 45% 多发,具有特征性,而单发者需与腮腺多形性腺瘤鉴别。腺淋巴瘤在

T₂WI 序列多呈均匀的较高信号,T₁WI 序列呈等信号,小部分呈囊实性,增强后肿块明显强化,强化程度多数明显高于腮腺多形性腺瘤,并且肿块边缘可见贴边血管及肿块内可见包绕血管。

(2)腮腺基底细胞腺瘤:是第三常见的腮腺良性肿瘤,多见于老年女性,约 10% 多发。T₂WI 信号较腮腺多形性腺瘤高,大部分肿瘤见高信号囊变区,T₁WI 呈等信号,增强后明显强化,强化程度高于腮腺多形性腺瘤。

(3)神经源性肿瘤:因肿瘤生长位置不同而有相应的神经症状,沿神经走行区域分布,T₂WI 显示肿瘤信号不均匀,实性部分呈等信号,囊性部分呈高信号;增强扫描显示肿瘤不均匀强化,囊性部分无强化,典型者呈"盐和胡椒征"。

(4)腮腺低度恶性肿瘤:包括腺泡细胞癌、低级别黏液表皮样癌及腺样囊性癌,肿块边缘较腮腺多形性腺瘤不规则,T₂WI 信号较高,增强后早期较明显不均匀强化,无明显包膜,部分伴颈部肿大淋巴结。

(五) 治疗和预后

虽然多形性腺瘤是良性肿瘤,绝大多数术后即可治愈,但小部分肿瘤具有术后复发的倾向,复发者多见于以黏液样物质为主、肿瘤侵犯或穿破包膜者。20 世纪初采用肿瘤剜除术者易复发,术后 5 年复发率高达 20%~45%,后来改为保留面神经的肿瘤及腮腺腺叶切除术,虽然术后复发率可降低至 1.5%,但术后面瘫、Frey 综合征及面部畸形的发生率较高,因而目前多采用肿瘤及腮腺部分切除术,即功能性腮腺切除术,该术式的术后复发率与肿瘤及腮腺腺叶切除术无明显统计学差异,而术后并发症的发生率明显降低。

二、腺淋巴瘤

(一) 概述

腺淋巴瘤又称淋巴乳头状囊腺瘤或 Warthin's 瘤,是一种较常见的、发病率仅次于多形性腺瘤的涎腺良性肿瘤,几乎只发生于腮腺,约占腮腺肿瘤的 10%~20%。腮腺腺淋巴瘤多见于长期吸烟的老年男性,文献报道腮腺腺淋巴瘤的 50 岁以上患者、男性患者及长期吸烟患者的比例均可高达 92.0%,而且大部分吸烟患者的吸烟量 ≥ 20 支 /d × 30 年。

腮腺腺淋巴瘤生长缓慢,有自限性,病程 2 周 ~12 年不等,平均病程为 2.4 年。患者多无明显症状,往往因无意中发现耳前下方无痛性肿物而就诊。肿瘤呈圆形或卵圆形、表面光滑、质地偏软、活动度好,无明显压痛,触诊具有良性肿瘤的特征。

(二) 病理学表现

大体上,腮腺腺淋巴瘤大部分表现为边界清楚、圆形或椭圆形的实性肿块,少部分呈囊实性或囊性肿块。肿瘤常有包膜,实性区呈白色或褐色,囊腔大小不等,含有透明的黏液样液体,或乳白色、褐色液体。显微镜下,腺淋巴瘤由上皮细胞和淋巴样组织两种成分组成,淋巴细胞密集成大小不等的团块,或形成具有生发中心的淋巴滤泡(图 7-9-3)。该瘤的细胞学特点是以成熟的淋巴细胞为背景,内有大小不等、成片的嗜酸性腺上皮,呈折纸样地聚集成团块。嗜酸性腺上皮细胞体积较大,界限清楚,Papanicolaou 染色细胞质粉红或浅蓝色,核圆形、居中或稍偏一侧,染色质均匀而无颗粒、色浅、偶见小核仁,核浆比例可达1:(2~3)。Serfert 等根据肿瘤组织中上皮和淋巴样成分的比例不同而将腺淋巴瘤分为四种类型,其中 I 型(经典型)最常见,淋巴样成分占 30%~70%,可见局灶性上皮增生;Ⅱ 型(淋巴样组织缺乏型)淋巴样成分占 30% 以下,灶性上皮增生显著;Ⅲ 型(淋巴样组织丰富型)淋巴样成分占 70% 以上;Ⅳ 型(化生型)可见广泛鳞状上皮化生及退行性改变,后两者较少见。

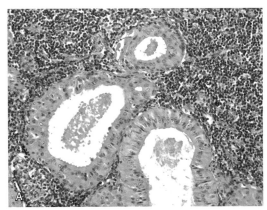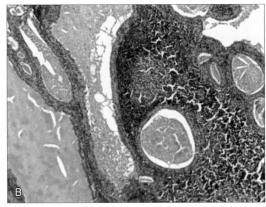

图 7-9-3 腮腺腺淋巴瘤病理图

A. 光镜下显示肿瘤由两层嗜酸细胞性腺上皮和淋巴样间质组织构成；嗜酸细胞上皮形成大小不等的腺腔样结构，并有乳头突入腔内，腺腔内见嗜伊红物质；肿瘤间质内见密集排列的淋巴组织、生发中心形成(HE×200)；B. 肿瘤可见大小不等的囊腔，囊内壁被覆复层柱状及立方上皮细胞，上皮细胞胞质嗜酸，部分区域上皮细胞呈腺样及乳头状排列，间质淋巴组织增生并淋巴滤泡形成。部分区域间质纤维组织显示增生并玻璃样变性(HE×200)

(三) MRI 表现

肿瘤形态多呈边缘光整的圆形或椭圆形肿块，较大者呈分叶状，绝大多数边界清楚。肿瘤直径多小于 3cm，其中约 60% 的肿瘤最大径小于 2cm，35% 的肿瘤最大径小于 1cm。肿瘤多位于腮腺浅叶后下极(图 7-9-4、图 7-9-5)，约占肿瘤总发病率的 60%，占单发肿瘤发病率的 80%，具有明显的特征性，其机制为腮腺内淋巴结常位于浅叶后下极有关。肿瘤可单发，也可多发，多发者占 25.0%~48.0%，表现为一侧或两侧腮腺多发肿瘤，是腮腺腺淋巴瘤的重要特征性表现之一。肿瘤多呈均匀实性影，少部分肿块呈囊实性。与颈部肌肉信号比较，大部分肿块在 T_1WI 序列呈等信号，部分内见斑片状高信号区，T_2WI 序列呈稍高信号，脂肪抑制 T_2WI 序列呈高或稍高信号，内见斑片状囊变高信号区，T_2WI 肿瘤边缘可见低信号包膜影，单纯依靠 MRI 平扫很难和多形性腺瘤进行鉴别。增强扫描明显强化，中后期可见包膜强化，大部分肿瘤见包绕血管或肿瘤周围贴边血管征(图 7-9-4)，此征象是腺淋巴瘤重要的 MRI 表现之一。需要注意，少部分腮腺腺淋巴瘤患者术后数年同侧或对侧再次出现肿块，与首次手术遗漏小病变所致有关，并非一定是复发。

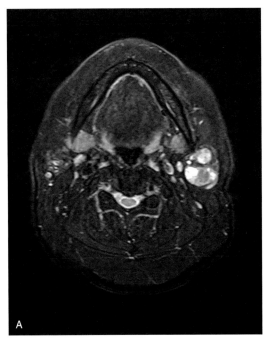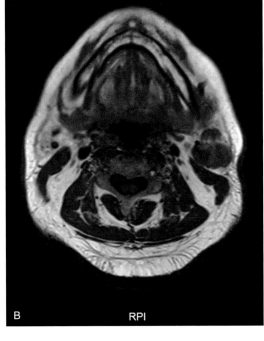

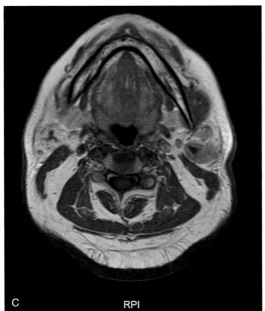

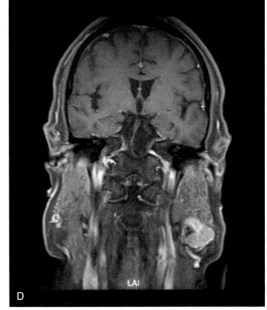

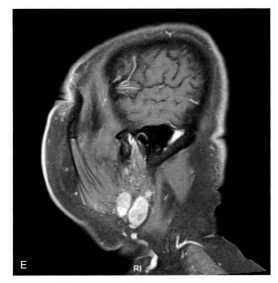

图 7-9-4　腮腺腺淋巴瘤

A. 脂肪抑制 T_2WI 序列,示腮腺浅叶后下极见两个相邻的囊实性病变,较小者病变边缘光整,较大者病变边缘呈浅分叶状,病变边界清楚;病变大部分呈高信号,内见斑片状等信号;B. T_1WI 序列,示病变呈等信号;C~E. 增强 T_1WI 序列,示病变早期不均匀强化,中期进一步强化,后期强化减退,病变内见包绕血管,周围见贴边血管,中后期包膜强化

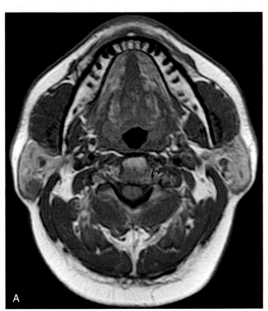

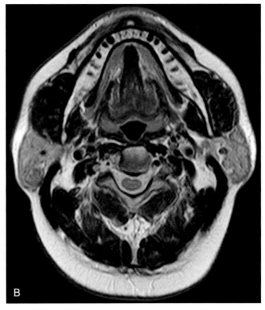

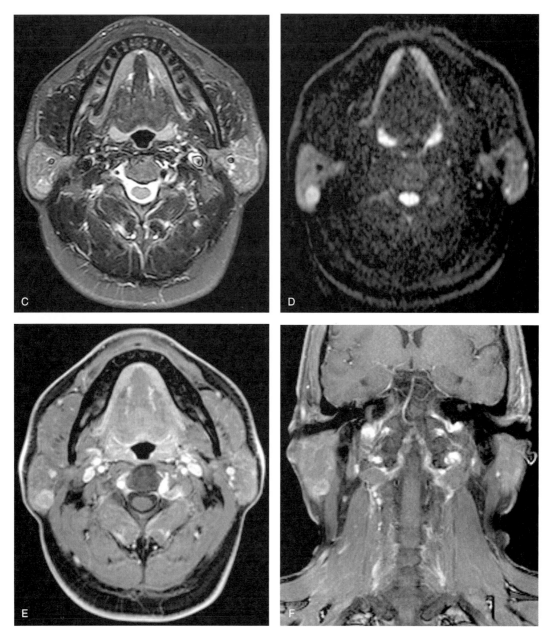

图 7-9-5　腮腺腺淋巴瘤

A. T_1WI 序列,示右侧腮腺内类圆形病变,与颈部肌肉信号相比呈等信号; B. T_2WI 序列,示病变呈稍高信号,边界清晰; C. 脂肪抑制 T_2WI 序列,病变呈高信号,其周围可见环形低信号包膜; D. DWI 序列,病变明显高信号; E、F. 脂肪抑制增强 T_1WI 序列,显示病变有轻度强化,中心部强化较弱

（四）诊断要点与鉴别诊断

1. 诊断要点

（1）长期吸烟的老年男性多见。

（2）多发的、缓慢生长的腮腺区无痛性肿块。

（3）多发生于腮腺浅叶后下极。

（4）T_1WI 序列多呈等信号,T_2WI 序列呈稍高信号。

（5）肿瘤边界清楚,T_2WI 周边见低信号包膜,增强中后期包膜强化。

（6）增强扫描早期不均匀强化,中期进一步强化,后期强化减退,大部分肿瘤见包绕血管或贴边血管征。

2. 鉴别诊断

(1)腮腺多形性腺瘤:多见于中、青年女性。绝大部分为单发肿瘤,肿瘤强化程度高低不一,多数不及腺淋巴瘤强化程度,肿瘤边缘无明显贴边血管征象。

(2)腮腺基底细胞腺瘤:多见于老年女性,约10%多发。大部分肿瘤中央见囊变区,增强后明显强化,与腺淋巴瘤相当,包绕血管或贴边血管征少见。

(3)腮腺低度恶性肿瘤:包括腺泡细胞癌、低级别黏液表皮样癌及腺样囊性癌等,均为单发,肿瘤边缘较腺淋巴瘤不规则,T₂WI序列信号较高,增强后早期较明显不均匀强化,无明显包膜,包绕血管或贴边血管征少见。

(五)治疗和预后

腺淋巴瘤唯一的治疗方法是手术切除,保留面神经的腮腺浅叶切除或腺叶大部切除是最好的手术方法。目前不时有报告其复发者,其实与其肿瘤多发性的特征有关。故术前 MRI 检查有利于发现同侧或对侧多发的小病变,予以术中切除,并在术中将腺体内的淋巴结尽量摘除,以免术后发现新的病变而需再次手术。

三、肌上皮瘤

(一)概述

肌上皮瘤(myoepithelioma)是一种少见的涎腺腺泡肌上皮来源的良性肿瘤,1943 年由 Sheldon 首先提出并命名,曾被认为是多形性腺瘤的一个亚型,直至 1991 年 WHO 涎腺肿瘤新分类将其列入为一类独立的肿瘤,并依据生长方式分为实体型、黏液型及网状型三个病理亚型,以前者多见。肌上皮瘤约占所有涎腺肿瘤的 1.5%,占大涎腺良性肿瘤的 2.2% 和小涎腺良性肿瘤的 5.7%。主要发生在腮腺(约 50%),其次为腭部小涎腺(约 40%)及颌下腺(约 10%)。肌上皮瘤男女发病率无明显差异,发病年龄在 9~85 岁,平均 44 岁,高峰年龄为 40~50 岁。

肌上皮瘤病程为 2 个月到 10 年不等,通常表现为缓慢增长的无痛性肿块,当肿瘤近期快速增大伴疼痛及面神经功能障碍时,提示恶变的可能。

(二)病理学表现

大体上,肿瘤大多数呈不规则分叶状椭圆形软组织肿块,边界清楚,无浸润性生长,肿瘤有包膜,但部分不完整;肿瘤质地中等,切面灰白或灰黄色,为实质性或部分含半透明胶冻状物质。显微镜下,肿瘤细胞形态多样,主要由四种细胞组成:浆细胞样细胞、上皮样细胞、透明细胞和梭形细胞。多数肿瘤由一种细胞类型构成,也可混合构成。细胞排列成巢片状或条索状,瘤细胞互相连接吻合形成网状结构(图 7-9-6)。胞质红染或透明,瘤细胞核无异型、核分裂象少见。S-100 蛋白在肌上皮瘤的诊断中有重要价值,绝大多数 ME 肿瘤细胞中 S-100 蛋白呈强阳性反应。

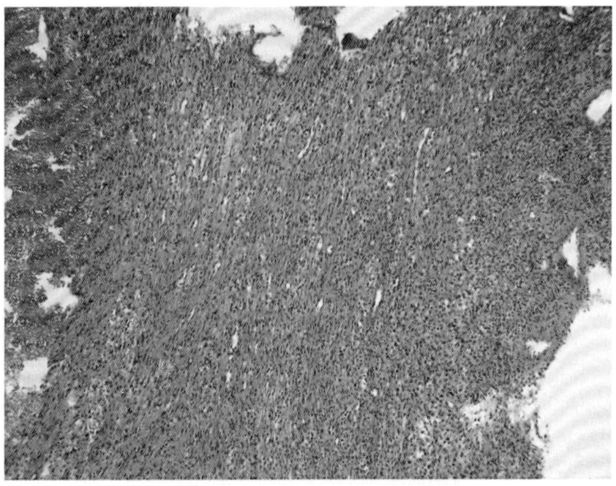

图 7-9-6　腮腺肌上皮瘤病理图

光镜下见肌上皮瘤细胞排列成片状或条索状,瘤细胞互相连接吻合形成网状结构;胞质红染透明,细胞核无异型(HE×200)

(三)MRI 表现

肿瘤形态多不规则,边缘分叶状,界较清楚,未见明显浸润性生长征象。直径多小于 3cm,平均为 2.3cm±1.0cm。肿瘤单发,呈实性,多位于腮腺浅叶,少部分跨深浅两叶。与颈部肌肉信号比较,肿瘤 T₁WI 呈等信号,抑脂 T₂WI 呈高低混杂信号,增强扫描明显不均匀强化(图 7-9-7),但肿瘤内未见明显包绕血管或贴边血管,也未见明显包膜。

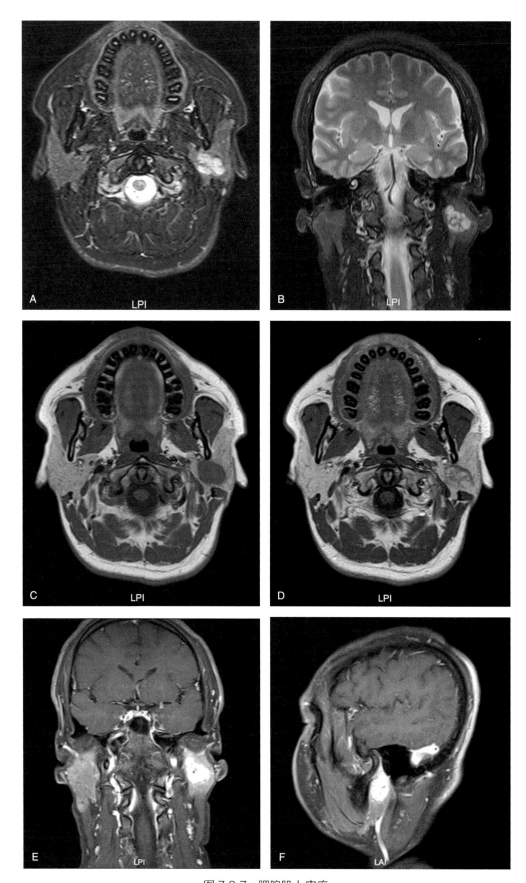

图 7-9-7 腮腺肌上皮瘤

A、B. 脂肪抑制 T_2WI 序列,示病变跨深浅两叶,边缘呈不规则分叶状,边界清楚,呈高低混杂信号;
C. T_1WI 序列,示病变呈低信号;D~F. 增强 T_1WI 序列,示病变持续性明显强化

（四）诊断要点与鉴别诊断

1. 诊断要点

（1）腮腺区单发无痛性肿瘤。

（2）形态不规则，边界清楚。

（3）T_1WI 序列呈等信号，T_2WI 序列呈高、低混杂信号。

（4）增强扫描肿瘤明显不均匀强化，无明显包绕血管或贴边血管征。

2. 鉴别诊断

（1）腮腺多形性腺瘤：多见于中青年女性。肿瘤形态较肌上皮瘤光整，信号较均匀，多形性腺瘤强化程度高低不一，明显强化者提示伴有肌上皮细胞成分。

（2）腮腺腺淋巴瘤：多见于长期吸烟的老年男性，半数患者为多发肿瘤。腺淋巴瘤边缘较光整，增强后明显强化，大部分高于肌上皮瘤，并较后者强化均匀，肿瘤多见包绕血管或贴边血管征。

（3）腮腺肌上皮癌：肿瘤边缘较肌上皮瘤更不规则，边缘呈浸润性生长，T_2WI 信号更高，增强后更不均匀地明显强化。

（五）治疗和预后

肌上皮瘤治疗原则一般认为与多形性腺瘤相同，根据肿瘤生长部位及包膜是否完整采取不同的手术方式，绝大多数肌上皮瘤术后痊愈，预后良好，但该肿瘤较多形性腺瘤更具侵袭性及潜在恶性，如切除不彻底可复发，甚至恶变为肌上皮癌，并发生淋巴结转移，因此腮腺肌上皮瘤主张采用腺叶切除术。

四、基底细胞腺瘤

（一）概述

基底细胞腺瘤（basal cell adenoma）是一种较少见的涎腺上皮良性肿瘤，好发于腮腺，其发病率在腮腺良性肿瘤中仅次于多形性腺瘤和腺淋巴瘤，占腮腺肿瘤的 1%~7%。基底细胞腺瘤多见于 50 岁以上的老年女性，平均就诊年龄约 58 岁，男女发病率之比约 1:2。

基底细胞腺瘤的病程跨度较大，从 1 周至 10 年不等，中位病程为 5 个月。临床表现与腮腺其他良性肿瘤相似，多为无意中发现耳垂下无痛性、可活动肿块而就诊，极少部分有痛感，无面神经麻痹。

（二）病理学表现

大体上，基底细胞腺瘤表现为边界清楚、圆形或椭圆形的实性肿块，表面光滑。肿瘤常有完整包膜，与周围组织界限清晰。肿瘤剖面呈大小不等的囊腔，内含稀薄的棕红色液体。显微镜下，基底细胞腺瘤由形态单一的基底样细胞构成，并有清晰的基底细胞层，而缺乏多形性腺瘤所含有的黏液和软骨样基质（图 7-9-8）。组织学上根据细胞生长方式又分为 4 种亚型：实性型、小管型、网状型和膜型。

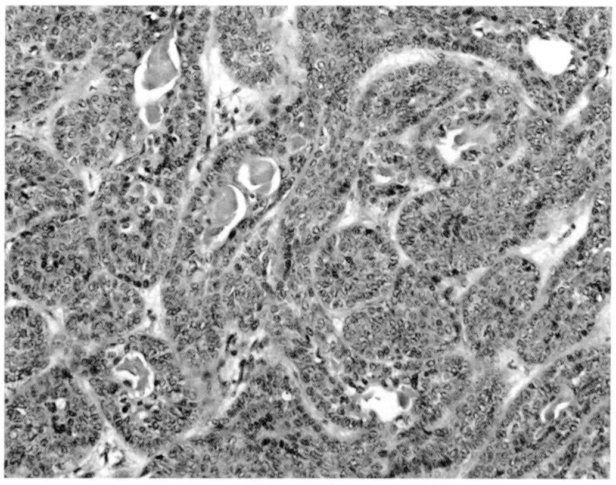

图 7-9-8　腮腺基底细胞腺瘤病理图
光镜下见肿瘤由形态单一的基底样细胞构成，并有清晰的基底细胞层，而缺乏多形性腺瘤所含有的黏液和软骨样基质，基底细胞排列成片状、小管状或小梁状，细胞间质少（HE×200）

（三）MRI 表现

肿瘤多呈圆形或椭圆形，边缘分叶者少见，一般较小，绝大多数直径小于 2cm。肿瘤多位于腮腺浅叶，少部分跨深浅两叶，深叶少见。多为单发，少部分可多发，多发病例仅次于腺淋巴瘤，但明显少于后者。肿瘤呈囊实性者多见，T_1WI 大部分呈等或稍低信号，部分内见斑片状高信号，抑脂 T_2WI 呈稍高信号，信号多不均匀，内见斑片状囊变高信号，T_2WI 病变边缘多可见低信号包膜，增强扫描多呈均匀或不均匀持续强化

（图 7-9-9、图 7-9-10），后期强化明显，部分可见包膜强化。

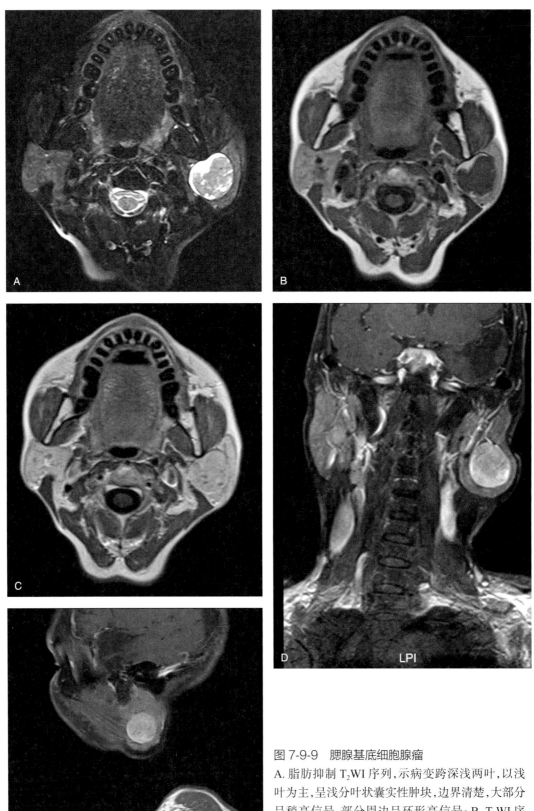

图 7-9-9　腮腺基底细胞腺瘤
A. 脂肪抑制 T_2WI 序列，示病变跨深浅两叶，以浅
叶为主，呈浅分叶状囊实性肿块，边界清楚，大部分
呈稍高信号，部分周边呈环形高信号；B. T_1WI 序
列，示病变大部分呈等信号，周边呈环形高信号；
C~E. 增强 T_1WI 序列，示病变早期不均匀轻度强
化，中后期进一步强化，后期包膜强化

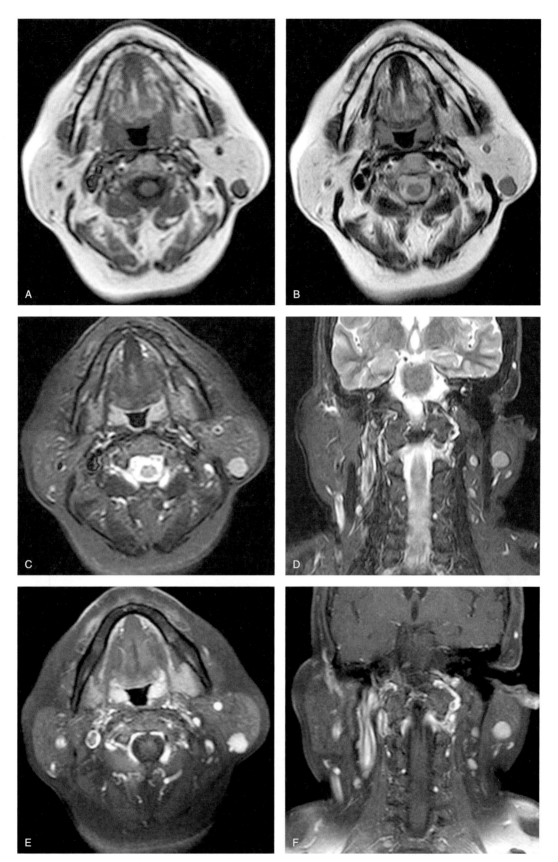

图 7-9-10　腮腺基底细胞腺瘤

A、B. T$_1$WI、T$_2$WI 序列,示左侧腮腺内类圆形病变,与颈部肌肉信号相比,T$_1$WI 呈等信号,T$_2$WI 呈稍高信号,边界清晰,信号均匀;C、D. 脂肪抑制 T$_2$WI 序列,示病变呈高信号,其周围见弧低信号包膜;E、F. 脂肪抑制增强 T$_1$WI 序列,示病变明显均匀强化

（四）诊断要点与鉴别诊断

1. 诊断要点

(1) 老年女性多见。

(2) 缓慢生长的腮腺区无痛性肿块,单发或多发。

(3) 多发生于腮腺浅叶。

(4) T_1WI 序列多呈等信号,T_2WI 序列多呈稍高信号,两者均可见斑片状高信号区。

(5) 边界清楚,T_2WI 肿瘤周边可见低信号包膜,增强中、后期见包膜强化。

(6) 增强扫描早期不均匀轻度强化,中后期进一步明显强化,肿瘤内囊变区无强化。

2. 鉴别诊断

(1) 腮腺腺淋巴瘤:基底细胞腺瘤需与腮腺腺淋巴瘤鉴别,后者绝大多数见于长期吸烟的老年男性,增强后肿瘤明显强化,肿瘤内见包绕血管或周围见贴边血管征,而前者好发于老年女性,虽然以腮腺浅叶多见,但无好发于腮腺浅叶后下极的特征,增强后肿瘤明显强化而与腺淋巴瘤相当,但少见包绕血管或贴边血管征。

(2) 腮腺多形性腺瘤:多见于中、青年女性,多为单发肿瘤。肿瘤囊变较基底细胞腺瘤少见,强化程度高低不一,多数不及基底细胞腺瘤强化程度。

(3) 腮腺低度恶性肿瘤:包括腺泡细胞癌、低级别黏液表皮样癌及腺样囊性癌等,肿瘤边缘较多形性腺瘤不规则,T_2WI 序列呈较高信号,增强早期较明显不均匀强化,无明显包膜,部分伴颈部淋巴结肿大。

（五）治疗和预后

腮腺膜型基底细胞腺瘤包膜多不完整,有恶变可能,应行腮腺全部切除术,以减少术后复发及恶变,其余类型极少恶变,可行腮腺部分切除术。基底细胞腺瘤预后良好,采用腮腺全部或部分切除术后极少复发。

五、脂肪瘤

（一）概述

脂肪瘤(lipoma)是一种良性腮腺肿瘤,临床罕见,约占所有腮腺肿瘤的 0.5%~1.0%。高发年龄 50~70岁,男性较多,男女比例约 3∶1。

（二）病理学表现

大体上,肿瘤大小不等,呈圆形或者分叶状,黄色油脂状肿物,有包膜,剖面为均质实性,淡黄色,质软。显微镜下,肿瘤有完整的纤维包膜,由分化成熟的脂肪组织构成,其内可见少量纤维结缔组织分隔。

（三）MRI 表现

肿瘤多呈圆形或分叶状,包膜完整,边界清晰。实性部分在 T_1WI 及 T_2WI 上均呈皮下脂肪样高信号,脂肪抑制序列呈低信号,T_2WI 肿瘤边缘包膜呈低信号,增强扫描多无强化。

（四）诊断要点与鉴别诊断

1. 诊断要点

(1) 老年男性患者多见。

(2) 单发多见,生长缓慢。

(3) 圆形或分叶状,边界清晰。

(4) T_1WI 及 T_2WI 上均呈皮下脂肪样高信号,脂肪抑制序列呈低信号。

(5) 增强扫描多无强化。

2. 鉴别诊断 腮腺对称性脂肪瘤病:病变也呈脂肪信号,内见纤维分隔,但脂肪瘤为单侧局限性肿块,后者为腮腺对称性增大。

（五）治疗和预后

手术切除为首选及有效的治疗方案,术中需注意面神经及其分支保护,复发及并发症均较少,预后良好。

六、良性对称性脂肪瘤病

（一）概述

良性对称性脂肪瘤病(benign symmetric lipomatosis)又称多发性对称性脂肪堆积症(multiple symmetric lipomatosis)、马德隆病(Madelung's disease),是一种脂肪代谢障碍引起的脂肪组织弥漫性、对称性沉积于颈肩部皮下浅筋膜间隙和/或深筋膜间隙的良性疾病。该病是一种罕见的良性疾病,患者常因颈部畸形、颈部活动受限或压迫气管致呼吸困难而就诊,多见于地中海地区的中年男性,30~60岁多见,男女比例为15：1~30：1。其病因还不十分清楚,多数学者认为与长期酗酒有关,60%~90%的患者有长期酗酒史,故此病可能与长期慢性酒精中毒有关。

良性对称性脂肪瘤病分为两种类型,Ⅰ型主要发生于男性,病变位于身体的上部分,主要是颈项部、肩部、背部及其上肢,呈现"马项圈"的特征性表现。肿物无痛,质地韧,无压缩性,患者常常因为影响头颈部运动及美观而就诊,部分患者因产生呼吸、吞咽困难等压迫及消化道症状才就诊;Ⅱ型男女均可发病,病变表现为全身皮下脂肪沉积,呈单纯的全身肥胖症状,但纵隔常不受侵犯。女性患者主要发生于背上部、三角肌、上臂、臀部及大腿,其特征性表现为上下肢近端肥胖而远端细小,呈一种足球运动员的特殊外观。

（二）病理学表现

大体上,病变部位脂肪组织呈弥漫性、对称性沉积增厚,沿组织间隙生长,切面淡黄色,油腻感,呈分叶状,没有包膜,呈浸润性生长,可发展至相邻各疏松组织间隙内、筋膜中、肌间与肌层间,与正常组织分界不清,这与带有包膜、边界清晰的单纯脂肪瘤不同。显微镜下,肿瘤由单泡脂肪细胞、多泡脂肪细胞、脂肪前体细胞以及大量的梭形细胞构成,病变部位富含血管的薄层结缔组织把脂肪组织分为多个不规则小叶,并向周围组织内突入。

（三）MRI 表现

良性对称性脂肪瘤病的影像较为特异,表现为部位上的特征性,即病变分布于颌下及颈部,且其分布存在着对称性的特征。MRI 检查示病变在 T_1WI 及 T_2WI 上均呈皮下脂肪样高信号,与皮下脂肪组织分界不清,与颈部肌肉分界清晰,脂肪抑制序列呈低信号,其内可见条索状高信号,手术病理证实为少量纤维组织。增强扫描可与恶性脂肪病变相鉴别,良性对称性脂肪瘤病 MRI 无明显强化,而恶性脂肪病变多有不同程度的强化。

（四）诊断要点与鉴别诊断

1. 诊断要点

(1)中年男性,多数患者有长期饮酒史。

(2)头颈部为主的全身脂肪对称性、缓慢地堆积。

(3)无包膜,呈浸润性生长,可发展至相邻各疏松组织间隙内,筋膜中,肌间与肌层间,与正常组织分界不清。

(4)T_1WI、T_2WI 上均呈高信号,脂肪抑制序列呈低信号。

(5)增强扫描无明显强化。

2. 鉴别诊断   良性对称性脂肪瘤病具有特征性的表现诊断并不困难。首先表现为部位上的特征性，即病变分布于颌下及颈部，并且呈对称性分布。CT 检查可作为良好的辅助诊断，CT 表现为均一低密度影，内可见少量条索状高密度影。MRI 检查 T_1WI、T_2WI 上均呈高信号，脂肪抑制序列呈低信号；增强扫描可与恶性脂肪瘤相鉴别，良性对称性脂肪瘤病无强化，而恶性脂肪瘤多有不同程度的强化。

良性对称性脂肪瘤病与脂肪瘤的鉴别要点是后者具有完整的包膜，而前者无包膜。

（五）治疗和预后

良性对称性脂肪瘤病的治疗主要有手术切除及吸脂术两种方法，都以恢复功能障碍及美容整形为目的。吸脂术创伤小，出血少，安全有效，但易导致皮肤松弛，局部凹凸不平，且复发率极高，对于波及范围广的患者不主张使用。手术切除仍是最有效的治疗方法。由于病变范围广，手术创面较大，手术可分期进行。预后常与手术的彻底性及饮酒与否直接相关，因其包膜不完整，容易复发。

七、上皮样血管内皮瘤

（一）概述

上皮样血管内皮瘤（epitheliod hemangioendothelioma，EHE）又称组织细胞样血管内皮瘤，是一种中间型或低度恶性血管源性肿瘤，介于良性上皮样血管瘤和高度恶性上皮样血管肉瘤之间，发病罕见。该病较多见于中青年，儿童少见，12% 发生在头颈部，男女患病比无明显差异。一般认为，EHE 上皮样血管内皮瘤可原发于全身各部中等大小的血管，单发或多发，以软组织居多，发生在头颈部时，以头皮、牙龈、腭部、下颌下腺、淋巴结居多。临床上通常表现为大小不同质韧肿物，边界明显或不清，可伴疼痛，可能为阻塞血管腔所致。

（二）病理学表现

大体上，形态上为实性或者囊性包块，边界欠清，有时有纤维性包膜，可有机化血栓，常有出血性改变。显微镜下，肿瘤多由圆形或多角形的上皮样或组织细胞样瘤细胞组成，并成巢状、条索状不规则排列，分布于黏液样基质中（图 7-9-11）。上皮样瘤细胞有大小不一的胞质空泡，有的胞质空泡内可见红细胞。肿瘤内及周围可见炎细胞浸润。免疫组织化学染色显示，在血管内皮标志物 CD31、CD34、F ⅧAg 中，至少有一种强阳性表达。

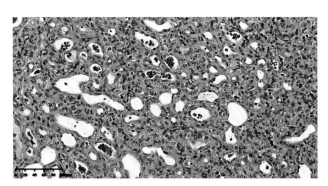

图 7-9-11 上皮样血管内皮细胞瘤病理图
光镜下肿瘤由多角形的上皮样瘤细胞组成（HE×200）

（三）MRI 表现

腮腺内单发或多发结节，与颈部肌肉信号比较，T_1WI 呈等或稍低信号，T_2WI 呈稍高信号，抑脂像呈高信号（图 7-9-12），当瘤内出血时，依据血肿的时间不同而信号各异。肿块常呈分叶状，部分肿块可沿周边皮下组织侵袭蔓延。增强扫描肿块早期呈现明显强化，在延迟增强图像上，表现为持续均匀强化。

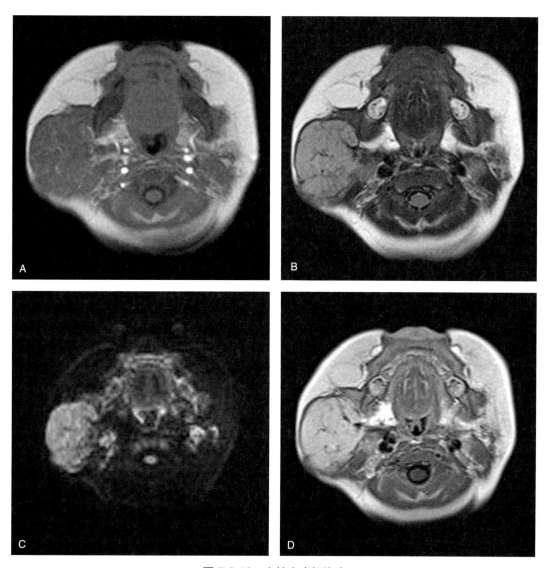

图 7-9-12 血管内皮细胞瘤

A. 横轴位 T_1WI,示右侧腮腺团片状低信号；B. 横轴位 T_2WI,示病变呈高信号；C. 横轴位 DWI,病变呈高信号；
D. 横轴位增强 T_1WI,示病变呈明显强化

（四）诊断要点与鉴别诊断

1. 诊断要点

（1）中青年人。

（2）腮腺内信号不均匀的包块,伴有疼痛肿胀不适。

（3）单发为主。

（4）T_1WI 呈等或稍低信号,T_2WI 呈稍高信号,具有分叶状特点。

（5）增强扫描呈早期明显强化,延迟期持续均匀强化。

2. 鉴别诊断

（1）血管瘤：婴幼儿多见,大多数为孤立性病变,多发生于皮肤和皮下组织。增殖期血管瘤在 T_1WI 呈等信号表现,T_2WI 呈不均匀高信号；消退期在 T_1WI 和 T_2WI 均呈不均匀高信号表现。增强扫描,增殖期血管多有明显强化表现。

（2）血管外皮细胞瘤：好发于深层组织,如下肢及腹膜后,发生于腮腺者较少见,实质部分 T_1WI 多呈等或稍低信号,T_2WI 呈等或稍高信号,增强扫描显示明显强化。

(3)静脉性或海绵状血管畸形:多呈圆形或类圆形改变,可以多发,有单囊和多囊结构之分,多囊病变的囊间隔常为线样低信号,T_1WI 上为低或中等信号表现,T_2WI 为较均匀高信号表现。病变内可出现静脉石影,表现为单个或多个散在小类圆形低信号区。增强扫描多呈"渐进性强化"表现。

（五）治疗和预后

上皮样血管内皮瘤适用手术局部扩大切除术,术后不主张化疗或放疗。

八、神经源性肿瘤

（一）概述

腮腺神经源性肿瘤很少见,并以面神经鞘瘤为主。大多数面神经鞘瘤发生在颞骨内,仅 9% 位于颅外,而颅外面神经鞘瘤主要发生于腮腺内,约占腮腺区肿瘤的 0.2%~1.5%。腮腺内面神经鞘瘤可发生于10~80 岁患者,以 20~50 岁的中青年多见,女性多于男性,二者比例约为 3∶1。

病程 1 周 ~20 年不等,中位病程为 6 个月。临床主诉与腮腺其他良性肿瘤相似,常因腮腺区无痛性、可活动肿块而就诊,少部分有痛感,肿瘤较大、病史较长者可压迫面神经而出现不同程度的面神经功能障碍,其发生率约 19%~34%,占肿瘤性面瘫的 15%。

（二）病理学表现

大体上,面神经鞘瘤呈圆形或卵圆形,边缘光滑,包膜完整。剖面质地软,呈灰褐色,常见囊腔,内含胶冻状物,偶尔可见出血灶。显微镜下,肿瘤细胞呈梭形,细胞核呈栅栏状排列,间隔以无核的均质性伊红染色阳性细胞质(图 7-9-13),成簇聚集的肿瘤细胞形成漩涡,称为 Verocay 小体。含有 Verocay 小体者称为束状型,即 Antoni A 型;不含有 Verocay 小体者,细胞不聚集成栅栏状,排列疏松、紊乱,细胞因有水肿而形成小囊腔,称为网状型,即 Antoni B 型;如肿瘤内存在两种成分则为混合型。细胞核可有一定异型性,但核分裂象罕见。

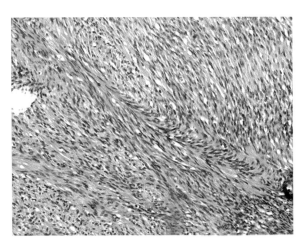

图 7-9-13   腮腺面神经鞘瘤病理图
光镜下见肿瘤中央见呈栅栏状排列的梭形细胞,间隔均质性伊红染色阳性细胞质,
肿瘤边缘细胞疏松水肿,可见囊变(HE × 200)

（三）MRI 表现

肿瘤呈圆形或椭圆形,边缘光整,实性或实性为主,完全囊变者少见,直径 1.5~8cm 不等,但以 3cm 左右多见。肿瘤单发,跨深浅两叶,位于下颌后静脉后方。与颈部肌肉信号比较,肿瘤在 T_1WI 序列呈较均匀的等或稍低信号,T_2WI 序列中央区多为等或稍高信号,边缘为高信号,呈"靶环征"(图 7-9-14),增强扫描渐进性持续强化,边缘可见未强化的环形低信号。

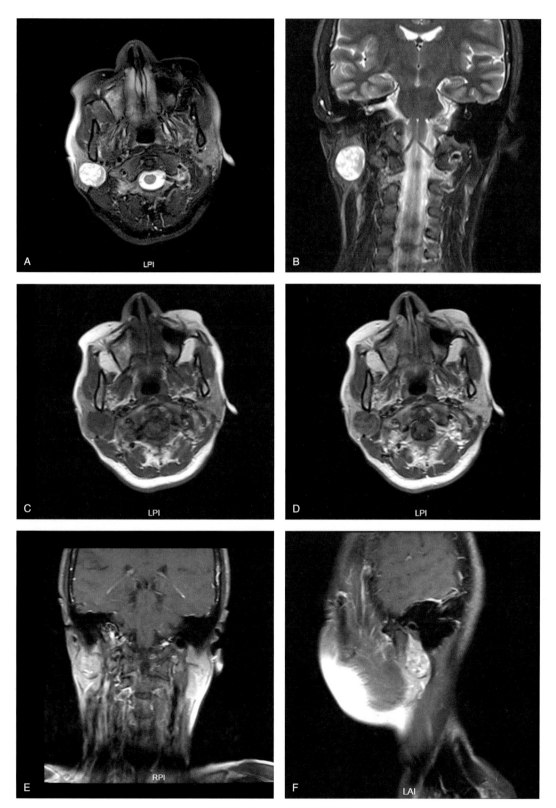

图 7-9-14　腮腺面神经鞘瘤

A、B. 脂肪抑制 T_2WI 序列,示病变跨深浅两叶,位于下颌后静脉后方,呈边界清楚、边缘光整的类圆形囊实性肿块,病变中央为不均匀低信号,边缘为囊状高信号,呈"靶环征";C. T_1WI 序列,病变呈低信号;D、E. 脂肪抑制增强 T_1WI 序列,示病变呈渐进性持续强化,边缘可见未强化的环形低信号

（四）诊断要点与鉴别诊断

1. 诊断要点

（1）中青年女性多见。

（2）孤立的、缓慢生长的腮腺区无痛性肿块。

（3）肿瘤跨深浅两叶，位于下颌后静脉后方，边缘光整，边界清晰。

（4）T_1WI 序列呈等或稍低信号，T_2WI 肿瘤中央呈不均匀等或稍高信号，边缘呈高信号，呈"靶环征"。

（5）增强扫描肿瘤渐进性持续强化，边缘可见未强化的环形低信号。

2. 鉴别诊断

（1）腮腺多形性腺瘤：多见于中青年女性。绝大多数肿瘤边缘光整，边界清楚，与神经鞘瘤类似，但部分肿瘤在 T_1WI 平扫可见斑片状高信号的黏液成分，T_2WI 信号不均匀，不同于面神经鞘瘤的"靶环征"，有助鉴别。

（2）腮腺基底细胞腺瘤：多见于老年女性，约 10% 多发。T_2WI 病变边缘呈等低信号，中央呈高信号，与面神经鞘瘤的"靶环征"不同，增强后基底细胞腺瘤强化程度明显高于面神经鞘瘤。

（五）治疗和预后

腮腺神经鞘瘤很少见，既往临床术前误诊率高达 75%，多数是在术中得以诊断，此时中断或是继续手术，保留或放弃面神经等问题使得确定治疗方案甚为棘手。而 MRI 检查在腮腺区的应用，使得腮腺神经鞘瘤的术前诊断准确率明显提高，有利于临床制订适当的治疗方案。在 1995 年前，无论是否存在面瘫，对腮腺神经鞘瘤的治疗主要施行肿瘤完全切除术，即切除肿瘤与受累的面神经，同期或分期行神经移植修复术；后来采用肿瘤次全切除及神经保存术后发现残余肿瘤生长缓慢，对面神经的功能影响有限。因此目前主张仅对术前存在面瘫、面神经功能 House-Brackmann（HB）3 级以上的患者施行肿瘤完全切除术，而其余病例可选择肿瘤次全切除及神经保存术。

九、副神经节瘤

（一）概述

副神经节瘤一类起源于神经嵴细胞的肿瘤，约占全身肿瘤的 0.12%，主要发生在头颈部，占头颈部肿瘤的 0.6%。其中颈动脉体瘤（carotid body tumor）、颈静脉球瘤（glomus jugular tumor）、迷走神经球瘤（glomus vagale）约占 98%。颈动脉体瘤位于舌骨水平，肿瘤使颈动静脉向外侧移位，也可以突向咽旁间隙。颈静脉球瘤可使颈静脉孔扩大，呈浸润性骨破坏。迷走神经球瘤起源自迷走神经的颅外部分，多见于咽旁间隙内。

头颈部副神经节瘤主要表现为局部肿块及周围压迫症状。头颈部副神经节瘤起病隐匿，多数良性，生长缓慢，但可压迫侵蚀周围组织结构引起脑神经麻痹、颅底骨质破坏而出现多种临床症状。因发生部位不同，临床表现各异。颈动脉体瘤多见于中年以上人群，主要表现为颈部无痛性、实质型肿块，缓慢生长，少数可有耳鸣、头晕、视力模糊等脑供血不足表现。偶可累及脑神经及交感神经，出现吞咽困难、声嘶、舌肌萎缩、伸舌时向舌尖向同侧偏斜等神经麻痹症状与 Horner 综合征。颈静脉球瘤多见于中年女性，早期多表现为搏动性耳鸣，轻度传导性耳聋及耳内闷胀感，如果肿瘤侵入外耳道，可有血性或脓血性耳漏。迷走神经球瘤表现为颌下无痛性肿块，触压可引起呛咳，并且伴有声音嘶哑等症状。

（二）病理学表现

大体上，肿瘤呈圆形、类圆形或略有分叶的实性肿块，包膜可完整或不完整，质地细腻、均匀，质韧而有弹性,切面呈灰红或棕黄色,血管或血窦丰富者呈暗红色。显微镜下,副神经节瘤呈典型的细胞球结构,亦称 Zellballen 结构,表现为由主细胞和支持细胞构成的瘤细胞巢或腺泡样特征性结构,周围包绕有血管纤维性间质。主细胞呈卵圆形或多边形,胞质丰富,嗜伊红或细颗粒状,细胞分界往往不清,细胞核呈圆形或卵圆形,部分呈多形性,核分裂象少见。支持细胞散在分布在瘤细胞巢周围,呈纺锤状。除典型的 Zellballen 结构外,副神经节瘤还可呈片块状或条索状,其间常有较大的血管或扩大的血窦,或瘤细胞围绕血管呈放射状排列。

(三) MRI 表现

颈部副神经节瘤常紧邻颈部大血管,MRI 和 MRA 可无创性地观察肿瘤与局部大血管的关系。颈动脉体瘤常位于颈总动脉的分叉处,肿瘤较小时常呈类圆形,较大者常沿颈部长轴发展。颈动脉体瘤可部分或完全包绕、推压局部颈动脉,颈内动脉常向外后方移位,颈外动脉则向前外侧或前内侧移位,该征象在 MRA 上可以清楚的观察,颈总动脉分叉角度扩大,甚至呈"高脚杯样"。迷走神经体瘤多位于上颈部至颅底区域,位于中下颈部者少见,肿瘤常呈纵向发展,位于颈内动脉和颈外动脉的后方,颈总动脉分叉无扩大,颈内静脉受压,向外侧移位,管径变细甚至消失。颈静脉球瘤位于颅底颈静脉孔处,可使颈静脉孔扩大,可呈浸润性骨破坏。

病变在 T_1WI 多呈低或中等信号,有时可见高信号的出血灶,T_2WI 呈稍高或高信号,病变较大时,肿瘤的信号多欠均匀,纤维组织丰富者,在 T_2WI 上出现低信号区。显著的钙化、囊变、坏死少见。由于血液流空现象,所致的无信号区与增强后的肿瘤混杂在一起,形成典型的"盐和胡椒征",其中"胡椒"表现为条状和点状的流空信号,"盐"为散在其间的局灶性高信号,为缓慢的血流或出血引起。

(四) 诊断要点与鉴别诊断

1. 诊断要点

(1)好发于中年以上人群,以 40~50 岁多见。

(2)颈部无痛性肿块。

(3)T_1WI 上多呈等或低信号,T_2WI 上可呈中、高信号,其内可见流空血管影,呈典型的"盐和胡椒征"。

(4)颈动脉体瘤可部分或完全包绕、推压局部颈动脉,造成颈总动脉分叉角度扩大,此征象在 MRA 上可以清楚的观察,甚至呈"高脚杯样"。

(5)增强扫描病变明显均匀或不均匀强化。

2. 鉴别诊断

(1)神经源性肿瘤:是最为常见的颈部肿瘤,约半数的神经鞘瘤来源于迷走神经。T_1WI 呈等信号,T_2WI 可以因周边黏液性间质而致高信号环,中央则因纤维组织所致低信号,也可以是不均匀高信号,70%神经鞘瘤可以显示包膜。瘤内一般不会出现"盐和胡椒征",强化程度相对较低。

(2)淋巴结肿大:见于结节病、淋巴瘤和转移瘤等病变,数目经常较多,相互分离,围绕血管分布,很少引起血管的显著推移。一般不会出现"盐和胡椒征"。

(五) 治疗和预后

副神经节瘤治疗包括手术、栓塞、放疗和临床观察。多数学者认为手术治疗是首选方法,而对于年老体弱、不能耐受手术者或术后肿瘤有残余或复发者可以考虑行放疗。

第十节　腮腺间隙恶性肿瘤

一、黏液表皮样癌

(一) 概述

黏液表皮样癌(mucoepidermoid carcinoma,MEC)又称混合性表皮样和黏液分泌癌,是腮腺最常见的恶性肿瘤,约占 30%。根据黏液细胞的比例及组织学形态将黏液表皮样癌分为高分化型、低分化型及中分化型三类,前者是指黏液细胞占 50% 以上的肿块,后者指黏液细胞占 10% 以下的肿块,二者间为中分化型。腮腺黏液表皮样癌的发病高峰为 30~50 岁,儿童、老年人相对少见,女性发病率稍多。

腮腺黏液表皮样癌常见临床表现为耳后或耳垂下无痛性肿块,境界较清楚,质地中等或稍软,可有囊性感;少数呈质硬,不活动,可有溃烂。若肿瘤侵犯面神经可引起疼痛、面瘫。此外黏液表皮样癌还可以引起感觉异常、吞咽困难和张口受限等表现。

(二) 病理学表现

大体上,黏液表皮样癌通常以实性为主,略呈分叶状,也可为圆形或椭圆形肿块,切面呈灰白色、褐色或浅粉红色,边界清晰或有浸润,通常无完整包膜。显微镜下,黏液表皮样癌以表皮样细胞、产黏液细胞和中间型细胞为特征,其他不常见的细胞类型有透明细胞、柱状细胞和嗜酸细胞等。肿瘤内部及肿瘤之间不同类型的细胞比例和其内部所形成的结构(包括囊腔形成)有所不同。高分化型腮腺黏液表皮样癌主要特征为大小不等的囊腔,囊腔可衬覆大量黏液细胞,并可见基底样或立方状的中间细胞及少量分化良好的表皮样细胞,无核异型,核分裂少见,间质结缔组织较多且有玻璃样变性(图 7-10-1),有淋巴细胞浸润;中分化型黏液细胞较少,中间型细胞及表皮样细胞比例相对增多,部分病例可见神经侵犯或较多的核分裂数;低分化黏液表皮样癌以实性为主,以中间型细胞或(和)表皮样细胞为主,黏液细胞少见,有核分裂,缺乏淋巴细胞,见多核瘤巨细胞,肿瘤浸润性强。

(三) MRI 表现

黏液表皮样癌多位于深叶或骑跨深、浅两叶,肿瘤呈圆形、类圆形或呈分叶状,多伴有大小不等的黏液囊腔,此为黏液表皮样癌的较为特征性表现(图 7-10-2、图 7-10-3)。当肿瘤恶性程度较低时,边界清楚;恶性程度较高时,边界多不清楚,呈浸润性生长(图 7-10-4),可伴有颈淋巴结转移表现。腮腺黏液表皮样癌可以侵犯腮腺内血管、神经,或对下颌骨造成骨质破坏,并可能向后侵犯颈鞘内的神经及血管。当茎突乳孔下脂肪垫破坏、消失或者下颌静脉受累移位可提示面神经受侵犯。MRI 在腮腺肿瘤的深、浅叶定位,以及显示肿瘤与腮腺内面神经、腮腺导管位置关系方面具有重要价值。

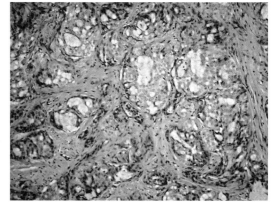

图 7-10-1　黏液表皮样癌病理图

光镜下见瘤细胞呈腺管样、筛状、团巢状及囊腔样排列分布,含丰富的黏液,间质纤维组织增生并玻璃样变性(HE × 100)

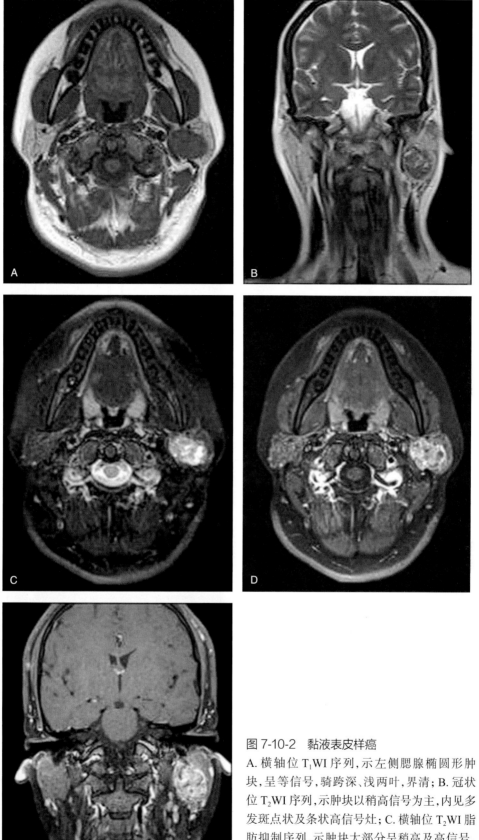

图 7-10-2 黏液表皮样癌
A. 横轴位 T$_1$WI 序列,示左侧腮腺椭圆形肿块,呈等信号,骑跨深、浅两叶,界清;B. 冠状位 T$_2$WI 序列,示肿块以稍高信号为主,内见多发斑点状及条状高信号灶;C. 横轴位 T$_2$WI 脂肪抑制序列,示肿块大部分呈稍高及高信号,内部信号不均匀;D、E. 脂肪抑制 T$_1$WI 增强序列,示肿块明显强化,内部见多发斑点状及条状低强化或无强化区

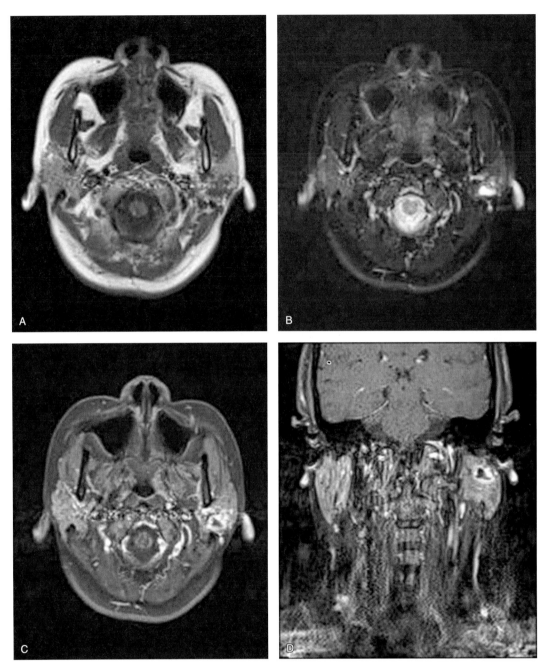

图 7-10-3 黏液表皮样癌

A. 横轴位 T_1WI 序列,示左侧腮腺不规则结节影,形态不规则,呈低信号;B. 横轴位 T_2WI 序列,示结节呈高信号;

C、D. 横轴位和冠状位 T_1WI 脂肪抑制增强序列,示结节边缘明显强化,内部无强化

　　与颈部肌肉信号比较,肿瘤在 MRI 的 T_1WI 上多表现为稍低及等信号,在 T_2WI 上呈等及稍高混杂信号,其中 T_2WI 信号较低的原因与肿瘤细胞成分密集或富含纤维组织成分,缺乏浆液及黏蛋白物质有关;DWI 序列上,由于恶性肿瘤细胞密度高,核质比高,细胞外间隙减小,水分子弥散受限,因此,肿瘤多呈高信号;增强 T_1WI 上,黏液表皮样癌多呈现为均匀或不均匀强化。

　　动态增强 T_1WI 上,黏液表皮样癌常早期强化,此表现可为腮腺良性病变和恶性肿瘤的鉴别提供重要信息,但一些不典型的黏液表皮样癌,尤其是恶性程度较低的类型与部分腮腺良性肿瘤难以鉴别,如腮腺混合瘤。

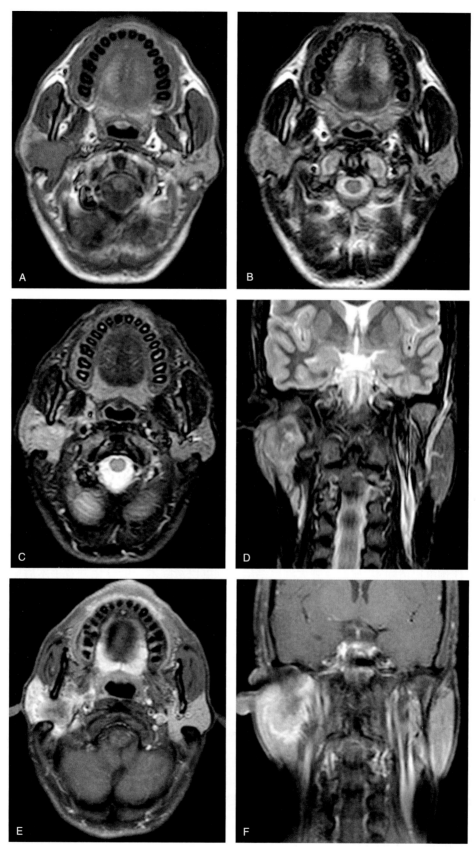

图 7-10-4 黏液表皮样癌

A. T₁WI 序列,示右侧腮腺内不规则,与颈部肌肉信号相比呈等信号,其边缘毛糙不整,与正常腮腺组织间呈毛刷样改变;
B. T₂WI 序列,示病变呈混杂低信号,边界不清;C、D. 脂肪抑制 T₂WI 序列,示病变呈不均匀稍高信号,其内可见斑片状稍低信号;E、F. 脂肪抑制 T₁WI 增强序列,示病变不均匀性强化

(四)诊断要点与鉴别诊断

1. 诊断要点

(1)中年患者,女性稍多见。

(2)肿块位于腮腺或腭部小涎腺。

(3)类圆形或分叶状,高分化型边界较清晰,低分化型边界不清,多有黏液囊腔。

(4)T_1WI 上多呈等或稍低信号;T_2WI 上呈等或稍高混杂信号,增强 T_1WI 上呈均匀或不均匀强化,增强 T_1WI 上呈均匀或不均匀早期强化。

2. 鉴别诊断　腮腺黏液表皮样癌的影像学表现缺乏特征性。高分化型黏液表皮样癌与腮腺混合瘤等腮腺良性肿瘤的影像学表现类似;而低分化型黏液表皮样癌与其他腮腺恶性肿瘤鉴别困难,如鳞癌、腮腺腺样囊性癌及腮腺腺泡细胞癌等。

(1)鳞癌:好发于 60 岁以上中、老年男性。原发于腮腺的鳞癌恶性程度较高,多分叶,边界不清,易浸润腮腺外周围组织,远处转移发生率较高。T_1WI 上呈低或中等信号,T_2WI 上呈中等或不均匀信号,增强扫描呈中度强化。

(2)腺样囊性癌:多见于 50~60 岁中、老年患者。腺样囊性癌生长缓慢,病史长,有较强侵袭性,易沿组织间隙向周围蔓延。T_1WI 和 T_2WI 上均呈稍低或中等信号,信号较均匀,囊变、坏死较少,部分肿瘤沿神经组织扩散、侵犯,邻近受侵犯的神经增粗为其特点。

(3)腺泡细胞癌:恶性程度较低的腺泡细胞癌形状规则或不规则,边界清晰,可见包膜,通常局限于腮腺内,有时可见 T_1WI 和 T_2WI 均为高信号的较大的囊变区,抑制脂肪序列扫描后仍呈高信号;恶性程度高的腺泡细胞癌与其他腮腺恶性肿瘤鉴别较为困难。

(4)腮腺混合瘤:混合瘤生长缓慢,一般不会影响腮腺分泌功能及面神经功能。肿瘤边界清晰,多有完整或不完整的包膜,可有囊变。T_1WI 多呈均匀低或中等信号,T_2WI 上呈中等信号,也可为不均匀高信号,T_2WI 上包膜呈弧形低信号。

(五)治疗和预后

黏液表皮样癌的治疗主要是外科手术。术后病理为高分化型黏液表皮样癌,一般不用术后放射治疗,也不用作选择性颈淋巴清除术,如扪及肿大淋巴结应做颈淋巴清除术。低分化型者手术后应加放射治疗,选择性颈淋巴清除术也应考虑。黏液表皮样癌预后与细胞分化、病理分型关系密切。高分化型与低分化型的局部复发率、颈淋巴结转移率、远处转移率均有显著差异。

二、腺样囊性癌

(一)概述

腺样囊性癌(adenoid cystic carcinoma,ACC)是来源于腺体导管的低度恶性肿瘤,最常发生于涎腺组织,其中大涎腺以腮腺常见,小涎腺则广泛分布于鼻腔、鼻窦、腭、舌及气管等组织,约占所有涎腺肿瘤的10%。好发年龄为 30~60 岁,20 岁以下少见,男女发病率无明显差异。

腺样囊性癌主要表现为疼痛性或无痛性肿块,可出现自发性疼痛、面部麻木和面瘫等症状。腺样囊性癌区域淋巴结转移约为 10%,远处转移率约为 16%~29%。其中肺转移是最常见的远处转移器官,约占67%~88%,其次较为常见的远处转移器官分别为骨、脑和肝。ACC 是一种侵袭性较强的肿瘤,但该肿瘤生长缓慢,多数患者带瘤生存期较长。

(二)病理学表现

大体上,腺样囊性癌为实性结构,肿瘤多呈圆形或结节状,大小不等,界限清晰而无包膜,并可向周围组织浸润。肿瘤质地均匀而稍硬,剖面呈灰白色,偶见出血、囊变和透明条索。显微镜下,腺样囊性癌分筛状型、管状型及实性型三种组织学类型。管状型者由中心透明样物质外披一层均质细胞构成。筛状型者占大多数,中等分化,肿瘤细胞呈筛状或带状的腺体结构(图 7-10-5),或类似基底细胞样,以肿瘤细胞瘤巢伴有圆柱形微囊腔隙为特点。实性型少见,为实质样的基底细胞或间变细胞构成,瘤内可发生细胞退变坏死和囊性变,缺乏管状和微囊结构。病理类型与其预后有关,管状型预后最好,实质型预后最差。

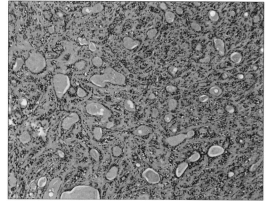

图 7-10-5　腺样囊性癌病理图
光镜下见涎腺来源的肿瘤组织,瘤细胞呈卵圆形、筛孔状排列(HE × 100)

（三）MRI 表现

腺样囊性癌在 MRI 形态及信号变化多样,肿瘤较小者可为类圆形,边界清晰,较大者有见缝就钻的特点,呈不规则形态,边缘模糊,多为浸润性生长,无假包膜,易累及周围结构(图 7-10-6)。腺样囊性癌具有沿神经扩散和侵犯的特点,面神经、三叉神经及其分支(主要为上颌神经和下颌神经)受侵犯多见,MRI 可以不同程度地显示这些神经受侵情况。MRI 上,颌面部恶性肿瘤侵犯神经的主要征象包括：①神经的不规则增粗,低信号表现的三叉神经被中等信号的肿瘤组织所侵犯、取代；②圆孔或卵圆孔的异常扩大；③单侧海绵窦增大和脑膜增厚；④咬肌或舌肌萎缩；⑤破坏吸收与之相邻的颌面骨组织,如下颌骨、上颌骨(窦)、腭骨、颧骨、蝶骨和颞骨等。

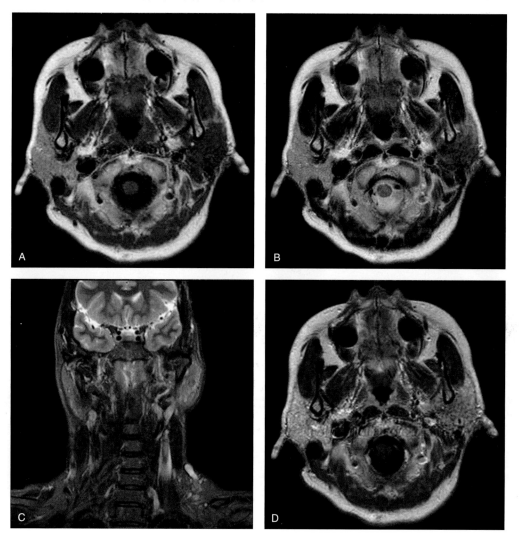

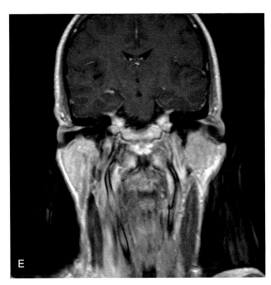
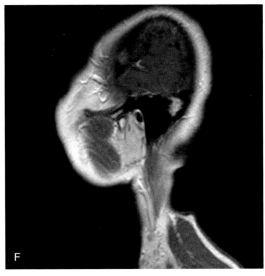

图 7-10-6 腺样囊性癌

A. 横轴位 T_1WI 序列,示左侧腮腺信号弥漫性异常,呈等信号,边界不清; B. 横轴位 T_2WI 序列,示肿块呈稍高信号,边界仍不清; C. 脂肪抑制 T_2WI 序列,示肿块呈等稍高信号,边界不清; D~F. 增强 T_1WI 序列,示肿块呈中度渐进性强化,边界不清

　　与颈部肌肉信号比较,肿瘤在 T_1WI 上多为等或稍低信号,偶见因出血或黏液所致的高或稍高信号,脂肪抑制序列仍为高信号;在 T_2WI 上可为等、稍高或稍低信号,病变内部信号多不均匀,等信号分隔常见(图 7-10-7)。增强扫描,肿瘤实质成分轻度至明显强化,其内坏死区不强化。

　　(四)诊断要点与鉴别诊断

　　1. 诊断要点

　　(1)中老年患者多见。

　　(2)多发生于涎腺,易沿三叉神经和面神经扩散,并可累及颅底诸孔和海绵窦。

　　(3)肿瘤多呈不规则形,边界不清。

　　(4)T_1WI 上多呈中等或低信号,T_2WI 上呈等、高混合信号,增强 T_1WI 上呈不均匀强化,动态增强 MRI上,病变呈早期强化表现。

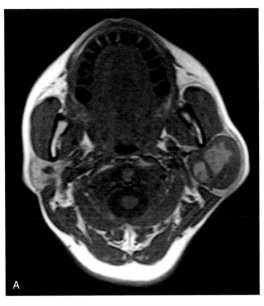
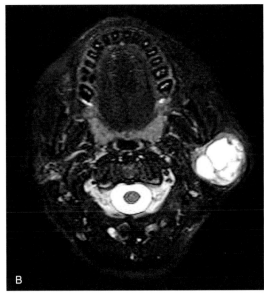

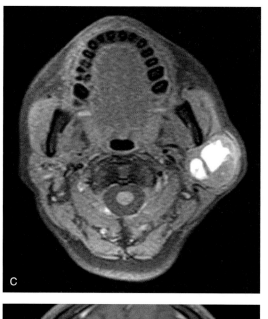

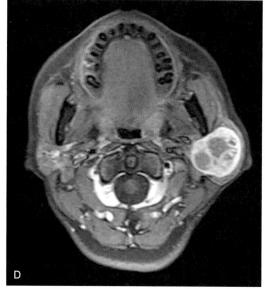

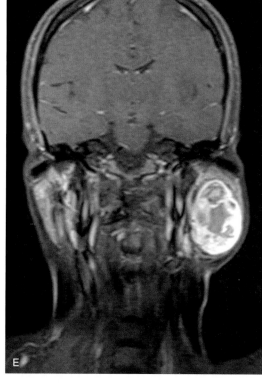

图 7-10-7 腺样囊性癌

A. 横轴位 T_1WI 序列,示左侧腮腺椭圆形肿块,周围呈等信号,中部呈多发斑片状稍高信号,边界清;B. 脂肪抑制 T_2WI 序列,示肿块以中央高信号为主,其内分隔和周边呈稍高信号,边界清;C. 脂肪抑制 T_1WI 序列,示肿块中部呈高信号,间隔及周围呈等信号;D、E. 脂肪抑制 T_1WI 增强序列,示肿块周围及分隔明显强化,中部无强化

2. 鉴别诊断 腮腺区低度恶性的腺样囊性癌在影像学上很难同良性肿瘤相区别,高度恶性的腺样囊性癌虽在 MRI 信号、病变边缘和病变外形上明显有别于腮腺良性肿瘤,但在各涎腺恶性肿瘤之间,其也常缺少特征性的影像学表现。

(1)多形性腺瘤:多形性腺瘤好发于腮腺,20~40 岁的中青年女性多见。肿瘤边界多清晰,绝大多数有包膜形成,无骨质破坏。T_1WI 多呈均匀的低或中等信号,T_2WI 呈中等或不均匀的高信号,包膜呈弧形低信号。恶性多形性腺瘤为多形性腺瘤切除术后复发、恶变,与腺样囊性癌鉴别较困难。

(2)淋巴瘤:多呈等 T_1、等或稍长 T_2 信号,信号均匀,边界光整,一般无明显的骨质破坏。增强扫描多呈轻中度均匀强化。

(3)鳞癌:好发于中老年男性患者,多呈等 T_1、等或稍长 T_2 信号,信号可不均匀,局部膨胀性改变明显,邻近溶骨性骨质破坏显著。增强扫描肿瘤呈明显强化。

(4)慢性炎症:多呈稍长 T_1、稍长或长 T_2 信号,范围较局限,邻近骨质以增生、肥厚为主,部分可有骨质吸收,不累及血管、神经。

（五）治疗和预后

ACC 的治疗分为单纯手术切除以及手术切除加放射治疗。对于高危患者,广泛的外科切除辅以放射治疗,可延迟局部复发,提高患者生存质量。腺样囊性癌局部易复发,多次复发常远处转移。死亡主要原因是局部破坏或远处转移。肿瘤发展慢,即使复发亦可带瘤生存多年。

三、腺泡细胞癌

（一）概述

腺泡细胞癌(acinic cell carcinoma,ACC)亦称浆液性细胞腺癌,属于一种涎腺恶性上皮性肿瘤,占腮腺恶性肿瘤的 3%~11%,多发生于腮腺,其次为小涎腺、下颌下腺和舌下腺等。腺泡细胞癌常见于中老年人,50~60 岁居多,20 岁以下者少见,女性发病率高于男性。

腮腺腺泡细胞癌临床表现为无痛性肿块,生长缓慢,病程类似良性肿瘤,偶尔累及面神经。患者可出现面部间歇性疼痛,偶尔可出现面部感觉异常。腺泡细胞癌有约 10% 复发率,20% 发生远处转移,常见的转移部位为肺、肝脏及骨组织。

（二）病理学表现

大体上,腺泡细胞癌多为圆形或类圆形,与周围组织分界尚清,可有不完整包膜。剖面为实性分叶状,呈灰白或灰红色,质地中等韧度,可见出血、坏死和囊性变。显微镜下,按照细胞的排列方式分为四种组织类型:实体型、微囊型、乳头囊状型、滤泡型。实体型以腺泡样细胞为主,细胞排列成腺泡状或团片状,细胞胞质丰富、透明;微囊型以细胞间形成大量的微小囊状间隙为特征,常见分化好的腺样细胞,也可见空泡细胞和闰管样细胞;乳头囊状型以闰管样细胞为主,形成单个或多个囊腔,囊腔面有增生的上皮,并形成乳头突入囊腔;滤泡型以肿瘤细胞形成类似甲状腺滤泡样结构为特征,滤泡周围为立方状细胞或矮柱状细胞,腔内含有均质的嗜伊红物质。

（三）MRI 表现

腮腺腺泡细胞癌常局限于腺体内生长,较少侵犯至腺体外,好发于浅叶,易向深叶侵犯,单侧多见。肿瘤较小时,多表现为圆形或类圆形肿块,呈膨胀性生长,具有完整包膜,边缘较光整,与周围正常腮腺组织分界清晰(图 7-10-8);肿瘤较大时,包膜不完整,常突破包膜呈侵袭性生长,边缘不光整,呈分叶状,可侵犯邻近组织结构。腺泡细胞癌易出现坏死、囊变及出血。

与颈部肌肉信号比较,腺泡细胞癌在 T_1WI 上以等信号或略高信号为主,T_2WI 以混杂高信号为主,在脂肪抑制序列呈更高信号。肿块内成分不同,其信号也随之改变,若肿瘤出现坏死、囊变,T_1WI 呈低信号、T_2WI 呈高信号,若肿瘤内发生出血,根据出血时间长短不同,可出现不同的信号特点:新近血肿表现为 T_1WI 低信号,长时间的血肿因含铁血黄素的沉积而表现为 T_1WI 和 T_2WI 均低信号,介于二者间的亚急性出血则表现为 T_1WI 和 T_2WI 均高信号(图 7-10-9)。增强 MRI 扫描,肿瘤多数呈明显均匀或不均匀强化。

（四）诊断要点与鉴别诊断

1. 诊断要点

(1)多见于单侧腮腺。

(2)类圆形或不规则形,边界清晰或不清晰。

(3)T_1WI 上呈中等或稍高信号、T_2WI 呈混杂高信号为主。

(4)增强 MRI 上呈明显均匀或不均匀强化。

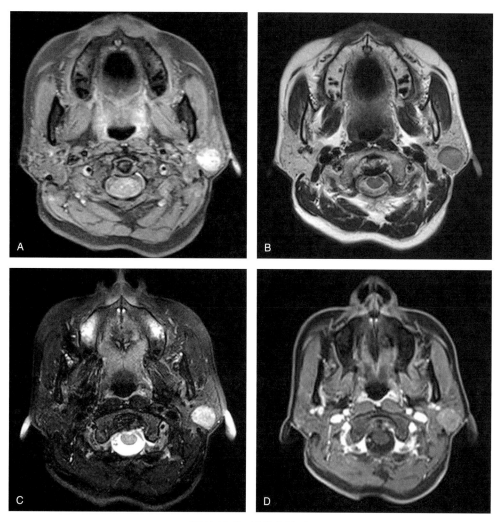

图 7-10-8　腺泡细胞癌

A. 脂肪抑制 T_1WI 序列,示左侧腮腺椭圆形肿块,呈不均匀稍高及高信号,边界清; B. 横轴位 T_2WI 序列,示肿块呈均匀稍高信号,包膜呈低信号; C. 脂肪抑制 T_2WI 序列,示肿块呈不均匀的稍高及高信号; D. 脂肪抑制 T_1WI 增强序列,示肿块明显强化,大部分强化均匀,局部强化较低

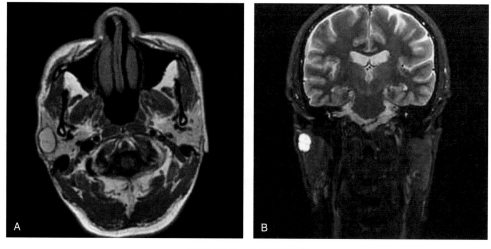

图 7-10-9　腺泡细胞癌

A. 横轴位 T_1WI 序列,示右侧腮腺椭圆形肿块,内部呈均匀高信号,周围呈线状低信号,边界清; B. 脂肪抑制 T_2WI 序列,示肿块以均匀高信号为主,内部分隔及周围呈线状等信号

2. 鉴别诊断   腺泡细胞癌的影像学表现缺乏特征性,大多数肿瘤的 MRI 表现和多形性腺瘤相似,鉴别诊断较为困难。部分呈侵袭性改变的腺泡细胞癌具有恶性肿瘤的影像表现特点,但通常很难和其他腮腺恶性肿瘤相鉴别。

(1)多形性腺瘤:多形性腺瘤是腮腺最常见的肿瘤,好发于 20~40 岁的中青年,女性多见,肿瘤表面光滑,绝大多数具有包膜形成,通常包膜完整。T_1WI 多呈均匀的稍低或中等信号,T_2WI 呈中等或不均匀的高信号,包膜呈弧形低信号表现。增强扫描多呈轻至中等程度强化,ACC 多呈明显强化。

(2)Warthin 瘤:好发于腮腺后下象限,以 50 岁以上老年男性多见,与吸烟关系较密切。常单侧或双侧多发,边缘光滑,较易发生囊变,较少侵犯周围组织结构。T_1WI 多表现为低或中等信号,T_2WI 表现为中等信号或高信号。增强扫描多强化明显。

(3)肌上皮瘤:好发年龄为 40 岁左右,易发生于腮腺浅叶,大多靠近腺体被膜,边缘光整。T_1WI 多表现为低或中等信号,T_2WI 多表现为均匀高信号。增强扫描病变早期显著强化。

(4)腺样囊性癌:老年女性多见,肿瘤多无包膜,发现时肿块常较大,边界不清,常伴有邻近组织的浸润或骨质破坏,易沿神经广泛侵犯,常有面神经麻木或瘫痪等神经功能障碍症状,颈部淋巴结转移发生率相对较高。

(五)治疗和预后

腺泡细胞癌主要的治疗措施是手术切除。由于腺泡细胞癌有薄层包膜,且常不完整,甚至包膜外常有小肿块生长,故应做广泛切除,做包括有正常腮腺组织边缘的次全切除,或保留面神经的全腮腺切除更为适用,必要时作颈淋巴结清扫术。腺泡细胞癌术后复发率较高,虽有发生转移及局部浸润倾向,但在涎腺肿瘤中腺泡细胞癌的恶性程度与其他肿瘤相比较低,一般预后较好。5 年治愈率均在 88% 以上。

四、非特异性腺癌

(一)概述

非特异性腺癌既往被称为混合性腺癌、未分类腺癌和腺癌,肿瘤具有向导管分化的特点,但没有任何相似于其他已确定类型的涎腺肿瘤的组织形态学特征,因此这些不能被归入现有肿瘤分类中的唾液腺恶性肿瘤都可被称为非特异性腺癌。非特异性腺癌约占所有涎腺恶性上皮性肿瘤的 17%,好发于 60~80 岁老年患者,儿童罕见,女性患者稍多见。

非特异性腺癌可根据细胞分化和某些结构特点进行分级:Ⅰ级表现为轻度多形性以及微侵袭性的有包膜肿瘤;Ⅲ级肿瘤实性成分较多,多形性更显著,有丝分裂旺盛;Ⅱ级肿瘤的特点位于Ⅰ、Ⅲ级肿瘤之间。

(二)病理学表现

大体上:肿瘤可呈结节状,或形成较大的肿块,与周围组织无明显界限。剖面呈灰白色或灰黄色、颗粒样质地较软而脆。在肿瘤内可见到出血及局灶性坏死,肿瘤一般无包膜。显微镜下:癌细胞具丰富嗜酸性细胞质并有清楚界限,或类似肌上皮细胞,而在另一些区域,癌细胞密集,细胞界限不清。癌细胞增殖呈巢状,或呈条索相互吻合的分支状,或呈散在细胞团。由于结缔组织的介入而形成各种不同表现。没有表皮样分化,但形成腺腔或导管样结构则常见,腺体间可有背靠背及共壁现象。免疫组化:免疫组化染色见瘤细胞可表达上皮细胞的标记,如:AE1/AE3、CAM5.2 及 EMA 等阳性。

(三)MRI 表现

涎腺内软组织肿块,若属低度恶性肿瘤,则形态规则或不规则,其恶性征象不甚明显。肿瘤一般表现为 T_1WI 上的中等信号和 T_2WI 上的等、高混杂信号为主。较大的囊变区可见,在 T_1WI 和 T_2WI 均为高信号,抑脂序列仍呈高信号,为出血或黏蛋白变性区。肿瘤较大时可突破腺体侵入咽旁间隙,致其移位、变形或闭塞。增强扫描肿瘤呈轻到中度强化。

（四）诊断要点与鉴别诊断

1. 诊断要点

(1)中老年人多见。

(2)腮腺、下颌下腺和小涎腺多见。

(3)肿块多呈类圆形,亦可呈不规则形,边界不清。

(4)肿块在 T_1WI 上呈等信号, T_2WI 上呈等、高混杂信号,增强 T_1WI 上不均匀强化。

2. 鉴别诊断

(1)转移性腺癌:在涎腺以外的部位有原发灶,且在患者的肺部、骨组织、脑部及肝脏等部位也可有转移灶。

(2)其他恶性肿瘤:由于非特异性腺癌的影像表现不具有特异性,一般不能将其同其他恶性肿瘤相区别。

(3)多形性腺瘤:发生在大唾液腺内的低度恶性的非特异性腺癌的影像表现可以类似于多形性腺瘤,不易鉴别。

（五）治疗和预后

非特异性腺癌的预后和肿瘤的临床分期、生长部位密切相关。国外文献指出低级别肿瘤的 5 年、10 年、15 年存活率分别为 92%、90% 和 82%;高级别肿瘤的 5 年、10 年、15 年生存率较差,分别为 49%,42% 和 33%。肿瘤的生长部位也是一个重要的预测指标:位于鼻窦的非特异性腺癌的患者生存率较低,5 年、10 年以及 15 年存活率分别为 21%,15% 和 10%。由于在手术技巧,放疗技术和化疗方案的改进下,人们可以有希望改善高级别非特异性腺癌的预后。随着越来越多的新的唾液腺肿瘤被识别和分类,非特异性腺癌的包含范围可能会缩小,而冠以唾液腺肿瘤的名单将继续增加。对于高级别浸润性肿瘤,根治性手术是首选的治疗。

五、唾液腺淋巴上皮癌

（一）概述

唾液腺淋巴上皮癌(lymphoepithelial carcinoma of salivary gland)又称淋巴上皮瘤样癌、恶性淋巴上皮病变及伴淋巴样间质的未分化癌等,是一种罕见的原发性唾液腺恶性肿瘤。肿瘤在组织学表现、与 EB 病毒的关系、特定患者群(蒙古人血统)和对治疗的反应等方面,均与未分化鼻咽癌特征相似。唾液腺淋巴上皮癌占唾液腺肿瘤的 0.3%~0.4%,好发于 35~50 岁年龄组,女性多发于男性,女男之比约为 2∶1。

临床表现为无痛性肿块,单侧为主,质地硬,表面不光滑,早期可活动,病程长者可发生粘连、固定,活动度变差。早期无功能障碍,局部可有酸胀感。有的病例起病急,生长迅速,早期即出现肿块粘连、表面溃烂、疼痛、感觉异常或麻木,甚至面瘫(约 20%)。本病淋巴转移率较高,约为 46%。

（二）病理学表现

大体上:肿块多在 1~10cm 之间,呈分叶状,局限侵入邻近组织中,肿瘤切面呈灰棕色至灰黄色。显微镜下,肿瘤坏死和核分裂象通常明显,肿瘤呈弥散性片状和互相吻合的岛状、巢状、条索状生长,被纤维组织增生性间质分开。肿瘤细胞一般较大,胞质嗜酸性,细胞边界不清,具有空泡状的细胞核和突出的核仁;在部分情况下,细胞核较小,核仁不明显,造成难以辨认这种病变的恶性本质。在肿瘤细胞中可以出现淀粉样小体,肿瘤的特征是有致密的淋巴细胞和浆细胞浸润,伴有淋巴滤泡形成。组织细胞有时浸润肿瘤岛,形成"星空现象"。部分病例可见伴有或不伴有多核巨细胞的非干酪坏死性肉芽肿。免疫组织化学和特异性研究中,肿瘤细胞角蛋白和 EMA 免疫反应阳性。超微结构检查一般显示鳞状特征,例如桥粒和张力丝。

（三）MRI 表现

唾液腺淋巴上皮癌多为类圆形或不规则形肿块，T₁WI 上呈低或中等信号，脂肪抑制序列呈稍高信号，T₂WI 上呈中高信号或混合高信号；增强 T₁WI 上，肿块的实性部分强化模式多样，从轻度至明显强化（图 7-10-10、图 7-10-11），强化方式呈"快进快出"或"快进慢出"表现。包膜或分隔 T₁WI 呈低信号，T₂WI 呈等信号，延迟强化，邻近皮下脂肪及皮肤受侵，伴区域相同信号与强化方式的淋巴结。

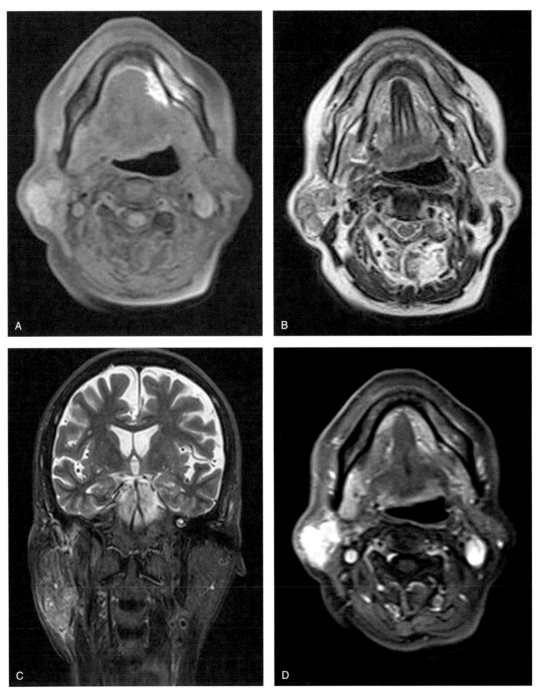

图 7-10-10　淋巴上皮癌

A. 脂肪抑制 T₁WI 序列，示右侧腮腺不规则形肿块，似多结节融合状，内部呈均匀稍高信号，局部边界欠清；B. 横轴位 T₂WI 序列，示肿块以稍高及高信号为主，外出边缘见线状低信号包膜；C. 脂肪抑制 T₂WI 序列，示肿块呈稍高信号，边界不清；D. 脂肪抑制 T₁WI 增强序列，示肿块强化显著

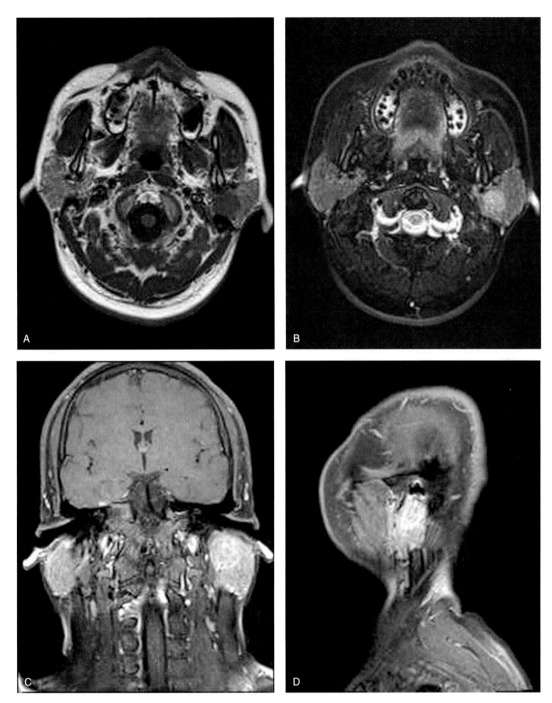

图 7-10-11 淋巴上皮癌

A. 横轴位 T_1WI 序列,示左侧腮腺规则形肿块,呈等信号,边界清;B. 横轴位 T_2WI 序列,示肿块以稍高信号为主,
内见小斑点状高信号区;C、D. 脂肪抑制 T_1WI 增强序列,示肿块强化明显,程度稍高于周围腮腺组织

(四)诊断要点与鉴别诊断

1. 诊断要点

(1)中年人多见。

(2)以腮腺和下颌下腺多见。

(3)肿瘤多呈类圆形,边界清或不清。

(4)肿瘤在 T_1WI 上呈稍低信号或等信号,T_2WI 上呈等高信号或混杂高信号;增强 T_1WI 上,病变的实性部分可呈轻度至中度强化;强化方式呈"快进快出"或"快进慢出"表现。

（5）在排除鼻咽癌的前提下，结合以上诊断要点，可考虑该肿瘤。

2.鉴别诊断

（1）多形性腺瘤：本病变常位于浅叶，活动性好，MRI上信号及强化不均匀，可见囊变，一般边界较清晰，但当合并有炎症时可与邻近脂肪组织分界不清。

（2）腺淋巴瘤：本病变临床表现常为无痛性、活动性好的肿块，质地中等。因其血供丰富，可呈以"快进快出"为特点强化的方式，但与唾液腺淋巴上皮癌不同的是腺淋巴瘤为双侧、多发、多见囊变，好发于老年男性，多位于腮腺后下极，多无区域淋巴结转移，邻近皮下脂肪及皮肤未见受侵。

（3）淋巴瘤：唾液腺淋巴上皮癌增强扫描强化较明显，而淋巴瘤常轻度强化，单发于唾液腺的淋巴瘤也较少见。

（4）腮腺恶性肿瘤：黏液表皮样癌、腺样囊性癌、混合瘤恶变等常见的恶性肿瘤MRI表现上除具有恶性肿瘤的邻近脂肪浸润及邻近区域淋巴结转移的特点外，通常坏死、囊变明显，与唾液腺淋巴上皮癌较易鉴别。

（5）Kimura病（木村病）：常单侧多发或双侧腮腺受累，临床体格检查时肿块边界较清，活动性较好。实验室检查见外周血嗜酸性粒细胞明显增多。

（6）鼻咽癌转移：唾液腺淋巴上皮癌与鼻咽癌转移到腮腺难以鉴别，因两者的组织学形态一致，所以有学者建议在诊断唾液腺淋巴上皮癌之前应做鼻咽影像检查及鼻咽活检以排除鼻咽癌。

（五）治疗和预后

对于唾液腺淋巴上皮癌的治疗，多数学者主张基于切缘阴性的完整手术切除。由于唾液腺淋巴上皮癌具有很强的转移性（同期颈部淋巴结转移率为20%~67%，20%出现局部复发和继发淋巴结转移，20%在3年内出现远处转移，累及部位包括肺、肝、骨、脑等）。因此，唾液腺淋巴上皮癌的早期转移应高度重视，选择性颈淋巴清扫术有一定的必要性，可以使25%的患者免于带瘤出院。即使术后未发现淋巴结转移，选择性颈淋巴清扫术也有利于减少日后淋巴转移的机会。对已发现淋巴结转移者，清扫时至少扩大一站，甚至根治性颈淋巴清扫术，以最大限度地清除颈部淋巴结转移灶。对于有区域淋巴结转移的患者，建议行放疗前的诱导化疗，以提高疗效。由于病变较为罕见，生存曲线难以估计，有学者估算，唾液腺淋巴上皮癌的2年、5年和10年的生存率分别为91%、66%和29%。

六、癌在多形性腺瘤中

（一）概述

癌在多形性腺瘤中（carcinoma in pleomorphic adenoma）常由良性多形性腺瘤癌变所致，具有良性多形性腺瘤的结构，瘤组织含有肿瘤样上皮组织、黏液样或软骨样间质，是恶性多形性腺瘤的一个亚型，依据浸润性生长及病理组织学分化情况分为3个亚型，即非侵袭性、侵袭性、癌肉瘤（真性恶性多形性腺瘤）。多见于60岁以上的老年人。

多形性腺瘤可呈多个原发肿瘤，表现为一侧腮腺内多个肿瘤或腮腺多个部位发生多形性腺瘤。肿瘤经过多年的缓慢生长之后，出现突然迅速生长，局部疼痛，面神经麻痹等症状时，应考虑肿瘤恶变可能。

（二）病理学表现

大体上，呈圆形或不规则形，大小不等，肿物无包膜或包膜不完整，呈浸润生长，质硬，剖面灰白色，质地均匀，偶见透明条索、出血或囊性变。显微镜下，肿瘤由透明变性的胶原样组织构成，其间可见黏液软骨样组织、上皮导管组织及灶性钙化灶；瘤细胞可呈短梭形，团巢状或条索状分布，部分区域呈腺管样排列（图7-10-12），导管上皮样增生，有异型性，其内可见上皮的鳞化和角化珠。

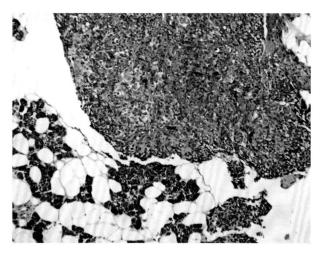

图 7-10-12　癌在多形性腺瘤中病理图

光镜下见瘤细胞呈短梭形,呈团巢状或条索状分布,部分区域呈腺管样排列,部分细胞具有
一定异型性,核分裂象易见,癌变成分为侵袭性低分化基底细胞腺癌,可见神经侵犯(HE×400)

（三）MRI 表现

肿瘤为圆形或分叶状,大多位于深叶或跨叶,边缘不清。肿瘤在 T_1WI 为等、低信号,在 T_2WI 为低、等、高混杂信号,与多数良性肿瘤的高信号不同。恶性程度高的肿瘤实质细胞多,间质少,表现为低、等信号;恶性程度较低的肿瘤实质细胞少,间质细胞多,表现为高信号。恶性多形性腺瘤的 T_2WI 高信号部分呈沙砾状不均匀改变,与良性多形性腺瘤一致。增强扫描显示肿瘤延迟强化,多为中等或不均匀显著强化（图 7-10-13）。

（四）诊断要点与鉴别诊断

1. 诊断要点

（1）中老年人。

（2）颈部肿块无痛缓慢生长数十年,近期生长加快。

（3）肿块生长加速阶段有自发痛或触痛。

（4）肿物边界不清,无包膜或包膜不完整。

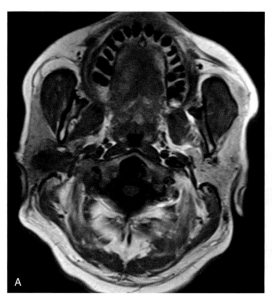
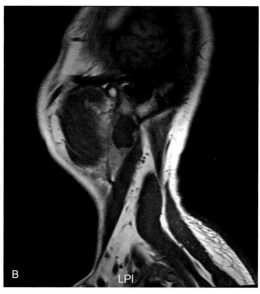

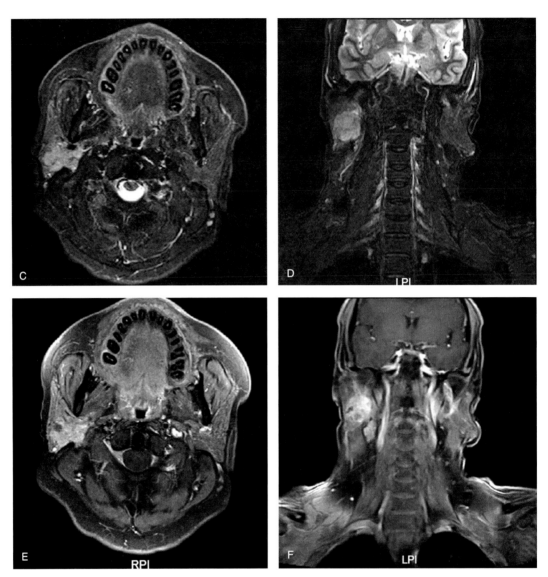

图 7-10-13 癌在多形性腺瘤中

A、B. 横轴位和矢状位 T_1WI 序列,示右侧腮腺内不规则低信号肿块,累及深叶和浅叶;C、D. 脂肪抑制 T_2WI 序列,示肿块呈高信号,形态不规则,边界清晰;E、F. 脂肪抑制 T_1WI 增强序列,示肿块显著强化,边缘见小斑片状低强化区,右侧颈部淋巴结转移

(5)T_1WI 上多为等、低信号,T_2 信号表现为低、等、高混杂信号,部分呈沙砾状不均匀改变。增强扫描显示肿瘤延迟强化,多为中等或显著不均匀强化。

2. 鉴别诊断

(1)腮腺腺淋巴瘤:以老年男性好发,多见于腮腺浅叶后下象限,即耳垂下区域,质软,有完整包膜。肿瘤形态一般为圆形、椭圆形或分叶状软组织肿块,边缘光整。肿瘤在 T_1WI 呈等或稍低信号,T_2WI 及抑脂 T_2WI 呈低、高混杂信号,囊变区 T_1WI 呈低信号,T_2WI 呈高信号,增强后表现为早期轻、中度强化。

(2)多形性腺瘤:腮腺无痛性肿块,形态规则,无浸润,无淋巴结转移。肿瘤在 T_1WI 呈等信号,T_2WI 呈略高信号或高信号,周边可见低信号薄壁包膜,T_2WI 高信号肿块内常显示一些低信号,后者为纤维间隔和条索,极低信号为钙化,此征象常提示为多形性腺瘤。

(3)黏液表皮样癌:可见于任何年龄,30~50 岁为发病高峰期,女性较男性多见。临床上表现为无痛性肿块,通常肿块生长较慢,恶性则肿块生长较快,病程长。

（4）腺样囊性癌：多发于40~70岁左右，很少见于20岁之前。临床表现为发病部位软组织肿块，伴局部疼痛、麻木等。其具有特殊神经侵袭性，腮腺腺样囊性癌多有患侧面瘫。T_1WI序列呈等或稍低信号，T_2WI呈高信号，增强后病变明显不均匀强化，可见神经侵犯征象。

（五）治疗和预后

癌在多形性腺瘤中的治疗多采用手术切除加术后放疗，切除范围根据肿瘤的临床分期而定，临床上有面神经麻痹，应当与肿瘤一并切除，临床虽无面神经麻痹，但术中见面神经穿过肿块，也应将其和受累分支一并切除。颈部淋巴结较易转移，一般实施治疗性颈部淋巴结清扫，无论是否做颈部淋巴结清扫，在切除原发肿瘤同时，应切除腮腺周围，特别是位于面后静脉周围的下部分淋巴结应全部切除。放射治疗具有重要地位，有很多研究报告表明术后放疗可提高疗效。

七、原发性鳞状细胞癌

（一）概述

腮腺原发性鳞状细胞癌（primary squamous cell carcinoma，PSCC）很少见，其发生率占腮腺恶性肿瘤的0.3%~5.0%。男性比女性多见，好发于50~60岁人群。

腮腺原发性鳞状细胞癌表现为腮腺区肿块，呈浸润性生长，进展快，质坚硬，界不清，可伴有疼痛，肿块与周围组织紧密粘连，固定甚至形成溃疡。约23%的患者伴有面瘫，其发生率仅次于未分化癌。肿瘤发生区域淋巴结转移及远处转移较早，区域淋巴结高转移率是其重要临床特点。

（二）病理学表现

大体上，肿块呈实质性，无包膜，与周围组织分界清，切面呈灰白色，质地较硬，无囊性变现象。显微镜下，细胞排列成片状或巢团状，有较多坏死，内见角化珠形成，可见细胞间桥及钙化，部分区域黏液样变，肿瘤细胞侵及部分包膜，肿瘤亦可侵及脉管形成癌栓，肿瘤细胞大小不一，核染色深，有一定异型性，可见核分裂现象（图7-10-14）。

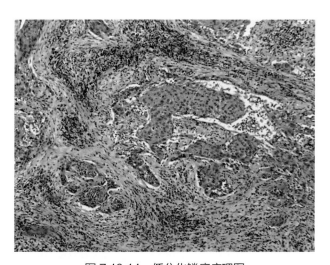

图7-10-14　低分化鳞癌病理图
光镜下见纤维脂肪组织及少量涎腺组织，部分区域可见中-低分化鳞癌组织浸润（HE×100）

（三）MRI表现

肿瘤多侵犯深叶，肿块与周边组织分界不清（图7-10-15），可见神经侵犯征象。T_1WI多表现为稍低、等信号，T_2WI的信号强度与其组织学成分相关，如肿瘤含实质细胞多时表现为稍低信号，实质细胞少时表现为稍高信号，DWI序列呈高信号。增强显示肿瘤实质明显强化，坏死区域不强化（图7-10-16）。

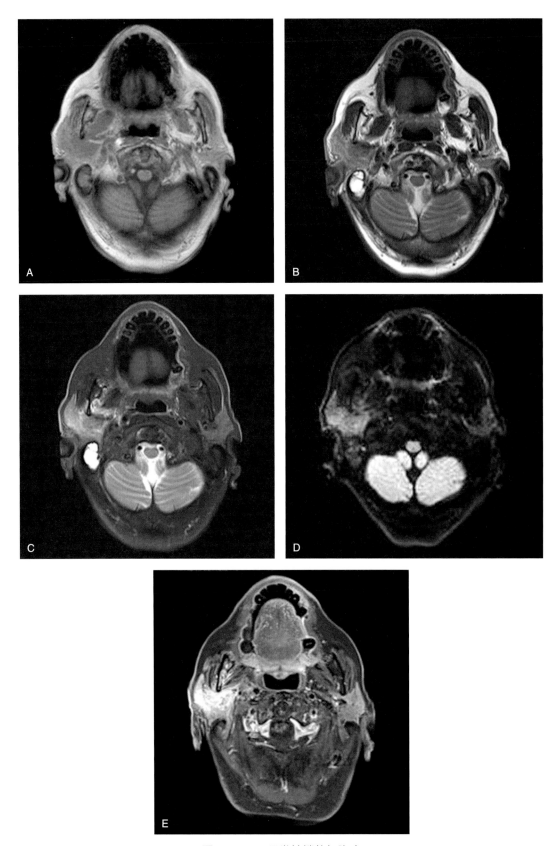

图 7-10-15 原发性鳞状细胞癌

A. 横轴位 T_1WI,示右侧腮腺团片状等信号影; B. 横轴位 T_2WI,示病变呈稍高信号; C. 横轴位脂肪抑制 T_2WI,示病变呈高信号; D. 横轴位 DWI,病变呈高信号; E. 横轴位脂肪抑制 T_1WI 增强,示病变呈明显强化

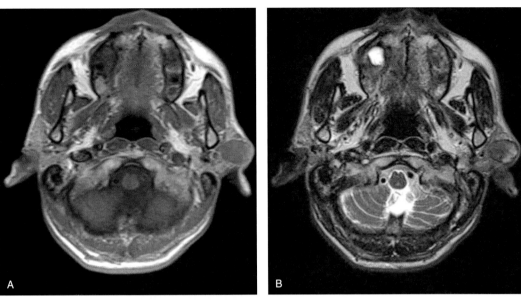

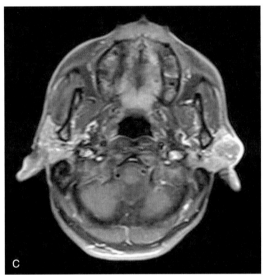

图 7-10-16　原发性鳞状细胞癌 MRI 图

A. 横轴位 T_1WI 序列,示左侧腮腺内椭圆形等信号肿块,信号均匀,边界清晰;B. 横轴位 T_2WI 序列,示肿块呈稍高和高混杂信号影,边界清晰,局部边缘可见线状低信号;C. 脂肪抑制 T_1WI 增强序列,示肿块周围明显强化,内部无强化或轻度强化

（四）诊断要点与鉴别诊断

1. 诊断要点

（1）中老年男性。

（2）腮腺区肿块,质硬,固定,增长迅速,皮肤潮红,伴有腮腺区压痛。

（3）T_1WI 上多呈等、稍低信号,T_2WI 表现为低、等、高混杂信号。

（4）增强显示肿瘤实质明显强化,坏死区域不强化。

2. 鉴别诊断

（1）转移性鳞状细胞癌:不规则肿块,边界不清,T_1WI 上多呈等、稍低信号,T_2WI 表现不均匀高信号,增强呈不均匀中度强化。

（2）癌在多形性腺瘤中:多见于中老年人,临床表现为颈部肿块无痛缓慢生长数十年,近期生长迅速,肿块生长加速阶段有自发痛或触痛。肿物边界不清,无包膜或包膜不完整。增强显示肿瘤延迟强化,多为中等或显著不均匀强化。

(3)腮腺淋巴瘤:以老年男性好发,多见于腮腺浅叶后下象限,即耳垂下区域,质软,肿瘤有完整包膜。肿瘤形态一般为圆形、椭圆形或分叶状,边缘光整。肿瘤在 T_1WI 呈等稍低信号,T_2WI 及抑脂 T_2WI 呈低、高混杂信号,增强后表现为早期轻中度强化。

(五) 治疗和预后

腮腺原发性鳞状细胞癌的治疗包括全腮腺切除,伴选择性颈部淋巴结清扫,术后放疗和定期随访。本病恶性程度高,易发生区域淋巴结转移及远处转移,术后易复发,预后差,局部肿瘤复发和远处转移是其主要死因,其预后与肿瘤的临床分期、恶性程度、患者年龄、是否有面瘫、是否有深部组织浸润和手术的彻底性密切相关。

八、淋巴瘤

(一) 概述

腮腺淋巴瘤(mumps lymphoma)是一种淋巴系统的恶性肿瘤,大多起源于淋巴结,但有 25%~30% 的非霍奇金淋巴瘤及 1% 的霍奇金淋巴瘤发生于结外,结外型淋巴瘤以胃肠道较为多见,其次为头颈部。淋巴瘤可同时共存一些自身免疫病,如类风湿性关节炎。

腮腺淋巴瘤常表现为单侧无痛性耳前区肿块,有时可出现局部疼痛,颈部淋巴结肿大或面神经麻痹。

(二) 病理表现

大体上,肿块切面显示呈鱼肉状,肿瘤血管含量较少,肿瘤生长缓慢,发生坏死较少。显微镜下,肿块细胞密集淋巴瘤细胞胞核大,胞质少,核浆比值大,再者淋巴瘤还富含大量的网状纤维,互相连接成网,导致细胞外间隙变小。

(三) MRI 表现

肿瘤累及腮腺浅叶或深叶,也可向外侵袭累及咽旁颈动脉鞘区、胸锁乳突肌周围。常呈椭圆形或圆形,亦可呈分叶状或不规则形。与颈部肌肉信号比较,肿块在 T_1WI 上呈中等信号,T_2WI 上呈稍高信号,因其内含有蛋白、胆固醇结晶和纤维基质,信号常不均匀。部分肿瘤内可见低信号流空血管影、包膜影和腮腺导管影(图 7-10-17),以及肿瘤包埋邻近血管征象。增强后肿块以中等均匀强化为主(图 7-10-17、图 7-10-18),部分呈环形强化。ADC 值明显低于其他良、恶性肿瘤,TIC 曲线多为 B 型速降型或 C 型平台型,峰值时间为 120~150s。

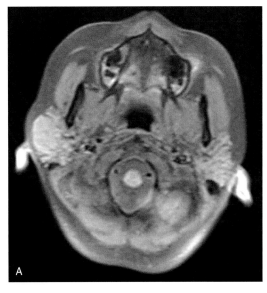
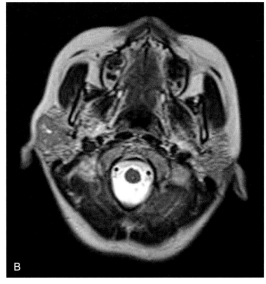

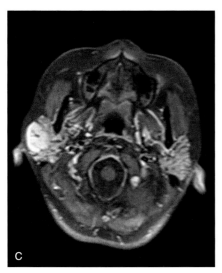
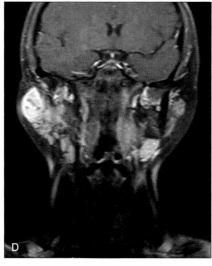
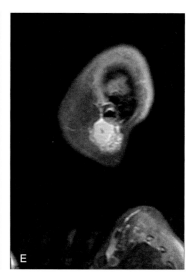

图 7-10-17　淋巴细胞性腮腺炎伴 B 细胞淋巴瘤

A. 脂肪抑制 T_1WI 序列,示右侧腮腺导管扩张,腮腺浅叶见均匀的稍高信号结节影; B. 横轴位 T_2WI 序列,示腮腺导管扩张,周围见较多脂肪信号影,结节影呈稍高信号,内部见扩张导管影呈高信号; C~E. 脂肪抑制 T_1WI 增强序列,示肿块中等均匀强化,其内扩张的导管影无强化

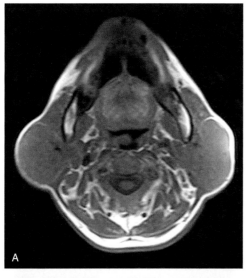

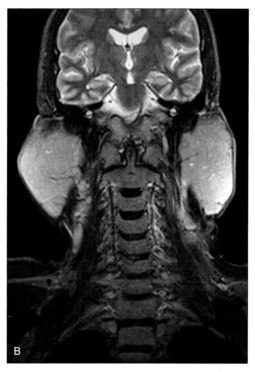

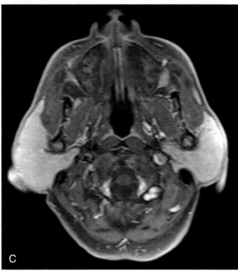

图 7-10-18　腮腺 B 细胞淋巴瘤

A. 横轴位 T_1WI 序列,示两侧腮腺弥漫性增大,信号均匀,未见明显结节状异常信号灶; B. 脂肪抑制 T_2WI 序列,示腮腺弥漫性增大,信号均匀; C. 脂肪抑制 T_1WI 增强序列,示肿块中等均匀强化

（四）诊断要点和鉴别诊断

1. 诊断要点

（1）老年人多见。

（2）单侧无痛性耳前区肿块，可出现局部疼痛，颈部淋巴结肿大或面神经麻痹。

（3）可同时共存一些自身免疫病。

（4）T_1WI 呈中等信号，T_2WI 呈高信号，增强后快速环状强化或均匀强化。

（5）低 ADC 值。

2. 鉴别诊断

（1）腮腺多形性腺瘤：是最常见的腮腺良性肿瘤，由上皮细胞和肌上皮细胞组成，质地偏硬，常见于 40~50 岁女性，较少出现于腮腺后下极，T_1WI 呈等和稍低信号，T_2WI 呈高信号，肿瘤较大信号可不均匀，增强后呈轻、中度均匀强化。

（2）腮腺肿大淋巴结：常位于腮腺下缘，信号均匀，增强呈轻度均匀强化，囊变坏死较少见。

（3）腮腺癌：可发生于任何年龄段，质地坚硬，形态不规则，边界不清晰，肿块易出血、坏死，好发于深叶，常伴颈部淋巴结转移。

（4）腮腺转移瘤：表现为单发或多发的局灶性病变，亦可为单个腺体的弥漫性肿大和浸润，T_1WI 和 T_2WI 均呈等或稍高信号，常伴颈部淋巴结肿大，原发肿瘤病史有助于进一步鉴别诊断。

（5）淋巴结转移：转移至颈部淋巴结的原发病变多来自甲状腺、鼻咽、同侧乳腺等恶性肿瘤，转移性淋巴结的影像表现与原发淋巴瘤有相似之处，穿刺活检为有效的鉴别方法。

（五）治疗和预后

治疗上，针对早期低度恶性腮腺淋巴瘤，由于病变呈局限性，肿瘤发展相对缓慢，治疗以局部治疗为主。单纯手术和放疗即可取得 80%~100% 的五年生存率。对于中重度恶性腮腺淋巴瘤，放化疗联合的综合治疗可能才是最佳选择。

九、转移瘤

（一）概述

腮腺转移瘤（parotid metastatic tumor，PMT）较为少见，一般有原发恶性肿瘤病史，以甲状腺癌和鼻咽癌常见。

腮腺转移瘤临床常表现为颈面部不规整肿块，累及整个腮腺，质硬，活动度差，向浅表侵及皮肤，向深面侵及乳突表面和胸锁乳突肌，面神经也受侵并包埋其中。常伴有疼痛，可出现面神经受犯，张口困难等症状，晚期表面皮肤可发生溃烂，继发感染和出血。腮腺转移瘤的原发灶通常位于头颈部，多位于面静脉的外侧。远距离原发灶最常见的是肺，其次是乳腺和肾。

（二）病理学表现

原发部位在头颈部的腮腺转移瘤有鳞癌和黑色素瘤等类型，二者占 80%，其他病理类型占 20%。鳞癌有明显的形态学特征：肿瘤细胞排列成片状或巢团状，有较多坏死，内有角化珠形成，可见细胞间桥及钙化，部分区域黏液样变，肿瘤细胞侵及部分包膜，细胞大小不一，核染色深，有一定异型性，可见核分裂象。免疫组化结果显示肿瘤细胞 ck5/6 弥漫阳性（+）p63，calponin，SMA，s-100 及 p53 不同程度阳性（+），ki-67 阳性率约 30%，特殊染色：AB 阴性，PSA 灶性染红色。黑色素瘤表现为：肿瘤呈推挤性边缘侵入腮腺组织中，瘤细胞分布弥散，有窦样血管及少许纤维间质分隔，瘤细胞异型性明显，边缘区个别肿瘤细胞间质内及胞质内棕黄褐色颗粒沉着。免疫组化：瘤细胞 S-100、SMB-45 及 male-A 强阳性。

（三）MRI 表现

转移性恶性黑色素瘤 T_1 呈结节状高信号，T_2 呈稍低信号，增强为多发环形强化。甲状腺癌转移常表现为单发较大肿块，边缘光整，信号均匀或不均，实性区明显均匀强化；肿瘤内可见囊变坏死呈厚壁囊肿状，伴有或不伴有壁结节。鼻咽癌转移为多发大小不等，边缘尚清，T_1 呈稍低或等信号，T_2 呈不均匀稍高信号，易坏死，增强呈多发环形强化，常伴颈部淋巴结肿大。肝细胞肝癌腮腺转移多表现为稍低或等 T_1 信号，稍高 T_2 信号，易坏死囊变，壁明显强化（图 7-10-19）。

（四）诊断要点与鉴别诊断

1. 诊断要点

（1）肿瘤多位于腮腺实质及边缘，通常边界清晰。

（2）多有原发性肿瘤的病史。

（3）常见于同侧甲状腺，鼻咽、头皮、眼睑、前额、耳廓及颊部等部位的恶性肿瘤，亦可来自肺、乳腺、肾脏等。

（4）转移瘤影像学特征与原发性肿瘤相关。

（5）肿瘤较大时可见咽侧壁向中线移位，咽旁间隙的脂肪透亮带闭塞或向中线移位，邻近血管推压移位。

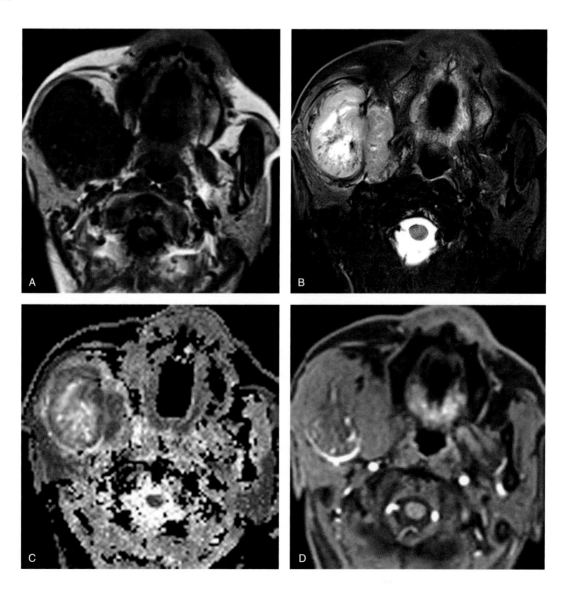

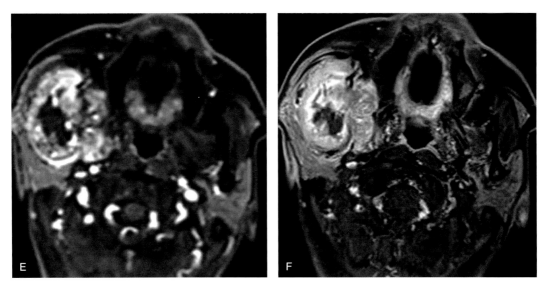

图 7-10-19   肝细胞肝癌腮腺转移瘤

A. 横轴位 T₁WI 序列,示右侧腮腺区巨大团块状软组织影,与肌肉相比,病变呈稍低信号;B. 横轴位 T₂WI 序列,示病变呈混杂高信号,边界不清,内可见囊变坏死呈不规则厚壁囊实性病灶;C. 横轴位 ADC,示病变实性部分明显弥散受限;D、E. 动态增强 T₁WI,示病变在增强早期即表现为周边及中心点状强化,图 E 示病变实性成分呈明显强化;F. 延迟期增强 T₁WI,示病变实性部分进一步强化,坏死成分未见强化

2. 鉴别诊断

(1)腮腺恶性肿瘤:以黏液表皮样癌和腺样囊性癌最常见,影像学表现十分相似,需借助病理学。肿瘤常位于腮腺深叶或跨浅深叶生长,MRI 表现为形态不规则,边缘模糊,与周围组织分界不清,相邻的脂肪间隙模糊,消失,皮下脂肪层受侵,颈部可见肿大淋巴结,肿瘤内可见范围不等的囊变坏死区。常侵犯面神经,并出现同侧颈部淋巴结转移。

(2)腮腺混合瘤:是腮腺最常见的良性上皮源性肿瘤,占腮腺肿瘤的 80%,女性稍多于男性,中年发病。混合瘤生长缓慢,患者常常有腮腺包块数年及数十年才就诊,术后易复发。病变多位于腮腺浅叶,常呈膨胀性生长,包膜完整或不完整,边界清晰光滑,无侵袭性。增强早期轻度强化,随着时间的延迟对比剂不断充盈,动态增强曲线呈缓慢上升型。

(3)腮腺混合瘤恶变:患者常有多年无痛性肿块缓慢生长的病史,随后肿块生长迅速并出现剧烈疼痛甚至面瘫。MRI 表现为不规则肿块,信号不均,边界欠清,可见坏死囊变区,增强明显强化。原发恶性肿瘤常将颈动脉鞘、颈外动脉、颌内动脉包裹于其中,而混合瘤恶变最多见的是侵袭上述结构的一侧而非包裹之。

(4)腮腺淋巴瘤:为腮腺部位发病率仅次于混合瘤的良性肿瘤,多见于老年男性。常见于腮腺后下极,少数可双侧同时发病,病变多清晰,形态规则,无侵袭性,增强扫描呈快进快出的特点。

(五)治疗和预后

腮腺转移瘤的预后不良,据统计头颈部腮腺转移的治愈率中,鳞癌的五年治愈率为 14.3%,黑色素瘤的为 11.5%,其他恶性肿瘤为 11.1%,腮腺实质的五年治愈率为 14.3%,腺内淋巴结转移治愈率为 9.4%,腺外为 14.3%,总的五年治愈率为 12.5%。远距离的腮腺转移,预后更恶劣。

十、恶性纤维组织细胞瘤

(一)概述

恶性纤维组织细胞瘤(malignant fibrous histiocytomas,MFH)是来源于间叶组织的恶性肿瘤,多见于四肢、躯干、腹膜,发生于腮腺者罕见。本病恶性程度高,侵袭性强,复发率高,预后差。

临床主要表现为局部膨胀性或者结节状肿物。表面淡红色或灰白色,肿瘤呈浸润性生长,可侵犯周围器官,伴有疼痛、出血、坏死、溃疡、囊性变。腮腺肿瘤表现为耳垂下弥漫性质硬肿物,活动度差,如果侵及面神经,可引起不完全性面瘫。

(二) 病理学表现

大体上,恶性纤维组织细胞瘤表现为结节状肿物,部分有包膜,切面淡红或灰黄色,质软脆。可侵犯周围器官,伴有疼痛、出血、坏死、溃疡、囊性变。显微镜下,肿瘤细胞主要由梭形细胞、组织细胞样细胞、成纤维细胞及各种炎症细胞构成,细胞分化极不成熟,核异型性明显。

(三) MRI 表现

腮腺恶性纤维组织细胞瘤生长速度快,侵袭性强,往往边界不清,可早期出现邻近器官受累症状,破坏周围重要结构、神经及血管。肿瘤 T_1WI 呈等或低信号,T_2WI 信号不均匀,呈明显高低混杂信号,坏死囊变区呈明显高信号,纤维及钙化成分呈低信号,且肿瘤内有等信号分隔样结构;增强扫描实质呈不均匀强化,坏死囊变区不强化。

(四) 诊断要点与鉴别诊断

1. 诊断要点

(1)以中老年人多见,男性多于女性。

(2)T_2WI 信号不均匀,呈明显高、低混杂信号,且肿瘤内有等信号分隔样结构。

(3)边界欠清,部分可见低信号包膜。

(4)增强扫描肿瘤实质呈不均匀强化。

2. 鉴别诊断

(1)黏液性表皮腺癌:中年女性多见,发生在腮腺区者可侵犯面神经,破坏吸收下颌骨,侵犯腮腺内的血管,甚至向后侵犯颈鞘内的神经和血管。T_1WI 上表现为中等信号,T_2WI 呈等、高信号,增强扫描实质呈均匀或不均匀强化。

(2)腺样囊性细胞癌:中老年患者多见,围绕或沿着纤维生长,易早期侵犯神经组织,可出现自发性疼痛、面部麻木和面瘫等症状。T_1WI 呈低或中等信号,T_2WI 呈等高混杂信号,增强扫描呈不均匀强化。

(3)腺泡细胞癌:缓慢增大的实性肿块,多数患者可出现面部疼痛。T_1WI 呈中等信号,T_2WI 呈高信号,增强扫描肿瘤实质呈轻至中度强化。

(4)非特异性腺癌:多表现为质地较硬的实性肿块,多无临床症状,少数患者可伴有疼痛及面部不适。T_1WI 呈中等信号,T_2WI 呈中等信号或混合高信号,增强扫描不均匀强化。

(五) 治疗和预后

腮腺恶性纤维组织细胞瘤一经确诊,即需采用比传统手术更大范围的扩大性手术,应保证首次手术的彻底性,因本病侵袭性强,故手术切除范围应较其他恶性肿瘤广泛,尽可能全腮腺切除。术后对可疑癌床行补充放疗,通过对残存肿瘤及周围亚临床病变放疗,可有效控制肿瘤复发,延长患者生命。

第十一节 腮腺间隙其他疾病

一、Sjögren 综合征

(一) 概述

Sjögren 综合征即干燥综合征,是一种主要侵犯全身外分泌腺的慢性自身免疫性疾病,临床上常见侵犯涎腺和泪腺,也可侵犯其他外分泌腺、器官或系统。依据病因,干燥综合征分为原发性和继发性两种,后者是指在另一明确诊断的慢性结缔组织病基础上出现的干燥综合征。我国原发性干燥综合征的患病率为0.29%~0.77%,发病年龄多在 40~50 岁。

本病起病隐匿,局部表现为口干燥症、干燥性结角膜炎和其他浅表部位的外分泌腺体分泌减少。除局部表现外,约 2/3 患者还可出现腺体外其他器官受累多系统损害的症状。由于涎腺最易受累,所以涎腺的影像学评价对于干燥综合征的诊断有重要作用。

(二) 病理学表现

大体上,病变腺体弥漫肿大,腺体小叶界限清楚,也可表现为结节状,腺体小叶分界不清。显微镜下,腺体实质内淋巴细胞弥漫增生浸润,胶原纤维沉积,严重时小叶内腺体萎缩,腺泡结构消失;受累腺体的小叶内导管上皮增生形成上皮岛,导致管腔扩张或闭锁。

(三) MRI 表现

病变早期表现为腮腺非特异性、弥漫性增大,多呈双侧对称性。与颈部肌肉信号比较,病变信号不均,T_2WI 呈稍高信号,其机制与腺体实质淋巴细胞浸润和胶原纤维沉积有关,扩张的末梢导管在 T_1WI 呈低信号,在 T_2WI 上呈高信号,表现为"椒盐征"(图 7-11-1)。病变后期腺体腺泡几乎被完全破坏,腺体萎缩,腺体体积相对变小,腺体信号在 T_1WI 和 T_2WI 上呈中等信号。增强扫描病变不发生强化。腮腺导管造影可以显示腮腺各级导管扩张、移位和闭塞。

(四) 诊断要点与鉴别诊断

1. 诊断要点

(1)中年女性。

(2)有口干、眼干等症状,或类风湿性关节炎等结缔组织病。

(3)多发性病变,可累及腮腺,颌下腺和泪腺。

(4)弥漫性结节状不均匀信号,表现为"椒盐征";扩张的末梢导管在 T_1WI 上呈低信号,T_2WI 上呈高信号。

2. 鉴别诊断

(1)慢性复发腮腺炎:多见于男性患者,单侧腮腺反复肿胀,无眼干和口干等症状,病变在 T_1WI 上多呈均匀等或稍低信号,T_2WI 上多呈均匀高信号,而干燥综合征所累及的腺体在 MRI 呈明显不均匀信号,另外干燥综合征一般累及多个腺体。

(2)腮腺肿瘤:多发生于一侧,呈局限性分布,肿瘤外腺体信号正常,增强扫描肿瘤呈不同程度强化,正常腺体未见异常强化。临床无口干和眼干症状,结合临床和影像不难鉴别。

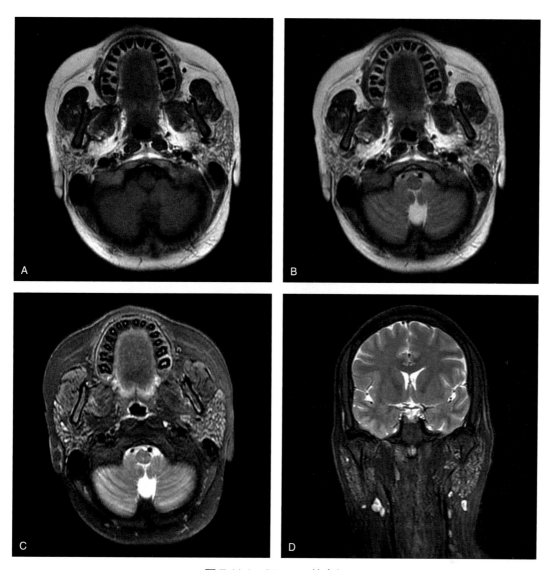

图 7-11-1　Sjögren 综合征

A、B. T_1WI 和 T_2WI 序列,示双侧腮腺信号不均,腮腺末梢导管扩张,呈"椒盐征";C、D. 脂肪抑制 T_2WI 序列,
示双侧腮腺呈等和稍高混杂信号,右侧腮腺内见扩张腮腺导管呈条状高信号

（五）治疗和预后

目前对原发性干燥综合征的治疗目的主要是对症治疗,缓解患者症状,阻止疾病的发展和延长患者的生存期,尚无可以根治该疾病的方法。本病预后较好,有腺体外受累的患者经恰当治疗后大多可以控制病情达到缓解。

二、良性淋巴上皮病

（一）概述

良性淋巴上皮病（benign lymphoepithelial lesion）又称为 Mikulicz 病,最早于 1888 年由 Mikulicz 医师发现并提出。1952 年 Godwin 根据 Mikulicz 病的病理改变将其命名为"良性淋巴上皮病"。近年来,日本学者 Yamamoto 等发现 Mikulicz 病的发病与血清中的 IgG4 水平相关,因而良性淋巴上皮病又称为"IgG4 相关性疾病"。良性淋巴上皮病指的是侵犯泪腺或涎腺的特发性炎症,多数学者认为是一种自身免疫性疾病,可能与 T 细胞毒素和自身抗体产生有关。

临床表现为双眼或单眼泪腺区及任何一个唾液腺的弥漫性、无痛性肿大,少数可呈结节性肿大。腮腺区的良性淋巴上皮病可表现为腺体无痛性肿胀或腮腺区缓慢生长的无痛性包块,可伴有口干、口臭或味觉功能异常等。

(二)病理学表现

大体上,病变呈圆形或椭圆形,包膜完整。切面呈灰黄或灰白色。显微镜下,腺体实质内淋巴细胞弥漫增生浸润,腺体实质不同程度被淋巴细胞和网状内皮细胞代替,导管上皮增生形成上皮岛,严重时腺泡结构消失,代之以弥漫浸润的淋巴细胞(图 7-11-2),可见残存的腺体小叶结构和肌上皮岛。

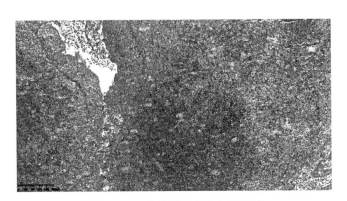

图 7-11-2　良性淋巴上皮病病理图

光镜下见大量淋巴样细胞弥散浸润于腮腺间质组织内,聚集在腺泡及导管周围(HE×100)

(三)MRI 表现

根据 MRI 表现特点分为三种类型:

(1)多发结节型:该型最多见,见于双侧腮腺或 / 和颌下腺,平扫腺体内可见多个大小不等软组织结节,可融合,边界较清楚。结节在 T_1WI 呈等或稍低信号,在 T_2WI 上呈高信号,结节内可有 T_1WI 低信号和 T_2WI 高信号的囊变坏死区。增强后结节呈不均匀中等至明显强化(图 7-11-3)。

(2)单发肿块型:位于单侧腺体邻近被膜处,边界清楚,肿块在 T_1WI 呈等或稍低信号,在 T_2WI 上呈高信号,增强扫描明显强化。

(3)弥漫浸润型:腺体弥漫肿大,T_1WI 呈弥漫点、片状等或稍低信号,T_2WI 呈点状囊性高信号及片状稍高信号,边界欠清,增强扫描呈弥漫不均匀强化。

(四)诊断要点与鉴别诊断

1. 诊断要点

(1)腮腺弥漫性肿胀或腮腺区无痛性包块。

(2)无类风湿性关节炎等结缔组织病。

(3)多发囊性或囊实性肿块,囊性部分不强化,实性部分中度强化或边缘强化。

(4)可伴有颈部淋巴结反应性增生。

2. 鉴别诊断

(1)干燥综合征:由于二者有相似的组织病理学表现,也有学者认为良性淋巴上皮病是干燥综合征的一种亚型,或是干燥综合征发展过程中的某一阶段。但干燥综合征 CT 表现为结节状密度增高,MRI 可见"椒盐征"。另外良性淋巴上皮病患者对糖皮质激素治疗敏感,血浆中 IgG4 水平较高,且没有抗 SSA 和抗 SSB 抗体存在。

(2)嗜酸性淋巴肉芽肿:多发性病变,可累及腮腺及皮下组织及颈部淋巴结,表现为腮腺区软组织肿块,患区可有皮肤瘙痒和色素沉着,外周血中嗜酸性粒细胞明显增多。MRI 表现为软组织信号,增强扫描边缘呈环形强化,实质部分轻到中度强化。

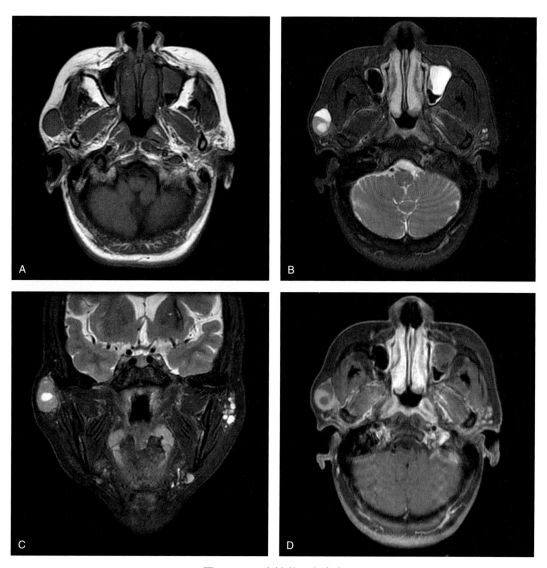

图 7-11-3　良性淋巴上皮病

A. T₁WI 序列,示右侧腮腺类圆形软组织肿块影,病变呈略低信号; B. 脂肪抑制 T₂WI 序列,示病变实质部分呈稍高信号,边界清晰,内可见小片状高信号(囊性部分); C. T₂WI 序列,示左侧腮腺内可见结节状长 T₂ 信号; D. 脂肪抑制 T₁WI 增强序列,示病变实质部分强化,囊性部分未见明显强化

(3)腮腺腺淋巴瘤:多见于中老年男性吸烟患者,单发或多发的软组织肿块,边缘清楚,增强扫描明显强化,多呈快速流入或快速流出表现。

(五) 治疗和预后

目前有关良性淋巴上皮病的治疗尚无统一标准。由于良性淋巴上皮病是一种特发性炎症,与自身免疫有关,故给予糖皮质激素类药物治疗效果明显,但治疗过程中应逐渐减量,疗程应足够,否则容易复发。

三、嗜酸性淋巴肉芽肿

(一) 概述

嗜酸性粒细胞增生性淋巴肉芽肿,简称嗜酸性淋巴肉芽肿,又称 Kimura 病(木村病),是一种少见的、原因不明的软组织及浅表淋巴结的慢性肉芽肿性病变,有学者认为与寄生虫感染或自身免疫有关。1909 年日本学者 Katayama 最早发现此病,我国学者金显宅于 1937 年也曾报道过此病,1948 年日本学者 Kimura 对此病作了详细报道,引起学术界重视,之后此病被命名为 Kimura 病,1957 年正式命名为"嗜酸性粒细胞增生性淋巴肉芽肿",此病绝大多数发生于中国、日本等东亚或东南亚国家。嗜酸性淋巴肉芽肿发病年龄 5~80 岁不等,但好发于中青年男性,20~50 岁占 80% 以上,男女比例为 3.5∶1~10∶1。

本病发展缓慢,病程数周至数十年不等,好发于头颈部软组织、大涎腺及浅表淋巴结,以腮腺区多见,常表现为多发的无痛性肿块,可有皮肤色素沉着及瘙痒。病变早期质地较软,随病程延长逐渐变硬,肿块边界不清,与周围组织粘连,活动度差。患者外周血或病变组织内嗜酸性粒细胞明显增多,血清中 IgE 水平也升高。

(二) 病理学表现

大体上,病变呈红色或棕褐色,肿块位于皮下,侵犯真皮层、筋膜及骨骼肌,肿块形态不规则,无包膜,与周围组织界限不清。显微镜下,有 3 个特点:①病变组织有大量的嗜酸性粒细胞、淋巴细胞及肥大细胞等炎性细胞增生和浸润,形成广泛的淋巴滤泡样结构(图 7-11-4);②血管增生反应,生发中心细胞间 IgE 沉积形成均一的嗜酸性物质,嗜酸性粒细胞在淋巴结内灶性聚集形成嗜酸性微脓肿,造成生发中心细胞坏死,结构破坏,称为嗜酸性滤泡溶解;还可以见到生发中心血管形成,增生的毛细血管伸入生发中心,纤维胶原组织包绕血管周围呈同心圆状;③不同程度的纤维化,软组织病变纤维化明显,不同程度增生的纤维组织包绕、分隔病变组织,受累的唾液腺也呈滤泡性淋巴组织增生,腺管周围嗜酸性粒细胞浸润。

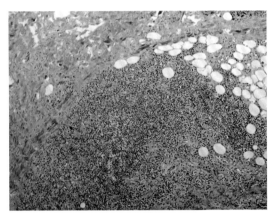

图 7-11-4   腮腺嗜酸性淋巴肉芽肿病理图
光镜下见淋巴滤泡形成、嗜酸性粒细胞浸润和小血管增生(HE×200)

(三) MRI 表现

病变主要发生于大涎腺区及其附近皮下组织内,常为单侧或双侧腮腺及颊面部的多发软组织结节或肿块,多伴有双侧颈部多发淋巴结肿大,部分伴有颌下腺肿大。如果发生于腮腺,则表现为患侧腮腺弥漫肿大,内见多发大小不一的结节影,边缘清晰或模糊,与正常腮腺组织或皮下脂肪间隙分界不清。病变在 T_1WI 序列多呈等或稍低信号,在 T_2WI 序列多呈较高信号,增强扫描多呈较明显的持续性均匀强化(图 7-11-5)。

(四) 诊断要点与鉴别诊断

1. 诊断要点

(1)中青年男性多见。

(2)颊面部、腮腺或颌下腺多发无痛性结节或肿块,多数伴有双侧颈部淋巴结肿大。

(3)边界多不清楚,与正常腮腺组织或皮下脂肪间隙分界不清,但大部分局限于浅筋膜下。

(4)T_1WI 序列呈等或稍低信号,T_2WI 序列呈高信号。

(5)增强扫描腮腺病变及颈部肿大淋巴结呈较明显的持续性均匀强化。

(6)外周血或病变组织内嗜酸性粒细胞明显增多,血清中 IgE 水平升高。

2. 鉴别诊断

(1)颈部淋巴瘤:以青少年多见,表现为双侧颈部无痛性肿块,很少累及涎腺。肿块边界清楚,密度均匀,增强后轻度强化。

(2)腮腺腺淋巴瘤:绝大多数见于长期吸烟的老年男性,约 45% 多发,但病变局限于腮腺内,不伴有颈部肿大淋巴结,与嗜酸性淋巴肉芽肿腮腺内多发肿块伴颈部肿大淋巴结不同。腺淋巴瘤边界清楚,增强后明显强化,强化程度高于嗜酸性淋巴肉芽肿。

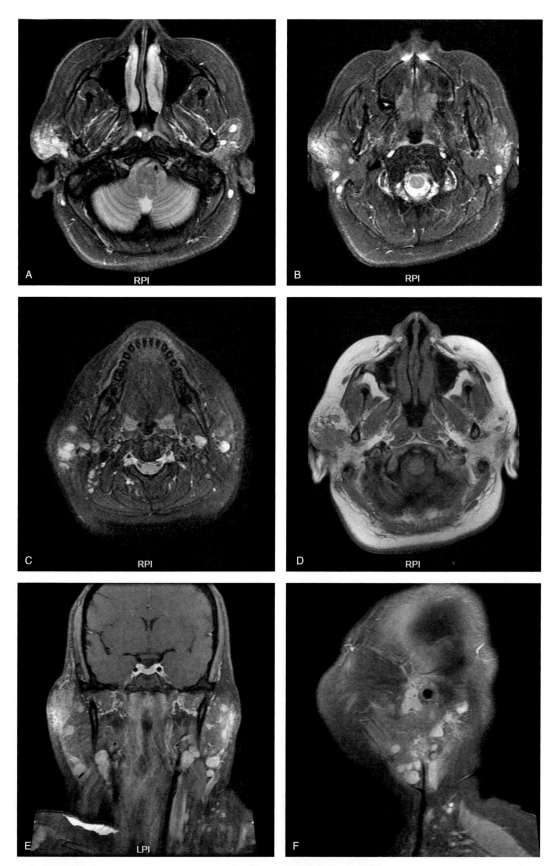

图 7-11-5　腮腺及颈部嗜酸性淋巴肉芽肿

A~C. 脂肪抑制 T_2WI 序列,示双侧腮腺弥漫肿大,边缘模糊,腮腺内及双侧颈部见多发高信号结节灶,边缘较光整;D. T_1WI
序列,示病变呈等信号;E. 脂肪抑制 T_1WI 增强序列,示腮腺内病变及双侧颈部肿大淋巴结呈较明显的持续性均匀强化

（3）腮腺恶性肿瘤：表现为腮腺单发不规则肿块，病变中间多伴坏死囊变，可伴同侧颈部肿大淋巴结，增强后中度强化，强化程度低于嗜酸性淋巴肉芽肿。

（五）治疗和预后

本病进展缓慢，呈良性病程，一般无恶变倾向，预后良好，但易复发。手术切除加放疗是目前最有效的治疗方法，对较小的、部位易切除的单发肿块主张手术治疗，对于多发、病变范围大、界限不清或局部浸润以及术后复发的病例主张首选放疗。局部或全身应用糖皮质激素也是常用的治疗方法，初始给予较大剂量，稳定后缓慢减量，能使肿块明显缩小或消失，但停药后易复发。文献总结术后加小剂量放疗或联合糖皮质激素治疗可明显提高治愈率。

四、结节病

（一）概述

结节病（sarcoidosis）又称为哈-伯病、良性淋巴肉芽肿病，由 Hutchinson 于 1869 年首次描述，是一种非干酪样坏死性肉芽肿性疾病，可累及全身多个器官，如肺、淋巴结、皮肤、肝脏及肾等组织。结节病的病因不明确，目前认为可能与感染、变态反应、遗传和自身免疫等有关。发病年龄多在 20~40 岁，女性多见。腮腺结节病少见，约占结节病的 6%。

临床表现为双侧腮腺弥漫性肿大，质地较硬，可伴有口干，单侧病变者少见。

（二）病理学表现

大体上，病变腺体弥漫性肿大，可表现为多个软组织肿块融合，质地较软，边界清晰。显微镜下，病变呈非坏死性肉芽肿性改变，可见上皮样细胞结节。上皮样细胞呈卵圆形，细胞质丰富，内可见散在多核巨细胞，细胞内可见星状小体（包涵体），周边可见淋巴细胞浸润，无或少有坏死。

（三）MRI 表现

腮腺弥漫性肿大，多数呈双侧对称，病变区可见多个类圆形肿块或结节，部分融合，边界清晰。与颈部肌肉信号比较，病变在 T_1WI 上呈等或略低信号，在 T_2WI 呈略高或高信号，增强扫描强化较明显（图 7-11-6）。

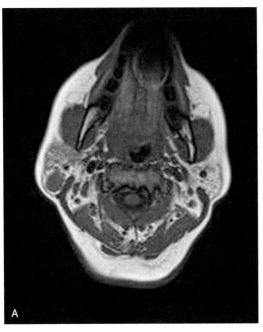
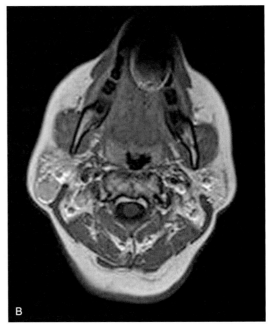

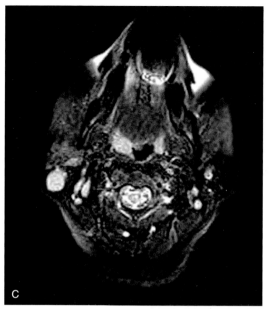
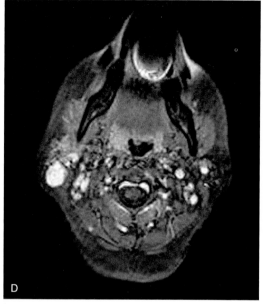
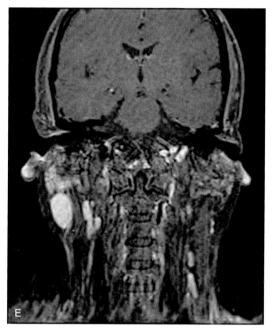

图 7-11-6 右侧腮腺炎伴结节病

A. 横轴位 T$_1$WI 序列,示右侧腮腺浅叶椭圆形等信号灶,边界清晰,另见右侧腮腺信号混乱,脂肪组织增多,导管轻度扩张;
B. 横轴位 T$_2$WI 序列,示结节呈稍高信号,信号均匀,边界清晰;C. 脂肪抑制 T$_2$WI 序列,示结节呈均匀高信号,边界清晰,右侧腮腺组织信号轻度增高;D、E. 脂肪抑制 T$_1$WI 增强序列,示结节呈椭圆形,均匀明显强化

(四)诊断要点与鉴别诊断

1. 诊断要点

(1)中年女性多见。

(2)多发性病变,可累及双侧腮腺和颈部淋巴结。

(3)病变腺体弥漫性肿胀,内可见多发类圆形结节或肿块,部分融合。

(4)病变在 T$_1$WI 上呈稍低或等信号,T$_2$WI 上呈稍高或高信号。

2. 鉴别诊断

(1)干燥综合征:可同时累及多个腺体,CT 表现为腮腺弥漫性肿大,结节状密度增高,伴钙化及腺管扩张,MRI上表现为"椒盐征",实验室检查有助于鉴别诊断。

(2)腮腺肿瘤:多发生于一侧,良性肿瘤在 MRI 上一般信号均匀,增强扫描肿瘤呈不同程度强化,病变局限。恶性肿瘤信号多不均匀,也可伴有颈部淋巴结肿大。

(五) 治疗和预后

目前糖皮质激素仍是治疗结节病的首选,但对其使用的适应证、给药方法、疗程、剂量及疗效的认识尚没有达成一致。部分患者可以自愈,总之,结节病的预后一般较好。

(张 辉 韩志江 张小玲 郑德春 陈 谦 肖友平 贺业新 刘 颖
文宝红 张会霞 邝平定 肖云飞 张赞霞 王晓东)

［1］ 王振常. 中华影像医学——头颈部卷 [M]. 2 版. 北京: 人民卫生出版社, 2011.

［2］ 赵雅萍, 许崇永, 黄福光, 等. 永存原始玻璃体增生症的影像学表现 [J]. 中国临床医学影像杂志, 2005, 16 (7): 416-417.

［3］ 鲜军舫, 史大鹏, 陶晓峰. 头颈部影像学——眼科卷 [M]. 北京: 人民卫生出版社, 2014.

［4］ 宁俊恩, 冯淑珍. 眼眶脑膜脑膨出误诊 3 例 [J]. 中国实用眼科杂志, 2002, 20 (2): 136.

［5］ 鲜军舫, 王振常, 罗德红, 等. 头颈部影像诊断必读 [M]. 2 版. 北京: 人民军医出版社, 2018.

［6］ 屈娅, 秦伟. 磁共振成像在视神经炎诊断中的应用进展. 中国实用眼科杂志, 2007, 25 (2): 135-138.

［7］ 王飞, 王振常, 鲜军舫. 眼眶蜂窝织炎的 CT、MR 表现 [J]. 临床放射学杂志, 2009, 28 (5): 618-620.

［8］ 王永哲, 杨本涛, 鲜军舫, 等. 儿童急性鼻窦炎颅眶并发症的 CT 和 MRI 表现 [J]. 临床放射学杂志, 2016, 35 (3): 338-341.

［9］ Pakdaman MN, Sepahdari AR, Elkhamary SM. Orbital inflammatory disease: Pictorial review and differential diagnosis [J]. World J Radiol, 2014, 6 (4): 106-115.

［10］ 罗鑫, 叶慧菁, 杜毅, 等. 视网膜母细胞瘤临床特征及预后分析 [J]. 中国实用眼科杂志, 2015, 33 (5): 483-487.

［11］ 常青林, 胡凌, 王振常, 等. 视网膜母细胞瘤的眼球 MRI 表现特点分析 [J]. 磁共振成像, 2012, 3 (5): 336-340.

［12］ 陈淑贤, 季迅达, 曹雯君, 等. 小儿视网膜母细胞瘤的临床及 MRI 表现 [J]. 放射学实践, 2015, 30 (12): 1169-1172.

［13］ de Jong M C, de Graaf P, Brisse H J, et al. The potential of 3T high-resolution magnetic resonance imaging for diagnosis, staging, and follow-up of retinoblastoma [J]. Survey of ophthalmology, 2015, 60 (4): 346-355.

［14］ 李锦荣, 李春卫. 脉络膜黑色素瘤的影像诊断与鉴别诊断 [J]. 医学影像学杂志, 2013, 23 (10): 1642-1644.

［15］ 洪璧楷, 代海洋, 林枫枫, 等. 脉络膜黑色素瘤的磁共振诊断价值 [J]. 磁共振成像, 2014, 5 (3): 178-181.

［16］ 苗理, 胡竹林. 脉络膜血管瘤治疗的新进展 [J]. 国际眼科杂志, 2013, 13 (4): 696-698.

［17］ 周蓉先, 邹明舜, 李逸尘. 眼球脉络膜血管瘤的影像学表现 [J]. 中华放射学杂志, 2003, 37 (2): 109-110.

［18］ 牛膺筠, 刘夫玲. 脉络膜转移瘤的临床和病理学特点分析 [J]. 中华眼科杂志, 2006, 42 (7): 581-584.

［19］ 胡艳, 祝佳, 金梅. 细胞病理学诊断脉络膜黑色素细胞瘤 1 例 [J]. 临床与实验病理学杂志, 2012, 28 (8): 947-948.

［20］ 尹东芳, 窦宏亮, 马志中, 等. 睫状体平滑肌瘤二例 [J]. 中华眼科杂志, 2001, 35 (5): 397-398.

［21］ 汪卫中, 杜凡, 等. 眼球表面结膜皮样瘤及皮脂肪瘤的 CT 分析 [J]. 中华放射学杂志, 2005, 39 (5): 472-474.

［22］ 石磊, 朱美玲, 柯根杰, 等. 视网膜血管瘤 13 例诊疗分析 [J]. 中国实用眼科杂志, 2006, 24 (10): 1085-1087.

［23］ 鲜军舫, 王振常, 于文玲, 等. 视神经胶质瘤的影像学研究 [J]. 中华放射学杂志, 2004, 38 (7): 677-681.

［24］ 鲜军舫, 王振常, 安裕志, 等. 视神经鞘脑膜瘤影像学研究 [J]. 中华放射学杂志, 2004, 38 (9): 952-956.

［25］ 郭鹏德, 鲜军舫, 陈光利. 眼部淋巴瘤临床表现、病理及 MRI/CT 影像分析 [J]. 中华医学杂志, 2015, 95 (11): 814-817.

［26］ 赵蕾, 张雪宁, 关祥祯, 等. MRI 对眼部淋巴瘤的诊断价值 [J]. 临床放射学杂志, 2011, 30 (7): 957-960.

［27］ 杨静, 张雪宁, 关祥祯. MRI 对眼眶横纹肌肉瘤的诊断价值 [J]. 临床放射学杂志, 2010, 29 (10): 1324-1326.

［28］ 董继永, 杨本涛, 张武, 等. 眼眶孤立性纤维瘤的 MRI 诊断 [J]. 中华放射学杂志, 2012, 46 (3): 230-233.

［29］ 石双任, 陈宏伟. 眼眶孤立性纤维瘤的 CT 及 MRI 特点 [J]. 中国医学影像技术, 2012, 28 (4): 652-655.

［30］ 高爱英, 王振常, 杨本涛, 等. 眼眶扁平肥厚型脑膜瘤 CT 及 MRI 表现 [J]. 中国医学影像技术, 2004, 20 (2): 186-188.

［31］ 鲜军舫, 王振常, 杨本涛, 等. 眶壁转移瘤的 CT 和 MRI 诊断 [J]. 中华放射学杂志, 2006, 40 (6): 581-584.

［32］ 于文玲, 王振常, 李彬, 等. 泪腺良性上皮性肿瘤及肿瘤样病变影像学分析 [J]. 医学影像学杂志, 2009, 19 (8): 962-965.

［33］ 李书玲, 王振常. 头颈部腺样囊性癌的 MRI 诊断 [J]. 磁共振成像, 2012, 3 (6): 420-423.

［34］ 李欣, 王春祥, 赵滨. 儿童白瞳症的 CT 及 MRI 诊断 [J]. 放射学实践, 2006, 21 (8): 836-840.

［35］ 鲜军舫, 张云亭, 王振常, 等. 酷似海绵状血管瘤的眼眶海绵状淋巴管瘤的影像学表现 [J]. 临床放射学杂志, 2008, 27

(9): 1203-1206.

［36］ 梁熙虹, 鲜军舫, 王振常, 等. 眼眶淋巴管瘤的 CT 和 MRI 表现 [J]. 中华放射学杂志, 2000, 34 (5): 334-337.

［37］ 鲜军舫, 何立岩, 李彬, 等. 眼眶血管内皮瘤的影像表现 [J]. 中华放射学杂志, 2007, 41 (6): 593-597.

［38］ 毛永征, 王振常, 鲜军舫, 等. 原发性眼眶静脉曲张的 CT 和 MRI 表现 [J]. 实用放射学杂志, 2007, 23 (2): 181-183.

［39］ 王一玮, 钟勇, 马瑾, 等. 23 例颈动脉海绵窦瘘的临床特点分析 [J]. 中国医学科学院学报, 2014, 36 (2): 158-163.

［40］ 燕飞, 梁熙虹, 丁宁, 等. MRI 对颈动脉海绵窦瘘的诊断价值 [J]. 实用放射学杂志, 2014, 20 (5): 394-396.

［41］ 程金伟, 魏锐利, 蔡季平, 等. 眼眶动静脉畸形致眼上静脉扩张的影像学表现 [J]. 眼科, 2007, 16 (6): 395-398.

［42］ Winegar BA, Gutierrez JE. Imaging of Orbital Trauma and Emergent Non-traumatic Conditons [J]. Neuroimaging Clin N Am, 2015, 25 (3): 439-456.

［43］ 王飞, 王振常, 鲜军舫. 眼眶骨膜下间隙血肿的 CT、MRI 表现 [J]. 临床放射学杂志, 2006, 25 (12): 1115-1118.

［44］ 韩悦, 白玫, 赵阳, 等. 自发性眶内出血的影像表现 [J]. 中华放射学杂志, 2010, 44 (6): 614-618.

［45］ Abdel Baki F, Ei Dine MB, Ei Saiid I, et al. Sinus tympani endoscopic anatomy [J]. Otolaryngol Head Neck Surg, 2002, 127 (3): 158-162.

［46］ Badr El Dine M. Value of ear endoscopy in cholesteatoma surgery [J]. Otol Neurotol, 2002, 23 (5): 631-635.

［47］ Bambakidis NC, Megerian CA, Ratcheson RA. Differential grading of endolymphatic sac tumor extension by virtue of von Hippel-Lindau disease status [J]. Otol Neurotol, 2004, 25 (7): 773-781.

［48］ Benoit MM, North PE, McKenna MJ, et al. Facial nerve hemangiomas: vascular tumors or malformations？[J]. Otolaryngol Head Neck Surg, 2010, 142 (1): 108-114.

［49］ Burke ME, Lyden ER, Meza JL, et al. Does body mass index at diagnosis or weight change during therapy predict toxicity or survival in intermediate risk rhabdomyosarcoma？A report from the Children's Oncology Group Soft Tissue Sarcoma Committee [J]. Pediatr Blood Cancer, 2013, 60 (5): 748-753.

［50］ Chapman PR, Shah R, Curé JK, et al. Petrous apex lesions: pictorial review [J]. AJR Am J Roentgenol, 2011, 196 (3 Suppl): WS26-37.

［51］ Chi FL, Gu FM, Dai CF, et al. Survival outcomes in surgical treatment of 72 cases of squamous cell carcinoma of the temporal bone [J]. Otol Neurotol, 2011, 32 (4): 665-669.

［52］ Conforti R, Faella P, Sica A, et al. Acustic neurinoma: correlation between clinic and MRI [J]. Recenti Prog Med, 2013, 104 (7-8): 299-302.

［53］ Connor SE, Leung R, Natas S. Imaging of the petrous apex: a pictorial review [J]. Br J Radiol, 2008, 81 (965): 427-435.

［54］ Curati WL, Graif M, Kingsley DPE, et al. MRI in acoustic neuroma: a review of 35 patients [J]. Neuroradiology, 1986, 28 (3): 208-214.

［55］ Dasgupta R, Rodeberg DA. Update on rhabdomyosarcoma [J]. Semin Pediatr Surg, 2012, 21 (1): 68-78.

［56］ Dong F, Gidley PW, Ho T, et al. Adenoid cystic carcinoma of the External auditorycanal [J]. Laryngoscope, 2008, 118 (9): 1591-1596.

［57］ Dumont SN, Araujo DM, Munsell MF, et al. Management and outcome of 239 adolescent and adult rhabdomyosarcoma patients [J]. Cancer Med, 2013, 2 (4): 553-563.

［58］ Egas-Bejar D, Huh WW. Rhabdomyosarcoma in adolescent and young adult patients: current perspectives [J]. Adolesc Health Med Ther, 2014, 5: 115-125.

［59］ Emanuelli E, Ciorba A, Bianchini C, et al. Transnasal endoscopic management of petrous apex and clivus selected lesions [J]. Eur Arch Otorhinolaryngol, 2013, 270 (5): 1747-1750.

［60］ Esteves SD, Silva AP, Coutinho MB, et al. Congenital defects of the middle ear-uncommon cause of pediatric hearing loss. Braz J Otorhinolaryngol, 2014, 80 (3): 251-256.

［61］ Fierek O, Laskawi R, Kunze E. Solitary intraparotid neurofibroma of the facial nerve. Symptomatology, biology and management [J]. HNO, 2006, 54 (10): 772-777.

［62］ Gidley PW. Managing malignaces of external auditory canal [J]. Expert Rev Anticancer Ther, 2009, 9 (9): 1277-1282.

［63］ Güneyli S, Ceylan N, Bayraktaroğlu S, et al. Imaging findings of vascular lesions in the head and neck [J]. Diagn Interv Radiol, 2014, 20 (5): 432-437.

［64］ Held P, Fellner C, Fellner F, et al. MRI of inner ear anatomy using 3D MPRAGE and 3D-CI SS sequences. Br J Radiol, 1997, 70 (833): 465-467.

［65］ Ibrahim M, Shah G, Parmar H. Diffusion-weighted MRI identifies petrous apex abscess in Gradenigo syndrome [J]. J Neuro-oophthalmol, 2010, 30 (1): 34-36.

［66］ Isaacson B. Cholesterol granuloma and other petrous apex lesions. Otolaryngol Clin North Am, 2015, 48 (2): 361-373.

［67］ Jalilian R, Rezaei N. Genetics of mondini malformation. Acta Med Iran, 2013, 51 (5): 345-346.

［68］ Tabuchi K, Yamamoto T, Akutsu H, et al. Combined transmastoid/middle fossa approach for intracranial extension of middle ear cholesteatoma [J]. Neurol Med (Tokyo), 2012, 52 (10): 736-740.

［69］ Kojima H, Tanaka Y, Yaguchi Y, et al. Endoscope-assisted surgery via the middle cranial fossa approach for a petrous cholesteatoma [J]. Auris Nasus Larynx, 2008, 35 (4): 469-474.

［70］ Kress B, Griesbeck F, Stippich C, et al. Bell palsy: qllantitative analysis of MR imaging data as a method of predicting outcome [J]. Radiology, 2004, 230 (2): 504-509.

［71］ Langner E, Del Negro A, Akashi HK, et al. Schwannomas in the head and neck: retrospective analysis of 21 patients and review of the literature [J]. Sao Paulo Med J, 2007, 125 (4): 220-222.

［72］ Lin Y, Chen Y, Lu LJ, et al. Primary cholesteatoma of petrous bone presenting as cervical fistula [J]. Auris Nasus Larynx, 2009, 36 (4): 466-469.

［73］ Mafee MF, Raofi B, Kumar A, et al. Glomus faciale, glomus jugulare, glomus tympanicum, glomus vagale, carotid body tumors, and simulating lesions: Role of MR imaging [J]. Radiol Clin North Am, 2000, 38 (5): 1059-1076.

［74］ Magliulo G, Parrotto D, Sardella B, et al. Cavernous hemangioma of the tympanic membrane and external ear canal [J]. Am J Otolaryngol, 2007, 28 (3): 180-183.

［75］ Marchioni D, Alicandri-Ciufelli M, Molteni G, et al. Selective epitympanic dysventilation syndrome [J]. Laryngoscope, 2010, 120 (5): 1028-1033.

［76］ Martin C, Faye MB, Bertholon P, et al. Cholesterol granuloma of the middle ear invading the cochlea. Eur Ann Otorhinolaryngol Head Neck Dis, 2012, 129 (2): 104-107.

［77］ Martin TP, Tzifa KT, Chavda S, et al. A large and uncharacteristically aggressive cholesterol granuloma of the middle ear. J Laryngol Otol, 2005, 119 (12): 1001-1003.

［78］ Megerian CA, Sofferman RA, Mckennea MJ, et al. Fibrous displasia of the temporal bone: ten new cases demonstrating the spectrum of otologic sequelae [J]. Am J Otol, l995, l6 (4): 408-419.

［79］ Michaels L. Origin of endolymphatic sac tumor [J]. Head Neck Pathol, 2007, 1 (8): 104-111.

［80］ Mijangos SV, Meltzer DE. Case 171: facial nerve hemangioma [J]. Radiology, 2011, 260 (1): 296-301.

［81］ Yin M, Ishikawa K, Honda K, et al. Analysis of 95case of squalors cell carcinoma of the external and middle ear [J]. Auras Nisus larynx, 2006, 33 (3): 251-257.

［82］ Moffat D, Jones S, Smith W. Petrous temporal bone cholesteatoma: a new classification and long-term surgical outcomes [J]. Skull Base, 2008, 18 (2): 107-115.

［83］ Neilan RE, Kutz JW Jr. Langerhans cell histiocytosis of the temporal bone [J]. Otol Neurotol, 2012, 33 (4): e31-32.

［84］ Noujaim SE, Pattekar MA, Cacciarelliet A, et al. Paraganglioma of the temporal bone: role of magnetic resonance imaging versus computed tomography [J]. Top Magn Reson Imaging, 2000, 11 (2): 108-122.

［85］ Owen HH, Rosborg J, Gaihede M. Cholesteatoma of the external ear canal: etiological factors, symptoms and clinical findings in a series of 48 cases [J]. BMC Ear Nose Throat Disord, 2006, 6: 16.

［86］ Papadakis CE, Skouiakis CE, Prokopakis EP, et al. Fibrous dysplasia of the temporal bone: report of a case and a review of its characteristics [J]. Ear Nose Throat J, 2000, 79 (1): 52-57.

［87］ Persaud R, Hajioff D, Thevasagayam M, et al. Keratosis obturans and external ear canal cholesteatoma: how and why we should distinguish between these conditions [J]. Clin Otolaryngol, 2004, 29 (6): 577-581.

［88］ Pistorio V, De Stefano A, Petrucci AG, et al. Capillary haemangioma of the middle ear: a rare lesion difficult to evaluate [J]. Acta Otorhinolaryngol Ital, 2011, 31 (2): 109-112.

［89］ Radzikowska J, Kukwa W, Kukwa A, et al. Rhabdomyosarcoma of the head and neck in children [J]. Contemp Oncol (Pozn), 2015, 19 (2): 98-107.

［90］ Razek AA, Huang BY. Lesions of the petrous apex: classification and findings at CT and MR imaging [J]. Radiographics, 2012, 32 (1): 151-173.

［91］ Royer MC, Pensak ML. Cholesterol granulomas. Curr Opin Otolaryngol Head Neck Surg, 2007, 15 (5): 319-322.

［92］ Saada AA, Limb CJ, Long DM, et al. Intracanalicular schwannoma of the facial nerve: a manifestation of neurofibromatosis type 2 [J]. Arch Otolaryngol Head Neck Surg, 2000, 126 (4): 547-549.

［93］ Salamat AA, Casselden E, Theaker J, et al. Middle ear capillary haemangioma: Review of literature and appraisal of management options [J]. Auris Nasus Larynx, 2016, 43 (6): 595-601.

［94］ Sanna M, Duong TM. Ossicular chain preservation in epitympanic cholesteatoma surgery: the modified Bondy technique [J]. Otol Neurotol, 2012, 33 (2): 278-279.

［95］ Semaan MT, Slattery WH, Brackmann DE. Geniculate ganglion hemangiomas: clinical results and long-term follow-up [J]. Otol Neurotol, 2010, 31 (4): 665-670.

［96］ Senn P, Haeusler R, Panosetti E, et al. Petrous bone cholesteatoma removal with hearing preservation [J]. Otol Neurotol, 2011, 32 (2): 236-241.

［97］ Su Y, Yuan H, Song YS, et al. Congenital middle ear abnormalities with absence of the oval window: diagnosis, surgery, and audiometric outcomes. Otol Neurotol, 2014, 35 (7): 1191-1195.

［98］ Sultan I, Qaddoumi I, Yaser S, et al. Comparing adult and pediatric rhabdomyosarcoma in the surveillance, epidemiology and end results program, 1973 to 2005: an analysis of 2 600 patients [J]. J Clin Oncol, 2009, 27 (20): 3391-3397.

［99］ Sun YH, Wen W, Wu JH, et al. Endolymphatic sac tumor: case repert and review of the literature [J]. Diagn Pathol, 2012, 7 (9): 36.

［100］ Tarabichi M. Transcanal endoscopic management of cholesteatoma [J]. Otol Neurotol, 2010, 31 (4): 580-588.

［101］ Thompson AL, Aviv RI, Chen JM, et al. Magnetic resonance imaging of facial nerve schwannoma.[J]. Laryngoscope, 2009, 119 (12): 2428-2436.

［102］ Vlastosi M, Helmis G, Athanasopoulos I, et al. Acute mastoiditis complicated with bezold abscess, sigmoid sinus thrombosis andoccipital osteomyelitis in a child [J]. Eur Rev Med Pharmacol Sci, 2010, 14 (7): 635-638.

［103］ Wilkinson EP, Hoa M, Slattery WH, et al. Evolution in the management of facial nerve schwannoma [J]. Laryngoscope, 2011, 121 (10): 2065-2074.

［104］ Yasue U, Hiromiu U, Tsutomu NI. Bezold's abscess arising with recurrent cholesteatoma 20 years after the first surgery: with a review of the 18 cases published in Japan since 1960 [J]. Auris Nasus Larynx, 2002, 29 (4): 375-378.

［105］ Yoon YH, Park CH, Kin EH, et al. Clinical characteristics of external auditory canal cholesteatom in children [J]. Otolaryngol Head Neck Surg, 2008, 139 (5): 66l-664.

［106］ Zhou DN, Yang QQ, Li ZL, et al. Head and neck rhabdomyosarcoma: follow-up results of four cases and review of the literature [J]. Int J Clin Exp Pathol, 2015, 8 (5): 4277-4283.

［107］ 安常明, 李正江, 徐震纲, 等. 外耳道及中耳鳞癌疗效分析 [J]. 中华耳科学杂志, 2012, 10 (4): 416-420.

［108］ 陈良, 王武庆, 徐慧, 等. 颞骨朗格汉斯组织细胞增生症 22 例临床分析 [J]. 中华耳鼻咽喉头颈外科杂志, 2010, 45 (3): 212-215.

［109］ 迟放鲁, 王璟, 袁雅生, 等. 中耳手术中的面神经定位 [J]. 中华耳鼻咽喉头颈外科杂志, 2006, 41 (1): 5-8.

［110］ 戴春富. 外耳道癌诊断和治疗思考 [J]. 中国眼耳鼻喉科杂志, 2012, 12 (7): 443-445.

［111］ 丁元萍, 孙晓卫, 李民, 等. 高分辨 CT 最大密度投影对慢性化脓性中耳炎听骨链病变的诊断价值 [J]. 临床耳鼻咽喉科杂志, 2006, 20 (7): 289-292.

［112］ 杜晓燕, 陈威华, 陈建福, 等. 颈性下行性纵隔脓肿 15 例分析 [J]. 中华耳鼻咽喉科杂志, 2000, 35 (2): 141-143.

［113］ 冯红云, 陈瑛. 慢性化脓性中耳炎与感音神经性聋的相关性分析 [J]. 临床耳鼻咽喉科杂志, 2004, 18 (10): 579-581.

［114］ 龚良庚, 刘元元, 肖新兰, 等. 3D-FIESTA 及 MRVE 在血管压迫三叉神经痛及面肌痉挛的应用价值 [J]. 中国医学影像技术, 2008, 24 (3): 350-353.

［115］ 韩东一. 神经耳科及侧颅底外科学 [M]. 北京: 科学出版社, 2008.

［116］ 黄德亮, 袁永一, 韩东一, 等. 内淋巴囊肿瘤 [J]. 中华耳科学杂志, 2008, 6 (4): 365-369.

［117］ 贾建平, 陈生弟. 神经病学 [M]. 北京: 人民卫生出版社, 2013.

［118］ 李树华, 邹连贵, 土桂妯. 恶性外耳道炎 (附 2 例报告)[J]. 中国耳鼻咽喉颅底外科杂志, 1998, 4 (2): 106-108.

［119］ 李晓红, 韩维举. 颞骨朗格汉斯组织细胞增生症临床分析 [J]. 中华耳科学杂志, 2015, 13 (1): 101-105.

［120］ 刘红兵, 郭素英, 刘月辉. 慢性化脓性中耳炎致感音神经性聋的相关性分析 [J]. 临床耳鼻咽喉科杂志, 2006, 20 (16): 758-758.

［121］ 刘明波, 黄德亮, 赵辉, 等. 中耳恶性肿瘤 33 例临床分析 [J]. 中华耳科学杂志, 2009, 7 (1): 12-14.

［122］ 刘中林, 王振常, 付琳, 等. 颞骨迷路炎的影像学诊断及其相关病因学分析 [J]. 放射学实践, 2008, 23 (9): 967-971.

［123］ 马兆鑫, 王正敏, 黄平. CT 与 MRI 对内耳畸形的诊断价值. 临床耳鼻咽喉科杂志, 2001, 15 (7): 300-301.

［124］ 王志灵, 顾美珍, 等. 耳内镜下早期外耳道胆脂瘤的外科治疗 [J]. 中国耳鼻咽喉头颈外科, 2011, 18 (3): 156-157.

［125］ 曲永惠, 满凤媛, 鲜军舫, 等. 骨性迷路炎的 CT 和 MRI 表现 [J]. 临床放射学杂志, 2003, 22 (4): 283-286.

［126］ 史霞, 刘志印. 儿童外耳道胆脂瘤的早期诊断与治疗 [J]. 中华耳科学杂志, 2013, 11 (2): 247-249.

［127］ 田勇泉, 孙爱华. 耳鼻咽喉科学第 5 版 [M]. 北京: 人民卫生出版社, 2000.

［128］ 王振常, 鲜军舫, 兰宝森. 中华影像医学——头颈部卷 [M]. 北京: 人民卫生出版社, 2011.

［129］ 王振常, 鲜军舫. 头颈部影像医学——耳鼻咽喉头颈外科卷 [M]. 北京: 人民卫生出版社, 2014.

［130］ 吴净芳, 刘业海, 杨克林, 等. 外耳道、中耳恶性肿瘤治疗方案的探讨 [J]. 中华耳科学杂志, 2007, 5 (3): 284-287.

［131］ 鲜军舫, 王振常, 罗德红. 头颈部影像诊断必读 [M]. 北京: 人民军医出版社, 2007.

［132］ 鲜军舫, 王振常, 郑军, 等. 面神经瘤的影像学研究 [J]. 中华放射学杂志, 2001, 35 (7): 487-491.

［133］ 许开元, 朱浪涛, 胡国栋, 等. 良性周围神经鞘瘤的 CT、MR 表现与病理对照 [J]. 实用放射学杂志, 2011, 27 (10): 1544-1547.

［134］ 杨本涛, 汪卫中, 王振常, 等. 颞骨骨纤维异常增殖症 HRCT 研究. 临床放射学杂志, 2003, 22 (10): 835-839.

［135］ 杨本涛, 王振常, 鲜军舫, 等. 颞骨郎格尔汉斯细胞组织细胞增生症的 CT 及 MRI 表现 [J]. 中华放射学杂志, 2002, 36 (3): 254-257.

［136］ 岳云龙, 金延方, 袁辉, 等. 面神经血管瘤的影像学表现 [J]. 临床放射学杂志, 2013, 32 (2): 180-183.

［137］ 张征宇, 王振常, 鲜军舫, 等. 迷路炎的 MRI 诊断 [J]. 实用放射学杂志, 2007, 23 (4): 452-454.

［138］ 张明山, 张宏伟, 夏雷, 等. 内淋巴囊肿瘤二例 [J]. 中华神经外科杂志, 2012, 28 (6): 631-634.

［139］ 赵鹏飞, 王振常, 鲜军舫, 等. 外耳道胆脂瘤的 CT 诊断 [J]. 临床放射学杂志, 2011, 30 (1): 26-28.

［140］ 郑梅竹, 夏爽, 祁吉, 等. 外耳道鳞状细胞癌及腺癌的影像学及临床特征 [J]. 放射学实践, 2011, 26 (3): 267-270.

［141］ 周蓉先, 沙炎, 邹明舜. 面神经肿瘤的 CT 和 MRI 诊断 [J]. 放射学实践, 2009, 24 (1): 11-14.

［142］ 邹剑, 叶惠平, 刘世喜, 等. 外耳及中耳恶性肿瘤临床病理分析 [J]. 中国耳鼻咽喉头颈外科, 2007, 14 (7): 439-440.

［143］ 朱飞鹏, 张龙江, 赵艳娥, 等. 内淋巴囊肿瘤的 CT 和 MRI 表现 (附 2 例报告并文献复习)[J]. 实用放射学杂志, 2010, 26 (5): 643-646.

［144］ Roland LT. Balloon frontal sinuplasty for intracranial abscess in a pediatric acute sinusitis patient [J]. Int J Pediatr Otorhinolaryngol, 2015, 79 (3): 432-434.

［145］ Gavito-Higuera J, Mullins CB, Ramos-Duran, et al. Sinonasal Fungal infections and complications: a pictorial review [J]. J Clin Imaging Sci, 2016, 6: 23.

［146］ 王永哲, 杨本涛, 鲜军舫, 等. 儿童急性鼻窦炎颅眶并发症的 CT 和 MRI 表现 [J]. 临床放射学杂志, 2016, 35 (3): 338-341.

［147］ Wojciechowska J, Krajewski W, Krajewski P, et al. Granulomatosis with polyangiitis in otolaryngologist practice: a review of current knowledge [J]. Clinical and experimental otorhinolaryngology, 2016, 9 (1): 8-13.

［148］ 李洋, 李颖端, 郝大鹏, 等. 鼻腔鼻窦肉芽肿性血管炎的 CT 和 MRI 表现 [J]. 实用放射学杂志, 2016 (2): 192-195.

［149］ 田新平, 曾小峰. 深入的机制研究是通向抗中性粒细胞胞质抗体相关血管炎精准治疗的必经之路 [J]. 中华风湿病学杂志, 2016 (1): 1-3.

［150］ 高妍, 王忠巧, 郑艳. 鼻硬结病伴喉狭窄 1 例 [J]. 临床耳鼻咽喉头颈外科杂志, 2015, 29 (21): 1917-1918.

［151］ 房高丽, 王成硕, 张罗. CT 和 MRI 对鼻腔鼻窦内翻性乳头状瘤的诊断价值 [J]. 中国耳鼻咽喉头颈外科, 2015, 22 (8): 422-425.

［152］ 王春宇. 鼻腔及鼻窦内翻性乳头状瘤的 CT 和 MRI 表现 [J]. 解剖学研究, 2016, 38 (1): 52-55.

［153］ 梁青壮, 李德志, 徐震纲, 等. 鼻腔-鼻窦内翻性乳头状瘤临床及其相关研究进展 [J]. 中国耳鼻咽喉颅底外科杂志, 2015, 21 (1): 80-84.

［154］ Chawla A, Shenoy J, Chokkappan K, et al. Imaging features of sinonasal inverted papilloma: a pictorial review [J]. Curr Probl Diagn Radiol, 2016, 45 (5): 347-353.

［155］ Adriaensen GF, Lim KH, Georgalas C, et al. Challenges in the management of inverted papilloma: a review of 72 revision cases [J]. Laryngoscope, 2016, 126 (2): 322-328.

［156］ Koeller KK. Radiologic features of sinonasal tumors [J]. Head and neck pathology, 2016, 10 (1): 1-12.

［157］ Camp S, Van Gerven L, Poorten VV, et al. Long-term follow-up of 123 patients with adenocarcinoma of the sinonasal tract treated with endoscopic resection and postoperative radiation therapy [J]. Head neck, 2016, 38 (2): 294-300.

［158］ Leivo I. Sinonasal adenocarcinoma: update on classification, immunophenotype and molecular features [J]. Head neck pathol, 2016, 10 (1): 68-74.

［159］ Singh FM, Mak SY, Bonington SC. Patterns of spread of head and neck adenoid cystic carcinoma [J]. Clin Radiol, 2015, 70 (6): 644-653.

［160］ Lopez F, Rodrigo JP, Cardesa A, et al. Update on primary head and neck mucosal melanoma [J]. Head neck, 2016, 38 (1): 147-155.

［161］ Zhu W, Zou B, Wang S, et al. Clinicopathological features and prognosis of sinonasal mucosal malignant melanoma: a retrospective study of 83 cases in a chinese population [J]. ORL, journal for oto-rhino-laryngology and its related specialties, 2016, 78 (2): 94-104.

[162] Yan Z, Huang HQ, Wang XX, et al. A TNM staging system for nasal nk/t-cell lymphoma [J]. PloS one, 2015, 10 (6): e0130984.

[163] Liang R, Wang Z, Bai QX, et al. Natural killer/T cell lymphoma, nasal type: a retrospective clinical analysis in NorthWestern China [J]. Oncology research and treatment, 2016, 39 (1-2): 45-52.

[164] Radzikowska J, Kukwa W, Kukwa A, et al. Rhabdomyosarcoma of the head and neck in children [J]. Contemp Oncol (Pozn), 2015, 19 (2): 98-107.

[165] Johncilla M, Jo VY. Soft tissue tumors of the sinonasal tract [J]. Semin Diagn Pathol, 2016, 33 (2): 81-90.

[166] 薛康康, 程敬亮, 白洁, 等. 表观扩散系数值鉴别鼻腔鼻窦小圆细胞与非小圆细胞肿瘤的价值 [J]. 中华放射学杂志, 2015, 49 (11): 807-812.

[167] 尹珍珍, 高黎, 罗京伟, 等. 嗅神经母细胞瘤综合治疗疗效及失败模式分析 [J]. 中华放射肿瘤学杂志, 2015, 24 (5): 534-538.

[168] 郑国峰, 应红芳, 周水洪. 头颈部神经内分泌癌 [J]. 中华耳鼻咽喉头颈外科杂志, 2015, 50 (3): 260-264.

[169] 詹浩辉, 杨静, 许秋霞, 等. MRI 3D-SPACE 序列对脑脊液鼻漏的诊断价值 [J]. 中国中西医结合影像学杂志, 2015, 13 (2): 186-187.

[170] Gonen L, Monteiro E, Klironomos G, et al. Endoscopic endonasal repair of spontaneous and traumatic cerebrospinal fluid rhinorrhea: a review and local experience [J]. Neurosurg Clin N Am, 2015, 26 (3): 333-348.

[171] 黄选兆. 实用耳鼻咽喉科学 [M]. 北京: 人民卫生出版社, 1998.

[172] Proctor B. Latelal vestigial cysts and fistulas of the neck [J]. Iaryngoscope, 1955, 65 (6): 355-401.

[173] Golledge J, E11is H. The aetiology oflateral cervical (branchia) cysts: past and present theory [J]. J Laryngol Otol, 1994, 108 (8): 653-659.

[174] 屠规益. 现代头颈肿瘤外科学 [M]. 北京: 科学出版社, 2004.

[175] Kim MK, Pawd BR, Isaacson G. Central neck dissection for the treatment of recurrent thyroglossal duct cysts in childhood [J]. Otolaryngol Head Neck Surg, 1999, 121 (5): 543-547.

[176] 朱市新, 孔维佳, 汪广平, 等. 颈中线整块切除治疗复发性甲状舌管囊肿及瘘管 [J]. 中国耳鼻咽喉颅底外科杂志, 2003, 9 (2): 104-105.

[177] Cho HS, Byeon HK, Kim JH, et al. Thornwaldt's cysts presenting only as occipital headache: a case report [J]. Headache, 2009, 49 (2): 307-310.

[178] 丁磊, 高振华, 何天生, 等. Tornwaldt 囊肿的临床、MRI 和 DWI 表现 [J]. 临床放射学杂志, 2016, 35 (5): 702-705.

[179] Conforttti R, Sardaro A, Porta ME, et al. MR imaging of the Tornwaldt's cyst: retrospective study of 1300 patients [J]. Recenti Prog Med, 2013, 104 (7-8): 398-402.

[180] 杨涛, 程敬亮, 张焱, 等. MRI 对 Tornwaldt's 囊肿鉴别诊断的价值 [J]. 郑州大学学报 (医学版), 2014, 49 (1): 139-140.

[181] 黄选兆. 实用耳鼻咽喉头颈外科学 [M]. 2 版. 北京: 人民卫生出版社, 2010.

[182] 何妙侠, 郑建明, 吴丽莉, 等. 扁桃体 B 细胞淋巴瘤的病理特征观察 [J]. 中华病理学杂志, 2007, 36 (2): 127-128.

[183] 殷磊, 杜瑞宾, 李恒国. 咽及颈部淋巴瘤的影像分析 [J]. 放射学实践, 2009, 24 (10): 1090-1092.

[184] Cahali MB, Soares CF, Dantas DA, et al. Tonsil volume, tonsil grade and obstructive sleep apnea: is there any meaningful correlation？ [J]. Clinics (Sao Paulo), 2011, 66 (8): 1347-1352.

[185] Das A, Das SK, Pandit S, et al. Tonsillar Tuberculosis: A Forgotten Clinical Entity [J]. J Family Med Prim Care, 2015, 4 (1): 124-126.

[186] Kamath PM, Shenoy VS, Nirupama M, et al. Tuberculosis of Waldeyer's Ring with an Atypical Presentation as Chronic Adeno-Tonsilitis [J]. J Clin Diagn Res, 2015, 9 (2): MD01-MD02.

[187] Bhatia KS, King AD, Yeung DK, et al. Can diffusion-weighted imaging distinguish between normal and squamous cell carcinoma of the palatine tonsil？ [J]. Br J Radiol, 2010, 83 (993): 753-758.

[188] Stelter K. Tonsillitis and sore throat in children [J]. GMS Curr Top Otorhinolaryngol Head Neck Surg, 2014, 13: Doc07.

[189] 袁佛良, 张松. 扁桃体周围脓肿的细菌性研究和治疗分析. 北方药学, 2015, 12 (3): 179-180.

[190] 欧鸿儒, 贾红明. 口咽部非霍奇金淋巴瘤的 CT 和 MRI 表现. 中国医学影像学杂志, 2011, 19 (6): 446-449.

[191] 孟敏华, 王卫, 等. 扁桃体周围脓肿的治疗和病理观察. 耳鼻咽喉- 头颈外科, 2000, 7 (5): 273-275.

[192] 庄奇新, 顾一峰, 杜联军, 等. 颈深筋膜间隙感染的影像学表现及其临床意义. 中华放射学杂志, 2004, 38 (2): 160-164.

［193］杨东辉, 梁敏志, 谭向杲, 等. 中国耳鼻咽喉头颈外科, 2013, 20 (10): 548-550.

［194］Raj TB, Zarod AP. Acute non-tuberculous retropharyngeal abscess in adults (case reports of three patients). J Laryngol Otol, 1985, 99 (12): 1297-1300.

［195］Yeoh LH, Singh SD, Rogers JH. Retropharyngeal abscesses in a children's hospital. J Laryngol　Otol, 1985, 99 (6): 555-556.

［196］李七渝, 张绍祥, 刘正津, 等. 颈深筋膜间隙的薄层断面解剖研究及其临床意义. 中国临床解剖学杂志, 2003, 21 (4): 316-318.

［197］秦贺, 黄金中, 龚剑, 等. 咽旁、咽后并纵隔脓肿 1 例及文献复习. 实用医学杂志, 2007, 23 (12): 1883-1884.

［198］张忻宇, 孔祥国, 王明广, 等. MRI 平扫和 CT 增强扫描在下咽癌诊断中的对比研究. 中国肿瘤影像学, 2009, 2 (4): 127-131.

［199］崔晓波, 李玲香. 头颈部结核病人的临床特点分析. 内蒙古医学院学报, 2006, 28 (5): 407-409.

［200］林尚泽, 郑黔源, 李常江, 等. 医源性咽后脓肿. 临床耳鼻咽喉头颈外科杂志, 2007, 21 (24): 1121.

［201］Van Rompaey J, Suruliraj A, Carrau R, et al. Access to the parapharyngeal space: an anatomical study comparing the endoscopic and open approaches [J]. Laryngoscope, 2013, 123 (10): 2378-2382.

［202］Gonzalez-Beicos A, Nunez D. Imaging of acute head and neck infections [J]. Radiol Clin North Am, 2012, 50 (1): 73-83.

［203］Amar YG, Manoukian JJ. Intraoral drainage: recommended as the initial approach for the treatment of parapharyngeal abscesses [J]. Otolaryngol Head Neck Surg, 2004, 130 (6): 676-680.

［204］Blumberg JM, Judson BL. Surgical management of parapharyngeal space infections [J]. Operative Techniques in Otolaryngology, 2014, 25 (3): 304-309.

［205］黎景佳, 叶进, 庄士民, 等. 颈深部筋膜间隙感染诊治体会 [J]. 中国耳鼻咽喉头颈外科, 2015, 22 (3): 138-141.

［206］刘金刚, 王文, 董鹏, 等. 咽旁间隙解剖及病变的 CT 和 MRI 表现 [J]. 实用放射学杂志, 2006, 22 (1): 109-111.

［207］魏懿, 肖家和, 周翔平, 等. 颈部感染及其在颈筋膜间隙中蔓延的 CT 观察 [J]. 临床放射学杂志, 2006, 25 (1): 37-41.

［208］王振常. 中华影像医学——头颈部卷. 北京: 人民卫生出版社, 2011: 36-38.

［209］Ben Salem D, Duvillard C, Assous D, et al. Imaging of nasopharyngeal cysts and bursae. Eur Radiol, 2006, 16: 2249-2258.

［210］Moody MW, Chi DM, Schlosser RJ. Tornwaldt's cyst: incidence and a case report. Ear Nose Throat J, 2007, 86: 45-47.

［211］Nicolai P, Luzzago F, Maroldi R, et al. Nasopharyngeal cysts. Report of 7 cases with review of the literature. Arch Otolaryngol Head Neck Surg, 1989, 115: 860-864.

［212］Hollender AR, Szanto PB. Tornwaldt's syndrome. Ann Otol Rhinol Laryngol, 1945, 54: 575-581.

［213］Suzuki M, Saigusa H, Chiba S, et al. Prevalence of upper airway tumors and cysts among patients who snore. Ann Otol Rhinol Laryngol, 2007, 116: 842-846.

［214］Surov A, Ryl I, Bartel-Friedrich S, et al. Diffusion weighted imaging of nasopharyngeal adenoid hypertrophy. Acta Radiol, 2015, 56 (5): 587-591.

［215］张旭升, 范宪淼, 郑晓林, 等. 鼻咽腺样体肥大的 MR 及 CT 诊断. 中国中西医结合影像学杂志, 2007, 5 (05): 331-333.

［216］Chen HK, Thornley P. Laryngeal tuberculosis: a case of a nonhealing laryngeal lesion [J]. Australas Med J, 2012, 5 (3): 175.

［217］Alfonso M, Angel L, Fernandez JA. Primary rhinopharyngeal tuberculosis: a unusual location [J]. Acta Otorrinolaringol Espanola, 2011, 62 (5): 401-403.

［218］王纾宜, 朱嘉兴. 头颈部黏膜结核的临床病理学分析 [J]. 中华病理学杂志, 2013, 42 (10): 683-686.

［219］Vaid S, Lee YY, Rawat S, et al. Tuberculosis in the head and neck: a forgotten differential diagnosis [J]. Clin Radiol, 2010, 65 (1): 73-81.

［220］Cai PQ, Li YZ, Zeng RF, et al. Nasopharyngeal tuberculosis: CT and MRI findings in thirty-six patients [J]. Eur J Radiol, 2013, 82 (9): e448-e454.

［221］Sawada N, Inokuchi G, Komatsu H, et al. Nasopharyngeal tuberculosis. J Infect Chemother [J]. 2013, 19 (6): 1158-1160.

［222］闫钟钰, 梁熙虹, 李静, 等. 鼻咽纤维血管瘤影像学分期研究 [J]. 临床放射学杂志, 2013, 32 (12): 1706-1710.

［223］The Editor Committee of Chin J Radiol. The CT and MR scanning guide in the head and neck [J]. chin J Radiol, 2007, 41 (9): 996-999.

［224］Sennes LU, Butugan O, Sanchez TG, et al. Tissue maturation during the growth of juvenile nasopharyngeal angiofibroma [J]. Ann Otol Rhinol Laryngol, 2004, 113 (1): 34-38.

［225］Danesi G, Panciera DT, Harvey RJ, et al. Juvenile nasopharyngeal angiofibroma: evaluation and surgical management of advanced disease [J]. Otolaryngol Head Neck Surg, 2008, 138 (5): 581-586.

［226］闫钟钰，梁熙虹，李静，等. 鼻咽纤维血管瘤 MRI 表现及其影像学分期价值 [J]. 磁共振成像，2012, 3 (5): 355-360.

［227］闫钟钰，王玉辉，梁熙虹，等. 鼻咽纤维血管瘤 CT、MRI 和 DSA 影像学分析 [J]. 临床放射学杂志，2014, 33 (7): 982-987.

［228］赵利敏，张明，张庆泉，等. 鼻咽纤维血管瘤的治疗进展 [J]. 山东大学基础医学院学报，2005, 19 (2): 126-128.

［229］兰宝森. 中华影像医学——头颈部卷 [M]. 北京：人民卫生出版社，2002: 205-206.

［230］Jeong WJ, Rhee CS. Primary intraosseous orbital hemangioma of the lacrimal bone [J]. Jpn J Ophthalmol, 2006, 50 (2): 189-190.

［231］Madeg SN, Bartley GB, Unni KK. Primary orbital introsseoushemangioma [J]. Ophthalmology, 1991, 9 (4): 541-546.

［232］顾雅佳，王玖华，陈彤箴. 颈部神经鞘瘤的 CT 表现及其病理基础 [J]. 中华放射学杂志，2000, 34 (8): 551-554.

［233］Liu XW, Wang L, Li H, et al. A modified method for locating parapharyngeal space neoplasms on magnetic resonance images: implications for differential diagnosis [J]. Chin J Cancer, 2014, 33 (10): 511-520.

［234］Güneyli S, Ceylan N, Bayraktaroğlu S, et al. Imaging findings of vascular lesions in the head and neck. Diagn Interv Radiol, 2014, 20 (5): 432-437.

［235］Razek A, Huang BY. Soft tissue tumors of the head and neck: imaging-based review of the who classification. Radiographics, 2011, 31 (7): 1923-1954.

［236］陈国郝，张榕，程金妹，等. 根据 MRI 体积测量咽喉部血管瘤平阳霉素瘤内定量介入治疗. 中国内镜杂志，2012, 18 (12): 1264-1268.

［237］黄映红，张建国. 多发性血管瘤 1 例. 临床耳鼻咽喉科杂志，2004, 18 (03): 151.

［238］Lomeo P, McDonald J, Finneman J. Adult laryngeal hemangioma: report of four cases. Ear Nose Throat J, 2000, 79 (8): 594, 597-598.

［239］闫钟钰，王玉辉，梁熙虹，等. 鼻咽纤维血管瘤 CT、MRI 和 DSA 影像学分析. 临床放射学杂志，2014, 33 (07): 982-987.

［240］Vaishali B, Nambiar A, Indudharan R. Lymphangioma of the larynx. J Laryngol Otol, 2007, 121 (4): e2.

［241］石木兰. 肿瘤影像学. 北京：科学出版社，2002: 73-103.

［242］陈韵彬，方燕红，陈英，等. 鼻咽癌侵犯周围结构与肿瘤分期关系的 MRI 研究. 中华放射学杂志，2010, 44 (10): 1024-1029.

［243］王孝深，胡超苏，应红梅，等. 基于 MRI 的 3100 例鼻咽癌淋巴结转移规律分析. 中华放射肿瘤学杂志，2014, 23 (04): 331-335.

［244］李晓清，杨天和，林建忠，等. 鼻咽部淋巴瘤的 MRI 表现. 磁共振成像，2015, 6 (5): 349-353.

［245］张友明，陈明娜，凌逸虹，等. 鼻咽腺癌影像学特点及临床预后分析. 实用放射学杂志，2015 (8): 1250-1254.

［246］Lin S, Pan J, Han L, et al. Update report of nasopharyngeal carcinoma treated with reduced-volume intensity-modulated radiation therapy and hypothesis of the optimal margin. Radiother Oncol, 2014, 110 (3): 385-389.

［247］王振常. 中华影像医学——头颈部卷. 北京：人民卫生出版社，2011: 36-38.

［248］鲜军舫，王振常，安裕志，等. 眼眶海绵状血管瘤的影像学表现及其意义. 中华放射学杂志，1999, 33: 400-402.

［249］Zhang CX, Liang L, Zhang B, et al. Imaging Anatomy of Waldeyer's Ring and PET/CT and MRI Findings of Oropharyngeal Non-Hodgkin's Lymphoma. Asian Pac J Cancer Prev, 2015, 16 (8): 3333-3338.

［250］郑雄，林秀安，刘辉. 口腔小涎腺肿瘤 87 例临床分析. 福建医药杂志，2011, 33 (03): 6-7.

［251］潘爱珍，甘毅，朱新进，等. CT 和 MRI 对口腔和口咽部病变的诊断价值. 放射学实践，2001, 16 (4): 257-259.

［252］陈薪伊，罗德红，林蒙，等. 喉癌和下咽癌 MR 扩散加权成像及动态增强扫描的初步研究. 实用放射学杂志，2014 (6): 914-917, 925.

［253］Harnsberger HR, Hudgins PA, Wiggins RH, et al. 头颈百例疾病影像诊断精粹 [M]. 王振常，鲜军舫，主译. 北京：北京大学医学出版社，2004: 278-282.

［254］武忠弼，杨光华. 中华外科病理学 [M]. 北京：人民卫生出版社，2002: 2682-2686.

［255］陈薪伊，罗德红，李琳，等. 大涎腺癌颈部淋巴结转移的 CT 和 MRI 表现 [J]. 中华放射学杂志，2014, 48 (2): 96-99.

［256］Cho KS, Kang DW, Kim HJ, et al. Differential diagnosis of primary nasopharyngeal lymphoma and nasopharyngeal carinoma focusing on CT, MRI, and PET/CT [J]. Otolaryngol Head Neck Surg, 2012, 146 (4): 574-578.

［257］Liu XW, Xie CM, Mo YX, et al. Magnetic resonance imaging feature of nasopharyngeal carcinoma and nasopharyngeal non-hodgkin's lymphoma: are there difference. Eur J Radiol, 2012, 81 (6): 1146-1154.

［258］孔维佳. 耳鼻咽喉头颈外科学 [M]. 2 版. 北京：人民卫生出版社，2010: 459.

［259］马春元. 成人喉乳头状瘤癌变 30 例临床分析 [J]. 中国药物与临床，2013, 13 (4): 507-508.

［260］刘津. 喉乳头状瘤的治疗进展 [J]. 右江医学，2015, 43 (1): 102-105.

［261］Derkay CS, Wiatrak B. Recurrent respiratory papillomatosis: a review [J]. Laryngoscope, 2008, 118 (7): 1236-1247.

［262］Gallagher TQ, Derkay CS. Recurrent respiratory papillomatosis: update 2008 [J]. Curr Opin Otolaryngol Head Neck Surg, 2008, 16 (6): 536-542.

［263］黄汉民, 彭学勤, 洪浩波. 15 例成人咽喉血管瘤的诊治体会 [J]. 中外医学研究, 2011, 9 (17): 100-101.

［264］Berkes B, Sente M. Adult laryngeal hemangioma Med Pregl [J]. Med Pregl, 1998, 51 (11-12): 547-550.

［265］张秀娟. 咽喉部血管瘤 60 例临床分析 [J]. 中华实用诊断与治疗杂志, 2014, 28 (1): 77-78.

［266］王奕鸿, 曹文华, 周慧. 成人下咽后隙及喉血管瘤 4 例临床分析 [J]. 江苏医药, 2014, 40 (9): 1106-1107.

［267］吉晓滨, 梁赐芳. 喉淀粉样变性病 [J]. 国外医学: 耳鼻咽喉科学分册, 2014, 28 (1): 31-34.

［268］王志强, 王锦玲, 刘健, 等. 咽喉淀粉样变性的电镜观察 [J]. 中华耳鼻咽喉科杂志, 1986, 21 (3): 225-227.

［269］Fernandes CMS. Laryngeal amyloidosis [J]. J Laryngol Otol, 1982, 96 (12): 1162-1167.

［270］Finn DG. Management of the amyloidosis of the laryngx and traches [J]. Arch Otol Laryngol, 1982, 108 (1): 54-58.

［271］宋喜明, 王丽梅, 崔保刚, 等. MRI 在喉癌术前分期的作用 [J]. 实用放射学杂志, 2006, 22 (11): 1321-1323.

［272］凌小莉, 戚乐, 丁建平, 等. MRI 在喉癌诊断、分期及术后随访中的价值 [J]. 实用医学杂志, 2013, 29 (2): 263-265.

［273］Kuno H, Onaya H, Fujii S, et al. Primary staging of laryngeal and hypopharyngeal cancer: CT, MR imaging and dual-energy CT [J]. Eur J Radiol, 2014, 83 (1): 23-35.

［274］Joshi VM, Wadhwa V, Mukherji SK. Imaging in laryngeal cancers [J]. Indian J Radiol Imaging, 2012, 22 (3): 209-226.

［275］Baugnon KL, Beitler JJ. Pitfalls in the staging of cancer of the laryngeal squamous cell carcinoma [J]. Neuroimaging Clin N Am, 2013, 23 (1): 81-105.

［276］Banko B, Dukic' V, Milovanovic' J, et al. Diagnostic significance of magnetic resonance imaging in preoperative evaluation of patients with laryngeal tumors [J]. Eur Arch Otorhinolaryngol, 2011, 268 (11): 1617-1623.

［277］Ravanelli M, Farina D, Rizzardi P, et al. MR with surface coils in the follow-up after endoscopic laser resection for glottic squamous cell carcinoma: feasibility and diagnostic accuracy [J]. Neuroradiology, 2013, 55 (2): 225-232.

［278］李晓兵, 陶幕圣, 李传福, 等. 喉癌 MRI 分期评价 [J]. 上海医学影像杂志, 2009, 9 (1): 17-18.

［279］Shang DS, Ruan LX, Zhou SH, et al. Differentiating laryngeal carcinomas from precursor lesions by diffusion-weighted magnetic resonance imaging at 3. 0 T: a preliminary study [J]. PLoS One, 2013, 8 (7): e68622.

［280］Barbosa MM, Araújo VJ Jr, Boasquevisque E, et al. Anterior vocal commissure invasion in laryngeal carcinoma diagnosis [J]. Laryngoscope, 2005, 115 (4): 724-730.

［281］张凯, 陈文宽. 喉恶性淋巴瘤的临床特点及诊治策略 [J]. 中国肿瘤外科杂志, 2013, 5 (4): 218-220.

［282］Smith E, Rottscholl R, Brosch S, et al. Malignant Lymphoma in the larynx [J]. Laryngorhinootologie, 2013, 92 (6): 381-388.

［283］Desai SC, Allen C, Chernock R, et al. Pathology quiz case 1. Primary diffuse large B-cell lymphoma of the larynx [J]. Arch Otolaryngol Head Neck Surg, 2011, 137 (5): 526, 528.

［284］许德斌, 陈文宽, 郭朱明, 等. 喉原发性恶性淋巴瘤 13 例 [J]. 广东医学, 2011, 32 (15): 1944.

［285］熊虹全, 王力红, 陈飞, 等. 喉部恶性淋巴瘤 29 例临床诊治分析 [J]. 华西医学, 2009, 24 (4): 819-823.

［286］黄成林, 陈友杰. 急性会厌炎 136 例临床分析 [J]. 世界最新医学信息文摘: 连续型电子期刊, 2015 (93): 200.

［287］郭恒臣. 成人急性会厌炎 125 例分析 [J]. 中国误诊学杂志, 2009, 9 (13): 3188.

［288］李美璐. 急性会厌炎的临床治疗与分析研究 [J]. 中国医药指南, 2015 (2): 23-24.

［289］陈玄珠, 许光义, 林荣卿, 等. 声带息肉与声带小结的临床病理及超微结构观察 [J]. 中华耳鼻咽喉科杂志, 1989, 24 (1): 53-55.

［290］蔡钺侯, 周敏妤, 王辉萼, 等. 声带息肉 (附 160 例报告)[J]. 中华耳鼻咽喉科杂志, 1984, 19 (3): 96-97.

［291］刘永祥, 孟宜家, 杨和钧. 声带息肉 (附 440 例报告)[J]. 中华耳鼻咽喉科杂志, 1990, 25 (6): 365-366.

［292］Charles W. Cummings, Otolaryngology-Head and Neck Surgery [M]. 3rd ed. Mosby-Year Book, 1998: 2096-2129.

［293］田勇泉, 韩德民, 孙爱华, 等. 耳鼻咽喉头颈外科学 [M]. 7 版. 北京: 人民卫生出版社, 2008: 196-198.

［294］韩德民. 2002 耳鼻咽喉头颈外科学发展 [M]. 北京: 人民卫生出版社, 2002: 429-437.

［295］蒋黎, 刘焱, 周永, 等. 喉结核的 CT 及 MRI 表现 [J]. 临床放射学杂志, 2014, 33 (8): 1156-1160.

［296］Shin JE, NasmSY, Yoo SJ, et al. Changing trends in clinical manifestations of laryngeal tuberculosis [J]. Larngoscope, 2000, 110 (11): 1950-1953.

［297］白玉萍, 刘红刚, 韩一丁. 近年喉结核的临床病理特征 [J]. 诊断病理学杂志, 2007, 14 (5): 329-331.

［298］韩江南, 黄定强. 喉结核的诊疗进展 [J]. 西南军医, 2013, 15 (4): 225-227.

［299］王振常, 鲜军舫. 头颈部影像学 [M]. 北京: 人民卫生出版社, 2014.

［300］白人驹, 张雪林. 医学影像诊断学 [M]. 北京: 人民卫生出版社, 2015.

［301］ 冉慕光, 王承光, 陈圣欢. 舌癌影像解剖特点及 MRI 征象分析 [J]. 临床放射学杂志, 2016, 35 (7): 1023-1026.

［302］ 陈晨, 贺中云, 龙学颖, 等. 扩散加权成像在舌癌术前诊断及分期的应用价值 [J]. 磁共振成像, 2016, 7 (1): 28-33.

［303］ Fonseca FP, Coletta RD, Azevedo MB, et al. Stromal myofibroblasts in squamous cell carcinoma of the tongue in young patients a multi-center collaborative study [J]. Oral Surg Oral Med Oral Pathol Oral Radio, 2014, 118: 483-489.

［304］ Kato H, Kanematsu M, Makita H. CT and MR imaging findings of palatal tumors [J]. Eur J Radiol, 2014, 83 (3): 137-146.

［305］ Li XM, Yu JQ, Xu GH. Solitary fibrous tumor of the soft palate: a report of two cases [J]. Oncology Letters, 2014, 7 (6): 1975-1977.

［306］ 王振常, 鲜军舫. 头颈部影像医学——耳鼻咽喉头颈外科卷 [M]. 北京: 人民卫生出版社, 2014: 402-403.

［307］ 李欣蓓, 初建平, 王玉亮, 等. 儿童下颌骨良恶性病变的影像学分析 [J]. 影像诊断与介入放射学, 2014, 23 (6): 501-505.

［308］ 江浩. 骨与关节 MRI [M]. 上海: 上海科学技术出版社, 2013: 257-260.

［309］ Amin Davoudi, Abbas Haghighat, Oleg Rybalov, et al. Investigating activity of masticatory muscles in patients with hypermobile temporomandibular joints by using EMG [J]. J Clin Exp Dent, 2015, 7 (2): e310-e315.

［310］ 徐凡, 蒋练, 高思继, 等. 创伤性颞下颌关节强直不同手术方法的比较研究 [J]. 北京口腔医学, 2015, 23 (4): 209-212.

［311］ 郭启, 刘宏鹏, 王慧茹, 等. 类风湿性关节炎致颞下颌关节强直六例分析 [J]. 中华风湿病学杂志, 2002, 6 (6): 458-459.

［312］ Zheng JS, Jiao ZX, Zhang SY, et al. Correlation between the disc status in MRI and the different types of traumatic temporomandibular joint ankylosis [J]. Dentomaxillofac Radiol, 2015, 44 (4): 20140201.

［313］ Larheim TA, Abrahamsson AK, Kristensen M, et al. Temporomandibular joint diagnostics using CBCT [J]. Dentomaxillofac Radiol, 2015, 44 (1): 20140235.

［314］ Manfredini D, Segu M, Arveda N, et al. Temporomandibular Joint Disorders in patients with Different Facial Morphplogy. A Systematic Review of the Literatura [J]. Oral Maxillofac Surg, 2016, 74 (1): 29-46.

［315］ 马绪臣. 颞下颌关节病的基础与临床. 北京: 人民卫生出版社, 2000.

［316］ Kim IK, Cho HY, Cho HW, et al. Pigmented villonodular synovitis of the temporomandibular joint computed tomography and magnetic resonance findings: a case report [J]. J Korean Assoc Oral Maxillofac Surg, 2014, 40 (3): 140-146.

［317］ 刘艳丽, 张文, 赵慧玲, 等. 颞下颌关节滑膜肉瘤 1 例 [J]. 临床与实验病理学杂志, 2014, 30 (12): 1439-1440.

［318］ 吴仲寅, 焦国良, 张楠, 等. 颞下颌关节髁突滑膜肉瘤误诊为颞下颌关节炎 [J]. 临床误诊误治, 2014, 27 (4): 41-42.

［319］ 廖二元, 莫朝晖. 内分泌学. 2 版. 北京: 人民卫生出版社, 2007.

［320］ 鲜军舫, 王振常, 罗德红, 等. 头颈部影像诊断必读 [M]. 北京: 人民军医出版社, 2007.

［321］ 刘红刚. 头颈部病理学 [M]. 北京: 北京大学医学出版社, 2008.

［322］ 余强, 王平仲. 颌面颈部肿瘤影像诊断学 [M]. 上海: 世界图书出版公司, 2009.

［323］ 燕山, 詹维伟, 周建桥. 甲状腺与甲状旁腺超声影像学. 北京: 科技文献出版社, 2009.

［324］ 吴在得, 吴肇汉, 郑树, 等. 外科学 [M]. 北京: 人民卫生出版社, 2009.

［325］ 田兴松, 刘奇. 实用甲状腺外科. 北京: 人民军医出版社, 2009.

［326］ 朱梅刚, 林汉良. 淋巴瘤病理学诊断图谱 [M]. 广州: 广东科技出版社, 2010.

［327］ 白人驹, 张雪林. 医学影像诊断学 [M]. 北京: 人民卫生出版社, 2011.

［328］ 王振常, 鲜军舫, 兰宝森. 中华影像医学——头颈部卷 [M]. 北京: 人民卫生出版社, 2011.

［329］ 刘怀军, 王藏海, 耿左军, 等. Valvassori 头颈影像学 [M]. 北京: 中国医药科技出版社, 2011.

［330］ 李玉林. 病理学 [M]. 北京: 人民卫生出版社, 2011.

［331］ 王振常, 鲜军舫. 影像专家鉴别诊断——头颈部分册 [M]. 北京: 人民军医出版社, 2012.

［332］ 田勇泉, 韩东一, 迟放鲁, 等. 耳鼻咽喉头颈外科学 [M]. 北京: 人民卫生出版社, 2013.

［333］ 刘彤华. 诊断病理学 [M]. 北京: 人民卫生出版社, 2014.

［334］ 王振常, 鲜军舫. 头颈部影像学 [M]. 北京: 人民卫生出版社, 2014.

［335］ 梁碧玲, 田军章, 陈燕萍, 等. 头颈部疑难病例影像诊断 [M]. 北京: 人民卫生出版社, 2015.

［336］ 韩志江, 包凌云, 陈文辉. 甲状腺与甲状旁腺病变影像比较诊断学 [M]. 北京: 人民卫生出版社, 2016.

［337］ 任宏宇, 林上奇, 朱敏, 等. 颈部淋巴结结核 CT 及 MRI 诊断 [J]. 中华全科医学, 2014, 12 (5): 786-788.

［338］ 丁长伟, 郭启勇, 邢晓菲, 等. 干燥综合征的腮腺 MRI 表现 [J]. 中华放射学杂志, 2014, 48 (5): 386-390.

［339］ 余长亮, 李小虎, 王万勤, 等. 大涎腺良性淋巴上皮病变的 CT 表现 [J]. 中华放射学杂志, 2013, 47 (5): 426-429.

［340］ 崔忆辛. 良性淋巴上皮病变的研究进展 [J]. 中华实验眼科杂志, 2013, 31 (1): 96-100.

［341］ 杨静. 腮腺良性淋巴上皮病变 MRI 表现特点及鉴别诊断 [J]. 中国实用医药, 2016, 11 (2): 47-48.

［342］ 刘晓芳, 孙永昌, 戴红蕾, 等. 伴眼部受累的结节病临床特征分析 [J]. 中华医学杂志, 2014 (40): 3171-3174.

［343］ 徐作军. 结节病临床诊断方法的评价 [J]. 中华结核和呼吸杂志, 2011, 34 (7): 484-485.

［344］ 潘凌霄, 叶财盛, 郑文博. 脉管性疾病新分类标准及临床特点 [J]. 广东医学, 2012, 33 (10): 1495-1497.

［345］ 张志愿, 王延安, 郑家伟, 等. 头颈部脉管性疾病的诊断与治疗 [J]. 上海交通大学学报 (医学版), 2012, 32 (9): 1258-1263.

［346］ 赵天佐, 邱传亚, 张勇, 等. 磁共振成像在颈部肿块诊断中的应用价值 [J]. 中日友好医院学报, 2014, 28 (1): 33-35.

［347］ 冀鸿涛, 朱强, 荣雪余, 等. 超声造影在头颈部淋巴结良恶性病变鉴别诊断中的应用 [J]. 中华医学超声杂志: 电子版, 2011, 08 (7): 77-81.

［348］ 郭炜, 罗德红, 赵燕风, 等. MRI 在颈动脉体瘤术前评估中的价值 [J]. 中华医学杂志, 2015, 95 (45): 3660-3662.

［349］ 肖平, 杨震, 曹罡, 等. 颈动脉体瘤影像学特征及其产生原因 [J]. 临床口腔医学杂志, 2013, 29 (3): 151-154.

［350］ 朱伟栋, 汪照炎, 吴皓. 头颈部副神经节瘤的遗传学研究进展 [J]. 中华耳鼻咽喉头颈外科杂志, 2014, 49 (10): 872-877.

［351］ 范新东, 郑连洲. 头颈部血管瘤及血管畸形的诊断和介入治疗 [J]. 中国眼耳鼻喉科杂志, 2012, 12 (3): 137-144, 152.

［352］ 牛会林, 周少毅, 林雀卿, 等. 儿童脉管异常 117 例临床病理学观察 [J]. 中华病理学杂志, 2016, 45 (4): 252-257.

［353］ 熊华花, 李泉水, 许晓华, 等. 浅表血管脂肪瘤的超声影像特征及病理成像基础研究 [J]. 中国超声医学杂志, 2012, 28 (4): 341-344.

［354］ 张云燕, 顾雅佳, 彭卫军, 等. 侵袭性纤维瘤病 [J]. 中华放射学杂志, 2011, 45 (12): 1155-1158.

［355］ 王萍, 颜志平, 陈丙丁, 等. 软组织侵袭性纤维瘤病的影像表现及其病理对照分析 [J]. 磁共振成像, 2013, 4 (3): 206-209.

［356］ 刁向宇, 刘文胜, 张彬, 等. 46 例头颈部神经纤维瘤的临床分析 [J]. 中华肿瘤杂志, 2015, (7): 526-529.

［357］ 王斌, 黄波涛, 邓明明, 等. 外周良性神经纤维瘤与神经鞘瘤的 MRI 表现及鉴别诊断 [J]. 影像诊断与介入放射学, 2014, (2): 99-102.

［358］ 李朋, 赵赋, 刘丕楠. 神经纤维瘤病的治疗进展 [J]. 中华神经外科杂志, 2015, 31 (4): 430-432.

［359］ 闫铄, 夏爽. 定量动态增强 MRI 在头颈部肿瘤中的研究进展 [J]. 国际医学放射学杂志, 2014, 37 (3): 238-241.

［360］ 姜滨, 王振常. 2012 年北美放射学年会头颈部影像学研究进展 [J]. 磁共振成像, 2013, 4 (3): 161-165.

［361］ 王羽, 薛恩生, 林礼务, 等. 超声与 SPECT/CT 显像联合诊断乳头状甲状腺癌颈部转移淋巴结 [J]. 中国医学影像技术, 2011, 27 (9): 1779-1782.

［362］ 谭文勇, 胡德胜. 头颈部肿瘤颈部淋巴结分区指南—2013 版更新介绍 [J]. 肿瘤防治研究, 2014, 41 (1): 90-93.

［363］ 靳勇, 强金伟, 冯琴, 等. 甲状腺结节的 MR 扩散加权成像与病理对照 [J]. 中国医学影像技术, 2012, 28 (2): 256-260.

［364］ 杨本涛, 刘淑玲, 王振常, 等. 舌根异位甲状腺的 CT 和 MRI 表现 [J]. 中国医学影像技术, 2009, 25 (11): 1996-1999.

［365］ 靳勇, 强金伟, 冯琴, 等. 甲状腺结节的 MR 扩散加权成像与病理对照 [J]. 中国医学影像技术, 2012, 28 (2): 256-260.

［366］ 杨力, 段洪涛, 宋奕宁, 等. 彩色多普勒超声诊断亚急性甲状腺炎. 中国超声医学杂志, 2009, 25 (12): 2211-2213.

［367］ 莫一菲, 周健, 包玉倩, 等. 急性化脓性甲状腺炎的临床应对. 中华内分泌代谢杂志, 2013, 29 (2): 170-172.

［368］ 岳秀慧, 陶晓锋, 高欣. MRI 扩散加权成像在甲状腺疾病诊断中的应用 [J]. 中华放射学杂志, 2012, 46 (6): 500-504.

［369］ 靳勇, 强金伟, 冯琴, 等. 甲状腺结节的 MR 扩散加权成像与病理对照 [J]. 中国医学影像技术, 2012, 28 (2): 256-260.

［370］ 韩志江, 丁金旺, 陈文辉, 等. CT 在甲状腺髓样癌和乳头状癌鉴别诊断中的价值. 中华内分泌外科杂志, 2016, 10 (1): 9-18.

［371］ 陈静, 何霞云. 甲状腺未分化癌的治疗进展 [J]. 中国癌症杂志, 2014, 4 (24): 310-315.

［372］ 黄聪, 韩志江, 吴勇, 等. 甲状腺未分化癌的临床及影像学研究进展 [J]. 中国中西医结合影像学杂志, 2019, 17 (6): 664-667.

［373］ 中华医学会骨质疏松和骨矿盐疾病分会. 原发性甲状旁腺功能亢进症诊疗指南 [J]. 中华骨质疏松和骨矿盐疾病杂志, 2014, 7 (3): 187-198.

［374］ 朱妙平, 舒艳艳, 韩志江. CT 在甲状旁腺囊肿诊断和鉴别诊断中的价值. 浙江临床医学杂志, 2013, 15 (9): 1276-1278.

［375］ 韩志江, 舒艳艳, 吴志远, 等. 原发性甲状旁腺功能亢进的 CT 诊断价值. 中华内分泌外科杂志, 2014, 8 (2): 150-155.

［376］ 陈晓丽, 王振常, 鲜军舫, 等. CT、MRI 诊断咀嚼肌间隙肿瘤 [J]. 中国医学影像技术, 2010, 26 (5): 852-855.

［377］ 次旦旺久, 艾熙婷, 卢再鸣. 婴幼儿腮腺血管瘤的 MRI 及 CT 表现 [J]. 中国临床医学影像杂志, 2013, 24 (6): 389-392.

［378］ 胡高军, 张红琴. 腮腺多形性腺瘤的 MR 诊断 [J]. 中国医学影像学杂志, 2012, 20 (12): 908-910.

［379］ 邝平定, 张敏鸣, 邵国良, 等. 腮腺腺淋巴瘤的 CT 表现 [J]. 中华放射学杂志, 2009, 43 (12): 1324-1326.

［380］ 刘其顺, 梁长虹, 黄飚, 等. 腮腺腺淋巴瘤的 CT 及 MRI 诊断 [J]. 中华放射学杂志, 2005, 39 (4): 406-409.

［381］ 谢振英, 靳仓正. MRI 对腮腺腺淋巴瘤的诊断价值 [J]. 中国 CT 和 MRI 杂志, 2013, 11 (4): 32-43.

［382］ 童娟, 廖欣, 王波鸣, 等. 良、恶性涎腺肌上皮瘤的 CT 表现. 临床放射学杂志, 2014, 33 (3): 343-347.

［383］ 赵海, 高明勇, 徐志峰, 等. 涎腺肌上皮瘤的 CT 和 MRI 表现. 临床放射学杂志, 2015, 34 (8): 1212-1214.

［384］ 刘春玲, 黄飚, 周正根, 等. 腮腺基底细胞腺瘤的 CT 和 MRI 特点. 中华放射学杂志, 2009, 43 (6): 600-603.

［385］ 姜倩男, 张铎. 腮腺基底细胞腺瘤的 MRI 诊断价值. 北华大学学报: 自然科学版, 2014, 15 (1): 73-77.

［386］ 邝平定, 邵国良, 张敏鸣, 等. 腮腺基底细胞腺瘤的 CT 表现. 实用放射学杂志, 2010, 26 (10): 1420-1422.

［387］ 刘仔龙, 张国志. 腮腺内面神经鞘瘤的诊断与治疗 [J]. 华西口腔医学杂志, 2015, 33 (4): 431-435.

［388］ 林群久, 史俊. 腮腺内面神经鞘瘤 19 例临床分析 [J]. 上海口腔医学, 2013, 23 (1): 99-103.

［389］ 郭银燕, 魏洪霞, 成骢, 等. 115 例流行性腮腺炎住院病例临床分析 [J]. 中华传染病杂志, 2012, 30 (3): 179-180.

［390］ 王长福, 邹翎, 王斌杰, 等. 腮腺淋巴结结核的 CT 表现 [J]. 中华放射学杂志, 2008, 42 (11): 1175-1178.

［391］ 罗敏, 魏懿, 肖家和. 腮腺淋巴结结核病的 CT 表现 [J]. 中华放射学杂志, 2009, 43 (11): 1212-1214.

［392］ 李建鹏, 张嵘, 刘学文, 等. Kimura 病的 CT、MRI 表现 [J]. 中华放射学杂志, 2010, 44 (6): 619-622.

［393］ 黄莉, 袁小平, 黄穗乔. 头颈部 Kimura 病的 MRI 诊断 [J]. 实用放射学杂志, 2011, 27 (3): 338-341.

［394］ Grégoire V, Ang K, Budach W, et al. Delineation of the neck node levels for head and neck tumors: a 2013 update. DAHANCA, EORTC, HKNPCSG, NCIC CTG, NCRI, RTOG, TROG consensus guidelines [J]. Radiother Oncol, 2014, 110 (1): 172-181.

［395］ Som PM, Curtin HD, Mancuso AA. An imaging-based classification for the cervical nodes designed as an adjunct to recent clinically based nodal classifications [J]. Arch Otolaryngol-Head Neck Surg, 1999, 125 (4): 388-396.

［396］ Eisenmenger LB, Wiggins RH 3rd. Imaging of head and neck lymph nodes [J]. Radiol Clin North Am, 2015, 53 (1): 115-132.

［397］ Puram SV, Hasserjian RP, Faquin WC, et al. Castleman disease presenting in the neck: report of a case and review of the literature [J]. Am J Otolaryngol, 2013, 34 (3): 239-244.

［398］ Sharma M, Bartlett E, Yu E. Metastatic retropharyngeal lymph nodes in nasopharyngeal carcinoma: imaging criteria. Expert Rev Anticancer Ther, 2010, 10 (11): 1703-1706.

［399］ Eisenmenger LB, Wiggins RH 3rd. Imaging of head and neck lymph nodes [J]. Radiol Clin North Am, 2015, 53 (1): 115-132.

［400］ Shinohara Y, Matsumoto T, Kiga N, et al. Neurilemmoma of the Vagus Nerve in the Poststyloid Parapharyngeal Space. J Clin Diagn Res, 2016, 10 (1): 17-19.

［401］ Dumont SN, Araujo DM, Munsell MF, et al. Management and outcome of 239 adolescent and adult rhabdomyosarcoma patients [J]. Cancer Med, 2013, 2 (4): 553-563.

［402］ Zhou DN, Yang QQ, Li ZL, et al. Head and neck rhabdomyosarcoma: follow-up results of four cases and review of the literature [J]. Int J Clin Exp Pathol, 2015, 8 (5): 4277-4283.

［403］ Radzikowska J, Kukwa W, Kukwa A, et al. Rhabdomyosarcoma of the head and neck in children [J]. Contemp Oncol (Pozn), 2015, 19 (2): 98-107.

［404］ Nasu K. Usefulness of MR imaging of the parotid glands in patients with secondary Sjögren′s syndrome associated with rheumatoid arthritis [J]. Mod Rheumatol, 2015, 25 (3): 1-6.

［405］ Yamamoto M, Takahashi H, Ohara M, et al. A new conceptualization for Mikulicz′s disease as an IgG4-related plasma-cytic disease [J]. Mod Rheumatol, 2006, 16 (6): 335-340.

［406］ Ungprasert P, Crowson CS, Matteson EL. Clinical Characteristics of Parotid Gland Sarcoidosis: A Population-Based Study [J]. JAMA Otolaryngol Head Neck Surg, 2016, 142 (5): 503-504.

［407］ King AD, Vlantis AC, Tsang RK, et al. Magnetic resonance imaging for the detection of nasopharyngeal carcinaoma [J]. AJNR Am J Neuroradical, 2006, 27 (6): 1288-1291.

［408］ Raza S, Odulate AOng EM, Chikarmane S, et al. Using real-time tissue elastography for breast lesion evaluation: our initial experience [J]. Ultrasound Med, 2010, 29 (4): 551-563.

［409］ Sourbron S P, Buckley D L. Classic models for dynamic contrast-enhanced MRI [J]. NMR in Biomedicine, 2013, 26 (8): 1004-1027.

［410］ Gregoire V, Ang K, Budach W, et al. Delineation of the neck node levels for head and neck tumors: a 2013 update. DAHANCA, EORTC, HKNPCSG, NCIC CTG, NCRI, RTOG, TROG consensus guidelines [J]. Radiother Oncol, 2014, 110 (1): 172-181.

［411］ Curioni OA, de Souza RP, Mercante AM, et al. Extracranial neurogenic tumors of the head and neck [J]. Braz J Otorhino-laryngol, 2015, 81 (6): 604-609.

［412］ Patel TD, Shaigank K, Fang CH, et al. Comparative analysis of head and neck and non-head and neck malignant periph-eral nerve Sheath tumors [J]. Otolaryngol Head Neck Surg, 2016, 154 (1): 114-120.

［413］ Sharma DK, Sohal BS, Parmar T, et al. Schwannomas of head and neck and review of literature [J]. Indian J Otolaryngol Head Neck Surg, 2012, 64 (2): 177-180.

［414］ Zuluaga A, Ocazionez D, Riascos R, et al. Paragangliomas of the head and neck: imaging assessment [J]. Ear Nose&Throat Journal, 2014, 93 (8): 22-24.

［415］ Krol EM, El-Fanek H, Borruso J. Solitary Neurofibroma with Malignant Transformation: Case Report and Review Of Literature [J]. Conn Med, 2015, 79 (4): 217-219.

［416］ Mobashir MK, Mohamed AE, E-Anwar MW, et al. Fouad. Massive Plexiform Neurofibroma of the Neck and Larynx [J]. Int Arch Otorhinolaryngol, 2015, 19 (4): 349-353.

［417］ Hans C Andersson, Paul G Fisher. Does my patient with neurofibromatosis 1 need an MRI？ [J]. The Journal of pediat-rics, 2015, 167 (4): 785-786.

［418］ Friedrich RE, Behrendt CA, Glatzel M, et al. Vascular Innervation in Benign Neurofibromas of Patients with Neurofibromatosis Type 1 [J]. Anticancer Res, 2015, 35 (12): 6509-6516.

［419］ Werter IM, Rustemeijer C. Head and neck paragangliomas [J]. The Netherlands journal of medicine, 2013, 71 (10): 508-511.

［420］ Oker N, Tran B H P. Authors' response to the letter on the article: "Malignant head/neck paragangliomas. Comparative study" [J]. Eur Ann Otorhinolaryngol Head Neck Dis, 2015, 132 (2): 111.

［421］ Hussain I, Husain Q, Baredes S, et al. Molecular genetics of paragangliomas of the skull base and head and neck region: implications for medical and surgical management [J]. J Neurosurg, 2014, 120 (2): 321-330.

［422］ Corssmit E P, Romijn J A. Clinical management of paragangliomas [J]. Eur J Endocrinol, 2014, 171 (6): 231-243.

［423］ Taïeb D, Kaliski A, Boedeker C C, et al. Current approaches and recent developments in the management of head and neck paragangliomas [J]. Endocr Rev, 2014, 35 (5): 795-819.

［424］ Mediouni A, Ammari S, Wassef M, et al. Malignant head/neck paragangliomas. Comparative study [J]. European Annals of Otorhinolaryngology Head & Neck Diseases, 2014, 131 (3): 159-166.

［425］ Obholzer R J, Hornigold R, Connor S, et al. Classification and management of cervical paragangliomas [J]. Annals of the Royal College of Surgeons of England, 2011, 93 (8): 596-602.

［426］ King KS, Whatley MA, Alexopoulos DK, et al. The use of functional imaging in a patient with head and neck paragangliomas [J]. The Journal of Clinical Endocrinology and Metabolism, 2010, 95 (2): 481-482.

［427］ Philip Gilbo M D, Ms C G M, Amdur R J, et al. Radiotherapy for benign head and neck paragangliomas: a 45-year experience [J]. Cancer, 2014, 120 (23): 3738-3743.

［428］ Kabala JE. Computed tomography and magnetic resonance imaging in diseases of the thyroid and parathyroid [J]. Eur J Radiol, 2008, 66 (3): 480-492.

［429］ Shi R, Yao Q, Wu L, et al. T2* mapping at 3. 0T MRI for differentiation of papillary thyroid carcinoma from benign thyroid nodules. J Magn Reson Imaging, 2016, 43 (4): 956-961.

［430］ Takashima S, Matsushita T, Takayama F, et al. Prognostic significance of magnetic resonance findings in advanced papillary thyroid cancer. Thyroid, 2001, 11 (12): 1153-1159.

［431］ Yuan Y, Yue XH, Tao XF. The diagnostic value of dynamic contrast-enhanced MRI for thyroid tumors [J]. Eur J Radiol, 2012, 81 (11): 3313-3318.

［432］ Han ZJ, Shu YY, Lai XF, et al. Value of computed tomography in determining the nature of papillary thyroid microcarcinomas: evaluation of the computed tomograhic characteristics [J]. Clinical Imaging, 2013, 37 (4): 664-668.

［433］ Bonnema SJ, Andersen PB, Knudsen DU, et al. MR imaging of large multinodular goiters: observer agreement on volume versus observer disagreement on dimensions of the involved trachea [J]. Am J Roentgenol, 2002, 179 (1): 259-266.

［434］ Marcocci C, Cetani F. Clinical practice. Primary hyperparathyroidism [J]. N Engl J Med, 2011, 365 (25): 2389-2397.

［435］ Lindsey Enewold, Kangmin Zhu, Elaine Ron, et al. Rising thyroid cancer incidence in the United States by demographic and tumor characteristics, 1980-2005. Cancer Epidemiol Biomarkers Prev, 2009, 18 (3): 784-791.

［436］ Chyman GL, el-Baradie TS. Medllllary thyroid cancer [J]. Otolaryngol Clin North Am, 2003, 36 (1): 91-105.

［437］ Aiken AH. Imaging of Thyroid Cancer [J]. Semin Ultrasound CT & MR, 2012, 33 (2): 138-149.

［438］ Smallridge RC, Ain KB, Asa SL. American Thyroid Association guidelines for management of patients with anaplastic thyroid cancer. Thyroid, 2012, 22 (11): 1104-1139.

［439］ Paes JE, Burman KD, Cohen J, et al. Acute bacterial suppurative thyroiditis: a clinical review and expert opinion. Thyroid, 2010, 20 (3): 247-255.

［440］ Masuoka H, Miyauchi A, Tomoda C, et al. Imaging studies in sixty patients with acute suppurative thyroiditis. Thyroid, 2011, 21 (10): 1075-1080.

［441］ Wu Y, Yue X, Shen W, et al. Diagnostic value of diffusion-weighted MR imaging in thyroid disease: application in differentiating benign from malignant disease [J]. BMC Med Imaging, 2013, 13: 23.

［442］ Colonna M, Uhry Z, Guizard A, et al. Recent trends in incidence, geographical distribution, and survival of papillary thyroid cancer in France. Cancer Epidemiol, 2015, 39 (4): 511-518.

［443］ McLeod DS, Sawka AM, Cooper DS. Controversies in primary treatment of low-risk papillary thyroid cancer. Lancet, 2013, 381 (9871): 1046-1057.

［444］ Yang GY, Zhao D, Zhang WZ, et al. Role of ultrasound evaluation for the diagnosis and monitoring of thyroid tuberculosis: a case report and review of the literature. Oncol Lett, 2015, 9 (1): 227-230.

［445］ Das SK, Bairaqya TD, Bhattacharya S, et al. Tuberculosis of the thyroid gland. Indian J Lepr, 2012, 84 (2): 151-154.

［446］ Kang BC, Lee SW, Shim SS, et al. US and CT findings of tuberculosis of the thyroid: three case reports. Clin Imaging, 2000, 24 (5): 283-286.

［447］ Luiz HV, Pereira BD, Silva TN, et al. Thyroid tuberculosis with abnormal thyroid function--case report and review of the literature. Endocr Pract, 2013, 19 (2): e44-49.

［448］ Akbulut S, Gomceli I, Cakabay B, et al. Clinical presentation of primary thyroid tuberculosis. Thyroid, 2010, 20 (2): 231-232.

［449］ Silva BP, Amorim EG, Pavin EJ, et al. Primary thyroid tuberculosis: a rare etiology of hypothyroidism and anterior cervical mass mimicking carcinoma. Arq Bras Endocrinol Metabol, 2009, 53 (4): 475-478.

［450］ Meng L, Hu S, Huang L, et al. Papillary thyroid cancer coexisting with thyroid tuberculosis: A case report. Oncol Lett, 2014, 7 (5): 1563-1565.

［451］ Bodh A, Sharma N, Neqi L, et al. Thyroid tuberculosis in a child: a rare entity. J Lab Physicians, 2014, 6 (1): 40-42.

［452］ Zander D A, Smoker W R. Imaging of ectopic thyroid tissue and thyroglossal duct cysts [J]. Radiographics, 2014, 34 (1): 37-50.

［453］ Stoppa-Vaucher S, Lapointe A, Turpin S, et al. Ectopic thyroid gland causing dysphonia: imaging and molecular studies [J]. J Clin Endocrinol Metab, 2010, 95 (10): 4509-4510.

［454］ Sacconi B, Argirò R, Diacinti D, et al. MR appearance of parathyroid adenomas at 3 T in patients with primary hyperpara-thyroidism: what radiologists need to know for pre-operative localization [J]. Eur Radiol, 2015, 26 (3): 1-10.

［455］ Phillips CD, Shatzkes DR. Imaging of the parathyroid glands [J]. Semin Ultrasound CT & MRI, 2012, 17 (6): 563-575.

［456］ Kato H, Kanematsu MT, Iwata H, et al. Nonfunctional mediastinal parathyroid cyst: imaging findings in two cases. Clin-ical Imaging, 2008, 32 (4): 310-313.

［457］ Ujiki MB, Nayar TK, Sturgeon C, et al. Parathyroid cyst: often mistaken for a thyroid cyst. World J Surg, 2007, 31 (1): 60-64.

［458］ Wilkins BJ, Lewis JS. Non-Functional Parathyroid Carcinoma: A Review of the Literature and Report of a Case Requiring Extensive Surgery [J]. Head and Neck Pathol, 2009, 3 (2): 140-149.

［459］ Bhat V, Salins PC, Bhat V. Imaging spectrum of hemangioma and vascular malformations of the head and neck in children and adolescents [J]. J Clin Imaging Sci, 2014, 4 (2): 1-12.

［460］ Goyal N, Zacharia TT, Goldenberg D. Differentiation of branchial cleft cysts and malignant cystic adenopathy of pharyn-geal origin [J]. Am J Roentgenol, 2012, 199 (2): W216-221.

［461］ Sanglee C, Kaun Kin H. Iatrogenic epidermoid cyst in the parotid gland-A case report. J Korean Association Oral Maxil-lafacial Surg, 2011, 37 (3): 237-240.

［462］ Sharma A, Ngan BY, Sándor GKB. Pediatric aggressive fibromatosis of the head and neck: a 20-year retrospective review [J]. Journal of Pediatric Surgery, 2008, 43 (9): 1596-1604.

［463］ Childers EL, Furlong MA, Fanburg-Smith JC. Hemangioma of the salivary gland: a study of ten cases of rarely biopsied/ excised lesion [J]. Ann Diagn pathol, 2002, 6 (6): 339-344.

［464］ Rivera LK, Nelson BL. Juvenile hemangioma of the parotid gland [J]. Head Neck pathol, 2008, 2 (2): 81-82.

［465］ Peter Zbaren, Edouard Stauffer. Pleomorphic adenoma of the parotid gland: Histo-pathologic analysis of the capsular char-acteristics of 218 tumors [J]. Head & Neck, 2007, 29 (8): 751-757.

［466］ Choi DS, Na DG, Byun HS, et al. Salivary gland tumors: evaluation with two-phase helical CT [J]. Radiology, 2000, 214 (1): 231-236.

［467］ Yerli H, Aydin E, Coskun M, et al. Dynamic multislice computed tomography findings for parotid gland tumors [J]. Comput Assist Tomogr, 2007, 31 (2): 309-316.

［468］ Sethi A, Sareen D, Sabherwal A, et al. Primary parotid tuberculosis: varied clinical presentations [J]. Oral Dis, 2006, 12 (2): 213-215.

［469］ Jang M, Park D, Lee SR, et al. Basal Cell Adenoma in the Parotid Gland: CT and MR findings. Am J Neuroradiol, 2004, 25 (4): 631-635.

［470］ Marchioni D, Alicandri CM, Presutti L. Intraparotid facial nerve schwannoma: literature review and classification proposal [J]. J Laryngol Otol, 2007, 121 (8): 707-712.

［471］ Chan AW, Mak SM, Chan GP. Benign epithelioid schwannoma of intraparotid facial nerve [J]. Pathology, 2011, 43 (3): 280-282.

［472］ Park SW, Kim HJ, Sung KJ, et al. Kimura disease: CT and MR imaging findings [J]. Am J Neuroradiol, 2012, 33 (4): 784-788.

［473］ Horikoshi T, Motoori K, Ueda T, et al. Head and neck MRI of Kimura disease [J]. Br J Radiol, 2011, 84 (1005): 800-804.

［474］ Mou JW, Chan KW, Wong YS, et al. Recurrent deep neck abscess and piriform sinus tract: a 15-year review on the diag-nosis and management. J Pediatr Surg, 2014, 49 (8): 1264-1267.

［475］ Tada A, Tanaka T, Takamoto A, et al. Ectopic thyroid tissue in theadrenal gland: CT and MRI findings [J]. Diagnostic and interventional imaging, 2016, 97 (3): 371-373.

中英文名词对照索引

登录中华临床影像征象库步骤

▎公众号登录 >>

扫描二维码
关注"临床影像及病理库"公众号

点击"影像库"菜单
进入中华临床影像库首页

▎网站登录 >>

输入网址 medbooks.ipmph.com/yx
进入中华临床影像库首页

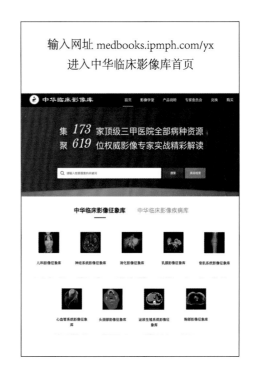

进入中华临床影像库首页

····················· 注册或登录 ·····················

PC 端点击首页"兑换"按钮
移动端在首页菜单中选择"兑换"按钮

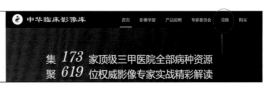

输入兑换码，点击"激活"按钮
开通中华临床影像征象库的使用权限

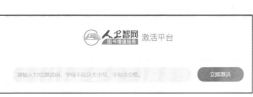